Wenn Babys reden könnten!

Was wir aus drei Jahrhunderten Säuglingspflege lernen können

Friedrich Manz

Förderergesellschaft Kinderernährung e.V., Dortmund

Impressum

Das Werk und seine Teile sind urheberrechtlich geschützt. Jede Nutzung zu anderen als den gesetzlich zugelassenen Fällen bedarf der vorherigen schriftlichen Einwilligung der Förderergesellschaft Kinderernährung e.V., Dortmund.
Hinweis zu § 52 a UrhG: Weder das Werk noch seine Teile dürfen ohne die Einwilligung des Urhebers eingescannt und in ein Netzwerk eingestellt werden. Dies gilt auch für Intranets von Schulen und sonstigen Bildungseinrichtungen.

© 2011 Förderergesellschaft Kinderernährung e.V.
Heinstück 11, 44225 Dortmund

Gestaltung:
Agentur an der Ruhr, Witten

Druck und Bindung:
Kösel, Krugzell
Printed in Germany

ISBN 978-3-941451-36-0

Liefer- und Versandbedingungen:
1. Buchhandel
2. Bestellung per Telefon: 0180 5798183 (14 Cent/Minute aus dem deutschen Festnetz, Mobilfunkpreise können abweichen) Mo. - Fr. 8.30 - 12.00 Uhr; Mo. - Do. 14.00 - 16.30 Uhr
3. Bestellung per Internet: www.fke-shop.de

Der Versand zu Bestellungen per Telefon oder Internet erfolgt kostenfrei über die Forschungsinstitut für Kinderernährung GmbH Dortmund, Bereich Broschürenvertrieb,
Baumschulenweg 1, 59348 Lüdinghausen.
Die Zahlung erfolgt ausschließlich per Vorkasse oder Lastschriftverfahren.

Der Autor beabsichtigt, 50 % des Autorenhonorars der „Stiftung der Förderergesellschaft Kinderernährung e.V., Dortmund, zur Förderung der Wissenschaft" (Konto 0110770770, Commerzbank Dortmund BLZ 440 800 50) zu spenden. Die gemeinnützige Stiftung unterstützt u. a. die grundlagen- und anwendungsorientierte Arbeit des Forschungsinstituts für Kinderernährung Dortmund (www.fke-do.de). Spendenbescheinigungen werden ausgestellt.

Wenn Babys reden könnten!

Vorwort

Der philosophische Begriff Mensch hatte (...) letztlich immer den erwachsenen, männlichen, denkenden Menschen gemeint. So wenig wie die Tatsache der Geschlechter war das Faktum der Lebensalter in den philosophischen Begriff mit eingegangen.
Günther Stern-Anders (1902-1992),
Philosoph und Schriftsteller

Diese Arbeit nahm ihren Anfang in einem Antiquariat in Meersburg 1991. Meine Tochter hatte zwei Monate zuvor entbunden und ihr Sohn war ein „Schreibaby". Meine Tochter bat meine Frau und mich, die Ferien gemeinsam mit ihrem Partner in unserem Ferienhaus zu verbringen. So wurde denn der Säugling einen Monat lang von vier Erwachsenen geschaukelt und beruhigt. Da das Stillen Schwierigkeiten bereitete, schlug ich im Antiquariat in einem Lehrbuch für Kinderheilkunde von 1873 das Kapitel Stillen auf. Verblüfft stellte ich fest, dass der Autor, Alfred Vogel, wie hundert Jahre später die Ernährungskommission der Deutschen Gesellschaft für Kinderheilkunde, ein Stillen nach Bedarf empfahl – und nicht wie bis in die 1960er Jahre allgemein üblich ein Stillen nach striktem Zeitplan. Wie war das möglich? Wer war auf den Gedanken gekommen, das Stillen streng zu reglementieren? Wie wurde das Stillen nach Schema damals begründet? Weshalb wurde es von den Kollegen akzeptiert?

Allgemein akzeptierte wissenschaftliche Irrtümer entstehen nicht zufällig. Sie haben ihren Hintergrund, ihre Geschichte und ihren Sinn. Bei meiner Spurensuche wurde ich in der Bibliothek des Kaiserin Auguste Viktoria Kinderkrankenhauses in Berlin fündig. Anschließend brauchte ich allerdings einige Jahre der inneren Auseinandersetzung mit den Gedanken und Taten meiner wissenschaftlichen „Väter und Vorväter", bis ich meinen moralisch begründeten Protest und meinen anklagenden Gestus aufgeben und mich stattdessen eher neugierig und interessiert ihrer so ganz anderen Welt annähern konnte. Erste Ergebnisse schlugen sich nieder in der Publikation „Zur Geschichte der ärztlichen Stillempfehlungen in Deutschland", die 1997 in der *Monatsschrift für Kinderheilkunde* erschien, dem offiziellen Organ der Deutschen Gesellschaft für Kinderheilkunde. Manche erwartete und unerwartete Hindernisse waren zu überwinden, bevor dieser „nestbeschmutzende" Artikel erscheinen konnte.

Wegen anderer vielfältiger dienstlicher Verpflichtungen in der Leitung des Forschungsinstitutes für Kinderernährung in Dortmund war an eine vertiefende Beschäftigung mit dem Themenkomplex zunächst nicht zu denken. So gelang es mir erst als Ruheständler, mich erneut diesen Fragen zuzuwenden. Einen besonderen Impuls erhielt die Arbeit durch die Freundschaft mit der Säuglingsforscherin Mechthild Papoušek. Schließlich mahnte eine schwere Krankheit zu Beschränkung und strenger Arbeitsdisziplin.

Die vorliegende Arbeit ist nicht im strengen Sinne wissenschaftlich. Sie wendet sich an ein breites Publikum und insbesondere an junge und zukünftige Eltern – und darüber hinaus an alle im Gesundheitswesen, in der Erziehung und in den Medien tätigen Menschen, die sich für den Umgang mit Säuglingen interessieren. Sie wendet sich auch an Fachexperten, die wie ich viele Jahrzehnte begeistert durch neue fachwissenschaftlich erarbeitete Detailerkenntnisse Empfehlungen für die Pflege und den Umgang mit Säuglingen aussprachen. Sie alle stützen ihre Erwartungen, Hoffnungen, Ängste und Ratschläge auf ein kaleidoskopartig zusammengesetztes persönliches Bild vom Säugling, dessen Ursprünge einerseits auf direkten Erfahrungen beruhen, andererseits aber auch auf der Übernahme verschiedener historischer und gesellschaftlicher Vorstellungen von der Natur des Säuglings.

Jeder Mensch macht Fehler. Als Einzelner als „Individualtäter", aber auch weil er kollektiven Vorstellungen anhängt. Beide Ursachen erfordern unterschiedliche Strategien der Vorbeugung. Die Unvollkommenheit menschlichen Handelns erfordert „fehlerfreundliche Strukturen", also etwa Mehrfachsicherungen und ein gutes Kontrollsystem. Fehlverhalten hingegen, das auf kollektiven Vorstellungen wie allgemeinem Unwissen, Vorurteilen, verkappten Interessen oder eingefahrenen Gewohnheiten beruht, ist nur sehr schwer zu ändern. Aufklärung ist ein erster Schritt – aber nur der Beginn eines langen Weges.

Der Autor ist davon überzeugt, dass eine Konfrontation mit historischen Vorstellungen, Bildern und Geschichten überzeugend wirken und heilsam sein kann. Einen Irrtum zu erkennen und einzugestehen ist ein wichtiger Schritt, um sein Verhalten zu ändern. Aber erst das Verständnis für die Entstehung dieses Irrtums, die Klarheit darüber, wer zu den möglichen Gewinnern oder

Verlierern dieses Irrtums zählt, und die Beantwortung der selbstkritischen Frage, ob hinter diesem Irrtum nicht doch auch ein kleiner Kern Wahrheit steckt, ermöglichen eine dauerhafte Kehrtwende. Denn kein Irrtum und kein noch so unverständliches Handeln kommen aus dem Nichts. Alles hat seine Geschichte.

So mag denn diese Arbeit zu einem emotional freieren und gedanklich vorsichtigeren Umgang mit dem einzigartigen und einmaligen Wunder Mensch, das jedes Neugeborene ist, beitragen.

Wir müssen ein Gespür dafür entwickeln, wo wir als Einzelne oder als Institution in die Gefahr geraten, unter dem Vorwand sachlicher Notwendigkeit Säuglinge und Kinder körperlich und seelisch zu misshandeln. Zum Beispiel war es bis vor zwei Jahrzehnten üblich, Säuglinge ohne Schmerzmittel zu operieren – ein drastischer Fall von individueller und struktureller Gewalt an Babys, den es genau zu analysieren gilt, zumal die lange Tradition humanistischen Denkens und Handelns hier offenbar versagte.

Das Bild vom Säugling wird sich auch in Zukunft in vielerlei Weise ändern. Mancher neu erscheinende Entwurf könnte sich als Wiedervorlage älterer Vorstellungen erweisen. Die Erinnerung an unerwünschte Nebenwirkungen könnte ein erster Schritt zu ihrer Vermeidung heute sein.

Für die Bearbeitung des umfangreichen und vielschichtigen Themas habe ich folgendes Vorgehen gewählt: Der erste Teil, der Hauptteil, beschreibt verschiedene Vorstellungen über das Wesen von Babys. Er schildert den Ursprung und den Bedeutungswandel, den diese Vorstellungen in den letzten 300 Jahren erfuhren und beschäftigt sich mit den praktischen Konsequenzen, den diese Vorstellungen auf die Einstellung und das Verhalten der Eltern ihren Kindern gegenüber hatten. Möglicherweise werden nicht alle Leser die 29 Unterkapitel nacheinander lesen wollen, sondern zunächst einige sie besonders ansprechende auswählen. Im zweiten Teil geht es um die erschreckend vielfältigen Formen individueller und struktureller Gewalt gegenüber Säuglingen und Kleinkindern. In einem dritten Teil sollen einige Rahmenbedingungen der Lebenswelt von Neugeborenen und Säuglingen aus den letzten zwei Jahrhunderten skizziert werden. Hierzu zählen Zahlen, Daten und Fakten, z. B. zur Bevölkerungsstruktur sowie die Entwicklung der Säuglings- und Müttersterblichkeit, und kurze Überblicke über Veränderungen in der Säuglingspflege und -ernährung. Im vierten Teil werden die unterschiedlichen Vorstellungen vom Wesen des Babys in einer Zusammenschau als Ausdruck des Zeitgeistes verschiedener historischer Epochen betrachtet.

Das Bild vom Säugling wurde nicht nur durch neue Erkenntnisse bestimmt, sondern auch durch Änderungen des Weltbildes, der sozioökonomischen Rahmenbedingungen, der Vorstellungen von der Rolle der Familie, der Mutter und des Vaters, und nicht zuletzt durch die Erwartungen der Gesellschaft an die Säuglinge selbst.

Bei der Auswahl der Autoren und Zitate habe ich mich bemüht, möglichst innerhalb des wissenschaftlichen und zeitgenössischen „Mainstreams" zu bleiben. Außenseiter, die oft eindrucksvoll belegen, dass die Geschichte prinzipiell offen ist und möglicherweise auch einen anderen Verlauf hätte nehmen können, konnten nur exemplarisch zitiert werden, um den Rahmen nicht zu sprengen. Querverweise (→) sollen auf detailliertere Ausführungen an anderer Stelle hinweisen. Eingeschobene Bilder, Geschichten, Gedichte und persönliche Erlebnisse sollen die Perspektive erweitern. Schwer verständliche Fachausdrücke wurden nach Möglichkeit in eine allgemein verständliche Sprache übertragen und in Klammern angefügt. Die Angabe der Lebensdaten der zitierten Autoren oder des Publikationsjahres sollen die zeitliche Zuordnung erleichtern. Zitate wurden kursiv oder in Anführungszeichen gesetzt und einer modernen Schreibweise angepasst. Schließlich sollen das Personen- und Sachregister helfen, spezielle Themen rasch aufzufinden.

Mein größter Dank gebührt meiner Frau Irmgard, die langjährig als analytische Kinder- und Jugendlichen-Psychotherapeutin tätig war. In Tausenden von Unterhaltungen über ihr Fachgebiet und die Probleme, mit denen sich Eltern und Kinder heute auseinandersetzen, hat sie mir die Augen für psychische und sozialpädiatrische Probleme geöffnet und mit Geduld und vielen Hinweisen meine Arbeit stets wohlwollend unterstützt. Mechthild Papoušek danke ich für ihre anregende Unterstützung, für wertvolle Hinweise und kritische Kommentare. Meinem Sohn Helmut Manz, dem Philosophen und Politiker, und meiner Tochter Annette Manz, der Diplom-Pädagogin, bin ich für viele wertvolle Hinweise, Anregungen und kritische Kommentare dankbar. Mein besonderer Dank gilt der Schriftstellerin Gabriela Jaskulla, die als Lektorin den Text mit viel Engagement überarbeitete, und Pia Schöttes-Seifert von der Agentur an der Ruhr, die das Layout erstellt hat. Als Hochschullehrer für Kinderheilkunde, der sich wissenschaftlich mit so scheinbar einfachen Themen wie der Nierenfunktionsdiagnostik, Patienten mit Tubulopathien und Stoffwechselkrankheiten sowie Fragen des Säure-Basen-Haushaltes, des Wasserhaushaltes und der Ernährung beschäftigt hat, bin ich auf dem Gebiet der Geistesgeschichte, der psychischen Entwicklung und der Erziehung des Säuglings ein Außenseiter. Ich bitte die Fachspezialisten um Nachsicht, wenn ich Sachverhalte unzureichend dargestellt habe. Die Empathie mit den von mir behandelten Kindern und die von Jahrzehnt zu Jahrzehnt wachsende

Einsicht, dass ich nicht nur Täter, sondern auch Opfer meiner fachspezifischen Sichtweise war, haben mich letztlich veranlasst, mich dieser interdisziplinären Thematik zu stellen.

Wie könnte man jungen Eltern das Denken und Handeln früherer Generationen nahebringen, ohne in die Haltung des Besserwissers und des moralischen Anklägers zu verfallen? Wie könnte es gelingen, dass der Leser nicht nur im Stadium der Empörung und der Abgrenzung verbleibt, sondern seine Neugier für die verflossenen Zeiten bewahrt und schließlich Schritt für Schritt mit wachsender innerer Souveränität ein Verständnis für Glanz, Elend und Tragik verflossener Zeiten entwickelt? Kann es gelingen, einerseits Distanz zu wahren, andererseits aber auch Mitgefühl für Opfer und Täter zu wecken? Es ist nicht meine Absicht, irgendeine Handlung zu rechtfertigen oder historischen Personen im Blick auf ihre Zeit „Gerechtigkeit" widerfahren zu lassen. Es ist mein Bemühen, den Hintergrund und Ursprung von Gedanken und Handlungen auszuleuchten und möglichen Folgen nachzuspüren. Ich bin überzeugt, so meinem Ziel, für mehr „Feinfühligkeit" im Umgang mit dem Säugling zu werben, am Nächsten zu kommen.

Heute, nachdem ich dieses Buch geschrieben habe, nachdem mir klar geworden ist, dass auch ich ein armes, misshandeltes Kriegskind gewesen bin und nachdem ich all die Schrecken und Traumen vergangener Generationen von Säuglingen empathisch nacherlebt habe, fühle ich mich unerwartet frei. Es fällt mir der Spruch von Karl Valentin ein: „Alle Dinge haben drei Seiten: eine gute, eine schlechte und auch eine komische Seite." Es ist wohl die Distanz dieser dritten Seite, die es mir erlaubt, Vergangenheit als Vergangenes ruhen zu lassen und befreit auf die Gegenwart und in die Zukunft zu blicken. Es würde mich freuen, wenn es manchem Leser ähnlich erginge.

Dortmund, Februar 2011

Friedrich Manz

Inhalt

Vorwort 5

1. **Vorstellungen über das Wesen von Babys** 15
   1.1 Körperliche Entwicklung 15
       Das „Ungeborene" 15
       Von „physiologischen Frühgeburten" und „Traglingen" 45
       Der reale Säugling 49
       Der „normale" Säugling – Eine moderne Fiktion 63
   1.2 Psychische Entwicklung 91
       Vom aktiven und passiven Säugling 91
       Das „triebhafte" Wesen 120
       Bindungsverhalten des Säuglings 136
       Mutterliebe – Elternliebe 173
   1.3 Verhaltensschwierigkeiten 219
       „Schreihals" 219
       Von kleinen „Ritzenteufeln" –
       Und von der Wichtigkeit des Schlafes 236
       „Schmutzfink, Schmierfink" – Reinlichkeit 248
       Der tyrannische Säugling 261
   1.4 Spezielle Zuschreibungen 277
       „Unbeschriebenes Blatt" 277
       Das „Wickelkind" 285
       „Böser Säugling" / „kindliche Unschuld" 289
       „Chaotisches Wesen" 296
       Die Puppe 304

1.5 Zerrbilder 309
　　Mängelwesen 309
　　„Tierisches Wesen" 311
　　„Minderwertige" Säuglinge 326
1.6 Religion und Säugling 343
　　Haben Babys eine Seele?
　　Eine historische Auseinandersetzung 343
　　Putto 354
　　Der „Wechselbalg" 356
　　Das „göttliche" Kind 358
1.7 Der Säugling in Wirtschaft und Politik 361
　　Das Geschäft mit den Babys 361
　　Das Baby als Sympathieträger in Werbung und Politik 366
1.8 Besondere Themen zur Gesundheit 369
　　Der Wunschtraum von der Abhärtung 369
　　Das Kind im Unglück – Der verunglückte Säugling 379
　　Der „vergiftete Säugling" 382

2. **Gewalt gegen Ungeborene und Säuglinge** 391
　2.1 Gewalt gegen das Ungeborene 393
　2.2 Persönliche Gewalt gegen Neugeborene
　　　und Säuglinge 407
　2.3 Strukturelle Gewalt gegen Neugeborene
　　　und Säuglinge 435

3. Zahlen, Daten, Fakten – Ein historischer Überblick 509
   Kurze Geschichte der Säuglingsernährung 534

4. Zusammenschau 545
   4.1 Die Morgenröte der Kinderheilkunde und Pädagogik
       (1700-1860) 547
   4.2 Die Disziplinierung des Säuglings
       (1860-1932) 555
   4.3 Rigide gefühlskalte Fürsorglichkeit und
       die Vernichtung lebensunwerten Lebens
       (1933-1945) 573
   4.4 Kontinuität disziplinierender Säuglingspflege
       (1945-1965) 581
   4.5 Der beziehungsbedürftige und -fähige Säugling
       (1966-2010) 585
   4.6 Ausblick 603

Anhang 619
   Abbildungsnachweise 620
   Nachweise Lyrik 621
   Anmerkungen 622
   Personenregister 631
   Literatur 636
   Index 653
   Forschungsinstitut für Kinderernährung (FKE) 668

1. Vorstellungen über das Wesen von Babys

> *Was Du bist, hängt von drei Faktoren ab:*
> *Was Du geerbt hast, was Deine Umgebung aus*
> *Dir machte, und was Du in freier Wahl aus Deiner*
> *Umgebung und Deinem Erbe gemacht hast.*
> **Aldous Huxley (1894-1963), britischer Schriftsteller**

1.1 Körperliche Entwicklung

Das „Ungeborene"

Auf wenigen Gebieten der Medizin hat sich in den letzten 40 Jahren so viel verändert wie in der Schwangerenfürsorge. Begnügte sich die Schwangere in den 1960er Jahren mit einigen sporadischen Untersuchungen beim Frauenarzt, so wird die Schwangere heute nach einem ausgefeilten Präventionsprogramm durch die ganze Schwangerschaft hindurch regelmäßig untersucht. An die Stelle von Hörrohr und Abtasten sind Ultraschalluntersuchungen getreten. Sie geben den Eltern schon sehr früh eine plastische Vorstellung von ihrem werdenden Kind. Ultraschallbilder werden wie Reliquien behandelt und stolz im Freundeskreis herumgereicht. Während früher die Schwangere während der Entbindung voll Spannung ihr Kind erwartete – Ist es gesund? Ist es ein Mädchen oder ein Junge? –, birgt die Geburt wenigstens rational heute keine großen Überraschungen mehr. Das Geschlecht ist längst bekannt. Grobe Missbildungen konnten in aller Regel ausgeschlossen werden.

Wie erlebten die Mütter früherer Generationen die Schwangerschaft? Welche Vorstellungen hatten sie von dem sich im Verborgenen entwickelnden neuen Leben? Mit welcher Haltung begegnete man früher Schwangeren?

Die Geschichte des Ungeborenen hängt zu einem großen Teil mit der Geschichte seiner Sichtbarmachung zusammen. Gefühlte Erfahrungen wurden zunehmend durch visuelle Erfahrungen und Vorstellungen dominiert. So hat jede neue Technik der Visualisierung die Vorstellungen vom Ungeborenen tiefgreifend verändert.

Im 16. Jahrhundert legte das Skalpell der ersten „Anatomen" bis dahin unbekannte Welten offen. Leonardo da Vinci fertigte eine der ersten Darstellungen eines Föten in der Gebärmutter an (Abb. 1). Er sprach davon, dass ihm der Körper erst durch die Zeichnung einsichtig würde.[1] Allerdings mischte sich in seinen Zeichnungen Beobachtetes mit Vorgestelltem.

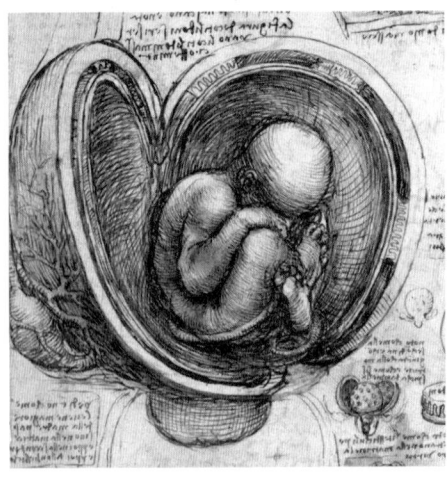

Abb. 1: Leonardo da Vinci (1452-1519): Hockender Fetus in den Schalen der Gebärmutter

Das Mikroskop öffnete bis dahin undurchdringliche Oberflächen und gab den Blick frei in die Wunderwelt des Winzigen. Die Ultraschalltechnik heute ermöglicht immer perfektere, schemenhafte Schwarz-Weiß-Bilder von der Gestalt sowie einzelner innerer Strukturen des Fötus. Die funktionelle Magnetresonanztomographie öffnet erste Einblicke in die Funktion des Gehirns des Feten.

Bis in das 18. Jahrhundert hinein bestimmten die Vorstellungen von Aristoteles, Hippokrates und Galen die Lehrmeinung von der Empfängnis und Schwangerschaft beim Menschen.

Nach Aristoteles (384-322 v. Chr.) besteht der mütterliche Beitrag zur Entstehung des Babys aus der „Materie", ihrem nährenden Blut und der Gebärmutter als wärmendem Gefäß. Der Vater steuere die „Form" mit seinem Samen bei.

So werde das mütterliche Blut durch den geistigen Teil des Samens angestoßen und bewegt. Das mütterliche Blut sei in der Regel nährend, könne jedoch auch die Leibesfrucht ersticken oder gar vergiften. Die Frucht wachse im Leib wie eine Pflanze. Sie sende aus ihrem Herzen die Nabelschnur – auch Bauchwurzel genannt – in den Schoß der Frau hinein, wie ein Keimling nach unten aussprosst.[1] Aristoteles geht von einer schrittweisen Beseelung des Ungeborenen gemäß seiner Einteilung der Natur von drei Reichen aus: dem Reich der Materie, dem Reich der Pflanzen und dem Reich der Tiere. Zunächst werde die Frucht mit einer vegetativen, dann einer animalisch-sensiblen Seele und zuletzt durch die Geist-Seele versehen. Die endgültige Formung eines Jungen benötigte etwa 40 Tage, die eines Mädchens etwa 80 Tage. Der Unterschied läge im „kälteren und feuchteren" Charakter der Mädchen.

Nach Thomas von Aquin (1225-1274), der die Thesen des Aristoteles in das Lehrgebäude der katholischen Kirche integrierte, konnte die Geist-Beseelung nur dann geschehen, wenn der Körper soweit geformt war, wie es die Geist-Seele bedurfte. Das Ungeborene war ein in der Erbsünde stehendes Wesen, das nur durch das Sakrament der Taufe, durch das Taufwasser, die Taufformel und die direkte Anrede des Kindes mit seinem Namen, von der Erbsünde befreit und in den Kreis der von Christus Erlösten aufgenommen werden konnte. Als in der zweiten Hälfte des 17. Jahrhunderts das Schicksal der winzigen Menschlein in den Abgängen von Frauen zu einem Thema wurde, kam in katholischen Kreisen das Bedürfnis auf, auch diese winzigen Menschlein zu taufen, um ihnen das ungewisse Schicksal eines Herumirrens zwischen Diesseits und Jenseits in einem ihnen vorbehaltenen Ort außerhalb von Himmel, Hölle und Fegefeuer zu ersparen. Um sicherzugehen, kein „Mondkind" zu taufen, wurde in diesen Fällen die Taufformel ergänzt durch den Beisatz: „Kind, wenn du fähig oder wenn du ein Mensch bist."

Nach der Tradition von Hippokrates (460-377 v. Chr.) und Galen (129-215) vermischen sich männlicher und weiblicher Samen in der Gebärmutter, einem einsaugenden, bergenden und dann verschlossenem „Topf" und werden dort gebacken. *Wenn der Samen beider Eltern gründlich vermischet ist, (…) umgibt er sich mit einem Häutchen, dessen Oberfläche zähe ist, und dehnt sich ohne Risse, so wie eine dünne Kruste auf der Oberfläche des Brotes beim Backen sich formt.*[1,2] Die antike Embryologie verweist auf ein im Werden Begriffenes, das früher oder später aus dem Gemisch der Materie zur Gestalt eines Kindes wird. Eine embryonale Entwicklung jedoch konzipierte sie nicht.

Bis in das 19. Jahrhundert hinein sprach man vom Ungeborenen als von der Leibesfrucht. Das Wachstum des Ungeborenen wurde in Analogie zum Wachstum anderer „Früchte" in der Natur gesehen.

Mit der Erfindung des Mikroskops im 17. Jahrhundert entwickelte sich ein vielseitiges Interesse für die Welt des Mikrokosmos. Eifollikel und Samenzellen wurden entdeckt. Die Erklärungen von Aristoteles zur Zeugung und zum Schwangerschaftsverlauf erschienen plötzlich unglaubwürdig.

Für die Zeitgenossen des 17. Jahrhunderts lag die Natur in den Händen Gottes und war deshalb immer auch kreativ und lebensspendend. Noch wurden belebte und unbelebte Natur nicht getrennt wahrgenommen. Die Menschen fühlten sich geborgen in der Vorstellung, Teil des kosmischen Geschehens im Diesseits und Jenseits zu sein. Allgemein herrschte die Überzeugung, dass das Kind auch vor der Geburt ein Mensch sei und als Ebenbild Gottes schön, vollkommen und von menschlicher Gestalt sein müsse. Die ersten Untersucher früher Leibesfrüchte meinten deshalb, in jeder Samenzelle und jeder Leibesfrucht der Frühschwangerschaft ein miniaturisiertes Menschlein erkennen zu können. Wachstum schien nur eine einfache Massenzunahme einer vorgegebenen Gestalt zu sein.

1741 präsentiert der Anatom Giovanni Battista Bianchi aus Turin die Ergebnisse seiner jahrelangen Sammeltätigkeit abgetriebener Leibesfrüchte. Im Gegensatz zu früheren Forschern stellte er die Leibesfrucht nicht mehr im Innern der geöffneten Gebärmutter dar, sondern als eigenständiges, vom Körper der Mutter losgelöstes Wesen. Sein Interesse galt allein der Gestalt und dem Wachstum der Leibesfrucht. Abb. 2 gibt eine Zeichnung des reifen, nicht befruchteten Eis wieder. Im Begleittext heißt es, dass in diesem Stadium von der Leibesfrucht nichts zu sehen sei. Dennoch zeichnet der Wissenschaftler sie ein, da er überzeugt war, dass sie schon anwesend sei, wenn auch nicht sichtbar. Bei der zwölf Tage alten Frucht erkennt er oben und unten am Rumpf kleine Vorsprünge als Anzeichen der Gliedmaßen. Von nun an zeichnet er die Leibesfrüchte in einer Reihe zunehmender Größe und Vollkommenheit in aufrechter Haltung mit offenen Armen. Im Begleittext schreibt er, dass die gezeichnete Haltung nicht der Haltung im Mutterleib entspräche. Offensichtlich wollte er mit dieser Darstellungsform die Ähnlichkeit der frühen Leibesfrüchte mit der Gestalt des Kleinkindes betonen.

Viele Anhänger der Präformationstheorie hielten folgende Hypothese für überzeugend: Gott, der allmächtige Schöpfer, habe Eva, der Urmutter aller Menschen, sämtliche Nachkommen in ihren Eierstöcken mitgegeben. Eva habe diese ihrerseits, wiederum eingeschachtelt in die Eierstöcke, ihren weiblichen Nachkommen weitergeben.[3]

1.1 Körperliche Entwicklung: Das „Ungeborene" 19

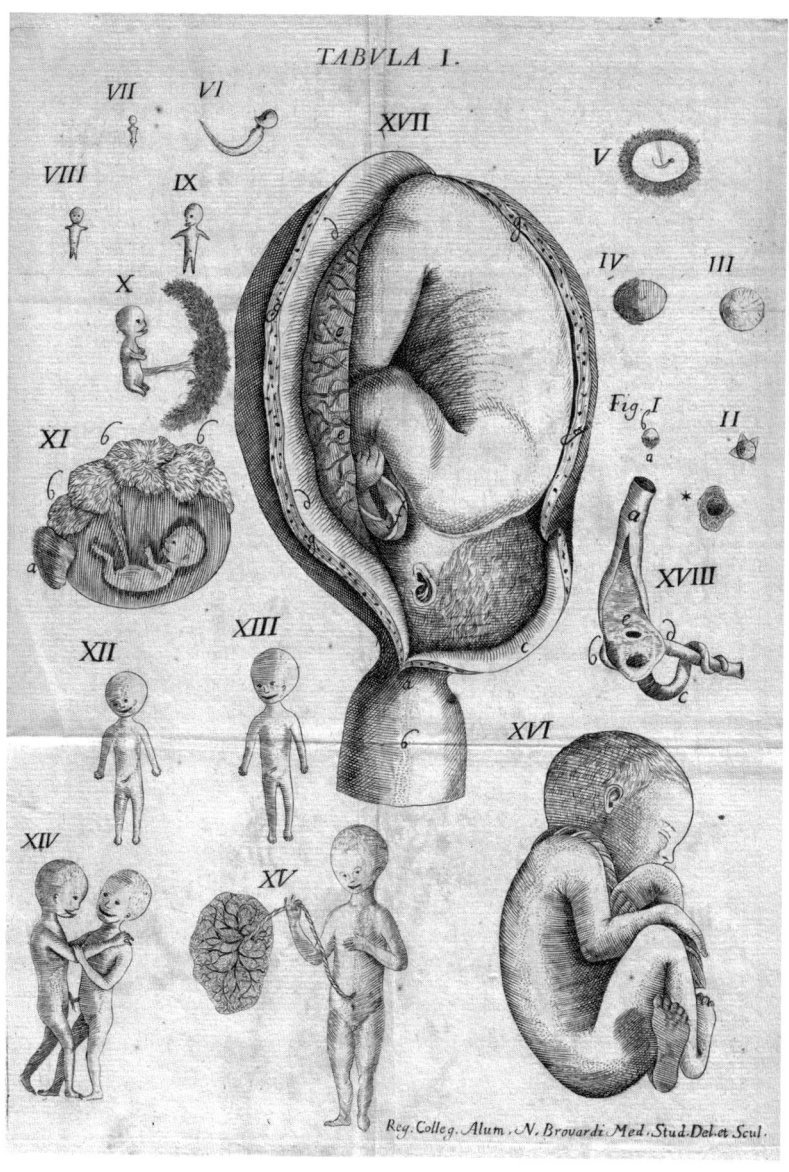

Abb. 2: Giovanni Battista Bianchi (1681-1761): Leibesfrüchte verschiedenen Alters.
Figur VII: 12 Tage alt; Figur VIII: 16 Tage alt; Figur X: 25 Tage alt; Figur XII: 36 Tage alt.[4]

Die „Mondkinder"

Aristoteles lehrte, dass sich in den ersten Wochen der Schwangerschaft nicht nur richtig „geformte" Kinder bilden, sondern auch unrichtige Schattengeschwister, „Mondkinder" oder „Mola". Mondkinder seien Leibesfrüchte, die bald nach der Empfängnis durch die eine oder andere Ursache verdorben wurden, so dass die Frucht zu keiner menschlichen Gestalt wachsen konnte. Als nun in der zweiten Hälfte des 17. Jahrhunderts die systematische Untersuchung kleiner und kleinster Gestalten aus Spontanabgängen unter dem Mikroskop begann, entdeckten die Naturforscher in einer epochenspezifisch eigenartigen Verbindung von Blicklenkung und Blickhemmung eine große Zahl von Mondkindern. Woran lag das?

– Die Lehre von den gleichbleibenden leiblichen Proportionen des Menschen verführte die Untersucher dazu, in den kleinsten Gestalten winzige Kinder zu sehen. Viele kleine großköpfige, stummelarmige, nach unserem Verständnis normale Leibesfrüchte dürften so als Mola falsch klassifiziert worden sein.

– Der Glaube an die enorm große Spielbreite der kreativ-generativen Kraft der Frau war weit verbreitet. Noch waren die Grenzen zwischen Mensch und Tier im Fluss. Frauen konnten Tiere, Monstren, Mola und normale Leibesfrüchte in sich tragen, nähren und gebären. Eine englische Dienstmagd gebar 1569 eine Wildkatze. Sie gab mehrere Erklärungen ab. Die Katzengeburt wurde von niemand angezweifelt. Der befasste Richter notierte am Rand dieses Vorgangs: „Es gibt kein Geheimnis, das sich nicht ergründen lässt". Im schwäbischen Onstmettingen gab eine Frau vor, acht Frösche geboren zu haben. Der Balinger Arzt begutachtete die Frösche gewissenhaft, und der Apotheker legte sie in Branntwein ein.[5] Die Naturforscher hatten feste Vorstellungen von der Ästhetik des Menschen, dem Ebenbild Gottes. *Die Form des menschlichen Embryos, wie wir sie heute kennen, wäre ihnen abstoßend, unerträglich oder monströs erschienen. So verachteten sie nicht nur die verfaulten und verdorbenen Früchte (…), sondern sogar diejenigen, die ihrem Alter entsprechend am vollkommensten [waren]*, bemerkt Samuel Thomas Soemmerring 1799.[6] Der Entwicklungsgedanke war dem zeitgenössischen Denken des 17. Jahrhunderts fremd.

Ist jeder Mensch eine Neubildung (Epigenese)?

Das Interesse am Rätsel der Zeugung und der Entstehung des Menschen ließ Naturforscher schon früh auf die Untersuchung von Tieren ausweichen. William Harvey (1578-1657), der Entdecker des Blutkreislaufes, beschäftigte sich intensiv mit den Vorgängen in bebrüteten Hühnereiern. Er beobachtete, dass der Eidotter ursprünglich homogen sei und sich die späteren Organe des Kükens durch ein allgegenwärtiges formendes Prinzip (Gott, Natur oder Seele) in einem schrittweise erfolgenden Geschehen herausdifferenzierten. Offen blieb, wie aus einem Grundstoff nicht jede denkbare Form neu gebildet wurde, sondern stets identisch aussehende Nachkommen. Die Anhänger der Theorie der Epigenese Caspar Friedrich Wolff (1734-1794) und Johann Friedrich Blumenbach (1754-1840) sprachen deshalb von einer essentiellen Kraft, der „vis essentialis", oder vom „Bildungstrieb" in den neu sich bildenden Organismen.

1799 veröffentlichte der Frankfurter Anatom Samuel Thomas Soemmerring (1755-1830) zwei Abbildungen mit insgesamt 22 Figuren mit einer Vorrede und einem kurzen Begleittext.[7] Er wollte eine – zeitlich möglichst genau zugeordnete – Abfolge der einzelnen Entwicklungsstadien des Menschen in originaler Größe und gleichförmiger Position liefern. Aus den Abbildungen sollten das Wachstum und die Gestaltänderung des menschlichen Körpers von der dritten Woche nach der Zeugung bis zum fünften oder sechsten Monat mühelos zu erkennen sein. Durch die Untersuchung einer großen Zahl von Embryonen gelang es ihm, den normalen Entwicklungsgang zu erfassen und Fehlbildungen als solche zu erkennen und auszusondern. Gleichzeitig sollten die Leibesfrüchte nicht als unansehnliche oder gar ekelerregende Wesen, sondern als schöne, also ästhetische ansprechende, in sich vollkommen gebildete Körper dargestellt werden. Mit diesem Vorgehen gelang es ihm erstmals, eine Abfolge der Entwicklung auf einer Tafel darzustellen und einen recht anschaulichen Begriff von der Ausbildung und dem allmählichen Wachstum des Embryonen bis fast zur Mitte der Schwangerschaft zu geben. Mit dem Begriff Gestaltänderung (Metamorphose) grenzte er sich bewusst von den damals diskutierten Theorien der Präformation und der Epigenese ab und beschrieb einen dritten Weg, den der Umbildung. Soemmerring griff dabei einen Gedanken Immanuel Kants auf, indem er schreibt: *Die Natur spielt nicht bis ins Unendliche.* Eine im Ursprungskeim befindliche Anlage sowohl stofflicher als auch formender Natur nimmt im Prozess der Individualentwicklung konkrete Gestalt an. Dabei erfolgt der Entwicklungsgang nach bestimmten Gesetzmäßigkeiten. Der Begriff Metamorphose wurde damals für die Gestaltänderung von Pflanzen und die Umwandlung des Insekteneis in eine Raupe und diese in eine Puppe und schließlich in einen Schmetterling verwendet. Ohne über die Ursache der Gestaltänderung zu spekulieren, machte er den Leser im Begleittext auf die Feinheiten des Wandels der einzelnen Organe aufmerksam.

Soemmerrings Darstellung der Embryonen zeigten das Wesentliche für das Verständnis der Individualentwicklung und wurden durch ihre Exaktheit, gelungene Typisierung und ästhetische Schönheit zum Vorbild einer gelungenen anatomischen Darstellung.

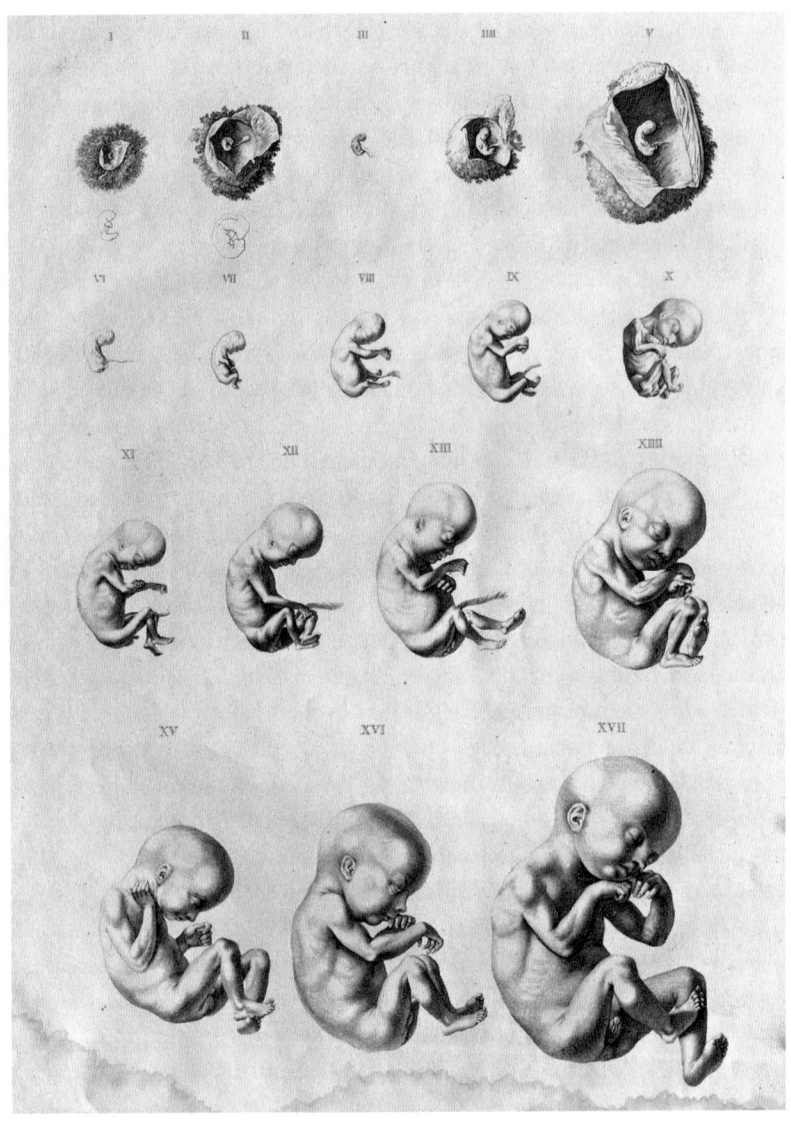

Abb. 3: Samuel Soemmerring (1755-1830): Embryonalentwicklung des Menschen von der 6. Woche (Figur II) bis zum 4. Monat (Figur XVII). Die Figuren sind jeweils eine Woche älter.

Soemmerring gelang mit seiner Vorstellung von der Entwicklung des Menschen, eines kontinuierlichen Wachstums mit Gestaltänderung, eine Synthese der Entwicklungsgedanken des 18. Jahrhunderts. Mit seiner ästhetisch ansprechenden, detailgenauen, didaktisch vorzüglich aufbereiteten Tafel erreichte und überzeugte er weite Kreise der Öffentlichkeit. Der Gedanke eines kontinuierlichen, weitgehend linearen, dem Anschein nach autonomen Prozesses der Entwicklung des Kindes im Mutterleib veränderte zahlreiche mit dem Werden des Kindes im Zusammenhang stehende Vorstellungen.

Die Beziehung von Mutter und Kind wurde in einer neuen Weise erlebt und gesehen. Die traditionelle Idee der engen Verbindung der beiden Körper – sinnbildlich dargestellt im Bild von der Mutter als Baum und dem Fötus als Frucht – wurde durch Vorstellungen einer größeren Eigenständigkeit von Mutter und Kind ersetzt, fast so, als handelte es sich um zwei autonome Wesen. Das Bild vom Keimling, der im Acker der Mutter zu einer Pflanze gedeiht, spiegelt als neue Metapher das gewandelte Verständnis wieder. Während im 16. Jahrhundert Fötus und Gebärmutter als eine Einheit graphisch wiedergegeben werden, wird im 18. Jahrhundert der Fötus stets allein dargestellt wie ein eigenständiges Wesen.

Nachdem Mutter und Fetus physiologisch als zwei weitgehend unabhängige Wesen betrachtet wurden, lag der Gedanke nahe, dass der Fötus auch über eine eigene Gefühls- und Empfindungswelt verfüge. So verlor die Vorstellung, die Mutter könne ihre Gedanken, Gefühle und Ängste auf das Kind übertragen und dadurch Missbildung auslösen, an Glaubwürdigkeit. Ein Muttermal beim Kind wurde nicht länger als Folge ausgelebter extravaganter Schwangerschaftsgelüste betrachtet.[8]

Der Gedanke einer gesetzmäßig ablaufenden, weitgehend autonomen Entwicklung sprengte das bis dahin herrschende Naturverständnis einer von Gott gelenkten, kreativen, zu allem fähigen Natur.

In der ersten Hälfte des 19. Jahrhundert wurde erstmals die Eizelle des Menschen beschrieben. Louis Pasteur (1822-1895) wies nach, dass niedere Lebewesen wie Bakterien nicht durch Urzeugung aus anorganischer Materie entstehen, sondern durch die Luft in vorher durch Hitzesterilisation keimfrei gemachte Nährböden gelangen. So wurde Mitte des 19. Jahrhunderts allgemein anerkannt, dass menschliches Leben mit der Befruchtung der Eizelle durch die Samenzelle beginnt.

Der große Embryologe des 19. Jahrhunderts, Karl Ernst von Baer (1792-1876), beobachtete, dass frühe Embryonen verschiedener Arten eine sehr ähnliche Gestalt aufwiesen – ganz im Gegensatz zur Gestalt der erwachsenen Tiere. Er erklärte diesen Befund mit seiner Theorie einer Entwicklung von der Homogenität zur Heterogenität. Charles Darwin (1809-1882) brachte mit dem Gedanken der Entwicklung verschiedener Arten von gemeinsamen Vorfahren einen neuen Gesichtspunkt in die Debatte. Die Ähnlichkeit der frühen Embryonen dürfte Ausdruck der gemeinsamen Stammesgeschichte sein. Dieser Gedanken wurde von Ernst Haeckel (1834-1919) im „biogenetischen Grundgesetz" weiterentwickelt:

Jedes Lebewesen rekapituliert in seiner Individualentwicklung (Ontogenese) wesentliche Stadien seiner Stammesgeschichte (Phylogenese).

Neuland: Die frühe Schwangerschaft
Während die Kenntnisse über Embryonen rasch fortschritten, entwickelten sich die Erkenntnisse über die Schwangerschaft weniger schnell. Über viele Jahrhunderte wurde die regelmäßige Periodenblutung als notwendige Reinigung der Körpersäfte empfunden und galt deshalb als ein Zeichen guter Gesundheit.[9] Die Frauen fühlten sich während der Regelblutung wohl, im Gegensatz zu heute, wo die Tage der Regelblutung von vielen Frauen als etwas Abnormes gesehen und als Tage des Unwohlseins erlebt und so bezeichnet werden. Blieb die erwartete Regelblutung aus, so fühlten sich die Frauen früher unwohl. Es war eine Zeit der Unbestimmtheit voll gemischter Gefühle, denn als schwanger galt eine Frau erst dann, wenn sie die ersten Kindsbewegungen verspürte. Frauen mit großem Kinderwunsch empfanden diese Zwischenzeit als eine „Periode guter Hoffnung". Andere Frauen entwickelten in dieser Zwischenzeit Ängste vor einer „Verstockung" der Körpersäfte, einer falschen Frucht oder gar dem gesundheitlichen Verfall.

Die Ärzte verordneten deshalb in dieser Zeit der Unbestimmtheit „treibende Mittel". Ein Aderlass an der „Mutterader" am inneren Fußknöchel war zum Beispiel angeblich in der Lage, eine „falsche Frucht" auszutreiben oder, falls die Frau wirklich ein Kind in sich trug, das Kind zu stärken und es zu einer Regung zu provozieren. Hebammen empfahlen die Einnahme bestimmter Kräuter und Pflanzen, um die Regelblutung wieder in Gang zu bringen. Kam es hierauf nach unserem heutigen Wissen zu einem spontanen Frühabort, so sprachen Frauen, Hebammen und Ärzte gemeinsam nur vom Abgang von „verstocktem Blut". Vieles war zu unbestimmt in dieser Zwischenphase, als dass jemand ernsthaft die Vorstellung hätte vertreten können, der Abgang von „verstocktem Blut" käme einer → Abtreibung eines Kindes im modernen Sinne gleich.

Die Neubewertung der frühen Schwangerschaft von der Zeugung bis zur Wahrnehmung der Kindesbewegungen war ein langer Prozess, der sich über mehr als zwei Jahrhunderte erstreckte. Zunächst waren es wissenschaftliche Befunde, die die seit der Antike gültigen Vorstellungen von dieser „Zeit der Unbestimmtheit" erschütterten und sich in der ersten Hälfte des 19. Jahrhunderts zu einem neuen wissenschaftlich begründeten Bild von der Zeugung und der frühen Entwicklung des Embryos und jungen Feten zusammenfügten. In der zweiten Hälfte des 19. Jahrhunderts wurde diese moderne naturwissenschaftlich-ärztliche Sicht dann Allgemeingut. In der Politik und der Justiz nutzten die Männer ihre dominierende Stellung, um ihre Interessen gegenüber den Frauen durchzusetzen. Schließlich dauerte es mehrere Generationen, bis die neue Sichtweise auch das Bewusstsein und Lebensgefühl der werdenden Mütter veränderte und sie unerwartet auf ganz neue Weise ein persönliches Verhältnis zu dem jungen Embryo und kleinen Feten in ihrem Leib entwickeln konnten.

Mehrere wissenschaftliche Befunde erschütterten die aus der Antike stammenden Vorstellungen von der Menschwerdung. Nach Entdeckung von Samenzelle und Eifollikel im 17. Jahrhundert war es nicht mehr weit bis zur ersten Zellulartheorie. Danach sind die Zellen und nicht die Körpersäfte die Träger des Lebens, und diese entstehen nur durch Teilung von bestehenden Zellen und nicht durch eine Neuschöpfung oder Urzeugung. Am Beginn des menschlichen Lebens steht somit die Vereinigung der Ei- und Samenzelle und nicht das Ausbrüten eines präformierten männlichen Strukturprinzips in der Gebärmutter der Frau. Mitte des 19. Jahrhunderts distanzierten sich auch die christlichen Kirchen als letzte Institutionen von der Lehre von der schrittweisen Beseelung nach Aristoteles und sahen von nun an den Zeitpunkt der Vereinigung von Ei- und Samenzelle als den Moment der Menschwerdung und der Beseelung an.

Seit dem 16. Jahrhundert zeigte sich der Staat zunehmend an Fragen der menschlichen Reproduktion interessiert. In der Aufklärung machten sich die staatlichen Organe zur Aufgabe, das Leben des werdenden Menschen als zukünftigem Bürger zu schützen. Gleichzeitig betrieben viele Staaten erstmals eine aktive Bevölkerungspolitik. So wurde die → Abtreibung vom 16. zum 20. Jahrhundert zunehmend kriminalisiert. Im 20. Jahrhundert entbrannte dann der Kampf um die Entkriminalisierung des Schwangerschaftsabbruchs. Der Streit endete mit einem Kompromiss. Die Abtreibung bleibt strafbar, ist aber in den ersten drei Schwangerschaftsmonaten straffrei.

Die neuen naturwissenschaftlich-ärztlichen Vorstellungen von der Schwangerschaft waren das Ergebnis zahlreicher wissenschaftlicher Befunde. Als theoretisch gut fundierte Vorstellungen hatten sie jedoch den Nachteil, dass sie keinen Bezug zum Körperempfinden und Erleben der Frauen aufwiesen. Viele Frauen betrachteten die neuen Strafgesetze von 1871 gegen die Abtreibung in der Frühschwangerschaft deshalb als willkürlichen staatlichen Übergriff und zeigten vor Gericht kein Schuldbewusstsein. In den Abtreibungsprozessen der 1920er Jahre beriefen sich die Frauen deshalb häufig auf die traditionellen Denkmuster von der frühen Schwangerschaft aus der Antike und benutzten Ausdrücke wie „Blutstockung", „Regelstockung", „eine verspätete Menses und deren Wiederherstellung", „die Periode sei ausgeblieben und habe sich auch nicht wieder eingestellt, da sie sich unwohl gefühlt habe", „sie habe doch nur eine Ausspülung gemacht, dann sei alles wieder in Ordnung gewesen" oder „gestocktes Blut sei zurückgeblieben und habe ausgekratzt werden müssen".[10] In den 1960er bis 1980er Jahren wurden verschiedene Schwangerschaftstests eingeführt. Mit ihrer Hilfe war es zwar möglich, eine Schwangerschaft mit hoher Wahrscheinlichkeit nachzuweisen oder auszuschließen, aber die Diskrepanz zum Körperempfinden der Frauen blieb. Meine Frau zum Beispiel erinnert sich, dass sie sich in den 1960er Jahren sehr über den Eintritt der Schwangerschaft gefreut habe. Die Frühschwangerschaft empfand sie jedoch als einen irgendwie „unwirklichen" Zustand. Etwas ging in ihrem Körper vor sich, aber irgendwo fehlte die gefühlte Verbindung zum Kind. Sie habe deshalb die ersten Kindsbewegungen als einen erlösenden, besonders beglückenden Moment in Erinnerung.

Dieser Zustand der Frauen in der Frühschwangerschaft änderte sich mit den regelmäßigen Ultraschalluntersuchungen und insbesondere mit der Einführung der 4D-Ultraschalltechnik, der zeitgerechten Darstellung der kindlichen Bewegungen. Die Ultraschallbilder sind zwar keine unmittelbaren körperlichen Empfindungen, aber ich muss gestehen, dass auch mich, als Großvater, das pulsierende Herz meines nur 0,37 cm großen Enkelkindes sehr berührt hat. Und so fieberten denn meine Schwiegertochter und mein Sohn von Ultraschalltermin zu Ultraschalltermin und konnten es gar nicht erwarten zu sehen, wie groß ihr Kind zwischenzeitlich gewachsen war. So hat eine nur theoretisch begründete Vorstellung endlich doch noch über die optische Wahrnehmung Anschluss an unser Gefühlsleben gefunden. Es bleibt abzuwarten, wie die gemeinsame emotionale Begeisterung der werdenden Eltern für den sich entwickelnden Embryo sich langfristig auf die Einstellung der Väter zu ihren Kindern auswirkt. Historisch betrachtet scheint damit die Neubewertung der Frühschwangerschaft, die im 18. Jahrhundert begann, einen vorläufigen Abschluss gefunden zu haben. So beginnt heute die Schwangerschaft nicht nur theoretisch, sondern auch emotional unmittelbar nach der Zeugung und dem Ausbleiben der Regelblutung.

EXKURS: Schwangerschaft und Geburt 1965 bis 1970

Der Kinderarzt Hermann Manzke erinnert sich an seine Zeit als Assistent in der Frauenklinik 1965.[11] Damals war es in vielen Universitätskliniken üblich, Geburten zu Lehrzwecken auch im Hörsaal zu demonstrieren. Eine Kreißende war mit heftigen Wehen im Kreißsaal aufgenommen worden. Man fragte sie, ob sie etwas dagegen habe, wenn einige Studenten und Studentinnen bei der Geburt ihres Kindes zusehen würden. Wie die meisten Frauen damals war sie einverstanden. Heute würde man zu Recht bereits das Ansinnen einer solchen Frage als einen Einbruch in die Persönlichkeitsrechte und Würde einer Frau betrachten. Videoaufnahmen von der Geburt haben die „Life-Darstellung" zwischenzeitlich ersetzt. Die Kreißende wurde also während der Vorlesung in den Hörsaal geschoben, und der Professor erhielt einen Zettel mit den wichtigsten Daten und der Anmerkung: Zwillinge? Für eine eingehende frauenärztliche Untersuchung war keine Zeit gewesen. Der Professor verschaffte sich durch schnelles Abtasten des Bauches der Schwangeren ein Bild von der Lage des Kindes und dem Stand der Geburt. Zange und Saugglocke lagen als Notfallinstrumente griffbereit. Die Hebamme hörte in regelmäßigen Abständen die kindlichen Herztöne ab. Nun rief der Professor einen Studenten aus dem Auditorium zu sich herunter, um ihn vor allen Studenten öffentlich zu examinieren. Die Examinierung war sehr unbeliebt, weil der Professor es vortrefflich verstand, die Unkenntnis des Kandidaten bloßzustellen. Schließlich erhielt die Kreißende während der Durchtrittsphase des Kopfes eine Kurznarkose, und der Professor entband die Frau von Zwillingen. Als man ihr nach dem Erwachen ihre Zwillinge zeigte, war sie von der Tatsache, zwei Kinder geboren zu haben, völlig überrascht und sprach kein Wort.

Als meine Frau 1966 schwanger wurde, rief ich voll Freude meine Mutter an: *Mutter, du wirst Oma.* Diese stutzte jedoch und antwortete: *Ach, heutzutage ist eine Abtreibung ja kein großes Problem mehr. Aber Mutter, es ist doch ein Wunschkind, wir sind ja so glücklich. Ach so, entschuldige ...* Sie hatte von 1939 bis 1945 vier Jungen zur Welt gebracht. Zwei weitere Kinder hatte sie abgetrieben, indem sie mit einer Stricknadel eine Blutung provoziert und ein befreundeter Frauenarzt daraufhin eine Ausschabung durchgeführt hatte

Meine Frau hatte in der Schwangerschaft nur wenige ärztliche Untersuchungen. Einen strukturierten Vorsorgeuntersuchungsplan gab es noch nicht. So freuten wir uns in aller Unschuld auf das Kind und waren gespannt, ob es ein Junge oder ein Mädchen werden würde. Sorgen kamen uns nicht in den Sinn nach dem Motto: „Es wird schon gut gehen!"

Ich wollte unbedingt bei der Geburt meines ersten Kindes dabei sein. Ich machte deshalb ein Praktikum im Kreißsaal. Am Ende des Praktikums trug ich meinen Wunsch vor. Ich bekam als Antwort: „Das haben wir noch nie gehabt. Nun, ich kenne Sie, warum nicht. Da müssen Sie aber, wenn es soweit ist, den Professor fragen ..."
Um drei Uhr morgens fuhr ich meine Frau mit Wehen in die Klinik. Mein Anliegen konnte ich dem Professor erst am Morgen, als er aus dem Kreißsaal kam, vortragen. Er fragte mich. „Wie heißen Sie?" Auf meine Antwort entgegnete er: „Gratuliere, ich habe Ihre Frau soeben von einem Sohn entbunden." – Wenige Minuten waren wir zu dritt

überglücklich in einem Nebenzimmer des Kreißsaals. Für einen Augenblick blickte mein Sohn in meine Richtung, ein unvergesslicher Moment! Dann kam eine Säuglingsschwester und holte unser Kind ab, um es ins Säuglingszimmer zu bringen. Noch heute erzählt meine Frau von dem großen Trennungsschmerz, den sie damals empfunden hat.

Als 1969 bei meiner Frau die Geburt des zweiten Kindes anstand, bat ich meinen Chef, einen Pathologen, um einen Tag Urlaub. Er antwortete: „Da braucht man Sie nicht, tun Sie Ihren Dienst." In der Mittagspause ging ich rasch in die nahe gelegene Geburtsklinik. Ich fand meine Frau auf der Station, und neben ihr lag ein bildhübsches Neugeborenes im Kinderbettchen, ein Mädchen! Trotz sorgfältiger Planung war es mir nicht gelungen, wenigstens bei der Geburt von einem meiner beiden Kinder dabei zu sein.

Ende 1969 war ich als Medizinalassistent in einer Geburtsklinik tätig. Mein diagnostisches Inventarium bestand aus einem Hörrohr, dem Stethoskop und meinen Händen. Ein Dammschnitt bei der Geburt war Routine. Zwei Entbindungen sind mir besonders im Gedächtnis geblieben.

Bei einer Bäuerin, die schon fünf Kinder geboren hatte, nähte ich die Wundränder des Dammschnittes zusammen. Unvermittelt wandte sich die Frau an mich: „Herr Doktor, nähen Sie mich mit Stacheldraht zu." – Ihr Mann lehnte Kondome ab. Der Hausarzt wollte die Pille als Verhütungsmittel nicht verschreiben. Den Weg in die Stadt, um dort alle drei Monate den Frauenarzt um ein neues Rezept für die Pille zu bitten, hatte sie nicht geschafft.

Eines Abends kam eine junge Frau völlig außer sich in den Kreißsaal. Sie war unverheiratet und stammte aus einem kleinen Dorf. Sie hatte die Schwangerschaft verdrängt, war nie bei einem Arzt gewesen und hatte keinerlei Vorstellungen von der Anatomie einer Frau, geschweige denn vom Geburtsgeschehen. Angesichts ihrer Panik war an eine normale Unterhaltung nicht zu denken. Rasch erkannte ich, dass es nur einen Weg gab, sie zu beeinflussen, nämlich den des harten Befehlstons. So blieb ich denn mit der Hebamme während der Entbindung neben ihrem Bett und gab innerlich widerstrebend einen Befehl nach dem anderen. Als ich knapp 40 Jahre später die Literatur zur Geburtshilfe um 1900 studierte, musste ich häufig, angesichts der dort oft verwandten abfälligen Bemerkungen über Frauen im Kreißsaal, an diese Patientin denken. Im Gegensatz zu heute entbanden um 1900 nur 3 % der Gebärenden in der Klinik: Es waren die, die aus sozialen Gründen kein Zuhause hatten.

EXKURS: Schwangerschaft 2008/2009
Mein Sohn und seine Frau hatten sich schon viele Jahre ein Kind gewünscht. Nun war der Schwangerschaftstest positiv. Voll Stolz zeigte mir mein Sohn das erste Ultraschallbild, auf dem ein kleines Bläschen zu erkennen war, und erklärte: „Wir sind schwanger." Acht Tage später erhielt ich den hocherfreuten Anruf: „Ich habe was gesehen!" Die jungen Eltern hatten das Pulsieren des kleinen Herzens als erstes Lebenszeichen ihres Kindes beobachten können. Noch war der Embryo nur 3,7 mm groß. Eine Woche später war er schon 1,19 cm lang. Nach vier weiteren Wochen schlug der Frauenarzt einen Suchtest im Blut zum Ausschluss eines Mongolismus des Kindes vor (Triple-Test). Immerhin war die Mutter 41 Jahre alt. Beide Eltern lehnten intuitiv ab. Dieses Kind war ihre vielleicht letzte Chance! Sie wollten es nicht gefährden, insbesondere da die geringe Trefferwahrscheinlichkeit von 1 % bei einem positiven Such-Test-Ergebnis in etwa so groß war wie das Risiko eines künstlich verursachten Fruchtabgangs durch die Amniozentese. In ihrer Situation konnte ich ihre Entscheidung gut nachvollziehen und trug sie voll mit. An Weihnachten teilten die stolzen Eltern ihr Glück der ganzen Sippe mit. Wir Großeltern bekamen ein Video geschenkt mit allen Bildern der bisherigen Ultraschalluntersuchungen. In der 20. Schwangerschaftswoche wurde bei der Mutter eine beginnende diabetische Stoffwechsellage festgestellt. Erfreulicherweise war sie mit einer Diät zu kontrollieren. Auf ihren Wunsch hin begleitete ich die Eltern mit gemischten Gefühlen zur eingehenden Ultraschalluntersuchung. So saß ich denn bequem in einem Sessel und betrachtete fasziniert die Anatomie meines Enkelkindes auf einem großen Plasmafernseher mir gegenüber. Die Kollegin erhob zahlreiche anatomische Maße. Sorgfältig untersuchte sie verschiedene Körperregionen, die Hinweise auf Erkrankungen geben könnten. Ich hielt mehrfach den Atem an. Schließlich wandte sie sich dem äußeren Geschlecht zu. „Es ist ein Mädchen. Es dürfte gesund sein!" Überglücklich verließen wir drei das Untersuchungszimmer. Leider gab es in der 26. Schwangerschaftswoche Komplikationen und so wurde das Kind nach einer schwierigen Kaiserschnittentbindung mit einem Körpergewicht von 780 Gramm geboren.

Eine erfahrene Hebamme aus Berlin, die in ihrem Berufsleben mehr als zehntausend Kindern auf die Welt geholfen hat, berichtete kürzlich über die so andere Atmosphäre in der Geburtshilfe heute im Vergleich zum Beginn ihrer Berufsausbildung in den 1960er Jahren: *Wir sind eine Gesellschaft der Erstgebärenden geworden. Da wird eine Geburt schon mal zum Event. 80 % der Eltern bringen eine CD mit. Sorgfältig ausgewählte Musik, oft selbst gebrannt. Meist ist das was Entspannendes, Esoterisches. Ich hatte aber auch schon eine Mutter, die unbedingt zu Wagners Walküre entbinden wollte. Und ungefähr die Hälfte meiner Paare bringt eine Flasche Sekt oder Champagner mit. Diese Paare haben auch schon zig Ratgeber gelesen. (…) Es wird nicht viel dem Schicksal überlassen. (…) Für die Frauen ist es besser, dass ein Mensch dabei ist, der sie liebt (…). Heute ist der Druck auf die Männer, dabei zu sein, riesig. Wenn ein Mann sagt, er will nicht dabei sein, heißt es sofort: Was bist denn Du für ein Partner. Habt ihr ein Beziehungsproblem?*

Der moderne sensible Mann, so berichtet die Hebamme weiter, *ist manchmal verstört von dem, was er sieht und hört. Bei manchen Paaren kann die Geburt so einen bleibenden Schaden hinterlassen. Interessant sind die Unterschiede im Verhalten der Schwangeren nach Nationalitäten. Erstaunlich, wie sich die Klischees bestätigten. Italienerinnen leiden sehr ausdrucksstark. Türkinnen schreien auch extrem. Russinnen rufen erstaunlicherweise oft nach ihrer Mutter. Japanerinnen leiden eher still vor sich hin. Deutsche sind um Selbstdisziplin bemüht. Sie sind am Pragmatischsten. Auch die Schwangerschaft hat sich sehr verändert. In der deutschen Mittelschicht und aufwärts sind Normalität, Spontaneität und Gelassenheit verloren gegangen. Eine Frau ist heute nicht mehr nebenbei schwanger. Sie ist nicht mehr guter Hoffnung, sondern ebenso sehr in angespannter Erwartung. Konzentriert, fixiert, überinformiert. Ich sage das mit Bedauern. Ich habe lange keine Schwangere mehr erlebt, die von sich aus gesagt hätte: Och, ich würde das vom Gefühl her so machen (…) … Ich glaube, eine Schwangerschaft ist für viele Frauen heute eine fremde Erfahrung. Nicht nur aus demographischer Sicht. Sie ist schlicht das Gegenteil zum Alltag. Da lässt sich so viel planen, ist jederzeit zu erreichen, sind die Wege im Vorfeld klar, hat man ein Navigationsgerät – aber das Baby da im Bauch, das hat kein Handy, das schreibt auch keine Mail. Das ist ganz nah und unglaublich weit weg. Man hat keinen Einfluss. Früher waren sich Alltag und Schwangerschaft ähnlicher. Auf ein Kind warten und auf die Ernte. Nicht genau wissen, was wird. Das macht die Frauen heute so nervös. Deshalb bereiten sie sich akribisch vor (...) Diejenigen Frauen, die sich besonders akribisch vorbereitet haben, kommen so kopfgesteuert im Kreißsaal an, dass sie kaum loslassen können. Viele Frauen haben richtige Versagensängste (...) Wie schade, wenn Scham das erste Gefühl ist, das sie mit ihrer Geburt und mit ihrem Kind verbinden. Ich muss im Kreißsaal immer öfter trösten. Eine Geburt ist doch kein Selbstzweck. Das Ergebnis, das Kind, ist wichtig.*[12]

Die zunehmende Professionalisierung und Technisierung der Geburt

Man muss viel wissen, um wenig zu tun.
Heinrich Martius (1885-1965), Geburtshelfer

Das älteste heute noch in der Geburtshilfe verwendete Instrument ist die Geburtszange. Sie umfasst den kindlichen Kopf und unterstützt den Durchtritt des Kopfes durch das Becken und seinen Austritt. Der Ursprung der Geburtszange ist unbekannt. Einzelne Geburtshelfer scheinen sie schon im 16. Jahrhundert gekannt, jedoch nur unter strikter Geheimhaltung angewandt zu haben. Erst zu Beginn des 18. Jahrhunderts wurde öffentlich über sie gesprochen und ihre Form schrittweise optimiert. Seither hat sie einen festen Platz in der Geburtshilfe.

Ende des 18. Jahrhunderts beschäftigten sich verschiedene Geburtshelfer intensiv mit der Anatomie der Frau und der Mechanik der Geburt. Die immer größere Erfahrung und das angehäufte Wissen führten dazu, dass zu Beginn des 19. Jahrhunderts das ausschließlich assistierende Verhalten des Geburtshelfers zugunsten einer aktiven Geburtshilfe aufgegeben wurde. Der Glaube an die unmittelbar lenkende Macht Gottes wurde von dem Vertrauen in die Zuverlässigkeit der eigenen Prognose abgelöst. Die Sammlung von Daten zu den Spontanverläufen der Geburt und ihre statistische Bearbeitung erlaubten erstmals eine Vorhersage über den „wahrscheinlichen" weiteren Geburtsverlauf. Statt nur im eingetretenen Notfall einzugreifen, wurde nun erstmals auch das Leben des Kindes geopfert, um das gefährdete Leben der Mutter „rechtzeitig" zu retten (→ normaler Säugling).

1816 benutzte René Théophile Laennec als einer der ersten das Hörrohr zum Abhören der Herztöne und der Atemgeräusche. Es dauerte nicht lange, bis das Hörrohr auch in der Schwangerenbetreuung und der Geburtshilfe eingesetzt wurde. Es wurde zum zweiten klassischen Instrument der Geburtshilfe. Die kurzzeitige Kontrolle der Herzfrequenz ergab wichtige Hinweise auf den klinischen

Zustand des Feten. So konnte erstmals nicht nur für das Leben der Mutter, sondern auch für das des Ungeborenen Sorge getragen werden. Dies war der erste Schritt auf dem Weg zu einer Medizin für den Feten.

Im Altertum und Mittelalter wurde der Kaiserschnitt in seltenen Ausnahmefällen bei soeben verstorbenen oder sterbenden Müttern durchgeführt. Der erste bekannte erfolgreiche Kaiserschnitt an einer Lebenden wurde im Jahre 1500 in der Schweiz vorgenommen. Erst nach erfolgreicher Einführung der Asepsis, der Narkose und der Bauchchirurgie wurde der Kaiserschnitt zu einem standardisierten operativen Eingriff. In den 1880er Jahren lag die Müttersterblichkeit beim Kaiserschnitt noch bei 80 %!

Ursprünglich lagen die Begleitung der Schwangeren und die Führung unter der Geburt ganz in den Händen von Frauen, den Hebammen. Als jedoch im 18. Jahrhundert der Staat zunehmend ein Interesse an einer großen Nachkommenschaft entwickelte und aktiv begann, Bevölkerungspolitik zu treiben und zu Beginn des 19. Jahrhunderts empirisches Erfahrungswissen mehr und mehr durch quantifiziertes, empirisch belegtes naturwissenschaftliches Wissen ersetzt wurde, verloren die Hebammen ihre Selbständigkeit und wurden zu Assistentinnen der Medizin. Die meisten nicht approbierten Hebammen bekamen zu Beginn des 19. Jahrhunderts Berufsverbot. An die Stelle ehrbarer und lebenstüchtiger Matronen, der weisen Frauen (französisch: „sages femmes"), die selbst eine große Nachkommenschaft großgezogen hatten, traten jüngere, häufig kinderlose Frauen mit einer professionellen Berufsausbildung.

EXKURS: Die Gödenrother Revolte 1758
1758 hatten der Pfarrer und die Amtsherren im pfälzischen Gödenroth eigenmächtig eine neue Hebamme berufen.[13] Daraufhin erhoben sich die Frauen des Kirchspiels, die man übergangen hatte. Seit jeher hatten sie selbst bestimmt, wer ihre Kinder auf die Welt holen durfte. Sie wollten auch in Zukunft dieses einzige weibliche Amt in der Gemeinde selbst besetzen. Als die aufgenötigte Geburtshelferin auch noch eine „schlechte Probe" ihrer Kunst ablieferte, war ihr Schicksal besiegelt. Die Dörflerinnen zogen vor Gericht und boykottierten die Übeltäterin so lange, bis die Honoratioren nachgaben und Neuwahlen ansetzten. Diesmal ernannten die Gödenrotherinnen eine „Wehenmutter" aus den eigenen Reihen. Die Gödenrother Revolte war kein Einzelfall, sondern typisch für den Kampf um die Wochenbettbetreuung zwischen Landesfürsten, Kommunen, Kirchen, Männern und Frauen in der zweiten Hälfte des 18. Jahrhunderts.

Die Hebammen hatten zwar zu Beginn des 19. Jahrhunderts ihre völlige Unabhängigkeit verloren, konnten ihren Beruf in der Praxis jedoch noch weitere 150 Jahre weitgehend selbständig ausüben. Die allermeisten Geburten waren → Hausgeburten. Hier entschieden die Mutter und die Hebamme weitgehend selbständig, ob sie einen Arzt und Geburtshelfer zuziehen wollten oder nicht. Seit den 1970er Jahren entbinden in Deutschland jedoch über 98 % der Frauen in der Klinik. Die in der Klinik angestellten Hebammen und ihr Alltag in der Klinik dominieren seither das Berufsbild der Hebamme. Die Hausgeburt in Deutschland wird heute von der persönlichen Entscheidung einer kleinen Gruppe „alternativ denkender" Mütter getragen.

EXKURS: Hausgeburt 1991
Unsere 22-jährige Tochter und ihr Partner schätzen die alternative Medizin. So entschlossen sie sich zu einer Hausgeburt mit Unterstützung durch eine erfahrene Hebamme in ihrer neuen, wunderschön eingerichteten Wohnung. Unsere Tochter hatte alle ärztlichen Vorsorgeuntersuchungen gewissenhaft durchgeführt. Es gab keinerlei Anlass zu einer Besorgnis. Dennoch plädierten meine Frau und ich für eine Klinikgeburt aus präventiven Gründen. Nach einem ausführlichen Gespräch trennten wir uns im Sinne einer „informierten Meinungsverschiedenheit". Der Geburtsverlauf war sehr anstrengend und dauerte insgesamt sechsunddreißig Stunden. Wie sich herausstellte, war ein Händchen zwischen Kopf und Becken gerutscht und hatte so die Drehungen des Kopfes massiv erschwert. Ich werde die etwa zwei Zentimeter lange Druckstelle auf dem Handrücken meines Enkels, die noch nach drei Tagen deutlich sichtbar war, nie vergessen. Bei etwa einem Prozent der Hausgeburten treten ernsthafte Komplikationen auf. Unsere Tochter wäre vermutlich in der Klinik besser versorgt gewesen.

Die Zunahme der Zahl der Klinikgeburten in Deutschland von 1900 bis 1970 hat viele Ursachen wie die veränderten Wohnverhältnissen, die zunehmende Zahl der Kleinfamilien, den Rückgang der Geburtenzahl. Nicht zuletzt hat ein höherer Standard der Geburtshilfe in der Klinik dazu beigetragen. Die Rahmenbedingungen wurden verbessert: Die sogenannte „parenterale Flüssigkeits- und Elektrolyttherapie", das Transfusionswesen, die Fortschritte in Anästhesie und Schmerzbekämpfung und die Bekämpfung von Infektionen durch Antibiotika kamen auch der klinischen Geburtshilfe zugute. Aber auch die Geburtshilfe selbst hatte Verbesserungen aufzuweisen wie den gezielten Einsatz von Wehenmitteln, den teilweisen Ersatz der Geburtszange durch die Saugglocke, die Herztonüberwachung in Kombination mit Mikroblutuntersuchungen, wiederholte Ultraschalluntersuchungen und vieles mehr. Verbessert wurde die professionelle Erstversorgung von Frühgeburten. Heutzutage bemüht man sich, Mutter und Ungeborenes in ein Perinatalzentrum zu transferieren, wenn eine Frühgeburt droht. Der Trend zur Professionalisierung und Technisierung der Geburtshilfe war dominant bis in die 1980er Jahre. Seither gibt es gleichzeitig einen starken Trend zu mehr körperlicher und psychosozialer Unterstützung während der Wehen und der Geburt. Es wird Wert gelegt auf die kontinuierliche Unterstützung durch eine Person, die Anwesenheit selbstgewählter Begleiter und Begleiterinnen und die Schaffung einer häuslichen Atmosphäre in der Klinik. Alle diese Maßnahmen wurden durch den starken Konkurrenzdruck zwischen den Kliniken gefördert. Insgesamt lassen sie eine „Low-Tech-High-Touch"-Geburtshilfe in der Zukunft möglich erscheinen. Es ist derselbe Zeitgeist, der die sanfte Frühgeborenenpflege so erfolgreich werden ließ.

In einigen Bereichen der Geburtshilfe wirkt der Trend zu weiterer Professionalisierung und Technisierung allerdings ungebrochen fort. Ein Beispiel hierfür ist der zunehmende Anteil der operativen Entbindungen. Im ersten Halbjahr 2008 betrug der Anteil der Kaiserschnitte 31 % – die Zahl hatte sich seit 1991 verdoppelt. Der Anteil der Geburten mit der Saugglocke ist im gleichen Zeitraum von 5,6 % 1991 auf 4,8 % gesunken. Noch stärker nahm der Anteil der Zangengeburten von 2,6 % auf 0,7 % ab.[14] Was könnte hinter diesem Boom der operativen Geburtshilfe stecken? Banale Gründe wie die genaue Planbarkeit, die schnelle Erledigung, die bessere Vergütung, die Einsparung von Personal am Wochenende und die Angst vor Regressansprüchen werden zwar regelmäßig geleugnet, dürften jedoch in der Praxis manche anstehende Entscheidung beeinflusst haben. Es gibt auch objektive Gründe für eine Zunahme der Indikation der Kaiserschnittentbindungen: die zunehmende Zahl alter Erstgebärender, die höhere Zahl von Mehrlingsgeburten infolge der künstlichen Befruchtung, die größere Zahl von Frühgeborenen und die größere Beachtung von Risikofaktoren wie Bluthochdruck, Diabetes mellitus und Fettsucht.

Leider scheint auch zuzutreffen, dass eine größere Zahl von Müttern das Vertrauen in den eigenen Körper verloren hat und die Konfrontation mit der mit jeder Geburt einhergehenden Ungewissheit und dem Ausgeliefertsein an eine dominierende Körperlichkeit fürchten. So hat die Zahl der „Wunschkaiserschnitte" deutlich zugenommen. Jeder Leiter einer Geburtsklinik scheut sich, eine Wunschkaiserschnittentbindung abzulehnen, weil er genau weiß, dass die Mutter mit ihrem Wunsch bei der Konkurrenz wahrscheinlich Erfolg haben wird. Möglicherweise wird es noch einige Jahre dauern, bis die Nebenwirkungen einer Kaiserschnittentbindung ebenso in der Öffentlichkeit diskutiert werden wie die echten und vermeintlichen Vorteile, sodass sich der Trend umkehrt und auf einem niedrigeren Niveau einpendelt. Diese Nebenwirkungen sind zum Beispiel: die längere Erholungszeit nach der Geburt, vermehrte Stillprobleme, die größere Distanz zum Kind und die hieraus resultierenden größeren Schwierigkeiten der emotionalen Mutter-Kind-Bindung, das größere Risiko für Blasen- und Darmverletzungen, Nachblutungen und Thrombosen sowie ein erhöhtes Risiko, dass die Gebärmutter bei nachfolgenden Geburten im Bereich der alten Nähte platzt.

Die Tabuisierung und Enttabuierung von Zeugung, Schwangerschaft und Geburt

Der Sozialwissenschaftler Norbert Elias (1897-1990) und der Historiker Philippe Ariès (1914-1984) haben darauf hingewiesen, dass die Menschen im 16. Jahrhundert nicht nur völlig anders lebten, sondern auch völlig andere Beziehungen zueinander pflegten, anders empfanden und dachten als die Menschen in den nachfolgenden Jahrhunderten. Ihr Lebens- und Erwartungshorizont war begrenzter. Ihr Denken wurde stark von unmittelbaren Eindrücken und Empfindungen geprägt. Sie lebten ihre Ängste, Affekte und Triebregungen direkter und unbekümmerter aus. Ihr Verhältnis zu ihrem Körper war „natürlicher" und weniger mit Scham- und Peinlichkeitsgefühlen belegt. Erwachsene und Kinder standen sich im Denken, in ihren Gefühlen und ihrem Verhalten näher als spätere Generationen. Sexualität, Schwangerschaft und Geburt waren Teile des Alltagslebens und nur wenig mit Scham und Peinlichkeitsgefühlen verbunden. Es gab nichts Verborgenes und deshalb auch nichts zu verbergen. Kinder und Jugendliche teilten von früh an den allgemeinen Stand der Kenntnis und Unkenntnis.

Mit dem Zusammenwachsen der Menschen zu größeren ökonomischen und politischen Einheiten wurden auch zwischenmenschliche Beziehungen komplexer. Längerfristiges Denken war zunächst beim Adel und beim gehobenen Bürgertum gefordert, die aufkommenden Verwaltungs- und Dienstleistungsbereiche forderten das. Dies zog ein „rationalisierendes Denken" sowie eine verstärkte Selbst- und Triebkontrolle nach sich. Gesellschaftliches und privates Leben strebten immer stärker auseinander. Scham- und Peinlichkeitsgrenzen verschoben sich. Die Rollen von Mann und Frau polarisierten sich. Der Lebensbereich der Kinder trennte sich zunehmend von dem der Erwachsenen. Sexualität, Schwangerschaft und Geburt wurden immer mehr dem Privatbereich zugeordnet, mit Scham- und Peinlichkeitsgefühlen beladen und mit Geheimnissen umgeben. Die Vorstellung von der → kindlichen Unschuld gewann immer neue Anhänger. Höhepunkt dieses Trends war die Regierungszeit von Kaiserin Viktoria in England (1837-1901), das „Viktorianische Zeitalter", mit seiner extremen Prüderie und Frauenfeindlichkeit.

Im 20. Jahrhundert erfolgte dann die Enttabuisierung von Sexualität, Schwangerschaft und Geburt in zwei großen Schüben, den „wilden Zwanzigerjahren" und der „Sexwelle" in den 1960er Jahren. Beide Enttabuierungsschübe waren Teile einer weltweiten Kulturrevolution, die alle Bereiche menschlichen Zusammenlebens betrafen. Noch in den 1950er Jahren war eine Mutter in New York wegen Erregung öffentlichen Ärgernisses bestraft worden, da sie ihren Säugling auf einer Parkbank in aller Öffentlichkeit gestillt hatte. In den 1960er Jahren sah das deutsche Publikum erstmals einen Film über die Geburt eines Kindes. In den 1970er Jahren entdeckten die Frauen ihren Körper neu. Die Betrachtung des Muttermundes mit Hilfe eines Vaginoskops war ein großer Hit.

Die Enttabuierung der Geschlechtsorgane, der Sexualität, der Schwangerschaft und Geburt beseitigte ein großes Hindernis der Schwangeren- und Säuglingsfürsorge. Sie erleichterte die Arbeit sehr und trug viel zur Akzeptanz eines adäquaten Verhaltens der Schwangeren in der Schwangerschaft und der jungen Eltern ihrem Neugeborenen und Säugling gegenüber bei.

Die künstliche Befruchtung

Die Samenspende von einem fremden Mann („heterologe" oder „donogene Insemination") hat eine lange Tradition. Bis in die 1970er Jahre lehnten die meisten Frauenärzte ab, Samen eines fremden Mannes während der fruchtbaren Tage in die Gebärmutter einer Ehefrau einzuspritzen, auch wenn deren Ehepartner zustimmte. Seither wird das Verfahren öffentlich diskutiert und breit praktiziert. Waren „Kuckuckskinder" bis in die 1970er Jahre nur in einzelnen Fällen an der Unvereinbarkeit der Blutgruppenkonstellation von Vater, Mutter und Kind zu erkennen oder in einem aufwendigen Vaterschaftsgutachten wahrscheinlich zu machen, so kann heute der biologische Vater eines Kindes dank der Fortschritte der Genetik eindeutig identifiziert werden. Wenn der Ehemann die Vaterschaft zuvor anerkannt hatte, gilt das mit Fremdsamen gezeugte Kind als eheliches Kind. In Deutschland kann das Kind seine Ehelichkeit allerdings ab einem Alter von 18 Jahren innerhalb einer Frist von zwei Jahren anfechten. Früher wurden die Krankenunterlagen einer ambulanten Behandlung nach dem Ende der gesetzlichen Aufbewahrungspflicht von zehn Jahren vernichtet. Damit war faktisch die Anonymität des Samenspenders gewährleistet. Nach einem Urteil des Bundesverfassungsgerichts von 1989 besteht jedoch ein Recht des Kindes auf Kenntnis seiner eigenen Abstammung. Die Vernichtung von Behandlungsunterlagen ist in diesen Fällen also untersagt. Zwar kann sich der Spender vertraglich gegen Unterhalts- und Erbansprüche des Kindes zu Lasten der Wunscheltern absichern, aber er ist damit nicht von allen weiteren möglichen Verpflichtungen gegenüber dem Kind befreit.

Am 26. Juli 1978 wurde Louise Brown nahe London geboren. Sie war das erste Kind, das außerhalb des Mutterleibes im Reagenzglas gezeugt und dann in die Gebärmutter der Mutter eingepflanzt wurde („Retortenbaby"). Dies gab vielen unfreiwillig kinderlos gebliebenen Ehepaaren Hoffnung und war der Start für eine neue Sparte der Geburtshilfe, die Medizin der künstlichen Befruchtung. 2003 wurden in Deutschland 12 067 Kinder nach in vitro Fertilisationsbehandlung geboren. Nachdem die Krankenkassen seit 2004 nur noch die Hälfte der Behandlungskosten von verheirateten Paaren bei einem Alter der Mutter von 25 bis 39 Jahren bezahlen, ist die Zahl der im Reagenzglas gezeugten Kinder auf 4000 bis 5000 Kinder – also weniger als die Hälfte pro Jahr – zurückgegangen. Schon aus ökonomischen Gründen ist mir völlig unverständlich, wie eine Gesellschaft, in der so wenige Kinder geboren werden, aus Kostengründen auf so viele Kinder verzichten kann! Die zusätzlichen Kosten der Krankenkassen mögen sich auf einige Tausend Euro belaufen. Wenn man jedoch bedenkt, wie viel Geld die Eltern anschließend aufbringen, bis ihr Kind erwachsen ist und wie groß der Beitrag jedes gut ausgebildeten zusätzlichen Erwachsenen für die Wirtschaftskraft unseres Landes ist, so kenne ich kein „preiswerteres Konjunkturprogramm"!

Die Zeugung von Kindern außerhalb des Mutterleibes hilft nicht nur vielen bis dahin unerwünscht kinderlosen Ehepaaren, sondern hat auch mehrere neue Möglichkeiten der Beziehung von Vater, Mutter und Kind geschaffen wie die Eizellspende, die Leihmutterschaft, die Schwangerschaft in der Postmenopause und die Spermieninjektion. In Europa gelten in den verschiedenen Ländern zum Teil sehr unterschiedliche gesetzliche Regelungen. Sie spiegeln die unterschiedliche Risiko- und Verantwortungsbereitschaft der verschiedenen Gesellschaften wider. Verbote sind häufig nur Notlösungen. Sie werden dann ausgesprochen, wenn eine Gesellschaft sich nicht zutraut, ein berechtigtes individuelles Problem sozialverträglich zu lösen. In Deutschland regelt seit 1991 das Embryonenschutzgesetz viele dieser Fragen. Moralische Grundhaltungen der Kirchen und eine besondere Vorsicht, Mutlosigkeit und Phantasielosigkeit des Gesetzgebers als Spätfolge historischer Altlasten aus dem Nationalsozialismus haben zu Regelungen geführt, die im internationalen Vergleich sehr restriktiv sind. Manches Gesetz hindert die Ärzte gar in unerträglicher Weise, das Optimale entsprechend neueren internationalen wissenschaftlichen Standards für die Eltern zu tun:

In Deutschland dürfen etwa nur drei Eizellen gleichzeitig während eines Zyklus befruchtet werden. Nach der ersten Teilung werden sie in die Gebärmutter übertragen. Die internationale Forschung der letzten Jahre hat nun gezeigt, dass es erfolgreicher ist, mehrere Eizellen gleichzeitig zu befruchten, einige Tage abzuwarten und nur den sich am günstigsten entwickelnden Keim in die vorbereitete Gebärmutter zu übertragen. Die Regelung in Deutschland ist weniger erfolgreich und führt immer wieder zu Mehrlingsschwangerschaften mit all den daraus folgenden Problemen wie einer vorzeitigen Entbindung und dem Risiko einer Schädigung der frühgeborenen Mehrlinge. Hier wird eine erwiesenermaßen suboptimale Lösung durch politischen Druck weiter praktiziert. Als Arzt ist dies für mich ein inakzeptabler Zustand.

Das deutsche Gesetz verbietet die Eizellenspende. International steht Deutschland mit dieser Form der Regelung isoliert da. Bei jeder Frau, die eine künstliche Befruchtung anstrebt, werden zunächst die Eierstöcke hormonell überstimuliert, so dass nicht nur ein Eifollikel – wie in einer regulären Periode –, sondern mehrere gleichzeitig reifen. Stets werden aus Vorsicht mehr Eifollikel punktiert als später Eizellen im jeweiligen Zyklus befruchtet werden sollen. Es bleiben also in aller Regel einige nicht befruchtete Eizellen übrig. Warum soll eine Mutter, die durch die künstliche Befruchtung schwanger wurde und keine weiteren Kinder mehr wünscht, ihre Eizelle nicht einer anderen Frau, bei der eine Eizellreifung nicht möglich oder nicht ratsam ist, spenden?

In Deutschland ist die Leihmutterschaft verboten. Sie ist jedoch in Großbritannien in nichtkommerzieller Form und in der Ukraine und Indien als kommerzielle Dienstleistung gestattet. Kürzlich wurde ein Fall öffentlich, in dem sowohl die deutsche als auch die indische Regierung Zwillingen aus einem Leihmutterschaftsverhältnis die jeweilige Staatsbürgerschaft verweigerten. Die genetische Mutter war eine indische Eizellspenderin, der genetische Vater ein deutscher Mann gewesen. Die indische Regierung betrachtete die Kinder als Deutsche wegen ihres deutschen Vaters. Die deutsche Regierung lehnte die Staatsbürgerschaft ab, da die Zwillingskinder aus einem Leihmutterverhältnis stammen und sie keinen Präzedenzfall schaffen wollte. So saß denn der deutsche Vater zwei Jahre lang mit seinen staatenlosen Zwillingskindern in Indien fest, da er ohne Staatsbürgerschaft für die Kinder nicht aus Indien ausreisen und nicht in Deutschland einreisen konnte. Niemand dachte in diesem Prinzipienstreit an das Wohl der Kinder.[15]

Das Embryonenschutzgesetz in Deutschland untersagt die künstliche Befruchtung bei einer Frau im Alter von über 40 Jahren. Kürzlich löste der Fall von María del Carmen Bousada aus Spanien eine heftige Diskussion aus. Sie hatte als alleinerziehende Mutter im Dezember 2006 im Alter von 67 Jahren Zwillinge nach einer künstlichen Befruchtung geboren. Zweieinhalb Jahre nach der Geburt ihrer Söhne erlag sie einem Krebsleiden.

Ein Kind zur Probe?
Seit über 40 Jahren lassen sich einzelne Erbkrankheiten schon beim Feten diagnostizieren. Die pränatale Diagnostik begann in den 1960er Jahren mit der Analyse von frei im Fruchtwasser schwimmenden Zellen (Amniozentese) oder an sogenannten „Chorionzotten", die bei einer Biopsie gewonnen worden waren. Zunächst konzentrierten sich die Untersuchungen auf die Zahl und die Struktur der Chromosomen sowie auf Störungen des Stoffwechsels, die in Gewebekulturen nachzuweisen waren. Den entscheidenden Durchbruch brachte dann die Molekularbiologie in den 1980er und 1990er Jahren. Heute ist es möglich, jeden bekannten genau sequenzierten Gendefekt in Zellen des Feten entweder vor der Eieinnistung („Präimplantationsdiagnostik") oder später nachzuweisen.

Zunächst wurde die pränatale Diagnostik nur Schwangeren über 35 Jahren empfohlen, da in diesem Alter die Trisomie gehäuft auftritt. Da jedoch die Mütter von 75 % der Kinder mit Trisomie noch nicht 35 Jahre alt sind, wurde die Diagnostik bald allen Schwangeren als von den Kassen nicht bezahlte Zusatzleistung angeboten. Leider hat die pränatale Diagnostik derzeit noch einen schweren Mangel. Es steht bis heute kein nichtinvasives Testverfahren zur Verfügung, das ein Ungeborenes mit Trisomie in wenigen Tagen mit großer Sicherheit herauszufinden oder auszuschließen vermag. Deshalb wird heute allgemein zweistufig vorgegangen In der ersten Stufe wird zunächst eine sehr grober Suchtest, zumeist der Triple-Test, eingesetzt. Bei etwa 10 % der Mütter ist der Test positiv. Deshalb wird in der zweiten Stufe eine „Chorionbiopsie" oder eine Amniozentese angeboten. Leider lösen beide Verfahren in etwa 1 % der Untersuchungen eine Fehlgeburt aus. Das Risiko, ein Kind mit Trisomie auszutragen, ist also in etwa so groß wie das Risiko, einen Spontanabort auszulösen

Das allgemeine Angebot von Suchtests hat die Einstellung der werdenden Eltern zu ihrem werdenden Kind grundlegend verändert. Auch vor der Erfindung der Suchtests wussten alle werdenden Eltern vom Risiko, ein behindertes Kind zu bekommen. Da aber nur die Wahl bestand zwischen dem Verzicht auf ein Kind und dem „kleinen Restrisiko", ein behindertes Kind zu bekommen, wurde nicht weiter darüber nachgedacht. Es war eines der vielen „theoretischen" Lebensrisiken. Es berührte die Freude und den allgemeinen Optimismus über das erwünschte Kind nicht. Nun werden die Eltern heute explizit mit dem Risiko konfrontiert. Obwohl sich objektiv das Risiko, ein behindertes Kind zu bekommen, nicht erhöht hat, wenn man von dem höheren durchschnittlichen Alter der Schwangeren heute absieht, so hat doch die explizite Konfrontation mit diesem Problem die Gefühlslage der Eltern sehr verändert.

Um leben zu können, benötigt man einen Schwung Optimismus. Alle Untersuchungen zeigen, dass der Mensch Risiken nicht realistisch einzuschätzen vermag. Wir fürchten uns vor unbeeinflussbaren kleinen Risiken wie dem Blitzschlag, der Entführung und dem Mord unseres Kindes. Wir meiden minimale Risiken, indem wir etwa unseren Säuglingen keinen Honig anbieten, weil eine Botulismusvergiftung drohen könnte. Wir lehren unsere Kinder, keine Walderdbeeren zu pflücken wegen der Gefahr einer Infektion durch den Fuchsbandwurm. Gleichzeitig haben wir *keine* Angst vor einer Autofahrt, dem Sport und dem Konsum von Genussgiften wie Alkohol und Nikotin, obwohl die gesundheitlichen Risiken, die hiervon ausgehen, um ein Vielfaches höher sind als die Erstgenannten.

Junge Eltern leben in einer Lebensphase des Aufbruchs, der Expansion und des Aufbaus. Sie verfügen über eine scheinbar unverwüstliche Gesundheit. Ihr Lebenshorizont scheint subjektiv unbegrenzt. Sie sind voller Zukunftspläne. Sie haben aus ihrer grundsätzlich optimistischen Lebenshaltung heraus ein Kind gezeugt. Und nun werden sie mit einem Problem konfrontiert, das ihrem altersentsprechenden „natürlichen" Lebensgefühl völlig widerspricht. Was muten wir ihnen zu?

Immerhin: Ein Ende der schlimmsten Unsicherheiten ist medizinisch in Sicht: Es gibt erste Hinweise, dass es gelingen könnte, die Trisomie in embryonalen Zellen im Blut der Mutter nachzuweisen. Dann stünde ein „einfacher" Test zur Verfügung, dessen aussagefähiges Ergebnis in wenigen Tagen vorläge. Zur Zeit müssen sich 10 % der Eltern jedoch mit einer positiven Verdachtsdiagnose auseinandersetzen. Schwere, sorgenvolle zwei bis drei Wochen dauert es, bis 99 % der Eltern Entwarnung durch das Ergebnis der invasiven Untersuchung der zweiten Stufe erhalten. Diese Zeit der Ungewissheit stellt für viele Eltern eine enorme psychische Belastung dar.

Der Suchtest und die anschließende invasive Untersuchung scheinen eine Sicherheit zu bieten, die es in Wirklichkeit nicht gibt. Es gibt die Möglichkeit des falsch negativen Resultates des Suchtests, und es gibt ein „Trisomie-Mosaik", bei dem nur ein Teil der Zellen eine Trisomie aufweist und deshalb bei der Untersuchung nicht auffällt. Zudem wird es nie eine absolute Sicherheit geben, dass das Kind nicht eine der mehrere Tausend verschiedener erblicher Störungen besitzt. Und selbst wenn es eine Untersuchung gäbe, die alle bekannten genetischen Defekte erfassen könnte, bliebe immer noch die gar nicht so seltene Möglichkeit einer Spontanmutation an einer bisher nicht registrierten Stelle übrig. Die Sicherheit kann also immer nur eine relative sein und als solche sollte sie auch angesehen und vermittelt werden.

Während früher Eltern eines Neugeborenen mit Trisomie sich des Mitgefühls ihrer Umgebung über diesen Schicksalsschlag sicher sein konnten, hat sich heute die Lage zum Teil in perverser Weise verkehrt. „Was, ein Kind mit Trisomie! Das haben wir doch heute nicht mehr nötig! Haben die Eltern denn die Vorsorgeuntersuchungen versäumt?" So ist aus dem Mitgefühl in früherer Zeit eine Anklage an die Eltern heute geworden. Nach wie vor ist der unbefangene Umgang mit Behinderten trotz aller unbestreitbaren Erfolge der letzten 50 Jahre immer noch nur eine große Zukunftshoffnung, wie z. B. der aktuelle Streit um die integrierte Schule zeigt. So lastet die Frage nach dem Leben mit einem behinderten Kind in der langen Zeit der Unsicherheit nach dem positiven Suchtest bis zur Entwarnung durch ein negatives Ergebnis der invasiven Untersuchung schwer auf den jungen Eltern.

Kulturell leben wir in einer Zeitenwende. Der globale Klimawandel, die Endlichkeit der Ressourcen, die internationale gegenseitige Abhängigkeit stellen uns vor die Notwendigkeit, dass wir unser „gesundes Gottvertrauen, dass alles schon gut gehen wird", durch einen Lebensoptimismus ersetzen, der von Verantwortung und maßvollem Handeln getragen wird. Wie schwer fällt es unserer politischen, wirtschaftlichen und wissenschaftlichen Elite, in diesem Sinne zu handeln!

Und nun erwartet die Gesellschaft von jungen Eltern ohne große Lebenserfahrung und den Geburtshelfern, dass sie unter Zeitdruck im begrenzten Rahmen einer Sprechstunde ein persönliches Problem höchster Komplexität in einem von Vorurteilen gespickten Umfeld ohne klare gesellschaftliche Richtlinien in menschlicher Weise lösen.

Ob es kühl denkende Eltern gibt, die in dieser Situation, ihr Kind in der Zeit bis zum Ergebnis aller Untersuchungen und dem Ende der Frist für eine Abtreibung als ein Kind zur Probe betrachten, vermag ich nicht zu sagen. Für mich wäre eine derartige Haltung eine erschreckende Zukunftsperspektive. Ich wünsche mir, dass es in Zukunft wieder gelingen möge, das richtige Verhältnis von notwendiger Risikobetrachtung und -beachtung und begründetem Optimismus in eine komplikationsarme Entwicklung des Kindes, die ja die Regel ist, wiederherzustellen und dass die Geburtshelfer hier in ihrer Funktion als Ärzte ihren Teil dazu beitragen.

Vielleicht sollten wir den Begriff der „Fürsorge" neu und kreativer als bisher definieren. Die ersten Kinderärzte sprachen nach 1900 von Säuglingsfürsorge. Leider bekam der Begriff der Fürsorge im Laufe des 20. Jahrhunderts immer mehr den Beigeschmack einer Fürsorge nur für die Bedürftigsten. Niemand aus den Mittelschichten wollte deshalb etwas mit den „Fürsorgestellen" zu tun haben. So wurden in den 1970er Jahren die Begriffe Vorsorgeuntersuchungen und Früherkennungsuntersuchungen für die Untersuchungen der Säuglingsfürsorge eingeführt. Beide Begriffe entstammen einem Denken, das ganz auf Erkennung und Vermeidung von Gefahren ausgerichtet ist. Aus lauter

Vorsicht bleibt bei diesem Sicherheitsdenken wenig Raum für ein unbeschwertes Leben. Wie wäre es, wenn wir uns statt mit Gedanken der Prävention von Krankheiten mehr mit Gedanken zur Entstehung und Erhaltung von Gesundheit, mit der „Salutogenese", beschäftigen würden? Beispielsweise müsste dann nicht jeder Bürger durch Einkauf von Jodsalz auf seine persönliche Jodversorgung achten, sondern eine generell intelligente und verpflichtende Jodsalzverordnung würde dieses Problem auf der gesellschaftlichen Ebene lösen – und der Bürger wäre eine Sorge los.

Bis dahin ist jedoch ein Faktum, dass die Diskussion um die Vorsorgeuntersuchungen und die Risikountersuchungen auf Trisomie viele Eltern und insbesondere Mütter derart verunsichert hat, dass sie voll Sorge jeweils auf den nächsten Vorsorgetermin schauen, ihre Kraft in alle möglichen ineffektiven Vorsorgebemühungen erschöpfen und so an den Möglichkeiten einer der schönsten Zeiten des Lebens vorbeileben. Durch noch so sorgsame Planung und vorsichtiges Handeln ist es nicht möglich, eine erwünschte Entwicklung eines Kindes zu erzwingen. Hier gilt das Wort des Schriftstellers Friedrich Dürrenmatt (1921-1990): *Je planvoller die Menschen vorgehen, desto wirksamer trifft sie der Zufall.*

Neu im Fokus von Wissenschaft und Öffentlichkeit:
Das Ungeborene und die Umwelt
In der frühen Neuzeit glaubte die Gesellschaft, dass ein ausschweifender Lebenswandel und besondere Erlebnisse der Mutter in der Schwangerschaft zu Missbildungen beim Kind führen könnten. Die Entdeckung der „gesetzmäßigen" Regelmäßigkeit der embryofetalen und kindlichen Entwicklung und die allgemeine Verleugnung des Einflusses psychischen Geschehens auf die Gesundheit im 19. und in der ersten Hälfte des 20. Jahrhunderts hat die Ursachenforschung der Miss- und Fehlbildungen des Neugeborenen ganz einseitig auf die Vererbung angeborener Eigenschaften verengt. Das Ergebnis waren wissenschaftlich scheinbar belegte Generalisierungen und eine → Eugenik mit einer zum Teil brutal unmenschlichen Sozialpolitik.

Spätestens seitdem am Ende der 1950er Jahre Tausende menschlicher Embryonen durch die Einnahme des Schlafmittels Contergan® durch Missbildungen bleibend geschädigt wurden, hat sich das Verständnis für das Verhältnis von Embryo und Fetus einerseits und Umwelt andererseits grundlegend erweitert. Die Entwicklungstoxikologie wies die schädigende Wirkung verschiedener physikalischer Einflüsse wie die energiereicher Strahlung und zahlloser Chemikalien, Medikamente und Genussgifte nach. In unserem Kulturkreis wirken sich besonders das → Rauchen und der Konsum von → Alkohol in der Schwangerschaft verheerend auf die Entwicklung des Ungeborenen aus.

In den 1980er und 1990 er Jahren wurde bekannt, dass es auch beim Menschen sensible Phasen in der Entwicklung gibt, in der Hormone und andere Substanzen einzelne Stoffwechselwege des Ungeborenen, Säuglings und Kleinkindes bleibend in ihrer Aktivität verändern können (→ Prägung). Ein Mangel oder ein vorzeitiges Überangebot von körperfremden Eiweißstoffen (Antigenen) sind wichtige modulierende Faktoren bei der Entstehung einer Krankheitsbereitschaft für sogenannte „atopische Erkrankungen" wie bestimmte Ekzeme, Asthma und allergische Reaktionen. Länger dauernde Mangel- oder Fehlernährung vor oder nach der Geburt begünstigen die Entstehung von Fettsucht, Zuckerkrankheit, Bluthochdruck und Herz-Kreislauferkrankungen beim Erwachsenen. Virusinfektionen in der Schwangerschaft dürften nicht nur zu Hemmungsmissbildungen wie der allseits bekannten → Rötelnembryopathie führen, sondern auch das Risiko erhöhen, im Jugend- und Erwachsenenalter an einer Schizophrenie zu erkranken. Schließlich dürften auch Belastungen des mütterlichen hormonellen inneren Milieus – etwa durch vermehrten Stress der Schwangeren – einen wichtigen Einfluss auf das Temperament und die psychophysischen Regulationsmöglichkeiten des Kindes in seiner späteren Entwicklung haben.

Vieles deutet darauf hin, dass die Schwangerschaft nicht nur bei der Verordnung von Medikamenten, sondern auch in unserem alltäglichen Leben eine Sonderstellung im Hinblick auf eine ungestörte Entwicklung des Ungeborenen einnehmen sollte. Wir sind noch weit entfernt, ein optimales Milieu für die Entwicklung des Ungeborenen definieren zu können, aber in meinen Augen ist es ein Skandal, wie leichtfertig und unverantwortlich unsere Gesellschaft den Umgang von Schwangeren mit Nikotin und Alkohol betrachtet und wie wenig Rücksicht sie auf die besondere Stressempfindlichkeit werdender Mütter nimmt.

Zusammenfasssung

Die Geschichte des Ungeborenen hängt zu einem großen Teil von der Geschichte seiner Sichtbarmachung ab. Gefühlte Erfahrungen werden zunehmend durch visuelle Erfahrungen und Vorstellungen dominiert. So hat jede neue Technik der Visualisierung die Vorstellungen vom Ungeborenen tiefgreifend verändert. Die Anatomen des 16. Jahrhunderts waren die Ersten, die den Schleier über dem in der Gebärmutter Verborgenen lüfteten. In ihren Abbildungen wurden Mutter und Kind stets als Einheit dargestellt. Im 17. und 18. Jahrhundert sammelten mehrere Ärzte Embryonen und Feten von Fehlgeburten. Da sie jedoch von der irreführenden Annahme ausgingen, dass auch Embryonen die „Gestalt eines Ebenbildes Gottes" aufweisen müssten (Präformationstheorie), gelang es ihnen nicht, zwischen normalen Ungeborenen, Missbildungen und „Mondkindern" zu unterscheiden.

Untersuchungen an bebrüteten Hühnereiern legten nahe, dass auch der Mensch wie das Hühnchen durch eine Neubildung entstünde, die durch einen nicht näher charakterisierten innewohnenden Bildungstrieb angestoßen und gesteuert würde (Epigenese). Erst an der Wende zum 19. Jahrhundert gelang es Soemmerring, auf einer Tafel die verschiedenen Stadien der menschlichen Entwicklung während der ersten Hälfte der Schwangerschaft in einer didaktisch und ästhetisch vorbildlichen Weise zusammenzustellen. Er vertrat die Vorstellung von einer autonomen Entwicklung mit Gestaltänderung (Metamorphose) in Analogie zur Entwicklung der Pflanzen und Insekten. In der ersten Hälfte des 19. Jahrhunderts entstand so unser modernes Bild von der Entwicklung des Embryos und Feten.

Die Justiz des 19. Jahrhunderts griff schon bald das moderne Bild von der Schwangerschaft auf und stellte die Abtreibung nun auch in der Frühschwangerschaft unter Strafe. Traditionell hatte man erst dann von einer Schwangerschaft gesprochen, wenn die Mutter die ersten Kindsbewegungen verspürte. Die Zeit zwischen dem Ausbleiben der letzten Regel und der Wahrnehmung der ersten Kindsbewegungen wurde damals sowohl als eine Zeit guter Hoffnung als auch als Ausdruck einer gefährlichen „Blutstockung" gedeutet. Noch zu Beginn des 20. Jahrhunderts beriefen sich viele Frauen in Abtreibungsprozessen auf die alten Vorstellungen von der Blutstockung. Heute sind die meisten Mütter von den Lebensäußerungen ihres Kindes bei der 4D-Ultraschalluntersuchung so fasziniert, dass sie im Gegensatz zu früher, schon lange bevor sie die ersten Kindsbewegungen spüren, eine emotionale Beziehung zu ihrem Kind aufbauen.

Wissenschaftliche Befunde zeigen, dass das Ungeborene nicht nur durch physikalische Einflüsse wie der energiereichen Strahlung und bioaktiven chemischen Substanzen geschädigt werden kann, sondern auch durch das mütterliche Nähr- und Baustoffangebot sowie das innere hormonelle Milieu bleibend geprägt werden kann in seinem Temperament und seinem Reaktionsvermögen auf verschiedene äußere Einflüsse.

Anatomische Befunde, das Verständnis der Geburtsmechanik und die auf statistischen Daten beruhende Prognose des wahrscheinlichen weiteren Geburtsverlaufs ermutigten die Geburtshelfer in der ersten Hälfte des 19. Jahrhunderts, ihre bis dahin geübte Beschränkung des aktiven Vorgehens auf eingetretene Notfälle aufzugeben und schon früh und „noch rechtzeitig" in den Geburtsverlauf einzugreifen. Die Hebammen mussten sich von nun an der ärztlichen Leitung unterordnen. Solange die Hausgeburt jedoch die Regel war, genossen sie in der Praxis noch lange eine weitgehende Autonomie. Viele Faktoren kamen zusammen, dass von der Mitte des 20. Jahrhunderts an die Klinikentbindung die Hausgeburt nahezu völlig verdrängte. Seit den 1960er Jahren haben neue Untersuchungsmethoden wie die Ultraschalluntersuchung und eine verbesserte operative Geburtshilfe insbesondere auch eine verbesserte Versorgung der Frühgeborenen zu einer drastischen Senkung der Säuglings- und Müttersterblichkeit beigetragen. Der Preis für diesen Erfolg ist eine engmaschige systematische Schwangerenvorsorge seit den 1970er Jahren und eine zunehmende Technisierung der Geburt.

Seit etwa 40 Jahren ist eine pränatale Diagnostik möglich. Zunächst wurde diese nur Schwangere von über 35 Jahren mit einem erhöhten Risiko, ein Kind mit Trisomie auszutragen, angeboten. Seit über einem Jahrzehnt werden jedoch alle werdenden Eltern mit den Problemen der pränatalen Diagnostik konfrontiert. Alle diese Umstände haben zu einer grundlegenden Änderung der Atmosphäre im Kreißsaal geführt. Sicherheitsdenken und Versagensängste haben Spontaneität, Gelassenheit und das Gefühl von Normalität weitgehend verdrängt. Noch ist ein wünschenswertes neues Gleichgewicht zwischen Gefahrenerkennung und -bekämpfung einerseits und Lebensfreude und Optimismus angesichts der großen Mehrzahl der normalen Schwangerschaftsverläufe andererseits nicht zu erkennen. Keine Frage: Wir verlieren die Normalität aus den Augen. Was aber ist „normal", wenn es um Säuglinge und die Fürsorge für sie geht?

Von „physiologischen Frühgeburten" und „Traglingen"

Viele Eltern fragen sich, weshalb der Säugling eigentlich erst im Alter von sechs bis acht Wochen lächelt und ihnen damit erstmals das sichere Gefühl gibt, wahrgenommen und anerkannt zu werden. Wie viel schöner und einfacher wäre es doch für die Eltern, wenn schon das Neugeborene ihre Mühe durch ein Lächeln belohnen würde! Die Frage der besonderen Hilflosigkeit und Hilfsbedürftigkeit des Neugeborenen im Vergleich zu vielen jungen Säugetieren hat verschiedene Kinderärzte und Biologen wiederholt beschäftigt.

Die Stammesentwicklung ist wie alle historischen Abläufe unwiederholbar einzigartig. Man kann deshalb lediglich plausible Gründe für eine beobachtete Veränderung angeben, niemals jedoch den ursächlichen Zusammenhang beweisen.

Der Zoologe Adolf Portmann (1897-1982) charakterisierte 1951 die Sonderstellung der Entwicklung des Menschen im Vergleich zur Entwicklung anderer Säugetiere mit dem Begriff der „physiologischen Frühgeburt" des Menschen. Insektenfresser, Nagetiere und Kleinraubtiere mit wenig spezialisiertem Körperbau und geringer Entwicklung des Gehirns gebären nach einer kurzen Tragezeit eine große Anzahl hilfloser Jungtiere. Diese „Nesthocker" sind unbehaart, werden mit verschlossen Augen und Ohren geboren und können ihre Körpertemperatur nicht allein aufrechterhalten. Höhere Säugetiere wie Huftiere, Robben, Wale, Halbaffen und Affen mit einem spezialisierten Körperbau und einem reich ausgebildeten Gehirn haben nach einer längeren Tragezeit nur ein oder zwei Nachkommen. Ihre Neugeborenen sind „Nestflüchter". Sie sind ihren Eltern in Gestalt recht ähnlich und in ihrem Gebaren schon weit entwickelt.

Der Mensch sei zoologisch betrachtet seinem Grundplan nach ebenfalls ein Nestflüchter. Seine Sinnesorgane sind bei der Geburt offen. Aber er verfüge weder über die für Nestflüchter charakteristischen Körperproportionen der Elterntiere, noch die artgemäße aufrechte Körperhaltung und nur über Teile der Körpersprache, nicht jedoch über die Sprache selbst. Nach zoologischen Kriterien erreiche der Säugling das Entwicklungsstadium des Nestflüchters erst mit etwa einem Jahr (→ tierisches Wesen). *Der Mensch kommt annähernd ein Jahr zu früh zur Welt*, stellte Portmann fest. Die Schwangerschaft müsste nach seinen Erkenntnissen etwa 21 Monate dauern! Portmann bezeichnete den Menschen deshalb auch als *sekundären Nesthocker*. Erst mit etwa einem Lebensjahr überschreite der Mensch das „Schimpansen-Stadium". Manche zeitgenössische Biologen und Psychologen bezeichneten deshalb diese Phase als Zeitpunkt der eigentlichen Menschwerdung

Insgesamt hält Portmann die zoologische Beurteilung der menschlichen Frühentwicklung aber für *ungenügend und irreführend*, da sie die Besonderheiten des Menschseins und dessen eigenständigen Entwicklungsweg nicht berücksichtige. Das Verhalten der Tiere sei umweltgebunden und instinktgesichert; das Verhalten des Menschen weltoffen und entscheidungsfrei. *Man muss den werdenden Menschen in der wichtigen Reifezeit des ersten freien Lebensjahres in der dunklen, feuchten, gleichmäßigen Wärme seines Mutterleibes sich denken, dann erst wird man durch den Kontrast zur Wirklichkeit (…) die volle Sonderart unserer Ausbildungsweise erfassen. Dann wird sich (…) die eigenartige innere Beziehung … zwischen der Sonderart menschlichen Verhaltens und der merkwürdig abweichenden Entwicklung unseres Kindes dem Nachdenken aufschließen. Weltoffenem Verhalten der Reifeform (…) entspricht der einzig dem Menschen zukommende frühe Kontakt mit dem Reichtum der Welt.*[1]

Der österreichische Neurologe Heinz Prechtl, der auch Zoologie und Anthropologie studiert hatte und zeitweise als Assistent von Konrad Lorenz arbeitete, modifizierte 1984 die Hypothese der „physiologischen Frühgeburt" von Portmann, indem er auf einige Merkwürdigkeiten im Verhalten des Säuglings im ersten Vierteljahr hinwies.[2] Möglicherweise kam es während der Stammesentwicklung im Zusammenhang mit dem rasch zunehmenden Wachstum des Kopfumfangs zu einer Vorverlagerung der Geburt um zwei bis drei Monate. Neben der schon angesprochenen Unfähigkeit, in den ersten sechs bis acht Wochen zu lächeln und so das Wohlwollen

der Eltern auf sich zu ziehen, waren für Prechtl folgende Besonderheiten des Säuglings in den ersten drei Lebensmonaten von Interesse:
- Das Neugeborene kann weder den Kopf mit eigener Kraft heben, noch auf allen vieren vorwärts krabbeln. Neugeborene Menschenaffen sind zu beidem fähig.
- Auf Schreck oder rasches Nach-hinten-Fallen des kindlichen Köpfchens reagiert der Säugling durch Ausbreiten der Arme, Spreizen der Finger und Strecken der Beine (Moro-Reflex). Berührt man die Fußsohle des Neugeborenen in der Mitte, so zieht das Neugeborene den berührten Fuß zurück und streckt den anderen aus. Hält man das Neugeborene hoch und behält dabei einen lockeren Kontakt zu einer Unterlage, so wirkt dieser Reflex wie ein Schreiten (Schreitreflex). Beide Reflexe verschwinden nach zwei bis drei Monaten. Der Moro-Reflex könnte dem Fötus geholfen haben, sich bei raschen Lageänderungen der Gebärmutter im Uterus quasi „festzukeilen". Der Schreitreflex könnte dem Fötus erlaubt haben, seine Lage im Uterus aktiv zu ändern.
- Das Neugeborene ist sehr anfällig für Störungen der Regulation verschiedener vegetativer Funktionen wie des Schlaf-Wachrhythmus, des Stoffwechsels wie des Glukose- und Kalziumstoffwechsels und verschiedener Ausscheidungsfunktionen wie der Säureausscheidung der Niere. Die Zusammensetzung der Muttermilch ändert sich in den ersten drei Monaten zum Teil erheblich. Erst nach zwei bis drei Monaten vermag der Säugling auf eine Abkühlung mit unwillkürlichen Muskelkontraktionen zu reagieren: Wenn er friert, dann beginnt er zu zittern.

Der deutsche Verhaltensbiologe Bernhard Hassenstein ergänzte 1970 die beiden Jungenformen der Säugetiere, der Nesthocker und Nestflüchter durch eine dritte Kategorie, die des „Traglings".[3] Die Jungen der Beuteltiere, Fledermäuse und Affen sind bei Geburt noch unfertig und nicht in der Lage, ihren Müttern selbst zu folgen. Sie kommen in kein Nest, sondern in einen Beutel oder werden von der Mutter oder anderen Erwachsenen am Körper getragen. Die Jungen der Fledermäuse und der großen baumkletternden Arten der Säugetiere klammern sich dabei mit eigener Kraft am Haarpelz der Muttertiere fest.

Menschenaffenmütter sichern ihre neugeborenen Jungen darüber hinaus in schwierigen Situationen wie beim schnellen Rennen oder Springen mit einer Hand ab. Säuglinge jedoch sind nicht in der Lage, sich selbst an die Mutter zu klammern. Man kann deshalb von einem ehemaligen Tragling sprechen. Folgende biologische Argumente sprechen für den Säugling als ehemaligen Tragling.
- Streicht man mit einem Finger auf der Handinnenfläche eines Neugeborenen in Richtung Finger, so packt das Neugeborene den Finger fest mit seinen

Fingern (Handgreifreflex). Einzelne Neugeborene lassen sich so für wenige Sekunden an beiden Händen hochhalten. Die Zehen reagieren auf gleiche Weise (Fußgreifreflex). Die beiden Reflexe deuten darauf hin, dass es in der Stammesgeschichte des Menschen eine Periode gab, in der sich die Neugeborenen im Pelz der Mütter festhielten.

- Das Getragenwerden mit abgespreizten Beinen fördert die Entwicklung des Hüftgelenks und beugt einer Hüftgelenksfehlstellung (Hüftgelenksluxation) vor.
- In Situationen des Verlassenseins schreit der Säugling, um die Mutter heranzuholen.
- Rhythmisches Bewegtwerden (Wiegen) beruhigt den Säugling.

Zusammenfassung

Die besondere Hilflosigkeit des Neugeborenen im Vergleich zu vielen jungen Säugetieren hat Menschen immer zu Spekulationen über deren Ursache und Bedeutung angeregt. In den 1950er Jahren wurde das Jungenstadium der Säugetiere in „Nesthocker" und „Nestflüchter" eingeteilt. Der Säugling erhielt eine Sonderstellung als „physiologische Frühgeburt" und „sekundärer Nesthocker". Aber es gibt weitere Merkwürdigkeiten im Verhalten des bis zu drei Monate alten Säuglings, auf die in den 1980er Jahren hingewiesen wurde. Möglicherweise kam es während der Stammesentwicklung im Zusammenhang mit dem rasch zunehmenden Wachstum des Kopfumfangs zu einer Vorverlagerung der Geburt um zwei bis drei Monate. Bernhard Hassenstein ergänzte 1970 die beiden Jungenformen der Säugetiere durch eine dritte Kategorie, die des „Traglings". Die Jungen der Beuteltiere, Fledermäuse und Affen kommen nach der Geburt nicht in ein Nest, sondern werden in einen Beutel oder am Körper der Mutter getragen. Der Säugling wird als „ehemalige Tragling" bezeichnet.

Der reale Säugling

Wenn eine Mitarbeiterin gegen Ende der Schwangerschaft zu mir kam und mir ihre Berufspläne für die Zukunft erläuterte, dann sagte ich am Ende des Gesprächs meist: „Jetzt bringen Sie Ihr Kind erst mal zur Welt, dann reden wir weiter." Wer kann sich schon die Realität mit einem Baby vorstellen, wo die Babys doch so verschieden sind? Auf welche helfenden Hände kann sich die Mutter wirklich verlassen? Wie geht man mit den alltäglichen Katastrophen um? Wie ging man früher und wie heute mit einem akut oder chronisch kranken Säugling um? Wie kann man das Risiko des plötzlichen Kindestods mindern? Was können wir von einem Säugling lernen? Welche Rechte stehen einem Säugling zu? Freilich machen medizinische und soziale Fortschritte das Leben heute in vielfacher Hinsicht leichter, so sehr, dass selbst das historisch relativ nahe 19. Jahrhundert lange vergangen erscheint. Aber die alten Vorstellungen wirken fort, das wird leicht übersehen.

Aus heutiger Sicht ist die Situation der Mütter im 19. Jahrhundert nach der Entbindung kaum mehr vorstellbar: Ihre Ängste um das Überleben des Kindes bei einer Säuglingssterblichkeit von über 20 %, ihre Hilflosigkeit inmitten vieler gutgemeinter unprofessioneller Ratschläge, häufig wirkungsloser oder gar schädlicher Hausrezepte und Medikamente sowie ihre Schutzlosigkeit angesichts eines allgemeinen öffentlichen Desinteresses ihren konkreten Problemen als Frau und Mutter gegenüber. Viele Säuglinge wurden tagsüber durch ältere Geschwister „betreut", wenn die Mutter im Haus oder außerhalb ihrer Arbeit nachging. Auch die berühmte Säuglingspflegefibel von Schwester Antonie Zerwer aus dem Jahr 1912, die über zwei Millionen Mal in acht Sprachen verkauft wurde, wandte sich nicht direkt an die Mütter, sondern an die ältere Schwester. Heinrich Zille hat diese Art von Geschwisterbetreuung meisterlich festgehalten.

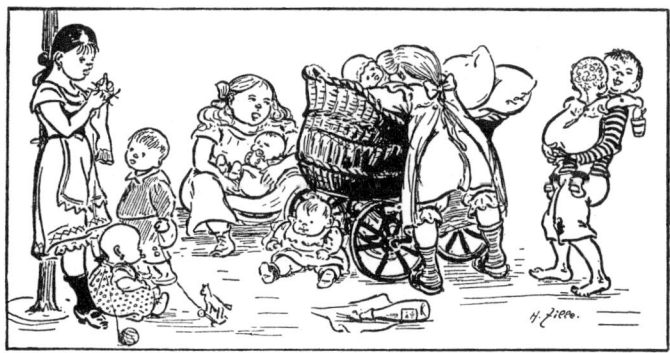

Abb. 4: Heinrich Zille (1858-1929): „Ick konnte mit in die Ferienkolonie, wer sollte aber die Klee'n verwarten."

Es liegt in der Natur der Situation, dass sich viele Schwangere – insbesondere Erstgebärende – das Zusammenleben mit ihrem Wunschbaby in der Phantasie in bunten Farben ausmalen. Und dann liegt das Neugeborene nach der Geburt auf dem Bauch der Mutter und alles ist so überwältigend neu und anders. Im Regelfall nimmt das Baby innerhalb weniger Stunden oder Tage Mutter und Vater mit seinem Charme für sich ein und überzeugt beide von seiner Einzigartigkeit und Schönheit. Die Vorstellungen vom Wunschbaby aus der Schwangerschaft verblassen angesichts der überwältigenden Präsenz des Babys.

In unserer Kultur zwingt die Geburt die Mutter zu einer tiefgreifenden psychischen Neuanpassung. Ihre Interessen und Gedanken kreisen nun vor allem um das Baby. Alte Erinnerungen aus der Kindheit werden unvermittelt belebt, und die Rolle, die ihre Mutter in ihrer Kindheit spielte, und ihre eigene Rolle als Mutter beschäftigt sie in besonderer Weise. Sie interessiert sich nun mehr für Frauen als Männer, weniger für ihre berufliche Karriere als für das Wachstum und die Entwicklung ihres Babys, und sie kümmert sich weniger um ihren Mann als Partner, denn als Vater und Unterstützer für sie und das Baby. Nach dem Entwicklungspsychologen Daniel Stern beschäftigen sich die jungen Mütter in dieser „Mutterschaftskonstellation" besonders mit vier Themen:[1]

- Kann ich mein Baby am Leben erhalten? Hat es alles, was es braucht, um regelrecht zu wachsen und zu gedeihen?
- Gelingt es mir, meinem Baby all die Liebe und Zuwendung zu geben, die es bedarf, um mir seine Liebe zu schenken? Kann ich mich unbefangen, locker und unvorbereitet mit meiner ganzen Körperlichkeit auf ein Spiel mit ihm einlassen, so dass es beiden Freude bereitet? Gelingt es mir, mein Baby zu trösten und seine Stimmung zu modulieren?
- Gelingt es meinem Partner und mir, ein schützendes, warmes Nest zu bauen, das durch ein äußeres Netzwerk von Verwandten und Freunden gestützt und gefördert wird? Auf wessen Rat und Unterstützung kann ich bauen?
- Wie muss ich mein Selbstverständnis wandeln, um meinen neuen Aufgaben als Mutter, Elternteil, Hausfrau und Mitglied der Elterngeneration gerecht zu werden?

Zahlreiche äußere Gegebenheiten und subjektive Einstellungen können das Gelingen dieses Transformationsprozesses zur Mutter erschweren. Beispielsweise lebt die Kleinfamilie immer isolierter und kann immer weniger auf die Unterstützung durch die Großfamilie zählen. Vielen Müttern fehlen mütterliche Vorbilder. Die meisten Frauen heute wachsen ohne jüngere Geschwisterkinder auf. Es fehlt ihnen deshalb die kindliche Erfahrung eines naiv unbekümmerten

Umgangs mit Säuglingen und kleinen Kindern. Ein partielles Misslingen der Entwicklung zur „guten Mutter" begünstigt die Entwicklung einer Regulationsstörung zwischen Mutter und Kind (→ Regulationsstörung).

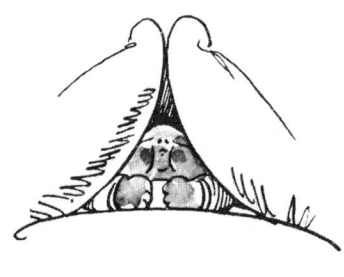

Julchen als ein Wickelkind
Ist so wie so Kinder sind.
Manchmal schläft es lang und feste,

Tief versteckt in seinem Neste
Manchmal mit vergnügtem Sinn

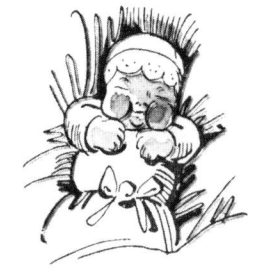

duselt es so für sich hin.
Manchmal aber wird es böse,

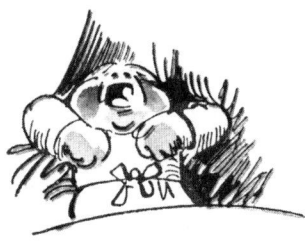

Macht ein lautes Wehgetöse
Und gibt keine Ruhe nicht,
Bis es was zu lutschen kriegt.

Abb. 5: Wilhelm Busch (1832-1908):
„Julchen das Wickelkind"

Die alltäglichen Katastrophen
Das Zusammenleben mit Säuglingen und Kleinkindern ist viel Alltagsroutine, eine endlose Kette von Überraschungen und kleinen Katastrophen und objektiv kurzen, subjektiv jedoch sehr bedeutsamen Momenten gelungener Gemeinsamkeit. Wie schnell sind doch alle Mühen und schlafarmen Nächte vergessen, wenn das Baby gegen Ende des zweiten Monats zu lächeln beginnt!

Das Leben mit Säuglingen und Kleinkindern war schon immer nur sehr begrenzt vorhersehbar und planbar. Alle Verbesserungen der medizinischen Vorsorge und der Pflege haben an diesem Grundtatbestand nichts geändert. Die Art der Katastrophen und ihr Schweregrad haben sich von Generation zu Generation verändert, aber aller guter Wille und jede noch so große Anstrengung sind machtlos gegenüber den „Zufällen" des Alltages. Vater- und Muttersein heißt, mit einem unvollständigen und begrenzten Wissen sowie den kleinen Katastrophen und Unzulänglichkeiten des Alltages zu leben.

Es ist das große Verdienst der naturwissenschaftlichen Kinderheilkunde vor hundert Jahren, die wichtigsten Ursachen und Gesetzmäßigkeiten des Krankheitsverlaufes sowie wesentliche Ansätze für eine Behandlung der damals häufigsten Kinderkrankheiten, der Infektionskrankheiten und Ernährungsstörungen, erkannt zu haben. Ihre Empfehlungen zur Art und Struktur der Säuglingspflege und -ernährung schufen die Grundlagen für den historisch einzigartigen Rückgang der Säuglingssterblichkeit in der ersten Hälfte des 20. Jahrhunderts. Allerdings propagierten sie einen Pflegestil, der aus heutiger Sicht als unsensible Fürsorglichkeit bezeichnet werden kann. Sie gaben vor, alles im Griff zu haben. Ihre Empfehlungen seien „in jedem Fall durchführbar", so kündete in strengem Kommandoton Adalbert Czerny 1906. Die Pflege war ganz auf ein normales Wachstum und Gedeihen ausgerichtet. Seelische Bedürfnisse des Babys schienen nicht zu existieren und brauchten deshalb auch nicht berücksichtigt zu werden. Die Fürsorgeempfehlungen drückten so einen großen Mangel an Sensibilität gegenüber den kindlichen Bedürfnissen aus, dass heutige Eltern Schwierigkeiten haben, dies nachzuvollziehen. Als Ziel galt, *das Kind durch Knappheit, Pünktlichkeit und Gehorsam fürs Leben tüchtig* zu machen. Mütter, die Schwierigkeiten bei der Umsetzung der scheinbar so einfachen und klaren Vorschriften und Regeln zugaben, wurden als unfähig oder unwillig abgewertet (→ Mütterschelte).

Die 1960er Jahre brachten einen Kulturumbruch. In der Physik setzte sich die Erkenntnis durch, dass Reaktionen in nichtlinearen Systemen grundsätzlich nicht vorhersehbar sind. Auch das Verhalten in hochkomplexen biologischen Systemen und die menschliche Gesellschaft sind nicht durch Extrapolation zu erfassen. Kleine Beeinträchtigungen der Feinabstimmung im Miteinander von Eltern und Kind, gelegentliche Verkennung der kindlichen Gefühle, kleine Missverständnisse, Fehler und Unachtsamkeiten stellten unverzichtbare Erfahrungen für den Säugling dar, sich selbst zu erleben und sich als eigenständiges Wesen zu begreifen. Wichtig scheint nicht die Art und die absolute Zahl der „Missverständnisse" zu sein, sondern dass die Missverständnisse in den verschiedenen Beziehungsbereichen die Ausnahme und nicht die Regel sind und dass sich die Missverständnisse auf einem Hintergrund wohlwollender Akzeptanz und emotionaler Wärme ereignen.

Das akut kranke Baby

„Ist mein Baby krank?" Die Beantwortung dieser Frage ist alles andere als trivial. Junge Säuglinge ändern ihr Verhalten sehr rasch. So fragen sich die Eltern: Ist die Änderung des Verhaltens Ausdruck eines Lernfortschritts? Ist es Folge eines ungeklärten, harmlosen und vorübergehenden Unwohlseins – oder steckt hinter dem Ganzen etwas Ernstes?

Bis in die frühe Neuzeit hinein galt die Kindheit wegen ihrer Schwäche, Unreife, Sündigkeit, Hilflosigkeit, Anfälligkeit und Unvollkommenheit selbst als eine Art von Krankheit, die zu überwinden gleichermaßen Ziel ärztlichen und pädagogischen Handelns war.[2] In der Zeit der Aufklärung galt die Gesunderhaltung des Leibes und der Seele als persönliches Anliegen und öffentliche Aufgabe. Ärzte bemühten sich, durch direkte Belehrung der Eltern und Kinder auf Missstände der Kindergesundheit einzuwirken. Das Kind wurde als Wesen mit einem eigenen Wert betrachtet, und man begann, sich erstmals mit den Problemen eigengesetzlicher „Kinderkrankheiten" auseinanderzusetzen. Christoph Wilhelm Hufelands (1762-1836) Absicht in seinem Buch *Guter Rat an Mütter* war es nicht, *Mütter zu Ärzten zu bilden*, sondern diesen *über die gewöhnlichen Zufälle kleiner Kinder einige vernünftige Begriffe zu geben, ihnen zu sagen, welche dieser Zufälle gefährlich und welche es nicht sind.*

1857 sollten sich die Eltern bei einer akuten Erkrankung ihres Kindes folgende „allgemeine" Fragen stellen: *Hat es nicht zu viel gegessen? Die Speisen, die es genossen hat, entsprechen sie wohl seinem Alter? War es nicht irgendeiner Verkühlung ausgesetzt? Befinden wir uns nicht in der Jahreszeit der Lungenentzündungen oder in jener der Darmreizungen? Herrscht hier nicht eine Epidemie in der Gegend? War das Kind vielleicht an einem Orte gewesen oder durch eine Gasse gegangen, wo eine epidemische Krankheit wütet? Ist es mit Individuen, welche von diesen Krankheiten kaum genasen, in Berührung gewesen? Hat es in solchen Verhältnissen gelebt, dass es nicht genug Luft, Sonne oder Bewegung gehabt hätte? Ist nicht sein Nervensystem zu stark erregt, sein Gehirn zu viel angestrengt worden? (…) Natürlich gibt es noch eine große Zahl weiterer Umstände, die ebenfalls ihre Wichtigkeit haben. (…) Die Kinderkrankheiten sind weit entfernt davon, so einfach zu sein, als man allgemein glaubt. Es ist höchst unvernünftig, die Behandlung der Kinderkrankheiten den Gevatterinnen und den Hebammen zu überlassen. Eine große Zahl von Kindern stirbt, weil die Eltern nur an Würmer und Zähne denkend kostbare Zeit verlieren, teils mit Nichtstun, teils, dass sie die vorgeblichen Angriffe dieser eingebildeten Feinde durch alltägliche, manchmal gefährliche Mittel bekämpfen.*[3]

Paul Niemeyer bemühte sich 1877 um eine gesunde natürliche Lebensweise für Mutter und Kind. Über den Stand ärztlicher Kunst zitiert er Shakespeare: *Die*

Heilkunde ist die edelste Kunst, aber das elendeste Handwerk. Etwas resigniert fährt er fort, dass oft genug *eine Mutter, welche in ruhigen Tagen solche Aufklärungen ganz vernunftgemäß und einleuchtend fand, im Augenblick der Gefahr sich dennoch verleiten lässt, lieber (…) ein heißgeliebtes Kind zu opfern, als ein Vorurteil, die Rücksicht auf das, was die Leute dazu sagen,* aufzugeben.[4]

Um 1900 beklagten sich viele „Kinderärzte" über das Unwissen und die oft unglaubliche Unduldsamkeit der Eltern ihren Säuglingen gegenüber. Nun, das bis dahin gezeigte Desinteresse der meisten Ärzte an der Behandlung von Säuglingen und ihre geringen Möglichkeiten zu helfen, dürften das Ihre zu diesem beklagenswerten Zustand beigetragen haben (→ Geschichte der Pädiatrie). Bis 1900 war die öffentliche Säuglingspflege an die Zufälle und Beschränkungen karitativer Organisationen gebunden. Nach 1900 wurde in Deutschland eine flächendeckende systematische moderne Säuglingsfürsorge aufgebaut, die Mütter und Pflegerinnen die Grundlagen einer rationalen Säuglingspflege und -ernährung lehrte, auf Vorboten wichtiger Erkrankungen aufmerksam machte und sie ermutigte, frühzeitig ärztliche Hilfe in Anspruch zu nehmen. Als Vorboten einer akuten Erkrankung galten *Veränderungen der Stimmung, eine Verminderung des Appetits und eine vermehrte Unruhe.*[5] Auch heute kommt es immer wieder vor, dass Eltern bei allem guten Willen die Lage ihres jungen Säuglings völlig falsch einschätzen. Einzelne gestillte Neugeborene schreien nicht, obwohl sie viel zu wenig trinken. So magern sie ab. Manche Mutter erkennt den Gewichtsverlust nicht und ist völlig überrascht, wenn der Kinderarzt sie bei der nächsten Vorsorgeuntersuchung darauf anspricht. Eine Durchfallserkrankung kann für die Eltern wenig dramatisch aussehen. Für ein fünf Kilogramm schweres Baby bedeutet der Verlust von einem Viertelliter Darminhalt jedoch eine akute Bedrohung. Wie leicht wird diese Menge auf mehrere Windeln verteilt unterschätzt?

Über den Umgang mit einem akut kranken Säugling schreibt der Sozialpädiater Stefan Engel (1878-1968): *Schon beim jungen Säugling kann man erkennen, dass sein Wesen sich ändert, wenn er sich nicht wohlfühlt. Aus dem heiteren, beweglichen Säugling wird ein grämliches unlustiges Kind. Mütter bemerken die Veränderung sehr zeitig. Aktive Erziehung ist jetzt ausgeschlossen; es bleibt nichts anderes übrig, als auf neue Eigentümlichkeiten verständnisvoll einzugehen, bis es wieder besser wird.*[6]

Über den Umgang von Kinderkrankenschwestern mit kranken Säuglingen und Kleinkindern schrieben Alphons Solé und Walter Spranger 1933: *Man soll sich nicht nur mit den kranken, sondern auch mit den genesenden Kindern beschäftigen. Die Schwester hat infolgedessen einerseits für die Erziehung des Kindes im Sinne der Eltern zu sorgen, andererseits aber hat sie in Anbetracht des Krank-*

heitszustandes eine gewisse Nachsicht zu üben. (...) Eine sehr häufige Klage der Eltern, die ihr Kind aus dem Krankenhaus herausholen, ist die, dass dasselbe sich während seines Krankenhausaufenthaltes Eigenarten und Ungezogenheiten angewöhnt habe, die die sonstige Erziehung des Kindes nicht hätte aufkommen lassen. Es ist zwar während des schweren Krankheitszustandes manches durchzulassen, worauf sonst Strafe gefolgt wäre; doch ist in dem Augenblick, wo es dem Kind besser geht, jede unartige Angewohnheit zu unterdrücken, was aber nicht durch Strenge mit der Hand zu geschehen hat, sondern durch aufklärenden und zugleich verbietenden Zuspruch.[7]

Das chronisch kranke Kind
Der medizinische Fortschritt, der Ausbau des Sozialsystems und der Wandel der Haltung der Bevölkerung einzelnen Krankheitsbildern gegenüber veränderten das Spektrum chronisch kranker Säuglinge und Kleinkinder in den letzten 150 Jahren mehrfach tiefgreifend.

Bis dahin war die Pflege von Kindern, die mit einer chronischen Infektionskrankheit wie Lues oder Tuberkulose infiziert waren ein großes Problem. Andere Kinder litten an den Folgen einer akuten Infektionserkrankung. So endete eine Gonorrhöe-Infektion unter der Geburt häufig mit Erblindung. Lokal- und Allgemeininfektionen – besonders mit Streptokokken – führten zu chronisch rheumatischen Herz- und Nierenerkrankungen. Fehl- und Mangelernährung sowie ungesunde Wohnverhältnisse äußerten sich in schweren rachitischen Skelettdeformationen. Unfälle hinterließen manches zuvor gesunde Kind als Krüppel.

All diese Erkrankungen können heute dank effektiver Medikamente wie der Antibiotika und differenzierter Behandlungsmethoden geheilt werden. Die heutige Klientel chronisch kranker Kinder setzt sich ganz anders zusammen. Sie besteht aus ehemaligen extrem kleinen Frühgeborenen, Patienten mit schweren angeborenen Behinderungen oder Missbildungen, die nicht oder nur teilweise korrigiert werden konnten, Patienten mit nur symptomatisch zu behandelnden Stoffwechsel-, Organ- und Systemerkrankungen, Tumorpatienten sowie Patienten mit Organersatz.

Ein heute erfreulicherweise nur noch ausnahmsweise auftretendes Problem beschreibt Alois Bednar 1857: *Die chronischen Krankheiten (...) sind der Lieblingsplatz gemeiner Irrtümer (...) und der Boden, welchen mit großem Gewinn die Scharlatane, allerlei Kurpfuscher und die Gevatterinnen ausbeuten.* Er schreibt ferner: *Viele Leute machen sich von der Medizin einen so sonderbaren Begriff, dass sie im Krankheitsfalle einen Arzt rufen, wie sie beiläufig einen Tischler holen lassen, um ein schadhaftes Hausgerät auszubessern. Sie glauben, dass wir durch schnell wirkende und sichere Mittel stets in gute Ordnung bringen könnten, was in ihrer Gesundheit mangelhaft ist.*[8] Bedauerlicherweise ist diese Anspruchshaltung auch heute noch manchmal anzutreffen.

Plötzlicher Kindstod
Leben und Tod gehören zusammen. Noch im 19. Jahrhundert war die permanente Gefährdung des Lebens jedermann evident. Der Tod kam unerwartet und plötzlich in jedem Lebensalter, insbesondere im Säuglingsalter. Jeder vierte bis fünfte Säugling erlebte das erste Lebensjahr nicht.

Heute sterben hierzulande nur noch vier von Tausend Neugeborenen während des ersten Lebensjahres. Der Tod ist damit so selten geworden, dass die meisten Eltern nicht mehr mit dieser Möglichkeit rechnen. Dennoch diskutiert jede junge Familie über den Tod, wenn auch in einem ganz anderen Kontext. Der Tod ist kein schweres unabänderliches Schicksal mehr, sondern ein durch aktive Vorsorge gewöhnlich zu bannendes Risiko. Die modernen Eltern fühlen sich nicht mehr als hilflose Opfer, sondern sie haben es in der Hand, ein aktives Risikomanagement zur Vorbeugung des plötzlichen Kindstodes zu betreiben.

Berichte über ein unerwartet plötzliches Versterben eines Säuglings liegen seit dem Altertum vor. Angesichts einer hohen allgemeinen Säuglingssterblichkeit wurde das plötzliche Versterben als eine seltene Form der vielen unverstandenen Formen des Kindstodes hingenommen. Da jedermann wusste, wie weit verbreitet die aus Mangel an Beweisen still geduldete Praxis des „Himmelns" von Säuglingen war, stand jeder plötzliche Kindstod allerdings unausgesprochen unter dem Verdacht der Kindstötung. Verschiedene Ärzte und der Gesetzgeber bemühten sich durch in der Praxis schwer durchzusetzende Empfehlungen und Vorschriften, dem unerwarteten Kindstod vorzubeugen. Johann Friedrich Zückerts schrieb 1764: *Gefährlich ist es, wenn man das Kind bei der Amme im Bette liegen lässt. Es sind viele betrübte Exempel vorhanden, dass Kinder auf diese Weise erdrücket worden. Die Geistlichen haben daher in den katholischen Ländern eine Gewissenssache hieraus gemacht, und erteilen denen, welche ihre Kinder vor dem dritten Jahr neben sich in das Bett legen, keine Absolution.*[9]

Mit dem Rückgang der allgemeinen Säuglingssterblichkeit nach dem Zweiten Weltkrieg wurde der plötzliche, nicht zu erklärende Kindstod zur häufigsten Todesursache im Säuglingsalter jenseits der Neugeborenenperiode. International wird er seit 1969 als „Sudden Infant Death Syndrome" oder „SIDS" bezeichnet. Die Bemühungen zur Aufklärung des Krankheitsbildes konzentrierten sich zunächst auf die Sammlung von Untersuchungsbefunden zum Schlafverhalten, zur Herztätigkeit und zur Atmung einer großen Zahl von Risikopatienten. Aus dem Vergleich der Untersuchungsdaten der Säuglinge, die später tatsächlich am plötzlichen Kindstod verstarben, mit dem Vergleichskollektiv hoffte man retrospektiv Anhaltspunkte zum Verständnis des Krankheitsgeschehens zu finden. 1972 wurde die Hypothese eines gestörten Atemantriebes formuliert, 1976 die Hypothese einer verzögerten Erregungsausbreitung im Herzen aufgestellt. 1985 wurde die Vermutung einer verminderten Durchblutung des Hirnstammes bei einer Seitwärtsdrehung des Kopfes in Bauchlage geäußert. Heute spricht vieles für ein Versagen der Selbstwiederbelebung (der sogenannten „Arousalreaktion") und der Schnappatmung in extremen Situationen bei Kindern. Besondere Varianten des Serotoninrezeptors im Gehirn scheinen beteiligt zu sein.[10]

Traditionell wurden die meisten Säuglinge zum Schlafen in Rückenlage gelegt. In den 1960 Jahren wurden jedoch zahlreiche Vorteile der Bauchlage bekannt. Die Bauchlage verhindert beispielsweise Hüftgelenksdysplasien und beeinflusst Hüftgelenksdislokationen günstig. In Bauchlage schlafen die Säuglinge ruhiger und schreien nachts weniger. Die motorische Entwicklung wird beschleunigt. Sehr kleine Frühgeborene haben in Bauchlage eine höhere Sauerstoffsättigung und eine höhere Überlebenschance. So herrschte Ende der 1960er Jahre unter den Kinderärzten einhellig die Überzeugung, dass die Bauchlage nur Vorteile für die Entwicklung des Säuglings bringe. So wurde wenig später die Bauchlage allgemein als Standard-Schlafposition empfohlen.

Schon lange vor dieser Zeit gab es Stimmen, die daraufhin wiesen, dass plötzlich verstorbene Säuglinge vermehrt in Bauchlage aufgefunden wurden.[11] Aber nur ein Autor zog hieraus 1944 die Konsequenz, dass Säuglinge in Bauchlage kontinuierlich überwacht werden sollten.

Das einzige Land, das den „Modetrend" zur Bauchlage in den 1970er Jahren nicht mitmachte, war die DDR. In der DDR wurden alle verstorbenen Kinder unter 16 Jahren obduziert. So lagen schon frühzeitig Daten vor, dass die Bauchlage den plötzlichen Säuglingstod begünstigt. So erließ das Gesundheitsministerium der DDR 1972 folgende Richtlinie zur Anwendung der Bauchlage in Kinderkrippen: *Die Bauchlage ist eine prophylaktische Maßnahme zur Bewegungsschulung. Sie darf nur im wachen Zustand des Säuglings und nur vor der Nahrungsaufnahme angewandt werden. Die Bauchlage darf nur unter Aufsicht erfolgen. (…) Nicht durchgeführt werden darf die Bauchlagerung während des Schlafes, ohne Aufsicht im Kinderwagen, unter der Zudecke oder in beengender Kleidung.*[12]

Auch in anderen Ländern gab es einzelne Studien, die vor der tödlichen Nebenwirkung der Bauchlage warnten. Aber erst ab 1985 gelang es in mehreren größeren epidemiologischen Studien, die Aufmerksamkeit der Fachgesellschaften und der Öffentlichkeit für die Gefahren der Bauchlage zu sensibilisieren. In der BRD gelang dies 1990 Gerhard Jorch mit den Ergebnissen der „Westfälischen Kindstodstudie". Nationale Kampagnen für die Rückenlage als Regelschlaflage waren von einem dramatischen Rückgang des Auftretens des plötzlichen Säuglingstodes gefolgt. In Deutschland wurde mehrere Jahre später als in Holland vor den Gefahren der Bauchlage gewarnt, und die Aufklärung erfolgte mit wesentlich geringerem Engagement (Abb. 6). Rasch zeigten die epidemiologischen Studien, dass auch andere Faktoren Einfluss auf die Häufigkeit des plötzlichen Kindstodes hatten.

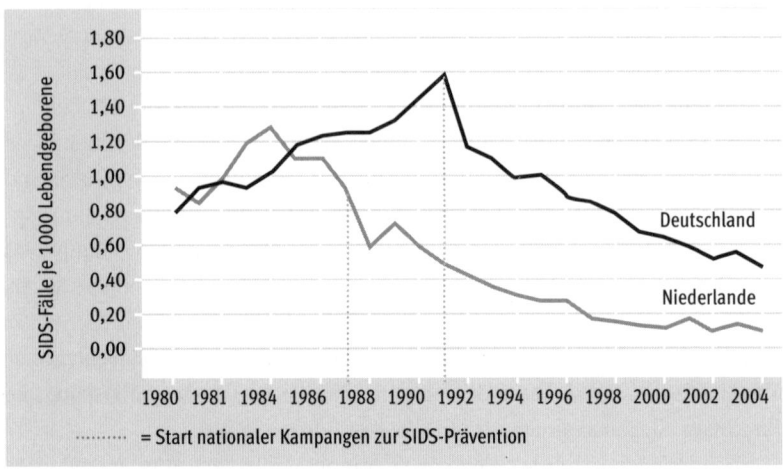

Abb. 6: Anzahl der Säuglinge, die an plötzlichem Kindstod verstarben (Sudden Infant Death Syndrome), pro 1000 Lebendgeborene in Deutschland und den Niederlanden von 1980 bis 2004

Insgesamt dürfte die ärztliche Kampagne für die Bauchlage in der BRD von 1970 bis 1990 viele tausend Säuglingen das Leben gekostet haben. Die Geschichte der Bauchlage in der BDR stellt damit ein modernes, zutiefst bedauerliches Beispiel für die Folgen medizinischer Irrtümer dar. Besonders bedauerlich ist, dass die Zahl der plötzlich verstorbenen Säuglinge in den neuen Bundesländern nach der Wiedervereinigung wieder anstieg. Mögliche Gründe könnten die Auflösung der Polikliniken und Mütterberatungsstellen gewesen sein, ohne dass ein qualitativ ebenbürtiger Ersatz geschaffen wurde.

Heute wird Eltern folgendes Vorgehen zur Vorbeugung des plötzlichen Kindstodes empfohlen:[13]
- Im Schlaf Rückenlage, Vermeidung der Bauch- und Seitenlage
- Eigenes Babybett im Elternschlafzimmer mit fester, relativ wenig eindrückbarer Matratze; kein Schlaf im Ehebett
- Schlaf im Schlafsack ohne Bettdecke und Kopfkissen, keine zusätzliche Unterlage, kein Schlafhäubchen, keine gepolsterte Bettumrandung, keine Windeln und Tücher

- Günstige Raumtemperatur 16-18°C
- Vermeidung einer Überwärmung. Säuglinge sollten eine warme, aber nicht von Schweiß feuchte Haut im Nacken-Hals-Bereich aufweisen.
- Tabakrauchfreie Umgebung
- Ernährung mit Muttermilch
- Einschlafen mit einem Schnuller[14]

Fazit für die Praxis
Derzeit gibt es zwar die unterschiedlichsten Vermutungen zur Entstehung des plötzlichen Säuglingstodes, aber keine Hypothese vermag alle Phänomene zu erklären. Vermutlich müssen mehrere Faktoren zusammentreffen, um zum plötzlichen Kindstod zu führen. So ist vorstellbar, dass eine Belastung wie die Bauchlage, den plötzlichen Kindstod auslösen kann. Auch wenn letztlich ein Versagen von Schutzmechanismen wie der Aufweckreaktion oder der Schnappatmung für den Tod verantwortlich sein sollten, so sollte alles daran gesetzt werden, dass es nicht zu einer Situation kommt, in der diese Schutzmechanismen gebraucht werden. Genau dies ist das Ziel aller derzeitigen Kampagnen zur Vermeidung des plötzlichen Kindstodes.

Der Säugling als Lehrmeister?
Was für ein arroganter Irrglaube: Ein Säugling könne uns nichts lehren! Hier sind drei Gegenbeispiele.

Jeder Säugling protestiert, wenn er sich sehr unwohl fühlt. – Ja, Erwachsene, lernt, auch nicht alles hinzunehmen, und wehrt euch!

Als mein Krebsleiden soweit fortgeschritten war, dass ich mir eingestehen musste, dass ich nur noch wenig Zukunft hatte, wurde mir meine Enkelin mit einem Entwicklungsalter von neun Wochen zu einer unschätzbaren Lehrmeisterin für das intensive Erleben der Gegenwart. Sie fragte mich nicht: „Wie geht es dir?" Sie wollte nicht wissen, was morgen ist. Sie war einfach da, bereit, mit mir die Gegenwart zu teilen: Ich nahm sie auf den Arm und stimmte mich auf ihre Stimmungslage ein. War diese zugewandt, offen, versuchte ich mit allerlei kleinen Späßchen, ihre Aufmerksamkeit zu gewinnen und unsere Freude durch gegenseitige Resonanz zu steigern. War sie müde, fand jedoch „die Kurve zum Schlaf" nicht, schirmte ich sie von allen überflüssigen äußeren Reizen ab und versuchte, ihr durch monotone, nur leicht variierende, sehr behutsam sich verlangsamende, rhythmische Bewegung und ein zartes Singen des immer gleichen Schlafliedes zur Entspannung und zum Schlaf zu verhelfen. War sie durcheinander, nahm ich alle Kraft zusammen, um ihr durch gleichbleibend ruhige, leicht wiegende und drehende Bewegungsabläufe und liebevoll tröstende Freundlichkeit zu helfen, den Weg zurück zu sich zu finden. Dauerte die Prozedur ausnahmsweise länger als 90 Minuten, so löste mich meine Frau ab, damit ich frische Kraft schöpfen konnte für eine eventuell notwendige zweite Runde. Wenn ich das Kind auf dem Arm hatte, gab es nur uns zwei im Hier und Jetzt und sonst nichts auf der Welt. Meine Enkelin hat mich so gelehrt, welche Kraftquelle im selbstvergessenen Erleben der Gegenwart stecken kann.

Meine Enkelin war nach dem errechneten Geburtstermin acht Monate alt. Sie begann zu fremdeln und zeigte eine klare, hierarchische Abstufung, durch wen sie sich trösten lassen wollte. Am effektivsten geschah dies durch Mama, dann durch Papa und erst dann auch durch Oma oder Opa. Wenn ich sie mit dem Rücken zu mir gekehrt vor mir auf dem Bauch trug und sie sich in eine Tätigkeit vertiefte, dann drehte sie jetzt den Kopf wiederholt zu mir um, schaute kurz nach oben, so als wollte sie sagen: „Ja, es ist gut so, Opa." Jeder der vier Erwachsenen kam mit seinen spezifischen Spielchen gut bei ihr an. Allerdings hatte keiner von uns mehr als einen mäßigen Erfolg, wenn er das Spielchen oder Lied eines anderen Erwachsenen imitierte. Genauso ging es beim Abgleiten in eine professionelle Routine. Wehe, ich sprach sie mit normal tiefer Stimme an, wenn sie etwa weinerlich war. Sofort gingen die Mundwinkel nach unten. So fühlte ich mich stark herausgefordert, mich ganz authentisch nur auf sie und die momentane Situation einzustellen, und musste alles geben, um den Dialog für uns beide voll befriedigend mitzugestalten. Diese Herausforderung, mich zu fokussieren, tat mir sehr gut. Als junger Vater spürte ich diese Art der Herausforderung nicht in diesem Maße. Allerdings erinnere ich mich, wie ich mich früher jeden Abend, wenn ich von der Arbeit zu meiner Familie nach Hause kam, still etwa eine halbe Minute vor der Haustüre innerlich sammelte, weil ich wusste, dass ich in dem Moment, in dem ich den Schlüssel ins Schloss steckte, von meinen Kindern – damals im Grundschulalter – voll gefordert werden würde. Sie begrüßten mich stürmisch und erwarteten, dass ich nun ganz für ihre Alltagsfreuden und Probleme da war. Erst danach bekam meine Frau eine Chance.

Die Rechte des Säuglings, die Rechte des Kindes

Die Verrechtlichung der Stellung des Kindes in der Gesellschaft sowie die der Beziehung von Eltern und Kind ist ein schon viele Generationen andauernder Prozess, in dem wir mitten drin stehen. Er steht in engem Zusammenhang mit anderen gesellschaftlichen Prozessen. Einerseits geht es um die Emanzipation immer neuer Gruppen der Gesellschaft: der Bürger gegenüber dem Adel und dem Klerus, der Frauen gegenüber den Männern, der Armen gegenüber den Wohlhabenden, der Jungen gegenüber den Alten, der Behinderten gegenüber den Gesunden und der Minderheiten gegenüber der Mehrheitsgesellschaft. Andererseits geht es stets auch um Selbstfindung, also um die Entwicklung eines neuen Selbstverständnisses und Selbstbewusstseins. Die gesellschaftliche und die psychologische Entwicklung sind eng miteinander verwoben. Kinder sind auf die Lobby-Arbeit anderer angewiesen. Es ist deshalb zwar unklug, aber nur allzu verständlich, wenn ihre Anliegen im Kampf der verschiedenen Interessen um die Verteilung der Resourcen der Gesellschaft nachrangig behandelt werden.

Gesetzlich fixierte Rechte sind wichtige Normsetzungen. Der Alltag kann mehr oder weniger von dem gesetzlich vorgegebenen Ideal entfernt sein. Ich möchte auf die Entstehungsgeschichte einiger wichtiger rechtlicher Grundlagen und Vereinbarungen für die Rechte des Kindes hinweisen:

- 1839 Preußisches Gesetz zur Beschränkung der Kinderarbeit
- 1922 Deutsches Kinder- und Jugendhilfegesetz legt Schutz und Fürsorge fest, nicht aber den Schutz des Kindes als selbständige Persönlichkeit.
- 1924 Genfer Erklärung über die Rechte des Kindes; ein Fünf-Punkte-Programm befasst sich wenig ausdifferenziert und rechtlich unverbindlich mit speziellen ethischen Problemen des Kindes und Jugendalters.
- 1949 Grundgesetz der BRD, Artikel 20a: Die natürlichen Lebensgrundlagen der künftigen Generationen sind zu schützen.
- 1959 Deklaration über die Rechte des Kindes: Zehn Artikel als Weiterentwicklung der Erklärung von 1924; wie 1924 handelt es sich um „weiches" Recht.
- 1961 Europäische Sozialcharta, u.a. Recht auf ausreichende Fürsorge, soziale Hilfen, wirtschaftlichen und sozialen Schutz für Mütter und Kinder – alles auch für Ausländer
- 1989 UN-Konvention über die Rechte des Kindes. 40 von insgesamt 54 Artikeln beschreiben die Versorgungs-, Schutz-, Information- und Beteiligungsrechte des Kindes. Alle Staaten außer den USA und Somalia haben das Abkommen seither unterzeichnet und sich verpflichtet, alle fünf Jahre dem Ausschuss für die Rechte des Kindes über den aktuellen Stand der Kinderrechte in ihrem Staat und die Maßnahmen, diese zu verbessern zu berichten. Deutschland ratifiziert das Abkommen unter Vorbehalten z. B. bezüglich des deutschen Ausländerrechts.
- 1990 Weltkindergipfel in New York. 71 Regierungs- und Staatschefs verpflichten sich schriftlich, Kindern überall und in jedem Fall erste Priorität einzuräumen.
- 1994 → Säuglingsnahrungs-Werbegesetz
- 2000 BGB §1631: Kinder sind gewaltfrei zu erziehen. Körperliche Bestrafungen, seelische Verletzungen und andere entwürdigende Maßnahmen sind unzulässig

- 2005 SGB VIII § 8a: Das Jugendamt hat einen erweiterten Schutzauftrag bei einer Kindeswohlgefährdung
- 2010 Das Bundesverfassungsgericht erklärt die pauschale Ermittlung der Hartz IV Regelsätze für Kinder für verfassungswidrig. Die Berechnung der Regelsätze muss sich an dem altersspezifischen Bedarf orientieren.

Wünschenswerte Rechtsregelungen wären heute: eine Verankerung der Kinderrechte in der Verfassung, eine Kindergrundsicherung und das Wahlrecht für Kinder stellvertretend ausgeübt durch die Sorgeberechtigten.

Zusammenfassung

Die Realität des Zusammenlebens mit einem Neugeborenen oder jungen Säugling sieht anders aus, als das, was sich die Eltern eines Erstgeborenen während der Schwangerschaft vorgestellt haben. In unserer Kultur zwingt die Geburt die Mutter zu einer tiefgreifenden psychischen Neuanpassung. Ihre Interessen kreisen nun vor allem um das Baby, und sie beschäftigt sich besonders mit ihrer Verantwortung für dessen Überleben, dem Gelingen des Aufbaus einer guten Beziehung, dem Aufbau eines schützenden, warmen Nestes und Fragen zu einem gewandelten Selbstverständnis.

Vater- und Muttersein heißt, mit einem unvollständigen und begrenzten Wissen und den Unzulänglichkeiten sowie kleinen Katastrophen des Alltages zu leben. Es genügt, eine ausreichend gute Mutter zu sein. Kleine Beeinträchtigungen der Feinabstimmung im Miteinander von Eltern und Kind stellen unverzichtbare Erfahrungen für den Säugling dar, sich als eigenständiges Wesen zu begreifen.

Die Beantwortung der Frage, ob ein Säugling akut erkrankt ist, ist nicht trivial. Meist ändern Säuglinge ihr Verhalten rasch. Sie sind dann besonders auf emotional stützende Hilfe durch ihre Beziehungspersonen angewiesen. Das Spektrum der chronischen Erkrankungen im Säuglingsalter hat sich in den vergangenen hundert Jahren mit den neuen Möglichkeiten der Diagnostik und Behandlung völlig verändert. In den vergangen 30 Jahren gelang es, das Risiko des plötzlichen Kindstodes durch die Kombination mehrerer prophylaktischer Maßnahmen wesentlich zu senken.

Die Verrechtlichung der Stellung des Kindes in der Gesellschaft sowie der Beziehung von Eltern und Kind ist ein langer schon viele Generationen andauernder Prozess, in dem wir mitten drin stehen. Er steht in engem Zusammenhang mit anderen gesellschaftlichen Prozessen der Emanzipation und des Wandels des Selbstverständnisses vieler Gruppen unserer Gesellschaft.

Der „normale" Säugling – Eine moderne Fiktion

> *Der größte wissenschaftliche Irrtum des 20. Jahrhunderts ist der Normalwert.*
> **Dietrich W. Lübbers (1917-2005), Physiologe**

> *Man sollte eine Erfahrung von „Andersheit" gemacht haben, die zeigt, dass unsere „Normalität" eine brüchige ist und dass es nicht nur Gesundheit, Wohlstand und Sicherheit gibt, sondern auch Verunsicherung, Leid und Not.*
> **Claudia Roth, Bundesvorsitzende DIE GRÜNEN**

Die Industriegesellschaft ist eine normierte Welt. Wir messen in Zentimetern und Metern, wiegen in Gramm und Kilogramm. Vorbei sind die Zeiten, in denen mit menschlichen Maßen wie der Elle, der Spanne, der Handbreite oder dem Fuß gemessen wurde. Wer weiß schon, wie viel Gramm ein englisches Pfund, ein Schekel, ein Talent oder ein Karat hat? Wir ärgern uns, wenn wir das neunzehnte Netzteil für ein neues Haushaltsgerät kaufen müssen, nur weil sich die elektronische Industrie noch nicht auf einen Standard geeinigt hat. Wir sind betroffen, wenn wir an einem abgeernteten Acker vorbeigehen, der voller kaum erkennbar schief gewachsener Gurken ist, die der Bauer nicht auf den Markt bringen konnte, weil sie die EU-Norm für Gurken nicht erfüllten.

Auch die moderne Medizin ist voller Normen, seien es Wachstums- oder Gewichtskurven oder Entwicklungskalen. Wir haben längst vergessen, dass es den normalen Säugling gar nicht gibt! Der „normale Säugling" ist eine meist hilfreiche, manchmal aber auch fatale Abstraktion. Zum Beispiel meine Schwiegertochter. Sie war voller Sorge. Unsere Enkeltochter trank nur 650 ml Säuglingsanfangsnahrung pro Tag. Auf der Packung war aber für das Körpergewicht und Alter eine Trinkmenge von 850 ml angegeben. Bekommt das Kind nicht zu wenig? Soll sie eine zusätzliche Mahlzeit geben und das Baby deshalb nachts wecken? Es brauchte meine ganze fachliche Autorität, um sie zu beruhigen: Sie nimmt doch gut zu. Was willst du mehr? Willst du sie etwa mästen? Es gibt nun mal Säuglinge, die 600 ml pro Tag trinken, und andere, die es auf tausend bringen, und beide gedeihen gleich gut. Kein Kinderarzt weiß, wieso!

Wann eigentlich begann man, den Einzelpatienten mit einer Gruppe von Patienten mit „derselben" Krankheit zu vergleichen? Wie veränderten sich unsere Vorstellungen von Normalität von Generation zu Generation? Wie kann der große Physiologe Dietrich Lübbers (1917-2005) behaupten, dass der Normalwert der größte wissenschaftliche Irrtum des 20. Jahrhunderts gewesen sei? Die Erklärung ist ebenso einfach wie für den Laien schockierend:

Die Vorstellung von Normalität, wie wir sie heute kennen, ist kaum mehr als 200 Jahre alt.

Um 1700 spielten physikalische und chemische Gesetze noch keine Rolle im Leben der Menschen. So konnte der Baron von Münchhausen seine Zeitgenossen mit seinen „Lügengeschichten" in Erstaunen versetzen. Auch die Vorstellungen vom eigenen Körper waren noch nicht von Bildern aus der Anatomie und Vorstellungen aus der Physiologie geprägt. Die Natur schien von Gott geschaffen und das persönliche Schicksal direkt von Gott auferlegt. Alles erschien möglich und alles mit allem zusammenzuhängen. Ohne feste Struktur und ohne Naturgesetze gab es nur Häufiges und Seltenes, aber nichts Normales und Nicht-Normales. Seltene Objekte wurden in Raritätenkabinetten sorgfältig gesammelt und bestaunt.

„Wohlbefinden" oder „Leiden": Die kasuistische spekulative Medizin um 1700

Die ersten Bücher, die sich mit kranken Kindern beschäftigten, waren Sammlungen von Krankengeschichten und Abschriften von Beschreibungen fremder Krankheitsverläufe. Die Beobachtungen wurden durch spekulative Überlegungen über Ursachen, Folgen, den inneren Sinn des Leidens und Vorschläge zur Behandlung ergänzt. Dabei spielten magisch-mythische, religiöse und gesellschaftliche Vorstellungen eine zentrale Rolle. Vieles erscheint uns heute fremd und willkürlich.

Es ist ja bis heute so: Die Erwartung des Beobachters und seine Interpretation seiner Beobachtung sind oft eng miteinander verknüpft. Samen- und Rückenmarksflüssigkeit sind helle Flüssigkeiten. Um 1500 lag es deshalb im Sinne der antiken Säftelehre nahe, den Ursprung des Samenleiters im Rückenmarkskanal zu vermuten. In einer seiner berühmten anatomischen Skizzen zeichnete Leonardo da Vinci so einen Verbindungsweg zwischen diesen beiden Organen, obwohl es einen derartigen Weg, wie wir heute wissen, nicht gibt.

In den damaligen Vorstellungen wurden die körperlichen Zustände anders erlebt. Leiden etwa war um 1700 nie nur körperliches Leiden. Sondern es wurde stets als Teil des kosmischen Geschehens und als von Gott auferlegtes Schicksal erlebt und betrachtet.

Ohne die Kenntnisse aus Anatomie, Physiologie, Physik und Chemie erschien der Leib als ein unbekannter Raum mit vielen Öffnungen, in dessen Inneren sich die aus heutiger Sicht abenteuerlichsten „stofflichen" Umwandlungen (Metamorphosen) abspielten und in dem das „Geblüt", eine Mischung aus den vier aus der Antike überlieferten Säften, auf Grund einer allgemeinen Durchlässigkeit im Leibesinneren, die aus heutiger Sicht sonderbarsten Wege der Ausscheidung einschlagen konnte. Säfte änderten sich im Leib, wechselten ihre Stofflichkeit, Form, Farbe, Konsistenz und ihren Austrittsort und blieben doch offenbar ein Gleiches. So wurde „Milch", eine helle weißliche Flüssigkeit, nicht nur von der weiblichen Brust produziert und ausgeschieden, sondern konnte auch als „weißer Fluss" aus der Scheide, heller Stuhl aus dem After und heller Auswurf aus dem Mund austreten. Zudem schienen den Zeitgenossen Berichte von Männern glaubhaft, die so viel Milch produziert hätten, dass man daraus habe Käse herstellen können.

Allgemein bestand Übereinstimmung, dass das leibliche Wohlbefinden von der Notwendigkeit und Neigung des Leibesinneren abhängt, sich bei Frauen durch periodische und bei Männern durch unregelmäßige Ausscheidungen zu erleichtern und zu reinigen. Das „Monatliche", die Menses, konnte dabei nicht nur als Scheidenblutung, sondern auch als blutige Tränen, Nasenbluten, blutiger Auswurf, Hämorrhoidenblutung, blutiger Urin oder blutig nässende Wunde abgehen. Die Menschen hofften auf ausgeglichene innere Flüsse und ungestörte Ausscheidungen. Sie befürchteten, dass die inneren Flüsse zu heftig seien, in die falsche Richtung gingen und sich „verlieren, zurückschlagen oder steckenbleiben" und so zu Verhärtungen, Versteinerungen und zu „Stockungen" führen könnten. Sie hatten Angst, dass die Flüsse nach außen ausblieben. Heilung hieß, das Zähe, das sich Verhärtende im Inneren loszuwerden.

Patienten beschrieben ihren Zustand, in dem sie ihre Körpergefühle direkt in Bilder umsetzten.[1] Ein Teil der Bilder beschreibt eine Bewegung. Die Patienten fühlen sich angeregt, hurtig, träge oder verstockt. Ein anderer Teil der Bilder greift eine Wahrnehmung des Tast- oder Schmerzsinns auf: Es schwillt, sprießt, kribbelt, beißt, würgt oder schmerzt. Viele Bilder fassen verschiedene Empfindungen zusammen: mir bricht das Herz; mir läuft die Galle über; ich bin in guter Hoffnung.

Der Arzt behandelte keine Krankheit. Er begegnete, begleitete und behandelte einen leidenden Patienten. Dieser erzählte ihm seine Leidensgeschichte. Er beobachtete ihn dabei, ohne ihn zu untersuchen. Dann dachte er über die Ursache, die Folgen und den inneren Sinn des Leidens nach. Die Phänomene, die seiner Meinung nach das Leiden „verursacht" hatten, entstammten einer inneren Logik der Lebensgeschichte und nicht dem Raster eines anatomischen und physiologischen Materialismus. Die Seele spielte als „Umschlagplatz" eine zentrale Rolle in der Leidensgeschichte. So seien Zorn, Schrecken, Einbildungen und Vorstellungen erstrangige Leidensursachen.[2] Der Schrecken dringe von außen ein, treibe das Blut aus den Gliedern zum Herzen, lasse das Herz eng werden und ersticke es gegebenenfalls unter der Fülle des Blutes. Der Zorn treibe das

Blut in den Kopf, die Glieder und die Gebärmutter und verursache dort durch Wallungen Krämpfe. Sobald der Arzt den Tod des Patienten befürchtete, informierte er die Verwandten und hielt sich von da an zurück. Er schützte sich damit vor dem Vorwurf, sich an einem Sterbenden zu bereichern oder den Patienten falsch kuriert zu haben.

Der Arzt behandelte die Patienten mit Aderlässen, „um das heftige Blut abzulassen", Einläufen und Abführmitteln, „um Galle und Kot abzuführen", Zugpflaster, „um drückende Regungen nach außen zu locken", heißen Wein und Holundersaft, „um das stockende Monatsblut zu besänftigen" sowie reinigenden Mitteln, „um die Milch einer Stillenden zu entgiften". Schließlich stellt er ein Rezept in einer Sprache aus, die nur seine Kollegen und der Apotheker verstehen konnten. Ziel der teilweise in langwierigen chemischen Prozessen hergestellten Mittelchen war es, die Natur des Patienten wieder auf den rechten Weg zurückzuführen oder sie auf diesem Weg zu bestärken. Mikrokosmos und Makrokosmos sollten wieder harmonieren.

„Gesund oder krank": Die Erfindung des modernen Krankheitsbegriffs

Im 18. Jahrhundert stand die Morphologie im Zentrum der medizinischen Forschung. Das Innere des Leibes war kein Raum der Unbestimmtheit und vielseitigen Umwandlungen mehr, denn bei der Öffnung der Bauch- und Brusthöhle hatte sich den Anatomen stets ein klar strukturierter, gleichförmiger Befund dargeboten. Die inneren Organe wiesen eine charakteristische Struktur, Form und Lage und eine spezifische Blut- und Nervenversorgung auf. Damit formte sich eine auf empirischer Beobachtung basierende abstrakte Vorstellung vom Körperinnern des durchschnittlichen „normalen" und „gesunden" Erwachsenen.

Zwei Ärzte aus Schweden leisteten Pionierarbeit. Carl von Linné (1707-1778) schuf eine erste streng an morphologischen Kriterien orientierte Systematik des Pflanzen- und Tierreiches. Jede Pflanze und jedes Tier bekam eine Doppelbezeichnung aus Gattungs- und Artnamen. Die Gattungen vereinte Linné nach morphologischen Ähnlichkeitskriterien zu Klassen und Ordnungen. Sein Kollege Nils Rosen von Rosenstein (1706-1773) schrieb die erste moderne, sich an klinischen Kriterien orientierende systematische Übersicht über die Krankheiten des Kindes. Er schilderte die verschiedenen *Kinderkrankheiten nach der Natur* im Jahr 1774.[3]

Von Rosenstein studierte die Krankheitszeichen und den Krankheitsverlauf seiner kindlichen Patienten sehr genau. Zeigten das Krankheitsbild und die Krankheitsverläufe der Patienten Gemeinsamkeiten, so unterstellte er, dass die Patienten an ein und derselben Krankheit litten. Insgesamt schilderte er fast 30 Krankheiten und komplexe Symptome.

Normaler, anormaler und pathologischer Befund

1833 erschien das erste naturwissenschaftliche Lehrbuch der Kinderkrankheiten von Charles-Michel Billard.[4] Er untersuchte systematisch die Leichen von Pariser Findelkindern, stellte morphologische und klinische Befunde gegenüber und hielt sich mit Spekulationen über deren Ursache zurück. Seine Interpretation und Klassifikation orientierte sich streng an den morphologischen und klinischen Beobachtungen. Er unterschied dabei drei Befundkategorien: Normale, pathologische und anormale Befunde. Letztere sind morphologische Zufallsbefunde ohne erkennbaren Krankheitswert. In der Folgezeit wurde immer seltener von einem anomalen Befund gesprochen. Die Befunde wurden entweder als normal oder als pathologisch angesehen. So kannte die Pathologie um 1900 im Wesentlichen nur noch die Kategorien normal und pathologisch. Heute wird wieder stärker differenziert. Viele der ursprünglich als anomal betrachteten Befunde werden nun als harmlose Normvarianten verstanden.

1819 führte René Laennec (1781-1826) das Hörrohr zur Diagnose von Herz- und Lungenerkrankungen ein. Bald wurde es auch zum Abhören der kindlichen Herztöne im Mutterleib verwendet. Waren die Herztöne unter der Geburt nicht zu hören, so ging man vom Tod des Fötus aus und griff vorzeitig ein, bevor eine zu lange Geburtsdauer das Sterberisiko der Mutter erhöhte. Allerdings dauerte es Jahrzehnte bis es Geburtshelfern mit Hilfe des Hörrohres gelang, den Gefahrenzustand des Fötens vom Normalzustand zu unterscheiden. Als gegen Ende des 19. Jahrhunderts mit dem Einzug der Asepsis in die Geburtshilfe, die Müttersterblichkeit unter der Geburt spektakulär zurückging, wuchs die Bereitschaft der Geburtshelfer, auch bei einer mit dem Hörrohr diagnostizierten Gefährdung des Kindes aktiv zu werden.

Erste Bevölkerungsstatistiken stammen aus der Zeit der Aufklärung Mitte des 18. Jahrhunderts. Erstmals wurde die Zahl der gestorbenen Mütter und Säuglinge je hundert Geburten berechnet. Die Zahlen dienten zunächst nur der Dokumentation. Englische und österreichische Geburtshelfer nutzten sie jedoch auch bald als Maß zur Beurteilung der Qualität der Betreuung der Mütter unter der Geburt und des Erfolges neuer Behandlungskonzepte. Aus dem Register des Entbindungshospitals in Dublin von 1787 bis 1797 ergab sich beispielsweise, dass bei einer Entbindungsdauer von mehr als 24 Stunden jede sechste Erstgebärende starb. Bei kürzerer Dauer starb hingegen nur eine von 137 Müttern. Das hohe Sterberisiko motivierte die Geburtshelfer, früher als gewohnt einzugreifen, in dem sie zum Beispiel eine Zangenentbindung durchzuführen.

In Frankreich wurde diese Entwicklung lange Zeit wenig beachtet bis Paul Dubois 1825 die neuen Gedanken aufgriff und sie gegen starke Widerstände durchsetzte. Der von ihm in Frankreich herbeigeführte Wechsel von der ausschließlich assistierenden Betrachtung des Geburtsgeschehens zu einer aktiven Geburtshilfe stellt eine historische Grenzüberschreitung dar. Anstelle einer nur am Einzelfall orientierten, sorgfältig beobachtenden, unterstützend handelnden und nur in äußerster Not eingreifenden Geburtshilfe trat nun eine vorbeugend handelnde Geburtshilfe, die anhand von statistisch ermittelten potentiellen Risikofaktoren und mittels der Konstruktion eines voraussichtlich normalen oder pathologischen Verlaufs der Geburt ihr Eingreifen begründete. Im Zweifelsfall war man bereit, das gefährdete Leben des Kindes zu opfern, um das bedrohte Leben der Mutter zu retten. In den Augen der Oberhebamme Madeleine Legrand jedoch war der Anspruch, über Leben und Tod eines Kindes entscheiden zu können, eine maßlose Anmaßung. Der Geburtshelfer Dubois sah darin hingegen eine befreiende Tat: Sie stand im Dienste einer erfolgreichen Senkung der Müttersterblichkeit.

EXKURS: Der Aufstand der Oberhebamme, Madame Madeleine Legrand, gegen ihren neuen Chef, Paul Dubois

1825 beschwerte sich die Oberhebamme Madeleine Legrand über das Gebaren ihres neuen, „sehr jungen Professors", des leitenden Chirurgen Paul Dubois (1795-1871) bei der Verwaltungsbehörde. Der berühmte Chirurg und Anatom Jean Louis Baudelocque (1745-1810) selbst war es gewesen, der 1796 bei der Gründung des Pariser Entbindungshospitals die Leitung der Anstalt der Oberhebamme überlassen hatte. Sein Interesse galt der Anatomie des Beckens, um durch äußere Vermessungen Rückschlüsse auf die inneren Beckenmaße und den Geburtsverlauf zu ziehen. Er kümmerte sich deshalb nur um außergewöhnliche, exemplarische Entbindungen. Die gewöhnlichen Entbindungen besorgten die Hebammen. Assistenz- oder Gastärzten war der Zutritt zum Kreißsaal verwehrt. Oberstes Behandlungsprinzip war „Mutter und Kind nicht zu schaden". Es galt als kriminell, ein Kind zu töten, auch nicht um das bedrohte Leben einer Mutter zu retten, denn der individuelle Geburtsverlauf war grundsätzlich nicht vorhersehbar. Er lag in Gottes Hand.

Nachdem Paul Dubois die Leitung des Entbindungshospitals von seinem Vater Antoine Dubois übernommen hatte, vollzog er einen Bruch. Anstatt den „natürlichen" Verlauf der Geburt bis zum Tod des Kindes abzuwarten, glaubte er sich berechtigt, einzugreifen, solange es der Mutter und dem Fötus noch gut ging. Die hohe Müttersterblichkeit vor Augen, zog er die höheren Chancen auf Gesundheit einer großen Zahl der Hoffnung auf einen günstigen Verlauf bei Wenigen vor. Gottvertrauen wurde durch eine rationale Gefahrenabschätzung und Entscheidungsfindung ersetzt.

Englische Geburtshelfer belegten, dass eine künstliche Frühgeburt bei einer befürchteten Geburtsunfähigkeit Mutter und Kind größere Überlebenschancen boten als die Spontangeburt. Madame Legrand argumentierte, dass dies eher die Ausnahme darstelle und nicht die Regel sein könne. Nach ihrem Verständnis dürfe ein Abort beziehungsweise eine Frühgeburt, wenn überhaupt, nur in dem Fall ausgelöst werden, wenn Krämpfe oder Blutungen es unmöglich machten, das natürliche Ende der Schwangerschaft abzuwarten.

Um Risiken erkennen und abschätzen zu können, musste Dubois sehr genau über den natürlichen Geburtsverlauf Bescheid wissen. So ergänzte er das rein deskriptive Geburtsregister der Entbindungsanstalt durch ein persönliches Tagebuch, indem er klinische Befunde festhielt, betrat den Kreißsaal, auch ohne die Oberhebamme zu benachrichtigen, duldete die Anwesenheit eines Assistenzarztes und begann die Schwangeren im Aufnahmesaal zu untersuchen, bevor diese von der Oberhebamme untersucht worden waren. Die Oberhebamme fühlte sich durch dieses Vorgehen an den Rand gedrängt und in ihrer Autorität beeinträchtigt. Die Verwaltung stellte sich zwar auf die Seite der Oberhebamme und rügte das ungebührliche Verhalten von Dubois, dieser kehrte jedoch nicht zu den alten Regeln zurück – und begründete so eine neue Ära klinischer Geburtshilfe in Frankreich.

Der normativ begründete Normalzustand
Der Kinderarzt Adalbert Czerny gab 1923 als Norm *jene Maßnahme an, welche die größte Sicherheit des erwünschten Erfolges bietet.*[5] Er war Urheber und engagierter Vertreter des streng reglementierenden Stillens mit fünf Stillmahlzeiten pro Tag: *Die Mütter stillen ihre Säuglinge vier bis zehn mal pro Tag, (…) normal ist fünf.*[5] Seine nur scheinbar *durch tatsächliche Beobachtungen und Untersuchungen begründete* neue Norm lag deutlich unter dem Durchschnitt der Anzahl täglicher Stillmahlzeiten bei ausgesuchten nach Bedarf stillenden Müttern. Sie wurde jedoch zur Lehrmeinung in Deutschland und vielen anderen Ländern und es dauerte über 60 Jahre, bis sie schrittweise rückgängig gemacht wurde.[6]

Adalbert Czerny war Angehöriger der ersten Generation naturwissenschaftlich ausgebildeter Kinderärzte. Sie verwarf viele tradierte Empfehlungen und propagierte von der herrschenden Praxis manchmal deutlich abweichende neue Normvorstellungen. Heinrich Finkelstein (1865-1942) schrieb begeistert: Manche junge Mutter wird zum Stillen bereit sein, *wenn an Stelle der kritiklos übernom-*

menen vielen Behandlungsmethoden der alten Zeiten mit ihren umständlichen Anordnungen für die Lebensweise, (...) mit ihrer zeitraubenden Forderung des zwei- bis dreistündigen Anlegens, die ungezwungene leicht zu erfüllende und dabei erfolgreichere Regelung des Stillgeschäftes gesetzt wird, wie sie aufgrund vorurteilsfreier neuer klinischer Erfahrungen französische Frauenärzte und deutsche Pädiater anraten.

Reduktion auf eine Ursache und Ausblenden der Komplexität

Um 1910 dominierte die monokausale Betrachtungsweise. Für eine multifaktorielle Betrachtung war kein Raum, da es keine mathematischen Verfahren gab, diese zu erfassen. So spielte die Frage, ob die über 24 Stunden getrunkene Milchmenge zunimmt, wenn die Säuglinge häufiger angelegt werden, in der Diskussion über die zu empfehlende Anzahl von Stillmahlzeiten eine große Rolle. Czerny beantwortete die Frage negativ entsprechend der sehr strengen Kriterien seiner Zeit für einen Ursache-Wirkungs-Zusammenhang. Damals gab es noch kein Verfahren, eine Ursachen-Wirkungs-Beziehung, etwa mit Hilfe des Korrelationskoeffizienten, zu quantifizieren. War der Zusammenhang zwischen zwei Parametern nicht sehr eng, so wurde er abgelehnt. Czerny interpretierte zwei Abbildungen, die die tägliche Trinkmenge und die Anzahl der Stillmahlzeiten über 30 beziehungsweise 35 Tage bei zwei nach Bedarf gestillten Säuglingen darstellten, wie folgt: *Wenn auch in vielen Fällen mit der Steigerung der Zahl der Mahlzeiten, die täglichen Nahrungsmengen wachsen und bei Verlängerung der Nahrungspausen abnehmen, so können wir diesem Satz keine allgemeine Gültigkeit zuschreiben, da sich vielfache Widersprüche finden.*[7]

Berechnet man die Korrelation zwischen der täglichen Nahrungsmenge und der Anzahl der Stillmahlzeiten aus den historischen Daten, so ergibt sich eine Erklärungswahrscheinlichkeit von 49% ($r = 0,7$; $r^2 = 0,49$). Die Zahl der Stillmahlzeiten erklärt die Schwankungen der täglichen Nahrungsmenge also zur Hälfte. Anderen Faktoren kommt mit 51% Erklärungswahrscheinlichkeit dieselbe Bedeutung zu. Czerny liegt also mit seiner Ansicht nicht völlig falsch. Während man heute jedoch nach zusätzlichen Ursachen sucht, lehnte Czerny den nicht evidenten Zusammenhang durchaus im Sinne seiner Zeit bedauerlicherweise ab.

Der Mann als Maßstab für den Entwicklungszustand des Säuglings

Bis in die Neuzeit hinein wurden selbst Kleinkinder von der Gesellschaft wie kleine Erwachsene behandelt. Otto III. wurde im Jahr 983 in Aachen als drei Jahre altes Kind zum König gekrönt. Die Elite des Kaiserreiches huldigte dem Kleinkind. Noch in der Renaissance haben viele Künstler Säuglinge mit den Körperproportionen von Erwachsenen dargestellt; z. B. fiel der Kopf im Verhältnis zur Körpergröße viel zu klein aus. (Abb. 7)

Seither ist die Erkenntnis, dass Kinder und Säuglinge keine kleinen Erwachsenen sind, schrittweise gewachsen und hat immer neue Lebensbereiche einbezogen. Vieles deutet darauf hin, dass der Prozess noch nicht abgeschlossen ist. Ob am Ende die Anerkennung des Säuglings als gleichwertiges, mit entwicklungs- und altersspezifischen Eigenheiten versehenes Mitglied der Gesellschaft steht?

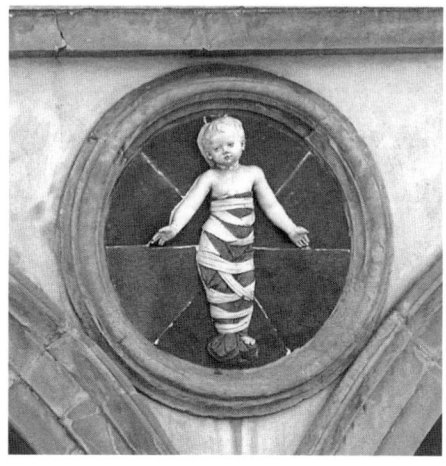

Abb. 7: Andrea della Robbia (1435-1525): Halbrelief eines Wickelkindes am Findelhaus von Florenz. Der heutige Betrachter ist über den für einen Säugling kleinen Kopf erstaunt.

Die Renaissance entdeckte das Individuum und seine unverwechselbare einzigartige Geschichte. Damit wurde die Kindheit erstmals als eine besondere Phase des Lebens wahrgenommen. Die Einstellung zum Säugling blieb davon weitgehend unberührt.

Im 18. Jahrhundert forderten die „Menschenfreunde" oder „Philanthropen" wie Joachim Heinrich Campe eine frühe Erziehung zur Vernunft und entwickelten natürliche, kindgerechte, ungezwungene, spielerische, fröhliche und milde Lehr- und Lernmethoden. Auch der Säugling sollte als kleiner Mitmensch ernst genommen, von der eigenen Mutter gestillt und nicht mehr mit Wickelbändern geschnürt werden. Jean-Jacques Rousseau (1712-1778) lehnte die Pädagogik der „Philanthropen" ab. Verstand und Intellektualität seien nichts für kleine Kinder. Sie seien vielmehr unverdorbene einzelgängerische Naturwesen, den Naturvölkern vergleichbar, voller Kraft und Vitalität, Schläue und Geschicklichkeit, erfüllt von Unabhängigkeitssinn und Misstrauen gegen Autoritäten.

Die Romantiker idealisierten das Kind. Sein Inneres galt als göttlicher Kern, der sich im Geburtsakt von der All-Seele getrennt und in den Körper Einlass gefunden habe. Er äußere sich als Phantasie, Enthusiasmus, Liebe, Sehnen oder als poetische Genialität.

Die Kinderärzte um 1910 zeigten, dass sich die Biologie des Säuglings von der des Erwachsenen nicht nur quantitativ, sondern auch qualitativ unterscheidet. Dennoch beurteilten sie den Säugling weiterhin aus der Perspektive des männlichen europäischen Erwachsenen und nicht als Wesen mit spezifischen Eigenschaften. Aus der Perspektive des Erwachsenen erschien der Säugling als unreif, als ein →„Mängelwesen". Säuglinge und Kinder sollten sich möglichst geräuschlos an die Welt der Erwachsenen gewöhnen und in diese einfügen. Die Hoffnungen der Gesellschaft für eine bessere Zukunft galten der Jugend. Jugendstil und Wandervogelbewegung sind Ausdruck dieser Hoffnung. Das Mängelwesen Säugling war ein Problemfall, kein Hoffnungsträger.

EXKURS: Sorgen eines jungen Vaters um 1900
Der Kinderarzt Hermann Dekker schildert die erste Untersuchung eines Neugeborenen in Anwesenheit des Vaters in der Wohnung der Familie: *Da lag nun die junge Freude der Eltern, nackt, eckig zappelnd, krebsrot auf schlohweißem Kissen, den Mund in lautem Schreien zu einem gewaltigen, viereckigem Loch komisch verzogen, die Augen fest zugekniffen. „Doktor", meinte der Vater, „es stimmt doch alles? Das Kind kommt mir so – so merkwürdig vor. Sehen Sie doch den Kopf, den dicken Kopf! Ein Wasserkopf?" Ich lachte laut auf wegen der Besorgnis. Es war der allen Neugeborenen eigentümliche, ungestaltete Kopf, der ihm Sorgen machte. Die ganze, im Vergleich zu dem menschlichen Zukunftsbilde unförmige Gestalt, der aufgetriebene Leib, die unnatürlich runde Brust, das Missverhältnis von Körper und Gliedmaßen, die krebsrote Farbe der Haut, die zarte Behaarung des Körpers, alles kam ihm nicht ganz geheuer vor. Ich hatte Mühe, ihm seine Zweifel zu zerstreuen. Meine feierlich abgegebene Erklärung, dass diese Erscheinungen durchaus normal seien, nahm er anscheinend unbefriedigt und mit Misstrauen entgegen.*[8]

Die Frauenbewegung, die Säuglingsforschung und die antiautoritäre Bewegung betonten die besonderen Beziehungsbedürfnisse des Säuglings. Über hundert Jahre verleugnete und vergessene Seiten des Lebens des Säuglings wurden wiederentdeckt und ganz neue Seiten erstmals beschrieben. Die allgemeinen Vorstellungen von der Normalität des Lebens mit einem Säugling erweiterten und veränderten sich tiefgründig. Während von 1900 bis 1965 die Sorge der Säuglingspflege dem Überleben und physischen Gedeihen des Säuglings galt, wandte sich nun das Interesse auch den psychosozialen Rahmenbedingen für die Entwicklung des Säuglings zu. Heute ist der Säugling der Hoffnungsträger einer mit Blick auf die Zukunft zutiefst verunsicherten Gesellschaft.

„Normales" Wachstum und Gedeihen?
Das Wachstum eines Kindes ist ein gutes Maß für seine Gesundheit. Die Frage ob ein Kind „normal" wächst, hat deshalb Eltern und Ärzte seit jeher beschäftigt.

Alfred Vogel schrieb 1873 in seinem Lehrbuch der Kinderkrankheiten über das Wachstum im Säuglingsalter: *Am schnellsten wächst das Kind in den ersten Lebenswochen, im ersten Lebensjahr sechs bis sieben Zoll* (etwa 21 cm). *(...) Vom 4. oder 5. Lebensjahre bis zum 16. wird das Wachstum ziemlich regelmäßig und beträgt jährlich etwas über oder unter zwei Zoll,* also etwa sechs cm.[9] Der Pubertätswachstumsschub war damals offensichtlich unbekannt.

Im Lehrbuch von Franz Lust von 1927 wird sowohl für Jungen als auch für Mädchen für jeden Zentimeter Körpergröße von 49 bis 160 cm das durchschnittliche Körpergewicht und Lebensalter angegeben. Die Tabelle sollte helfen, zwei Fragen zu beantworten: Um wie viele Zentimeter ist das untersuchte Kind größer oder kleiner als ein durchschnittliches gleichaltriges Kind? Um wie viele Kilogramm ist das untersuchte Kind schwerer oder leichter als der Durchschnitt gleichgroßer Kinder?

Im Lehrbuch der Kinderheilkunde von Walter Keller und Alfred Wiskott von 1961 zeigt eine Tabelle für jeden Monat des ersten Lebensjahres den Mittelwert und die doppelte Standardabweichung für Körpergröße und Körpergewicht. Das Körpergewicht ist jedoch nicht normal, sondern schief verteilt. Zudem ist das Interpolieren zwischen zwei Werten in monatlichem Abstand lästig. James M. Tanner hat deshalb 1966 bezogen auf das chronologische Lebensalter „geglättete Wachstumskurven" für die Körperlänge/Körpergröße, das Körpergewicht und die Wachstumsgeschwindigkeit beider Parameter veröffentlicht. Die Extrembereiche, in denen drei von hundert besonders kleinen oder besonders großen Kindern wachsen, wurden als Risikobereiche für Minderwuchs beziehungsweise Großwuchs gedeutet.

Gestillte Kinder wachsen in den ersten Lebensmonaten schneller und wiegen mehr als nichtgestillte. Dennoch gibt es erst seit dem Jahr 2000 spezielle Wachstumskurven für gestillte und nichtgestillte Säuglinge.

Wachstumskurven stellen Momentaufnahmen im Leben eines Volkes dar. Durchlebt eine Bevölkerung schwierige Zeiten mit Mangelernährung, Krankheiten und sozialer Not, so wachsen die Kinder schlechter, die Erwachsenenendgröße ist geringer. Geht es einer Bevölkerung über längere Zeit besser, so werden die Kinder über mehrere Generationen jeweils größer als ihre Eltern. Die Körpergröße einer vor langer Zeit lebenden Bevölkerung sagt damit viel über die damaligen Lebensumstände und die ihrer unmittelbaren Vorfahren aus.

Heute, in einer Gesellschaft, in der Essstörungen, Doping, Body-Styling und kosmetische Operationen weit verbreitet sind, ist die Gefahr groß, dass Wachstums- und Gewichtskurven falsch interpretiert werden. Wie oft habe ich mich bemüht, Müttern ihre Sorge zu nehmen, dass ihre „moppeligen", gestillten Töchter nicht zu dick seien und deshalb auf „Schmalkost" gesetzt werden sollten. Eltern, deren Kinder besonders klein (< 3. Perzentile) oder besonders groß sind (> 97. Perzentile) und deren Messwerte damit im „Risikobereich" liegen, ziehen oft vorschnell den Schluss, dass ihr Kind krank sei („Perzentilen-Krankheit"). In Wirklichkeit sind die meisten Kinder im Risikobereich gesund und nur wenige krank.

Für die Weltgesundheitsorganisation ist die Körpergröße der Kinder einer Gesellschaft eine wichtige Entscheidungshilfe für die Organisation von Hilfsprogrammen. Weisen mehr als die Hälfte der Säuglinge und Kinder einer Gesellschaft eine Körpergröße auf, die geringer als die dritte Perzentile altersgleicher Kinder der USA („Stunting") ist, so gilt dies als sicherer Hinweis auf einen bestehenden Notzustand, der Hilfe bedarf. Aber nicht jedes Land, das diese Kriterien erfüllt, benötigt Hilfe. Denn eine Gesellschaft, der es erst seit kurzem deutlich und anhaltend besser geht, benötigt mehrere Generationen, um den Wachstumsrückstand auszugleichen. Nun ist es schwer, einen in der internationalen Politik eingeführten Standard, der vielen Mitarbeitern Brot gibt, durch einen differenzierteren zu ersetzen.

Die Kinderheilkunde steht heute vor einer weiteren historischen Entscheidung. Soll man bei gesunden minder- oder großwüchsigen Jugendlichen, die unter ihrer besonderen Körpergröße leiden, eine korrigierende Hormonbehandlung im Sinne der Lifestyle-Medizin durchführen oder ihnen helfen, ihre Besonderheit zu akzeptieren?

„Normale" Laborergebnisse

Laboruntersuchungen haben in der Kinderheilkunde und insbesondere im Säuglingsalter erst relativ spät an Bedeutung gewonnen. Noch vor 60 Jahren wurden nur wenige Laborparameter analysiert. Die für die Analysen notwendigen Mengen an Untersuchungsmaterial waren für eine oder wiederholte Untersuchungen viel zu hoch. Um 1930 erforderte eine Blutgasanalyse 20 ml Vollblut. Die Untersuchungshilfsmittel wie Nadeln, Spritzen und Laborröhrchen waren für Erwachsene konstruiert und deshalb häufig für den Einsatz bei Säuglingen ungeeignet. Der Kinderarzt Emil Feer (1864-1955) schrieb 1924: *Seit vielen Jahren mache ich es mir und meinen Assistenten zur Pflicht, die feineren Methoden und das Laboratorium erst nachträglich heranzuziehen zum großen Nutzen der diagnostischen Leistungsfähigkeit und der Schärfung der Beobachtung.*[10]

Die durch die Automation des klinisch-chemischen Labors erzwungene Entwicklung von Mikromethoden kam den Wünschen der Kinderheilkunde sehr entgegen. Kinderärzte sind besonders an nicht invasiven Untersuchungsmethoden interessiert. Da bei Erwachsenen Blut als wichtigstes invasiv gewonnenes Untersuchungsmaterial jedoch relativ leicht und billig abgenommen werden kann und die Ergebnisse in der Regel einfach zu beurteilen sind, reicht das alleinige Interesse der kleinen Klientel der Kinder in der Praxis nicht aus, um die Entwicklung kostspieliger nichtinvasiver Untersuchungsmethoden voranzutreiben.

Das Potential der Urinanalytik wird leider auch von Kinderärzten nur selten genutzt. Urin hat ein schlechtes Image, obwohl frischer, steriler Urin nahezu geruchlos ist. Für den Erfahrenen erfordert die Urinsammlung beim Säugling nicht mehr Geschick als eine Blutabnahme. Das größte Hindernis dürfte jedoch die Interpretation der Befunde darstellen. Viele Ergebnisse gewinnen ihre Aussagekraft erst durch den Bezug zu anderen Parametern, und dies erfordert ein Umdenken.

Zur Interpretation der Laborergebnisse sind meist altersspezifische Normwertbereiche mit einem Mittelwert beziehungsweise Median und einem oberen und unteren Grenzwert erforderlich. Deren Erstellung ist aufwendig und im Fall von Blutentnahmen bei gesunden „Kontrollkindern" nur ausnahmsweise ethisch vertretbar. Manchmal gelingt es, altersunabhängige Normwertbereiche für Mengenangaben durch die Verwendung von Bezugsgrößen wie ein Kilogramm Körpergewicht oder die Körperoberfläche von 1,73 m² zu erstellen.

Vom Normbereich zum Rhythmus

Mitte des 19. Jahrhunderts fasste Claude Bernard (1813-1878) seine Beobachtungen über die gleichbleibenden physikalischen Eigenschaften des Körpers und der weitgehend konstanten chemischen Zusammensetzung des Blutes in seiner Theorie von *der Konstanz des inneren Milieus* des Körpers zusammen.

Nach unserem heutigen Verständnis geht der besondere, hohe Kalium- und Magnesiumgehalt in der Zelle möglicherweise auf die besondere Zusammensetzung des Urmeeres vor drei bis vier Milliarden Jahren zur Zeit der Bildung der ersten Einzeller zurück. Der hohe Salzgehalt (Natrium, Chlorid) des Blutes in Höhe von etwa einem Drittel des Salzgehaltes des Meers von heute dürfte dem Salzgehalt des Meeres zur Zeit der Entstehung der ersten mehrzelligen Organismen vor über 600 Millionen Jahren entsprechen. Feindliche Lebensräume wie die Arktis oder die Wüste konnte der Mensch nur deshalb erobern, weil es ihm gelang, das schwächste Glied seiner Gemeinschaft, den Säugling, durch besondere kulturelle Anpassungsleistungen vor Auskühlung oder Überhitzung zu schützen. Auch heute noch verstehen es manche Ethnien, ihre schwächsten Mitglieder – die Säuglinge – vor besonderen klimatischen Anforderungen zu schützen.

> **EXKURS: Vom Stillen bei den Beduinen**
> Die Muttermilch ist relativ energiearm. Säuglinge trinken deshalb große Mengen. Ein Erwachsener käme vergleichsweise auf zwölf Liter am Tag. Durch die hohe Wasserzufuhr ist der Säugling vor größeren Wasser- und insbesondere Schweißverlusten geschützt. In den Zelten der in den Wüsten des Nahen und Mittleren Ostens lebenden Beduinen herrschen mittags oft Temperaturen von über 50 Grad im Schatten. In dieser Situation pflegen die Beduinenfrauen eine besondere Sitte, die den Wasserhaushalt der Säuglinge zusätzlich entlastet. Während der wärmsten Stunden des Tages legen sie ihre Säuglinge ein bis zwei Mal pro Stunde kurz an ihre Brust. Die Säuglinge erhalten so nur die besonders fett- und damit energiearme Vormilch und steigern so ihre Gesamttagestrinkmenge.

Als Mitte des 20. Jahrhunderts immer mehr physiologische Regelkreise und deren Steuerung etwa durch Hormone beschrieben wurden, wurde die Theorie des inneren Milieus (der Homöostase) glänzend bestätigt.

Viele Laborwerte weisen innerhalb des „Normbereiches" rhythmische Schwankungen auf. Am bekanntesten sind die Schwankungen über den Tag (circadian) (→ chaotisches Wesen). Für die Kinderheilkunde besonders bedeutsam war, dass sich endogene Rhythmen erst nach und nach entwickeln und einzelne Regulationsstörungen bei Neugeborenen und Säuglingen auf Schwierigkeiten des Zusammenspiels verschiedener Rhythmen zurückgehen (→ Ritzenteufel).

Überhaupt hat sich das Spektrum der in Betracht gezogenen Ursache-Wirkungs-Beziehungen in den letzten 150 Jahren schrittweise erweitert. Waren es zunächst nur Entweder-Oder-Effekte (nach dem Motto Infektion oder keine Infektion und Dosis-Wirkungs-Beziehungen wie „mehr hilft mehr"), so wurden später Begriffe wie minimaler, optimaler und maximaler Effekt, Leistung oder Funktionskapazität verwendet. Mit dem Beginn der Automatisierung fanden dann Mitte des 20. Jahrhunderts die technischen Begriffe des Regelkreises und die unterschiedlichen Formen von Rhythmen, Phasen und Trends der Chronobiologie Eingang in die Medizin. Die expandierenden Möglichkeiten der Datenverarbeitung gestatteten, nach multifaktoriellen Zusammenhängen sowie nichtlinearen Beziehungen zu suchen. Das zunehmende Verständnis für die Funktionsweise komplexer offener Systeme – mit ihren Prinzipien Selbstorganisation und Phasenwechsel – ließen unter anderem auch altbekanntes Wissen in neuem Licht erscheinen.

Viele Jahrzehnte sprach man nur vom mangelhaften Immunsystem des Neugeborenen und jungen Säuglings. Wird der gestillte Säugling jedoch nicht isoliert betrachtet, sondern als Teil der Mutter-Kind-Einheit, so ist das Zusammenspiel beider Immunsysteme nach außen voll funktionsfähig.

In den Blutgefäßknäuelchen der Nierenrinde (Glomerula) wird eine zellfreie eiweißarme Flüssigkeit in die Nierenkanälchen abgepresst. Die pro Minute filtrierte Menge ist die wichtigste Funktionsgröße der Nieren. Kleine Säuglinge produzieren weniger als die Hälfte der Filtratmenge bezogen auf die Körperoberfläche als Erwachsene. Bis vor wenigen Jahren schrieb man dies der Unreife der Nieren zu. Bedenkt man jedoch, dass ein gestillter Säugling fast keine Stoffwechsel-Endprodukte ausscheiden muss, da die Muttermilch infolge der Koevolution nahezu perfekt zum Stoffwechsel des Säuglings passt, und dass die Bearbeitung des Ultrafiltrates in den Nierentubuli viel Energie verschlingt, so erscheint eine niedrige Filtratmenge beim jungen Säugling plötzlich als Vorteil: Die eingesparte Energie erleichtert das Wachstum. Wenn der Säugling dann Beikost zu sich nimmt, gleicht sich die adjustierte Filtratmenge der des Erwachsenen an. Nun lebt der gestillte Säugling biologisch nicht mehr im Mutter-Kind-System und benötigt deshalb größere Funktions- und Reservefunktionskapazitäten.

Individuum und Normalwert

> *Es ist eine unselige Sitte, dass man den Körper aller Kinder auf einerlei Art behandeln will.*
> **J. L. Ewald, Theologe und Prediger, 1801**

Solange Kasuistiken den Kern der medizinischen Literatur bildeten, war die Achtung vor der Würde und Integrität des Patienten selbstredend. Mit dem Sieg des naturwissenschaftlichen Reduktionismus wurde der Patient zum „Fall". Die individuell imperfekte Gestalt wurde zur Störgröße im Bild des perfekt funktionierenden Biosystems Mensch.

Besonders krass wirkte sich dieser Zeitgeist in der Kinderheilkunde aus. Das Neugeborene wurde nicht nur zum Fall, sondern seine Individualität und Würde wurden grundsätzlich in Frage gestellt. Rudolf Virchow (1821-1902) betrachtete das Neugeborene als „ein bloß spinales Wesen". Gabriel Compayré (1843-1913) sprach ihm 1900 sogar die Menschenwürde ab, indem er ihn als „einen Automaten" bezeichnete. Die Zeitgenossen beider Autoren bezweifelten seine Fähigkeit zu kommunizieren. Die nonverbale Kommunikation wurde schlicht als nicht existent betrachtet und verschiedene Autoren meinten, den Säugling deshalb wie ein Tier dressieren zu müssen. Unter diesen Bedingungen war der Aufbau einer individuellen Beziehung zwischen Eltern und Kind sowie Kinderarzt und Patient sehr erschwert.

Die Entpersönlichung wurde in Deutschland während des Dritten Reiches noch politisch forciert: *Du bist nichts, dein Volk ist alles.*

EXKURS: „Brut- und Normzentrale Berlin-Dahlem" in: Aldous Huxleys *Schöne neue Welt*[11]
In diesem klassischen Zukunftsroman der 1930er Jahre werden die zeitgenössischen Wünsche nach „Gemeinschaftlichkeit, Einheitlichkeit und Beständigkeit" u. a. in einem futuristischen Säuglings- und Kleinkinderziehungsszenario karikiert.

In einem Brutofen im *Befruchtungsraum* werden aus einer im Reagenzglas befruchteten Eizelle 96 genetisch identische Geschwister erzeugt. Zur Eieinbettung werden die Keime auf künstlich präparierte und durchblutete Schweinebauchfelllappen in Reagenzgläsern gebracht und hier 267 Tage künstlich aufgezogen. Während dieser Zeit werden sie durch dosierte äußere Einwirkungen zu Menschen unterschiedlicher Klassen von Intelligenz und beruflicher Eignung gezüchtet. Die *Alphas* haben z. B. das Potential als künftige Weltaufsichtsräte und die *Epsilons* als künftige Kanalreiniger. Das vor- und nachgeburtliche Normungsverfahren verfolgt das Ziel: *die Menschen lehren, ihre unumstößliche soziale Bestimmung zu lieben. Tue gern, was Du tun musst!*

Nachdem die Kinder im *Entkorkungszimmer* zur Welt kommen, leben sie in der *Kleinkinderbewahranstalt* in sogenannten *Neo-Pawlowschen Normungssälen*. Hier lernen sie nach den karikierten Erziehungsempfehlungen des Verhaltenspsychologen John B. Watson *(→ unbeschriebenes Blatt)*. Huxley schildert, wie z. B. eine Gruppe acht Monate alter Säuglinge der *Deltaklasse* in einen Raum gebracht wird, der auf einer Seite prachtvoll mit Blumen und großen Bilderbüchern geschmückt ist. Sobald die Säuglinge voll Freude auf die Blumen und Bilderbücher zu krabbeln, werden sie durch ein gellendes Sirenengeräusch und kleine elektrische Schläge erschreckt. Diese Normungsveranstaltung wird 200 Mal wiederholt. So wird den Säuglingen durch einen unausrottbaren Reflex ein instinktiver Hass gegen Bücher und Blumen anerzogen. Denn Angehörige niederer Kasten sollen ihre der Allgemeinheit gehörende Zeit nicht mit dem Lesen von Büchern vergeuden. Ebenso hält die Liebe zur Natur, da sie kostenlos ist, keine Fabrik in Gang.

Es gab jedoch auch Außenseiter, die den Säugling anders sahen oder die diesem Zeitgeist nicht entsprachen, wie Maria Montessori (1870-1952). Sie sprach davon, dass *die Hände eines Geburtshelfers nicht nur dazu da sind, ein Neugeborenes nicht fallen zu lassen,* und sie erkannte, ganz im Gegensatz zu ihren Zeitgenossen, die Bedeutung der Selbstwirksamkeit, indem sie formulierte: *Hilf mir, dass ich mir selbst helfen kann.*

Glückliches Amerika! Dort eroberte ein Außenseiter des kinderärztlichen „Establishments" die Herzen der Eltern. Benjamin Spock (1903-1998) war der erste Kinderarzt mit einer psychoanalytischen Ausbildung und Praxis. Er versuchte, die kindlichen Bedürfnisse und die dynamischen Vorgänge in einer jungen Familie zu verstehen, und plädierte für Flexibilität, Empathie und eine individuelle Behandlung jeden Kindes. 1946 veröffentlichte er *Das Buch des gesunden Menschenverstandes im Umgang mit Säuglingen und Kindern*. Nach dem Guinness Buch der Weltrekorde wurde es mit einer Gesamtauflage von über 50 Millionen das meistverkaufte Sachbuch des 20. Jahrhunderts. Spock schrieb etwa über die Individualität des Kindes: *Man soll sein Kind nehmen, wie es ist, sich an ihm freuen, wie es ist – so wird es am besten gedeihen. Eines jeden Babys Gesicht ist anders. Ebenso verschieden sind die Stationen der Entwicklung. Die einen fangen früh an zu sitzen, zu krabbeln, Zähnchen zu kriegen, bei den anderen dauert es länger; die einen lachen viel und fangen früh an, vor sich hin zu erzählen, die anderen sind schweigsam und fangen verhältnismäßig spät, aber dafür umso korrekter an zu sprechen. Die Eltern brauchen sich keine Gedanken darüber zu machen, wenn ihr Kind nicht schon mit sieben Monaten aufrecht im Körbchen sitzt und mit einem Jahr laufen kann. Und sie sollten nicht annehmen, dass ihr Kind geistig träge ist, wenn es mit zwei Jahren noch nicht spricht. Das alles sind lediglich individuelle Züge der einzelnen Kinder, und man kann den Eltern nur immer wieder raten, das Verhältnis zu ihren Kindern nicht mit unnötigen Zweifeln an ihrer Entwicklung zu belasten.*[12]

In West-Deutschland gab es um 1970 einen starken gesellschaftlichen Trend zur Individualisierung. Die Eltern nahmen die Emotionen und Wünsche ihrer Kinder in neuer Weise ernst und engagierten sich in einem bis dahin unbekanntem Umfang für ihre Belange. Dies hatte Folgen für den Alltag der Kinder- und Entbindungskliniken. Die Kliniken wurden genötigt, die Besuchszeiten abzuschaffen. Die Väter eroberten den Kreißsaal. Die Eltern ließen sich bei medizinischen Eingriffen nicht mehr vor die Türe bitten. Einwilligungserklärungen wurden nun nicht mehr nur mündlich und pauschal, sondern sehr differenziert schriftlich festgehalten. Stillgruppen und andere Elternselbsthilfegruppen suchten den Dialog untereinander und mit den Ärzten. Neue Leitbilder wie die einfühlsame Mutter wurden rasch populär.

Schließlich machten Vaterschaftsgutachten und Massenuntersuchungen des Speichels auf der Suche nach Mördern einer breiten Öffentlichkeit klar, dass jeder Mensch infolge der astronomisch großen Zahl von Kombinationsmöglichkeiten aus einer Vielzahl alleler Gene und Einzelmutationen auch biochemisch ein Unikat ist. Stoffwechselspezialisten nahmen überrascht wahr, dass selbst Geschwister mit einer identischen Stoffwechselstörung ein unterschiedliches klinisches Krankheitsbild aufweisen können, vermutlich deshalb, weil sie über unterschiedliche Kompensationsmechanismen verfügen. So ist heute die Individualisierung in der medizinischen Theorie deutlich weiter als in der klinischen Praxis.

„Normale" Grenzen der physischen Belastung des Säuglings – Das Beispiel Ersatznahrung für Muttermilch

Säuglinge reagieren auf physische Belastungen häufig anders als Kinder und Erwachsene. Historisch betrachtet war die Ernährung mit Muttermilchersatznahrungen eine enorme physische, häufig tödliche Belastung für den Organismus des Säuglings. Noch um 1900 war die Säuglingssterblichkeit bei nichtgestillten Säuglingen sieben Mal größer als bei gestillten Säuglingen. Durch die Verbesserung der Muttermilchersatzprodukte wurde der Unterschied um 1955 so gering, dass die erhöhte Säuglingssterblichkeit nicht mehr als Argument gegen eine Fütterung mit Flaschenmilchnahrung taugte. Die immer weiter zunehmenden Kenntnisse der Zusammensetzung der Muttermilch und des Stoffwechsels des Säuglings zeigen, dass diese auch heute trotz der permanenten Verbesserung der Muttermilchersatznahrungen den Säugling stärker belasten als eine Ernährung mit Muttermilch.

In der Vergangenheit wurden zur Herstellung von Muttermilchersatznahrungen drei Strategien verfolgt, die jeweils unterschiedlichen Vorstellungen von Normalität im Umgang mit Säuglingen entsprachen. In der ersten Periode griffen die Mütter auf überkommene Vorschriften zurück, die auf spekulativen Überlegungen beruhten und sich in einem historischen Prozess von Versuch und Irrtum als „erfolgreich" erwiesen hatten. Ihre Unbestimmtheit ließ den Eltern große Spielräume, die sogar bewusste Vernachlässigung und Kindsmord durch Verhungern in einer sozial akzeptablen Weise als „normal" erscheinen ließen. Die zweite Phase begann 1885 mit der „Säuglingssuppe" von Justus von Liebig (1803-1873). Beim Stillen seiner Zwillings-Enkelkinder waren Schwierigkeiten aufgetreten. Liebig entwickelte daher auf der Basis eigener Analysen der Muttermilch ein Rezept für eine Milchnahrung (→Muttermilchersatznahrung). Hundert Jahre lang bemühte man sich anschließend, durch immer bessere Imitate der Muttermilch auf der Basis immer genauerer und umfangreicherer Analysen, die Säuglingssterblichkeit zu senken sowie Mangel- und Fehlernährung zu vermeiden. Seit etwa 40 Jahren besteht Konsens darüber, dass das Stillen und die Ernährung mit Muttermilchersatzprodukten zwei grundverschiedene, nicht konkurrierende, sondern sich ergänzende Ernährungsweisen sind. Vorrangiges Ziel in dieser dritten Phase ist es, die Ernährung des nicht gestillten Kindes so zu gestalten, dass es idealerweise über dieselben Reservefunktionskapazitäten verfügt wie ein gestillter Säugling

Viele Mütter bemühen sich krampfhaft, ihrem Säugling bei jeder Flaschen-Mahlzeit und in 24 Stunden die „vorgeschriebene" Trinkmenge zu füttern. In unserer Kultur gehört sehr viel mütterliches Selbstvertrauen dazu, von Mahlzeit zu Mahlzeit oder bei der Tagestrinkmenge ohne Angst und Schuldgefühle vom Durchschnittswert stärker abzuweichen. Wie viel alltäglicher Stress und Leid gehen auf dieses Dilemma zurück? Wie viele Säuglinge stehen am Rande der chronischen Überfütterung, und wie viele werden chronisch knapp gehalten? Hat dies Auswirkungen auf das spätere Ernährungsverhalten? Wenn das Kind gut gedeiht, ist alles in Ordnung. Ich wünsche zukünftigen Generationen von Eltern besonders in diesem Punkte mehr Souveränität und Gelassenheit!

Unsere Vorvorfahren bereiteten ihre Speisen mit weniger Salz und Gewürzen zu und verfügten nicht über so viele zuckerhaltige Nahrungsmittel. Salz, Gewürze und viel Zucker belasten den kindlichen Organismus, der biologisch an die Lebensverhältnisse unserer Vorvorfahren adaptiert ist, unnötig und sollten deshalb in der Säuglingsküche nicht oder nur sehr sparsam verwendet werden.

Normale psychomotorische und psychosoziale Entwicklung

Auch alte Lehrbücher der Kinderheilkunde berichteten über die Meilensteine der motorischen Entwicklung, wie zum Beispiel A. S. Vogel 1873: *Nach 1½ bis 2 Monaten fängt das Kind an, den Kopf aufrecht zu halten und willkürlich, besonders nach dem Lichte, zu drehen. Erst im siebten bis achten Lebensmonate lernen die Kinder sitzen, und noch später im neunten bis zehnten entwickeln sich die Bewegungen der unteren Extremitäten, es beginnt zu stehen und einige Wochen darauf zu gehen.*[9]

In der zweiten Hälfte des ersten Lebensjahres beginnt der Säugling, sich fortzubewegen und seine Umgebung zu erkunden. Irgendwann zwischen dem 10. und 20. Lebensmonat lernt das Kind dann frei zu gehen.[13] Der Zeitpunkt ist individuell sehr unterschiedlich. Er ist im Wesentlichen das Ergebnis eines Reifungsprozesses und kann durch Üben nicht beschleunigt werden.

Längsschnittuntersuchungen aus den letzten Jahrzehnten zeigten, dass viele Wege zum freien Gehen führen. Etwa jedes siebte Kind verhält sich anders. Einige lassen z. B. das Robben oder Kriechen aus. Andere bewegen sich nie auf allen Vieren fort. Manche setzen sich früh auf und rutschen oder hopsen rückwärts auf dem Hosenboden. Wieder andere rollen sich seitwärts, formen eine Brücke, bewegen sich schlangenartig vorwärts oder stemmen sich mit den Armen hoch und ziehen sich dabei nach vorne, lassen sich auf den Bauch nieder, um dann wie ein Schmetterlingsschwimmer die Arme über den Kopf nach vorne zu bringen und sich erneut hochzustemmen und vorzuziehen. Nachforschungen zeigten, dass sich gewöhnlich ein Elternteil in derselben Weise fortbewegt hat. Die Bewegungsmuster sind also vererbt. Es ist keine neurologische Störung, es ist, wie ein neuer Begriff sagt, eine Normvariante.

Bis vor wenigen Jahren galt allgemein die Ansicht, dass die zehn Schritte der motorischen Entwicklung von der Rückenlage zum freien Gehen schön einer nach dem anderen erfolgen würden. Einzelne Säuglinge entwickeln sich dabei schneller (Abb. 8 Kind A) und andere langsamer (Abb. 8 Kind B). Zur großen Überraschung vieler Kinderärzte gibt es aber auch Säuglinge, bei denen keine „geordnete" Organisation der Entwicklungsschritte existiert (Abb. 8 Kind C). Jeder Entwicklungsschritt erfolgt in einem besonderen Altersbereich. Nur wenn der Entwicklungsschritt verspätet außerhalb des normalen Altersbereiches getan wird, besteht der Verdacht auf eine Entwicklungsverzögerung. Innerhalb des normalen Altersbereiches scheint sehr viel möglich zu sein. Hier sollte man sich daher mit Bewertungen sehr zurückhalten.

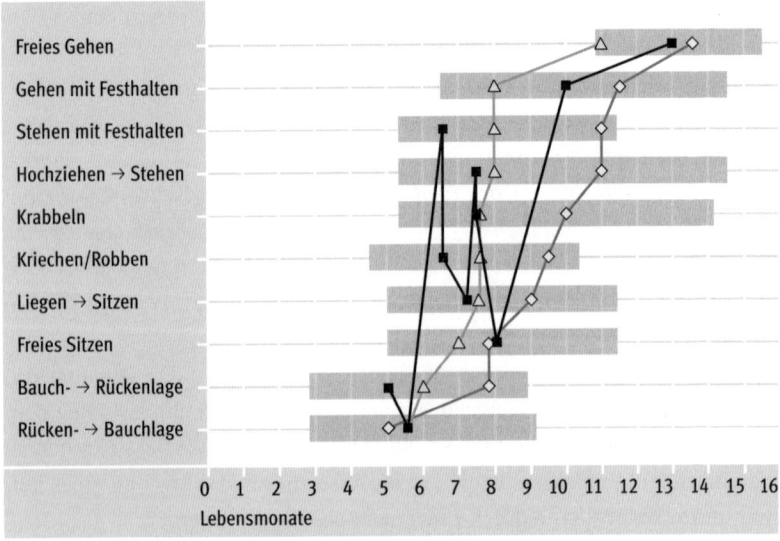

Abb. 8: Entwicklungsschritte der Motorik beim Säugling. Die grauen Balken entsprechen dem Extrembereich einer Gruppe von Säuglingen aus Tübingen. Der Säugling A (△) zeigt eine rasche, der Säugling B (◇) eine langsame motorische Entwicklung. Der Säugling C (■) lässt keine „geordnete" Organisation der Entwicklungsschritte erkennen.[14]

In Deutschland hatte und hat nicht jedes Neugeborene bei der Geburt dieselben Überlebenschancen, Bildungs- und Berufsmöglichkeiten und Aussichten auf Teilhabe am öffentlichen Leben wie „normale" gesunde Säuglinge mit bürgerlichem Hintergrund. Die Medizin spielte und spielt im Prozess der sozialen Ausgrenzung leider immer wieder eine zentrale unheilvolle Rolle, sei es dass sie körperlichen Merkmalen eine ungerechtfertigte, unheilvolle Bedeutung zuschrieb, sei es dass sie soziale und politische Diskriminierungen durch pseudowissenschaftliche Argumente rechtfertigend unterstützte. Beispiele sind: Anatomische Unterschiede von Mann und Frau wurden zu Ungunsten der Frau gedeutet. Kleine morphologische Besonderheiten wurden lange Zeit als degenerative Stigmata angesehen (→ Degeneration) und fälschlicherweise eine große diagnostische und prognostische Bedeutung zuerkannt. „Neuropathischen" Kindern, Mischlingen, „fremdrassigen", „artfremden" und „asozialen" Kindern wurde eine biologische Minderwertigkeit unterstellt.

Krise oder Störung

Im Alltag sind wir allzu gern bereit, jemanden als gestört oder krank zu bezeichnen, weil uns sein Verhalten missfällt oder nicht nachvollziehbar erscheint. Die Psychiatrie kennt einzelne klar zuordenbare Krankheitsbilder wie die Psychosen. Was ist jedoch eine gestörte Persönlichkeit? Die „gestörte" Person mag sich in ihrem Alltag sehr auffällig verhalten und unter ihren Eigenarten leiden. Aus der Sicht des Psychiaters kann sie dann als gestört bezeichnet werden, wenn sie eine bestimmte kritische Anzahl von Symptomkriterien aus einer der zehn Kategorien des international gebräuchlichen Diagnosehandbuch DSM-IV (paranoide, schizoide, schizotypische, antisoziale, Borderline-, hysterische, narzistische, selbstunsichere, abhängige, zwanghafte Persönlichkeit) aufweist. Die Abgrenzung einer psychischen Störung ist dabei nicht annähernd so präzise definierbar wie die meisten organischen Erkrankungen. Die Einschätzung einer Person durch zwei Psychiater ist oft sehr unterschiedlich. Handelt es sich um ein „ja" oder „nein" oder nicht eher um ein „mehr" oder „weniger"? Viele Diagnosekriterien beinhalten kulturspezifische moralische Bewertungen. Die Kriterien selbst sind oft schwer zu objektivieren?[15]

Niemand wird mit einer Persönlichkeitsstörung geboren; sie entwickelt sich. Sie mag drohendes Schicksal sein, ist aber nicht zwangsläufig. Jeder Erwachsene kennt Momente, in denen er von Empfindungen überschwemmt wird, die so gar nicht zur Gegenwart passen. Er fühlt sich hilflos, allein gelassen oder traut sich plötzlich nichts mehr zu. Er ist in einer „Lebensfalle" gefangen, deren Ursprung weit in die Kindheit zurückreicht.

Es gibt viele Definitionen für seelische Gesundheit. „Arbeits- und liebesfähig" ist der Vorschlag von Sigmund Freud. Die Weltgesundheitsorganisation spricht von einem Idealzustand, dem „physischen, psychischen und sozialen Wohlbefinden". Nach dem Philosophen Jerome Wakefield ist *ein Mensch dann gesund, wenn seine körperlichen und seelischen Mechanismen diejenigen Funktionen erfüllen, durch die sie im Laufe der Evolution das Überleben des Individuums und der Art gesichert haben.*[15]

Aber was ist ein gesunder und was ein gestörter oder gar psychisch kranker Säugling? Hermann Emminghaus (1845-1904) der Begründer einer wissenschaftlichen Kinder- und Jugendpsychiatrie war der Meinung, dass sich bei Säuglingen in der Regel noch keine psychopathologischen Störungen feststellen lassen.[16] Nach 1900 wird in den Lehrbücher der Kinderheilkunde häufig von neuropathischen oder neurasthenischen Säugling gesprochen.[17] Er zeichne sich durch eine besondere Empfindlichkeit gegenüber Reizen, eine Unruhe am Tage, häufiges Schreien und Schlafstörungen aus. Dabei seien die Säuglinge geistig sehr rege, frühreif und an ihrer Umwelt aufs lebhafteste interessiert.

Bis vor 30 Jahren lag die untere Altersgrenze für eine kinderpsychiatrische Behandlung bei etwa drei Jahren, wenn das Kleinkind kindergartenreif beziehungsweise bereit war, sich auf eine Spieltherapie mit der Therapeutin einzulassen. Mütter von „schwierigen Säuglingen" erhielten gute Erziehungsratschläge, aber keine Behandlung. Seither hat sich vieles entscheidend geändert, insbesondere seit der Einführung der Schreiambulanzen. Das moderne Konzept der → Regulationsstörungen geht von akuten „normalen" und chronisch eskalierten Interaktionskrisen aus. Bei letzteren liegt die Störung weder beim Kind noch bei der Bezugsperson, sondern in der Kommunikation beider.

Güte gegenseitiger Angepasstheit („goodness of fit")
1984 entwickelten Stella Chess und Alexander Thomas das Konzept der Güte genseitiger Angepasstheit. Ein Säugling entwickelt sich dann besonders günstig, wenn sein physiologischer Anpassungsspielraum, seine Motivation und die Art seines Verhaltens mit den Anforderungen und Erwartungen seiner Umwelt übereinstimmen. Es geht dabei nicht um eine perfekte, sondern um eine lebendige gegenseitige Angepasstheit. Besteht eine ausgesprochene Dissonanz zwischen den Möglichkeiten und Fähigkeiten des Säuglings und den Möglichkeiten und Anforderungen der Umwelt, so besteht ein hohes Risiko einer Fehlanpassung oder einer Entwicklungsstörung. Dieses Konzept aus dem Bereich des systemischen Denkens sprengt meiner Meinung nach alle bisherigen Konzepte normativen Denkens, da es den Schwerpunkt der Betrachtung auf die Interaktion von Kind und Umwelt legt, und vermeidet, sowohl die Eigenart des Kindes noch die Besonderheiten seiner Umwelt an irgendwelchen externen Maßstäben zu messen. Es sucht nach Reibungsflächen und bemüht sich diese zu beseitigen

oder zu mindern. Die Diagnostik und Therapie der → Regulationsstörungen im Säuglingsalter weist große Übereinstimmungen mit diesem Konzept auf.

Körpervorstellung und Körpergefühl
Im Alltag vergessen wir oft, wie stark unsere Vorstellungen von unserem Körper durch unser „Wissen" geprägt sind und wie wenig dieses Wissen oft mit unseren Körpergefühlen übereinstimmt. Gesund sein – im Sinne von frei von Krankheit – bedeutet noch lange nicht sich „Wohlfühlen". Wie viele Menschen kämpfen um ihre körperliche Fitness und vergessen darüber zu leben, sich auch einmal zu freuen, zu genießen, sich der Muße hinzugeben.

Jeder Kinderarzt weiß, wie schwer es Grundschulkindern fällt, eine „notwendige" Diät einzuhalten. Die Diskrepanz zwischen ihren Körpergefühlen wie dem Appetit und den abstrakten Vorstellungen der Diät scheinen unüberbrückbar. Kindergeburtstage können so für die kleinen Patienten und deren Eltern zu Horrorveranstaltungen werden. *Alle Kinder dürfen … Das ist doch so lecker …, warum nur ich nicht …, niemand mag mich …*

Umgekehrt ist man als Arzt manchmal beschämt, wenn man von schwer kranken Patienten erfährt, wie wohl sie sich gerade fühlen. Ein 19-jähriger Patient mit einer künstlichen Niere (Hämodialyse) sagte mir einmal: *Meine Schulkameraden bedauern mich ständig ob meiner Beschwerden und krankheitsbedingten Einschränkungen an Mobilität und Freizeit. Sie haben keine Ahnung, was mir meine Krankheit an tiefer menschlicher Verbundenheit und wunderbaren glücklichen Momenten der Gemeinsamkeit mit meinen Eltern und Geschwistern geschenkt hat, gerade weil wir alle wissen, dass meine Zukunft ungewiss ist.*

Historiker, die sich mit dem Spezialgebiet der Körpergeschichte beschäftigen, lehren uns, dass die Mitglieder jeder Generation mit anderen Vorstellungen vom Körper aufwachsen und nicht zuletzt deshalb ihre eigene Körperlichkeit in anderer Weise als Generationen vor oder nach ihnen erleben (→ Ungeborene/Schwangerschaft).[18]

EXKURS: Moderne Medizin: Wissen kann Lebensqualität gefährden
Mein Tumormarker war wieder einmal angestiegen und ich verspürte zunehmend Schmerzen eines im Halsbereich vom Rückenmark abgehenden Nervs. Ein Kollege schlug vor, eine PET/CT (C-11-Cholin-Positronen-Emissions-Tomogramm/Computer-Tomographie)-Untersuchung, ein modernes bildgebendes Verfahren, durchzuführen, das selektiv „größere" Tumormetastasen darstellt. Am Bildschirm sah ich die Ursache der Beschwerden. Es war eine Tumormetastase. Dann zeigte mir der Kollege den Körper langsam vom Kopf her zu den

Oberschenkeln. Mehr als ein Dutzend weiterer Tumorherde war deutlich sichtbar. Als Arzt war ich von der Brillanz der Bilder begeistert. Als Patient empfand ich die Bilder als eine Katastrophe. Ich fühlte mich doch ganz gut! Sollte dies mein Körper sein? Wie kann ich mit diesen Bildern im Kopf jemals wieder unbeschwert und locker den Tag genießen?

Säuglinge haben nur eine rudimentäre angeborene Vorstellung von ihrem eigenen Körper. Die Nahsinne wie Riechen, Schmecken, Tast-, Schmerz- und Lagesinn sind schon bei der Geburt gut ausgebildet. Die Fernsinne wie Hören und Sehen sind vorhanden, aber das Gehirn vermag das Gehörte und Gesehene nur im Ansatz zu deuten. So haben die Säuglinge nur ihre Körperlichkeit, d. h. ihre Empfindungen und Stimmungen im Hier und Jetzt, um auf dieser Basis mit den Bezugspersonen in Beziehung zu treten. Kommunikation auf der Körperebene kann jedoch nur glücken, wenn die basalen Bedürfnisse des Säuglings befriedigt sind und die Bezugsperson sich ganz auf die aktuelle Stimmung des Säuglings einlässt. Stimmt die Stimmungslage nicht, weil das Baby z. B. Beschwerden verspürt, überreizt, übermüdet oder in einer ungewohnten Umgebung ist, so wird die Bezugsperson den Säugling trösten und empathisch in eine stimmigere Stimmungslage begleiten, indem sie leicht differente Stimmungsbilder mit viel Geduld anbietet. Hierbei verwendet die Bezugsperson intuitiv verschiedene im gemeinsamen Zusammenleben entwickelte Rituale des Berührens, der Bewegung, des Rhythmus und der Stimmäußerungen untermischt mit je nach Stimmung mehr oder weniger neuen überraschenden Verhaltensvarianten.

Säuglinge besitzen ein ungemein feines Gespür für Stimmungen und Stimmigkeit. Sie spüren sofort, wenn die Bezugsperson in Gedanken oder Gefühlen mit etwas anderem beschäftigt ist. In dieser Hinsicht kann man Säuglinge nicht täuschen, sondern nur verunsichern und frustrieren.

In einer Kultur, in der Gefühle im Alltag meist unerwünscht sind, verdrängt, verleugnet und manipuliert werden („keep smiling"), und in der alles auf die Effektivität des Denkens und Handelns aus ist, kann es Eltern sehr schwer fallen, sich auf das körperbetonte, zeit- und absichtslose Hier und Jetzt des Säuglings einzulassen.

Zusammenfassung
Der Normalwert ist ein fiktiver Wert. Es gibt kein „normales Kind", es gibt nur Individuen. Der Normalwert hat ein Doppelgesicht. Einerseits kann er eine vorzügliche Orientierungshilfe sein, wenn man ihn richtig zu interpretieren weiß.

Andererseits kann er jedoch auch die Quelle großen Leides sein. Ist nicht die leidvolle Geschichte des 20. Jahrhunderts zu großen Teilen Ausdruck eines missverstandenen und missbrauchten Begriffes von Normalität?

Die Vorstellung von Normalität, wie wir sie heute kennen, ist nicht älter als 200 Jahre. Noch um 1700 war das Leibesinnere ein Raum der Unbestimmtheit und vielseitigen Umwandlungen. Mit Gottes Wille schien alles möglich und alles mit allem zusammenzuhängen. Es gab nur Häufiges und Seltenes. Erst durch systematische anatomische Untersuchungen bildete sich eine abstrahierend idealisierte Vorstellung von der Anatomie des „normalen" gesunden Erwachsenen und der Pathologie verschiedener Gruppen von Kranken. Morphologische Zufallsbefunde ohne erkennbaren Krankheitswert wurden einer dritten Kategorie, den anomalen Befunden, zugeordnet.

Nach 1800 erkannte die Medizin die Nützlichkeit des Mittelwertes, um Gesundheit und Krankheit zu unterscheiden. So wurden z.B. Unterschiede der Müttersterblichkeit pro 100 Entbindungen genutzt, um das Leben vieler Mütter durch frühzeitigeres Eingreifen zu retten. Claude Bernard, der große französische Physiologe, erkannte die grundlegende Bedeutung der Aufrechterhaltung der Konstanz des „inneren Milieus" für das Leben von Tieren und Pflanzen. Noch um 1910 drehte sich die wissenschaftliche Diskussion hauptsächlich um den Nachweis der Wirkung einzelner Ursachen durch „evident" erscheinende Unterschiede zwischen Mittelwerten. So konnte Adalbert Czerny einen Zusammenhang zwischen der Anzahl der Stillmahlzeiten und der Tagestrinkmenge wegen „vielfacher Widersprüche" – nach heutigem Wissen fälschlicherweise – ablehnen und sein normatives Gebot von fünf, als ausreichend betrachteten Stillmahlzeiten durchsetzen, obwohl gesunde Mütter ihre jungen Säuglinge durchschnittlich sechs bis sieben Mal täglich stillten.

Obwohl die Kinderärzte ständig betonten, dass das Kind kein kleiner Erwachsener, sondern etwas Eigenständiges sei, bezogen sie doch viele Leistungen von Funktionsparametern auf die entsprechenden Leistungen bei Erwachsenen. Sie bezeichneten die Leistung der Babys als „unreif" und übersahen dabei, dass die Leistung in einem anderen Funktionszusammenhang erbracht wird und deshalb anders beurteilt werden muss.

Sehr spät wurde gefordert, dass wissenschaftliche Hypothesen durch „statistisch signifikante" Unterschiedes zwischen Mittelwerten zu belegen sind. Ohne die Verfügbarkeit von Rechenmaschinen begnügte man sich zunächst mit der Annahme einer Normalverteilung der Daten, obwohl dies oft offensichtlich nicht der Fall war. Erstmals gelang es auch Ursachen-Wirkungs-Beziehungen durch eine Korrelationsanalyse zu quantifizieren. Nun erwachte auch das Interesse für Streuungsmaße, wie den Streuungsbereich (der Bereich zwischen dem niedrigsten und dem höchsten Wert) und den „klassischen" Normalbereich (Mittelwert ± zwei Standardabweichungen, der Bereich in dem bei einer Normalverteilung 97,5% der Daten erfasst werden).

Die Übernahme des technischen Modells des Regelkreises in der Medizin und die elektronische Datenverarbeitung erbrachte eine enorme Ausweitung des Verständnisses von Normalität. Nun gelang es endlich, auch komplexe Zusammenhänge aufzuklären. Zivilisationskrankheiten werden in der Regel nicht nur durch einen Faktor, sondern durch das Zusammenwirken mehrerer Faktoren ausgelöst. Diese Erkenntnis führte zum Konzept der Risikofaktoren und der Prävention durch gezielte Bekämpfung einzelner Risikofaktoren. In der Kinderheilkunde wuchs das Verständnis für Normvarianten, Rhythmen, Individualität, Krisen, den Zusammenhang von Funktionsbelastung und Reservefunktionskapazität sowie für die Bedeutung bisher ausgeklammerter Faktoren wie der Eltern-Kind-Beziehung und die Psychosomatik. Schließlich führten die zunehmend von modernen bildgebenden Verfahren bestimmten Vorstellungen vom idealen Körper und dessen Formbarkeit zu einer immer größer werdenden Distanz zu originären Körpergefühlen. Fitness-Vorstellungen lassen dem Wohlbefinden immer weniger Raum, und Wünsche nach effektivem Handeln verdrängen zunehmend Wünsche nach Ausgleich, Genuss, und Muße.

Die häufigsten Missverständnisse unserer Vorstellungen von Normalität sind:
- Der Durchschnittswert, der als Richtwert gemeint ist, wird als Sollwert betrachtet. Viele Mütter bemühen sich krampfhaft, dem Säugling bei jeder Flaschenmahlzeit die „vorgeschriebene" Trinkmenge zu füttern.
- Befunde außerhalb des Normbereichs werden als Ausdruck einer Krankheit und Befunde innerhalb des Normbereiches als Ausdruck von Gesundheit missverstanden. Extremwerte können ein Hinweis auf ein krankhaftes Geschehen sein, sind jedoch alleine noch kein Beweis für ein derartiges Geschehen („Perzentilen-Krankheit"). Minderwuchs kann, aber muss nicht Ausdruck einer Krankheit sein. Patienten mit einer schweren lebensbedrohlichen Störung des Säure-Basen-Haushalts können einen normalen Säure-Basen-Status im Blut zeigen, wenn z. B. ein schwerer Volumenmangel durch eine ausgeprägte Säurebelastung „kompensiert" wird.[19]
- Häufig wird eine relativ niedrige Funktionsleistung des Säuglings auf einem Gebiet als Ausdruck von Unreife fehlgedeutet, da man den anderen Funktionszusammenhang beim Säugling nicht berücksichtigt. Ein mit einer Muttermilchersatznahrung ernährter Säugling ist partiell immuninkompetent. Wird er jedoch gestillt, so erhält er durch die Muttermilch von seiner Mutter die zur Immunkompetenz benötigten Antikörper.

- Normvarianten wurden und werden auch heute noch häufig als Ausdruck eines krankhaften Geschehens verkannt.

Normalitätsvorstellungen können die Quelle von Leid sein. Wir schenken unseren kleinen Mädchen Barby-Puppen und klagen sie dann an, wenn sie in der Pubertät als Opfer eines völlig unrealistischen Schlankheitsideals ihre Körpergestalt nicht annehmen und eine Essstörung entwickeln.

Jeder Mensch ist auf die Kommunikation und Kooperation mit anderen angewiesen und deshalb sehr schnell bereit, sich den Normvorstellungen der Gruppe, der er sich zugehörig fühlt, zu unterwerfen. Weltweit speist sich die eigene Identität zum größten Teil aus der Abgrenzung fremder Identitäten. Die gewaltsam ausgetragenen Konflikte um nationale und ideologische Identitäts-Normvorstellungen haben das hässliche Bild des 20. Jahrhunderts geprägt. Auch die Medizin war bei diesen Abgrenzungsprozessen beteiligt, indem sie besonders in den ersten zwei Dritteln des 20. Jahrhunderts unpassende Zuschreibungen vorgenommen oder unterstützt und damit viel Leid verursacht und großen Schaden zugefügt hat.

1.2 Psychische Entwicklung

Vom aktiven und passiven Säugling

Neugeborene sind sonderbar: Wer ein wenige Tage altes Baby auf dem Arm hält und erlebt, wie es einerseits sensibel auf körperliche Nähe, Körperwärme und vorsichtige rhythmische Bewegungen reagiert und wie es andererseits kaum möglich ist, mit ihm über Sprache und Laute – also akustisch – zu kommunizieren, der ahnt, dass es nicht reiner Willkür entsprach, wenn in den vergangenen 300 Jahren das Urteil der Ärzte und anderer Experten über die Natur des Säuglings drei Mal zwischen den Extremen „aktiv" und „passiv" hin und her schwankte. Wie aber wurden die unterschiedlichen Standpunkte begründet? Und vor allem: Welche Auswirkungen hatte diese Beurteilung auf die Art der Säuglingspflege? Wie sehen wir heute diese Frage?

Im 15. Jahrhundert, zu Beginn der Neuzeit, wuchs das Interesse der Gesellschaft an individuellen Lebensentwürfen. Statt eines möglichst reibungslosen Hineinwachsens in vorgegebene standesgemäße Rollen wurden zunehmend Fragen der Erziehung zu einer eigenständigen Persönlichkeit diskutiert.

Das Zeitalter der Aufklärung: Vom passiven zum aktiven Säugling

Der englische Arzt und Philosoph John Locke (1632-1704) sah in der Tradition von Aristoteles den Säugling als passives Wesen und verglich seine Seele mit einem → unbeschriebenen Blatt. Sinnesempfindungen seien der Ursprung aller Ideen, Vorstellungen und Begriffe. Zunächst seien es einfache Ideen der Sinnesempfindung, dann solche der Reflexion. Hierbei sei der Geist im Wesentlichen passiv. Erst später forme der Geist auf aktive Weise komplexe Ideen, indem er einfache Ideen kombiniere oder von ihnen abstrahiere. So werde der Mensch zum Produkt seiner Erziehung.

Lockes Zeitgenosse, der Mathematiker und Philosoph Gottfried Wilhelm Leibniz (1646-1716) widersprach. Er betrachtete das Kind nicht als passiven Empfänger von Sinneseindrücken, sondern betonte seine Fähigkeit, wahrzunehmen, zu kontrollieren, auszuwählen und zu organisieren.

Ein sehr angesehener, aktiver „Menschenfreund" (Philanthrop) im Gefolge von Locke war der Lehrer und Schulrat Joachim Heinrich Campe (1746-1818).

Er war zudem ein großer Bewunderer des französischen Pädagogen und Philosophen Jean-Jacques Rousseau (1712-1778). Campe vertrat ein aufgeklärtes, sittlich-vernunftgemäßes Christentum. Von 1776 an leitete er die international gefeierte Modellschule der deutschen Aufklärung, das „Philanthropinum" in Dessau. Hier sollten Jugendliche durch freundliche, liebevolle Unterweisung und durch regelmäßigen Sport zu lebensfrohen und im Alltag tüchtigen Menschen erzogen werden.

In seiner auch heute noch lesenswerten Schrift „Über die früheste Bildung junger Kinderseelen" heißt es: *Die ersten Lehrer eurer Kinder sind alle – leblosen oder lebendigen – Gegenstände, welche in der jungen Seele irgend eine Empfindung zu erregen vermögen. (...) Die erste Schule ist der Leib der Mutter, in welchem es einen neunmonatigen Unterricht durch sinnliche Eindrücke und Empfindungen genoss" (...). Wer vermag die Kraft, welche eine Uhr in Bewegung setzt, von dem Uhrwerk selbst zu trennen? (...) Leib und Seele sind zwar wesentlich von einander verschieden, aber beide stehen in so inniger Verbindung, dass die Verschlimmerung oder die Verbesserung des einen auch für die andere eine Verschlimmerung oder Verbesserung unausbleiblich nach sich zieht. Seele ist Kraft, und Körper ist Räderwerk. (...) Alles was ihr dem zarten Leibe eurer Kinder tut, das tut ihr auch ihrer Seele.*[1]

Und weiter schreibt Campe: *Das neugeborene Kind hat noch keinen Verstand, bestimmte Gedanken, die man ihm mitteilen möchte zu denken, miteinander zu verbinden und Folgerungen daraus zu ziehen. Es hat noch kein Gehör, bestimmte, in Sprache gehüllte Gedanken aufzufangen, und noch keine Zunge, empfangene oder selbst erzeugte Gedanken wieder mitzuteilen. Alles, was das ärmliche Seelchen vermag, ist – Empfinden, und sich seiner Empfindungen auf eine dunkle und sehr verworrene Weise bewusst zu sein. Der einzige Weg also, auf dem wir mit unserem ersten Unterricht zu ihm gelangen können, ist der Weg der sinnlichen Empfindungen. (...) Wichtig in dieser ersten Erziehungsperiode sind alle die tausend Kleinigkeiten, die, weil sie nur den Leib und nicht die Seele zu betreffen scheinen, Euch gleichgültig und unbedeutend vorkamen. Dass des Kindes Seele durch all diese den Körper betreffenden Kleinigkeiten wirklich verändert und ausgebildet werde, könnt ihr gleichsam mit Augen sehen. Denn am Ende des zweiten Monats (...) ist diese Seele doch offenbar schon etwas anderes (...). Sie ist nicht mehr so verdutzt (...), achtet schon auf dieses und jenes; verlangt, begehrt, verabscheut schon* und *äußert schon Freude und Betrübnis*. Man *errege so viele angenehme Empfindungen in der jungen Seele, als man kann,* und *halte jede unangenehme Empfindung, welche nicht zu den erkannten Absichten der Natur gehört, so viel wie möglich von ihr ab. (...) Gönnt der jungen Seele die Freiheit, sich ihre Empfindungen selbst zu wählen und ihnen so lange nachzuhängen, als sie*

Lust dazu äußert. (...) Hütet euch, der jungen Seele unnötige Fesseln anzulegen. (...) Denn nicht das, was ihr für euer Kind denkt, redet oder tut, sondern lediglich das, was es selbst wahrnimmt und handelt, entwickelt seine Seelenfähigkeiten wie seine Leibeskräfte ... Selbsttätigkeit allein übt, stärkt und entwickelt die geistigen wie die körperlichen Kräfte des Kindes. (...) Tätig ist eine menschliche Seele nur dann, wenn sie an etwas Anteil nimmt; und sie kann unmöglich Anteil an einer Sache nehmen, die ihr aufgedrängt wird. [2]

Die Freiheit schon des Säuglings wird hier in den Vordergrund gestellt – Campe war ein Kind der Aufklärung, und damit befand er sich in geistiger Nähe zu Immanuel Kant (1724-1804), dem bedeutendsten Philosophen der Aufklärung. Der Autor der *Kritik der reinen Vernunft* nennt zwei Formen der Wirkungsbeziehung: Die Gesetze der materiellen Welt mit ihrem strengen Determinismus verbildlicht im gestirnten Himmel über mir und das moralische Gesetz *in mir* mit der Freiheit des Handelns und der Möglichkeit der Orientierung am kategorischen Imperativ. Das bedeutet: Der Mensch ist nicht nur Objekt des Determinismus der materiellen Welt, also passiv, sondern selbst auch Wirkender, also aktiv.

Diese Gedanken haben auch den Dichter Friedrich Schiller (1759-1805) nachhaltig geprägt. Schon 1770, als gerade 21-jähriger Mann, beschäftigte er sich in seinem Aufsatz „Über den Zusammenhang der tierischen Natur des Menschen mit seiner geistigen" mit der Frage, zu welchem Zeitpunkt der Mensch beseelt bzw. aktiv würde. *Die Geisteskraft entwickelt sich aus sinnlichen Trieben.* Der physische Schmerz modifiziert in unbekannter Weise die tierische zur menschlichen Empfindung. *So hilft tierische Empfindung, das innere Uhrwerk des Geistes in Gang zu bringen.*

Während Schiller von produktiven Wechselwirkungen zwischen der Seele als Subjekt sowie dem Körper und der Umwelt als Objekt ausging, betrachteten die noch jungen Natur- und Humanwissenschaften den Säugling nur noch als Objekt und beharrten darauf, dass er ein durch Anlage und Umwelteinflüsse determiniertes, also passives Wesen sei – vielleicht, weil sie die deterministischen Grundlagen gerade erst entdeckten, katalogisierten, systematisierten und entsprechend fasziniert von der nun naturwissenschaftlich zu ordnenden Welt waren.

Lamarcks Hypothese der Vererbung aktiv erworbener Eigenschaften

In der Aktivität steckt das Geheimnis des Lebens.
Gustav von Bunge (1844-1920), Physiologe[3]

Jean-Baptiste de Lamarck (1744-1829) war ein erfolgreicher französischer Biologe zur Zeit des Idealismus in der Philosophie. Er stellte die Hypothese auf, dass die Stammesentwicklung das Ergebnis der Vererbung erworbener Eigenschaften sei. Wenn ein bestimmtes Tier „begriff", dass es für es nützlich wäre, bestimmte Körperteile weiterzuentwickeln, würde es diese „Absicht" selbst verinnerlichen und an die nachfolgenden Generationen weitergeben. So sei etwa der „praktische", lange Hals der Giraffe zu erklären, der sich aus ihrem „Wunsch" ergeben habe, die oben an den Bäumen hängenden Blätter ebenso zu erreichen wie die weiter unten befindlichen, besser erreichbaren. Die direkte Anpassung, so Lamarck, sei die Hauptursache aller Veränderung und Entwicklung.

Noch um 1900 gab es vehemente Befürworter von Lamarcks These. Hermann Dekker, der Autor einer *Naturgeschichte des Kindes*, schrieb 1908: *Lebende Wesen, unter neue Verhältnisse gebracht, erfinden sofort Mittel, die Veränderung erträglich zu machen, jedes einzelne Individuum (…) tut das, in beschränktem Maße auch der Mensch. Wenn die Veränderung andauert, so übernehmen besondere Körperzellen die neue gesonderte Lebensleistung, sie spezialisieren sich für diese eine Notwendigkeit, und es bildet sich ein neues Organ. (…) Tieflandpflanzen auf die Höhen der Alpen gebracht, wurden zu Alpenpflanzen und eigneten sich leuchtende Blüten an, eine feste derbe Wurzel, einen kleineren Wuchs, trockenere Blätter und reicheres Blattgrün – lauter Notwendigkeiten für das Alpenleben. Tropentiere, in unser Klima gebracht, schaffen sich, (…) wie der Tierpark Hagenbeck in Hamburg zeigt, für unseren kalten Winter ein dichtes, warmes, zottiges Fell, die Strauße auch ein wärmeres Federkleid.*[4]

Auch der jungen Sowjetunion kamen die Thesen de Lamarcks sehr zupass. Unter der Führung des Biologen Trofim Dessinowitsch Lyssenko (1898-1976) wurden sie gar vorübergehend zu einer Art Staatstheorie, schienen sie doch die Utopie vom neuen sozialistischen Menschen biologisch zu untermauern. Nicht die „bourgoise" Genetik bestimme Eigenschaften und Veränderungen von Menschen, Tieren und Pflanzen – allein die Umwelteinflüsse seien entscheidend. Also habe jeder die Kraft und die Möglichkeit, sich entsprechend anzupassen. Von 1940 bis 1960 versuchte man, Lyssenkos Theorien in der Landwirtschaft anzuwenden – mit den bekannten verheerenden Folgen für die bald hungernde Bevölkerung.

Nach unserem heutigen Wissen gibt es prinzipiell keine Vererbung *erworbener* Eigenschaften. Allerdings kennt die moderne Molekulargenetik einen Mechanismus, wie eine von der Mutter erworbene Eigenschaft an ihre Kinder und in abgeschwächter Form auch die Enkelkinder weitergegeben werden kann (→ Epigenese).

Darwin widerspricht Lamarck: Vererbbare Eigenschaften entstehen zufällig.

Charles Darwin (1809-1882), ein Zeitgenosse des philosophischen Materialismus, vertrat die These, dass in einer Population immer wieder Individuen mit neuen, *zufällig* entstandenen, vererbbaren Eigenschaften (Mutation) auftreten. Bieten diese Eigenschaften in der Umwelt einen Überlebens- oder Selektionsvorteil, so wird sich diese Eigenschaft im Verlauf vieler Generationen in der Population durchsetzen. Darwins Theorie erfuhr durch den Nachweis der ungerichteten Mutation und der modernen Molekulargenetik eine glanzvolle Bestätigung.

Allerdings: Während in der Stammesentwicklung Zufall und Selektion einen strengen Determinismus nahelegen, hat das analog dazu stehende Modell, das Anlage und Umwelt in der Individualentwicklung gleichermaßen für verantwortlich hält, lange Jahrzehnte den Blick auf eine weitere Eigenschaft alles Lebendigen verstellt: auf die Eigenaktivität.

Denn lebende Organismen reagieren nicht nur, sie agieren auch. Im Modell des Determinismus, der sich nur mit den von außen kommenden Faktoren und ihren Wirkungen befasst, ist der Platz des Wirkenden leer.

Während der ersten Hälfte des 20. Jahrhunderts wurde in der Medizin die Genetik als wichtigste Ursache für die Entstehung von Krankheiten und die Entwicklung eines Organismus angesehen. Hierauf baute eine in der Theorie idealistische, in der Praxis jedoch inhumane Bevölkerungspolitik der Ausgrenzung und Vernichtung sogenannter „minderwertiger", „lebensuntüchtiger" Individuen auf. Es wundert deshalb nicht, wenn das zeitgenössische Bild vom Säugling nur die passive Seite beleuchtete und die aktive, die Eigenaktivität und Selbstwirksamkeit, schlicht ausblendete. Hätte man auch die aktive Seite des Säuglings zur Kenntnis genommen, hätte man nicht so einfach über ihn verfügen können.

Vor wenigen Jahren wurde das Genom des Menschen entschlüsselt. Es zeigte sich, dass die Genetik viel, viel komplizierter ist als bisher gedacht. *Unsere Annahmen waren so naiv, dass es fast peinlich ist*, so kommentierte Craig Venter, einer der führenden zeitgenössischen Genetiker, diesen Sachverhalt in einem Aufsatz für das Wochenmagazin *Die Zeit* im Jahr 2008.

Die Gründerväter der Psychologie und Soziologie halten das Baby für ein passives Wesen.

Und die Psychologie? Hatte sie nicht den ganzen Menschen in seiner Komplexität aus Vererbung und freiem Willen, aus Genetik und Geist im Blick? Auch hier zeigt ein Blick in die Geschichte, dass diese verhältnismäßig junge Wissenschaft keineswegs frei und unvoreingenommen an den Menschen herantrat, sondern ihrerseits geprägt und bestimmt wurde von den Erkenntnissen – oder scheinbaren Erkenntnissen –, die die Physik, die dominierende Wissenschaft jener Zeit, und die Schwesterdisziplinen zuvor gewonnen hatten: Wilhelm Wundt (1832-1920), der Begründer der wissenschaftlichen Psychologie, vertrat ganz im Sinne des reduktionistischen Denkens seiner Zeit die These, dass die Seele nur aus Elementen und Elementarprozessen aufgebaut sei. Sie sei also nicht mehr als die Summe ihrer Teile. Darüber hinaus seien alle seelischen Vorgänge dem Bewusstsein grundsätzlich zugänglich. Praktischerweise war damit eine Psychologie des Neugeborenen und Säuglings gar nicht möglich – wegen des fehlenden Bewusstseins oder wegen dessen ungeklärten Bewusstseinszustandes.

Einer der großen Pioniere der Verhaltensforschung war John B. Watson (1878-1958), der als Begründer des „Behaviorismus" gilt. Seine Forschungen führten zu einer immerhin kleinen Veränderung des Blicks auf den Säugling. Zwar beschränkte sich auch Watson im Sinne der Psychologie seiner Zeit auf das äußere Erscheinungsbild des Menschen und sein beobachtbares und messbares Verhalten, immerhin gestand er dem Säugling aber drei Emotionen zu: Hass, Liebe und Wut. Watson war überzeugt, dass die psychische Entwicklung des Menschen ausschließlich umweltbedingt sei. So verstieg er sich 1925 zu folgender berühmt gewordenen Aussage: *Geben Sie mir zwölf gesunde, körperlich wohlgestaltete Säuglinge und lassen sie mich die Umwelt, in der sie aufwachsen sollen, selbst gestalten, dann garantiere ich Ihnen, dass ich, wenn ich irgend eines der Kinder zufällig auswähle, es zum Spezialisten meiner Wahl ausbilden kann: einem Arzt, Rechtsanwalt, Künstler, Geschäftsführer, ja sogar zu einem Bettler oder Dieb, ohne Rücksicht auf seine Talente, Neigungen, Vorlieben, Fähigkeiten oder seine rassische Herkunft.*[5]

In dieser ganz auf äußere Einflüsse eingeschränkten Sicht hatte so etwas wie Eigeninitiative keinen Platz. Und Watson hatte Einfluss bis in die Gegenwart: Heinz Remplein, der Autor eines bekannten Standardwerks der Entwicklungspsychologie, bezeichnete noch 1964 *das erste Lebensjahr sowohl psychologisch als auch biologisch als Vorstufe der eigentlichen menschlichen Kindheitsentwicklung.* Die Begründung: Psychologisch betrachtet fehle dem Säugling die Gabe des „spezifisch menschlichen Denkens", und biologisch gesehen sei das motorische System „noch sehr unfertig". Charakteristisch für die ersten beiden Lebensmonate sei das „Übergewicht des Schlafes". Remplein nennt es deshalb das „Schlafalter". Die Einstellung zur Umwelt sei „durch reine Passivität" gekennzeichnet – mit einem Übergewicht der abwehrenden Haltung. *Die Unlustgefühle überwiegen die Lustgefühle, wie es sich in der Häufigkeit des Schreiweinens* zeige und in der schockartigen Reaktion auf viele äußere Reize. In der fünften bis achten Lebenswoche breche dann etwas Neues durch, das zur Abgrenzung einer zweiten Phase, dem *Zuwendungsalter*, berechtige: die Hinwendung von der Welt des ausschließlich biologisch Bedeutsamen zur Umwelt und Welt des seelisch Bedeutsamen. Äußeres Merkmal ist das erste Lächeln. An die Stelle eines bloß passiven Getroffenwerdens von den Sinnesreizen tritt aktive Einstellung der Sinne auf die Umweltreize. Auge und Ohr wenden sich den Gegenständen zu, wobei unterstützende Körperbewegungen ausgeführt werden. Das Kind beginnt, aufmerksam zu schauen und zu lauschen – im Unterschied zum bisherigen, bloß passiven Sehen und Hören. Es setzt jetzt jene psychische Verarbeitung der Reize ein, die das Wesen der Wahrnehmung im Unterschied zur Empfindung ausmacht.[6]

Die frühen Soziologen wiederum haben die Ausgestaltung des „Konstrukts" der Kindheit den Kinderärzten, Pädagogen und Entwicklungspsychologen überlassen. Soweit Kinder und Kindheit überhaupt in ihren Gesellschaftskonzepten vorkamen, erschienen sie allein in ihrer Funktion für die Zukunft der Gesellschaft. Kinder seien wichtig für das Überleben einer Gesellschaft. Als Aufwachsende und Werdende müssten sie zu gesellschaftlich handlungsfähigen Erwachsenen gemacht werden. Kinder erscheinen in diesen funktionalistischen Sozialisationskonzepten ausschließlich als passive, von der Gesellschaft außengeleitete Wesen.

Die erste Generation naturwissenschaftlich orientierter Kinderärzte: Säuglinge sind passiv und leicht manipulierbar.

> *Jeder Kinderarzt weiß, dass er auch als Erzieher funktionieren muss.*[7]

Verschiedene Kinderärzte haben zu Fragen der Erziehung des Säuglings Stellung bezogen und damit indirekt Aussagen über ihr Wunschbild vom Säugling und ihr Verständnis von dessen Wesen gemacht. Die wohl bekannteste Stellungnahme zu Beginn des 20. Jahrhunderts dürfte von Adalbert Czerny (1863-1941) stammen. Seine Broschüre *Der Arzt als Erzieher des Kindes* wurde allein zwischen 1908 und 1921 sechs Mal neu aufgelegt und in viele Sprachen übersetzt. Erziehung bedeutete für ihn *die Anpassung des Kindes an sein Kulturmilieu.* Er glaubte im Sinne des naturwissenschaftlichen Denkens seiner Zeit, auch auf dem Gebiet der Erziehung allgemein gültige Aussagen treffen zu können, *welche zu jeder Zeit und an jedem Orte die Grundlage bilden müssen. Was eine zweckmäßige Ernährung für den Körper bedeutet, das bedeutet eine richtige Erziehung für das Nervensystem.*[8] Seine Erfahrungen im Umgang mit Säuglingen in Findelhäusern und auf Säuglingsstationen prägten sein Idealbild vom richtig ernährten, ruhigen, braven, artigen, genügsamen Säugling. *Die artigsten Säuglinge, bei körperlicher Gesundheit, sind die Idioten. Leicht zu erziehen sind Kinder, deren geistige Entwicklung im ersten Lebensjahre innerhalb normaler Grenzen, aber langsam vor sich geht. Schwer zu erziehen sind diejenigen, welche rapide Fortschritte der geistigen Entwicklung zeigen.*[9]

Adalbert Czerny meint: *Die erste wichtige Erziehungsmaßregel ist die Gewöhnung an eine Zeitordnung. Zu dieser gibt die Ernährung die geeignete Veranlassung. Bei jedem Kind ist die Anpassung an strikte Nahrungspausen nach Wunsch zu erreichen. Bei unruhigen Kindern setzt dies allerdings eine gewisse Energie der Pflege voraus. Bei der Durchführung der Nahrungspause handelt es sich also nicht bloß um eine für die Ernährung richtige Maßregel, sondern tatsächlich um die erste Erziehung zur Beherrschung der Triebe.*[10]

- Was kann getan werden, wenn das Kind z. B. nachts unruhig ist? Czerny ist überzeugt, dass die Nachtruhe zwangsweise erreicht werden kann und empfiehlt ein Vorgehen, das heute als gewaltsame Fürsorglichkeit bezeichnet werden könnte: Die Pflegeperson soll das Kind nachts nicht füttern, sondern schreien lassen oder allenfalls trocken legen. Er empfiehlt von *harmlosen* Beruhigungsmitteln wie dem Schaukeln und Wiegen oder der Gabe eines Schnullers Abstand zu nehmen und warnt vor einer Ablenkung durch optische oder akustische Reize. Czerny sorgt sich um die Folgen einer liebevollen Behandlung der Säuglinge durch z. B. ältere Personen. *Sie erziehen die Kinder nicht, sondern unterziehen sich selbst vollständig den Launen und Wünschen der Kinder. So verlieren sie die Macht über die Kinder schon im ersten Lebensjahr.* Czerny folgert daraus, *dass ein Kind am besten wegkommt, wenn die Angehörigen im ersten Lebensjahr gar keine Erziehungsversuche vornehmen. Die Hauptaufgabe ist es, die Einwirkung unnötiger Reize auf die Kinder zu verhüten.*[11]
- Bei Kindern des ersten Lebensjahres ist es die Hauptaufgabe der psychischen Erziehung, so wenig wie möglich Ansprüche wachzurufen. *Ein normales Kind schläft sehr viel und ist dadurch der Einwirkung psychischer Reize entzogen. Das sensible und erregbare Kind hat einen weniger tiefen Schlaf und ist leichter (…) wach zu halten. (…) Je länger aber ein Säugling wach liegt, um so mehr hat er Zeit, Wahrnehmungen zu machen und Eindrücke aufzunehmen, und um so reichlichere Gelegenheit ist gegeben, das Kind intensiver zu beschäftigen und anzuregen, als es zweckentsprechend ist. Für das geistig rege Kind besteht am meisten die Forderung, dasselbe möglichst sich selbst zu überlassen* und es so *in seiner Entwicklung zurückzuhalten.*[12]
- Als weitere Ziele der Erziehung im ersten Lebensjahr nennt Czerny *die*

Erziehung der Kinder zur Mäßigkeit, z. B. um einer Überernährung vorzubeugen. Ferner sollen sie *frühzeitig an* psychische und körperliche *Selbstbeherrschung gewöhnt werden*. Das *Halten* im Laufstall bezweckt u. a. *dass dem Kind nicht gestattet wird, sich alles anzueignen, wonach es verlangt. Mit der Selbstbeherrschung bringt man dem Kind auch den ersten Begriff der Subordination unter einen Vorgesetzten bei. Zur körperlichen Selbstbeherrschung gehört auch die Erziehung zur Sauberkeit am Ende des ersten und am Anfang des zweiten Lebensjahres.*[13]

Kinderärzte warnten vor jedem Versuch, *den Säugling geistig zu wecken, sich zu viel mit ihm abzugeben, unnötigen Hirnreizungen auszusetzen. Ein kleines Kind ist und soll langweilig sein*, so schon August Cramer (1860-1912).[14]

Antonie Zerwer (1873-1956), die Oberin der Kinderkrankenschwestern an der „Vorzeige-Säuglingsklinik" des Kaiserin Auguste Viktoria Hospitals in Berlin und Autorin der in fünf Sprachen in einer Gesamtauflage von über zwei Millionen verbreiteten Schrift zur Säuglingspflege fasst 1917 ganz im Sinne Czernys die Erziehungsziele in einem Leserbrief zusammen: *Das gesunde Kind soll so erzogen werden, dass die Eltern gar nicht spüren, dass es da ist. Dies ist keine Selbstsucht der Alten, sondern es ist das Ergebnis gründlicher Überlegungen und vieler Erfahrungen. Die moderne Erziehung möchte das Kind durch Knappheit, Pünktlichkeit* und *Gehorsam fürs Leben tüchtig machen*.[15]

Viele Kinderärzte und Kinderkrankenschwestern nach 1900 pflegten und propagierten einen autoritären Stil gewaltsamer Fürsorglichkeit im Umgang mit dem Säugling. Sie betrachteten Erziehung als einseitige Anpassung des Kindes an sein Kulturmilieu. Das dürfte die Spontaneität, Kreativität und Eigenaktivität der Kinder geradezu gelähmt und die Entwicklung einer reichen Emotionalität und Kommunikationsfähigkeit behindert haben. So wurde eine wichtige Voraussetzung für ein Erwachsenenverhalten geschaffen, das der Philosoph Theodor W. Adorno später als den *autoritären Charakter* beschrieb.

Im Jahr 1933 schließlich schrieben Alphons Solé und Walter Spranger: *Man kann das Neugeborene in seelischer Hinsicht mit einer belichteten, aber nicht entwickelten photographischen Platte vergleichen. Wie auf dieser, wenn auch unsichtbar, das ganze zukünftige Bild enthalten ist, so auch in der Seele des Kindes die Züge seines werdenden Charakters, d.h. des Aufbaus seiner seelischen Persönlichkeit. Die Entwicklung der Platte ist aber in Gleichnis zu setzen mit der Entwicklung der seelischen Person, mithin den Einflüssen, die auf die ererbten Anlagen einwirken (…). Und so wie der kundige Lichtbildner die Platte nach seinem Gutdünken verändert, Bestimmtes betont und hervorhebt, anderes vernachlässigt und ausmerzt, ebenso kann auch der Erzieher in der Seele des Kindes durch seinen Einfluss und den von ihm gelenkten und ausgewählten Einfluss der Umwelt Veränderungen hervorrufen, die zu guter Letzt ein ganz neues Charakterbild ergeben.*[16]

Es ist für uns heute nicht mehr überraschend: Die Unterdrückung jeder Eigeninitiative des Säuglings fand ihren Höhepunkt im Dritten Reich. Angeregt und gefördert durch ihren nationalsozialistischen Verleger verfasste die Lungenfachärztin Johanna Haarer (1900-1988) das Standardwerk der Säuglingspflege im Dritten Reich *Die deutsche Mutter und ihr erstes Kind*. Ihre Maximen waren: *Reinlichkeit, Ruhe und Rhythmus*.

Ausführlich berichtet sie über technische Details, über Vor- und Nachteile verschiedener Methoden der Sauberkeitspflege. Ohne Waschmaschine und Einmalwindeln war die Sauberkeitspflege in den 1930er Jahren für Mütter viel aufwendiger als heute. Dieser Tatbestand allein begründet jedoch nicht die geschilderte, rigide, gefühlsarme, pflichtgemäße, ganz auf *peinliche Reinlichkeit* ausgerichtete „Trockenlegungsmühle", wie Klaus Theweleit 1987 zu Recht den Reinlichkeitswahn im Nationalsozialismus beschreibt.[17] Hinter einem straff durchorganisierten „Hygiene-Isolationswall" blieb kein Raum für individuelle Besonderheiten und eigene Aktivität des Säuglings – im Gegenteil: Eine wichtige Maxime war „die Ruhe":

Neben einwandfreier Ernährung und tadelloser Reinlichkeit gönne man dem Kind in größtem Ausmaß Ruhe. Was in dieser Hinsicht immer noch gesündigt wird, sei es aus einem Übermaß an Liebe oder aus Unverstand besonders von Frauen der älteren Generation, *ist schwer zu beschreiben. Das Kind wird gefüttert, gebadet und trockengelegt, im Übrigen aber vollkommen in Ruhe gelassen. Am besten ist das Kind in einem eigenen Zimmer untergebracht, in dem es dann auch alleine bleibt. Es gilt der Grundsatz, sich nie ohne Anlass mit dem Kinde abzugeben. Das tägliche Bad, das regelmäßige Wickeln und Stillen des Kindes bieten Gelegenheit genug, sich mit ihm zu befassen, ihm Zärtlichkeit und Liebe zu erweisen und mit ihm zu reden. Dies braucht das Kind ebenso wie Ernährung und Pflege.* Hier findet sich übrigens der einzige Hinweis im Text, sich während der Pflege emotional auf das Kind einzulassen. Diesem stehen zahlreiche Warnungen gegenüber: *Kein Spielen im Bad, kein Bummeln!* oder *nicht zu viel Beachtung und Zärtlichkeit*.[18]

Der streng nach der Uhrzeit geregelte Tagesablauf von fünf oder im Ausnahmefall auch sechs Trinkmahlzeiten bildet *die Grundlage jeder vernünftigen Kinderpflege. Man lasse sich auf gar keinen Fall verleiten, unregelmäßige Zwischenmahlzeiten zu geben. (…) Schreit das Kind nur kurz vor der Essenszeit, so tut es seinen normalen Hunger kund. Wir geben auf keinen Fall die Mahlzeit früher, sonst lernt das Kind sehr rasch, dies durch Schreien immer wieder zu er-*

zwingen und sein geregelter Tagesablauf ist abermals in Gefahr. Selbst die Dauer der Mahlzeit wurde rigide kontrolliert: *Das Kind soll nie länger als 20 Minuten trinken. Man stille daher anfangs nicht ohne Uhr.*[19]

Ein strenger Ernährungsrhythmus, die „Trockenlegungsmühle", eine frühzeitige Isolierung in einer anregungsarmen Umgebung und die weitgehende Einschränkung lockerer Mutter-Kind-Begegnungen sollten den Säuglingen früh den Schneid abkaufen, ihren *Eigensinn* brechen und sie zu braven, willigen, gehorsamen und bescheidenen Kindern erziehen.

Die Pioniere der Kinderpsychoanalyse: Junge Säuglinge sind passiv von Natur.

Nach Sigmund Freud (1856-1939) befindet sich der junge Säugling in einem passiv-rezeptiven Zustand. Das heißt: Ohne einen adäquaten psychischen Apparat verfüge er nicht über die Mittel, um die von der Außenwelt aufgedrängte Erregung wieder abzuführen. Er sei deshalb mit einem angeborenen Reizschutz ausgestattet. Reize, die diesen Reizschutz durchbrächen, könne er nicht bewältigen.

Die ungarisch-amerikanische Kinderärztin Margaret S. Mahler, eine Pionierin auf ihrem Gebiet, die von 1897-1985 lebte, geht davon aus, dass der junge Säugling zunächst ganz mit sich beschäftigt sei. Er lebe in einer Phase des normalen Autismus, in einem geschlossenen System. Dieses System ist durch eine hohe Reizschranke für äußere Reize, die Wahrnehmung körpereigener Reize und eine halluzinatorische Wunscherfüllung charakterisiert. Im zweiten Lebensmonat schließe sich die „symbiotische Phase" an, in der das Kind sich und seine Mutter als untrennbare, allmächtige, körperliche und seelische Einheit erlebt.

Mehrere psychoanalytische Schulen gehen von einer anfänglichen Phase der Undifferenziertheit aus, die der Säugling als eine Art Verschmelzung und Dualunion mit der Mutter erlebe. Um dieses Grundgefühl der Gemeinschaft, Zugehörigkeit, Bindung und Sicherheit zu erleben, sei kein aktiver Prozess vonnöten.

Die Wiederentdeckung des Säuglings als handelndes Subjekt

Der Schwerpunkt der wissenschaftlichen Arbeit der Entwicklungspsychologen William Stern, Charlotte Bühler, Jean Piaget galt der kognitiven Entwicklung des Kindes. Ihnen ist es zu verdanken, dass der Säugling wiederentdeckt wurde: als spontanes, kreatives und eigenaktives Subjekt.

William (1871-1939) und Clara (1877-1948) Stern haben die Entwicklung ihrer Kinder Hilde, Günther und Eva sorgfältig studiert und ihre Tagebuchnotizen später analysiert und interpretiert. Wie ihr Sohn, der Philosoph Günther Stern-Anders, 1952 schrieb, *hatte der philosophische Ausdruck Mensch letztlich immer den erwachsenen, männlichen, denkenden Menschen gemeint.* Geschlecht und Lebensalter waren in den Begriff nicht eingegangen. William Stern hat den *bisherigen Begriff Mensch* durch die Beschreibung des Kindes *aufgelockert.* Seine Methode war beschreibend und philosophisch interpretativ. *Sein Begriff des Menschen war mit dem des Experiments letztlich nicht zu vereinigen. Denn der Mensch war von vornherein (…) ein spontanes Wesen; ein Wesen, das nicht nur antwortet, sondern auch spricht.* Für ihn war auch *das Kind ein freier Mensch wenigstens in seiner freiesten Phase dem Spiel, seinem Einspielen in die Welt!* Schließlich fühlten seine Frau und er sich moralisch verpflichtet, *die Kinder und ihre Beziehung zu ihnen als wichtiger zu sehen als das psychologische Resultat.*[20]

Und weiter: *Die Spannung zwischen Bewusstheit und Unbewusstheit (…) ist selbst ein Ergebnis langsamer Entwicklung. Beim Säugling setzt das Bewusstsein in dumpf-triebhaften Formen ein, die sich aus der Untergründigkeit des unbewussten Lebens nur eben abheben, um alsbald wieder in sie zurückzusinken. Allmählich beanspruchen dann die Lebensforderungen, die verwickelter und konflikthafter werden, Voraussicht, Zielbewusstsein, wählendes Verhalten; und die wachsende Reifung des Individuums ermöglicht die erforderliche Intensivierung und Klärung des Bewusstseinsanteils. (…) Aber auch jetzt noch bleibt die enge Verwurzelung der Bewusstseinserlebnisse im Unbewussten die Regel. Die Willensakte des Kindes sind nicht so sehr das feindselige Widerspiel der Trieb- und Instinktregungen, als deren Verfeinerung, Regelung und Ausbau.*

In keinem Lebensalter wirkt die bloße Belehrung und Aufklärung weniger als in der frühen Kindheit. Neu zu schaffende Verhaltensweisen und Einstellungen sollten im Unbewussten verankert, bzw. die angeborenen Trieb- und Instinktregungen durch ein System erworbener Reflexe ergänzt oder besser verschmolzen werden. Das ist die Gewöhnung. Durch die Wiederholung nimmt der Bewusstseinsaufwand schnell ab; und bald ist die Strebungsweise aus dem Bewusstsein ganz ins Unbewusste abgesunken. Mit dem Saubergewöhnen und dem Entwöhnen des Säuglings hebt diese regressive Entwicklung an; später werden dann die Akte des Essens, des Sprechens, der Körperhaltung, ebenso durch Gewöhnung geregelt, wie das Benehmen zu anderen Menschen, das Streben nach Reinlichkeit und nach Ordnung in den Spielsachen. Das Ergebnis sind dann jene Alltagstugenden und -laster, die dem Kind schnell zur zweiten Natur werden. (…) Aber es gibt noch eine ganz andere abrupte Art des Übergangs, eine gewaltsame Unbewusstmachung, die zugleich eine Spaltung zwischen bewusstem und unbewusstem Personenleben führt: die Verdrängung.[21]

In den 1920er Jahren starteten Hildegard Hetzer (1899-1991) und Charlotte Bühler (1893-1974) in Wien, dazu Arnold Gesell (1880-1961) in den USA und Wladimir Bechterew (1857-1927) in der Sowjetunion, systematische Untersuchungen zur motorischen und kognitiven Entwicklung des Säuglings.

Charlotte Bühler schrieb: *Das Wichtigste, was über das beginnende Leben gesagt werden kann, scheint mir die Tatsache zu sein, dass schon von der ersten, noch keimhaften Existenz an dieses Leben bereits aktiv ist. Mit dieser primären Aktivität beginnt die Lebensbewegung, bevor noch irgendein Reiz zur Wirkung gelangt ist. Das Leben des neuen Organismus verläuft einerseits nach gewissen allgemeinen Gesetzen, andererseits aber auch immer individuell. Schon von Geburt an verfügt der Säugling prinzipiell über den Gebrauch aller Sinnesorgane, sowie über eine reiche, wenn auch anfangs wenig koordinierte Motorik. (...) Obgleich das Kind am Anfang noch keine Gegenstände erkennt, empfängt es von mindestens einem Monat an Wahrnehmungseindrücke, auf die es reagiert und sogar von vornherein in individuell verschiedener Weise. (...) Mutter und Kind steuern sich gegenseitig dauernd in subtiler Weise. Das Baby benimmt sich in diesen Kontakten als Individuum, und wenn es auch unzweifelhaft von der Mutter beeinflusst wird, so bringt es doch von Anfang an seine Eigenart zum Ausdruck. Die soziale Beziehung besteht zunächst auf einem Affektaustausch unstrukturierter ineinanderfließender Gefühle, die ein affektives Klima zwischen den Partnern herstellen. Später bildet sich eine Gemeinsamkeit, die im Zusammen-Funktionieren zweier Partner entsteht, die in selektiver Abgestimmtheit aufeinander sich wechselseitig steuern.*[22]

Jean Piaget (1896-1980) begann seine wissenschaftliche Laufbahn als Biologe, bevor er sich psychologischen Aufgabestellungen in Paris sowie pädagogischen und entwicklungspsychologischen Themen in Genf zuwandte. Schließlich gründete er 1956 ein Institut für die interdisziplinäre Bearbeitung erkenntnistheoretischer Fragen. Lebenslang beschäftigte er sich mit der Entwicklung des Denkens, mit den kognitiven Funktionen des Empfindens, Wahrnehmens, Verstehens, Erinnerns und Handelns.

Die kognitive Entwicklung des Menschen durchläuft nach Piaget drei Perioden. Die erste, die sogenannte sensomotorische Periode des Empfindens und der Bewegung, dauert bis zu einem Alter von etwa eineinhalb Jahren. Innerhalb dieser Periode ist der Säugling in den ersten sieben bis neun Monaten mit seinem Körper und seinen eigenen Handlungen beschäftigt. Er vermag anfänglich noch nicht zwischen einer Außen- und einer Innenwelt zu unterscheiden.

Alle Erkenntnisse, so Piaget weiter, seien mit Handlungen verknüpft und deshalb aktive Vorgänge. Um einen Gegenstand oder eine Person – also ein „Objekt" – zu erkennen, müsse der Säugling auf es einwirken, es von der Stelle bewegen, in den Mund nehmen, in Beziehung zum Hintergrund oder einem anderen Objekt setzen, auseinandernehmen und wieder zusammensetzen. Er müsse lange üben und seine Sinne dabei schärfen, um zu erkennen, was zu ihm, was zum Objekt und was zur Handlung gehöre und was den Anfangszustand vom Endzustand unterscheide, wie dieser also „transformiert" wurde. Das Erkenntnisproblem reduziere sich so auf die Frage, wie der Säugling zunehmend fähig wird, Objekte besser zu erkennen. Biologische Reifung bahnt lediglich den Weg für mögliche psychische Strukturen. Fleißiges aktives Üben, verbunden mit permanenter Selbstkorrektur, sind weitere Voraussetzungen, damit Säuglinge Besonderheiten eines Objektes erfassen könnten. Die Verallgemeinerung der wiederkehrenden Besonderheiten der ergriffenen Objekte wiederum verdichtet sich in der Erkenntnis einer neuen Eigenschaft. Diesen aktiven Vorgang nennt man eine Zuschreibung oder „Konstruktion". Der Säugling wiederholt und bildet nicht bloß ab, es gelingt ihm zu konstruieren und zu erfinden. In gewisser Weise, könnte man anfügen, ist der Säugling so der Schöpfer seiner eigenen Welt.

Während der ersten Lebensmonate gäbe es, einem Film aus einer völlig fremden Welt vergleichbar, nur Wahrnehmungsbilder, die erscheinen, sich auflösen und gelegentlich wiedererscheinen. Im Alter von neun bis zwölf Monaten beginnt der Säugling nach einem Objekt zu suchen. Er sucht nicht nur an dem Ort, an dem das Objekt soeben verschwunden sei, sondern häufig auch an anderen Orten, an denen er dieses Objekt vor Kurzem gefunden hat. Diese Handlungen zeigen, dass der Säugling nun erkannt hat, dass Objekte fortbestehen. Während das Kind sich bisher als ruhenden Mittelpunkt des Universums erfahren habe, sieht es sich nun als ein Element in einer Welt voll anderer dauerhafter Objekte.

Piaget ergänzt die drei klassischen Entwicklungsfaktoren – Reifung, Erfahrung der materiellen Umwelt und die Wirkung des sozialen Umfeldes – durch einen vierten Faktor: die Selbstregulation. Besonders bedeutsam findet er Regulationsmechanismen im Sinne negativer Rückkoppelung. Sie kennzeichnen alle Stufen des organischen Lebens. *So erscheint es sehr wahrscheinlich, dass der Aufbau der Strukturen (...) nicht durch das Gleichgewicht zwischen entgegengesetzten Kräften, sondern (...) in einer Reihe aktiver Reaktionen des Subjekts auf externe Störungen besteht.*[23]

Insgesamt begründete Piaget mit seiner biologisch verankerten, aber entwicklungspsychologisch erweiterten Erkenntnistheorie eine neue Sicht des Kindes: Es ist ein aktives Wesen, das sich entwickelt, indem es sich mit der Welt auseinandersetzt, sie strukturiert und dabei sie und sich verändert. Das Kind ist ein kompetentes Wesen, das im Vergleich zum Erwachsenen nicht mangelhaft, sondern qualitativ anders ist. Es wird nicht nur nach den Vorstellungen der Erwachsenen geformt, gebildet und sozialisiert, sondern wirkt seinerseits auch auf die Erwachsenen ein und gestaltet somit die Prozesse der Sozialisation und Erziehung aktiv mit.

Die zitierten Sammelwerke von Remplein, Charlotte Bühler und Piaget stammen aus den 1960er Jahren. Ihre so gegensätzlichen Ansichten spiegeln den Übergangscharakter dieser Zeit wieder. Heute wird der Säugling allgemein als aktives Wesen betrachtet. Hierzu hat die moderne Säuglingsforschung Entscheidendes beigetragen.

Unerwartete Fähigkeiten des jungen Säuglings: Die moderne Säuglingsforschung

Iwan Pawlow (1849-1936), der große russische Physiologe, leitete um 1900 bei Hunden die Speiseröhre operativ nach außen und stellte gleichzeitig einen offenen Zugang zum Magen her. Fraß der Hund, so wurde Magensaft produziert, obwohl die Speise nicht in den Magen gelangte. Zu jeder Mahlzeit erklang nun ein Klingelton. Nach wenigen Wiederholungen produzierte der Hund auch dann Magensaft, wenn der Hund kein Fressen erhielt, aber der Klingelton ertönte. Für diese Versuchsanordnung erhielt Pawlow 1904 den Nobelpreis. Lernen erfolgt u. a. durch die Verknüpfung von zunächst unverbundenen Sinnesempfindungen. Diesen Vorgang kennen wir unter dem Begriff „klassische Konditionierung".

Schnell zeigte sich, dass auch ältere Säuglinge in gleicher Weise lernen. Allein ein bis zwei Monate alte Säuglinge machten nicht mit. Sie reagierten nicht auf einfache zusätzliche Reize. Sie schienen in dieser Weise nicht lernfähig zu sein. So schien es bis in die 50er Jahre des 20. Jahrhunderts.

1951 wurde in Prag das Institut für Mutter und Kind gegründet. In einer Abteilung wurden gesunde Neugeborene, deren Mütter kurz vor einem Ausbildungsabschnitt standen oder über keine Unterkunft verfügten und deshalb ihre Säuglinge nicht oder nur zeitweise selbst pflegen konnten, sechs Monate nach einem klar strukturierten Pflegeplan stationär versorgt und wissenschaftlich untersucht. So wurden Säuglinge morgens nach einem ausgiebigen Schlaf in eine Säuglingskrippe mit einer besonderen Kopfhaltevorrichtung gelegt. Sie erleichterte den Säuglingen das Wenden des Kopfes nach beiden Seiten und maß gleichzeitig den Drehungswinkel. Die Säuglinge erhielten zur Belohnung jeweils ein Zehntel der nächsten Milchmahlzeit, wenn sie den Kopf mehr als 45° nach links drehten – aber nur, wenn zuvor ein Signalton ertönt war. Ohne Signalton gab es keine Milchnahrung. Dieser Vorgang wurde nach unterschiedlichem Zeitintervall bis zu zehn Mal wiederholt, sofern der Säugling aufmerksam blieb. Die Neugeborenen lernten und verlernten die gestellte Aufgabe in individuell unterschiedlichem Tempo. Aus heutiger Sicht dürfte die Versuchsanordnung von Hanuš Papoušek (1922-2000) deshalb so erfolgreich gewesen sein, weil sie klassisches Lernverhalten – also die klassische Konditionierung – mit Belohnungslernen verband und der normalen Lebensrealität des Säuglings sehr nahe kam.[24] Die Möglichkeit, durch eine Eigenaktivität ein Bedürfnis zu befriedigen oder sich einen Wunsch zu erfüllen, also Selbstwirksamkeit zu erfahren, stellt offenbar einen besonders starken inneren Antrieb dar, um einen Bewegungsablauf zu erlernen, und bereitet dem Säugling im Falle des Gelingen offensichtlich Freude.

Hanuš Papoušeks Langzeitbeobachtungen und Konditionierungsexperimente aus den Jahren 1956 bis 1965 bei mehr als 130 jungen Säuglingen widerlegten endgültig die Vorstellungen von der Passivität und Lernunfähigkeit des Säuglings in den ersten zwei Lebensmonaten.

Mac Farlane legte 1975 auf dem Rücken liegenden drei Tage alten Neugeborenen eine Stilleinlage der Mutter auf die eine Seite und eine Stilleinlage einer fremden Mutter auf die andere Seite. Die Neugeborenen drehten den Kopf zuverlässig zur Stilleinlage der eigenen Mutter. Sie kannten also den Geruch ihrer Mutter.

Und nicht nur das: Zeigt man einem Säugling z. B. das Bild eines lächelnden Erwachsenen mehrmals, so lässt sein Interesse rasch nach, messbar an der Zeit, die er das Bild betrachtet. Wir sagen: Er gewöhnt sich, wissenschaftlich spricht man von Habituation. Wird z. B. das Bild eines erstaunten Erwachsenen dazwischengeschoben, so merkt der etwas ältere Säugling sofort auf und schaut das neue Bild ebenso ausdauernd an wie das Bild des lächelnden beim ersten Anblick. Das Verhalten der Säuglinge erlaubt damit Rückschlüsse darauf, ob sie einen Sinneseindruck kennen oder nicht, ob sie einen Unterschied wahrnehmen oder nicht und wie lange ein Lerneffekt anhält.

Die neuen Erkenntnisse hat der 1934 geborene Daniel Stern wie folgt zusammengefasst: Säuglinge suchen aktiv nach Sinnesreizen, sie verfügen über angeborene Raster der Wahrnehmung, die sich in besonderen Vorlieben oder Abneigungen für einzelne Sinneseindrücke äußern. Ständig bilden sie Hypothesen und überprüfen diese wieder mit dem Ziel, neue Kategorien und Regeln zu bilden. Der 1958 geborene Neurowissenschaftler Manfred Spitzer spricht in diesem Zusammenhang vom Gehirn als einer effektiven „Regelgenerierungsmaschine". Schließlich sind Lernvorgänge und Gefühle nicht zu trennen, denn es gibt kein Lernen ohne eine im Gefühlsbereich verankerte Motivation.

Die „neue" Kindheitssoziologie
Im 20. Jahrhundert setzten nach und nach alle Gruppen der Bevölkerung ihren Anspruch auf Anerkennung als Individuum und freie Entfaltung durch.

Nach den Frauen, den Behinderten und den Alten waren die Kinder die letzte Gruppe. Erst Mitte der 1960er Jahre fand weltweit der Kulturumbruch statt, der die Vorrausetzung für die veränderte Perspektive bildete. Ein wesentliches Moment war die Kritik an allen Autoritätsverhältnissen, auch dem zwischen Kindern und Erwachsenen. Damals wurde in der Erziehungswissenschaft die Selbststeuerung des Kindes zum vorrangigen Erziehungsziel erklärt. Die neu entstehende Soziologie der Kindheit hat diesen Impuls zur „Emanzipation des Kindes" aufgenommen. Nun wird die Frage nach der Eigenständigkeit des Kindes unter dem Aspekt der Herrschaftsverhältnisse zwischen den Generationen, der Art und Weise seiner Einbindung in gesellschaftliche Arbeitsteilungen und seines Zugangs zu Ressourcen und Rechten diskutiert.

- Eine Richtung untersucht, wie Kinder eigenständig und kompetent in Familie und Gesellschaft handeln.
- Eine andere Richtung analysiert, wie Kinder sich im Rahmen vorgegebener ökonomischer, politischer, sozialer und symbolisch-kultureller Bedingungen bewegen.
- Eine dritte Richtung weist darauf hin, dass Ordnungen zwischen den Generationen Teil des jeweils aktuellen historischen Gesamtordnungsgefüges, also „sozialkonstruiert", sind. So haben einzelne soziale Gruppen ein Interesse, Kindern bestimmte Merkmale zuzuweisen oder besonders herauszustreichen. In der Politik ist etwa die Argumentation mit den „armen Kindern" sehr beliebt, weil sie einerseits gestattet, den politischen Gegner anzuklagen, da er den Anforderungen der Kinder nicht gerecht wird, und andererseits erlaubt, sich unausgesprochen als guter, moralisch denkender Erwachsener auszugeben.

Heute, in Zeiten rapiden und umfassenden sozialen Wandels, werden Generationsdifferenzen und generationale Ordnungen nicht mehr selbstverständlich hingenommen. Sie sind begründungspflichtig geworden. Seit 1997 besteht in der Deutschen Gesellschaft für Soziologie eine Sektion „Soziologie der Kindheit".

Das Berufsbild des analytischen Kinder- und Jugendlichen-Psychotherapeuten

Das Berufsbild des analytischen Kinder- und Jugendlichen-Psychotherapeuten hat sich innerhalb einer Generation sehr verändert. Noch vor 30 Jahren verfügten Kinderpsychotherapeuten über keinerlei berufliche Praxis im Umgang mit Säuglingen und Kleinkindern. Kinder wurden erst dann behandelt, wenn sie ohne Mutter in der Praxis für eine Spieltherapie zugänglich waren, also nicht vor einem Alter von drei bis vier Jahren.

Heute gehört es zur Ausbildung, dass jeder Kandidat sich während seiner Ausbildungszeit mit einer Schwangeren verabredet und nach der Geburt wöchentlich eine Stunde den Säugling in seiner häuslichen Umgebung während des ganzen ersten Lebensjahres beobachtet („baby watching"). Die Protokolle von vier Beobachtungsstunden werden dann in einer Kleingruppe mit einem erfahrenen Therapeuten besprochen.

> *Dein Ort ist, wo Augen Dich ansehn.*
> *Wo sich die Augen treffen entstehst Du.*
> **Hilde Domin (1909-2006)**[25]

Die Vorstellungen von Daniel Stern sollen beispielhaft für das moderne Verständnis vom Säugling im Rahmen einer normalen Mutter-Kind-Beziehung stehen. Stern arbeitete sowohl als Psychoanalytiker mit engem Kontakt zu Margaret Mahler als auch als Entwicklungspsychologe. Im Bemühen um einen Dialog der beiden Fachgebiete schuf er ein eigenständiges Modell der Entwicklung des Selbst, das die Beobachtungen der Säuglingsforschung mit dem – aus dem subjektiven Erleben Erwachsener rekonstruierten – Erleben von Säuglingen zusammenführt. Die beobachteten Fähigkeiten geben einen groben Rahmen für den Handlungs- und Erlebnisspielraum des Säuglings. *Der rekonstruierte Säugling steuert bestimmte subjektive Erfahrungen bei, die fundamentale und allgemeine Merkmale sozialen Lebens darstellen.*[26]

Stern beschreibt das Selbstempfinden als eine wichtige subjektive Realität. Wir empfinden ein Selbst als einzelnen, abgegrenzten, integrierten Körper, als Handlungsinstanz und als ein Etwas, das unsere Gefühle spürt, unsere Absichten fasst, unsere Pläne schmiedet, unsere Erfahrungen in Sprache umsetzt und unser persönliches Wissen mitteilt. Die meisten Selbstempfindungen seien unbewusst. Stern geht von der Grundannahme aus, dass bestimmte Formen des Selbstempfindens schon wesentlich früher als Selbstbewusstheit und Sprache vorhanden sind. Sie dienten als Organisationsprinzipien der Entwicklung.

Es ist allgemeiner Konsens, dass sich die psychische Entwicklung in Schüben und Sprüngen vollzieht. So verändert sich das Verhalten des Säuglings im Alter von zwei bis drei, neun bis zwölf und 15 bis 18 Lebensmonaten qualitativ, neue Integrationsebenen werden geradezu in „Quantensprüngen" erreicht, die jede einen anderen Bereich des Selbsterlebens und der sozialen Bezogenheit beschreiben. Nach Sterns Ansicht lösen sich die verschiedenen Formen des Selbsterlebens nicht nacheinander ab, sondern bleiben, nachdem sie sich herangebildet haben, das ganze Leben über in vollem Umfang für neue Entwicklungen offen. Der Säugling erinnert sich an reale Vorgänge. Die Erinnerungen dürften Ausgangspunkt für eine lebhafte Phantasietätigkeit sein.

Nach den klassischen psychoanalytischen Theorien spielten Verschmelzungsphantasien, Spaltungsprozesse, Abwehr- und Wahnphantasien eine wichtige Rolle im Säuglingsalter. Stern ist überzeugt, dass diese Phänomene erst im Alter von über fünfzehn bis achtzehn Monaten zum Tragen kämen, wenn sich die Fähigkeit zur Symbolbildung, die sich im Gebrauch der Sprache manifestiert, entwickle. Auch psychische Abwehrmechanismen dürften in der frühkindlichen Entwicklung noch keine Rolle spielen. Entwicklungspsychologische Theorien würden ihrerseits dem subjektiven sozialen Erleben des Säuglings zu wenig Bedeutung beimessen. Diese Themen seien lebenslang von Bedeutung.

Von der Geburt bis zum ersten sozialen Lächeln im Alter von zwei bis drei Monaten beginnt der Säugling, ein Gespür für die Welt und sich zu entwickeln (Auftauchen des Selbst). Eifrig macht er sich daran, verschiedene Erfahrungen zueinander in Beziehung zu setzen. Besonders interessiert sei er an Erfahrungen im Umgang mit Personen. Die tägliche Pflegeroutine erzeugt Affekte, körperfremde und körpereigene Wahrnehmungen, Erinnerungen und andere Lernprozesse. Einige „Integrationsprozesse" werden durch angeborene Fähigkeiten unterstützt: So zieht ein Säugling, der erstmals mit verbundenen Augen einen Schnuller mit Noppen erhielt, diesen anschließend im Bild einem glatten Schnuller vor. Drei Wochen alte Säuglinge öffnen den Mund und strecken die Zunge heraus, wenn Erwachsene diese Mimik etwa eine Minute lang vormachen. Es scheint also eine angeborene Entsprechung zwischen dem, was die Säuglinge sehen und dem was sie tun, zu geben. Charakteristisch für diese Stufe sind sinnliche Empfindungen, die grundlegend für mehrere Sinnesorgane sind. Im Versuch wurden Säuglinge zum Beispiel an eine bestimmte Lautstärke gewöhnt. Anschließend wurden sie mit verschiedenen Helligkeitsstufen konfrontiert. Dabei untersuchte man, welche Helligkeitsstufe sie als bekannt, also als nicht aufregend erlebten. Die gewählte Lichtintensität entsprach der, die Erwachsene in einer analogen Untersuchung gewählt hatten.

Jeder kennt die *gefühlsmäßige Wahrnehmung* oder den *Ersten-Blick-Effekt*, wenn eine unbekannte Person in einen Raum eintritt. Es wird vermutet, dass der junge Säugling über eine ähnliche, wenn auch nicht so differenzierte Möglichkeit der Wahrnehmung verfügt.

Eine dritte Art des Erlebens, der sogenannte „Vitalitätsaffekt", ist unmittelbar mit der Begegnung mit Menschen verknüpft. Diese sprachlich schwer fassbaren Gefühlsqualitäten ließen sich am besten mit dynamischen Begriffen charakterisieren, wie „aufwallend", „verblassend", „flüchtig", „explosionsartig", „anschwellend", „abklingend", „berstend", „sich hinziehend". Diese Gefühle würden durch Änderungen in der Motivation sowie den Bedürfnis- und Spannungszuständen geweckt. Der Säugling nimmt die affektive getönte Stimmung der Bezugsperson während der Pflege sehr feinfühlig wahr und taucht in die Vitalitätsgefühlsatmosphäre der Pflegeperson ganz ein. Mit der Art, wie eine erfahrene Mutter das Baby aufnimmt, wie sie es zum Wickeln auf die Wickelkommode niederlegt, wie sie ihm über das Köpfchen streicht, vermag sie die Gestimmtheit des Babys mehr oder weniger bewusst zu beeinflussen. Braucht das verschlafen wirkende Baby eine aufwärmende Stimulation oder das überreizt wirkende eine Beruhigung? Je nachdem wird sie Sätze sprechen, die mit einer hohen Stimmlage enden wie „Ach schön!", „Ach, fein!" oder mit einer abfallenden Stimme wie „Na was," „Aber aber, – wer wird schon schimpfen".

Die Sprache ordnet die Vitalitätsaffekte einigen wenigen Kategorien zu, wie Wut, Freude, Traurigkeit, Furcht, Zorn, Ekel, Überraschung, … In Wirklichkeit gibt es jedoch unzählig viele „Kombinationen", und jeder Vitalitätsaffekt ist mit einem bestimmten Grad an Intensität oder Dringlichkeit und einem Grundtonus zwischen Lust und Unlust verbunden. Die soziale Welt des kleinen Säuglings besteht also in erster Linie aus einer Welt der Vitalitätsaffekte.

Im Alter von zwei bis drei Monaten verändert der Säugling sein Verhalten grundlegend. Er wirkt ausgeglichener, aufmerksamer, gescheiter und geselliger. Er lächelt und wird damit zu einem erkennbaren Mitspieler im Beziehungsspiel mit seinem Betreuer. Um beziehungsfähig zu werden, müsse der Säugling ein integriertes Empfinden seiner selbst, ein „Kern-Selbst", und das des Anderen, eines Kern-Anderen, entwickeln. Dabei gehe es insbesondere um vier Formen der Selbsterfahrung:
- Der Säugling müsse sich als Urheber seiner Handlungen erleben. Er erlebe seinen eigenen Willen und vermöge selbsterzeugte Aktionen zu kontrollieren.
- Er empfinde sich als ein vollständiges körperliches Ganzes sowohl in Aktion als auch in Ruhe.
- Bestimmte Erlebniszusammenhänge lösten charakteristische innere Gefühle (Affekte) aus.
- Einfache Strukturen des Gedächtnisses ermöglichen dem Säugling, Regelmäßigkeiten im Fluss der Ereignisse wahrzunehmen.

Das Selbstempfinden des Kern-Selbst verfüge noch nicht über eine Konzeption oder eine Kenntnis seiner Selbst, es sei die unmittelbar erfahrene Wirklichkeit von Substanz, Handlung, Sinneseindruck, Affekt und Zeit. Der Säugling erlebe ein einfaches, unmittelbares (nicht selbstreflexives) Gewahrsein.

In keiner Phase des Lebens spielt das soziale Miteinander eine so große Rolle wie in der Zeit zwischen dem zweiten und dem sechsten Lebensmonat.

Die meisten Dinge, die der Säugling tut, fühlt und wahrnimmt, spielen sich im Rahmen sozialer Beziehungen ab. Das Beziehungsspiel von Säugling und Betreuungsperson wirkt auf Außenstehende übertrieben und ein wenig stereotyp. Hierbei gleichen die Eltern die durch Unreife verursachten Wahrnehmungsdefizite des Säuglings durch eine besonders ausgeprägte Mimik, Gestik und Sprache, die sogenannte „Ammensprache" aus. Eltern oder Säugling unterhalten sich durch kurze, möglichst alle Sinne einbeziehende, einfach strukturierte, gefühlsbeladene Spielchen, die sie mehrfach wiederholen und häufig leicht variieren, um die Aufmerksamkeit des Partners nicht zu verlieren. Aus vielen Wiederholungen einer derartigen Episode trennt der Säugling die gleichbleibenden, charakteristischen Merkmale von den modulierten und generalisiert aus vielen unverwechselbaren getrennten Komponenten ein inneres Bild. Dieses unterscheidet sich von der „typischen" Episode. Da viele Perioden eng mit einem Partner verbunden seien, reiche für den normal aufwachsenden Säugling bald ein Hinweis auf eine Episode, um sich nahezu ununterbrochen entweder mit einem realen oder vorgestellten Beziehungspartner zusammen zu fühlen. So lernt der Säugling, die Welt um sich herum vertrauensvoll und von innerer Sicherheit geleitet zu erforschen.

Während der ersten sechs Monate vermag der Säugling Freude, Überraschung, Trauer und Ekel durch sein Gesicht, durch Gesten und Stimme zu signalisieren. Gegen Ende dieser Zeit tauchen dann auch Zeichen von Ärger und Wut auf. Mit etwa sechs Monaten gelingt es dem Baby, sich dem mütterlichen Charme und ihrer Gefühlswelt wenigstens zeitweise zu entziehen.

Sobald der Säugling sicher greifen und sich auf dem Boden rutschend, wälzend oder hopsend fortbewegen kann, wendet er sich im Alter von etwa sechs Monaten zunehmend interessiert Gegenständen zu, die er intensiv, insbesondere mit dem Mund, erkundet.

Der nächste Entwicklungssprung erfolgt, wenn der neun bis zwölf Monate alte Säugling entdeckt, dass er und die sich auf ihn einlassenden Personen alle ein eigenes Seelenleben besitzen und er mit einer vertrauten Person einen gemeinsamen zwischenmenschlichen Erfahrungsraum teilen kann (subjektives Selbst). Wissenschaftlich gesprochen erlebt er „Intersubjektivität".

Es ist ein absichtlich angestrebtes Mitteilen von Erfahrungen über Erlebnisse und Dinge. Dies kann eine Handlungsabsicht sein: *Ich will dieses Apfelstück haben;* ein Gefühlszustand: *Das ist spannend* oder ein interessanter Gegenstand: *Schau mal diesen Ball da.* Eine Verständigung durch Sprache ist noch nicht möglich. Deshalb dreht sich das gemeinsame Erleben zunächst um die Ausrichtung und Aufrechterhaltung der Aufmerksamkeit auf ein gemeinsames Interessenfeld, ferner um die Mitteilung von Absichten und Erfahrungen (etwa durch wechselnde Blickkontakte) und schließlich um den Austausch von Stimmungen.

Eine Form des Stimmungsaustausches ist die Vergewisserung durch das, was die Psychologie „soziale Markierung" nennt. Jedem Gegenstand wird eine Gefühlsbotschaft entsprechend der mütterlichen Gefühlsreaktionen zugeschrieben. Hört ein knapp einjähriger Säugling ein unbekanntes Geräusch oder trifft auf einen neuen ihn interessierenden Gegenstand oder ein fremdes Lebewesen, so schaut er kurz zur Bezugsperson und handelt je nach deren Stimmungsausdruck. Eine weitere Form der Affektabstimmung ist die wechselseitige Gefühlszustandsabstimmung auf die „Wellenlänge" des anderen, ohne ihn aber zu imitieren. Ein Baby streckt sich, um einen schwer erreichbaren Gegenstand zu erreichen. Die Mutter stimmt sich auf die große Anstrengung des Kindes mit einem langanhaltenden gepressten „uhhhhhh……uhhhhhh" ein.

Nichtwissenschaftliche Zugänge zum Erleben des Säuglings
Der prominente Psychoanalytiker und Entwicklungspsychologe Daniel Stern (geboren 1934) beschrieb einen dritten nichtwissenschaftlichen Zugang neben der Psychoanalyse und der Säuglingsbeobachtung zum Erleben des Säuglings: *Als ich etwa sieben Jahre alt war, habe ich einmal eine Erwachsene beobachtet, die mit einem ein oder zwei Jahre alten Kind fertig zu werden versuchte. Mir schien damals völlig klar zu sein, was das Kind wollte, aber die Erwachsene verstand offenbar überhaupt nichts. Ich kam auf den Gedanken, dass ich in einem Übergangsalter war. Noch kannte ich die Sprache des Kindes, aber auch schon die der Erwachsenen. Ich war noch zweisprachig.*[27]

Mein persönlicher Zugang zum Empfinden des Säuglings erfolgte über einen Traum 1972 während eines Kuraufenthaltes. Ich hatte mich tagelang sehr intensiv mit positiven und negativen Aspekten meiner Beziehung zu meiner Mutter beschäftigt. Es war ein naiver Versuch der Selbstanalyse. Ohne zwischenzeitlich aufzuwachen, folgte eine als vernichtend erlebte Trennung von meiner Mutter. Auf Grund der Perspektive und der Größenverhältnisse dürfte ich im zweiten Traum etwa zwei Jahre alt gewesen sein. Ich erwachte mit einer sensiblen Halbseitenlähmung, Herzrasen und Todesangst. Die als unvergleichlich erlebte Gefühlswelt des ersten Traumes entzieht sich eigentlich der Beschreibung. Vielleicht kommt die Beschreibung in Form von Adjektiven dem Erleben am Nächsten: *… wohlig fließende Wärme … von oben hell wogendstrukturiertes Weiß mit brilliantfeuerfarben aufleuchtenden Lichtflecken … zart hingehauchte Kühle auf dünn-nackter Haut … kühlfrisch riechende Luft … rauschhaftes Glück überschäumender freier Bewegung … dann aus der Tiefe quellende, alles übertönende, totale Glückseligkeit …* Möglicherweise spiegelt der

Traum die Gefühle des auf dem Rücken, unter einem Volant liegenden Säuglings wieder? Diese einzigartige Begegnung mit der Welt des Säuglings war ein wichtiges Motiv für mich, dieses Buch zu schreiben.

Mitte des zweiten Lebensjahres taucht die Sprache auf. Sie erweitert und ordnet den gemeinsamen zwischenmenschlichen Erfahrungsraum. Aber leider: Sprache kann das Erleben nur unzureichend wiedergeben. Das Selbstempfinden ändert sich grundlegend durch die Fähigkeiten, symbolisch zu handeln, über sich selbst zu reflektieren und durch den Spracherwerb mit anderen zu kommunizieren. Die Sprache zwingt das Kleinkind, von nun an eine Art „Doppelexistenz" zu führen. Auf der einen Seite steht das unmittelbare Erleben. Auf der anderen die in Sprache übersetzte Version des Erlebens. In dem Maße, in dem die erzählte Version eines Geschehens jedoch als die wirkliche betrachtet wird, unterliegt das unmittelbare Erleben der drei früheren Ebenen des Selbsts einer Entfremdung. Es wird interpretiert.

Die Entwicklungsschritte, die ich bisher beschrieben habe, bezogen sich ausnahmslos auf das, was man eine „normale" Entwicklung im in Europa üblichen Rahmen bezeichnen könnte – so strittig und dehnbar der Begriff der „Normalität" auch immer sein mag. Ein Seitenblick auf anormale, auf gestörte Mutter-Kind-Beziehungen erscheint dennoch nötig.

In der Erforschung von Störungen der Mutter-Kind-Beziehung, deren Folgen und ihrer Behandlung, unterscheidet man in der wissenschaftlichen Betrachtung üblicherweise vier historische Phasen, deren Analyse wir Gerhardt Nissen (geb. 1923) verdanken. Er hat eine *Kulturgeschichte seelischer Störungen bei Kindern und Jugendlichen* veröffentlicht, ein Standardwerk, das viele Einblicke in den historisch begründeten Umgang mit Kindern, deren Krankheiten und Störungen bietet. Nissen beschreibt zunächst die erste Phase, die bis in die 1930er Jahre reichte und geprägt wurde von kinderärztlichen Konzepten. Es ist eine uralte Erfahrung, dass nichtgestillte Kinder eine höhere Sterberate als gestillte aufweisen. Ärzte bemühten sich daher, die Mütter zum Stillen und zur persönlichen Pflege ihrer Kinder zu motivieren. Bis ins 20. Jahrhundert hinein besorgten dies in gehobenen Kreisen häufig Ammen. Der ersten Generation moderner Kinderärzte gelang es schließlich, über den Teufelskreis von Fehlernährung durch nicht angemessene Muttermilchersatzprodukte, Mangelernährung, Infektion und körperlicher Vernachlässigung aufzuklären und diesen schließlich zu durchbrechen.

Alle Aufmerksamkeit war jedoch zunächst auf das körperliche Wohl, das schiere Überleben des Säuglings gerichtet. Kinderärzte und die konsequent „reichsweit" ausgebaute Säuglingsfürsorge waren bemüht, die Mütter minimale Standards der Säuglingspflege, ihrer Hygiene und Ernährung zu lehren.

Die seelische Seite des Problems, die psychische Vernachlässigung (soziale Deprivation) wurde zunächst nur von einzelnen Kinderärzten berücksichtigt (→ Hospitalismus). Der sachkundige Arzt verordnete – die ahnungslose Mutter hatte die Anordnungen auszuführen. Die Qualität der Mutter-Kind-Beziehung wurde am Ernährungs- und Pflegezustand des Säuglings gemessen – und daran, wie angepasst sein Verhalten war.

Herzenswärme und individuelle Behandlung schienen für das Überleben ohne Bedeutung zu sein. Eigene Aktivitäten des Säuglings wurden nach Möglichkeit unterbunden, sie störten ja nur den Pflegeablauf. So war es unter anderem üblich, dem Säugling zum Füttern des Breis die Arme einzubinden. Er hatte nur den Mund „brav" aufzumachen und zu schlucken.

Die Entdeckungen der Psychoanalyse jedoch blieben nicht ohne Folgen. In der zweiten Phase, die von 1930 bis etwa 1960 dauerte, wurden etwa die Zeichen eines akuten Trennungsschocks sowie Wachstums- und Entwicklungsstörungen eingehend beschrieben, auch spätere psychiatrische Erkrankungen fanden Berücksichtigung, wie sie zum Beispiel bei lang dauernder schwerer psychischer Vernachlässigung auftreten können. Die übertriebene Betonung äußerer Einflüsse, insbesondere die der Mutter, führte dazu, dass in vielen Fällen die Mütter für das Versagen im Leben und verschiedene psychische Erkrankungen ihrer Kinder verantwortlich gemacht wurden. Es war die (vorerst?) letzte Periode einer ausgeprägten „Mütterschelte". So wurde ernsthaft diskutiert, ob es nicht einen besonderen Typus von Müttern von schizophrenen Kindern gibt, die sogenannte „schizophrenogene Mutter". Die Last, die damit den Müttern, welche gerade noch als „ahnungslos" diffamiert worden waren, auferlegt wurde, lässt sich leicht nachfühlen.

In der dritten Phase herrschte ein psychodynamisches Krankheitsverständnis. Sie dauerte von etwa 1960 bis 1990. Die Entwicklungspsychologie begann ihren Siegeszug; Säuglingsforschung, detailliertere klinische Symptomatik und Langzeitbeobachtungen wurden zur Regel. In dieser Zeit wurden die Schwangerschaftsvorsorge und kinderärztliche Vorsorgeuntersuchungen eingeführt, und endlich gab es auch systematische Therapien für behinderte und psychomotorisch-retardierte Säuglinge.

Das muss man sich ganz einfach vorstellen: Zunächst wurden die Säuglinge von Spezialisten wie Krankengymnasten „beturnt" und von Ergotherapeuten behandelt. Nach wenigen Jahren stellte sich heraus, dass die vielen Behandlungstermine die jungen Familien überforderten und die Behandlungsdauer insgesamt sehr kurz war. Deshalb wurden die Eltern von nun an zu Ko-Therapeuten ausgebildet. Die Rolle des Ko-Therapeuten veränderte jedoch die Rolle der Mutter. Darauf empfahlen die Experten eine Verstärkung erwünschten motorischen Verhaltens durch die Eltern („Enhancement"). Mit jedem dieser

Schritte wurde die Eigenaktivität des Säuglings zunehmend respektiert und gefördert. Das Erfolgserlebnis des Säuglings bei seinem Tun, die sogenannte „Selbstwirksamkeit", wurde nach 200 Jahren (oder anders gerechnet, 80 Jahre nach den Arbeiten von Maria Montessori) wieder allgemein als stärkstes Motiv des Säuglings zum Handeln anerkannt. Allerdings sollte man sich nicht täuschen lassen: In der Praxis blieb das Verhalten der Kinderärzte gegenüber vorwiegend psychisch bedingten Krisen der Mutter-Kind-Beziehung wie bei den „Schreibabys", bei „heiklen Essern", einschlafgestörten und exzessiv klammernden Säuglingen unverändert. Die Behandlung unterstellte vielfach eine körperliche Ursache. Deshalb wurden häufig Medikamente verordnet wie Medikamente gegen Blähungen bei „Schreibabys".

Um 1990, dem Beginn der vierten Phase, fand der letzte Umbruch im Verständnis und in der Behandlung gestörter Mutter-Kind-Beziehungen statt. Neue Methoden der Molekulargenetik, der Bildgebung des Gehirns und der Feldforschung ermöglichten ein vertieftes Verständnis für die Ursachen und den Verlauf verschiedener angeborener Erkrankungen. Das Zusammenspiel von Genetik und Umwelt bei multifaktoriell bedingten Erkrankungen stieß zunehmend auf das Interesse der Forscher. Mehr Klarheit über den Zustand des Kindes stellt für betroffene Eltern langfristig stets eine Entlastung dar, und sei es nur als Schutz vor ungerechtfertigten Selbstvorwürfen.

Die Selbstregulation des Säuglings
Die erste „Schreiambulanz" wurde 1991 in München durch die 1940 geborene Mechthild Papoušek im Kinderzentrum eröffnet.[28] In Zusammenarbeit mit ihrem Mann, Hanuš Papoušek (1922-2000), nahm sie neue Konzepte der Selbstregulation des Säuglings und ihrer Unterstützung durch die Eltern in die Praxis auf und konnte so neue Wege in der Behandlung krisenhaft gestörter Mutter-Kind-Beziehungen gehen. Heute gibt es in Deutschland über zweihundert sogenannte „Schreiambulanzen" für Säuglinge. Einige Bundesländer bemühen sich flächendeckend um solche Einrichtungen.

Das psychobiologische Konzept der Selbstregulation des Babys umfasst physiologische und psychische Regulationsprozesse. Im physiologischen Bereich geht es um die Regulation autonomer, vom Willen und Bewusstsein unabhängiger körperlicher Prozesse, die Steuerung der Ausschüttung von Hormonen und die Einübung komplexer motorischer Handlungen. Im psychischen Bereich geht es um die Integration von Emotionen, die Wahrnehmung der Signale der Bezugspersonen, die kognitive Verarbeitung und die Handlungssteuerung.

Von großer Bedeutung für die Selbstregulation ist das sogenannte „basale Aktivitätsniveau". Es gibt das Verhältnis von inneren Antrieben und externen

Stimuli wieder und schlägt sich in der allgemeinen basalen Erregung, der emotionalen Beteiligung, der körperlichen Aktivität und der Aufmerksamkeit des Säuglings nieder. Normalerweise schwankt das Verhalten des Säuglings zwischen Zuwendung und Abwendung, Erregung und Beruhigung sowie – gegen Ende des ersten Lebensjahres – Selbermachen und Hilfesuchen. Ist das Baby besonders sensibel, in einer es besonders belastenden Situation oder im Zustand übersteigerter Aktivität, so zeigt es Überreiztheit, vermehrte Ablenkbarkeit, Schreien oder einen gestörten Schlaf. Umgekehrt mag sich eine starke Hemmung in Blickvermeidung, Unzugänglichkeit oder extremer Schläfrigkeit äußern.

Babys zeigen große individuelle Temperamentsunterschiede. Häufig werden drei Temperamentstypen genannt:[29]

- Etwa 10 % der Säuglinge sind Babys mit „schwierigem Temperament". Ihr Schlaf-Wach- und Hunger-Sättigungs-Rhythmus ist häufig unregelmäßig. Neue Eindrücke, Veränderungen der Pflegeroutine oder Einschränkungen ihres Bewegungsdrangs tolerieren sie schlecht. Sie sind rasch zu begeistern. Ihre Stimmung kippt jedoch auch leicht um. Vielfach sind sie misslaunig und sehr irritierbar. Ihr Regulations-Gleichgewicht ist in Richtung überschießender Aktivierung und Erregung verschoben.
- Etwa 15 % der Säuglinge sind „langsam auftauende", scheue, gehemmte oder „überkontrollierte" Babys. Sie meiden neue Situationen und passen sich nur schwer an. Sie sind insgesamt verlangsamt, wenig neugierig, nur schwer zu begeistern oder zu provozieren. Sie brauchen Zeit und fordern viel Geduld, um sich auf etwas einzulassen und um Interesse und Engagement zu entwickeln. Einige dieser Kinder sind als junge Säuglinge überaktiv, bevor die Gehemmtheit in den Vordergrund tritt.
- Die meisten Säuglinge, etwa 40 %, sind „pflegeleicht" oder „ich-stark". Nach der Geburt entwickeln sie rasch regelmäßige Schlaf- und Ernährungsgewohnheiten, nehmen neue Nahrungsmittel leicht an, begegnen unbekannten Personen mit Lächeln und nehmen Enttäuschungen ohne viel Protestgeschrei hin. Sie sind neugierig und verfügen über eine positive Grundstimmung. Erregende und erregungshemmende Prozesse sind balanciert.
- 35 % der Babys sind „Mischtemperamente". Sie lassen sich keinem der drei Typen zuordnen.

Temperamentsunterschiede sind lediglich Varianten der sogenannten Normalität und erlauben allein noch keine Vorhersagen über die weitere Entwicklung. Entscheidend ist das Zurechtkommen im Zusammenspiel, der sogenannten „Passung" oder „Abstimmung", mit den Eltern. In diesem Sinne kann das Temperament sozusagen als „Risikofaktor" – bei den schwierigen und gehemmten Babys – oder als Schutzfaktor wie bei den pflegeleichten Babys wirken.

Nach Mechthild und Hanuš Papoušek verfügen Mütter und Väter über ein angeborenes Verhaltensrepertoire, das die eingeschränkte Wahrnehmung und das beschränkte Mitteilungsverhalten des Säuglings ausgleicht.[30] Es ermöglicht ihnen, Signale von Belastung, Verlassenheit, Kummer und Angst wahrzunehmen, richtig zu interpretieren und angemessen und rasch darauf zu reagieren. Väter und Mütter sprechen unbewusst in der Ammensprache. Diese Sprache ist durch eine höhere Stimmlage, verlängerte Vokallaute, eine einfache Syntax, deutliche Pausen zwischen den melodischen Spracheinheiten, ein langsames Tempo und durch gesteigerte melodische Modulationen mit einem kleinen Repertoire von vereinfachten, häufig wiederholten melodischen Konturen gekennzeichnet. Die Sprachmelodie spiegelt häufig den aktuellen Befindlichkeitszustand des Babys wider, um diesen dann Schritt für Schritt in Richtung der erwünschten Stimmungslage abzuändern. Mimik und Gesten erscheinen Außenstehenden überzeichnet und verlangsamt, sie sind Anlass für Witzeleien und Spott. Eigentlich aber ist die Ammensprache eine elementare künstlerische Ausdrucksform! Das häufige Singen von Müttern mit ihren Säuglingen und die weite Verbreitung von Wiegenliedern in vielen Kulturen sind eng damit verwandt. Besonders typisch ist die „Grußreaktion", eine leichte Rückwärtsneigung des Kopfes, ein Heben der Augenbrauen, ein Lächeln und einige langsam gesprochene freundliche Worte. Die Grußreaktion erscheint wie ein angeborener Reflex. Interessanterweise tritt sie jedoch erst nach einer Latenzzeit von 200 bis 600 Millisekunden auf. Das ist länger als ein angeborener Reflex, aber kürzer als eine rational intendierte Handlung.

Das Verhalten des Babys gibt Hinweise auf seine Aufnahmebereitschaft, seine Befindlichkeit, seine momentanen Bedürfnisse und seine Vorlieben. Gestützt auf diese Signale, regen die Eltern das Baby an, beruhigen oder trösten es. Art und Intensität der elterlichen Anregungen beziehen sich stets auf die Aufnahmefähigkeit und individuellen Belastungsgrenzen ihres Babys. Die Eltern verkürzen etwa den Blickabstand auf etwa 22 Zentimeter, das heißt auf die Hälfte ihres gewöhnlichen Beobachtungsabstands – so geben die Eltern in Belastungssituationen Hilfen und vermitteln Geborgenheit. Übrigens: Auch Kinder im Alter von über vier Jahren verfügen schon über eine derartige „elterliche" Kompetenz.

Der Alltag der Säuglingspflege und des Dialogs von Pflegeperson und Baby steckt voll kleiner Missverständnisse. Sie können sich in Form von → Teufelskreisen krisenhaft zuspitzen oder in Form von → Engelskreisen wieder lösen. Wird die Situation chronisch, kann die Krise Krankheitswert bekommen und den Charakter einer Beziehungsstörung annehmen. Mechthild Papoušek nennt diese verfahrenen Situationen des exzessivem Schreiens, des schlechten Ein- und Durchschlafens, der schwierigen Ernährung, der körperlichen Unruhe und Spielunlust (dysphorische Unruhe), des exzessiven Klammerns und Trotzens und des aggressiv-oppositionellen Verhaltens als Beispiele für Regulationsstörungen der frühen Kindheit.

Das Konzept der Regulationsstörungen geht weit über das traditionelle ärztliche Selbstverständnis hinaus. Es befasst sich mit einer Vielzahl von Einzelfaktoren und deren komplexen Zusammenwirken. Hinzu kommt die persönliche Leidensgeschichte der Familie. Schließlich suchen Eltern und Experten gemeinsam nach konkreten Ansätzen für Veränderungen und erarbeiten individuell zugeschnittene Möglichkeiten günstiger Beeinflussungen.

Das Gespräch mit den Eltern und die kinderärztliche Untersuchung sollen drei Fragen klären:
– Welche Besonderheiten zeigt das Kind?
– Durch was fühlen sich die Eltern überfordert? Gibt es ungenutzte Ressourcen in der Familie? Welche Vorstellungen haben die Eltern von den aktuell anstehenden Entwicklungsaufgaben des Babys?
– Welche Bereiche des alltäglichen Zusammenlebens von Eltern und Baby machen Freude und welche verursachen Enttäuschung, Ärger oder Wut? Videoaufnahmen erfolgreicher und problematischer Pflege- oder Spielsituationen erleichtern die Kommunikation mit den Eltern.

Die Behandlung nach Papoušek hat sich bewährt. Sie geht von den spezifischen Problemen und dem individuellen Hintergrund aus (→ Schreihals). Meist werden nur wenige Sitzungen benötigt, um den Eltern aus der Krise herauszuhelfen. Das Konzept mit dem sperrigen Namen, der individuellen Diagnostik und effizienten Behandlung – das sogenannte „kommunikationszentrierte bio-psycho-soziale Konzept" – ist auch deshalb so erfolgreich, weil sich die Problematik im ersten Lebensjahr hauptsächlich auf der Ebene der zwischenmenschlichen Beziehung abspielt und noch nicht strukturell in der Psyche verfestigt hat wie bei älteren Kindern. Der Begriff „Regulationsstörung der frühen Kindheit" hat mehrere Vorzüge:
– Er ist wertneutral. Weder das Kind noch die Eltern werden als Verursacher stigmatisiert.
– Er lässt die Zukunft offen. Der Säugling wird nicht vorschnell durch eine psychiatrische Diagnose als krank abgestempelt.
– Er hebt das eigentliche Problem, die Vergegnung, d. h. das partielle Missverständnis im Zusammenleben von Baby und Bezugsperson hervor.

Der Begriff Regulationsstörung ist damit die erste nicht patientenbezogene, sondern systemische Diagnose in der Kinderheilkunde. Die Erweiterung des therapeutischen Blickfeldes und die Ausrichtung auf die Mutter-Kind-Beziehung stellen eine wahre Revolution im ärztlichen Denken dar. Sie ist in etwa vergleichbar mit der Ergänzung der ausschließlich kurativen durch die prophylaktische, die vorbeugende Medizin.

Nun haben sich Wissenschaftler aller Generationen und Schulen aber nicht nur mit den vielfältigen Störungen und den „normalen Fällen" beschäftigt, auch Vorstellungen von paradiesischen Zuständen flossen und fließen in die Debatte ein. Denn oft genug verknüpfen wir unsere Träume vom Paradies mit der Erinnerung oder der vermeintlichen Erinnerung an die frühe Kindheit.

Heute, in einer Zeit in der allgemein anerkannt wird, welche zentrale Rolle die wechselseitige Aktivität für eine Beziehung bedeutet, dürften aber ganz neue Bilder vom paradiesischen Zustand entworfen werden. Solche Bilder lassen indessen noch auf sich warten, weil es naturgemäß sehr lange dauert, bis neue Erkenntnisse so weit in unser Unterbewusstsein absinken, dass sie dort emotionale Bilder produzieren. Wie aber könnte das aussehen, solch eine moderne Vorstellung vom „paradiesischen Zustand" des Säuglings?

Anstelle des Bildes vom satten, selig an der Brust einschlummernden Säuglings könnte das neue Bild eines wechselseitigen, lustvoll-intimen Lächelspiels von Säugling und erwachsener Bezugsperson treten – ein Bild vom aktiven Ursprung menschlicher Existenz. Das Paradies ist kein Ort mehr, an dem Milch und Honig fließen, sondern einer, an dem zwei Menschen Freude am Spiel haben und sich gegenseitig Milch und Honig schenken ...

So könnte es sein, dass die Sehnsucht der Erwachsenen nach dem Schlaraffenland in den Hintergrund tritt gegenüber der Wertschätzung für jene geglückten Momente einer „reinen Beziehung", in der die Spannung von intimer gegenseitiger Öffnung und Wahrnehmung und dem bleibenden Geheimnis des anderen Selbsts als bereichernd und beglückend erlebt wird.

Zusammenfassung

Vom Altertum bis zur frühen Neuzeit verglich man die Seele des Neugeborenen mit einem unbeschriebenen Blatt. Der Säugling galt als passives Wesen, das der Erziehung bedarf.

In der Aufklärung wurde erstmals die Eigenaktivität des Säuglings betont. *Hütet euch, der jungen Seele unnötige Fesseln anzulegen. Denn nicht das, was ihr für euer Kind denkt, redet oder tut, sondern lediglich das, was es selbst wahrnimmt und handelt, entwickelt seine Seelenfähigkeiten wie seine Leibeskräfte. Selbsttätigkeit allein übt, stärkt und entwickelt die geistigen wie die körperlichen*

Kräfte des Kindes. Tätig ist eine menschliche Seele nur dann, wenn sie an etwas Anteil nimmt; und sie kann unmöglich Anteil an einer Sache nehmen, die ihr aufgedrängt wird.[31]

Mitte des 19. Jahrhunderts veränderten die Untersuchungsbefunde der jungen Natur- und Humanwissenschaften das öffentliche Bild vom Säugling. Der Säugling erschien nun als unreifes, völlig hilfloses Wesen, dem die entscheidenden menschlichen Eigenschaften des logischen Denkens und der Sprache fehlten. Die Vorstellungen von Reifung und Entwicklung wurden ganz von mechanistischen Modellen und einem linear deterministischen Denken beherrscht. So betrachtet erschien der Säugling als ein durch Erbanlagen und Umwelteinflüsse vollständig bestimmtes, passives Wesen, das möglichst rasch, unterstützt durch eine manipulatorische Erziehungspraxis, seinem Kulturmilieu angepasst werden sollte.

Im Verlauf des 20. Jahrhunderts führten die Entdeckungen der Entwicklungspsychologie und Säuglingsforschung zu einer Wiederentdeckung des Säuglings als spontanes, kreatives und eigenaktives Subjekt. Das wissenschaftliche Interesse verlagerte sich schwerpunktmäßig von Fragen der Morphologie, Entwicklungsphysiologie und kognitiven Entwicklungspsychologie zu Fragen der Gehirnentwicklung, der Entwicklung des Selbsts und der Eltern-Kind-Beziehung. Die Wiederentdeckung des Säuglings als handelndes Subjekt und als schrittweise kompetenter werdender Partner im Dialog mit den Eltern hat viele manipulativ geprägte Pflegeroutinen zurückgedrängt. Jetzt geht es um eine auf die Möglichkeiten und Bedürfnisse des Einzelkindes ausgerichtete Pflege.

Das „triebhafte" Wesen

Zugegeben, bei diesem Kapitel werden einige Leser sagen: Wieso soll ich mich heute noch mit den durchaus interessanten, aber doch zwischenzeitlich weitgehend überholten spekulativen Modellvorstellungen vom Säugling berühmter Psychoanalytiker des 20. Jahrhunderts beschäftigen? Ich bin überzeugt, der erhöhte Aufwand an Aufmerksamkeit und Geduld wird sich auch für sie lohnen! Die Psychoanalyse hat das Selbstbild mehrerer Generationen des 20. Jahrhunderts entscheidend verändert. Ihre gesellschaftliche Bedeutung kann daher gar nicht hoch genug eingeschätzt werden. Sie ist, so verquer einzelne Vorstellungen verschiedener Richtungen auch gewesen sein mögen, eine der mächtigsten geistigen Ideen des 20. Jahrhunderts. Sie hat, wie Sigmund Freud selbst feststellte, der Menschheit nach Kopernikus und Darwin die dritte große Kränkung zugefügt – die Erkenntnis, nicht Herr im eigenen Hause des bewussten Willens zu sein.

Sie hat unser Bild vom Säugling mit vielen wertvollen Erkenntnissen bereichert, aber als Kind ihrer Zeit auch zahlreiche Irrtümer bestätigt oder neue geschaffen und so zu – aus heutiger Zeit – tragisch zu nennenden Verhaltensempfehlungen an die Eltern geführt. Die fachinterne Aufarbeitung dieser Schatten der Psychoanalyse steht noch aus. Viele Kinderärzte, Kinder- und Jugendlichen-Psychotherapeuten, Kinderkrankenschwestern, Hebammen und Sozialarbeiter wurden vor über 20 Jahren ausgebildet und sind häufig auch heute noch engagierte Anhänger zwischenzeitlich überholter Theorien.

Die Geschichte des Ringens verschiedener psychoanalytischer Theorien um das „richtige" Bild vom Säugling und Kleinkind gleicht streckenweise einem spannenden Kriminalroman.

Leider gilt auch für die Psychoanalyse als Fachdisziplin die alte Regel: Wissenschaftliche Wahrheiten setzen sich nicht deshalb durch, weil die Fachkollegen sich überzeugen lassen, sondern weil die Anhänger älterer Vorstellungen langsam altershalber verstummen.

Wenige neue Fachdisziplinen wurden so von einer Einzelpersönlichkeit geprägt wie die Psychoanalyse. Sigmund Freud (1856-1939), so schreibt der Psychoanalytiker Michael Ermann stellvertretend für viele, *steht für den Aufbruch in eine Epoche, in der Geheimnisse der Seele systematisch enthüllt worden sind und die Verwurzelung des Menschen in den unbewussten Dimensionen seiner Geschichte und ihrer Verarbeitung eine völlig neue Bewertung erfahren hat.*[1]

Sigmund Freud hielt die Vorstellung der Aufklärung – man könne sich prinzipiell alles bewusst machen, wenn man nur den Mut habe, sich seines eigenen Verstandes zu bedienen – für eine Illusion. Kant habe zu wenig mit den irrationalen Mächten und Widerständen im Menschen gerechnet. Das Unbewusste lasse sich nicht allein mit Mut bezwingen. Gleichwohl verfüge aber jeder Mensch über eine „selbstreflexive Kompetenz". Freud fasste den Erkenntnisstand um 1900 zusammen: *Während für die meisten „bewusst" und „psychisch" dasselbe ist, waren wir genötigt, eine Erweiterung des Begriffes „psychisch" vorzunehmen und ein Psychisches anzuerkennen, das nicht bewusst ist. Und ganz ähnlich ist es, wenn die anderen „sexuell" und „zur Fortpflanzung gehörig" (...) für identisch erklären, während wir nicht umhin können, ein „sexuell" gelten zu lassen, das nicht „genital" ist und nichts mit der Fortpflanzung zu tun hat. Es ist nur eine formale Ähnlichkeit, aber nicht ohne tiefere Begründung.*

Die Sexualität beim Säugling

Freud hat der Entwicklung sowohl von der Urhorde zum heutigen Menschen als auch vom Säugling zum Erwachsenen eine große Bedeutung zugemessen. Er konstruierte seine Entwicklungstheorien aus den Symptomen seiner erwachsenen neurotischen Patienten und deren Erinnerungen, Träumen und Assoziationen über ihre Kindheit. In seinen *Vorlesungen zur Einführung in die Psychoanalyse* schrieb er 1926: *Die ersten Regungen der Sexualität zeigen sich beim Säugling in Anlehnung an (...) die Nahrungsaufnahme (...). Wenn er an der Brust gesättigt einschläft, zeigt er den Ausdruck einer seligen Befriedigung, der sich später nach dem Erleben des sexuellen Orgasmus wiederholen wird. (...) Zudem beobachten wir, dass der Säugling die Aktion der Nahrungsaufnahme wiederholen will, ohne eine Nahrung zu beanspruchen; er steht also dabei nicht unter dem Antrieb des Hungers. Wir sagen, er lutscht (...) und dass er bei diesem Tun wiederum mit seligem Ausdruck einschläft, zeigt uns, dass die Aktion des Lutschens ihm an und für sich Befriedigung gebracht hat. (...) Wir erfahren also, dass der Säugling Handlungen ausführt, die keine andere Absicht haben als die des Lustgewinns. Wir glauben, dass er diese Lust zuerst bei der Nahrungsaufnahme erlebt, aber bald gelernt hat, sie von dieser Bedingung abzutrennen. Wir können den Lustgewinn nur auf die Erregung der Mund- und Lippenzone beziehen und heißen diese Körperteile erogene Zonen und bezeichnen die durch Lutschen erzielte Lust als eine sexuelle. (...) Wenn der Säugling sich äußern könnte, würde er gewiss den Akt des Saugens an der Mutterbrust als das weitaus Wichtigste im Leben anerkennen, (...) denn er befriedigt durch diesen Akt in Einem beide großen Lebensbedürfnisse"* – *den Hunger und die Libido* –. *Die Libido kann dabei als die dem Hunger analoge Kraft benannt werden, mit welcher der Sexualtrieb, wie beim Hunger der Ernährungstrieb, sich äußert.*[2]

Die Mutterbrust sei als erstes Objekt für jedes spätere Interesse und jede spätere Beziehung (Objektfindung) außerordentlich bedeutsam. *Aber zunächst wird es vom Säugling in der Tätigkeit des Lutschens aufgegeben und durch einen Teil des eigenen Körpers ersetzt. Das Kind lutscht am Daumen, an der eigenen Zunge. Es macht sich dadurch für den Lustgewinn von der Zustimmung der Außenwelt unabhängig und zieht überdies die Erregung einer zweiten Körperzone zur Verstärkung heran. Die erogenen Zonen sind nicht gleich ausgiebig; es wird darum ein wichtiges Erlebnis, wenn der Säugling bei dem Herumsuchen am eigenen Körper die besonders erregbaren Stellen seiner Genitalien entdeckt und so den Weg vom Lutschen zur Onanie gefunden hat.*[3]

Durch die Würdigung des Lutschens sind wir bereits mit zwei entscheidenden Charakteren der infantilen Sexualität bekannt geworden. Sie erscheint in Anlehnung an die Befriedigung der großen organischen Bedürfnisse und sie benimmt sich autoerotisch, das heißt sie sucht und findet ihre Objekte am eigenen Körper. Was sich am deutlichsten bei der Nahrungsaufnahme gezeigt hat, wiederholt sich zum Teil bei den Ausscheidungen. Wir schließen, dass der Säugling Lustempfinden bei der Entleerung von Harn und Darminhalt hat, und dass er sich bald bemüht, diese Aktionen so einzurichten, dass sie ihm durch entsprechende Erregungen der erogenen Schleimhautzonen einen möglichst großen Lustgewinn bringen. An diesem Punkte tritt ihm zuerst die Außenwelt als hemmende, seinem Luststreben feindliche Macht entgegen und lässt ihn spätere äußere und innere Kämpfe ahnen. Er soll seine Exkrete nicht in dem ihm beliebigen Moment von sich geben, sondern dann, wann andere Personen es bestimmen. Um ihn zum Verzicht auf diese Lustquellen zu bewegen, wird alles, was diese Funktionen betrifft als unanständig, zur Geheimhaltung bestimmt, erklärt. Er soll hier zuerst soziale Würde für Lust eintauschen. Sein Verhältnis zu den Exkrementen selbst ist von Anfang an ein ganz anderes. Er empfindet keinen Ekel vor dem Kot, schätzt ihn als einen Teil seines Körpers, von dem er sich nicht leicht trennt, und verwendet ihn als erstes „Geschenk", um Personen auszuzeichnen, die er besonders schätzt. Noch nachdem der Erziehung die Absicht gelungen ist, ihn diesen Neigungen zu entfremden, setzt er die Wertschätzung des Kotes auf das „Geschenk" und auf das „Geld" fort. Seine Leistungen im Urinieren scheint er dagegen mit besonderem Stolz zu betrachten.

In seinen Betrachtungen über „perverse" Sexualität kommt Sigmund Freud auch auf den Säugling zu sprechen: *Wenn das Kind überhaupt ein Sexualleben hat, muss es von perverser Art sein, denn dem Kind fehlt noch (...), was die Sexualität zur Fortpflanzungsfunktion macht. Andererseits ist der gemeinsame Charakter aller Perversionen, dass sie das Fortpflanzungsziel aufgegeben haben. (...) Alles, was sich dem Fortpflanzungsziel entzogen hat, was allein dem Lustgewinn dient, wird mit dem nicht ehrenvollen Namen der „Perversion" belegt und als solches geächtet.*[4]

Die perverse Sexualität ist in der Regel ausgezeichnet zentriert, alles Tun drängt zu einem Ziel, ein Partialtrieb hat bei ihr die Oberhand. (...). Die infantile Sexualität ist dagegen im Großen und Ganzen ohne eine solche Zentrierung und Organisation, ihre einzelnen Partialtriebe sind gleichberechtigt, ein jeder geht auf eigene Faust dem Lusterwerb nach.

Nach Freud ist ein Säugling also ein triebhaftes, polymorph perverses, lustsuchendes, unter Spannungen leidendes, aber seine Triebe auch genießendes Wesen.[5]

Sigmund Freud und der Ödipuskomplex

Sigmund Freud schrieb: *Um die Zeit, da die Mutter Liebesobjekt wird (viertes bis sechstes Lebensjahr), hat auch beim Kind die psychische Arbeit der Verdrängung begonnen, welche seinem Wissen die Kenntnis eines Teiles seiner Sexualziele entzieht. An diese Wahl der Mutter zum Liebesobjekt knüpft nun all das an, was unter dem Namen des „Ödipuskomplexes" in der psychoanalytischen Aufklärung der Neurosen zu so großer Bedeutung gekommen ist.*

Freund fasst die Sage vom König Ödipus aus der griechischen Mythologie in seinem Sinne zusammen. Bei ihm ist Ödipus jemand, *der durch das Schicksal dazu bestimmt ist, seinen Vater zu töten und seine Mutter zum Weibe zu nehmen. Er tut dies alles, um dem Orakelspruch zu entgehen, und um sich dann durch Blendung zu bestrafen, nachdem er erfahren hat, dass er diese beiden Verbrechen unwissentlich doch begangen hat.*

Der sogenannte Ödipuskomplex, dessen Entstehung und Eigenart Freud anhand dieser Sage beschreibt, äußert sich im Alltag in der direkten Beobachtung des Kindes. Dann, so Freud, *sehe man, dass der kleine Mann die Mutter für sich alleine haben will, die Anwesenheit des Vaters als störend empfindet, unwillig wird, wenn dieser sich Zärtlichkeiten gegen die Mutter erlaubt, seine Zufriedenheit äußert, wenn der Vater verreist oder abwesend ist. Häufig gibt er seinen Gefühlen direkten Ausdruck in Worten, verspricht der Mutter, dass er sie heiraten wird. (…) Für das kleine Mädchen gestaltet es sich mit den notwendigen Abänderungen ganz ähnlich. (…) Man wird meinen, dies sei wenig im Vergleich zu den Taten des Ödipus, aber es ist tatsächlich genug, es ist im Keime dasselbe. (…) Es ist unzweifelhaft, dass man in dem Ödipuskomplex eine der wichtigsten Quellen des Schuldbewusstseins sehen darf, von dem die Neurotiker so oft gepeinigt werden. Aber noch mehr: in einer Studie über die Anfänge der menschlichen Religion und Sittlichkeit (…) ist mir die Vermutung nahegekommen, dass vielleicht die Menschheit als Ganzes ihr Schuldbewusstsein, die letzte Quelle der Religion und Sittlichkeit, zu Beginn ihrer Geschichte am Ödipuskomplex erworben hat.*[6]

Schließlich formulierte er in den *Drei Abhandlungen zur Sexualtheorie* kurz und bündig: Jedem menschlichen Neuankömmling ist die Aufgabe gestellt, den Ödipuskomplex zu bewältigen, wer es nicht zustande bringt, ist der Neurose verfallen.

Der Ödipuskomplex: Eine „geniale" Vertauschung von Täter und Opfer?

Freud ist mit dem Ödipuskomplex eine zentrale Fehlleistung unterlaufen, die aus seiner Lebensgeschichte und aus den Bedingungen des Zeitgeistes verständlich wird. Die Fehlleistung ist deshalb in gewisser Weise genial, weil sie den richtigen Mythos gewählt und ihn nur falsch interpretiert hat.[7]

Dem antiken Menschen führte der Ödipus-Mythos die Unentrinnbarkeit des von den Göttern bestimmten Schicksals vor Augen. Säkular denkende Menschen sehen im Ödipus-Mythos im Wesentlichen die Schuld der Eltern, die aus Angst vor dem Orakelspruch ihr Kind dem Tod aussetzen. Der Vater will kein Kind. Die Mutter macht ihn betrunken, um schwanger zu werden. Die Eltern wollen der Tatsache ihres begrenzten Lebens entgehen und opfern daher den Sohn. Die Eltern durchbohren und binden die Füße des Säuglings und lassen ihn im Gebirge aussetzen. Als junger Mann begegnet ihm der Vater. Er fordert Ödipus auf, ihm aus dem Weg zu gehen. Ödipus erfüllt die Forderung nicht. Schließlich kommt es zum Kampf, bei dem der Vater tödlich verletzt wird. Die Gewalt geht dabei vom Vater aus. Ödipus löst die Frage der Sphinx und wendet damit Unheil von der Stadt Theben ab. Er „erringt" zum Dank unwissentlich die Mutter als Frau. Die Mutter, ihrerseits, hätte ihren Sohn in Erinnerung an den Orakelspruch und durch die Narben an den Füßen erkennen können. Sie erkennt ihn aber nicht und „missbraucht" ihn deshalb.

Freud hat den Mythos vom König Ödipus auf den Kopf gestellt.[8] Ödipus wird vom Opfer zum Täter. Nicht die Eltern durchbohren und fesseln die Füße des Säuglings und lassen ihn aussetzen, sondern der vierjährige Knirps trachtet in seiner Phantasie dem Vater nach dem Leben und will statt seiner die Mutter in Besitz nehmen. Der Vater droht mit der Kastration, wenn er die Belästigung der Mutter nicht sein lässt. Die Schwächen der Theorie vom Ödipuskomplex betreffen nicht nur die Umkehr des Mythos, sondern vor allem die abenteuerlichen Thesen vom sogenannten weiblichen Ödipuskomplex, wie dem „Penisneid" der Frauen.

Frühe traumatische sexuelle Erlebnisse als Ursache der Hysterie erwachsener Patienten: Die „Verführungstheorie"
Freud arbeitete von 1876-1885 als Assistent in der Physiologie und Neurologie. 1885 wurde er Privatdozent für Neuropathologie an der Universität Wien und hospitierte als Stipendiat bei dem damals wohl berühmtesten Neurologen und Psychiater Jean-Martin Charcot (1825-1893) in Paris. Dieser führte die Hysterie auf eine erbliche Veranlagung zurück und behandelte die Patientinnen mittels Hypnose. Nach diesem Aufenthalt wandte Freud sein Interesse von der Neuropathologie zur Psychologie und Psychopathologie. Joseph Breuer (1842-1925), ein Wiener Kollege, vertrat die Ansicht, dass die Symptome der Hysterie einen Zusammenhang mit traumatisch erlebten Ereignissen im Leben der Patienten aufweisen. Freud hatte nun den Einfall, nach traumatischen Szenen zu suchen, die sich hinter der ersten traumatischen Erinnerung verbargen. Er benutzte hierzu die Technik bewusster und unbewusster Assoziationsketten. Er entdeckte dabei, dass *kein hysterisches Symptom aus einem realen Erlebnis allein hervorgehen kann, sondern dass alle Male die assoziativ geweckte Erinne-*

rung an frühere Erlebnisse zur Verursachung des Symptoms mitwirkt. (...) Von welchem Fall und von welchem Symptom immer man seinen Ausgang genommen hat, man gelangt endlich unfehlbar auf das Gebiet des sexuellen Erlebens.

Deshalb stellte Freud die Behauptung auf, dass die Ursache der Hysterie im Sexualleben zu suchen sei, also in frühen traumatisch am eigenen Körper erfahrenen Erlebnissen, die sexuell getönt seien.

Am 21. April 1896 vertrat Freud diese Gedanken in einen Vortrag „Zur Ätiologie der Hysterie". Es war sein erster größerer Auftritt im Verein für Psychiatrie und Neurologie in Wien. Der Vortrag fand bei seinen Kollegen „eine eisige Aufnahme", wie Freud einem Freund fünf Tage später in einem Brief berichtete, und wurde am 14. Mai in der *Wiener klinischen Wochenschrift* regelwidrig nur mit dem Titel ohne Zusammenfassung des Inhaltes und ohne Wiedergabe der Diskussion abgedruckt. Verschiedene Kollegen drängten ihn, den Vortrag nicht zu publizieren, wenn er sich seine Karriere nicht hoffnungslos ruinieren wolle. Dennoch publizierte Freud den Vortrag wenige Wochen später. Er schrieb: In 18 Fällen von Hysterie habe er *diesen Zusammenhang für jedes einzelne Symptom erkennen und, wo es die Verhältnisse gestatteten, durch den therapeutischen Erfolg bekräftigen können. Es handelt sich um ein oder mehrere Erlebnisse von vorzeitiger sexueller Erfahrung am eigenen Leib, die der frühesten Jugend angehören.*[9]

Freud unterschied drei verschiedene Arten des Missbrauchs bei seinen zwölf weiblichen und sechs männlichen Hysteriepatienten. *In der ersten Gruppe handelt es sich um einmaligen oder doch vereinzelten Missbrauch meist weiblicher Kinder von Seiten erwachsener, fremder Individuen. (...) Eine zweite Gruppe bilden jene weit zahlreicheren Fälle, in denen eine das Kind wartende Person, (...) leider auch allzu häufig ein naher Verwandter, das Kind in den sexuellen Verkehr einführte und ein (...) förmliches Liebesverhältnis, oft durch Jahre, mit ihm unterhielt. (...) In der dritten Gruppe gehören die (...) sexuellen Beziehungen zwischen zwei Kindern verschiedenen Geschlechts, zumeist zwischen Geschwistern. (...) Kinder ohne vorherige Verführung (durch Erwachsene vermögen) den Weg zu Akten sexueller Aggression nicht zu finden.*

Freud führt u. a. folgende Bürgschaften für die Realität der infantilen Sexualszenen an: Die „Uniformität" beschriebener Einzelheiten war ihm ebenso ein Beleg wie die Tatsache, dass die Erkrankten Sexualszenen wie harmlose Vorgänge beschrieben, deren Bedeutung sie nicht erkannten. Sie berührten dabei, so Freud, Einzelheiten, die nur einem Lebenserfahrenen bekannt seien. Die kindliche Szene habe darüber hinaus einen Bezug zur gesamten übrigen Krankengeschichte. Besonders geschickt war der „Therapeutische Beweis": Da es Freud gelungen sei, die Patienten zu heilen, habe er zuvor auch die richtige

Diagnose stellen müssen. Lediglich in zwei Fällen jedoch war es Freud gelungen, die Kindererlebnisse durch die Zeugnisse einer weiteren Person zu bestätigen.

Bei unseren Kranken sind die Erinnerungen niemals bewusst; wir heilen sie aber von ihrer Hysterie, indem wir ihnen die unbewussten Erinnerungen der Infantilszenen in bewusste verwandeln. Infantile Sexualerlebnisse (...), die ins dritte, vierte, selbst ins zweite Lebensjahr zurückreichen, (...) erzeugen die hysterischen Symptome aber nicht unmittelbar, sondern bleiben zunächst wirkungslos, (...) beginnen – in unseren schweren Fällen eher regelmäßig – erst mit dem achten Jahr hysterische Symptome zu bilden.

Statt der Verführungstheorie gilt nun das Postulat der kindlichen Phantasie mit den Theorien über die infantile Sexualität und den Ödipus Komplex.

Jeffrey Masson (geboren 1941) hat 1984 das wissenschaftliche Umfeld und die Interessen Freuds vor und während seiner Arbeit an der Formulierung der Verführungstheorie detailliert dokumentiert. Er war damals Mitglied des Direktoriums des Freud Archivs mit dem Auftrag, den Briefwechsel von Freud und Wilhelm Fließ herauszugeben. So hatte er ungehinderten Zugang zu den Orginalbriefen und -dokumenten Freuds. Er entdeckte verschiedene Stellungnahmen Freuds, die gezielt nie publiziert worden waren.

In Frankreich löste 1857 der Gerichtsmediziner Ambroise Tardieu (1818-1879) mit seiner *Gerichtsmedizinischen Studie über Sittlichkeitsvergehen* eine breite Diskussion über Sexualdelikte an Kindern aus. In der sechsten Auflage 1878 berichtete er von 11 576 Anklagen wegen Vergewaltigung oder versuchter Vergewaltigung in Frankreich zwischen 1858 und 1869. Fast 10 000 Opfer waren Kinder, meist zwischen vier und zwölf Jahre alt. Viele Täter waren Familienmitglieder, und erstaunlich viele hatten eine höhere Schulbildung. Freud dürfte während seines Paris-Aufenthaltes etwas von dieser Diskussion mitbekommen haben. Zudem war er selbst Opfer eines sexuellen Missbrauchs durch seinen Vater.[10] So war er 1895/96 überzeugt, dass seine Patientinnen ihm die Wahrheit erzählten. Für ihn waren die Hysterikerinnen krank, weil man ihnen in ihrer Kindheit im Verborgenen etwas Schreckliches angetan hatte und nicht, weil sie aus erblich vorbelasteten Familien stammten. Freud hoffte insgeheim, durch seine neue Theorie über den Ursprung der Hysterie berühmt und reich zu werden, wie er 1897 in einem Brief an seinen Freund Wilhelm Fließ selbstkritisch bemerkte: *Die Erwartung des ewigen Nachruhms war so schön und des sicheren Reichtums, die volle Unabhängigkeit, das Reisen, die Hebung der Kinder über die schweren Sorgen, die mich um meine Jugend gebracht haben. Das hing alles daran, ob die Hysterie aufgeht oder nicht.*[11]

Nach der Publikation der Verführungstheorie lebte Freud extrem isoliert. Es gab keinerlei wissenschaftliche Auseinandersetzung mit Freuds These, nur Ablehnung und Abscheu. *Ich kam mir vor wie geächtet, von allen gemieden. Zudem blieben die Patienten aus. Hier bin ich (...) verarmt, derzeit beschäftigungslos.*[12]

Neben der nahezu totalen wissenschaftlichen und gesellschaftlichen Isolation war es vor allem die seit dem Tod seines Vaters 1895 systematisch betriebene Analyse seiner Träume, die Freud zunehmend am Wahrheitsgehalt der Schilderungen seiner Patienten zweifeln ließen und zu einer Aufwertung und Umdeutung der kindlichen Phantasie führten. 1924 bemerkte er in einer Randnotiz zur Publikation von 1896: *All dies ist richtig, aber es ist zu bedenken, dass ich mich damals von der Überschätzung der Realität und der Geringschätzung der Phantasie noch nicht frei gemacht hatte.*

In einem Brief vom 21.9.1897 gab er als Motive für seinen Sinneswandel unter anderem die fortgesetzten Enttäuschungen an, die Analysen zum wirklichen Abschluss zu bringen. Außerdem die Überraschung darüber, dass in sämtlichen Fällen der Vater als pervers beschuldigt werden musste. Schließlich machte auch Freud selbst die Einsicht stutzig, dass die Verbreitung der Perversion gegen Kinder wahrscheinlich doch sehr viel seltener sei als die Hysterie unter Erwachsenen. Außerdem musste er erkennen, dass es *im Unbewussten ein Realitätszeichen nicht gibt, so dass man die Wahrheit und die mit Affekt besetzte Fiktion nicht unterscheiden kann.* Und schließlich erkannte der Therapeut an, dass *in der tiefstgehenden Psychose, die unbewusste Erinnerung nicht durchdringt, so dass das Geheimnis der Jugenderlebnisse auch im verworrensten Delirium sich nicht verrät.*

Freud war nun überzeugt, dass die Symptome der Hysterie nicht direkt von realen sexuellen Erlebnissen ausgingen, sondern von Phantasien, die sich an solche anknüpfen. Die Aggressivität der kindlichen Phantasie wurde nicht mehr als Antwort auf ein Missbrauchserlebnis gesehen, sondern als genuin aggressiver Impuls des Kindes. Mit der Widerrufung der Verführungstheorie fand Freud wieder Kontakte zum Kreis seiner Kollegen.

Mit der Beschreibung der infantilen Sexualität und der Entdeckung des Ödipuskomplexes im Prozess der Selbstanalyse jedoch hatte Freud die beiden Grundpfeiler seiner Persönlichkeits- und Neurosenlehre gefunden.[13]

Unterdrückung der Verführungstheorie durch die internationale Psychoanalytische Bewegung

Wie Masson ausführlich belegt, hat sich Freud selbst zeitlebens immer wieder gefragt, ob die Verführung eines Kindes durch einen Erwachsenen nicht doch zur Entstehung der Hysterie beitrage. Die psychoanalytische Bewegung und insbesondere Anna Freud haben alle schriftlichen Dokumente Sigmund Freuds, die sich auf diese Selbstzweifel beziehen, bei der Herausgabe seiner Schriften unterschlagen. Auf diesen Sachverhalt angesprochen, schrieb Anna Freud Masson 1981: *Wenn man die Verführungstheorie aufrechterhält, dann bedeutet das die Preisgabe des Ödipuskomplexes und damit der gesamten Bedeutung der bewussten wie der unbewussten Phantasien. Danach hätte es meines Erachtens keine Psychoanalyse mehr gegeben.*[14]

Das Bild des Säuglings in der Nachfolge Freuds
Die Schüler und Schülerinnen Freuds, Anna Freud, Melanie Klein, Réné Spitz, Donald Winnicott und Margaret Mahler, haben das Bild Freuds vom Säugling auf unterschiedliche Weise modifiziert. Sie ergänzten die rein rekonstruktive Beschreibung der Entwicklung des Säuglings und Kleinkindes aus den Berichten erwachsener Patienten über ihre Kindheit, wie es Sigmund Freud getan hatte, durch Erkenntnisse aus der direkten Beobachtung von Säuglingen und Kleinkindern. Alle erheben sie den Anspruch, Aussagen über die tatsächliche kindliche Erlebniswelt und Entwicklung zu machen.[15]

Anna Freud (1895-1982)
Anna Freud war das jüngste der sechs Kinder und eine treusorgende Tochter von Sigmund Freud. Sie emigrierte 1938 mit ihrem Vater nach London. In London-Hampstead arbeitete sie mit psychisch kranken und gesunden Kindern. Anna Freud und Melanie Klein haben die Kinderanalyse mit unterschiedlichen Schwerpunkten begründet und ihr Wissen in getrennten Schulen weitergegeben. Anna Freud interessierte sich besonders für die stufenweise Anpassung des Kindes an die Außenwelt. Die Entwicklung des Ich und dessen Abwehrmechanismen bildeten einen besonderen Schwerpunkt. In ihrer analytischen Arbeit bemühte sie sich, die psychische Persönlichkeit eines Kindes zu analysieren und „eine lückenlose historische Entwicklungsfolge bestimmter Seiten seines menschlichen Lebens", sogenannte „psychoanalytische Entwicklungslinien", herauszuarbeiten.[16]

Eine typische psychoanalytische Entwicklungslinie beschreibt z. B. die acht Stufen der Reifung des Sexualtriebes, in denen einerseits die libidinösen Phasen oral, anal und phallisch zum Ausdruck kommen und andererseits die Beiträge beschrieben werden, die das Ich zur Wahl und zur Gestaltung der sozialen Beziehungen – der Objektbeziehungen beisteuert. Nach dieser Theorie besteht am Anfang des Lebens „eine ‚biologische Einheit' zwischen Mutter und Kind", eine Phase der Selbstbezogenheit und Selbstverliebtheit – kurz: eine narzistische Phase die sich von der Mutter über das Kind erstreckt, in der aber auch umgekehrt das Kind die Mutter in sein „narzisstisches Milieu" mit einbezieht. Diese Periode lässt sich in eine autistische, eine symbiotische sowie eine Periode, in der Trennungsangst einerseits und Selbständigkeitswunsch andererseits in entgegengesetzte Richtungen drängen, unterteilen. Jede einzelne dieser Entwicklungen ist bedroht von zahlreichen Störungen, die für die betreffenden Phasen charakteristisch sind.

Weitere typische Entwicklungslinien sind laut Anna Freud in Stichworten: „Die Entwicklung zur körperlichen Selbständigkeit", „Vom Säuglingsstadium zum rationellen Essen", „Von der Reinlichkeitserziehung zur Reinlichkeit", „Von der Unverantwortlichkeit zur Verantwortlichkeit für den eigenen Körper", „Der Weg vom Egoismus zur Freundschaft und Teilnahme an einer menschlichen Gesellschaft", „Der Weg von der Autoerotik zum Spielzeug und vom Spiel zur Arbeit".

Kinder können gleichzeitig auf sehr unterschiedlichen Stufen in verschiedenen Entwicklungslinien sein. Derartige „Disharmonien" sind normal.

Melanie Klein (1882-1960)

Melanie Klein kam aus Österreich. Von 1926 an lebte sie in London. Sie wandte die klassische Methode des Deutens in der Kinderanalyse an. Sie fasste alles, was das Kind im Spiel ausdrückt, als ein Äquivalent für die freie Assoziation auf, als Symbolisierung unbewusster psychischer Geschehnisse. Sie unterstellte, dass schon bei der Geburt eine differenzierte psychische Struktur vorhanden sei, dass es also neben einem Ich unbewusste Phantasien, Angsterlebnisse und Abwehrmechanismen gebe. Sie unterteilte die orale Phase Sigmund Freuds in drei Phasen:

Während der ersten drei bis vier Lebensmonate, der „autistischen" oder „paranoid-schizoiden" Phase, sei die Kapazität des Ichs zu integrieren noch sehr begrenzt. Das Kind erlebe deshalb sehr starke Ängste, die sich in Spaltungsprozessen und einfachen Ordnungsgebungen äußern würden. Das Kind nähme die Mutter zunächst nur zum Teil, als Teilobjekt, wahr. Die guten Erfahrungen im Umgang mit der Mutter würden als „gute Brust" verinnerlicht und die negativen Erfahrungen als „böse Brust" nach außen übertragen. Mit wachsender Integrationsfähigkeit des Ichs nähmen die Angsterfahrungen ab und die Mutter könne als Ganzes erlebt werden.

Mit der Stärkung der Ich-Funktionen erreiche der Säugling im vierten oder fünften Monat die „symbiotische" oder „depressive" Phase. Der Säugling vermöge zunehmend zwischen Versagungen, die von außen an ihn herangetragen werden, und phantasierten inneren Gefahren zu unterscheiden. Die Beziehungen zu den Eltern würden zunehmend realistischer wahrgenommen, sodass die

Eltern als getrennte Individuen realisiert würden. Dies führe zu einer verstärkten Zuwendung zum Vater. Der Ödipuskomplex, der sich nach Sigmund Freud erst im dritten bis fünften Lebensjahr entwickelt, etabliere sich bereits um den sechsten Lebensmonat. Er habe die Funktion, negative Affekte, die sonst ausschließlich auf die Mutter gerichtet wären, angemessener zu verteilen.

Zwischen dem fünften und zwölften Lebensmonat wächst dann der Säugling in eine „Loslösungs- und Individuationsphase" oder „Differenzierungsphase" hinein, in der Trennungsangst einerseits und Selbständigkeitswunsch andererseits in entgegengesetzte Richtungen drängen.

Während Anna Freud mehr das reale Erleben und das Ich des Kindes in den Vordergrund ihrer Überlegungen stellte, orientierte sich Melanie Klein von Anfang an an den unbewussten Phantasien.

EXKURS: Interpretation der Handlung eines Kleinkindes durch Melanie Klein und Anna Freud[17]
Ein Kleinkind läuft einer Besucherin entgegen und öffnet ihr das Handtäschchen. Anna Freud überlegt, ob das Kind möglicherweise an ein Erlebnis vom Vortag anknüpft, an dem ein Besucher ihm in einem ähnlichen Täschchen ein kleines Geschenk mitgebracht habe. Melanie Klein vermutet, dass das Kleinkind durch diese Handlung symbolisch seine Neugier ausdrückt, ob im Genital der Mutter wieder ein neues Geschwisterchen steckt.

René Spitz (1887-1974)
Spitz wuchs in Wien und Budapest auf. 1910/1911 ließ er sich bei Ferenczi und Sigmund Freud zum Psychoanalytiker ausbilden. 1935 erhielt er einen Forschungsauftrag der Entwicklungspsychologin Charlotte Bühler in der Kinderkrippe der Kinderübernahmestelle der Stadt Wien. Er war der erste Psychoanalytiker, der mit Methoden der Entwicklungspsychologie Säuglinge direkt beobachtete und seine Ergebnisse psychoanalytisch interpretierte: *Meinem Denken liegt die Auffassung Freuds zugrunde, der das Neugeborene als einen im psychologischen Sinn undifferenzierten Organismus betrachtet, der mit einer angeborenen Ausstattung und gewissen Anlagen zu Welt kommt. Dieser Organismus hat noch kein Bewusstsein, keine Wahrnehmung, keine Empfindung und keine psychischen Funktionen, seien sie bewusst oder unbewusst. Diese Ansicht wird von den meisten Wissenschaftlern geteilt, die sich mit Beobachtung und Experiment mit Neugeborenen beschäftigt haben. Deshalb habe ich mich jeder Hypothese enthalten, die beim Säugling zum Zeitpunkt der Geburt das Wirken intrapsychischer Prozesse postulieren würde. Im Grunde betrachte ich das Neu-*

geborene in vieler Hinsicht als eine undifferenzierte Ganzheit. Nach und nach differenzieren sich aus dieser Ganzheit verschiedene Funktionen, Strukturen, ja die Triebe heraus.[18]

Réné Spitz beobachtete die Beziehung zwischen dem Säugling und seiner Mutter sehr sorgfältig und unterschied – ausgehend von drei markanten Veränderungen dieser Beziehung – drei Stufen der psychischen Entwicklung des Säuglings.

Die erste Stufe dauere etwa zwei Monate bis zum ersten Auftreten des sozialen Lächelns. Es sei eine Phase der Undifferenziertheit, der sozialen Unbezogenheit und der rein biologischen Verbindung zur Mutter und Außenwelt. Die sehr persönlich gehandhabte Alltagsroutine schaffe eine einzigartige eigene Welt mit einem spezifischen affektiven Klima.

Mit etwa acht Wochen reagiere das Baby auf das menschliche Gesicht mit einem Lächeln. In Experimenten mit unterschiedlich bemalten Masken zeigte Spitz, dass drei Monate alte Säuglinge auch eine Maske anlächeln, die nur zwei Augenattrappen und eine Nase zeigen und sich bewegen. Spitz betrachtete dieses blickerwidernde, unspezifische Lächeln als Beginn der zweiten Entwicklungsstufe, der Stufe der sozialen Beziehungen, als Prototyp und Voraussetzung aller nachfolgenden Beziehungen.

Mit etwa acht Monaten wende sich ein Säugling angstvoll vor einer fremden Person ab. Er fremdelt. Mit 15 bis 18 Monaten erfolge ein weiterer entscheidender Entwicklungsschritt. Das Kind schüttelt den Kopf und wendet sich ab oder sagt nein.

In der Öffentlichkeit wird der Name von Spitz vor allem mit seinen Untersuchungen des Schicksals von Säuglingen aus gestörten Mutter-Kind Beziehungen verbunden (→ Hospitalismus, → Bindung).

Donald Winnicott (1896-1971)

Winnicott war Kinderarzt in England. Er kam erst spät durch Melanie Klein zur Psychoanalyse. Er behielt seine Praxis als Kinderarzt bei und behandelte zusätzlich psychiatrische Patienten, insbesondere Patienten mit Borderline-Störung. Dies sind Patienten mit instabilem Ich, gestörten zwischenmenschlichen Beziehungen und zeitweise psychotisch-schizoidem, impulsiven Verhalten. Einige seiner psychiatrischen Patienten hatte er schon als Kinderarzt gesehen und verfügte so über eigene Unterlagen zur Art der frühen Mutter-Kind-Beziehung.

Winnicott ist der Ansicht, dass nicht alle psychischen Störungen im klassischen Ödipuskomplex wurzeln, wie Freud postulierte, sondern manche bis in die früheste Säuglingszeit zurückreichen. Zum Beispiel bei den „Borderlinern":
Meine Erfahrungen haben mich zu der Erkenntnis geführt, dass abhängige oder

tief regredierte Patienten den Analytiker mehr über das frühe Säuglingsalter lehren können, als man aus direkter Beobachtung von Säuglingen erfahren und aus dem *Kontakt mit Müttern lernen kann.*

Winnicott stellte die wechselseitige Beziehung von Mutter und Kind in den Mittelpunkt seiner Betrachtungen zum Säuglingsalter. Den Säugling-an-sich, so Winnicott, gebe es gar nicht, denn überall da, wo man einen Säugling finde, finde man auch die mütterliche Vorsorge. Auch der Vater kann in einer mütterlichen Rolle von Anfang an eine Beziehung zum Säugling aufbauen. Winnicott unterscheidet grob drei Phasen der Entwicklung: die Halte-Phase in den ersten sechs Lebensmonaten, eine Phase relativer Abhängigkeit und eine dritte Phase, in der der Säugling eine Beziehung zum Vater aufnimmt.

Winicott ist besonders durch das Konzept der „hinreichend guten Mutter" bekannt geworden, in dem einzelne Missverständnisse im Zusammenspiel von Mutter und Säugling als entwicklungsstimulierend, ja entwicklungsnotwendig betrachtet werden. Das Konzept hat viel zur Entlastung und Entidealisierung des Bildes von der Mutter beigetragen.

Margaret Mahler (1897-1985)

Margaret Mahler stammt aus Ungarn. Sie wurde bei Clemens von Pirquet in Wien zur Kinderärztin ausgebildet. Sie eröffnete zunächst eine kinderärztliche Privatpraxis, die sie nach ihrer Ausbildung zur Psychoanalytikerin 1933 zu einer psychoanalytischen Kinderklinik, dem „Ambulatorium Rauscherstraße", ausbaute. 1938 emigrierte sie in die USA.

Mahler schrieb der psychosexuellen Entwicklung und dem Ödipuskomplex keine zentrale Stellung in der Entwicklung des Säuglings mehr zu. Nach ihrem Verständnis entwickelt sich ein Kind von einer autistischen Phase als Neugeborenes über eine symbiotische Phase als junger Säugling zur Phase der Loslösung und Individuation als Kleinkind. Ihr besonderes Interesse galt autistischen und psychotischen Kindern.

> **EXKURS: Grenzen des Spielerischen beim Spiel mit dem Säugling**
> Meine Tochter mag etwa zehn Monate alt gewesen sein, als ich sie eines Morgens auf dem Wickeltisch von ihrem Windelpaket befreite und sauber machte. Sie lag auf dem Rücken, nur mit einem kurzen Säuglingshemdchen bekleidet – so veranstalteten wir in dieser entspannten Atmosphäre unsere alltäglichen Streichel-, Balg- und Kitzelspielchen, was wir beide sehr genossen. Mitten aus diesen Spielchen heraus, umfasste meine Tochter meinen Zeigefinger unvermittelt fest mit ihrer Hand und führt meine Zeigefingerspitze

zielsicher auf ihre Klitoris. Als ich das Ziel ihrer Handlung erkannte, erschrak ich tief und zog meine Hand reflexartig zurück. Als Spielpartner hatte ich in dieser Spielsequenzrunde meine Unbefangenheit und Lockerheit verloren. Der Rest des Wickelns war Routine. Einige Tage später startete meine Tochter einen zweiten Versuch, aber auch diesmal versagte ich als lockerer Spielpartner völlig. Bei meinem Sohn erinnere ich mich nicht an eine vergleichbare Episode.

Die Hypothese einer sexuellen Partnerprägung im „ödipalen" Lebensalter
Bei vielen Tierarten zeigen die Jungtiere lange vor dem Erreichen der Geschlechtsreife einzelne typische, zur Sexualität gehörende Verhaltensweisen. Man spricht in diesem Zusammenhang von „unharmonischer Reifung". Wachsen Jungtiere einzelner Vogelarten nur mit Tieren einer anderen Vogelart auf, dann werben die erwachsenen Tiere später nur um Partner der anderen Vogelart. Die Jungtiere sind während einer sensiblen Phase in ihrer Jugend auf die art- und geschlechtstypischen Merkmale der anderen Vogelart geprägt worden. Der bekannte Freiburger Verhaltensbiologe Bernhard Hassenstein stellte in den 1960er Jahren die Hypothese auf, dass Freud mit seinem Ödipuskomplex möglicherweise auf die sensible Periode einer prägungsähnlichen Phase unbewusster Festlegung bevorzugter Eigenschaften des zukünftigen Sexualpartners beim Menschen gestoßen sei.[19] Meines Wissens wurde diese Hypothese bisher nicht ernsthaft überprüft.

Die infantile Sexualität – Freud im Spiegel der Psychoanalyse heute
Unsere heutigen Vorstellungen haben sich weit von denen Freuds entfernt. Dies zeigen zeitgenössische Stimmen zur „infantilen Sexualität" und zum „Ödipuskomplex". Andererseits: Freuds Gedanken wirken bis in unsere Tage anregend und weiterführend. So schreibt der Psychoanalytiker Wolfgang Mertens im Jahr 2006, *Freud eröffnete eine „Hermeneutik der Selbstentdeckung", da die Auseinandersetzung mit dem Unbewussten einen neuen persönlichen Erfahrungsraum eröffnet. Dies war möglich geworden, da (…) in der Moderne Öffentlichkeit und Privatheit, soziokulturelle Normen und persönliches Leben immer mehr auseinander fielen. Es hing sicherlich auch mit der zunehmenden Affektkontrolle und dem Individualisierungsdruck zusammen, dass sich eine private Innenwelt herauszubilden begann.*[20]

Zwei fundamentale Trugschlüsse zeichnen das klassische psychoanalytische Denken aus. Das Bild des Säuglings wird aus den Schilderungen erwachsener Patienten rekonstruiert und bleibt deshalb in der Vorstellungswelt der Erwachsenen verhaftet, und normale frühe Entwicklungsphasen des Säuglings werden mit späteren psychopathologischen Zuständen wie Autismus, Symbiose etc. verglichen und durch sie charakterisiert.[21]

Wo Es war soll Ich werden, hatte Freud gemeint. Dem widerspricht Wolfgang Mertens vehement: *Wo das Ich seine Verbindung zu den primären Affekten und Motivationen verloren hat, soll eine Verbindung wiederhergestellt werden. (...) Nicht, Ich kann wieder fühlen und denken, ohne von unsublimierten Leidenschaften heimgesucht zu werden, sondern Ich kann leidenschaftlich fühlen und denken, weil ich wieder Zugang zu meinen Emotionen gefunden habe.*

Daraus folgt: Kein Kind erkrankt an einem Ödipuskomplex, wenn es nicht in eine pathologische Beziehungsstruktur zu einem oder beiden Elternteilen gerät. Die Vorbildfunktion des Vaters ist um vieles entscheidender als seine Autorität bei der Kontrolle der Sexualität und des Inzesttabus.

Als produktiv, wenn auch unzulässig, erwiesen sich auch die Freudschen Vorstellungen vom „Druckkesselmodell" für die menschlichen Triebe. Lotte Köhler meinte 2006 hierzu: *Freud benutzte als Erklärungsmodell im Denken seiner Zeit das hydromechanische Triebmodell. Heute verfügen wir (...) auch über Erklärungsmodelle der Kybernetik, der Informatik, der dynamischen Systemtheorie, der Chaostheorie und der Linguistik. Gemessen an diesen Möglichkeiten hatte Freud Bedeutendes gefunden, aber seine Befunde unzureichend erklärt. Die Triebtheorie führte teilweise zu heute nicht mehr haltbaren Annahmen, wie z. B. der, das Ziel der Aktivitäten eines Säuglings sei die totale Triebabfuhr im Sinne des Nirwana-Prinzips.*[22]

Der Zeitgeist ließ auch Freud nicht unbeeinflusst und machte ihn zum Kulturpessimisten. Er sah im neugeborenen Menschen einerseits eine völlig undifferenzierte Tabula rasa, andererseits quasi ein wildes Tier, das von Trieben beherrscht ist, die auf Abfuhr drängen, damit der erstrebenswerte Nirwana-Zustand erreicht wird. Für ihn bestand ein Gegensatz beziehungsweise ein Konflikt zwischen der Triebnatur des Menschen und der triebfeindlichen Gesellschaft. Die Sozialisation lief bei ihm notwendigerweise auf eine Triebzähmung durch psychische Instanzen wie Ich oder Über-Ich hinaus.[23]

Statt nach dem klassischen Menschenbild Réné Descartes (1596-1650), demzufolge jeder Mensch in sich eingeschlossen ist und nur mit Mühe und über unendlich viele Lernschritte Kontakt zu einem anderen Menschen herstellen könne, (...) *sind in einer dynamisch systemtheoretischen Betrachtung die mentalen Leistungen von Säugling, Eltern und weiteren Bezugspersonen von Anfang an miteinander verschränkt: Vor allem die emotionalen Bekundungen des Einen führen zu einer emotionalen Stellungnahme beim Anderen und umgekehrt. Somit sind es nicht mehr irrationale Triebimpulse, die nach Entladung bei einer im Grunde beliebigen Person suchen und eine phantasmatische Welt* der Wunschhalluzinationen schaffen, die dann erst wieder in einem mühsamen Prozess an der Realität abgearbeitet werden müssen, sondern primäre Emotionen des Kindes. Überraschung/Neugier, Freude, Traurigkeit, Ärger, Ekel, Furcht korrespondieren mit entsprechenden Emotionen und Gefühlen der Eltern und bilden von den ersten Lebenstagen an – zum Teil aber auch schon im Mutterleib – ein dichtes Netz von Beziehungserfahrungen und von emotionaler Zuwendung zur äußeren Welt.[23]

Freud hat das Ideal der Romantik von der „Unschuld" des Säuglings zerstört. Er hat die Phantasie des Säuglings und Kindes als eigenständige Quelle der Schuld- und Schamgefühle des Erwachsenen maßlos überschätzt. Heute neigen wir dazu, die Emotionalität des Säuglings einschließlich seiner „Sexualität" als jenseits von Schuld und Unschuld zu betrachten. Die Einstellung eines Erwachsenen zur Sexualität dürfte viel mehr von den von den Eltern vermittelten kulturellen Grenzsetzungen und Bedeutungszuschreibungen bestimmt sein als vom „Sexualtrieb" und den „infantilen Phantasien".

Bindungsverhalten des Säuglings

*Im ersten Lebensmonat hat der Säugling
noch kein Bedürfnis nach menschlicher Nähe.*
Hildegard Hetzer (1899-1991), Entwicklungspsychologin[1]

*Im Leben eines Kindes sind die Bindungen,
die es mit anderen Menschen eingeht,
der Angelpunkt seiner Entwicklung.*
Lieselotte Ahnert, Entwicklungspsychologin[2]

In der Umgangssprache haben nur wenige Worte in den letzten Jahrzehnten eine solch rasante Karriere gemacht wie die Worte „Beziehung" und „Bindung". Erzählt man modernen Eltern, dass vor nicht allzu langer Zeit niemand diese Worte benutzte, so stößt man regelmäßig auf Überraschung und Unverständnis. In welchem Zusammenhang wurden diese Begriffe eingeführt? Welch verändertes Verständnis zwischenmenschlicher Kommunikation steckt hinter diesen neuen Begriffen? Und was hat das Kindern und Eltern gebracht?

Seit uralten Zeiten haben Mütter und Dichter um den Kummer gewusst, den ein Kind über die Trennung von seiner Mutter empfindet. Dennoch wurde das Verhältnis von Säugling und Eltern über hundert Jahre bis in die 1960er Jahre nur mit den Begriffen Pflege und Erziehung charakterisiert. Gefühle, Bindung, Abhängigkeit – all das spielte scheinbar keine Rolle. Welch schrecklich distanzierte Haltung, wenn sich Eltern und Kinder nur funktional und rational begegnen!

Der Begriff „soziale Beziehung" stammt von Max Weber (1864-1920). Er bezeichnete damit ein *aufeinander gegenseitig eingestelltes und dadurch orientiertes Sichverhalten mehrerer*. Der Begriff beinhaltet eine zwei- oder vielseitige Interaktion der beteiligten Personen, durch die eine Gemeinsamkeit begründet wird. Im Sachverzeichnis des Standardwerkes von Heinz Remplein aus dem Jahr 1964 *Die seelische Entwicklung des Menschen im Kindes- und Jugendalter* wird der Begriff „Beziehung" noch nicht einmal aufgeführt! Erst in den 1970er Jahren hat das Wort Beziehung die Alltagssprache – und damit das allgemeine Bewusstsein – erobert und charakterisiert heute die verschiedensten menschlichen Verhältnisse.

Erst Ende der 1970er Jahren erkannte eine größere Zahl von Fachkräften und auch die Öffentlichkeit, dass eine warme innige und dauerhafte Beziehung des Säuglings und Kleinkindes zu seiner „feinfühligen" Mutter (oder einer anderen Hauptbezugsperson) eine wichtige Bedingung für seine psychische Gesundheit ist. Die neue Sichtweise ließ verschiedene ungelöste Probleme der Säuglingspflege in einem anderen Licht erscheinen.

Aber es wäre ungerecht, davon auszugehen, dass das Fehlen der Begriffe „Beziehung" und „Bindung" auch ein völliges Fehlen der entsprechenden Interaktionen beweist – natürlich nicht! Wie immer sind die Verhältnisse ein wenig komplizierter. Obwohl die Begriffe Beziehung und Bindung in der alten Literatur nicht verwendet werden, gibt es doch in den Texten indirekte Hinweise auf ein besonderes Verhältnis von Mutter und Säugling.

Schon Ludwig Griesselich (1804-1848) schrieb Mitte des 19. Jahrhunderts: *Auch der kleine Mensch hat allerhand Eigentümlichkeiten – eine zärtliche Mutter findet sie bald heraus, und richtet sich danach.*[3] *Nicht ein Kind ist wie das Andere (...). Je mehr man darauf Rücksicht nimmt und sich Mühe nimmt, das Kind kennen zu lernen, desto mehr wird es uns sein Vertrauen durch Gehorsam vergelten. (...) Wem also ein Kind gehorchen soll, der muss es behorcht haben. (...) Mütter haben in der Regel eine scharfe Beobachtungsgabe und einen feinen Sinn für scheinbare Kleinigkeiten, wodurch sie die ersten Seelenäußerungen ihrer Kinder belauschen, und richtig zu deuten vermögen. In dieser Beziehung ist das Verdienst der Frauen (...) nicht hoch genug anzuschlagen. Die Aufgabe der ersten Erziehung besteht vorzüglich darin, die Gefühlsseite des Menschen zu entwickeln.*[4] Vermutlich meinte auch Napoleon dies mit seinen etwas rätselhaften Worten: *Die Zukunft eines Kindes ist immer das Werk seiner Mutter.*

So klug wie Napoleon waren indessen nicht alle. Es gibt weit mehr Beispiele aus der Zeit vor der naturwissenschaftlicher Medizin und der modernen Pädagogik, in denen das Bindungsbedürfnis des Säuglings verkannt oder missachtet wurde. Der Staufer-Kaiser Friedrich II. soll sich ernsthaft die Frage gestellt haben: War die menschliche Ursprache lateinisch, griechisch oder hebräisch? Um dies herauszufinden, soll er verwaiste Neugeborene zur Aufzucht an Ammen gegeben haben mit der Maßgabe, sie zu stillen, zu reinigen und zu baden, sie aber niemals zu liebkosen oder mit ihnen zu sprechen. Er hoffte, dass sie spontan in einer der drei Sprachen reden würden. Jedoch, das überrascht uns Heutige wenig: Alle Säuglinge verstarben sehr früh. Der Chronist kommentierte: *Sie konnten ja nicht leben ohne den Beifall, die Gebärden, die freundlichen Mienen und Liebkosungen ihrer Ammen.*

Die Sozialpädiatrie warnte zu Beginn des 20. Jahrhunderts davor, Mutter und Kind zu trennen. Gustav Tugendreich (1877-1948), einer der Pioniere der neuen Disziplin, schrieb 1909: *Die große Bedeutung, die einem möglichst langen Zusammenbleiben von Mutter und Kind in hygienischer und ethischer Hinsicht zukommt, ist lange übersehen oder doch vernachlässigt worden. Allzu leichtherzig nahm man Säuglinge, für welche die Eltern oder Mütter nicht sorgen konnten oder wollten, aus der Familie, allzu leichtherzig insbesondere löste man den unehelichen Säugling von seiner Mutter.*[5]

In der klinischen Kinderheilkunde hingegen dominierten zur selben Zeit die „Notwendigkeiten" der Hygiene mit der Trennung von Mutter und Kind und der „Käfighaltung" der Säuglinge in kleinen Boxen.

1906 schufen Adalbert Czerny (1963-1941) und Arthur Keller (1868-1934) den Begriff der Ernährungsstörung.[6] Die Vorstellung, dass die Ernährungsstörung auch seelische Ursache haben könnte, erschien ihnen und vielen Zeitgenossen als pure Spekulation. Adalbert Czerny hielt Säuglinge für seelisch anspruchslos. *Ein Säugling entwickelt sich dann am besten, wenn er nur körperlich gut versorgt wird. Alle Maßnahmen, um schon im ersten Jahre die Aufmerksamkeit eines Kindes anzuregen und dadurch seine Intelligenzentwicklung zu fördern, wirken nur nachteilig,* schrieb der Autor 1922.[7] Möglicherweise geht diese Vorstellung von Czerny auf eine folgenschwere Fehlinterpretation seiner persönlichen Erfahrungen mit Säuglingen in Findelanstalten zurück. Er schrieb: *In diesen Anstalten kann man sehen und lernen, wie weit sich Säuglinge durch Erziehung beeinflussen lassen. Die Kinder werden ruhig, wenn die Ernährung richtig gestellt wird, und diesem Umstand ist es zuzuschreiben, dass es in Säuglingsanstalten viel ruhiger ist, als sich Eltern vorstellen können.*[8] Czerny, ein Vorkämpfer für Struktur und Disziplin, sah das klaglose Funktionieren der Säuglinge und die Ruhe, die in seinen Säuglingssälen herrschte, als erstrebenswertes Erziehungsergebnis an. Meinhard von Pfaundler (1872-1947), der große Kinderarzt, kommentierte die letzten beiden Sätze Czernys mit folgenden Randnotizen: *Das hat ganz andere Ursachen. Das ist die Fabrikarbeit der Anstaltspflege und Falsch. Das ist die Resignation der Anstaltskinder.*[9] (→ natürliche Pflege) Von Pfaundler sah im klaglosen Funktionieren der Säuglinge nichts Gutes, sondern vielmehr einen Ausdruck tiefer Resignation, der wiederum körperliche Folgen hätte.

Aber auch Czerny beobachtete, dass Kinder zu Hause besser gediehen als in institutioneller Pflege, unabhängig davon, wie viel Mühe sich die professionellen Pfleger auch gaben: *Wir nahmen Säuglinge, die künstlich ernährt waren und sich in einem guten Ernährungszustand befanden, aus der Poliklinik in die Klinik auf. (…) Wir ließen uns von den Müttern genau angeben, wie oft die Kinder gefüttert wurden und was sie qualitativ und quantitativ bekamen, und bemühen uns, dies in der Klinik einzuhalten. Dabei ergab sich, dass keines dieser Kinder in der Klinik so gedieh wie zu Hause (…). Daraus waren wir zu dem Schluss gelangt, dass das Gedeihen der Kinder nicht mit der quantitativen und qualitativen Nahrungsaufnahme genügend gekennzeichnet ist, sondern noch von anderweitigen Faktoren abhängig ist, die damals die Klinik noch nicht erfüllte.*[10] Er suchte die Ursache, seiner Zeit, den 1920er Jahren entsprechend, jedoch nicht in der psychischen Belastung des Kindes durch die Trennung, sondern in einer unbekannten Substanz, die er für die „Mangelernährung" in der Klinik verantwortlich machen zu können hoffte: *Es ist in keiner Weise erwiesen, dass den Kindern Nachteile durch den Mangel an psychischer Anregung in Findelhäusern, Waisenhäusern und Kinderkrankenanstalten erwachsen. Es ist vielmehr wahrscheinlich, dass dieselben in anderen Umständen der Hospitalpflege zu suchen sind.*[11]

Was die Mutter-Kind-Beziehung betraf, beharrte Czerny auf dem althergebrachten Standpunkt: Zwischen dem neugeborenen Kinde oder Säugling und dessen Eltern besteht keinerlei kongeniale Wahlverwandtschaft. Alles, was (…) als Ausdruck besonderer Beziehung des Kindes zur Mutter gedeutet wird, ist nur Folge einer erworbenen gegenseitigen Anpassung. Das Kind kennt (…) nur den, der es nährt und pflegt. (…) Für ein Kind, das durch eine Amme oder eine Pflegerin ernährt wird, bleibt die Mutter eine fremde Person.[12]

Pfaundler, der engagierte Arzt, besuchte Czerny in Straßburg und wusste hinterher zu berichten, dass der Kollege sich durchaus der Problematik des üblichen Betriebs in Säuglingsanstalten bewusst gewesen sei. Czerny habe *aus der Erkenntnis dieses Pflegeschadens auch praktische Konsequenzen gezogen und „geeignete" Patienten „geeigneten" Pflegerinnen gewissermaßen „freigegeben", in dem der pflegerische Verantwortungsbereich auf Kosten des ärztlichen erheblich erweitert wurde.* Dieser Versuch habe, wie Pfaundler selbst sehen konnte, *in vielen Fällen sehr günstige Ergebnisse gehabt.*[13]

Eine Generation später begründete der bekannte Sozialpädiater Stefan Engel (1878-1968) die restriktiven Besuchsregelungen seiner „Muster-Kinderklinik" in Dortmund 1967 mit den Worten: *Eltern und andere Besucher durften nicht in die Krankenstuben. Sie mussten sich mit Blicken durch die Fenster begnügen. (...) Wir hatten keine Schwierigkeiten mit dieser Ordnung, sie wurde verstanden, anerkannt und befolgt. Ich würde das nicht erwähnen, wenn es nicht zur Zeit eine Bewegung gäbe, die Eltern fast ungehemmt zu ihren Kindern zu lassen, angeblich aus psychologischen Gründen, die Kinder würden sich sonst zu fremd fühlen. Verstehen kann ich das nicht. Wenn Eltern kommen können, wann sie wollen, wird aus einer geregelten Kinderklinik eine Krankensammelstelle mit all den Gefahren, die mit der Häufung von Menschen, und noch dazu von kranken Menschen, verbunden sind. Auf der anderen Seite habe ich stets die Reaktion des Kindes auf die neue Umgebung als einen wichtigen Test betrachtet, den ich nicht gerne entbehren möchte. Eine gute Kinderklinik mit guten Pflegerinnen kennt den angeblichen Mangel der Gewöhnung an die Klinik gar nicht. Im Gegenteil, wir haben nie Schwierigkeiten mit Kindern gehabt, auch wenn sie verwöhnt waren. Sie schlossen sich schnell an Pflegerinnen und Gefährten an, oft so sehr, dass sie nicht mehr zu Muttern wollten, sich bei der Entlassung an den Rock der Schwester klammerten.*[14] Auch Engel fehlte das Gespür für die seelische Not, in der sich Säuglinge in einer Klinik befanden und befinden.

Die „natürliche Pflege", ein Vorschlag von Meinhard von Pfaundler

Schon 1899 berichtete von Pfaundler über folgende Beobachtung: *Wir hatten eine Schwester, nach deren Nachtwache die Gewichtskurven der Säuglinge stets auffallend anstiegen. Die (...) Betreffende hatte für* die Individualität der Säuglinge mit ihren kleinen Eigenheiten *ein besonders sorgsames Auge. Wenn feststeht, dass man durch Anpassung an scheinbar unwesentliche individuelle Züge des Säuglings recht Gutes leisten kann, dann müsste eine individualisierende Diätetik und Pflege der* in den Anstalten *meist geübten Schablone überlegen sein. Könnte das stundenlange Schreien eine Energieverschwendung bedeuten und der psychische Affekt die vegetativen Funktionen schädigen? Niemand schmeckt das Essen bei Kummer und Ärger.*

1909 präzisiert von Pfaundler dieses Thema: *Können und sollen wir unsere Säuglinge nicht* nur *allein natürlich (...) ernähren, sondern auch natürlich pflegen? Kündigt sich dem Kleinen die Nähe der Mutter an, sei es durch sanftes Gewiegtwerden oder durch Darreichung der Brust, sei es durch die animalische Nestwärme, das weiche Lager am mütterlichen Körper, sei es vielleicht durch den Geruch – so lehrt der Instinkt das Kind befriedigt zu sein, (...) es fühlt sich geborgen, ausgeglichen, wunschlos und ist daher ruhig. Tritt aber an Stelle der natürlichen Pflegeweise die heute zumeist übliche, dann werden viele Kinder unruhig. Die widernatürliche Entfernung von der Mutter ist die meines Erachtens häufigste Ursache des unzufriedenen Schreiens gesunder Säuglinge.*[15]

1910 betont er, dass die Wurzel des Übels der Verdauungsstörungen von Anstaltskindern nicht in der erhöhten Infektionsgefahr, sondern im Pflegeschaden *einer gewissermaßen als Fabrikarbeit zu bezeichnenden Pflege mit qualitativ und quantitativ unzureichendem Pflegepersonal* zu suchen sei. *Hierin liegt auch die Lösung des Rätsels, dass selbst in proletarischem Milieu ohne medizinische Asepsis und Komfort der Wohnung, trotz höchst zweifelhafter Nahrung vielfach weit Besseres erzielt wird, als in gut ausgestatteten Kliniken – unter der einzigen Bedingung, dass dort eine Mutter oder eine andere Person sich dem Kind verständig und individualisierend widmet.*[16]

1915 beschrieb er die typischen drei Verhaltenszustände eines Säuglings, der in eine Anstalt eingewiesen und von seiner Mutter getrennt wird. Heute nennen wir diese Phasen, die Protestphase, die Phase der depressiven Verstimmung und die Phase der Anpassung.

Wichtigstes Element der Privat- beziehungsweise Einzelpflege sei die Erfüllung individuellen Verlangens, die Vermittlung förderlicher psychischer Reize und die Befriedigung des Kindes. Die konsequente Nichtbeachtung dieser Momente sei die wahre Quelle des Übels des → Hospitalismus. Da einzelne Anstalten diese Bedingungen erfüllen und einzelne private Haushalte nicht, hält von Pfaundler den Begriff Hospitalismus für nicht ganz richtig und schlägt stattdessen die Bezeichnung „kachektisierender Pflegeschaden" vor.

1925 stellte seine Mitarbeiterin Zaida Eriksson die Ergebnisse einer retrospektiven Studie vor. Sie hatte die körperlichen Befunde und die Krankengeschichten von einhundert über zwei Jahre alten Anstaltskindern mit den Befunden von 50 gleichaltrigen Kindern der ärmsten Schicht Münchens, die zu Hause lebten, verglichen. Die äußeren und genetischen Belastungen der beiden Gruppen dürften vergleichbar hoch gewesen sein. Die Anstaltskinder waren jedoch kleiner, weniger muskulös und schwächer, obgleich besser ernährt. Sie zeigten eine verlangsamte psychomotorische Entwicklung und waren später sauber. Gegenüber Masern, Diphterie, Lungenentzündung und akuten Ernährungsstörungen zeigten sie eine höhere Letalitätsrate.

Nach dem Schema von Adalbert Czerny und Arthur Keller gibt es drei große Ursachenkomplexe für eine Ernahrungsstörung: Konstitution, Infektion und Ernährung. Von Pfaundler hatte die Studie so angelegt, dass die Anstalts- und Hauskinder etwa eine vergleichbare körperliche Konstitution und dieselben Gesundheitsprobleme aufwiesen. Dennoch hatten sich die Anstaltskinder schlechter entwickelt – trotz besserer Hygiene und Ernährung. Außerdem wiesen sie auch noch eine vergleichsweise schlechte Widerstandskraft gegen Infektionen auf. Es musste also einen zusätzlichen Ursachenkomplex geben. Von Pfaundler sah diesen *in der uniformierenden und unzweifelhaft widernatürlichen Massenpflege.* Leider ging von Pfaundler, in dieser Frage ein Außenseiter, nicht den so naheliegenden und – wie wir heute wissen – richtigen Weg zu Ende und erweiterte das klassische Ursachen-Schema der Ernährungsstörung durch einen vierten Ursachenkomplex, die Seele. Was mag ihn daran gehindert haben? (→ Zusammenschau)

Der Kinderarzt Duken aus Jena unternahm Anfang der 1930er Jahre große Anstrengungen bei der Bekämpfung des *geistigen Hospitalismus* in der Anstaltserziehung. Er bekannte:

Unsere Erziehungsarbeit, die auch von Außenstehenden als in gutem Sinne modern bezeichnet wurde, erfüllte nicht die Forderungen des Lebens. (…) Auch bei einem großen Personalaufwand ist eine psychische Verkümmerung des Kindes in der Anstalt möglich und zwar auch dann, wenn das Pflegepersonal durch pädagogische Kräfte ergänzt und selbst pädagogisch geschult wird. Duken distanzierte sich vorsichtig von den Vorstellungen vieler Pädagogen seiner Zeit. Diese seien davon überzeugt, dass die Liebe zu einem geistigen Wert von selbst gemeinschaftsbildend sei. Das Grundproblem der Erziehung liegt seiner Ansicht nach nicht in der Suche nach einer gemeinschaftsbildenden Idee zur Vervollkommnung und Rettung des Menschengeschlechtes, sondern im Erleben der Unmittelbarkeit der Gemeinschaft mit der Mutter. Jede Erziehung müsse von diesem Grundverhältnis ihren Ausgang nehmen. Diese Forderung wurde in seiner Zeit keineswegs erfüllt. Das beweise schon der ausgiebige Versuch, die Menschheit durch die Massenerziehung des Kindes zu erlösen: *Nur der, der das Sein eines Menschen auf sich nimmt, kann ihm helfen, kann ihm dienen. Die Mutter handelt niemals an dem Kind, sondern sie gehört ihm aus Selbstverständlichkeit. Die Not des Kindes ist die Not der Mutter, im Schlafen wie im Wachen, nicht in einigen Dienststunden. Man mag vielleicht erstaunt sein oder sogar lächeln, wenn ich sage, dass in den Zeiten des jungen Kindesalters scheinbare Kleinigkeiten bedeutungsvoll sein können. Ich zweifle nicht daran, dass ich Säuglinge und Kleinkinder deswegen besonders gut gedeihen sehen durfte, weil diese am Tag und in der Nacht beim ängstlichen Erwachen die gleiche Frauenhand, den gleichen mütterlichen Kuss der Pflegerin fühlen durften.*

Er schließt: *Das Leben ist nun einmal sonderbar. Das Werden und Gedeihen des Kindes geht immer einmal wieder anders. Jede Regelstarre wirkt eher beengend als lebensfördernd.*

Im Gegensatz hierzu schrieb der prominente Verhaltensforscher John B. Watson (1878-1958) 1928 in seinem Buch *Psychologie der Säuglings- und Kinderpflege*: *Es gibt bei Kindern keine „instinktive" Elternliebe. Eltern liebkosen ihre Kinder ganz selbstverständlich und erwarten, dass sie in derselben Weise geliebt werden. Für Eltern ist es einer der schmerzlichsten Momente, wenn sie nach dreiwöchiger Abwesenheit zu ihrem neun Monate alten Kind zurückkehren. Bevor sie gingen, gluckste und gurrte das Kind zärtlich, streckte seine Ärmchen aus und zeigte alle Zeichen tiefsitzender Elternliebe. Bei ihrer Rückkehr drei Wochen später wendet es sich der Pflegeperson zu, die es zwischenzeitlich gehätschelt, zärtlich verwöhnt und ernährt hat. Der Säugling liebt jeden, der zärtlich zu ihm ist und ihn füttert. (...)*

Manchmal wünsche ich mir, wir könnten in einer Nachbarschafts-Gemeinschaft leben, in der jeder Haushalt durch eine ausgebildete Kinderschwester unterstützt wird, so dass die Babys jede Woche durch eine andere Kinderschwester gefüttert und gebadet werden könnten. Neulich hatte ich die Gelegenheit, ein Kind zu beobachten, das eineinhalb Jahre von einer überaus sympathischen und zärtlichen Kinderschwester betreut wurde. Als die neue Kinderschwester kam, schrie das Kind drei Stunden (...). Die neue Kinderschwester ging nach einem Monat. Als eine weitere Kinderschwester kam, schrie es nur eine halbe Stunde. Diese blieb nur für zwei Wochen. Als dann wieder eine kam, akzeptierte das Kind sie ohne Protest. Manchmal wünschte ich mir, ich könnte auch die Mütter austauschen! Solange bis sie gescheit geworden sind.[17]

Watson interpretiert die Abwendung des Säuglings nach einer dreiwöchigen Abwesenheit als gesunden Opportunismus. Er übersieht den inneren Konflikt, in dem der Säugling sich befindet. Der Protest beim Wechsel einer Bezugsperson erscheint ihm als „Unart", geschuldet der übertriebenen Fürsorglichkeit der Bezugsperson.

Hildegard Hetzer (1899-1991), die bekannte Entwicklungspsychologin, schrieb in den 1920er Jahren, dass es den Ärzten gelungen sei, den physischen Hospitalismus weitgehend zu beseitigen. Der psychische Hospitalismus sei jedoch die Klippe, an der bis heute auch die besten Reformversuche der Mediziner gescheitert seien. Und an die Adresse ihrer Fachkollegen gerichtet, meint sie: *Die Schwierigkeiten, vor die sich der Psychologe, der der Schädigung der Anstaltserziehung Herr werden will, gestellt sieht, scheinen noch größer zu sein, als die, mit denen sich der Mediziner auseinanderzusetzen hat.*[18]

Ein besonderes Experiment: Leben im Kibbuz
Der Psychoanalytiker Bruno Bettelheim (1903-1990) lebte in den 1960er Jahren mehrere Wochen in einer Kibbuz-Gemeinschaft in Israel und berichtete über die

Besonderheiten der dortigen Pflege von Säuglingen und Kleinkindern. Damals lebten 80 000 Menschen in 250 Kibbuz-Gemeinden. Sie hatten einen großen Einfluss auf die Kultur und Politik Israels: Obgleich, zum Beispiel, ihr Anteil an der Bevölkerung Israels nur etwa 4 % betrug, stellten sie dennoch etwa 15 % der Mitglieder des israelischen Parlamentes.

Die Gründergeneration verfolgte zwei Ziele. Sie wollten sich sowohl von ihrem Herkunftsmilieu, dem Schtetl Osteuropas, absetzen, als auch einen neuen Menschentyp schaffen. Sie orientierten sich dabei an den Lebensentwürfen der Wandervogelbewegung in Deutschland zu Beginn des 20. Jahrhunderts. Die deutsche bürgerliche Jugend hatte gegen den autoritären Erziehungsstil im Wilhelminischen Deutschland revoltiert und einen authentischen und naturverbundenen Lebensstil propagiert. Die Gründergeneration der Kibbuz-Gemeinschaften brach ihrerseits mit der traditionellen jüdischen Familie – ihre strenge Hierarchie, ihr festgefügtes Rollenverständnis von Mann und Frau und die zahlreichen religiösen Bräuche und Riten betrachtete man als überholt. Die Gründergeneration sah ihr Ideal in einer sozialistisch-atheistischen Arbeitsethik, in der naturverbundenen gemeinsamen Arbeit in der Landwirtschaft und einem kameradschaftlichen Zusammenleben gleichberechtigter Männer und Frauen verschiedener Generationen. Es gab keinen Privatbesitz. Mittelpunkt des öffentlichen Lebens war der Speisesaal. Hier traf man sich zu den gemeinsamen Mahlzeiten. In den harten Gründungsjahren war die Paarbildung ungern gesehen. Man fürchtete eine Schwächung des Kameradschaftsgedankens. Kinder waren schlicht nicht eingeplant. Als dann die ersten Kinder kamen, bestand eine tiefgehende Verunsicherung über die eigene Rolle als Mutter oder Vater. Es fehlten Vorbilder. Auch waren die jungen Frauen nicht bereit, ihren Arbeitsplatz – und ihren Status als gleichberechtigte Vollmitglieder – gegen den Status ihrer Mütter, einer abhängigen Hausfrau und Erzieherin, einzutauschen. Man richtete deshalb auf Empfehlung von Kinderärzten und Pädagogen Kinderhäuser ein, in denen die Säuglinge und Kleinkinder von Kinderschwestern professionell gepflegt und betreut wurden. Das gemeinschaftliche Interesse stand über dem individuellen und familiären.

Die Neugeborenen kamen am vierten Lebenstag in das Säuglingshaus. Hier lebten sie mit drei bis fünf anderen Säuglingen in einem Raum und wurden von einer Kinderschwester tagsüber betreut. Die Mütter kamen zu festgesetzten Zeiten, um sie in Gemeinschaft zu stillen. Nach wenigen Wochen wurde nachts nicht mehr gestillt. Nach sechs Monaten wurde allgemein abgestillt und auf Flaschennahrung und Beikost umgestellt. Nachts bestand eine Art Notdienst, in dem sich Frauen des Kibbuz wochenweise abwechselten. Nach dem sechsten Monat nahmen die Eltern die Säuglinge abends für eine halbe bis maximal zweistündige Besuchszeit zu sich in ihre Wohnung. Häufig wurde diese Zeit in Gemeinschaft mit anderen Eltern verbracht. Während des zweiten Lebensjahres kamen die Kinder in das Kleinkinderhaus. Hier lebten sie in Sechsergruppen mit einem gemeinsamen Spiel- und Esszimmer. Mit drei bis vier Jahren wechseln sie ins Kindergartenhaus, mit sieben bis acht Jahren ins Schulhaus und mit 13 Jahren ins Jugendlichenhaus. Alle Spielsachen blieben im jeweiligen Haus zurück. Es war jeweils ein Aufbruch in eine neue Welt.

Die Kinder mussten sich von frühester Zeit an auf mehrere Hauptbetreuungspersonen einstellen, die zudem wechselten. Der regelmäßige Kontakt mit den Müttern beschränkte sich nach der Stillzeit auf die abendliche Besuchszeit. Ein Säugling, der nachts anhaltend schrie, traf auf immer neue Frauen. Die Kinderkrankenschwestern fielen manchmal aus, wurden durch Kolleginnen vertreten und wechselten ihre Position als Betreuungsperon je nach Kibbuz, wenn die Kinder sechs Monate bis ein Jahr alt waren und beim Übergang ins Kleinkinderhaus. Das einzig Konstante im Leben eines Kibbuz-Kindes waren seine Kameraden. Es war nie allein. Es lebte wie ein Mehrlingskind in wechselnder Umgebung.

Innerhalb einer Generation gelang es, einen anderen Menschenschlag zu schaffen. Die im Kibbuz aufgewachsene Jugend pflegte intensive Beziehungen zu Altersgenossen und außerfamiliären Bezugspersonen. Sie war sachlicher, funktionaler, praxiszugewandter und weniger engagiert und begeisterungsbereit als ihre Eltern aus der Gründergeneration, wie der interessierte Bettelheim berichtete. Im Vergleich zu gleichaltrigen Schülern außerhalb waren die Schulleistungen durchschnittlich. Es gab vergleichsweise wenig schlechte und wenig sehr gute Leistungen. Der französische Soziologe Georges Friedmann schrieb: *Sie haben die Defekte ihrer Eltern verloren, aber auch deren Qualitäten.*[19]

Die Völkerkunde kennt viele Beispiele einer gemeinsamen Säuglings- und Kindererziehung. Einzigartig für die klassische Säuglingspflege im Kibbuz ist lediglich, dass die Säuglinge nachts von ihren Eltern getrennt schliefen. Als in den 1970er Jahren weltweit das Bindungsverhalten von ein Jahr alten Säuglingen zu ihren Hauptbezugspersonen untersucht wurde, fiel auf, dass Säuglinge, die nachts im Kinderhaus eines Kibbuz schliefen, viel häufiger ein unsicheres Bindungsverhalten zeigten als Säuglinge anderer Kibbuz-Gemeinschaften – und erst recht als Säuglinge aus durchschnittlichen Familien in Israel oder sonst auf der Welt. Rasch wurde als Ursache die Abwesenheit und Unerreichbarkeit der Mutter während der Nacht und der stete Wechsel der im Nachtdienst tätigen Frauen erkannt. Für sie war es unmöglich, prompt und einfühlsam auf die individuellen Bedürfnisse der großen Zahl ihnen unbekannter Säuglinge einzugehen.

Mütter, die als Säuglinge selbst im Säuglingshaus von den Eltern getrennt aufgewachsen waren, zeigten dieselbe Einstellung ihrem Kind gegenüber wie Mütter, die als Säuglinge nachts bei ihren Eltern waren. Allerdings gelang es selbst feinfühligen Müttern, deren Kinder nachts getrennt von ihnen schliefen, nicht, in dem Maße ihrem Kind Sicherheit zu vermitteln wie feinfühligen Müttern, deren Säuglinge nachts bei ihnen schliefen. Trotz allem zeigten 50 % der nachts getrennt schlafenden Säuglinge im Kibbuz im Alter von einem Jahr eine sichere Bindung zu ihrer Mutter.

In den 1970er und 1980er Jahren nahm dann der Wunsch der Eltern, die Säuglinge nachts selbst zu betreuen so zu, dass 1991 die nächtliche Gemeinschaftsbetreuung der Säuglinge allgemein aufgegeben wurde. Die Veränderung hatte weitreichende Folgen für die Paarbeziehung und das Familienleben im Kibbuz.

Die annähernd 70-jährige Geschichte der Säuglingspflege im Kibbuz weist auf die natürlichen Grenzen der Anpassungsfähigkeit der Mutter-Kind-Beziehung hin, auf Belastungen, die sich durch nicht kindgemäße, ideologisch begründete kulturelle Verhaltensnormen ergeben.

Die Neuentdeckung des Hospitalismus im englischen Sprachraum
Die Bindungstheorie wurde von John Bowlby (1907-1989) (→Bowlby) entwickelt. Er hatte viele Erfahrungen mit Säuglingen und Kleinkindern, die unter kriegsbedingten Trennungstraumata litten und klinische Zeichen des sogenannten „Hospitalismus" zeigten. Zwei aus Österreich nach England emigrierte Psychoanalytiker, Anna Freud und René Spitz, haben sich eingehend mit den Folgen einer frühen Trennung von der Mutter beschäftigt. Es ist zu vermuten, dass sie die Diskussion unter deutschsprachigen Kinderärzten wenigstens ansatzweise kannten. Dass sie diese Quelle ihres Wissens später nicht ausdrücklich erwähnt haben, ist aus ihrem persönlichen Schicksal und ihrer schwierigen sozialen Lage im Gastland England nach dem Zweiten Weltkrieg mehr als verständlich. So wird heute allgemein Bowlby als der Vater der Bindungsforschung betrachtet.

Dorothy Burligham und Anna Freud berichteten 1942 und 1944 über das Verhalten von Säuglingen und Kleinkindern, die durch den Weltkrieg von ihren Müttern getrennt in einem Kinderheim in Hampstead unter damals günstigen Bedingungen aufwuchsen. Die sehr lebendigen Berichte schilderten die Symptome der Trennung in den verschiedenen Altersstufen äußerst anschaulich und fanden ein großes Echo in der Öffentlichkeit.

René Spitz untersuchte in New York wiederholt die Entwicklung von 18 gesunden Kindern aus Akademiker-Familien und 23 Kindern aus einer Agentur für Pflegestellenvermittlung mit psychologischen Testverfahren. Diese waren

1932 in Wien von Charlotte Bühler und Hildegard Hetzer entwickelt worden. Die Kinder aus den Akademiker-Familien entwickelten sich genauso wie die gesunden Kinder aus Wien. Die Kinder, die in Pflege lebten, waren dagegen in ihrer Entwicklung durchgehend in allen Altersstufen zurück.

Spitz beobachtete ferner die Entwicklung von Säuglingen in einem Säuglingsheim und einem Findelheim. Das Säuglingsheim war einem Frauengefängnis angegliedert. Die Säuglinge wurden während der ersten sechs Monate von der eigenen Mutter gepflegt und entwickelten sich gut. Einige Mütter wurden anschließend für drei Monate von den Säuglingen getrennt. Die Säuglinge reagierten auf die Trennung in drei charakteristischen Phasen (→ von Pfaundler). Spitz bezeichnete diesen Zustand als „anaklitische Depression". *Im ersten Monat werden die Kinder weinerlich, anspruchsvoll und klammern sich gerne an den Beobachter, sobald es ihm gelungen ist, den Kontakt mit ihnen herzustellen. Im zweiten Monat geht das Weinen oft in Schreien über. Es kommt zu Gewichtsverlusten. Der Entwicklungsquotient steigt nicht mehr. Im dritten Monat verweigern die Kinder den Kontakt. Sie liegen meist auf dem Bauch. Es entwickelt sich eine Schlaflosigkeit, ein weiterer Gewichtsverlust, eine erhöhte Krankheitsanfälligkeit, eine Verlangsamung der Bewegungen und ein starrer Gesichtsausdruck.* Kehrten die Mütter nach dieser Zeit zurück, so schienen sich die meisten Kinder vollständig zu erholen. Dauerte die Trennung jedoch länger als fünf Monate, so entwickelten die Kinder einen prognostisch ungünstigen „Hospitalismus".[20]

Im Findelheim in Mexiko wurden die Säuglinge nur die ersten drei Monate von ihren Müttern oder Ammen gestillt. In dieser Zeit entwickelten sie sich durchschnittlich. Anschließend wurden sie zwar ausreichend ernährt, hygienisch und ärztlich versorgt, waren aber sonst völlig auf sich gestellt. Eine Schwester hatte acht bis zwölf Säuglinge zu betreuen. Die Kinder hatten keinerlei Spielzeug, und die Gitter ihres Bettes wurden mit Betttüchern verhängt, so dass die Kinder nur die Zimmerdecke sehen konnten. Rasch entwickelte sich das Vollbild der anaklitischen Depression. Doch nach drei Monaten zeigte sich ein neues klinisches Bild, der „Hospitalismus": *Die Verlangsamung der Motorik kam voll zum Ausdruck; die Kinder wurden völlig passiv; sie (…) lagen auf dem Rücken. Sie erreichten nicht das Stadium (…), sich in die Bauchlage zu drehen. Der Gesichtsausdruck wurde leer. (…) Nach einiger Zeit (…) zeigten sie seltsame Bewegungen der Finger. (…) Der Entwicklungsquotient sank fortschreitend ab und betrug am Ende des zweiten Lebensjahres im Durchschnitt 45 % der Norm. (…) Im Alter von vier Jahren konnten die Kinder mit wenigen Ausnahmen weder sitzen, stehen, laufen noch sprechen. Die Sterblichkeitsziffern* waren erschütternd. *Im ersten Lebensjahr starben 30 %, im zweiten mehr als 8 %.*[21]

Spitz filmte alle Säuglinge und Kleinkinder routinemäßig. Nach dem Zweiten Weltkrieg zeigte er einer erstaunten Gesellschaft mit seinen Filmen, wie in Findelhäusern aus gesunden Säuglingen psychisch schwer geschädigte Kleinkinder wurden, allein auf Grund einer völlig unzureichenden persönlichen Ansprache. Spitz hat damit einen unschätzbar wichtigen Beitrag zur Etablierung des Begriffes der affektiven Mangelerkrankung und zur Reform der institutionellen Betreuung von Säuglingen erbracht.

Freuds Modell des „seelischen Apparates"
In Sigmund Freuds Modell des „seelischen Apparates" wurden die psychologischen Kräfte und deren Energie mit einer speziellen Triebtheorie erklärt (→ triebhaftes Wesen). Neben den äußeren Reizen, vor denen man sich gegebenenfalls schützen könne, würden innere Quellen eine konstante Reizanflutung bewirken, denen der Organismus ausgeliefert sei und die die wahren Triebfedern des Handelns seien. Körperliche Quellen drängten das Subjekt zu bestimmten Taten, um Erregung abzuführen. Der Drang verursache Unbehagen, die Triebbefriedigung bereite Lust. Freuds Triebmodell gleicht dem Bild des Dampfdruckkessels. Durch die Triebenergie entstehe – im Bild gesprochen – Dampf, und dieser erhöht den Druck im Kessel. Wenn ein bestimmter Druck erreicht wird, muss er über ein Sicherheitsventil entweichen.

Freud ging 1926 davon aus, dass die Hauptgefahr des jungen Säuglings darin bestünde, dass sein *psychischer Apparat* durch Reize, die von unbefriedigten körperlichen Bedürfnissen wie etwa Hunger ausgingen, in Unordnung geraten könne. Allein sei der Säugling den Reizen einer „anwachsenden Bedürfnisspannung" hilflos ausgeliefert. Aus Erfahrung wisse er, dass die Mutter diese Gefahr zu bannen vermöge. Hierbei spielte laut Freud das Stillen in doppelter Weise eine zentrale Rolle. Einerseits wird die Sättigung die überwältigende Spannung, die vom Hunger ausgeht, abbauen. Andererseits stellt der Stillvorgang ein lustvolles Körpererlebnis für den Säugling dar. Der Säugling ist deshalb an der Anwesenheit der Mutter interessiert und fordert sie bei Abwesenheit ein. Sein Interesse für die Mutter speist sich demnach aus zwei primären Trieben – dem durch Hunger und Sättigung charakterisierten Selbsterhaltungstrieb und dem Wunsch nach einer Wiederholung des libidinösen Erlebnisses des Stillens. Aus der Verbindung dieser zwei Triebkomponenten speist sich dann das Interesse an der Mutter und verselbständigt sich im Sinne eines Sekundärtriebes.[22]

In Freuds Darstellung von der Entwicklung des Säuglings und Kleinkindes fehlt charakteristischerweise die Phase des Fremdelns, in der dieser ein besonders starkes Band zur Mutter entwickelt. 1900 äußert Freud die Ansicht, *dass das Kind die Abwesenden nicht sehr vermisst, hat manche Mutter zu ihrem Schmerz erfahren.* Aus heutiger Sicht verwechselt hier Freud eine Abwehrhaltung, die Kinder nach einer Trennung häufig zeigen (→ Hospitalismus), mit einer indifferenten Einstellung.

Instinktverhalten statt Freuds Triebmodell
John Bowlby lehnte Freuds Triebmodell ab. Es stimmte, so meinte er, nicht mit seinen Erfahrungen im Umgang mit Patienten überein. Das Freudsche Triebmodell übertrage die Vorstellungen über den Energieumsatz des ausgehenden 19. Jahrhunderts aus „den geschlossenen Systemen" der Physik und Chemie in die – wie wir heute wissen – „offenen Systeme der Biologie". Zudem besteht keine logische Beziehung zu den zentralen Begriffen der Psychoanalyse.

Bowlby suchte den Kontakt zur Tierverhaltensforschung. Ende der 1930er Jahre hatte Konrad Lorenz (1903-1989) auf das Phänomen der → Prägung bei Graugänsen hingewiesen. In einer kurzen Phase nach der Geburt, dem sogenannten „Prägungsintervall", nimmt das neugeborene Gänschen jedes lebende Objekt einer bestimmten Größe als „Muttertier" an und hält daran lebenslang fest. Nikolaas Tinbergen (1907-1988) wies auf die Übereinstimmung der speziellen Erfordernisse einer Umwelt und dem spezifischen Verhalten einer Tierart hin.

Bowlby setzte so an die Stelle der psychischen Energie und ihrer Entladung Begriffe der Regeltechnik und Verhaltenssteuerung.[23] Freuds Theorie der psychischen Energie war ja zunächst einmal rein spekulativ. Es gab keine Definition im Sinne einer Beobachtung oder im Sinn von etwas Messbarem. Bowlby wollte keine neue, nicht nachprüfbare Instinkttheorie aufstellen und spekulierte auch nicht über die Art der psychischen Energie, die für das Funktionieren des Ganzen nötig ist. Er formulierte lieber Hypothesen über ein möglicherweise instinktives Verhalten des Säuglings und Kleinkindes und nannte dieses Instinktverhalten Bindungsverhalten („attachment"). Das Bindungsverhalten von Tier und Mensch wird als Resultat der Ausführung von Verhaltensplänen betrachtet mit einer – der jeweils betroffenen Tierart entsprechenden – mehr oder weniger großen Flexibilität. Ein Verhaltensplan wird ausgeführt nach dem Empfang von Informationen, seien dies äußere und/oder innere Sinneseindrücke. Das Verhalten selbst unterliegt demnach der Steuerung durch den kontinuierlichen Empfang weiterer Informationen im Sinne der Rückkoppelung. Die Verhaltensprogramme selber und die Signale, die deren Ausführung steuern, bestehen sowohl aus erlernten als auch aus angeborenen Komponenten.

John Bowlby ging als erster moderner Psychologe nach Darwin der Frage nach, welche Bedeutung die Natur während der Urgeschichte des Menschen für unsere Wünsche, Ängste, Bedürfnisse und Fähigkeiten gehabt haben könnte. Die Panik, die junge Säuglinge in Trennungssituationen erfasst, sei so wie der Klammerreflex (bei Berührung der Handinnenfläche macht das Neugeborene eine Faust) ein Erbe aus der Vorgeschichte des Menschen als Primat. Damals trug die Mutter ihr Kind stets hautnah. Die Panikreaktion, die bei der Trennung des Säuglings von der Mutter ausgelöst wurde, dürfte zum Überleben beigetragen haben.

John Bowlby hat in den 1960er Jahren erstmals die realen Beziehungen des Kindes in den Blick genommen – im Unterschied zur Psychoanalyse, die alles auf Veränderungen der innerpsychischen Struktur zurückführte.

Vom Bindungsverhalten bei Rhesusaffen
Harry Harlow (1905-1981) untersuchte das Mutter-Kind Verhältnis bei Rhesusaffen in den 1950er und 1960er Jahren.[24] Rhesusaffen werden mit sechs Jahren erwachsen und leben dann noch etwa 20 Jahre. Neugeborene Rhesusaffen klammern sich an das Fell der Mutter fest. Nach zwei Wochen trennen sie sich erstmals von der Mutter für kleine Ausflüge. Mit zunehmendem Alter werden die Abstände größer und dauern länger.

Sigmund Freud nahm an, dass die Liebe zur Mutter auf einem → Sekundärtrieb beruhe. Die Mutter stillt den Hunger des Säuglings, also liebt dieser sie. Harlow testete diese These bei Rhesusaffen. Er setzte Affenbabys in ein Gehege mit zwei Drahtgestellen als „Ersatzmütter". Das eine Drahtgestell enthielt zwei Milchflaschen. Das andere war mit Fell überzogen. Die Affenbabys gingen nur zum Drahtgestell mit der Milchflasche, um den Hunger zu stillen. Die übrige Zeit klammerten sie sich an die Fellattrappe. Offensichtlich war der Fellkontakt für das Gefühl von Geborgenheit wichtiger als das Stillen des Hungers.

Wuchs ein Affenjunges nur mit einer nichtfütternden Fellattrappe auf, so suchte es bei Beunruhigung sofort die Fellattrappe auf, klammerte sich an sie und begann nach einiger Zeit, das beunruhigende Objekt zu untersuchen. Wurde es in ein fremdes Spielzimmer gebracht, so erkundete es das vorhandene Spielzeug nur, wenn auch die Fellattrappe im Raum war. In einem Parallelexperiment mit einem fütternden Drahtmodell anstelle der Fellattrappe suchte das Affenbaby bei Beunruhigung das Drahtmodell nicht auf, blieb beunruhigt und hielt Distanz zu dem unbekannten Objekt. Im Spielzimmer blieb es beunruhigt und verängstigt, gleichgültig ob das Drahtmodell vorhanden war oder nicht.

Der Drang des Rhesusaffenbabys, sich an eine vertraute Attrappe anzuklammern, war so mächtig, dass es sogar eine „misshandelnde Ersatzmutter" dem Alleinsein vorzog: Eine Fellattrappe wurde mit Düsen ausgestattet, durch die Pressluft ausströmen konnte. Ein Summton warnte das Affenbaby vor dem bevorstehenden Luftstoß. Dennoch floh es nicht, sondern klammerte sich nur noch fester an die Fellattrappe. Nur eine Ersatzmutter fanden die kleinen Affen schlimmer als gar keine – ein Kühlschrankmodell, das buchstäblich eiskalt war. Das dieser Kühlattrappe zugeteilte Baby kauerte verzweifelt in einer Ecke.[25]

Affenjunge, deren Bindungsverhalten in der Jugend ganz auf eine Attrappe ausgerichtet war, erwiesen sich, wenn sie später mit anderen Affen zusammenkamen, als sozial schwerstbehindert. Harlow kommt zu dem Schluss, *dass es keinen adäquaten Ersatz für die Mutter im frühen Stadium der Sozialisation gibt.*[26]

Ähnlich ging Mary Ainsworth (1913-1999) mit einem Testverfahren zur Erfassung der Qualität der „Mutter-Kind-Bindung" vor. Der Test, der heute allgemein unter dem Namen „Die Fremde Situation" bekannt ist, ermöglichte es, zunächst drei, später vier unterschiedliche Formen des Bindungsverhaltens bei ein- bis eineinhalbjährigen Kleinkindern zu unterscheiden.

Die Mutter und ihr ein- bis eineinhalbjähriges Kind werden in ein ihnen fremdes Spielzimmer geführt, in dem das Verhalten des Kindes auf Videofilm dokumentiert wird. Das Spielgeschehen besteht aus drei Episoden, die jeweils drei Minuten dauern. Nach einer Eingewöhnungsphase, in der sich Mutter und Kind mit dem Raum und den Gegenständen vertraut machen, betritt eine fremde Frau das Zimmer und setzt sich wortlos. Nach einer Minute spricht sie die Mutter an. Nach einer weiteren Minute versucht sie, mit dem Kind Kontakt aufzunehmen. Nach dem Ablauf der dritten Minute verlässt die Mutter wortlos den Raum, um nach drei Minuten zurückzukehren und die fremde Frau abzulösen. Wiederum drei Minuten später verlässt die Mutter erneut den Raum. Das Kind ist nun für maximal drei Minuten ganz allein. Ist es sehr unglücklich, kehrt zunächst die fremde Frau zurück, um es zu trösten. Gelingt dies nicht oder ist die Mutter schon drei Minuten abwesend, so erscheint die Mutter wieder.

Geschulte Untersucher analysieren anhand der Videoaufnahmen das Verhalten des Kindes bei der Wiederkehr der Mutter. Insbesondere interessieren sie sich für vier Fragen: Suchen die Kinder Nähe und Kontakt zur Mutter? Halten sie den Kontakt zur Mutter aufrecht? Zeigen sie Widerstand gegen den Kontakt? Vermeiden sie den Kontakt?

Schließlich wird das Verhalten des Kindes einer von vier Kategorien der Mutter-Kind-Beziehung zugeordnet:
- „Sicher gebundene Kinder" benutzen die Mutter als sichere Basis für ihr Erkundungsverhalten. Waren sie in der Trennungsphase unglücklich, so suchten sie Kontakt und Trost, sobald die Mutter wiederkam, und setzten ihre Erkundungen dann getröstet fort.

- „Unsicher-vermeidend gebundene Kinder" mieden Nähe und Kommunikation mit der Mutter nach deren Wiederkehr, selbst dann, wenn sie von dieser angesprochen und zu einem Spiel aufgefordert wurden.
- „Unsicher-ambivalent gebundene Kinder" waren unglücklich über die Trennung und suchten die Nähe und den Kontakt zur wiedergekehrten Mutter. Sie zeigten jedoch auch immer wieder Durchbrüche von Wut und Aggression gegen die Mutter.
- Beim „desorganisierten/desorientierten Verhalten" war das Kind gleichsam eingefroren oder erstarrt oder war in seiner Annäherung an die Mutter gehemmt oder verwirrt und zeigte widersprüchliche Verhaltensweisen, Stereotypien oder ungewöhnliche Körperhaltungen.

Kinder bleiben einem einmal gezeigten Bindungsverhalten treu. Es hat eine hohe Vorhersagekraft für das spätere Verhalten des Kindes. In Gesellschaften mit geringem sozialen Risiko zeigen typischerweise ca. 55 % der Kinder ein sicheres Bindungsverhalten, ca. 15 % ein unsicher-vermeidendes, ca. 10 % ein unsicher-ambivalentes und ca. 15 % ein desorganisiertes Bindungsverhalten.[27] In Gruppen mit hohem sozialen Risiko, zum Teil schwerer Deprivation und Misshandlung kann die Verteilung der Bindungstypen dramatisch anders sein: 0 bis 30 % sicher, 20 bis 50 % unsicher-vermeidend oder -ambivalent und 50 bis 80 % desorganisiert.[28]

Gefahr für Heimkinder: Folgen des Hospitalismus für die körperliche und geistige Entwicklung

Viele Studien über Heimkinder vor 1960 weisen nach heutigem Maßstab methodische Defizite auf. Als das Ceaușescu-Regime in Rumänien 1989 stürzte, entdeckte man eine große Zahl von Heimkindern, die den schlimmsten Formen der Vernachlässigung ausgesetzt waren.[29] 144 Kinder, die im Alter von weniger als 42 Monaten von englischen Familien adoptiert worden waren, wurden im Alter von vier, sechs und elf Jahren nachuntersucht. Sie wurden mit 52 gesunden englischen Kindern verglichen, die vor dem Alter von sechs Jahren adoptiert worden waren.

- Die meisten Kinder waren bei der Erstuntersuchung in England minderwüchsig. Bei längerem Heimaufenthalt war der Minderwuchs stärker ausgeprägt. In der neuen Umgebung setzte sofort ein dramatischer Wachstumsschub ein. So war im Alter von vier Jahren nur noch eines von hundert Kindern minderwüchsig.[30]
- Bei ihrer Ankunft waren die Kinder auf dem Entwicklungsniveau geistig Behinderter mit einem Entwicklungsquotient von 50. Innerhalb von

zwei Jahren holten sie rasch auf. Mit elf Jahren lag ihr durchschnittlicher Intelligenzquotient mit 91 nur wenig unterhalb des allgemeinen Bevölkerungsdurchschnittes von 100. Kinder, die weniger als ein halbes Jahr im Heim verbracht hatten, zeigten keine Intelligenzbeeinträchtigung. Waren sie hingegen 6 bis 24 Monate im Heim gewesen, so lag der IQ bei 86 und bei einer Dauer von mehr als 24 Monaten bei 83.[31]

- Die meisten Kinder waren, als sie nach England kamen, unterernährt. Kinder mit besonders ausgeprägter Unterernährung hatten häufig auch einen besonders niedrigen Intelligenzquotienten. Möglicherweise erhöhte die schlechte Ernährung die Anfälligkeit der Kinder für Symptome der psychischen Deprivation.
- Viele Kinder zeigten auch im Alter von elf Jahren noch Zeichen einer Bindungsstörung. Ein Ausdruck, die Distanzlosigkeit, also eine undifferenzierte Freundlichkeit jedem, auch Fremden, gegenüber, geht auf einen häufigen Betreuerwechsel zurück. Die Distanzlosigkeit war bei 2 % der englischen und 2 % der rumänischen Adoptivkinder, die weniger als 6 Monate im Heim gelebt hatten, nachweisbar. Unter den rumänischen Adoptivkindern, die 6 bis 24 Monate im Heim waren, zeigten 8 % eine Distanzlosigkeit und unter den Kindern, die länger als 24 Monate dort gelebt hatten, waren es 19 % der Kinder.[31]
- Das Sozialverhalten vieler rumänischer Adoptivkinder umfasste auch eine charakteristische Mischung aus Bindungsproblemen, Unaufmerksamkeit mit Hyperaktivität und Anzeichen eines zurückgezogenen quasi-autistischen Verhaltens.[32]
- Kinder, die im Alter von elf Jahren das zuletzt genannte deprivationstypische Verhaltensmuster aufwiesen, zeigten auch emotionale Störungen.

Die psychische Deprivation der Heimkinder bietet kein einheitliches Bild. Sie ist ein Faktor, der immer nur auf dem Hintergrund der Persönlichkeit des Kindes mit seinen schützenden Eigenschaften wirksam wird. Diese schützenden Eigenschaften nennt man Resilienzen. Sie erfreuen sich in den vergangenen fünf Jahren zunehmenden wissenschaftlichen, auch populärwissenschaftlichen Interesses. Der tschechische Kinderpsychiater Zdenek Matejcek unterschied fünf Deprivationstypen unter den ehemaligen Heimkindern. Der an die Heimatmosphäre relativ gut angepasste Typ hat häufig Schwierigkeiten beim Wechsel vom Heim zur Adoptionsfamilie. Er ist viele Bezugspersonen gewöhnt. Nun sieht er sich wenigen Bezugspersonen gegenübergestellt und gerät leicht außer sich. Der hypoaktive, gehemmte, regressive Typ entspricht dem von René Spitz gut charakterisierten Typ der depressiven Persönlichkeit.

Der Typ der sozialen Hyperaktivität hat seine Bemühungen um einen festen Kontakt zu „seiner" Bezugsperson aufgegeben und bemüht sich stattdessen um eine Vielzahl von Kontakten. Der Typ der sozialen Provokation kämpft um Aufmerksamkeit um jeden Preis, auch um den Preis der Missbilligung durch seine Umgebung. Der Typ der Ersatzbefriedigung emotionaler Bedürfnisse verlagert seine Bedürfnisse in einen anderen Bereich, in dem diese leichter zu erreichen sind. Es kommt zu sehr frühen sexuellen Aktivitäten, ungebremster Nahrungsaufnahme, Aggressivität, Tierquälerei und dem Drangsalieren anderer Kinder.

Der Hospitalismus stellt einen Sonderfall psychischer Vernachlässigung und Misshandlung dar (→ Psychotraumatologie).

Familien- oder Fremdbetreuung? Der Streit um die DDR-Kinderkrippen nach 1990

1990 erfolgte die Vereinigung der Bundesrepublik Deutschland (BRD) und der Deutschen Demokratischen Republik (DDR). Es war ein Anschluss und kein Zusammenschluss Gleichberechtigter. Die Gesellschaft der ehemaligen DDR wurde in das Gesellschafts- und Sozialsystem der BRD integriert. In dieser von Sieger- und Verlierermentalität geprägten Situation entzündete sich eine ungewöhnlich heftige Auseinandersetzung in der Fachwelt und in der Öffentlichkeit über Wert und Unwert des Krippenwesens in der DDR. Argumente aus der Bindungsforschung spielten dabei eine Schlüsselrolle. Ich habe den Eindruck, dass damals ein wunder Punkt der Familienpolitik der DDR herausgegriffen wurde, um die Familienpolitik der DDR insgesamt zu diskreditieren und eine breite Diskussion über Vor- und Nachteile der Familienpolitik beider Staaten im Ansatz zu ersticken. Befürchtete die regierende Mehrheit der Konservativen in der BRD eine gesellschaftspolitische Niederlage wie 1968? Das Ergebnis der Debatte war eine emotional aufgeheizte gesellschaftspolitische Lage, ein Unentschieden, das die Weiterentwicklung der Familienpolitik im neuen Deutschland um Jahre zurückwarf, wie ein Vergleich mit der Entwicklung mehrerer Nachbarländer zeigt. Letztlich dürfte es nicht um das Wohlergehen der Kinder gegangen sein, sondern um die Durchsetzung bestimmter Familien- und Gesellschaftsbilder.

Die DDR baute die Fremdbetreuung für Kinder unter drei Jahren von Anfang an systematisch aus. 1950 besuchten 0,6 % der Kinder dieser Altersstufe eine Kinderkrippe. 1960 waren es schon 14 %, im Jahr 1980 bereits 61 % und 1989 besuchte die große Mehrheit – 80 % der Kinder – eine Krippe.[33] Nirgendwo in der Welt war der Anteil an fremdbetreuten Kindern dieser Altersstufe so hoch wie in der DDR kurz vor der Wende. Diese Politik verfolgte drei Ziele:

- Sie sollte *den Frauen die Möglichkeit geben, sich aktiv am gesellschaftlichen Leben zu beteiligen.*[34] Die in Wien geborene, in der DDR lehrende Krippenforscherin Eva Schmidt-Kolmer (1913-1991) befand 1979 in Übereinstimmung mit der Vorstellung Lenins, dass öffentliche Krippen und Kindergärten *(...) jene einfachen alltäglichen Mittel sind (...) die Ungleichheit der Frau gegenüber dem Mann (...) aus der Welt zu schaffen.*[35] Im Hintergrund stand der Wunsch nach einer *Überwindung der bürgerlichen Form der Familie*, die als ein „Hort faschistischen Denkens" verdächtigt wurde.[36]
- Sie sollte, der Familie helfen, Gesundheit und Erziehung der Kinder zu gewährleisten. Die soziale Herkunft sollte nicht länger über Gesundheit und Lebenschancen eines Kindes bestimmen. Die Familie ermöglicht die Ausbildung der emotionalen Grundlagen und der Gerichtetheit einer frühkindlichen Persönlichkeit und das Sammeln von Erfahrungen im häuslichen Alltag. Die Krippe befähigt es zur Selbständigkeit und zur Entwicklung kollektiver Beziehungen und Persönlichkeitszüge. Familie und Krippe ergänzen einander.[34]
- Es galt, beim Kind jene Persönlichkeitszüge zielstrebig auszubilden, die Voraussetzung für allseitige Entwicklung und hohes gesellschaftliches Bewusstsein sind.[34] Die Prägung einer sozialistischen Persönlichkeit erschien realistisch, da Heranwachsende als nahezu grenzenlos formbar galten (→ Tabula rasa) und ihr Noch-Nicht-Wissen und Nicht-Können allein als Unreife, als Defizit gegenüber Erwachsenen aufgefasst wurde (→ erwachsenenbezogenes Defizitmodell).[37] *Das Charakteristische der menschlichen Psyche ist die außerordentliche Befähigung zu individuellem Lernen. (...) Dies ist grundsätzlich von den naturwüchsigen Grenzen frei, weil es in Verhaltensformen erfolgt, die außer jedem genetischen Erbe liegen. (...) Es kann daher unbegrenzte historische Veränderungen und Aufhäufungen erfahren* – so etwa Gerda Niebsch.[38]

Die außerfamiläre Betreuung der Kinder in Kinderkrippe und Kindergarten war Teil einer familienfreundlichen Sozialpolitik mit einem vorzüglich ausgebauten öffentlichen Gesundheitswesen. Subventionierte Niedrigpreise für Kinderbekleidung und Kinderliteratur, kostengünstige Verpflegung in der Kinderkrippe, ein zinsloses Darlehen bei Eheschließung vor dem 26. Lebensjahr, das bei der Geburt eines Kindes anteilig getilgt wurde, ab 1976 ein „Geburtengeld" und die Freistellung der Mütter bei vollem Arbeitslohn für ein Babyjahr mit Sicherung des Arbeitsplatzes über drei Jahre, ein bezahlter Arbeitstag im Monat (Haushaltstag), eine bezahlte unbefristete Freistellung von der Arbeit zur Pflege der Kinder in den ersten zwölf Monaten beim ersten und zweiten Kind und 18

Monate beim dritten Kind, dazu eine Arbeitszeitverkürzung ab dem zweiten Kind und dazu Ferien- und Freizeitbetreuungsangebote sind Beispiele für eine staatlich subventionierte „Vollversorgung".

Die gesundheitliche Betreuung der Säuglinge und Kleinkinder lag in den 1980er Jahren im Gegensatz zur BRD ausschließlich in der Hand von Kinderärzten. Prophylaktische Leistungen machten etwa 50 % der kinderärztlichen Tätigkeit aus. Es bestand Impfpflicht. Die Impfungsrate war dementsprechend sehr hoch, und die klassischen infektiösen Kinderkrankheiten waren im Gegensatz zur BRD nahezu ausgerottet

In den 1950er Jahren waren die Kinderkrippen Pflegeeinrichtungen. Später wandelten sie sich mehr und mehr zu Bildungs- und Erziehungsstätten mit immer detaillierter ausgearbeiteten Lehrprogrammen. Bis 1961 wurden die Krippenerzieherinnen wie Säuglings- und Kinderkrankenschwestern ausgebildet. Danach erfolgte eine Trennung der Berufsgruppen. Ein spezifisches Berufsbild der Krippenerzieherin entstand 1972.[39] Neben den Kinderheimen und Tageskrippen gab es in den ersten Jahren auch Wochenkrippen für Eltern mit Schichtarbeit und Saisonkrippen vom Frühjahr bis zum Herbst für die Landbevölkerung. Die letzten beiden Formen wurden jedoch nach und nach durch Tageskrippen ersetzt.

Rechtsträger waren Gemeinden, Betriebe und Kirchengemeinden. Fremdbetreuung durch Tagesmütter wurde geduldet, aber nicht gefördert. In den ersten zwei Jahrzehnten der DDR wurden Säuglinge häufig schon im Alter von anfänglich sechs, später acht Wochen in die Krippe aufgenommen. Nach der stufenweisen Einführung eines bezahlten Mütter- und Babyjahres 1976 verringerte sich der Anteil der Säuglinge in den Kinderkrippen unter einem Jahr von 23 % im Jahr 1975 auf 1 % im Jahr 1988.[40]

Viele Säuglinge und Kleinkinder hatten große Schwierigkeiten, sich an die neue Umgebung, verschiedene Erzieherinnen und die anderen Kinder in den Krippen zu gewöhnen. In zahlreichen Statistiken und Veröffentlichungen aus der DDR wurden diese Probleme unter dem Begriff der *sozialen Adaptation* dokumentiert und diskutiert. Er beschreibt die Fähigkeit, *sein Verhalten auf neue, unerwartete, gesellschaftliche Anforderungen (...) adäquat um- und einzustellen.* Im Gegensatz zu verhaltensgestützten Lerntheorien (Behaviorismus), die soziale Adaptation als passives Ausgesetztsein verstanden, betrachteten die Marxisten-Leninisten die soziale Adaptation als aktive Auseinandersetzung des Individuums mit seiner Umwelt. Wie Eva Schmidt-Kolmer hielten sie *das frühzeitige Anknüpfen sozialer Beziehungen innerhalb und außerhalb der Familie und damit das Training der Um- und Einstellung auf andere Menschen und wechselnde Beziehungen für eine wichtige Aufgabe der Erziehung und damit der Förderung der Entwicklung insgesamt. (…) Die Umstellung (…) brachte eine Vielzahl von psycho-emotionalen Belastungen mit sich.* Dazu gehörten laut Eva Schmidt-Kolmer etwa eine Wachstumsverzögerung, ein hoher Krankenstand und Verhaltensauffälligkeiten.[41] Wurden die Kinder im ersten bis dritten Lebensmonat in die Krippe aufgenommen, so zeigten 25 % der Kinder einen Gewichtsstillstand oder -verlust. Dieser Anteil stieg in der Altersgruppe 13. bis 18. Lebensmonat auf 80 % an, um dann in den älteren Altersgruppen auf 30 bis 40 % abzufallen. Bei Kindern aus Tageskrippen war die Phase des Gewichtsverlusts kürzer als bei Kindern aus Wochenkrippen.[42]

Am meisten störten sich Eltern und Gesellschaft am hohen Krankenstand in den Krippen. Dieser wurde seit 1965 systematisch dokumentiert und analysiert. Durch sanitär-hygienische Maßnahmen gelang es, Magen-Darm-Erkrankungen und Hauterkrankungen zurückzudrängen. Durch eine konsequente Impfpolitik wurden die klassischen Kinderkrankheiten wie Masern oder Keuchhusten erfolgreich bekämpft. Dennoch stieg der Anteil der Erkrankungen der Atemwege und des Mittelohrs kontinuierlich an. Nach internationalen Angaben erkranken Kleinkinder jährlich etwa drei bis zwölf Mal an Infektionen der Atemwege. In der DDR sah man bei Krippenbetreuung fünf bis acht derartige Infektionen pro Jahr als „normal" an. Anfang der 1970er Jahren waren 13 % der in Krippen betreuten Säuglinge überhäufig – also mehr als acht Mal pro Jahr – krank. 1988/1989 blieben 15 % der Krippenkinder das ganze Jahr über gesund, während 18 % überhäufig erkrankten. Manche Mutter soll den Krankenurlaub auch mehr als notwendig verlängert haben.

An Verhaltensauffälligkeiten wurden beobachtet: Weinen, Schreien, motorisches Abreagieren, Wut- und Trotzreaktionen, mangelnde Kontaktaufnahme mit Kindern und Erziehern, Störungen von Schlaf und Appetit sowie Abnahme der Sprechaktivität und der Spieltätigkeit.

Die Anstrengungen der Krippenärzte, Krippenerzieherinnen und der Psychologen, die Belastung der Kinder beim Eintritt in die Krippe zu reduzieren, waren durchaus nicht ohne Erfolg. Vor 1975 standen hygienische Maßnahmen zur Senkung des Krankenstandes im Vordergrund, später ging es in zunehmendem Umfang um die gesundheitsfördernde Gestaltung der Lebensbedingungen der Krippenkinder. Im Bereich der Einrichtung betraf dies die Grundausstattung und die Gestaltung der Gruppenräume und Freiflächen. Aber es gab auch andere Empfehlungen für Bekleidung, für den Aufenthalt im Freien und die Ernährung. Die staatliche Einführung des Babyjahres verlegte das Eintrittsalter in die Krippe ins zweite Lebensjahr. Weitere Schritte waren die Zusammenarbeit der Mütterberatungsstellen mit den Krippen zur Vorbereitung der Kinder, die gestaffelte Neuaufnahme der Kinder, um die Massenaufnahmen der Kinder im September jeden Jahres zu vermeiden und die zeitweise Mitaufnahme der Mütter. Hierbei sollten sich die Mütter nicht nur um ihre Kinder, sondern auch um die anderen Kinder der Gruppe kümmern. Seit 1986 gab es für etwa die Hälfte der Kinder, die häufig erkrankten, eine auf drei bis sechs Monate begrenzte „Krippenunfähigkeit" mit einer bezahlten Freistellung der Mütter von der Arbeit. Schließlich wurde die Mitnahme vertrauten Spielzeugs erwogen, jedoch aus formalen Gründen nicht umgesetzt. Einige Kinderärzte schlugen vor, bei Kindern mit Belastungsfaktoren aus der Krankengeschichte die Krippenaufnahme mit Hilfe eines Kataloges von Kontraindikationen hinauszuschieben, wie es in der Sowjetunion Vorschrift war. Dieser Vorschlag scheiterte jedoch an dem formalen Argument, dass kein Aufnahmezwang bestünde.

Die Einstellung der Eltern zur Krippenerziehung ist für das Wohlbefinden des Kindes von großer Bedeutung. Verschiedene Untersuchungen bestätigen, dass die meisten Eltern in der DDR bereit waren, die Erziehungskonzepte der Krippe zu übernehmen und den Vorschlägen der Erzieherinnen nicht nur in Krankheitsfällen zu folgen. Es kam den Bedürfnissen der Eltern entgegen, wenn in der Krippe feste Gewohnheiten beim Schlafen und Essen sowie eine frühe Sauberkeitserziehung gefordert wurden. Das Erziehungsziel der Beherrschung altersentsprechender Tätigkeiten und Fähigkeiten wurde von den meisten Eltern unterstützt. Auch gegen die Unterordnung unter das Kollektiv hatten die Eltern kaum etwas einzuwenden. Zu Hause legten sie ebenfalls großen Wert auf das Einhalten der Regeln und hatten strenge Erziehungsmaßstäbe. Einige Familien versuchten, die Vorschriften mit Hilfe von Argumenten durchzusetzen; bei den meisten dienten Strafen dazu, den kindlichen Widerstand zu unterdrücken. Kritik an den rigiden Erziehungsmaßnahmen fand sich selten.[43] Während in Westdeutschland Ende der 1960er Jahre autoritäre Erziehungsmaßnahmen kritisiert und durch liberalere Formen ersetzt wurden, hatten diese Erziehungskonzepte kaum Einfluss auf die Krippenerziehung in der DDR.

Schwachpunkte des Krippenwesens in der DDR

Retrospektiv sind verschiedene Details an der Art der Fremdbetreuung der Säuglinge und Kleinkinder in Krippen in der DDR zu kritisieren und zu bedauern. Beispiele sind die große Kinderzahl einer Gruppe, die überlange Aufenthaltsdauer, die den Eltern wenig Zeit für persönliche Zuwendung ließ, oder der allzu frühe morgendliche Aufnahmezeitpunkt, der wenig Rücksicht auf Schlafrhythmus und Schlafbedürfnis der Säuglinge und Kleinkinder nahm.

Vier Punkte machten die Krippenpolitik der DDR angreifbar und einen Neubeginn 1990 unumgänglich.

- „Kinderkrippen waren" in der DDR „grundsätzlich wünschenswert".[44] Die Mitglieder der Arbeitsgemeinschaft Krippen der DDR sahen es nicht als ihre Aufgabe an, das Für und Wider der Tagesfremdbetreuung kleiner Kinder zu thematisieren. Es ging ihnen vielmehr darum, bestehende Unzulänglichkeiten, Mängel, Fehler und mögliche Gefahren für die Kinder zu erkennen, zu signalisieren und Lösungen zu finden, die im Rahmen staatlicher Vorgaben zu realisieren waren. Hintergrund dieser „fundamentalistischen" Haltung war der Glaube an die grenzenlose psychosoziale Formbarkeit des Säuglings und Kleinkindes und das Primat der ökonomischen und sozialen Gleichberechtigung von Mann und Frau gegenüber ihrer Rolle als Eltern. Eva Schmidt-Kolmer war die zentrale Persönlichkeit beim Aufbau des Krippenwesens in der DDR. Sie bestritt jede Verbindung zwischen den dauerhaften Erscheinungen des „Hospitalismus" oder „Deprivationssyndroms" bei familiengelösten Kindern in schlechtgeführten Heimen und den reversiblen Adaptationsproblemen von Säuglingen und Kleinkindern in materiell großzügig ausgestatteten und personell auf hohem Niveau geführten Tageskinderkrippen.[45] Auch bei schweren Verlaufsformen der Adaptation an das Milieu der Krippe würden sich Entwicklung und Gesundheitszustand der Kinder meist nach ein bis eineinhalb Jahren normalisieren. Sie betonte, dass Kinderkrippen niemals als ein Ersatz für die Familie betrachtet wurden. Es besteht ein Unterschied zwischen der emotional-sozialen Bindung an die Eltern, wie sie beim Kind in der Familie in den ersten Lebensmonaten im körperlichen, emotionalen Nahkontakt und der unmittelbaren emotionalen Kommunikation entsteht, und jenen sozialen Beziehungen, die das Kind mit zunehmendem Alter und wachsender Kommunikationsfähigkeit mit anderen Kontaktpersonen, Erwachsenen wie Kindern aufnehmen und aufrechterhalten kann. „Diese Beziehungen der gemeinsamen Tätigkeit, des Erkenntnisgewinns und der persönlichen Kommunikation erfüllen ganz andere Funktionen als die Familienbeziehungen." (...) Es geht um zeitweilige Trennung von den vertrauten Bezugspersonen, um „maternal separation" nicht um „maternal deprivation".[46] Als in den westlichen Industriestaaten in den 1970er Jahren die Bindungstheorie von Bowlby immer mehr Anhänger fand, verwahrte sie sich gegen diese *biologistische* von *Antihumanismus und Pessimismus getragene bürgerliche Konzeption*, die behauptete, *dass in der frühen Kindheit nur die Mutter-Kind-Bindung eine gesunde und normale Entwicklung ermögliche und daher Mütter von Säuglingen und Kleinkindern nicht berufstätig sein könnten, weil sie sich nicht von ihnen trennen dürften.*[47] *Die Vorstellungen der Psychoanalyse und anderer (...) biologistischer Richtungen von der bestimmenden Bedeutung der infantilen Persönlichkeit für das ganze Leben des Individuums sind unhaltbar. Zweifellos können schwere psychische Traumata (...) zu bleibenden Defekten (...) in der Persönlichkeitsentwicklung führen, aber infolge der großen Plastizität (...) der Hirnfunktionen wie auch der großen Kompensationsfähigkeit des Lern- und Aneignungsprozesses haben Vorgänge in der frühen Kindheit meist keine schicksalhafte Bedeutung, oder sie können durch geeignete psychotherapeutische wie pädagogische Maßnahmen kompensiert werden.*[48]

Aus heutiger Sicht muss die pauschale, ideologisch begründete Ablehnung der Bindungstheorie als schwerwiegender Irrtum betrachtet werden.

– Die staatlichen Erziehungsziele wurden von Anfang an unmittelbar aus den Bedürfnissen der sozialistischen Gesellschaft nach Aufbau, Entwicklung, Stabilisierung und Sicherheit abgeleitet. Man wandte sich bewusst von der Tradition der Reformpädagogik vor 1933 ab, deren Erziehungskonzepte vom Kind und seiner Individualität ausgingen.[49] Da nach dem sozialistischen Selbstverständnis, *die Interessen der Familie und der Gesellschaft grundsätzlich übereinstimmen,*[50] wurde eine *einheitliche, geschlossene Erziehungsfront* angestrebt, die die *sozialistische Familie* mit einbezog.[49] Heranwachsende hatten sich vor allem die Fähigkeiten und Eigenschaften rational-bewussten, gesellschaftsverpflichtenden und angepassten Verhaltens anzueignen. Es wurde ein konventionell-konformistisches Niveau angestrebt. Familien, die Raum für Bindung und individuelle Entwicklung schufen, gerieten in den Ruf *bürgerlich-individualistische Abweichler* zu sein. Favorisiert wurden Sowjetpädagogen wie Anton Semjonowitsch Makarenko, der glaubte die Persönlichkeit eines Kindes regelrecht planen zu können.

Vermutlich ging ein Teil der Adaptationsprobleme der Säuglinge und Kleinkinder auf die systematische Negierung und Vernachlässigung individueller Bedürfnisse und Entwicklungsgeschwindigkeiten zurück. Existentielle Bedürfnisse wurden so häufig als extravagante Wünsche verkannt und abgewiesen.

– In den 1960er und Anfang der 1970er Jahre wurde für die Kinderkrippen ein Erziehungsprogramm ausgearbeitet, das *das theoretische Rüstzeug für die erste Stufe des einheitlichen sozialistischen Bildungswesens schaffen* sollte.[51] Die Aufgaben waren sehr detailliert ausgearbeitet, und ihre Durchführung wurde von Fachberaterinnen kontrolliert. Zwar gestand man dem Kind formal eine aktive Rolle zu, aber durch die Ausführungshinweise wird schnell deutlich, wie sehr man an die Wirksamkeit pädagogischer Beeinflussung glaubte. Der Text war voller Lenkungsvokabeln: die Erzieherin *beachtet, nutzt, führt, lenkt, richtet, hilft, fordert, weckt, sichert, sorgt, hält, organisiert, präzisiert, motiviert, informiert und befähigt.*[52] Alle Aktivität ging von der Erzieherin aus. Das Kind wurde zum Objekt von „Befähigungsbemühungen" in einem zunehmend deutlicher werdenden Verschulungsprozess. Kinder, die die Gruppennorm, etwa Grundfarben zu benennen oder Knöpfe zu schließen, nicht erfüllten, gerieten schnell in den Ruf, zurückgeblieben zu sein. Häufig wurde dem Kind schon im Alter von einem Jahr willentliches Verhalten unterstellt, wie *es will bloß nicht, es bockt, es war schon im ersten Lebensjahr böswillig oder es hat etwas gegen mich.* Diese vorzeitige Zuschreibung von Willensfunktionen, die erst nach der ersten Trotzphase am Ende des zweiten Lebensjahres zu erwarten sind, verdeutlicht beispielhaft, wie brüchig der emotionale Kontakt zu den Bedürfnissen der Kinder war und wie Erzieherinnen ihre emotionale Überforderung in das Kind projizierten.

Aus heutiger Sicht verkannte man die zentrale Bedeutung des Erlebens von Selbstwirksamkeit für den Lernprozess, wie es Maria Montessori in klassischer Weise formuliert hat: *Hilf mir, dass ich mir selbst helfen kann.* Eine solche Hilfe gelingt jedoch nur, wenn man das Kind sehr genau kennt, sein Vertrauen erworben hat, sich ganz auf seinen Entwicklungsstand und seine Entwicklungsgeschwindigkeit einlässt.

– Bei Kindern, die in der ersten Hälfte des ersten Lebensjahres in die Krippe kommen, sind die Verhaltensänderungen in der Regel minimal.[53] Eva Schmidt-Kolmer schloss wie viele Kinderärzte und -psychiater ihrer Zeit von der Funktionstüchtigkeit auf das Wohlergehen und die Gesundheit der Säuglinge und Kinder. Die Parolen lauteten: „Kinder vergessen rasch", „Hat mir nicht geschadet", „Na guck doch, was aus dir geworden ist. Ist doch alles o.k."

Die modernen Ergebnisse der Psychotraumatologie haben die Hypothese von der Umkehrbarkeit der Adaptationssymptome bei Säuglingen und Kleinkindern grundsätzlich in Frage gestellt, wie die aktuelle Debatte über das Schicksal der zwischen 1930 bis 1945 geborenen „Kriegskinder" zeigt. Die Folgen werden oft erst nach Jahrzehnten in Form von psychosomatischen Beschwerden sichtbar. Längsschnitterfassungen von Lebens- und Krankheitsverläufen ehemaliger Krippenkinder aus der DDR zeigen, *dass frühe Trennung und Fremdbetreuung als gravierende lebensgeschichtliche Ereignisse zu fortgeschriebener Stressbelastung beziehungsweise eingeschränkter Bewältigungsmöglichkeit von Schwellen- und Konfliktsituationen und zur Beeinträchtigung der Gesundheit führten, wenn keine verlässlichen Bindungspersonen in der frühen Kindheit zur Verfügung standen.*[54]

Der Berliner Senat entschloss sich deshalb 1990, von allen Erzieherinnen aus dem Ostteil der Stadt als Voraussetzung für eine Neu-Lizensierung eine Teilnahme an einem 100-Stunden Weiterbildungskurs zu fordern, in dem vor allem Einsichten über die Individualität des Kindes und sein Grundbedürfnis nach Bindung vermittelt wurden.

EXKURS: Ein Nachbarland. Wie die Fremdbetreuung von Säuglingen und Kleinkindern in der Tschechoslowakei von 1949-1989 vonstatten ging

Die Tschechoslowakei verfolgte eine etwas andere Sozialpolitik für Säuglinge und Kleinkinder, wie die Untersuchungen von Jiří Dunovsky und Jaroslav Sturma es zeigten. In den 1950er und 1960er Jahren wurde die Fremdbetreuung von Kindern stark ausgebaut. Anfänglich besuchten etwa 10 % der Säuglinge und Kleinkinder Tages- und 15 % Wochenkrippen. Ferner lebten 17 000 Kinder in 320 Heimen. Aufgrund der weiten Verbreitung von Deprivationsschäden bei Heimkindern sowie der Entwicklungsrückstände und dem hohen Krankenstand bei Krippenkindern änderte der Staat die Sozialpolitik und förderte die Familienerziehung.[55] Bereits 1970 gab es in den Krippen von Prag kaum noch Säuglinge. Der Mutterurlaub wurde bei gesichertem Arbeitsplatz bis zum vollendeten dritten Lebensjahr nach und nach erweitert. Die Wochenkrippen und die Krippen mit Dauerbetrieb wurden extrem reduziert. Man bemühte sich, sogenannte „Mikrokrippen" einzurichten, wobei drei bis vier in die häusliche Fürsorge einer Frau gegeben wurden. Die Krippen nahmen nur noch Kleinkinder vom zweiten Lebensjahr an auf. Der Aufenthalt der Kleinkinder wurde auf vier bis fünf Stunden begrenzt, und viele Anstrengungen wurden unternommen, um die Qualität der Krippenfürsorge zu verbessern.

Die Reaktion westdeutscher Kinderärzte auf die Sozialpolitik der DDR 1990

Die Standpunkte mehrerer westdeutscher Kinderärzte und Kinderpsychiater in der Debatte um die Fortführung der Kinderkrippen in der ehemaligen DDR waren einseitig und ungewöhnlich polemisch. Johannes Pechstein sprach von dem *in der Welt einzigartigen Krippen-Unwesen in der DDR* und plädierte für eine Auflösung der Kinderkrippen. Kinderkrippen seien auf *echte Notlagenindikationen zu begrenzen, dann aber pädagogisch und materiell besonders gut auszustatten.* Die Anzahl der Krippenplätze sollte *2% der Kinder unter drei Jahren nicht überschreiten.*

Man sah den Splitter im Auge des ehemaligen politischen Gegners aber nicht den Balken im eigenen Auge. Galt das Engagement wirklich dem Wohl des Kindes, oder ging es mehr um die Bewahrung eines konservativen Frauenbildes und Rollenverständnisses in der Familie? Weshalb musste jede Mutter, die ihr Kind in eine Krippe „weggab", sich als „Rabenmutter" verteidigen? Die Bindungstheorie war lange Zeit einseitig auf das Mutter-Kind-Verhältnis fixiert und übersah die große Bedeutung von Sekundärbezugspersonen wie dem Vater, auch der Geschwister oder Erzieherinnen. Auch Eltern sind ein Risiko für die Entwicklung eines Kindes, besonders wenn die Mütter in einer kinderarmen Gesellschaft so isoliert sind wie junge Mütter in Kleinfamilien in Deutschland. Schließlich war und ist die Sozialpolitik in West- und Gesamtdeutschland für Säuglinge und Kleinkinder für ein reiches Land wahrlich beschämend, wenn man etwa an die große Verbreitung der Kinderarmut, den Ausbildungsstand und das Gehaltsniveau von Krippenerzieherinnen und die nach wie vor endemische Verbreitung von Kinderkrankheiten wie Masern und Keuchhusten denkt.

Natürlich gab es in der BRD vor 1989 auch Fortschritte in der Sozialpolitik für Säuglinge und Kleinkinder. Anfang der 1970er Jahre erklärte man den Kindergarten zum wichtigen Teil des Bildungssystems. In Nordrhein-Westfalen schaffte man die Kindergartenbeiträge bis 1982 ab. In den 1980er Jahren setzte man auf die Stärkung der Familie. Das Erziehungsgeld wurde eingeführt, und Erziehungsjahre wurden bei der Rente angerechnet. Was kaum noch jemand weiß: Versuche, den Anspruch auf einen Kindergartenplatz festzuschreiben, scheiterten damals am Ministerpräsidenten von Niedersachsen, Ernst Albrecht, dem Vater der jetzigen Familienministerin von der Leyen. Erst im Zuge der Reform des Abtreibungsparagraphen 218 wurde der Rechtsanspruch auf einen Kindergartenplatz wieder akut und 1996 als flankierende Maßnahme zum Schutz des Lebens beschlossen.

Nach der Wende 1989 wurde die Zahl der Krippenplätze in den neuen Bundesländern verringert. 2002 betrug sie in den neuen Bundesländern 37% und den alten 3%, wie der *Zeit*-Redakteur Martin Spiewak 2006 in seinem Bericht „Der Schatz der frühen Jahre" angab. Das Land Sachsen-Anhalt besitzt als einziges Bundesland ein Betreuungsrecht von Geburt an. Dennoch werden nur 5–10% der Säuglinge tagsüber fremdbetreut. Von den Ein- bis Zweijährigen sind es 50% und von den Zwei- bis Dreijährigen 75%. Insgesamt werden also etwa

40 % der Kinder unter drei Jahren tagsüber fremdbetreut.[56] Nachdem sich die Emotionen um das politische Reizthema Kinderkrippe etwas abgekühlt hatten und die niedrige Geburtenrate z. B. unter dem Slogan „Wer soll später unsere Rente zahlen?" zu einem neuen politischen Schwerpunktthema geworden war, wurde 2004 das Gesetz mit dem sperrigen Namen „Tagesbetreuungsausbaugesetz" verabschiedet. Bis 2010 soll es für 30 % der unter Dreijährigen Betreuungsangebote geben. Nach einer repräsentativen Befragung 2008 war die Kinderbetreuung der einzige Lebensbereich in dem die Menschen aus den neuen Bundesländern eine größere Zufriedenheit angeben als die aus den alten.[57]

Nach der Veröffentlichung der wichtigsten Ergebnisse der NICHD-Studie der USA haben verschiedene namhafte deutsche Kinderärzte und Sozialpädiater 2007 und 2008 in gemeinsamen Stellungnahmen ihre Kollegen vor dem in den alten Bundesländern weitverbreiteten pauschalen Vorurteil gegen eine ganztägige Fremdbetreuung gewarnt und ein differenzierteres Verständnis angemahnt.[58] Was hat es mit dieser Studie auf sich?

Die NICHD-Studie der USA zur Familien- und Fremdbetreuung.
Im „National Institute of Child Health Development (NICHD)" wurde 1991 eine umfangreiche nicht repräsentative Langzeitstudie bei 1634 Säuglingen aus zehn Zentren der USA begonnen.[59] Die Studie sammelt seither umfassende Informationen über die Mit- und Umwelt der Kinder sowie über ihre Entwicklung. Die Untersuchungen fanden im Alter von einem Monat sowie sechs und 15 Monaten und bei neun weiteren Terminen bis zum Alter von 15 Jahren statt. Die Nachuntersuchungen ermöglichen es, erstmals Aussagen zu den psychischen Folgen der verschiedenen Formen des Bindungsverhaltens im Zusammenwirken mit Risiko- und Schutzfaktoren zu machen.

Die Mutter-Kind-Bindung wurde im Alter von 15 Monaten mit der Methode „Fremde Situation" und im Alter von 24 und 36 Monaten mit zwei weiteren Methoden erfasst. Bei 61 % der Kinder wurde die Mutter-Kind-Bindung als sicher, bei 5 % als unsicher-ablehnend, bei 17 % als unsicher-ambivalent und bei 16 % als unsicher-anderweitig eingestuft. Für die Art der Betreuung wurden sechs Kategorien geschaffen: Die häusliche Betreuung durch die Mutter, den Vater, eine verwandte oder eine nichtverwandte Person sowie die Fremdbetreuung durch eine Familientagespflege oder eine Kindertageseinrichtung. Im häuslichen Milieu wurden die psychische Struktur der Haupt- und wichtiger Nebenbezugspersonen, ihre Feinfühligkeit, ihre Erziehungshaltung, ihre Einstellung in Bezug auf eine Trennung und die Dauer der gemeinsam innerhalb von 24 Stunden mit dem Kind verbrachten Zeit erfasst. Im Fall der Fremdbetreuung wurden zusätzlich das Eintrittsalter, die Stundenzahl pro Woche, die

Qualität der Betreuung und die Zahl der Wechsel in Betreuungsarrangement festgehalten. Zahlreiche Untersuchungen dokumentieren die physische, kognitive und sozioemotionale Entwicklung der Kinder.
Die wichtigsten Ergebnisse der Studie sind:
- Die Bindungssicherheit eines Kindes wird hauptsächlich von der Feinfühligkeit der Mutter, insbesondere in Krisensituationen, und vom ökonomischen Status der Familie bestimmt. Die Depression einer Mutter wirkt sich über eine verminderte Feinfühligkeit auf die Bindungssicherheit aus.
- Die Art und der Umfang der Fremdbetreuung haben keinen direkten Einfluss auf die Bindungssicherheit. Allerdings wird eine sichere Bindung dann weniger wahrscheinlich, wenn die Fremdbetreuung gemeinsam mit mehreren Risikofaktoren auftritt. Dies gilt zum Beispiel, wenn eine dürftige Qualität der Fremdbetreuung a) mit einer geringen mütterlichen Feinfühligkeit oder b) mit einer Fremdbetreuung über 20 Stunden pro Woche oder c) mit zwei und mehr Wechseln der Fremdbetreuer zusammen trifft.
- Eine sichere Bindung an eine Betreuungsperson steht in engem Zusammenhang mit der persönlich erfahrenen Qualität der Beziehung mit der Betreuerin. Wenn man von einem Zusammenhang mit der Gruppengröße absieht, hatte die Bindungssicherheit nichts mit dem zahlenmäßigen Verhältnis zwischen den Kindern und den erwachsenen Betreuungspersonen, ihrem Bildungsstand oder der räumlichen Ausstattung zu tun.

Die Erkenntnisse der NICHD-Studie lieferten ein komplexes Bild der Zusammenhänge zwischen früher Bindung und späterer Sozialentwicklung des Kindes. Die Zusammenhänge hingen von der Konstanz beziehungsweise den Veränderungen der familiären Verhältnisse ab, vom Alter des Kindes und vom schulischen Kontext. Der Bindungsstatus als Kleinkind hatte deshalb meist nur eine kleine, aber signifikante Bedeutung für verschiedene Aspekte der weiteren Entwicklung des Kindes. Trennungsangst bei Schulanfängern war bei den Kindern mit einer feinfühligen Mutter und einer sicheren Kind-Mutter-Bindung seltener anzutreffen. Kinder mit einer unsicher-vermeidenden Bindungsgeschichte waren aggressiver im Umgang mit ihren Kameraden. Kinder mit einer unsicher-ambivalenten Bindungsgeschichte wiesen ein geringeres Maß an Selbstkontrolle auf und hatten es schwerer, sich gegenüber Gleichaltrigen durchzusetzen. Sicher gebundene Kinder besaßen als Schulkinder eine höhere Sozialkompetenz als unsicher gebundene. Unsicher-vermeidend gebundene Kleinkinder waren stärker gefährdet als Schulkinder, Verhaltensprobleme zu entwickeln. Kinder, die als unsicher-ambivalent klassifiziert worden waren, zeigten unter dem Einfluss von Risikofaktoren ebenfalls ein Absinken des So-

zialkompetenzniveaus, allerdings erst bei einer höheren Belastung mit Risikofaktoren. Lehrer attestierten Kindern, die als unsicher-vermeidend klassifiziert worden waren ein vermehrt außengerichtetes Verhalten im Vergleich zu unsicher-ambivalent klassifizierten Kindern.
- Erste Analysen weisen auf einen Zusammenhang hin zwischen dem Bindungsstatus als Kleinkind und dem altersbezogenen psychischen Entwicklungsstand sowie den geistigen Leistungen der Kinder. Wenn auf eine unsichere Bindung im Alter von 15 Monaten eine Phase großer Feinfühligkeit der Mutter folgte, zeigten die Kinder bessere geistige Leistungen, als wenn auf eine sichere Bindung eine Phase geringer Feinfühligkeit der Mutter folgte.
- Eine sichere Kind-Mutter-Bindung kann als Schutzfaktor für eine eher positive Entwicklung des Kindes gelten. Sicher gebundene Kinder, die viele belastende Lebensereignisse zu erleiden hatten, zeigten als Erstklässler weniger Angstsymptome als Kinder, die früher als unsicher gebunden klassifiziert worden waren und ähnlich belastende Erfahrungen gemacht hatten.

Die NICHD-Studie hat in überzeugender Weise gezeigt, dass die Fremdbetreuung als solche kein Risiko für die Entwicklung eines Kindes darstellt. Ist die Entwicklung eines Kindes jedoch durch verschiedene Risiken gefährdet, so kann eine *zusätzliche* Fremdbetreuung das Gesamtrisiko erhöhen.

Bindungssicherheit – Eine Facette kindlichen Verhaltens
Der Säugling braucht für seine Entwicklung mindestens eine feinfühlige Bezugsperson (→ Feinfühligkeit), die verlässlich verfügbar ist, die seine Signale wahrnimmt, richtig interpretiert und prompt und angemessen beantwortet.

Das Testverfahren von Mary Ainsworth (1913-1999) erfasste allein das Bindungsverhalten unter Trennungsstress.[60] Dennoch gilt diese eine Facette des kindlichen Verhaltens weithin als Maßstab für mütterliches Verhalten insgesamt. Eine Metaanalyse einer großen Zahl von Bindungsstudien ergab jedoch, dass Feinfühligkeit allein die enormen Verhaltensunterschiede nur zu etwa einem Drittel erklären kann. Ein Großteil der unerklärten sogenannten „Varianz" mag zurückgehen auf die sehr ungenauen Bestimmungsmethoden des Bindungsverhaltens des Kindes und der Feinfühligkeit der Mutter, die Kategorisierung des Bindungsverhaltens in vier Typen, die Zufälle einer nur einmaligen Bestimmung und die Besonderheiten der doch sehr unterschiedlichen Mutter-Kind-Paare. Restlos geklärt ist die vielschichtige Beziehung noch lange nicht!

Neuere Ansätze in der Bindungsforschung gehen neben dem Sicherungssystem auch von einem zweiten System aus, das die kindlichen Bedürfnisse nach positiver Emotionalität und sozialer Bezogenheit befriedigt: Man spricht zum Beispiel vom „System gefühlter emotionaler Sicherheit", vom „Zuneigungssystem" oder „Wärmesystem" – alles Fachbegriffe, die etwas über die Komplexität der Beziehungen aussagen.[60] Und es gibt weitere Erklärungsansätze: Die Verhaltensforschung und die Soziobiologie weisen auf versteckte physiologische und neurobiologische Regulationsprozesse bei Tiermüttern und ihren Jungen hin. Es war auch für Laien nicht weiter überraschend: Das intuitive Verhalten der Tiereltern war hochdifferenziert – und ähnelte dem vorsprachlichen Eltern-Kind-Dialog beim Menschen durchaus. Hier wie dort wird die Kommunikation durch intuitive „Verhaltensbereitschaften" der Eltern gestützt (→ intuitive elterliche Kompetenz). Auch die Kinderneuropsychiatrie weist auf genetisch bedingte sehr spezielle Störungen des Sozialverhaltens hin. So zeigen Patienten mit dem Verlust eines kleinen Stückes auf dem Chromosom 7 – man spricht vom Williams-Beuren-Syndrom – keinerlei Angst vor Bildern wütender oder zorniger Menschen, wohl aber vor Bildern brennender Häuser oder abstürzender Flugzeuge.[61] Das Gehirn unterscheidet demnach zwischen einer Furcht vor Menschen und gefährlichen Situationen in der Umwelt. Die Psychoanalyse beschäftigt sich mit der Weitergabe besonderer Formen des Bindungsverhaltens von Generation zu Generation.

Allerdings: Insgesamt mutet es einen Nichtfachmann – bei aller Bewunderung für den wissenschaftlichen Ertrag der Bindungsforschung – seltsam an, wenn die Qualität einer besonderen Ich-Du-Beziehung allein am Verhalten der beiden Partner unter Trennungsbelastung gemessen wird. Aber so war es.

Die Bindungsbereitschaft an sich ist im Übrigen veränderlich und altersabhängig, das ist auch Laien klar: Säuglinge binden sich rasch. Die Qualität der Beziehung schlägt sich in der Art der Bindung nieder. Aber es ist stets eine tief sich verwurzelnde Bindung. Jugendliche wechseln die Bindungsperson. Statt der Eltern binden sie sich zunehmend an Personen ihrer Altersgruppe. So kann sich aus Freundschaften schließlich eine Partnerschaft entwickeln. Viel geschrieben worden ist – vor allem seit Barry Levinson 1988 seinen Film *Rain Man* mit Dustin Hoffman herausbrachte – aber mehr noch in den vergangen 15 Jahren über die verhältnismäßig kleine Gruppe von Patienten mit Autismus – vielleicht auch, weil sie uns bisweilen wie eine Metapher für die Gesellschaft erscheinen. Bei ihnen ist die Bereitschaft, eine Bindung einzugehen, sehr stark eingeschränkt. Möglicherweise verfügen sie nicht über die angeborene Fähigkeit, die Mimik anderer richtig zu deuten.

Ursprünglich hielt man die Bindung für eine spezifische Entwicklungsaufgabe in einer bestimmten Lebensphase. Dann wurde erkannt, dass die Qualität der Bezogenheit über die Mutter-Kind-Bindung hinausreicht, sich während der gesamten Kindheit weiterentwickelt, ja im Grunde ein lebenslanges Thema darstellt.[62]

Von Regungen und Regulierungen der Gefühle

Peter Fonagy (geboren 1952) und Mary Target, zwei Psychoanalytiker und Entwicklungspsychologen aus England, entwickelten wegweisende Konzepte der Affektregulierung, Mentalisierung und der Entwicklung des Selbst der Säuglings- und Kleinkindesentwicklung, indem sie eigene Forschungsergebnisse mit Elementen der Bindungsforschung, der Psychoanalyse und der Forschung zur „theory of mind" verbanden, also der Fähigkeit Bewusstseinsvorgänge in uns und in anderen wahrzunehmen und zu verstehen.

Eine ihrer Thesen besagt, dass die Bindung kein Selbstzweck ist. Die im Alter von einem Jahr experimentell erfasste Art der Bindung ist das Ergebnis zahlloser Beziehungserfahrungen des Säuglings mit seinen Bezugspersonen. Diese Erfahrungen bestimmen aber auch die Art und Weise, wie der Säugling später als Erwachsener eigene und fremde Affekte und Gedanken erlebt, wahrnimmt, reflektiert und beantwortet. Eine gelungene Bindungsbeziehung des Säuglings zu seinen Bezugspersonen, so die Forscher weiter, ist somit eine wichtige Rahmenbedingung für die Entwicklung einer angemessenen Welt- und Selbsterfahrung. Umgekehrt stellt eine schwierige Bindungsbeziehung am Ende des ersten Lebensjahres einen schwer wiegenden Risikofaktor dar für die Entwicklung eines gesunden Erlebens und Verständnisses von sich und der Welt sowie eines eingeschränkten Reflexionsvermögens. Die evolutionäre Aufgabe der frühen Bindungsbeziehungen besteht also darin, den Säugling und das Kleinkind mit einer Umwelt zu versorgen, in der sich das Verstehen fremder und eigener mentaler Zustände voll entfalten kann.

Die entscheidende Rolle für eine gesunde Entwicklung des Selbst im ersten Lebensjahr spiele die Affektspiegelung. Die Bezugsperson greift den Affekt möglichst passend auf, stimmt sich in die Affektlage des Säuglings durch Mimik, Gestik und Stimme ein und spiegelt so den Affekt mit ihrem Verhalten wider (Kontingenz). Ist es eine positive Emotion, so kann sie wie ein Resonanzkörper die gute Stimmungslage steigern, so dass beide im gemeinsamen Glück „baden".

Eine feinfühlige Bezugsperson kennt jedoch die Belastungsgrenzen des Kindes und wird in kurzen Unterbrechungen, die wie Atempausen sind, prüfen, ob es dem Kind nicht zu viel wird, ob es nicht „überdreht" und es anschließend dann schwer hat, sich auf eine „normale" Emotionslage einzustellen. Ist es eine negative Emotion, so zeigt die Bezugsperson durch eine kurze Phase der Einstimmung, dass sie Verständnis für die Not des Kindes hat und dass es in seinem Kummer nicht allein ist. Anschließend signalisiert sie dem Kind durch eine Aufhellung der Kummerstimmung, dass doch alles nur halb so schlimm sei. Beispielsweise lenkt sie ab, karikiert die Stimmung, oder sie zeigt durch eine beruhigende, dämpfende Geste des Beschützens oder eine freundliche Mimik bei einer gleichzeitig jammervoll klingenden Stimme, dass sie sich von der Wut-, Angst- oder Panikstimmung nicht anstecken lässt. Hierzu benutzt sie simple, übertrieben pronorcierte Gesten und eine langsame, in hoher Stimmlage und mit zahllosen leicht variierenden Wiederholungen vorgetragene Sprache, die sogenannte →Ammensprache. Von einer derart modulierten Stimmung in Mimik, Gestik und Sprache geht meist ein starker Anreiz auf den Säugling aus, sich der Stimmungslage der Bezugsperson anzuschließen. Fonagy nennt diese Form der Ein- und Umstimmung durch die Hauptbeziehungsperson des Kindes Affektregulation.

Nehmen wir aber an, dass die Bezugsperson selbst in eine schwierige Lage kommt. Die Mutter besucht ihr Kind im Krankenhaus, erlebt dort, wie es schwierigen ärztlichen Eingriffen ausgesetzt ist und lässt sich vom Kummer des Kindes anstecken. Der Effekt: Der Kummer des Kindes wird verstärkt. Das Kind findet nicht den Schutz und Trost, den es so dringend braucht, ja, es läuft unter Umständen sogar Gefahr, traumatisiert zu werden.

Die Affektspiegelung und die Affektregulation sind jedoch nicht nur für den Augenblick von Bedeutung. Die Spiegelung trifft den Affekt ja nie ganz genau. Zudem wird der Affekt in übertrieben deutlicher Weise modifiziert, sozusagen in veränderter Form „angeboten". Damit zeigen die Bezugspersonen, also zum Beispiel die Eltern, dass sie die Situation im Griff haben. Sie können mit dem Arsenal des Kummers spielerisch umgehen, den Kummer abschwächen, karikieren – damit zeigen sie, dass sie kompetent sind (→ intuitive elterliche Kompetenz).

Und der Säugling, das kummervolle oder verunsicherte Kleinkind? Weil es wiederholt erlebt, dass seine eigenen Gefühle leicht abweichend gespiegelt werden, wird einerseits beruhigt und andererseits für seinen eigenen inneren Zustand sensibilisiert. Das Kind erlebt, welche wichtigen Hinweisreize und inneren Stimuli zu einem besonderen Emotionszustand gehören. Damit erwirbt es die Fähigkeit, seine Gefühle zu identifizieren, zu erfassen (repräsentieren) und womöglich sogar zu kontrollieren. Die elterliche Affektspiegelung erfüllt somit wie das Biofeedbacktraining beim Erwachsenen eine entscheidende Lehrfunktion. Der Säugling bildet erste Vorstellungen aus, in der Wissenschaftssprache „sekundäre Repräsentanzen" genannt, die er mit seinen ersten, nicht-bewussten, Affektzuständen in Verbindung bringt.[63] So entsteht langsam eine Basis für die auftauchende Fähigkeit des Säuglings, seine aktuellen Emotionszustände zu kontrollieren. So wachen viele Säuglinge, die angeblich durchschlafen, nachts ein- bis zweimal auf. Die Eltern nehmen dies nur nicht wahr, weil es den Säuglingen, die sich in der ihren vertrauten Umgebung geborgen und sicher fühlen, gelingt, von alleine wieder einzuschlafen.

Die sekundären „repräsentationalen" Strukturen schaffen die erkenntnismäßigen (kognitiven) Möglichkeiten für den Zugang zu emotionalen Zuständen. Allmählich bildet sich die Fähigkeit, regulierend zu handeln und sich auch solchermaßen wahrzunehmen. Später gelingt es, diese Fähigkeiten dem Ich zuzuordnen. Die Affektspiegelung, Affektregulierung und die Bildung erster Vorstellungen von emotionalen Vorgängen stellen die erste Stufe zum Erwerb eines individuellen Konzeptes zum Selbst- und Fremdverständnis dar, einen ersten Schritt zur sogenannten „Mentalisierung".

Eine weitere Stufe wird beispielsweise im Alter von etwa neun Monaten erreicht. In diesem Alter erwerben Säuglinge eine erste Vorstellung von dem, was andere beabsichtigen, vorhaben oder ihnen mitteilen wollen. Sie setzen beim Gegenüber innere Zustände wie verschiedene Formen der Aufmerksamkeit und Gefühle voraus. Sie äußern dies durch das Zeigen mit dem Finger, dem Verfolgen des Blickes des Gegenübers und der Rückversicherung bei den Eltern, wenn ein Unbekanntes auftaucht, um dann deren Einschätzung über das Unbekannte zu übernehmen.[63]

Im dritten Lebensjahr sind die Kinder bereit, sich kooperativ zu verhalten, insbesondere lassen sie sich gerne auf Als-ob-Spiele ein, die Gedankenlesen und emotionales Verstehen voraussetzen. Ein Bauklotz kann stellvertretend für ein Auto, einen Baum, ein Tier oder einen Menschen stehen.

Im Alter von vier Jahren erkennen sie, dass das Gegenüber nicht dieselbe Weltsicht hat wie sie. Es genügt nun nicht mehr, sich nur die Augen zuzuhalten und zu rufen „Such mich!", nein, man muss sich nun auch wirklich verstecken.

Der Philosoph René Descartes glaubte, dass Erwachsene einen direkten und unfehlbaren Zugang zu ihren Gedanken und Gefühlen haben. In seiner Tradition gingen die Psychoanalyse und die entwicklungspsychologischen Disziplinen lange Zeit davon aus, dass die Struktur des Selbst angeboren sei und sich in einem einfachen Reifungsprozess entwickelte. Der Entwicklungspsychologe Peter Fonagy, besonders interessiert an der Bindungstheorie und dem von ihm beschriebenen „Mentalisierungsprozess", begreift nun das Selbst im Wechselspiel zwischen beiden als eine Struktur, die sich entwickelt – und zwar vom Säuglingsalter bis in die Kindheit hinein. Das Selbst entwickelt sich durch Interaktionen mit der Psyche reiferer Bezugspersonen, die das Kind wohlwollend und reflektierend unterstützen.

Hormonelle Basis des Bindungsverhaltens

Seit Anfang der 1990er Jahre bereichern immer mehr Befunde aus den Neurowissenschaften unser Verständnis der Eltern-Kind-Beziehung. Ausführlich haben sich zum Beispiel Biologie und Medizin dem Einfluss der Hormone auf die Entwicklung gewidmet. Dabei richtete sich ihr Augenmerk besonders auf das Hormon Oxytocin. Es spielt bei den Säugetieren eine zentrale Rolle, wenn es um die Fortpflanzung und die Aufzucht des Nachwuchses geht. Schubweise ausgeschüttetes Oxytocin steuert zum Beispiel die Wehentätigkeit während der Geburt. Es fördert den Milchfluss während des Stillens und unterstützt das Bindungsverhalten zwischen Menschen.

Im Tierversuch hat sich gezeigt, dass zum Beispiel Präriewühlmäuse, die in langjährigen Paarbeziehungen leben und ausgeprägt fürsorglich mit ihren Nachkommen umgehen, einen deutlich höheren Plasma-Oxytocin-Spiegel aufweisen als verwandte, aber wenig gesellig lebende Wühlmäuse. Als man im Experiment den Oxytocin-Spiegels der Tiere erhöhte, „Glücksgefühle" auslöste, verringerte sich die soziale Distanz; die Partner wurden weniger kritisch beäugt.

Und dann ist da zum Beispiel die Sache mit den Ratten, die sehr fürsorglich in der Nachwuchspflege sind: Der Nachwuchs dieser Rattenmütter war weniger ängstlich und hatte bei Stress ein adäquateres hormonelles Zusammenspiel von Zwischenhirn, Hirnanhangsdrüse und Nebenniere als ein weniger intensiv betreuter Nachwuchs. Der gut umsorgte Nachwuchs war seinerseits gegenüber seinem Nachwuchs ebenfalls besonders fürsorglich. Der Effekt blieb über drei Generationen nachweisbar. Kurzes Streicheln konnte das Fürsorgeverhalten weniger fürsorglicher Rattenmütter kompensieren und die hormonelle Balance der Nachkommen verbessern. Möglicherweise besteht auch beim Menschen ein ähnlicher psychobiologischer Mechanismus, denn auch hier gibt es eine Übertragung der Qualität des Fürsorgeverhaltens und der Feinfühligkeit von der Mutter auf die Tochter. Die primäre Bindungsperson könnte so im Sinne eines psychophysischen Regulators auf die hormonelle Feinregulation des Kindes wirken.

Traditionell wird davon ausgegangen, dass die Muster des frühen Bindungsverhaltens ein Ergebnis des Verhaltens der Bindungspersonen seien. Neuerdings gibt es in den Neurowissenschaften jedoch Befunde aus Zwillingsstudien und molekulargenetischen Assoziationsuntersuchungen, die auch dem „Temperament" des Säuglings einen kleinen eigenständigen Beitrag zum Bindungsverhalten zubilligen [64]

Zusammenfassung

Seit uralten Zeiten haben Mütter und Dichter um den Kummer gewusst, den auch kleine Kinder über die Trennung von ihrer Mutter empfinden. Die naturwissenschaftlich orientierte klinische Medizin und die Kinderheilkunde haben sich nur sehr spät und zögerlich dem jahrhundertealten kardinalen Gesundheitsproblem im Säuglingsalter, der hohen Säuglingssterblichkeit, angenommen. Erst nach 1900 zeichneten sich erste Erfolge ab durch eine verbesserte Ernährung, hygienisch optimierte Pflege und den flächendeckenden Aufbau einer institutionellen Säuglingsfürsorge. Die gesamte Aufmerksamkeit der Wissenschaft galt der Nutzung der Chancen einer Verbesserung der körperlichen Pflege des Säuglings. Die Art der Mutter-Kind-Beziehung erschien demgegenüber lange Zeit als nachrangig, ja sogar als beliebig nach den Wünschen der Mutter oder der Gesellschaft formbar. Auf diesem Boden entwickelten sich folgenschwere Irrtümer. Der Kinderarzt Adalbert Czerny betrachtete die depressiv-passiven, stillen Säuglinge in den Säuglingsheimen, die er betreute, als besonders gut erzogene Kinder und warnte davor, *schon im ersten Jahr die Aufmerksamkeit eines Kindes anzuregen und dadurch seine Intelligenzentwicklung zu fördern.* Sigmund Freud betrachtete den Säugling als triebhaftes Wesen und entwickelte die Theorie vom Sekundärtrieb als Ursprung zwischenmenschlicher Beziehungen. Der Verhaltenswissenschaftler John Watson ging so weit, die Mütter durch eine Gruppe professionell ausgebildete Kinderkrankenschwestern nicht nur zu unterstützen, sondern auch führen zu wollen. *Manchmal wünsche ich mir, wir könnten in einer Nachbarschafts-Gemeinschaft leben, in der jeder Haushalt durch eine ausgebildete Kinderschwester unterstützt wird, so dass die Babys jede Woche durch eine andere Kinderschwester gefüttert und gebadet werden könnten.* Einzelne Stimmen von Sozialpädiatern, die vor einer vorschnellen Trennung von Mutter und Säugling warnten oder neben der natürlichen Ernährung mit Muttermilch auch eine individualisierte „natürliche Pflege" forderten, fanden bei ihren Kollegen und in der wissenschaftsoptimistischen Öffentlichkeit kein Gehör. Erst nach der Lösung der wichtigsten körperlichen Folgeprobleme bei der institutionellen Säuglingspflege wiesen einzelne Kinderärzte und Psychologen auf die eigenständigen Probleme einer psychischen Verkümmerung hin, den sogenannten „geistigen Hospitalismus", und beschrieben seine regelhafte Entwicklung.

Die Vorstellung einer nahezu unbegrenzten Formbarkeit des Säuglings und Kleinkindes verführte Idealisten verschiedener sozialistischer Gesellschaftsentwürfe dazu, Säuglinge bei der Aufzucht Bedingungen auszusetzen, die ihre körperliche und geistige Anpassungsfähigkeit überforderten. So ist es nicht verwunderlich, dass verschiedene gesellschaftlich erwünschte Erziehungskonzepte für Säuglinge wie die Kibbuz-Erziehung in Israel und die Krippenbetreuung von Säuglingen in der DDR letztlich scheiterten.

Es hat ein Jahrhundert wissenschaftlicher Arbeit auf den verschiedensten Fachgebieten benötigt, um nachzuweisen, dass frühe Erfahrungen einen bedeutenden und prägenden Einfluss auf die spätere seelische Gesundheit, die soziale Anpassung und die Persönlichkeitsentwicklung von Kindern haben. Die Kinderpsychiater Anna Freud und René Spitz machten auf die verheerenden körperlichen und seelischen Folgesymptome einer durch den Zweiten Weltkrieg bedingten oder sozial erzwungenen frühen Trennung von Mutter und Kind aufmerksam. Der Durchbruch zu einem neuen umfassenderen Verständnis der Mutter-Kind-Beziehung gelangt erst der Bindungstheorie in den 1970er Jahren und der Mentalisierungstheorie in den 1990er Jahren. Hier wurden Befunde aus der Entwicklungspsychologie, der Verhaltensforschung und der Systemtheorie mit neuen, klinischen Erfahrungen kombiniert. Der Mensch, so lernte man jetzt, wurde mit einem Paket von Verhaltensmechanismen geboren, die geeignet sind, die Überlebenschancen des schutzlosen neugeborenen Menschen zu erhöhen. Mary Ainsworth entwickelte ein Testverfahren, die „Fremde Situation", um die Art der Mutter-Kind-Bindung nach einer experimentellen Trennung von Kind und Mutter zu dokumentieren und zu klassifizieren. Die Bindungstheorie hat sich seither rasch weiterentwickelt und weitere Theorien zur Mutter-Kind-Beziehung hervorgebracht.

Am vorläufigen Ende dieser Entwicklung stellt Peter Fonagy die These auf, dass die Bindung kein Selbstzweck ist, sondern dass sie die Entwicklung der Fähigkeit im Dialog mit der Bezugsperson fördert, sich in die Gedanken- und Vorstellungswelt anderer zu versetzen, sich über das eigene Verhalten bewusst zu werden und über es zu reflektieren.

Die Bindungstheorie spricht ein Zentralproblem der Moderne an, die scheinbar unlösbare Spannung vom Bedürfnis des Individuums nach Freiheit und Bindung. Die vielen auch heute noch wirksamen Widerstände gegen eine moderne Säuglingspflege, die dieses Bindungsbedürfnis berücksichtigt, erscheinen deshalb nicht zufällig.

Mutterliebe – Elternliebe

Bis vor nicht allzu langer Zeit schien nichts selbstverständlicher und ehrenvoller zu sein als die Mutterliebe. Dabei gab es Zeiten, in denen sie keine besondere Beachtung erfuhr. Heute wird um die „richtige" Einstellung zur Mutterliebe häufig emotional gestritten. Die Mutterliebe ist ein schillernder Begriff geworden. Hintergrund für diese Debatte ist die in modernen patriarchalen Gesellschaften gepflegte Idealisierung der Mutterliebe und der hieraus abgeleiteten zahlreichen gesellschaftlichen Tabus und gesetzlichen Beschränkungen. Sie hinderten Frauen und Mütter daran, infolge ihrer alleinigen Zuständigkeit für das Wohlbefinden und die Erziehung der Kinder ein eigenes selbstbestimmtes Lebenskonzept zu entwickeln.

Neugeborene und Säuglinge sind existentiell auf die Unterstützung durch eine Bezugsperson oder mehrere Bezugspersonen angewiesen. Die Regelung der Eltern-Kind-Beziehungen ist deshalb eine zentrale Aufgabe jeder Gesellschaft. Jeder Kulturkreis und jede Generation haben besondere Vorstellungen von dieser Beziehung entwickelt. Die Vorstellungen sind eng verbunden mit dem zeitgenössischen Bild vom Säugling, dem Selbstbild von Müttern und Vätern und der gesellschaftlichen Funktion, die die Eltern erfüllen sollten. Dafür gibt es Belege in sehr frühen Schriften:

> **EXKURS: König Salomo und die beiden Mütter**
> Ein schönes Beispiel für Mutterliebe enthält das Alte Testament. Zwei Frauen behaupten vor Salomo, dem weisen König der Juden, die Mutter eines Säuglings zu sein. Schließlich schlägt Salomo vor, das Kind mit dem Schwert zu teilen. Die erste Mutter stimmt dem Vorschlag zu. Die zweite ist schockiert und erklärt sich bereit, das Kind lieber ihrer Konkurrentin zu überlassen, als es zu töten. Salomo spricht den Säugling der zweiten zu, die sich durch ihr Verhalten als die wahre Mutter erwiesen hat.

Im Hochmittelalter des 12. und 13. Jahrhunderts breitete sich die Schriftsprache vom religiösen und administrativen in den kulturellen Bereich aus. Die Transformation eines Erlebnisses in eine geschriebene Geschichte dürfte neue Formen des Selbstbewusstseins und der Selbstreflexion gefördert haben. So entwickelte sich ein Interesse für einzelne Beziehungen innerhalb des komplexen Gesamtbeziehungsgefüges. Die Mutter-Kind-Beziehung erschien dabei als eine besondere Form der Zweierbeziehung; Symbol hierfür war das Stillen durch die Mutter. Damals ging man allerdings davon aus, dass eine Liebesbeziehung wie die zwischen Mutter und Kind die Beziehungen zu anderen Bezugspersonen nicht in Frage stellen muss. Amme und Mutter wurden nicht als Konkurrentinnen in ihrer Liebe zum Kind gesehen, wie dies später geschah. Zärtlichkeit, menschliche Wärme, Fürsorge und Zugehörigkeit wurden nicht nur von einer Person erwartet und waren nicht nur auf eine Person ausgerichtet, sie galten als allgemeine, menschliche Qualitäten.

Auch die Stellung der Frau in der Familie änderte sich. Das mütterliche Verhalten dem Säugling gegenüber wurde zunehmend als Charakteristikum des Weiblichen allgemein betrachtet. Man forderte die Ehefrauen auf, ihre Mütterlichkeit besonders der eigenen Familie zugute kommen zu lassen. Die Ehefrau und Mutter wurde mehr und mehr zum bevorzugten Adressaten für die emotionalen Bedürfnisse der Familienmitglieder.

Im 15. und 16. Jahrhundert lebte die städtische Bevölkerung in „Allzweckräumen". Besondere Räume zu rein beruflichen Zwecken oder Räume für die Intimsphäre waren nicht üblich. Die Zimmer gingen meist direkt ineinander über und waren „öffentlich". Familienmitglieder und Dienstpersonal lebten nicht getrennt. In den Räumen der „Haushaltsfamilie" aß, schlief, tanzte, arbeitete man gemeinsam, empfing Besucher, pflegte Kranke und versorgte Säuglinge und Alte. Kinder waren überall dabei. Die Beaufsichtigung und Erziehung erfolgte nebenbei durch mehrere Personen. Die ganze Wohngemeinschaft „bemutterte" das Kind. Es gab kaum Mutterpflichten, die allein Aufgabe der Mutter gewesen wären. Es gab keine ausdrücklichen Erziehungspraktiken und kein reflektiertes kindgerechtes Verhalten. In diesem Umfeld dürften Mutter und Säugling eine spontanere, stärker auf die aktuelle Aufgabe und den Augenblick ausgerichtete und deutlich weniger von Emotionen und Affekten geprägte Beziehung gepflegt haben als heute. Säuglinge erregten wenig Beachtung. Der Pflegestandard war bescheiden. Kinder galten weder als unersetzlich, noch als einmalige Persönlichkeit und schon gar nicht als besonderer Reichtum.[1] Michel de Montaigne (1533-1592) schrieb: *Ich habe zwei oder drei Kinder im Säuglingsalter verloren, nicht ohne Bedauern, aber doch ohne Verdruss.*[2] Eine oberbayrische Ärztin erinnert sich 1908 an den Ausspruch einer Bäuerin: *Zwölf Kinder hätt' I, aber der liebe Herrgott hat's halt gut mit mir g'meint, die letzten sechs hat er sterben lassen.*

Erasmus von Rotterdam (1465-1536), der große Humanist, sah in der engen Mutter-Kind-Beziehung eine besondere Chance für die Erziehung des Kindes: *Glaubst Du denn, dass eine Amme alle Unannehmlichkeiten der Säuglingspflege so in den Hintergrund drängen kann wie die eigene Mutter (…)? Nur wenn sie ebenso liebt wie eine Mutter, wird sie um all das besorgt sein. Dann mag es aber dahin kommen, dass dein eigenes Kind dich weniger liebt; seine natürliche Liebe muss es dann zwischen zwei Müttern aufteilen. Auch du wirst dich nicht mit der gleichen Liebe zu deinem Kind hingezogen fühlen, wenn es heranwachsend deinen Geboten nicht recht gehorchen will, und du wirst vielleicht in deiner Zuneigung kühler werden, wenn du mit ansehen musst, wie es seiner Amme nachgerät. Denn die erste Bedingung für alles Lernen ist die wechselseitige Liebe zwischen Lehrendem und Lernendem. Folglich wirst Du deinem Kind die Gebote des rechtschaffenden Lebens leichter beibringen können, wenn Du ihm zuvor nichts von dieser angeborenen Liebe entzogen hast.*[3] Hier wird die Mutterliebe unter das Primat der Erziehung gestellt. Die herausgehobene, isolierte, wechselseitige Liebe von Mutter und Kind stellte für die Mutter eine ideale Machtposition dar, die es ihr erlaubt, mittels Identifikation ihre Erziehungsziele zu erreichen oder notfalls durch Liebesentzug Folgsamkeit zu erzwingen.

Historische Dokumente aus der Zeit der vorbürgerlichen Gesellschaft zeigen teilweise eine Gleichgültigkeit und Unduldsamkeit Säuglingen gegenüber, die die heutige Gesellschaft in den entwickelten Ländern immer wieder zutiefst erschreckt. In den 1970er und 1980er Jahren entspann sich deshalb im akademischen Bereich eine heftige Diskussion über die grundsätzliche Natur der Mutterliebe und ihre besondere Art während jener Zeit.

Der Kulturhistoriker Lawrence Stone (1919-1999) vermutete 1977, dass die hohe Säuglingssterblichkeit der vorbürgerlichen Gesellschaft die Mütter aus Selbstschutz daran gehindert hätte, sich emotional stärker auf ihre Säuglinge einzulassen.[4] Der Medizinhistoriker Edward Shorter war 1985 der Ansicht, dass die Mütter der vorbürgerlichen Gesellschaft indifferent, ja lieblos zu ihren Kindern gewesen seien: *Wenn „Gefühl" und „Liebe" irgendeine Bedeutung haben sollen, müssen sie irgendwie dazu führen, dass das Leben desjenigen, der geliebt wird (…) im Haushalt erhalten wird, sonst wäre es völlig belanglos zu sagen: Ach ja, Bauernmütter liebten ihre Kinder in ihrer eigenen Art; aber man tat nichts, um sie um sich zu haben.*[5] Shorter begründete seine Ansicht mit folgenden Beobachtungen. Traditionelle Mütter gaben ihre Nachkommen mit bemerkenswerter Indifferenz außer Haus, z. B. in → Findelhäuser oder in die Hände käuflicher → Ammen: *Der Bauer freut sich, wenn sein Weib ihm das erste Pfand der Liebe bringt. Er freut sich auch noch beim Zweiten und Dritten, aber nicht so beim Vierten. (…) Sogar das zärtliche Mutterherz wird schon beim Fünften gleichgültig, und dem Sechsten wünscht sie schon laut den Tod.*[6] Die Pflegeroutinen führten oftmals zu Verletzungen oder anderen körperlichen Schädigungen. Beispielsweise wurden die Neugeborenen erst nach einigen Tagen gestillt. Zwischenzeitlich erhielten sie Abführmittel oder mit Weinbrand getränktes Brot. Durch straffes und seltenes Wickeln wurden viele Säuglinge wund. Bei Scheidungen war die Fürsorge für das Kind kaum ein Thema. Die Vernachlässigung zeigte sich ferner in einer viel zu frühen Einführung zusätzlicher Speisen, einer mangelhaften Aufsicht und Hygiene und der weitverbreiteten Gabe schlecht dosierter Mengen von Schlaf- und Betäubungsmitteln (wie Opium und Belladonna!), um die Säuglinge ruhigzustellen. Auch kranke, sterbende oder tote Säuglinge wurden bemerkenswert lieblos behandelt: *Wenn ein Kind krank wird, überreden die Nachbarn die Eltern, dass man so einem kleinen Geschöpf, das nicht sprechen kann, nicht helfen kann. Das Resultat ist (…), dass neun Zehntel der Kinder, die auf dem Lande sterben, niemals die Fürsorge eines Arztes gehabt haben.*[6] Totgeburten bekamen kein Begräbnis in geweihter Erde. Sie wurden in einer Ecke des Gartens vergraben, oder in ein Brunnenverlies im Pariser Hotel Dieu beziehungsweise in den Straßengraben geworfen. So litt das traditionelle Europa unter einer sehr hohen Kindersterblichkeit:

Religiöse Vorschriften verbieten den Menschen Empfängnisverhütung, Abtreibung und vorsätzlichen Kindesmord. Also töten sie die überzähligen Säuglinge durch Vernachlässigung.[7] Die hohe Säuglingssterblichkeit sei, so der entrüstete Autor, ein *verhüllter Kindsmord* gewesen. Demographische Daten unterstützten diese Ansicht (→ Kindestötung). Erste und eheliche Säuglinge hatten eine größere Überlebenschance als uneheliche und zuletzt Geborene. Die Bevölkerung rationalisierte ihre indifferente Haltung dem Säugling gegenüber durch die Behauptung, dass das verstorbene Kind doch direkt als *Engelchen* in den Himmel käme.

Die französische Philosophin und Feministin Elisabeth Badinter vertrat 1980 die These, dass die Mutterliebe keinem angeborenen weiblichen Instinkt entspringe, also nichts „Prädeterminiertes, Universales und Notwendiges" sei, sondern ein gesellschaftliches Konstrukt:

Die Mutterliebe ist nur ein menschliches Gefühl. Sie ist wie jedes Gefühl ungewiss, vergänglich und unvollkommen. Sie ist möglicherweise – im Gegensatz zur verbreiteten Auffassung – kein Grundbestandteil der weiblichen Natur. (...) Die gute Mutter ist eine Realität unter anderen möglichen Realitäten.[8] Badinter stützte ihre These durch Untersuchungen der französischen Geschichte. Bis zum Ende des 16. Jahrhunderts scheint nur die Aristokratie Ammen gegen Bezahlung in Anspruch genommen zu haben. Im ausgehenden 16. und beginnenden 17. Jahrhundert setzte sich dann im Großbürgertum die Mode durch, Neugeborene Ammen in Pflege zu geben. Dieser Brauch breitete sich im 17. Jahrhundert im Bürgertum aus und wurde im 18. Jahrhundert von allen Schichten der städtischen Bevölkerung Frankreichs befolgt. Im Jahr 1780 schrieb der Generalleutnant der Polizei von Paris, Lenoir: *Von den 21 000 Neugeborenen von Paris wurden weniger als tausend von ihrer eigenen Mutter gestillt. Tausend weitere Neugeborene wurden im Haushalt der Mutter von einer Amme ernährt und gepflegt. Alle übrigen 19 000 Neugeborenen wurden in Pflege gegeben. Begüterte Familien brachten ihre Neugeborenen zu Ammen in der näheren Umgebung, weniger begüterte Familien zu Ammen in größerer Entfernung von Paris. Die Sterblichkeit der von Ammen versorgten Kinder war erschreckend hoch. In der Regel starben etwa doppelt so viele der Kinder bei einer Amme wie bei der eigenen Mutter.*[9] In Lyon starben etwa zwei Drittel der Säuglinge, die einer Pflegemutter anvertraut worden waren. Hinter diesem elterlichen Verhalten dürften wirtschaftliche Zwänge, die allgemeine Geringschätzung des Säuglings in der Bevölkerung und das Interesse der Ehemänner an unbehinderten sexuellen Kontakten gestanden haben. Nach einhelliger Meinung von Ärzten und Moralisten jener Zeit sollten Ehepaare in der Schwangerschaft und während der gesamten Stillzeit nicht miteinander verkehren.

In den 1980er Jahren dokumentierten dann verschiedene Historiker – und widersprachen damit der engagierten Feministin Badinter –, dass die Mehrzahl der Kinder im 17. und 18. Jahrhundert in Frankreich in Kernfamilien lebte und auch Kleinkinder sehr wohl von ihren Eltern geliebt wurden. Sie betonten die Kontinuität in der Kindheitsgeschichte anstelle des Wandels. Ein Beispiel besonderer Zuneigung gab Henri Champion, den auch Badinter zitiert. Er rechtfertigte sich 1653 für den großen Kummer, dem ihm der Tod seiner vierjährigen Tochter verursachte mit den Worten: *Wenn jemand sagt, eine so starke Anhänglichkeit sei entschuldbar bei einem erwachsenen Menschen, nicht aber bei Kindern, so erwidre ich, dass meine Tochter sehr viel mehr Vollkommenheit besessen hat, und dass mir daher niemand verwehren kann zu glauben, dass sie immer vollkommener geworden wäre, so dass ich nicht nur eine liebenswürdige Tochter von vier Jahren verloren habe, sondern eine Freundin, wie man sie sich nur wünschen kann, falls sie das Alter ihrer Vollendung erreicht hätte.*[10]

Als die Pariser Behörden zu Beginn des 18. Jahrhunderts Straßenkinder einfingen, um mit ihnen die vielversprechenden neuen Kolonien Louisiana und Mississippi in Nordamerika zu besiedeln, setzten die Eltern alles daran, die Kinder wieder frei zu bekommen.[11] Nach Meinung vieler Historiker heute wäre es daher zu kurz gedacht und ungerecht, die scheinbar indifferente Haltung der meisten Eltern als Ausdruck einer besonderen Gefühlsarmut zu betrachten.

Es ist sehr problematisch, Aussagen über die Gefühle der Menschen im Umgang miteinander aus früheren Zeitepochen zu machen. Es gibt nur wenige Selbst- und Fremdzeugnisse, und diese stammen meist nur von Mitgliedern höherer Klassen. Direkte Aussagen von Bauersfrauen und Handwerkerfrauen und ihren Familienangehörigen, die die große Mehrzahl der Frauen in der Bevölkerung ausmachten, fehlen. Indirekte Hinweise können je nach Kontext sehr unterschiedlich bewertet werden.

Es scheint mir, dass die Debatte über die Mutterliebe in der vorbürgerlichen Gesellschaft während der vergangenen Jahrzehnte doch sehr unter dem Eindruck der bürgerlichen Vorstellung von der bedingungslosen Liebe der Mutter zu ihrem Säugling stand. Zwar dürfte die Mutterliebe dem Ideal bedingungsloser Liebe oft sehr nahe kommen, aber in der Realität hat auch die starke Mutterliebe ihre Grenzen. Ist es denn so unverzeihlich, wenn eine junge Mutter ihr Frühgeborenes, ihr unerwünschtes oder behindertes Kind nicht sofort liebt, wenn sie Zeit braucht, eine Liebe zu ihm zu entwickeln? Wieso schmähen wir eine Mutter als *Rabenmutter*, die ihr Kind nach reiflicher Überlegung zur Adoption freigibt, und tun uns so schwer mit einer offenen Adoption? Wieso idealisieren wir unsere Mutter einerseits so gerne und verhalten uns andererseits in Realität oft so schäbig ihr gegenüber? Wieso fällt es jungen Eltern meist nicht leicht, Dritten gegenüber von dem übergroßen Frust ihres Alltags mit ihrem „süßen" Säugling zu berichten? Warum tun wir uns so schwer, unerwartetes, uns fremdes mütterliches Verhalten als Ausdruck von Mutterliebe zu akzeptieren? Ist es nicht so, dass unsere Vorstellungen von Mutterliebe auch heute noch viel vom Charakter eines Tabus haben? Fällt es uns deshalb so schwer, uns einzugestehen, dass die mütterliche Liebe, wie andere Gefühle auch, nur sprachlich eine Einheit darstellt – jedoch in unterschiedlicher Intensität und nur selten in reiner Form gelebt wird und dabei oft mit untergründig wirkenden ambivalenten Gefühlen verbunden ist.

EXKURS: Ein Beispiel von Mutterliebe aus einer vorbürgerlichen Gesellschaft heute
Unsere türkische Schwiegertochter, Jahrgang 1968, ist das zehnte Kind ihrer Eltern. Diese stammen aus einem kleinen, sehr abgelegenen Gebirgsdorf von Aleviten in der Nähe von Sivas. Niemand im Dorf konnte lesen oder schreiben. Der Vater lernte es während seiner Zeit in der Armee. Die ersten drei Geschwister starben im Säuglingsalter. Nach dem fünften Kind übersiedelten die Eltern nach Sivas, wo der Vater eine Stelle als Stahlarbeiter gefunden hatte. Von den fünf weiteren Kindern kam eines, eine Frühgeburt, in der Klinik zur Welt; die anderen waren Hausgeburten. Als die Mutter sie als zehntes Kind erwartete, entschloss sie sich, dieses Kind abzutreiben. Der Arzt lehnte jedoch die Abtreibung ab, da sie schon im vierten Monat war. Die Vorschläge der Hebamme und ihre eigenen Bemühungen waren erfolglos. Schließlich fügte sie sich im siebten Monat ihrem Schicksal. Nach der Geburt war sie völlig am Ende und blieb fünf Tage nur im Bett. Die elf und acht Jahre alten Schwestern nahmen sich des neugeborenen Geschwisterchens an. Da es lebenskräftig schrie, kochte die ältere Schwester Maulbeeren und gab dem Neugeborenen Maulbeersaft zu trinken. Die gekochten Beeren packte sie in kleine Mullsäckchen und gab sie als Schnullerersatz. Als Windeleinlage wurde Torferde im Ofen erhitzt. Einmal war die Torferde so heiß geworden, dass sich das Neugeborene den Po verbrannte. Die beiden Schwestern mussten abwechselnd die schmutzigen Windeln bei Eis und Schnee vor dem Haus in eiskaltem Wasser säubern. Schließlich legte die

Mutter das Mädchen am dritten Tag an die Brust und stillte sie neun Monate lang voll und weitere neun Monate teilweise. Bis zum Alter von vier Monaten wurde sie mit Armen und ausgestreckten Beinen straff gewickelt und abwechselnd auf die rechte und linke Seite ins Bettchen gelegt. Vom fünften bis zum zwölften Monat wurde sie nur noch am Körper und Beinen straff gewickelt. Als sie elf Monate war, entführte sie eine Nachbarin, deren Haus auf Anordnung der Gemeinde abgerissen werden sollte. Sie gab sie als eigenes Kind aus und warf sie in die Schaufel eines Baggers. Die Bauarbeiter zogen daraufhin unverrichteter Dinge ab. Nach diesen „Startschwierigkeiten" wurde unsere Schwiegertochter als „Nesthäkchen" von den Eltern „verwöhnt" und der Vater förderte sie, so dass sie als einziges Kind studieren konnte. Als eine der Schwestern später die Mutter fragte, warum sie denn so viele Kinder gehabt hätte, antwortete sie: „Was sollte ich denn ohne … tun!" – und zählte jedes ihrer sieben lebenden Kinder liebevoll auf.

Mutterliebe in der bürgerlichen Gesellschaft der Aufklärung nach 1700

Während des 18. Jahrhunderts veränderte sich der Charakter der inner- und außerfamiliären Beziehungen. Das klassische bürgerliche Bild der bedingungslosen Mutterliebe nahm Gestalt an. Einzelne Teile dieses Bildes gehen bis in die Renaissance zurück.

Die Renaissance hatte die Bedeutung frühen Lernens für die Zukunft des Einzelnen und des Staates erkannt. So erhielt die Mutter die Rolle eines tugendhaften Vorbildes und die Verantwortung für die moralische Erziehung der kleinen Kinder.

Martin Luther betonte das direkte Verhältnis von Mensch und Gott. Damit übernahm der Protestant ein höheres Maß von Selbstverantwortung. Zu seinem moralisch-sittlichen Leben gehörte auch eine stärkere Kontrolle seiner Emotionen und Handlungen. Die äußere Kontrolle über die Ohrenbeichte, die darin ausgesprochene Buße und Vergebung und der Handel mit Ablässen wurden überflüssig. Einen Teil der Vermittlungs- und Kontrollfunktion des Priesters übernahm die Familie. Sie wurde zu einer spirituellen Gemeinschaft. Damit kam es zu einer weiteren Aufwertung der Rolle der Frau und Mutter.

Die Katholische Kirche antwortete auf die neuen Maßstäbe moralisch-sittlichen Lebens der Protestanten in der Gegenreformation mit der Abschaffung des Konkubinates bei den Geistlichen und der Prostitution. Bei der Durchsetzung dieser neuen sittlichen Maßstäbe war die katholische Kirche auf die Zusammenarbeit mit dem herrschenden Adel und dem reichen Stadtbürgertum angewiesen. Durch diese Abhängigkeit wurde bei den Herrschenden die Durchsetzung der neuen Maßstäbe nicht im gleichen Maße forciert wie bei den Bauern, Handwerkern und Armen. Die Kirche tolerierte, dass sich die Herrschenden und Reichen durch einen aufwändigen Lebensstils, zu dem auch der Umgang mit Kurtisanen und Mätressen gehörte, in der Öffentlichkeit präsentierten. Die erotischen Verhältnisse beruhten meist nicht auf individueller Zuneigung, sie ermöglichten vielmehr, dass man die geforderten Aufwandsnormen erfüllen und Nebenbuhler wirksam ausstechen konnte. Die neue Kultur der Galanterie, als Werbeverhalten wohlhabender Männer, ermöglichte es den reichen Frauen im 17. Jahrhundert, auch ihrerseits außereheliche Liebesabenteuer öffentlich zu machen. Die Initiative der wohlhabenden Frauen in Liebesbeziehungen veränderte das Bild von der Frau. Sie war nicht mehr nur ausschließlich Geliebte, sondern wurde nun auch als aktiv Liebende wahrgenommen. Aus dieser Sicht kann die in dieser Zeit aufkommende Betonung der Mutterliebe auch als Versuch der Männerwelt gedeutet werden, die neue breite Liebesfähigkeit der Frau durch eine Fokussierung ihrer Liebesfähigkeit auf die Kinder und den Ehemann auf neue Weise zu beschränken und zu kontrollieren.

Im gehobenen Bürgertum des 17. Jahrhunderts entwickelten sich Arbeits- und Wohnbereich zunehmend auseinander. Der Wohnbereich wurde zum Privatbereich der Kernfamilie, das Verhältnis der Ehepartner untereinander wurde intimer, der Umgang der Familienmitglieder persönlicher. Stand die Erziehung der Kinder im 16. und 17. Jahrhundert noch ganz unter dem Primat christlicher Moral, so führte die säkulare Sicht der Aufklärung mit ihrem Glauben an die Emanzipation des Menschen zu neuen Vorstellungen über die Kindheit und zu einem anderen Umgang mit ihnen. Kinder wurden nicht mehr als erlösungsbedürftige Seelen betrachtet, sondern, bildlich gesprochen, wie kleine Welpen behandelt, die noch der Abrichtung bedürfen, oder wie eine junge Saat, der man ein natürliches Aufwachsen erlaubte. Die Sorge um die spirituelle Gesundheit der Kinder wich der Sorge um ihre individuelle Entwicklung.

In diesem Umfeld kam es zu einer starken Emotionalisierung der familiären Beziehungen. Die Ehe sollte nicht mehr nur das Überleben der Familie garantieren, sondern auch von gegenseitigem Vertrauen und Liebe der Ehepartner geprägt sein. Die bürgerliche Familie wurde so zu einem Bollwerk gegen die „Unbilden der Welt". Kennzeichnend wurden die Vorstellungen von der „glücklichen Familie", „der liebevollen Frau und Mutter" und der „gehorsamen Kinder". Innerhalb der Familie und des Freundeskreises entwickelte man persönliche Umgangsformen, während man sich in der Gesellschaft über neuartige formale, unpersönliche Umgangsformen verständigte. Die Ehefrau war als Hausfrau für die Hauswirtschaft und als liebevolle Mutter für die Entwicklung der Kinder verantwortlich. Der Ehemann hatte für die ökonomische Basis und die Vertretung der Familie in der Gesellschaft zu sorgen. Die bürgerliche Ehefrau gründete ihre Identität wesentlich auf ihre Rolle als Mutter, deren zentrale Eigenschaft die bedingungslose Mutterliebe war. Durch Empathie, Wärme und Fürsorge bemühte sie sich, die lebenswichtigen Bedürfnisse ihrer Kinder zu erfüllen. Diese Eigenschaften seien in ihrer Natur verankert, schrieb Joachim Heinrich Campe (1946-1818): *Euch hat* die Natur absichtsvoll *die erforderliche Behendigkeit der Gliedmaßen zur Wartung solch zarter Wesen, und euren Seelen jenes weiche und lebendige Mitgefühl fremder Leiden und Freuden, und die den hastigen Männerköpfen die so unbegreifliche und so unnachahmliche Geduld verliehen. Mütter; euer Beruf ist nicht zweifelhaft: Gott selbst hat ihn mit großer leserlicher Schrift eurem ganzen Wesen eingedrückt.*[12]

Die Gebärfähigkeit der Frau galt als Argument für ihre besondere Befähigung und Neigung zur Pflege von Säuglingen und Kleinkindern. Die mütterliche Art ihrer Pflege schien unersetzlich für die Persönlichkeitsentwicklung ihres Kindes zu sein. Einerseits sollte die Mutter im Privatbereich ein Klima großer Intimität zwischen sich und ihrem Säugling und Kleinkind schaffen, damit sich dieses optimal entwickeln könne. Dabei durfte die Mutter im 18. Jahrhundert noch auf die Unterstützung durch den Vater hoffen. Eine warme, intime Beziehung fördere die unausgesprochene Bejahung und gegenseitige Anerkennung trotz aller Unterschiede. Nur so könne eine breite ungestörte Identifikation mit dem Selbst gelingen. Joachim Heinrich Campe schreibt hierzu 1785: *Also glücklich sein und glücklich machen, das ist der Endzweck unseres Daseins auf Erden. (…) Dazu sollen wir also auch unsere Kinder erziehen, damit sie (…) hier auf dieser Erde ein, soviel möglich harmloses, zufriedenes und glückliches Leben führen und zum Glück ihrer Mitmenschen so viel beizutragen mögen, als die Vorsehung ihnen Kräfte und Gelegenheit dazu verleihen wird. (…) Groß und mannigfaltig sind die Hindernisse, welche unseren Lauf nach dem Ziel der Glückseligkeit und der Beglückung zu erschweren oder gar zu hemmen drohen. (…) Hindernisse sind (…) beherzt ins Auge zu fassen, um die Zahl derselben, wo nicht für uns selbst, doch wenigstens für unsere Säuglinge zu vermindern.*[13] Campe unterscheidet dabei „drei Klassen" von Hindernissen, nämlich „natürliche" – körperliche – Leiden, „sittliche Leiden", die einer verfeinerten Lebensart geschuldet seien, und eine „ganz unselige Menge erkünstelter Bedürfnisse und gesellschaftlicher Übel".

Andererseits, sollte die starke emotionale Bindung des Kleinkindes an die Mutter dabei helfen, dass sich das Kleinkind möglichst geräuschlos in die

Gegebenheiten seiner Umwelt einfügt und die Regeln der bürgerlich kapitalistischen Gesellschaft erlernt, ohne – aus der damaligen Sichtweise sinnlos dagegen aufzubegehren. In einer Anmerkung schreibt Campe: *Denn sobald diese erste Periode der Kindheit vorüber ist, muss man mit gehöriger Vorsicht, das Kind ebenso sorgfältig an das sinnlich Unangenehme, als an das moralisch Angenehme zu gewöhnen suchen, wenn man einen nützlichen Bürger des Staates, und nicht einen weichlichen Lehnstuhlbewohner, aus ihm bilden will.*[14]

So wurde die Frau aus vielen Lebensbezügen ausgeschlossen, damit sie sich ganz auf die Entwicklung der emotionalen und kognitiv-geistigen Fähigkeiten und die Gesellschaftstauglichkeit ihrer Kinder sowie die Aufgabe als Seelentrösterin ihres Ehemanns „konzentrieren konnte". Die Mutter hatte so „freiwillig" auf ihre eigene soziale und individuelle Entwicklung zu verzichten, damit sich ihre Söhne zu geistigen Individuen und möglichst reibungslos zu Bürgern einer bürgerlich-kapitalistischen Gesellschaft entfalten konnten. Ihre Töchter und sie hatten sich für das Versprechen einer „privilegierten" Liebe mit lebenslanger Abhängigkeit zu begnügen.

Mutterliebe von 1800-1932

Im 18. Jahrhundert kam die Vorstellung von der Frau als Naturwesen auf. In der Romantik des beginnenden 19. Jahrhunderts wurde diese Naturnähe der Frau idealisiert und eine Theorie der Geschlechterergänzung formuliert. Gleichzeitig wurde die Hilflosigkeit des Kleinkindes als besonderes Zeichen von Ursprünglichkeit und unverfälschter direkter Naturverbundenheit betrachtet (→ Kindheitsideal der Romantik). Der Dichter Novalis schrieb an Caroline Schlegel 1799: *Die Frau ist der eigentliche Naturmensch – die wahre Frau das Ideal des Naturmenschen, der wahre Mann das Ideal des Kunstmenschen. Naturmensch und Kunstmensch sind die eigentlichen Stände. (...) Die Ehe ist die einfache Gesellschaft, wie der Hebel die einfache Maschine. (...) Das Kind ist in der Ehe, was der Künstler in der Gesellschaft ist – ein Nichtstand, der die innige Vereinigung – den wahren Genuss beider Stände befördert.*[15]

Die beiden Geschlechter galten im Ideal als sittlich gleichwertig, in ihren sozialen Funktionen aber nach wie vor als ungleich. Die Frau sollte ihre spezifisch weibliche Identität herausbilden und durch sie „veredelnd" auf ihren Mann wirken. Die Kinder waren nicht mehr ein Geschenk Gottes, sondern der Natur und der Liebe. Sie waren nicht mehr nur Zweck der Ehe, sondern sie verstärkten die Liebe der Ehepartner; sie waren „Kinder der Liebe". Erstmals in der Geschichte traten Ärzte als Schlichter in Fall von kontrovers diskutierten Erziehungsfragen auf.

184　*1. Vorstellungen über das Wesen von Babys*

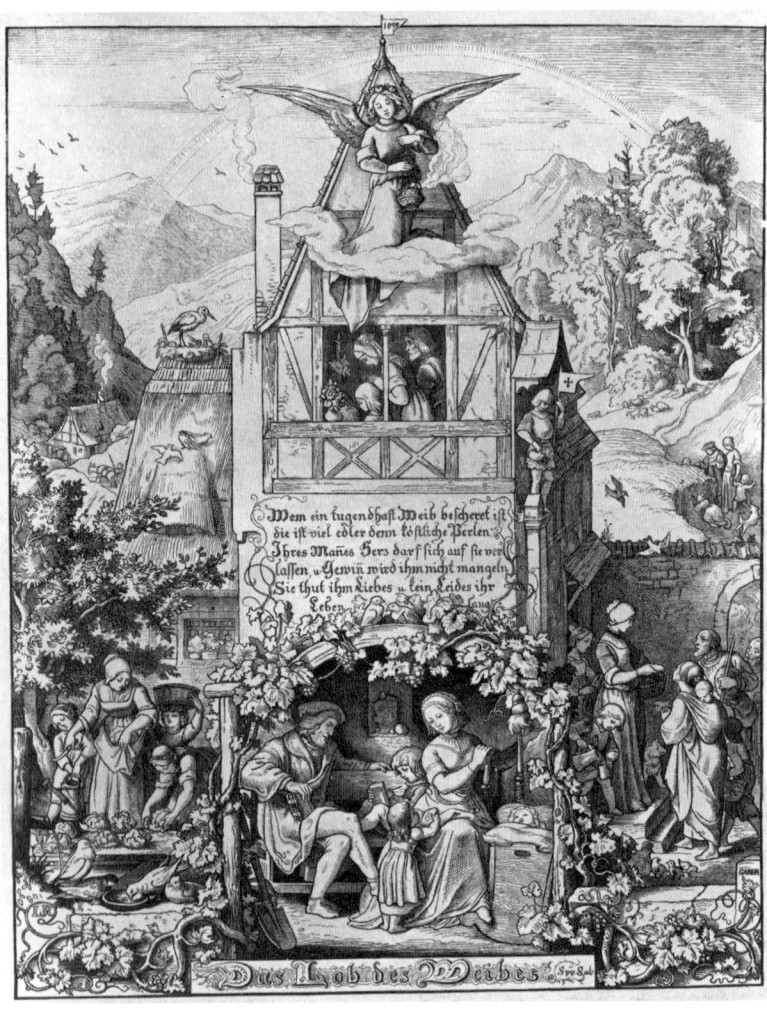

Abb. 9: Ludwig Richter (1803-1884): Das Lob des Weibes

Das einfühlsame, ganzheitliche Denken einer Generation menschenfreundlich denkender und handelnder Ärzte und Bürger wurde von der Bevölkerung honoriert. In der ersten Hälfte des 19. Jahrhunderts bildeten sich besonders in England philanthropische Gesellschaften, die nicht nur für die Sklavenbefreiung, sondern auch für das Verbot von Kinderarbeit in den Kohlebergwerken und Spinnereien und dem oft lebensgefährlichen Einsatz von kleinen Jungen als Kaminfeger eintraten. Da Kinder billige Arbeitskräfte waren, breitete sich ihr Einsatz aus Konkurrenzgründen immer mehr aus und verdrängte Erwachsene von ihren Arbeitsplätzen. In dieser Situation wurden die Philanthropen mit ihrem Schlachtruf „Kinder ohne Kindheit" zu einer einflussreichen politischen Kraft.

Im Verlauf des 19. Jahrhunderts wurden den Müttern immer neue insbesondere erzieherische Aufgaben zugeschrieben. Die „bedingungslose Mutterliebe", die sich an den Basalbedürfnissen orientierte und weitgehend zweckfrei war, trat zunehmend gegenüber der Mutter als Erzieherin in den Hintergrund. Die Pflege des Kleinkindes wurde zum „mütterlichen Beruf". Die populäre Schriftstellerin Tony Schumacher schrieb 1908: *In jeder einigermaßen richtig angelegten Frauenseele liegt die Freude an Kindern, das Verlangen nach solchen. (…) Das Versorgendürfen von etwas, das ihr allein gehört, von etwas Hilflosem, das von ihr abhängt, das ist Frauennatur, und im Mutterwerden erreicht das Verlangen die höchste Befriedigung.*[16]

Die Autorin Irene Hardach-Pinke sieht dies heute so: Die Kopplung von Mutterschaft, Sexualität und Familie bedeutete die patriarchalische Einmischung in Mutterarbeit durch die Konstruktion von Muttermythen. Die Frauen wurden endgültig an die Familie gefesselt und auf ihre Aufgabe als Mutter eingeengt. Die „Mutterliebe" wurde auch auf andere Gesellschaftssysteme übertragen. Damals wurde die Universität zur „alma mater", Institutionen der Kirche zur „Mutter Kirche" und zentrale Institutionen der kirchlichen Sozialpflege zu „Mütterhäusern". Je mehr die konkreten Umstände eine mütterlicher Fürsorge erschwerten und je mehr die Anerkennung für geleistete „selbstverständliche" mütterliche Fürsorge schwand, umso stärker wurde die Mutterschaft symbolisch beschworen.

Bücher für junge Frauen vor oder kurz nach der Heirat waren um 1900 weit verbreitet: Der Arzt Carl Gustav Vogel schrieb 1890: Der Ehestand *bringt ihnen Mutterpflichten, Muttersorgen und Mutterfreuden. Nur wenige sind sich vor der Hochzeit klar bewusst, welche wichtigen Pflichten sie als Mutter erwarten, welche Verantwortlichkeit, aber auch welche Freuden ihnen Gott erteilte, indem er sie berufen hat, die Trägerinnen und ersten Wärterinnen eines jungen Lebens zu werden, welches nach Gottes Ebenbild geschaffen ist, in dem er sie auserlas, die allerersten Keime eines menschlichen Daseins zu bilden, zu reifen und die erste körperliche und geistige Richtung zu geben.*[17] Dagegen lautete der erste Satz im Buch von Frau Eva Franke *Für unsere jungen Frauen* von 1898: *Lerne leiden, ohne zu klagen! Diese (...) Worte (...) möchte ich allen jungen Frauen zurufen, die am Anfang ihres neuen Lebensabschnitts, dem Ehestand, stehen.*[18] Welch ein Kontrast zwischen männlichem Pathos und weiblichem Wirklichkeitssinn!

Die Polarisierung der Rollen der Geschlechter wurde zunehmend auf die Spitze getrieben. Die Frau verlor an Wertschätzung und wurde immer mehr auf die idealisierte Rolle als Hausfrau und Mutter reduziert. Der Philosoph Arthur Schopenhauer (1788-1860) bemerkte 1851: *Zu Pflegerinnen und Erzieherinnen unserer ersten Kindheit eignen die Weiber sich gerade dadurch, dass sie selbst kindisch, läppisch und kurzsichtig, mit einem Wort, Zeit Lebens große Kinder sind: eine Mittelstufe zwischen dem Kinde und dem Manne, als welcher der eigentliche Mensch ist. Man betrachte nur ein Mädchen, wie sie tagelang mit einem Kind tändelt, herumtanzt und singt und denke sich was ein Mann beim besten Willen an ihrer Stelle leisten könnte.*[19]

Trotz der abnehmenden Wertschätzung der Frau und Mutter und einem sich unter anderem in der Tabuisierung der Sexualität äußernden zunehmenden gegenseitigen Unverständnis der Geschlechter war die Liebesheirat gegen Ende des 19. Jahrhunderts der von allen Schichten der Bevölkerung angestrebte Beziehungsstandard geworden. „Märchenprinzen" und die tragischen Schicksale unschuldiger Mädchen und Frauen füllten die Seiten der Trivialliteratur.

Zudem glaubte die neue naturwissenschaftlich orientierte Kinderheilkunde zu Beginn des 20. Jahrhunderts auf der rationalen Basis des „Biosystems Kind", die Pflege des Säuglings nach rationalen Gesichtspunkten der Hygiene, der Physiologie und des Stoffwechsels effektiver gestalten zu können und mit der Entdeckung der Pawlow'schen Reflexe den Schlüssel für eine Neuorientierung der Erziehung nach physiologisch begründeten einfachen Regeln der Disziplinierung gefunden zu haben. So erhielt die Mutterliebe in den ausschließlich von Männern dominierten Expertenkreisen der Kinderheilkunde den Status einer zwar liebevoll tolerierten, aber nicht weiter ernst zu nehmenden Folklore.

Um 1900 formierte sich die erste deutsche Frauenbewegung im Kampf gegen die Doppelmoral der bürgerlichen Gesellschaft. Besonders deutlich wurde der Widerspruch zwischen theoretisch und praktisch gelebtem Christentum angesichts der scheinheiligen Diskriminierung sogenannter „verführter", „unmoralischer" Frauen mit ihren unehelichen Kindern. Heftige Kontroversen prägten auch die Themen Berufstätigkeit, Mutterschaft und Mutterliebe. Die bürgerliche Frauenbewegung, vertreten durch Helene Lange (1848-1930) und Gertrud Bäumer (1873-1954), trat für „weibliche Lebenskonzepte" und „weibliche Räume" ein. Mütterlichkeit, ein Synonym für das ehemals „Ewig-Weibliche", galt als „der höchste Beruf der Frauen". Kinderlose Frauen sollten durch „seelische Mütterlichkeit" ihren Beitrag zur Gesellschaft leisten. Die bürgerliche Frauenbewegung unterstützte die Ausbildung von Frauen in sogenannten weiblichen Berufen wie Lehrerin oder Krankenschwester, bejahte jedoch gleichzeitig auch das Zölibat für Frauen in diesen Berufen. So trug sie unwillentlich ihren Anteil zum Müttermythos bei. Die progressivere Frauenbewegung um Helene Stöcker (1869-1943) steckte ihre Ziele weiter. „Die Bestimmung der Frau ist in erster Linie einmal die Selbstbestimmung." Ihr „Bund für Mutterschutz" forderte die Gleichstellung unehelicher Kinder und lediger Mütter, die Anerkennung nichtehelicher Lebensgemeinschaften, Sexualaufklärung, Empfängnisverhütung und vor allem das Recht der Frau auf ihren Körper, ihre Sexualität und auf Freiheit und Liebe. Es sollte nahezu hundert Jahre benötigen, bis ihre Forderungen Realität wurden.

Die Konstanzer Historikerin Miriam Gebhardt (geb. 1962) untersuchte anhand zeitgenössischer Tagebücher, welche Auswirkungen die Vorstellungen und Empfehlungen der rein männlichen Expertenkreise nach 1900 auf die Praxis der Mutter-Kind-Beziehung bürgerlicher Kreise hatte.[20] Erstaunt stellte sie fest, wie tiefgreifend die neuen Vorstellungen vom Säugling mit einer Zeitverzögerung von etwa 20 Jahren die Beziehung von Mutter und Kind verändert hatten. Die streng reglementierenden Stillempfehlungen, die nächtliche Nahrungspause unmittelbar nach der Geburt und ein frühes Sauberkeitstraining wurden von der Mehrzahl der Mütter praktiziert.

So ist es kein Zufall, wenn Mitte der 1920er Jahre eine neue Erkrankung, die sogenannte Mutterschaftsneurose, in der psychiatrischen Fachliteratur diskutiert wurde. Mütter von Erstgeborenen, besonders aus dem Kreis des medizinischen Assistenzpersonals, wurden nach der Entbindung so zwischen den spontanen Äußerungen ihres Neugeborenen und ihren daraus resultierenden spontanen mütterlichen Handlungsimpulsen und den gelernten Verhaltensregeln hin- und hergerissen, dass sie in eine völlige Handlungsunfähigkeit verfielen und sich auch die einfachste Pflege nicht mehr zutrauten.

Mutterliebe im Nationalsozialismus und in der Nachkriegszeit
Im Nationalsozialismus wurde das Verhältnis von Mutter und Baby als Kampfbeziehung angesehen. Misstrauen wie die Angst vor dem völlig überzogenen Schreckgespenst des kindlichen Tyrannen (→ tyrannischer Säugling) und eine emotionale Distanz waren die bestimmenden Beziehungsprinzipien. Die Distanz ging so weit, dass Hildegard Hetzer (1899-1991) behauptete Säuglinge hätten *im ersten Lebensmonat kein Bedürfnis nach menschlicher Nähe (!)*[21] So

wurde aus der Vorstellung der bedingungslosen Mutterliebe, die die Romantik gekennzeichnet hatte, durch eine Unzahl von Vorbehalten, künstlichen Ängsten und Bedingungen eine potentiell gefährliche Sentimentalität. Die Mütter wurden ständig davor gewarnt, ihr Kind zu verwöhnen und unnötig zu verzärteln (→ verwöhnter Säugling).

Man beschäftige sich nie länger als fünf bis zehn Minuten auf einmal mit einem Kind des ersten Lebenshalbjahres und nicht mehr als zehn bis 15 Minuten im Zweiten Lebenshalbjahr.[21] Die Ammensprache wurde als lächerlich difamiert. Kinder sollten „Mutter" sagen und nicht solche sentimentalen, weichlichen, affigen und undeutschen Worte wie „Mama" oder „Mutti" benutzen. Tapferkeit, Vernunft, Kaltblütigkeit und Besonnenheit galten als die wahren Tugenden einer deutschen Mutter. Einfühlungsvermögen und Mitleid galten als Schwäche. *Muttertum ist nichts Sentimentales, nichts Weichliches, Muttertum ist was Stahlhartes. Die nationalsozialistische Frau ist mütterlich und wehrhaft.*[22]

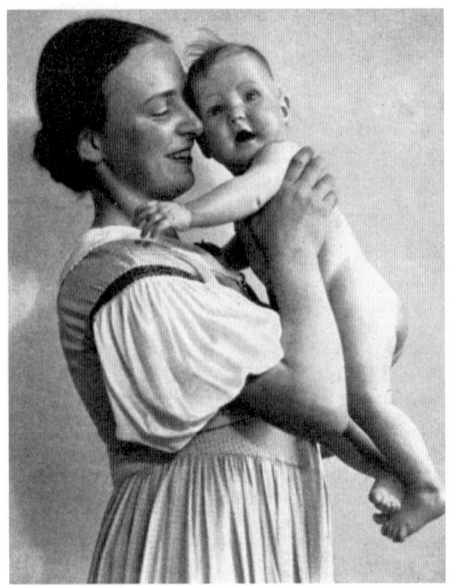

Abb. 10: Eugen Knapp 1935: „Kinder bringen Freude". Auffällige Distanz von Mutter und Säugling

So wurden die Babys vom ersten Lebenstag an einer strikten Zeit- und Pflegeordnung unterworfen. Jedes abweichende Verhalten wie etwa anhaltendes Schreien wurde durch Nichtbeachtung und Abschieben in einen „stillen" Raum geahndet. Alle Kontakte zu möglichen zusätzlichen Beziehungspersonen wurden auf ein Minimum reduziert, damit das Kind ganz seiner Mutter ausgeliefert war und so möglichst früh und reibungsarm zu einem gehorsamen, folgsamen, von jedem Eigenwillen freien, „braven" Kind heranwachse. Eltern mit ein oder zwei Kindern wurden verdächtigt, sich zu intensiv mit ihrem Nachwuchs zu beschäftigen und ihn zu sehr zu lieben. Ihre Kinder würden hierdurch *ein übertriebenes Selbstbewusstsein* entwickeln und so als potentielle *Lebenskrüppel* die Zukunft des Volkes untergraben. Erst in Familien mit vier oder fünf Kindern könne sich ein natürlicher Gemeinschaftsgeist und eine wahrhaft soziale Gesinnung entwickeln. Nur eine große Geschwisterzahl vermöge den Einzelnen zu *Verzichtsbereitschaft, Kameradschaft und zur Ganzheitseinstellung zu führen. Nicht in den Häusern mit dem einzigen Sohn wohnt der Opfergeist, der die sittliche Voraussetzung deutschen Wehrwillens ist, sondern in den Häusern, in deren Kinderschar jedes für das andere sein Opfer bringt.*[23] In diesem Umfeld lag der Aufbau einer entspannten Mutter-Kind-Beziehung auf der Basis von Vertrauen und Zuversicht außerhalb des Vorstellbaren.

> **EXKURS: Mutterliebe im „dummen ersten Vierteljahr"**
> Meine Frau wurde 1943 als Enkelin des Chefarztes eines Kreiskrankenhauses mit einer Entbindungsstation geboren. Ihre Mutter wohnte mit den Großeltern zusammen direkt neben dem Krankenhaus. So ging sie während der ersten drei Lebensmonate pünktlich zu den Stillzeiten in das Krankenhaus, um ihre Tochter zu stillen. Im Übrigen überließ sie ihr Baby ohne Not, ohne schlechtes Gewissen und ohne, dass irgendeine Person ihrer Umgebung an ihrem Verhalten etwas ungewöhnlich empfunden hätte, den „erfahrenen Pflegekräften" der Klinik.

In der Nachkriegszeit wurde auf die Werte und Einstellungen der „traditionellen bürgerlichen Familie" zurückgegriffen. Die Kinder gehörten wieder den Eltern und nicht mehr dem Staat. Die Ideologie vom Volkskörper geriet in Vergessenheit. Die Familie wurde wieder als „Keimzelle der Gesellschaft" beschworen und genoss deren besonderen Schutz. Bedauerlicherweise knüpfte die Politik ganz im Sinne der katholischen und evangelischen Kirchen an die Gedanken der bürgerlichen Frauenbewegung nach 1900 an. Der bürgerliche Müttermythos wurde so wiederbelebt. Im Sinne geistiger Mütterlichkeit sollte es nur die Wahl geben zwischen Ehe und Beruf, Sexualität und Enthaltsamkeit. Die Frauen, die während des Krieges und in der ersten Nachkriegszeit wichtige Positionen innerhalb der Wirtschaft und der Verwaltung errungen hatten, wurden von diesen Positionen wieder verdrängt. Der Schwangerschaftsabbruch, der zeitweise weitgehend legalisiert worden war, wurde wieder unter Strafe gestellt. In der BRD wurde der Müttermythos in Abgrenzung zur DDR auch Teil der staatlichen

Identität. Die DDR hatte nämlich 1949 begonnen, die ökonomische Gleichstellung der Frau ernsthaft umzusetzen. Jungen Frauen wurden Ausbildungs- und Arbeitsplätze in nahezu allen Berufen angeboten und die außerhäusliche Betreuung von Säuglingen und Kleinkindern massiv gefördert (→Kinderkrippe).

So änderte sich in der Praxis der Säuglingspflege und an der Haltung der Mütter gegenüber ihren Säuglingen wenig, denn all die Empfehlungen waren ja nicht vom Nationalsozialismus, sondern innerhalb des bürgerlichen Milieus nach der Jahrhundertwende entwickelt worden. Die Standardwerke der Säuglingspflege von Johanna Haarer und Hildegard Hetzer wurden in der BRD auch ohne massive staatliche Förderung wie zuvor im Dritten Reich mit minimalen inhaltlichen Änderungen weiterhin sehr gut verkauft und erreichten ein Millionenpublikum. Aber es gab auch immer Menschen, die ihre mütterliche Seite auf individuelle Art, abseits aller Ideologien, lebten.

EXKURS: Die „Pflegekinder" von Tante Selma, eine ungewöhnliche Art gelebter Mutterliebe

Eine entfernt verwandte Tante meiner Frau, Jahrgang 1909, war Ende der 1920er Jahre in der Universitätskinderklinik Düsseldorf zur Säuglings- und Kinderkrankenschwester ausgebildet worden. Ihr Vater hatte für die dreijährige Ausbildung einen hohen Betrag als Lehrgeld zu bezahlen gehabt. Nur am Sonntag durfte sie für einige Stunden ausgehen, ansonsten hatte sie rund um die Uhr für die Stationsarbeit bereit zu stehen. Für kulturelle abendliche Besuche mit ihren Eltern benötigte sie jeweils eine Sondererlaubnis. Nach ihrer Ausbildung war sie in verschiedenen Institutionen mit der Organisation beruflicher Frauenausbildung und -arbeit tätig geworden und machte rasch Karriere. 1935 kündigte sie, da sie die Frauenpolitik des NS-Staates nicht mittragen wollte. So arbeitete sie als freie Säuglings- und Kinderkrankenschwester viele Jahre als Fachkraft in der Familie der Pianistin Elly Ney. Ihr Mann, ein Jurist und Kaufmann, den sie Anfang der 1930er Jahre kennenlernte, hatte anfangs mit Arbeitslosigkeit und dann mit mehreren unsicheren Anstellungen zu kämpfen. Schließlich wurde er zum Militär und dann zum Kriegsdienst eingezogen. Das junge Paar war somit viele Jahre der Ansicht, dass die Lebensumstände zu unsicher seien, um eine Familie zu gründen. Als der Mann dann Ende der 1940er Jahre in eine leitende Stellung aufrückte, bekamen sie keine eigenen Kinder mehr. So nahm die Tante immer wieder Säuglinge, Kleinkinder oder Berliner Ferienkinder mit verschiedenen gesundheitlichen und sozialen Problemen bei sich zu Hause auf und lebte mit ihnen und ihrem Mann zusammen meist für viele Monate, im Einzelfall auch Jahre. Häufig war ihre Engagement unentgeltlich, denn ihr Mann verdiente gut. Das Besondere bei ihr war, dass sie die einmal geknüpfte Beziehung mit großem Engagement weiter pflegte. So kam es, dass an ihrem 85. Geburtstag sechs ehemalige Pflegekinder an ihrer Geburtstagsfeier teilnahmen. Ich kenne keine alte Dame, die mit über 90 Jahren junge Frauen aus ihrer unmittelbaren Umgebung anzusprechen vermochte, so dass diese mit ihren Kleinkindern Nachmittage gemeinsam in ihrem Garten verbringen wollten. Ihre „Mutterliebe" hat sie in einer bemerkenswerten Form gelebt.

Mutterliebe nach 1965 – eigene Erfahrungen
In den 1960er Jahren rebellierte die Jugend gegen die Doppelmoral der Gesellschaft ihrer Eltern. Auch der bürgerliche Mythos der Mutterliebe verlor an Verbindlichkeit. Diente der Mythos nicht vor allem dazu, die Fürsorge für die Kinder allein auf den Schultern der Frauen abzuladen? 1957 verwarf Konrad Adenauer die Dreigenerationenlösung der Altersfürsorge zugunsten einer Zweigenerationenlösung mit den Worten „Kinder gibt es immer". Gab es nicht viele Widerstände, die vom Grundgesetz geforderte Gleichstellung von Mann und Frau umzusetzen? War das Modell des Mannes als Alleinverdiener und der Frau als Hausfrau und Mutter angesichts einer Arbeitswelt noch zeitgemäß, die immer mehr auf Fachkräfte setzte, im Übergangs von einer Industrie- zur einer Dienstleistungsgesellschaft begriffen war und sich durch eine immer höheren Lebenserwartung auszeichnete?

Bei wenigen Themen liegen das Private und das Politische so eng beieinander wie bei den Themen Mutterliebe, beziehungsweise Mütterlichkeit oder Vaterliebe. Jeder, der diese Themen anspricht, betritt vermintes Gelände. Sofort wird das Gespräch hochemotional. Wie soll man jungen Eltern vermitteln, was meine Frau, meine Freunde und mich seit der Mitte der 1960er Jahre zu diesem Thema jeweils bewegte oder nicht bewegte!? Ich möchte hierbei von mir ausgehen, denn vieles, so glaube ich, dürfte charakteristisch für meine Generation und den Zeitgeist sein.

Als mein zwei Jahre älterer Bruder im Alter von 19 Jahren 1959 unerwartet, wahrscheinlich an den Folgen eines ärztlichen Kunstfehlers, verstarb, durchlitt meine Mutter schwere Monate voll psychosomatischer Beschwerden, bis sie nach einem halben Jahr sich im Traum von ihm verabschiedete und ihren Frieden mit seinem Tod machte. Mein Vater verlor seine spontane Lebensfreude. Hatte ihm mein Bruder am Tag vor seinem Tod bei der Einweisung in die

Psychiatrische Universitätsklinik Tübingen doch erklärt: „Die bringen mich um, und du bist Schuld daran." Meinem Vater gelang es nie, mit uns Kindern offen über die Vorgeschichte des Todes meines Bruders zu sprechen. Es war ein Tabuthema in unserer Familie.

Als meine Frau und ich 1966 heirateten, wünschten wir beide uns Kinder. Eine Ehe ohne Kinder war für mich jedenfalls schwer vorstellbar. Wir waren sehr glücklich über die Geburt unseres Sohnes 1967 und unserer Tochter 1969. Wir waren begeistert von der antiautoritären Bewegung (→ antiautoritäre Erziehung) und gaben uns größte Mühe, offen für die Bedürfnisse unserer Kinder zu sein („non-frustration children") und niemals Gewalt anzuwenden. Ein Nachbar spottete: „Die Manzens ziehen demnächst auf das WC, damit ihre Kinder genug Platz zum Spielen haben." Unsere erste Wohnung lag in einem Dorf. Eine Wohnung in der Stadt konnten wir uns nicht leisten. Ich fuhr morgens mit dem Auto zur Klinik und kam oft spät abends zurück. Meine Frau hatte ihren Beruf als Lehrerin „selbstverständlich" aufgegeben und sich, sozial völlig isoliert, ganz dem Kind zugewandt. Wir waren begeistert über seine Entwicklungsfortschritte. Aus Raummangel schlief unser Sohn in unserem Schlafzimmer. Wir verabredeten periodenweise, wer nachts für den Sohn zuständig sei, falls er sich meldete. Es kam vor, dass meine Frau morgens ausgeschlafen aufwachte und sagte: „Heute hatten wir aber eine ruhige Nacht." Ich aber lachte: „Na, ich war zwei Mal auf den Beinen." Auch die umgekehrte Situation kam vor. Ich lebte in der unausgesprochenen Vorstellung, dass die Mutterliebe bedingungslos und unerschöpflich sei. Die beruflichen Pflichten und damit die wirtschaftliche Existenz der Familie, so wie ich sie mir vorstellte, standen „undiskutiert" stets an erster Stelle. Jahre später erinnerte mich meine Frau daran, wie allein sie sich mit dem Kind gefühlt und an ihren Fähigkeiten als „guter Mutter" gezweifelt habe. Ihr größter unerfüllter Wunsch sei ein freier Nachmittag pro Woche gewesen. Mir war die Bedeutung dieses Wunsches bis dahin nie klar geworden.

Viele Jahre lebte ich in der naiven Vorstellung, dass die Pflege eines Säuglings eine einfache und viel Freude bereitende Tätigkeit sei. Diese Einstellung teilte ich mit meinem Onkel und – den Erzählungen nach – auch mit meinem Großvater. Es brauche nur ein gutes empathisches Gefühl für den Augenblick, einige praktische Erfahrung und die Kenntnis einiger Kniffe für diese Aufgabe. Retrospektiv betrachtet, besitzt diese Einstellung eine einzigartige sich selbst bestätigende Logik. Wenn ich als „guter Feierabend- und Sonntagsvater" auf der Bühne erschien, klappte „alles" scheinbar mühelos, worüber sich meine Frau mit Selbstzweifeln beschäftigt hatte. Babys sind nur allzu bereit, sich einer Person anzupassen, die liebevoll, geduldig und authentisch auf sie zu geht. So wurde ich dank meiner naiven Selbstsicherheit zum scheinbaren Experten.

Zudem konnte ich mich stets, wenn es einmal wirklich schwierig wurde, durch meine Frau ablösen lassen. So ging ich meist, unbeschwert von „Altlasten", voller Vorfreude auf meine Kinder zu. Auch als junger Kinderarzt hatte ich mit dieser Einstellung Erfolg. Es gab ja das „medizinische Fachpersonal" für die Pflege. Eines Tages war ich den ganzen Tag mit beiden Kindern allein. Aus unerklärlichen Gründen fing meine etwa fünf Monate alte Tochter an zu schreien. Ich nahm sie voll Mitgefühl auf den Arm und arbeitete die Liste der klassischen Ursachen für das Schreien ab. Aber es gelang mir trotz aller Kniffe nicht, sie zu trösten. So blieb nichts anderes übrig, als mit Geduld auszuharren. Nach fünf Stunden schlug dann meine Stimmung urplötzlich in einer Anwandlung von Notwehr um. Erschrocken stellte ich fest, dass ich meine Tochter auf den Mond wünschte und sie im Zorn hätte durchschütteln können. Schließlich endete der Schreianfall so unvermittelt, wie er begonnen hatte. Meine Frau kam abends ausgeruht nach Hause. Ich hingegen hatte entnervt eine Lektion gelernt. Bei meinem Sohn erlebte ich eine vergleichbare Niederlage (→ Gewalt). Aber erst als ich 1991 als junger Großvater regelmäßig samstags meinen Enkel mit meiner Frau oder auch alleine „hütete", wurde mir der fundamentale Unterschied zwischen einer liebevollen „Kurz-" und einer „Langzeitpflege" klar. Auch heute noch, seitdem ich seit 2009 regelmäßig meine Enkelin „hüte", ist es mir ein Rätsel, wie es manche junge Frau schafft, einen Säugling liebevoll zu pflegen und gleichzeitig einen großen Haushalt zu führen oder nebenbei kreativ, sei es wissenschaftlich oder künstlerisch, zu arbeiten.

Im zweiten Lebensjahr unseres Sohnes zogen wir aus beruflichen Gründen in eine Kleinstadt. Hier hatten wir endlich ein Kinderzimmer. Eines Nachts wachte unser Sohn auf, ohne dass er krank gewesen wäre, und ließ sich durch nichts beruhigen. So legte ich ihn schließlich immer noch weinend in sein Gitterbettchen und setzte mich selbst hilflos weinend neben ihn, bis er schließlich einschlief. Diese Szene wiederholte sich etwa eine Woche lang, dann schlief er wie zuvor wieder durch. Meine Frau und ich waren nicht auf den Gedanken gekommen, ihn zu uns ins Bett zu nehmen oder einige Stäbe aus dem Gitterbettchen herauszunehmen, damit er selbst zu uns ins Schlafzimmer kommen konnte, wo wir ihn vermutlich einen Platz zwischen uns eingeräumt hätten. „Warum soll er nicht in seinem Bett schlafen, es fehlte ihm doch nichts Ernsthaftes", so redeten wir uns ein.

Als unser Sohn kaum ein Jahre alt war, brachten wir ihn zu unseren Eltern und gönnten uns zwei Wochen Urlaub auf Kreta. „Unser Sohn ist bei den Großeltern doch gut versorgt!", sagten wir uns. Trennungsprobleme von Mutter und Kind kamen uns „glücklichen Eltern" damals nicht in den Sinn. Im Alter von zwei Jahren brachten wir ihn wieder zu den Großeltern in die

Nachbarstadt, als sich die Geburt der Tochter ankündigte. Kaum war sie geboren, musste meine Frau erneut in die Klinik. Ich konnte meine Tätigkeit als Medizinalassistent nicht unterbrechen und arbeitete die ganze Zeit voll durch. Schließlich bekam ich 1970 die Chance zu einer Facharztausbildung zum Kinderarzt an einer Universitätskinderklinik. Ungeplant lebte ich somit fast ein Jahr weit von der Familie entfernt und war nur jeweils zu kurzen Besuchen anwesend. In dieser Zeit wich unser Sohn für nahezu ein Jahr lang nicht mehr von der Seite seiner Mutter. Selbst auf die Toilette musste sie ihn mitnehmen. Nachts kam er regelmäßig und schlief mit uns in unserem Ehebett. Als meine Frau einmal mit der etwas über ein Jahr alten Tochter einkaufte, sprach diese plötzlich einen wildfremden Mann mit „Papa" an. Fluchtartig verließ meine Frau das Geschäft, um die peinliche Situation zu beenden. Als der Sohn drei Jahre alt war, zogen wir zusammen nach Heidelberg. Hier hatten beide Kinder ein eigenes Zimmer. Unser Sohn schlief nun anstandslos in seinem neuen Bett. Als wir ihn fragten, wieso er früher nachts immer zu uns ins Bett gekommen sei und heute nicht mehr, antwortete er sinngemäß: „Ihr habt mir kein eigenes Bett gegeben."

Als unser kunstinteressierter Sohn 15 Jahre alt war, reisten wir mit ihm nach Leningrad (Sankt Petersburg), um dort die Kunstsammlungen in der Eremitage zu besichtigen. Abends lief im Fernsehen ein Film über das Schicksal eines im Krieg von seinem Vater verlassenen Kindes. Obwohl ich kein Wort verstand, war die Handlung doch eindeutig. Urplötzlich erkannte ich, dass ich als „gebranntes Kriegskind" meinem Vater, als er nach vielen Jahren im Krieg und als Kriegsgefangener wieder zur Familie zurückkehrte, nie mehr vertraut hatte, „da er uns im Stich gelassen hatte". Genau dies hatte ich meinem Sohn „berufsbedingt" nun auch angetan, ohne mir dessen bewusst zu sein. Dies war einer der bittersten Momente meines Lebens.

1973 begab ich mich „wegen einer chronischen NonA-NonB-Hepatitis (heute Hepatitis C)" in psychotherapeutische Behandlung. Meine Frau begann zur gleichen Zeit eine Ausbildung zur analytischen Psychotherapeutin für Kinder und Jugendliche. Als sie mir erstmals von den Gestalten der indischen Göttin Kali und der griechischen Medusa erzählte, fand ich diese Mythen reichlich exotisch und unverständlich. Nun, in der Psychotherapie musste ich mich reichlich mit den negativen Seiten der Mutter-Kind-Beziehung auseinandersetzen. Es ging um Machtmissbrauch, moralische Umklammerung, Bevormundung und körperliche und seelische Erziehungsgewalt. Ich begriff, dass der Mythos der Göttin Kali sehr wohl etwas mit meinem Leben zu tun hatte. Als „Liebling" meiner Mutter hatte ich einen hohen Preis zu zahlen gehabt. Es wurden zehn Jahre des kalten Friedens zwischen ihr und mir, und ich war oft ungerecht und garstig ihr gegenüber. In den 1980er Jahren versöhnten wir uns. Ich anerkannte unter welch schwierigen Bedingungen wir in der Kriegs- und Nachkriegszeit gelebt hatten. Sie äußerte ihr großes Bedauern darüber, dass das, was sie in den letzten Jahren mit ihren Enkeln erlebt hatte, ihr leider mit ihren vier eigenen Kindern in jener Zeit nicht möglich gewesen war. Sie gestand mir ein eigenartiges Detail: Während der zehn Jahre unseres kalten Friedens hatte sie unter einem schweren Beinekzem gelitten. Im Rahmen der langwierigen Behandlung habe sie meine alten langen Unterhosen aufgetragen. Meiner Frau schenkte sie zur Hochzeit eine komplette Serie neuer Herrenunterwäsche. Meine Frau sollte sich nicht in den ersten Ehejahren mit alter Unterwäsche von mir beschäftigen müssen. Sie hatte dies aus ihrer Ehe vor dem Zweiten Weltkrieg in sehr unangenehmer Erinnerung behalten.

1991 las ich das Buch von Jessica Benjamin *Die Fesseln der Liebe*. Tief betroffen und erschüttert las ich, dass es eine Alternative zur romantischen Liebe gibt. Was ich beim Umgang mit Kindern so schätzte, die Gleichzeitigkeit und Gleichwertigkeit von gemeinsamer Lebensfreude und dem stets präsenten Gespür für Verantwortung für das eigene Handeln und das Handeln des Kindes, sollte in anderer Form auch in der Partnerschaft möglich sein? War die gemeinsame Harmonie, nach der ich bisher immer suchte, nur ein Trugbild für einen Zustand gegenseitiger Abhängigkeit in einer stets gefährdeten Balance von partieller Dominanz und partieller Unterwerfung? Gab es eine Alternative zu dem Schwebezustand zwischen der stets präsenten untergründigen Angst vor dem Alleinsein und dem Bemühen um Selbstbehauptung? Benjamin schreibt: *Wenn der Konflikt zwischen Abhängigkeit und Unabhängigkeit allzu intensiv erlebt wird, flüchtet sich das Individuum aus dem Paradoxon der Gegenseitigkeit in eine einfache Entgegensetzung der beiden Seiten. Damit tritt Polarisierung an die Stelle der Balance auch im Selbst. (...) Der Zusammenbruch der notwendigen Spannung zwischen der Selbstbehauptung und der Anerkennung des Anderen* stellt *den Ausgangspunkt für die Entwicklung von Herrschaft dar. (...) Jetzt können die Gegensätze nicht mehr integriert werden. Eine Seite wird abgewertet, die andere idealisiert.*[24]

Nach Einschätzung von Benjamin bedarf es eines Konzeptes von Gegenseitigkeit und Gemeinsamkeit, um über die Erfahrung der Dualität hinauszugehen, so dass beide Partner sich schließlich als Gleiche begegnen können. *Das Zusammensein (...) zweier aktiver Partner, überwindet durch die Teilung der Erfahrung gleicher Zustände (...) die Gegensätze zwischen mächtig und hilflos, zwischen aktiv und passiv und wirkt der Tendenz entgegen, andere zu verdinglichen und all denen, die anders oder schwächer sind, unsere Anerkennung zu versagen. Solch ein Zusammen-Sein ist die Grundlage allen Mitleids, allen Mitfühlens, der Fähigkeit, Gefühle und Intentionen mit anderen zu teilen, auch ohne *die Kontrolle übernehmen zu müssen. Es befähigt uns, Gleichheit zu erleben, ohne die Unterschiede zu verleugnen.*[24]

Nach Benjamins Ansicht arbeitete der traditionelle Entwicklungsbegriff der Psychoanalyse mit einem zu rigiden Dualismus von Eins-sein und Ablösung, von Unterschied und Gleichheit. *Der Aspekt der Ablösung wird überbewertet als Konsequenz einer Theorie, die das Individuum als ein geschlossenes System betrachtet. In diesem geschlossenen System richtet das Ich sein Begehren auf ein Objekt (es besetzt es) und es verinnerlicht die Objekte, um autonom und unabhängig zu werden. Solch ein Bild bietet keinen Raum für die Konfrontation mit einem unabhängigen Anderen, das die reale Grundlage für Entwicklung und Veränderung ausmacht. Es bietet auch keinen Raum für die gleichzeitige Veränderung des Anderen und für die Veränderung des Selbst durch den Anderen.*[24]

Gelingt es in der frühkindlichen Entwicklung, die Balance von Anerkennung und Selbstwirksamkeit aufrechtzuerhalten, lernt das Kind früh auf Allmachts- und Absolutheitsansprüche zu verzichten.

2009 und 2010 erlebte ich, wie eine wunderbare Beziehung zwischen unserer Schwiegertochter und unserer Enkelin viel Raum ließ für die Entwicklung der Beziehungen zum Vater, zur Großmutter und zum Großvater. Ich war erfreut mitzuerleben, wie frühzeitig sich unsere Enkelin auf jede dieser authentischen Beziehungen einstellte, ja diese erwartete. Welch ein Reichtum für ein Kind in einem polyadischen Beziehungsgeflecht aufzuwachsen und nicht nur von einer dominanten dyadischen Beziehung abhängig zu sein!

Soziobiologie und Biopsychologie der Mutterliebe
Soziobiologie und Biopsychologie sind zwei junge Wissenschaften, deren Wurzeln nicht älter als 50 Jahre sind. Beide Wissenschaften untersuchen die biologischen Wurzeln menschlichen Verhaltens. Die Soziobiologie im Rahmen der Soziologie, die Biopsychologie im Rahmen der Psychologie.

Bis vor 150 Jahren gingen die Menschen davon aus, dass jeder Einzelne ein Geschöpf Gottes sei und durch ihn einen besonderen Platz in der Gesellschaft zugewiesen bekommen hätte. Jeder galt als ein Unikat und hatte eine durch seine Geburt gegebene besondere gesellschaftliche Rolle zu erfüllen. Zu diesem sehr bunten Gemisch von Rollen gehörten auch die Rollen des Vaters und der Mutter. Die Mutterliebe erschien ein evidenter Teil der Mutterrolle zu sein. Die konkrete Ausgestaltung der Mutterrolle wurde allerdings stark vom Zeitgeist geprägt.

In der zweiten Hälfte des 19. Jahrhundert wurde das Gott zugeschriebene persönliche Schicksal immer mehr auf Vererbung und Erziehung zurückgeführt. Die Vererbung war viele Jahrzehnte ein völlig unscharfer, verschwommener Begriff. Man ahnte nur, dass es so etwas wie Vererbung gibt. Welche Einheit jedoch überhaupt vererbbar ist, wie sich, um einen modernen Sprachgebrauch zu benutzen, Genotyp und Phänotyp zueinander verhalten, war weitestgehend unklar. So kam es, dass in der ersten Hälfte des 20. Jahrhunderts zwei Wissenschaftsrichtungen mit sich eigentlich ausschließenden Aussagen nebeneinander bestehen konnten. Auf der einen Seite stand die Humanmedizin mit ihren Subspezialitäten der Genetik, Rassenkunde und Eugenik, die behauptete, Gesundheit und das menschliche Verhalten seien weitgehend durch Vererbung bestimmt. Auf der anderen Seite standen Teile der Psychologie, wie der Behaviorismus und die Soziologie, die vorgaben das menschliche Verhalten sei völlig oder nahezu völlig umweltbedingt. Als ich in den 1950er Jahren zur Schule ging, gab es für Schulversagen nur zwei Ursachen: Dummheit oder Faulheit. Ich spürte sehr wohl, dass irgendetwas an dieser Welterklärungsformel des „dumm oder faul" nicht stimmig war, aber was vermag schon ein Einzelner und insbesondere ein Kind gegen die Dominanz der vom Zeitgeist geprägten Sprache.

Heute gehen wir davon aus, dass Anlage und Umwelt während der Entwicklung eines Individuums auf vielfältige Weise miteinander verbunden sind. Sie trennen zu wollen und gegeneinander auszuspielen, ist ein naiv vereinfachter, unsinniger Denkansatz. Die allermeisten Gene stellen nichts Feststehendes, sondern nur Möglichkeiten dar. Um wirksam zu werden, benötigen sie ganz bestimmte Umweltreize. So sprechen die modernen Wissenschaften beim menschlichen Verhalten eher von Dispositionen und vielfältigen Einflussfaktoren.

Bis ins 17. Jahrhundert kannte man auch nur ein Geschlecht. Man betonte die Analogien zwischen Mann und Frau und nicht das Trennende wie heute. Die Frau besaß das nach innen umgestülpte Geschlecht des Mannes. Die scharfe Trennung in zwei Geschlechter ist ein Produkt des 18. Jahrhunderts. Heute löst sich diese Dichotomie auch in der Biologie auf. So existiert heute keine klare Abgrenzung mehr zwischen männlich und weiblich, da eine Vielzahl von allermeist seltenen Formen der → Intersexualität existiert. Elternliebe wird heute immer mehr als eine allgemein menschliche Fähigkeit und nicht mehr nur als spezifisch weibliche Eigenschaft betrachtet.

Die Embryologie hat herausgefunden, dass alle Embryonen zunächst sowohl weibliche als auch männliche Anlagen besitzen. Der Mensch startet also als bisexuelles Wesen. Mit sechs Wochen induziert das Y-Chromosom dann die Bildung des H-Y-Antigens, das die Gonadenanlage in Richtung Hoden programmiert. Im dritten Monat produziert die männliche Hodenanlage das Sexualhormon Testosteron und ein die weibliche Anlage, den sogenannten Müllerschen Gang, unterdrückendes Hormon. So entwickelt sich der Embryo entweder zum

Mädchen, wenn diese Hormone nicht produziert werden, oder zum Jungen. Dieser Entwicklungsprozess ist in vielfacher Weise störanfällig. Darüber hinaus lassen die Homosexualität, die Transsexualität und die Pädophilie noch viele Fragen offen. Mann und Frau sind also gar nicht so unterschiedlich und nicht die einzigen Geschlechtsphänotypen, wie man die Öffentlichkeit bis vor wenigen Jahrzehnten wider besseres Wissen Glauben machte.

Neulich zeigte Frau Dulac, dass geschlechtsspezifisches Verhalten nicht für alle Zeit im Gehirn festverdrahtet ist. Durch die operative Ausschaltung eines kleinen Teils des Riechepithels in der Nase von Mäuseweibchen werden aus Mäusemüttern Mäusemachos. Sie vernachlässigen unmittelbar ihre Jungen, fiepen so wie es sonst nur Männchen tun und versuchen, Artgenossen beiderlei Geschlecht zu begatten. Die Anlagen für weibliches und männliches Verhalten sind also nebeneinander im Gehirn vorhanden, und man muss nur einen – allerdings von Tierart zu Tierart verschiedenen Schalter umlegen – und die Tiere zeigen unmittelbar das charakteristische Verhalten des anderen Geschlechts.[25]

In den etwa sieben Millionen Jahren der Menschwerdung hat der Mensch nicht nur seine Körpergestalt (→ tierisches Wesen), sondern auch sein Verhalten verändert. Die Australopithecinen vor vier bis etwa zwei Millionen Jahren hatten einen ganz ähnlichen Körperbau wie die Schimpansen, konnten jedoch aufrecht gehen. Vor etwa 2,5 Millionen Jahren begann „Homo habilis" Werkzeuge zu benutzen. „Homo erectus", der vor etwa zwei Millionen Jahren auftauchte, war größer, schwerer, langbeiniger, hatte ein größeres Gehirnvolumen und fand Wege, um an hochwertigere Nahrung insbesondere Fleisch und energiereiches fettes Knochenmark zu kommen. Vor etwa 800 000 Jahren begann er das Feuer zu nutzen. Der Neandertaler (etwa 400 000 bis 30 000 v. Chr.) beerdigte die Verstorbenen im Rahmen eines Totenkultes. Unser Vorfahre, der „Homo sapiens", entwickelte eine reichhaltige Sprache und verfügte spätestens seit etwa 40 000 Jahren über eine differenzierte Kultur, deren künstlerische Produkte wir heute bewundern.

Der entscheidende Schritt zur Menschwerdung vollzog sich jedoch im Bereich der Verständigung zwischen den Menschen. Wie wurde der Mensch zu dem „ultraprosozialen" Wesen mit Sprache und Kultur, das er heute ist? Die amerikanische Anthropologin, Primatenforscherin und Völkerkundlerin Sarah Blaffer-Hrdy (geboren 1946) ist der Ansicht, dass hierzu nicht nur anatomische Besonderheiten des Körpers und physiologische Besonderheiten des Stoffwechsels, sondern auch Anpassungen und Innovationen in der Gehirnstruktur im Bereich des angeborenen Sozialverhaltens beigetragen hätten. Ein starker und sehr früher Selektionsdruck sei von der Betreuung der Kinder ausgegangen.

Und noch mehr leitet Blaffer-Hrdy aus ihrer Primatenforschung für die Menschen ab:

Das → Kindchenschema ist ein Erbe der Säugetierentwicklung. Wir teilen es mit vielen Säugetierarten und insbesondere mit den Primaten und Menschenaffen. An die Stelle einer frühen Reifung instinktiven Verhaltens trat eine lange Phase des Erlernens von Verhaltensregeln. Manche dieser erlernten Verhaltensweisen werden jedoch durch biologisch verankerte neue Verhaltensbereitschaften unterstützt. Beispiele hierfür sind das große Interesse von Säuglingen und Kleinkindern an zwischenmenschlicher Kommunikation und Zusammenarbeit, die Entwicklung der Fähigkeiten zur → Empathie, die Ausstattung aller Menschen im Alter von etwa vier Jahren mit einer → intuitiven „elterlichen" Kompetenz und die Möglichkeit zu symbolischem, abstraktem und selbstreflexivem Denken.

Bei etwa 10 % der Säugetiere hängt das Überleben der Jungen von der Verfügbarkeit von unterstützenden Gruppenmitgliedern, den sogenannten „Alloeltern", ab.[26] Gemeinschaftliches Säugen wird bei Müttern praktiziert, die in Gruppen zusammenleben. Weibchen mit hohem sozialen Rang pflanzen sich fort. Verwandte mit niedrigem Rang und sehr junge Weibchen helfen bei der Aufzucht mit.

Biologische Interessengegensätze von Mann und Frau, Eltern und Kind
Männer verfolgen – dies weiß nicht nur die amerikanische Wissenschaftlerin Blaffer-Hrdy – eine andere Fortpflanzungsstrategie als Frauen. Moulay Ismail von Marokko (1646-1727), genannt der „Blutrünstige", soll mit seinen vielen Frauen und Konkubinen 888 Kinder gezeugt haben. Die Brasilianerin Madalena Carnauba, 1920 geboren, heiratete mit 13 Jahren und brachte 32 Kinder zur Welt.[27] Dies sind allerdings historische Rekorde.

Theoretisch betrachtet konkurrieren Männchen um Befruchtungschancen, indem sie versuchen, so viele Weibchen zu begatten wie möglich. Der Reproduktionserfolg der Weibchen hängt nicht davon ab, wie häufig sie sich paaren, sondern von den Qualitäten der von ihr erwählten Sexualpartner und ihren Strategien mit den Eventualitäten des Lebens zurechtzukommen, um die in die Welt gesetzten Kinder am Leben zu erhalten. Charles Darwin hatte angenommen, dass Weibchen keusch seien, sich für das eine, beste Männchen aufsparten und stets Mütter würden, während bei den Männchen es nur die besten Kämpfer schafften, Vater zu werden. Er folgerte daraus, dass der Reproduktionserfolg verschiedener Mütter mehr oder weniger gleich sei.[27] Die Feldforschung der vergangen Jahrzehnte zeigte jedoch eine Bandbreite weiblichen Verhaltens, die man bis dahin nicht für möglich gehalten hatte, und entlarvte die bis dahin gültige Theorie als ungewollten Machismo in der Verhaltensforschung. Zum Beispiel paart sich eine Schimpansin pro Kind im Durchschnitt 138-mal mit etwa 13 Männchen. Dasselbe Phänomen beobachtete man auch bei anderen Primaten, bei denen Weibchen in Gruppen mit mehreren Männchen leben. Vaterschaftstests ergaben zudem, dass die Väter von sieben von 13 Jungen nicht zur Gruppe gehörten. Weshalb fordern Schimpansinnen so viele Männchen zur Kopulation auf und setzten sich dadurch der Gefahr aus, geschlechtskrank oder im Territorium fremder „Brüdergruppen" angegriffen zu werden? Bei den Schimpansen wechseln heranwachsende Weibchen mit der Geschlechtsreife in andere „Brüdergruppen". Ihre Geschlechtsschwellungen während einer großen Zeit des Menstruationszyklus schützen sie davor, von den Männchen der neuen Brüdergruppe attackiert zu werden. Jedes Männchen, das sich einmal mit der Mutter gepaart hat, vergreift sich in der Regel nicht an ihrem Kind, da er ja der Vater sein könnte. Dennoch werden bei den Schimpansen 40 % der Kinder durch Männchen getötet. Die hohe Paarungsbereitschaft ist also ein Weg der Weibchen, die Kinder vor unbekannten Männchen zu schützen. Junge Mütter leben deshalb bevorzugt am Rande des neu gewählten „Brüderterritoriums", um möglichst wenig Kontakt mit Männchen außerhalb der Empfängniszeit zu haben.

Männchen verschiedenster Säugetierarten, die einen Harem übernehmen, töten die Jungen, die von ihrem Vorgänger stammen. Weibchen verteidigen dabei ihre Jungen, häufig gemeinsam. Meist ist ihr Erfolg jedoch nur von kurzer Dauer. Bei Arten, bei denen die Weibchen bereit sind, sich mit vielen Männchen zu paaren, findet man häufig zwei Anpassungsstrategien der Männchen. Entweder die Männchen sind viel größer und stärker als die Weibchen, so dass sie diese unter ihrer Kontrolle halten und Rivalen davonjagen können, wie dies beim Gorilla der Fall ist, oder sie entwickeln große Hoden und ejakulieren viel Sperma hoher Qualität, wie dies beim Schimpansen ist.

Bei den Australopithecinen dürfte das Körpergewicht des Mannes etwa 50 % höher gewesen sein als das der Frau.[28] Beim Homo erectus betrug die Gewichtsdifferenz nur noch etwa 18 %, d. h. so viel wie beim Menschen heute. Hrdy deutet dies als einen indirekten Hinweis auf Paarbildungen innerhalb der Gruppe, die Bereitschaft der Männer, sowohl die eigenen Kinder als auch die Kinder der Verwandten aktiv zu schützen, sowie eine erfolgreiche Spezialisierung zwischen Männern und Frauen bei der Suche nach Nahrung verbunden mit der Bereitschaft, die gesammelte beziehungsweise erbeutete Nahrung mit den Mitgliedern der Gruppe zu teilen. Größere Weibchen dürften ihre Kinder besser vor fremden Männern beschützt und ihre Kinder mit geringerem Aufwand mit sich herumgetragen haben sowie erfolgreicher bei der Nahrungssuche gewesen sein. Hrdy nimmt an dass diese entscheidende Stufe zur Menschwerdung vor etwa 1,8 Millionen Jahren erfolgte. Wahrscheinlich begannen sich die Mütter damals dank der Unterstützung durch ihre Partner in kürzeren Abständen fortzupflanzen. Die Selektion von Individuen mit überdurchschnittlich guten kommunikativen Fähigkeiten und die daraus resultierende bessere Versorgung mit hochwertigerer eiweißreicher Nahrung dürften in evolutionärer Sicht ein starker Stimulus gewesen sein für ein größeres Hirnvolumen und den Erwerb neuer Fähigkeiten zur Unterstützung der immer komplexer werdenden Kommunikation. Hrdy vertritt die These, dass die kooperative Aufzucht der Kinder Vorbedingung für die hochkomplexen ko-evolutionären Prozesse einer verlängerten Lebenszeit, einer längeren Kindheit und eines immer größeren und funktionstüchtigeren Gehirns gewesen sei.[29] Kein Säugetier brachte je Junge hervor, deren Entwicklung so lange bis zur Reife dauerte und die so lange auf die Unterstützung so vieler anderer angewiesen waren wie der Mensch im Pleistozän und heute.

Von Krallenaffen und Menschen – Interessante Gemeinsamkeiten und Unterschiede

Von den über 200 Primatenarten zeigt etwa ein Fünftel ein gewisses Maß an gemeinsamer Jungenfürsorge und -ernährung. Jedoch nur die Marmosetten und Tamarine aus der Familie der Krallenaffen aus Südamerika – und der Mensch – betreiben eine voll entwickelte kooperative Aufzucht.[30] Sarah Blaffer-Hrdy ist der Ansicht, dass uns die Krallenaffen vermutlich bessere Einblicke in das Familienleben früher Hominiden gewähren als die nahe verwandten Schimpansen und Bonobos. Die Jungtiere dieser Krallenaffen, meist Zwillinge, werden den größten Teil des Tages von einem oder mehreren ausgewachsenen Männchen getragen. Der Vater verhält sich dabei opportunistisch. Sind viele weitere Helfer da, reduziert er sein Engagement, gibt es wenige, so erhöht er sein Engagement. Wie bei vielen Säugetieren und Primaten bestehen auch beim Krallenaffen und Menschen auf dem Wirkstoff Dopamin basierende Belohnungssysteme für Mütter und andere engagiert pflegende Helfer.[31] Beim Menschen wird dieses Belohnungssystem aktiviert durch den Anblick des Säuglings, die Berührung seiner Haut, das Saugen, leises Gurren und vertrautes Glucksen sowie die verführerischen Düfte, die aus den Drüsen in der Kopfhaut des Säuglings freigesetzt werden.

Die folgenden Gemeinsamkeiten von Krallenaffen und Menschen machen auf sehr eindrückliche Weise deutlich, wie viele Lebensbereiche radikal umgestaltet wurden durch die revolutionäre Kraft der neuen Beziehungsform der kooperativen Aufzucht:

- Krallenaffen und Menschen besitzen ein ungewöhnlich feines Gespür für die Bedürfnisse von anderen Gruppenmitgliedern und zeigen eine bei anderen Primaten nicht beobachtete starke Bereitschaft zu schenken. Krallenaffen teilen das Futter ohne Streit. Wenn Jungtiere in der Nähe einer neu entdeckten Nahrungsquelle sind, benutzen die Krallenaffenmännchen als einzige Primaten Lockrufe. Familienforscher beobachteten schon lange, dass Frühgeborene unverheirateter Mütter in Großfamilien aufgrund der familiären Unterstützung bei der Pflege besser als in Kleinfamilien gedeihen.
- Beide Primatenformen haben eine unter günstigen Umständen außergewöhnlich hohe Reproduktionsrate. Die Krallenweibchen werfen zwei Mal pro Jahr Zwillinge oder Drillinge. Sie halten damit den Geburtenrekord unter den Primaten. Sie produzieren eine ungewöhnlich nährstoffreiche Milch, um den Bedarf ihrer schnell wachsenden Jungen zu decken und sind deshalb – um genügend Futter für sich und die Milchbildung zu finden – auf die Hilfe durch andere Mitglieder der Gruppe angewiesen. Unter günstigen Ernährungs- und Umweltbedingungen wie sie bei den amerikanischen Glaubensgemeinschaften der Hutterer und Amischen herrschen, bringen Frauen in ihrer Lebensspanne etwa zehn bis zwölf Kinder zur Welt. Schlechter ernährte Frauen aus Gebieten mit häufigen Hungerperioden wie in weiten Gebieten Westafrikas gebären etwa sechs Kinder. Frauen von Jäger- und Sammlergesellschaften hatten etwa vier bis sechs Kinder. Viele starben, sodass das Bevölkerungswachstum dieser Gemeinschaften sehr gering war. Orang-Utans weisen einen Geburtsabstand bis zu acht Jahren auf; Gorillas, und Schimpansen von durchschnittlich sechs Jahren.
- Affen und Menschenaffen verstoßen in ihren natürlichen Lebensräumen nur äußerst selten Junge. Krallenaffen- und Menschenmütter zeichnen sich durch eine ungewöhnlich hohe Ambivalenz gegenüber ihren Neugeborenen aus. Wenn die Aussichten auf Unterstützung schlecht sind, lassen die Mütter von Krallenaffen und Menschen ihre Jungen auch einmal im Stich. Die Mütter haben aber auch Taktiken entwickelt, um die verfügbare Unterstützung zu erhöhen und solche Zwangslagen zu vermeiden.
- Krallenaffen und Menschen zeigen eine Menge Sexualverhalten, das nicht auf Empfängnis abzielt. Sie paaren sich während des gesamten Menstruationszyklus und auch in der Schwangerschaft.
- Altweltaffen und Menschenaffen finden es lästig, angestarrt zu werden. Nur die Krallenaffen und der Mensch sind an Blickkontakten interessiert.[32]
- Marmosetten, die fast den ganzen Tag bei ihrem Vater oder anderen Männern der Gruppe verbringen, verbringen die Nacht doch auf dem Körper ihrer Mutter.[32]

Folgende Unterschiede sind bemerkenswert:
- Marmosetten- und Tamarinmännchen sind etwa so groß wie ihre Paarungspartnerinnen. Sie sind damit nicht in der Lage, das Fortpflanzungsverhalten ihrer Partnerinnen zu kontrollieren. Bezogen auf die Körpermasse haben Krallenaffenmännchen riesige Hoden, um die Chancen einer Fortpflanzung zu erhöhen. Die relativ geringe Hodengröße beim Menschen spricht für die lange Dauer eines neuen Weges in der Evolution, der Entstehung einer längerdauernden intimen Partnerschaft.
- Primatenweibchen, die Krallenaffen mit eingeschlossen, leben nach der Menopause absolut und relativ viel kürzer als Frauen. Großmütter und Großtanten spielen deshalb allein beim Menschen als Helfer und Betreuer eine besonders große Rolle.
- Bei verschiedenen Altweltaffen besitzen die Neugeborenen auffällige Fellfärbungen, um andere Gruppenmitglieder zur Mithilfe aufzufordern. Überraschenderweise zeigen die Krallenaffenbabys mit ihrer ausgeprägten kooperativen Pflegeabhängigkeit keine besondere Fellfärbung. Allerdings besitzen Neuweltaffen im Auge nur Hell-Dunkel-Stäbchen und keine farbempfindlichen Zäpfchen. Menschenbabys unterscheiden sich von allen Primatenbabys dadurch, dass sie ihren Müttern gefallen müssen. So signalisiert z. B. der „Babyspeck" Gesundheit und Vitalität. Sie sollen den Eindruck erwecken, dass es sich lohnt sie aufzuziehen.[33]

Biologische Interessengegensätze von Mutter und Kind
Die Interessen von Mutter und Kind decken sich nur zum Teil. Schon auf der physiologischen Ebene wird dies deutlich. Die Zusammensetzung der Muttermilch folgt dem Prinzip: Nur so viel wie unbedingt nötig. Im Zweifelsfall wird die Last geteilt. Für viele Nährstoffe wird in den letzten drei Schwangerschaftsmonaten ein Depot angelegt, das über die aktuellen funktionellen Bedürfnisse hinausgeht. Dies gilt für Calcium und Eisen. Bezüglich der Energieträger wie Glukose und der Mengennährstoffe wie Wasser, Stickstoff (Eiweiß) sowie der Elektrolyte Natrium, Kalium und Chlorid wird der Körper der Mutter wie ein Steinbruch behandelt. Das Kind holt sich, was es braucht. Leben Mutter und Kind in einem Jod- und Selenmangelgebiet, so wird der Mangel paritätisch zwischen Mutter und Kind geteilt. Beide zeigen jeweils dieselbe Stufe des Mangels.

Die existentielle Abhängigkeit der Mutter bei der Aufzucht ihres Babys von der Unterstützung des Partners und der Gemeinschaft, in der sie lebt, zwingt die Mutter bei jeder Geburt die Erfolgschancen jedes Neugeborenen, erwachsen zu werden, nüchtern abzuschätzen. Fällt die Beurteilung negativ aus, geben die Mütter vieler Naturvölker das Neugeborene auf (→ Efe). Es mag für uns, die wir in einem Sozialstaat leben, unmenschlich erscheinen, wenn die Yamomani in den Urwäldern von Venezuela und Brasilien ein Brustkind mit seiner viel zu früh verstorbenen Mutter lebendig begraben.

Menschliche Neugeborene standen bis in die allerneueste Zeit unter dem existentiellen Druck, sich den Eltern als „lohnende Investition" anzubieten.

- Eltern von Frühgeborenen fällt es außerordentlich schwer, ihr mageres, hochpiepsendes, zu früh geborenes Baby als ihr Kind zu akzeptieren und es liebevoll zu pflegen.
- Die drakonischen Strafen von den Kirchen und dem Staat für → Kindsmord und → Kindesaussetzung weisen daraufhin, wie „nötig" die Neugeborenen externe Hilfe hatten und haben.
- Die menschlichen Neugeborenen kommen als einzige Primaten mit ausgeprägten Fettpölsterchen in der Unterhaut, als „Wonneproppen", zur Welt. Der gute Ernährungsstatus soll Gesundheit und Vitalität signalisieren. Möglicherweise sind die großen Fettdepots auch eine Sicherheitsreserve für den Energiebedarf des großen Gehirns während vorübergehender Mangelzustände, etwa während einer akuten Krankheit.
- Auch die Babys selbst sind extrem motiviert, Kontakt mit ihrer Mutter und anderen Bezugspersonen aufzunehmen und zu pflegen. Wer einmal im Film gesehen hat, wie drei Monate alte Säuglinge mit aller Kraft bemüht sind, ihre Mutter, die experimentell ein Pokergesicht macht, („still face") zum Lächeln zu bewegen, der wird diese Bilder nie mehr vergessen. Das einzigartige Gespür junger Säuglinge für Stimmungszustände, ihr frühzeitiges Verständnis für die Absichten ihrer Bezugspersonen, ihre empathischen Fähigkeiten und ihr Interesse und ihre Freude am gemeinsamen Spiel und ihre Kontaktbereitschaft sind ihre Beiträge zur kooperativen Aufzucht.

Jede Frau ist nicht nur Mutter, sondern hat auch noch andere Interessen. In einer Großfamilie mit vielen Bezugspersonen für das Baby oder in einem polyadischen Beziehungsgeflecht können die Interessen der Mütter und der Pflegebedarf der Säuglinge meist ohne große Frustration für eine Seite bewältigt werden. Nur in der Kleinfamilie oder bei Alleinerziehenden steigert sich dieser Interessenkonflikt manchmal zum Drama.

Ein Beispiel dafür, wie auch heute noch die Einschätzung der Zukunftschancen eines Säuglings sich auf das Engagement der Eltern für ihr Kind auswirkt, sind die vielfältigen Formen der Bevorzugung eines Geschlechtes in vielen Kulturen, die sogenannte → sexuelle Selektion.

Ein weiteres Konfliktfeld zwischen Mutter und Kind ist der Abstand zwischen zwei Kindern. Kinder wünschen sich möglichst lange allein oder das jüngste Kind zu sein. Viele moderne Eltern halten eine rasche Geschwisterfolge für vorteilhaft, um die Phase, in der sie Säuglinge und Kleinkinder betreuen, möglichst kurz zu halten. Je enger die Kinder jedoch aufeinander folgen, desto größer ist das Risiko heftiger Konkurrenzkämpfe zwischen den Geschwistern. In den Jäger-und-Sammler-Kulturen betrug der Abstand zwischen zwei Geschwistern gewöhnlich mehr als vier Jahre. Erst in den bäuerlichen Gesellschaften mit einem festen Wohnsitz und einer eng kooperierenden Dorfstruktur wurde der Geburtsabstand vielfach auf zwei Jahre verkürzt.

Interessengegensätze von Vater und Kind
Nach unserem heutigen Verständnis ist die Vaterschaft ein Projekt auf Lebenszeit. Die großen kulturellen Änderungen des Selbstverständnisses des Vaters während der vergangenen 300 Jahre vom Hausvater zum fürsorglichen Patriarchen, zum Ernährer und Erzieher und schließlich zum Ehepartner haben jedoch alle ihre Spuren im Bewusstsein der Väter heute hinterlassen.

- Muttermythos und die Vorstellung vom „Kavaliersdelikt" einer unehelichen Vaterschaft behindern immer noch die moralische Gleichstellung von Vater und Mutter.
- Die öffentliche Geringschätzung und Entbindung von der Haus- und Erziehungsarbeit, die Trennung von Wohnung und Arbeitsplatz und die Fixierung des Selbstwertgefühls auf berufliche Erfolge haben zu einer großen Entfremdung von Vater und Kindern geführt.
- Die gesellschaftliche Realität ist trotz vieler Fortschritte immer noch voller Beispiele, wie es Vätern leicht gemacht wird, sich ihrer Verantwortung dem Kind gegenüber zu entziehen. Weshalb duldet der Staat, dass so viele Väter ihre Alimente nicht bezahlen?
- Nach dem neuen Scheidungsrecht hat der Partner, bei dem die Kinder nach der Scheidung hauptsächlich leben, nach dem dritten Lebensjahr des jüngsten Kindes keinen Anspruch mehr auf Betreuungsunterhalt. Der die Kinder hauptsächlich betreuende Partner trägt damit von diesem Zeitpunkt an das Risiko des sozialen Abstiegs allein. Die neue Regelung geht von idealen Bedingungen in der Kinderfremdbetreuung und auf dem Arbeitsmarkt aus. In der Praxis stellt diese im Prinzip gutgemeinte Regelung viele alleinerziehende Eltern vor große finanzielle Probleme.

Dennoch gibt es einige Berührungspunkte zwischen der Vaterrolle und der Biologie. Bis vor wenigen Jahrzehnten galt der Spruch: „Die Vaterschaft ist niemals sicher." Seit es die modernen Vaterschaftstests gibt, ist die Frage der Abstammung vom Vater jedoch so klar zu beantworten wie die bei der Mutter.

Moderne Väter können sich also nicht mehr wie ihre Urgroßväter durch den „Mehrverkehrseinspruch" aus ihrer Verantwortung für ein Kind stehlen. Und moderne Mütter können nicht mehr hoffen, dass die Folgen einer außerehelichen Beziehung auf die Dauer unerkannt bleiben.

Durch die modernen Möglichkeiten der Empfängnisverhütung dürfte es eigentlich keine außerehelichen Kinder und Kuckuckskinder mehr geben. Die Praxis spricht jedoch eine andere Sprache. Betrogene Ehemänner stehen heute also vor ähnlichen Fragen wie betrogene Ehefrauen bisher. Die Existenz der außerehelichen Kinder und der Kuckuckskinder stellt nicht länger ein geschlechtsspezifisches, sondern ein allgemein menschliches Problem dar. Seit einem Jahrzehnt haben uneheliche Kinder dieselben Rechte wie eheliche Kinder. Es ist zu hoffen, dass sich in Zukunft Väter so tolerant gegenüber Kuckuckskindern verhalten wie bisher Ehefrauen gegenüber außerehelichen Kindern.

Die außerordentlichen Spannungen und Interessenskonflikte zwischen Müttern und Vätern und deren Kindern werden heutzutage gesellschaftlich maskiert. In der Vergangenheit traten sie offener zutage – und lehren uns Heutige, was unter der „modernen" Oberfläche steckt.

Historische und andere Mütterschelte

Schuldzuweisungen an die Mütter waren vor allem in der ersten Hälfte des 20. Jahrhunderts weit verbreitet. Sie erfolgten stets auf dem Hintergrund eines unreflektierten idealisierten Mutterbildes. Die Kläger beschweren sich darüber, dass die Mütter ihren eigenen unhinterfragten Erwartungen nicht entsprechen.

Erasmus von Rotterdam (1465-1536) klagte darüber, dass die Mütter ihre Affekte zu wenig kontrollierten und damit den Erziehungsprozess erschwerten. Frauen neigten zu „Küssen, Hätscheleien und Spielereien". *Es kann nicht genug betont werden, (...) wie hart und unempfänglich für die Einflüsse des Pädagogen jene weichliche und lockere Erziehung macht, die man als Nachsicht bezeichnet, die in Wirklichkeit jedoch eher Verführung ist. Solche Mütter sollte man wegen Misshandlung anklagen.*[34] Spontaneität und zweckfreie spielerische Mütterlichkeit würden die gewünschten Ziele der Erziehung gefährden. Erasmus lehnt so nicht die Mutterliebe generell ab, sondern nur die nachsichtige, großzügige, verständnisvolle und spontane Form der Liebe. *Menschen werden nicht geboren, sondern gebildet.* Es sei die Vernunft, die den Menschen ausmacht, deshalb sollten die Mütter ihre Kinder von Geburt an erziehen. Die Väter erinnerte er an die Pflicht, für die spätere Ausbildung zu sorgen. Erasmus verkennt hier wie viele seiner pädagogischen Nachfolger die Besonderheit und Eigenständigkeit der frühen nonverbalen Beziehung zwischen dem Säugling und seinen Bezugspersonen.

Die Aufklärung sprach im Namen der Einfachheit, Gleichförmigkeit und Universalität nicht nur der Natur, sondern auch Gott die Spontaneität ab. Die Natur wurde zur Sklavin Gottes und Gott zum Sklaven der von ihm selbst gegebenen Gesetze. Die Ästhetik des Wundersamen fiel bei Philosophen und Künstlern in Ungnade. Max Weber (1864-1920) sprach von der „Entzauberung der Welt" am Ende des 17. Jahrhunderts. Da man vor dem 19. Jahrhundert noch keine Unterscheidung zwischen normaler und pathologischer Embryo-/Fetalentwicklung kannte, beschuldigte man die Einbildungskraft und später den unmoralischen Lebenswandel der Mutter als Ursache für die Missbildungssymptome der Neugeborenen. Christoph Wilhelm Hufeland (1763-1836) empfahl schwangeren Müttern auf die „Gesundheit der Seele" zu achten. Denn es bestehe kein Zweifel, *dass die Neigungen, die Gemütsstimmungen der Mütter während der Schwangerschaft hierauf einen großen Einfluss haben (…). Ich beschwöre also liebende und gewissenhafte Mütter, (…) während der Schwangerschaft möglichst alle vorherrschenden bösen und sündigen Neigungen und Leidenschaften aus der Seele zu verbannen, alle Leidenschaften und Heftigkeiten aus der Seele zu unterdrücken und ihr Gemüt rein, heiter, nach dem Höheren, Ewigen gerichtet zu erhalten, und sie werden die unaussprechliche Zufriedenheit dadurch erlangen, ihren Kindern nicht bloß die Anlage zu einem glücklichen Leben auf Erden, sondern selbst für den Himmel gegeben zu haben.*[35] Brachte einer Mutter damals dennoch ein missgebildetes Kind zur Welt, wie hart müssen das ungerechte Urteil der Umwelt und wie bitter die nichtgerechtfertigten Selbstvorwürfe gewesen sein.

Um 1900 warf die neue naturwissenschaftlich ausgerichtete Medizin den Müttern vor, durch Gleichgültigkeit und unhygienisch sorglosen Umgang zur hohen Säuglingssterblichkeit beizutragen. *Es ist nicht richtig, dass die Fähigkeit zu stillen in großem Maße* [als Degenerationssymptom] *abgenommen hat, vielmehr ist es einerseits das mangelnde Pflichtbewusstsein der Mütter und ihre Bequemlichkeit, Vergnügungssucht, gesellschaftliche Rücksichten, die dem Säugling, die ihm zustehende Mutterbrust entzieht, oder aber bei den unehelichen Kindern und bei der armen Bevölkerung die Not, die die Mütter zwingt, ihr Kind fremder Pflege zu überlassen, um sich selbst ihr Brot erwerben zu können.*[36]

Der Glaube, dass die Wissenschaft der Schlüssel zu einer besseren Kindheit sei, und der Müttermythos machten im 20. Jahrhundert die Gruppe der Mütter zur bevorzugten Zielgruppe für Ratschläge. Die Mutter wurde häufig zum Sündenbock erklärt, wenn in der Entwicklung ihres Kindes nicht alles nach Wunsch verlief. Nahezu jede Subspezialität der Medizin, die sich mit Kindern beschäftigte, trug irgendwann mit einem zu Unrecht erhobenen eigenen Beitrag zur Mütterschelte bei. Die Kinderheilkunde warf den Müttern Sentimentalität und umständliche zeitraubende Anordnungen für die Lebensweise vor oder belastete die Mütter oft mit zu vielen unverhältnismäßig aufwändigen, deshalb überzogenen therapeutischen Empfehlungen. Die Frauenheilkunde machte bei einer Sterilität des Ehepaares primär die Mütter verantwortlich. Die Humangenetik vermutete zeitweise hinter fast jedem ungewöhnlichen Verhalten und jeder Erkrankung den Einfluss negativer elterlicher Anlagen und forderte den Verzicht der Eltern auf Nachkommen. Die Psychologie und Psychoanalyse führten im Gegenteil alles unangepasste Verhalten auf eine ungenügende Erziehung zurück und prägte so unglückliche Begriffe wie die „schizophrenogene Mutter". Anfang der 1960er Jahre, als die Mutter-Kind-Dyade hoch im Kurs stand, wurden die Mütter von Schreibabys der mangelnden „Feinfühligkeit" bezichtigt. Sollte jemand heute immer noch undifferenziert die diskriminierende und herabsetzende Bezeichnung „Rabenmutter" verwenden, sollten seine Gesprächspartner seine Arroganz und Selbstgerechtigkeit nicht unwidersprochen im Raum stehen lassen!

Sind deshalb alle Forderungen an werdende und junge Eltern unberechtigt? Nein! Auch heute stehen junge Eltern in der Verantwortung für das Wohlergehen ihrer Kinder. Sie sollten die Erkenntnisse der Kinderheilkunde, Ernährungsmedizin und Entwicklungspädagogik zum Wohle ihrer Kinder nutzen, sei es durch eine optimierte Schwangerschaftsführung, eine angemessene Ernährung, ein erprobtes Impfprogramm oder eine menschlich warme häusliche Atmosphäre mit altersentsprechenden Anregungen. Die Forderungen richten sich an beide Eltern. Sie entlasten die Gesellschaft nicht von ihrer Fürsorgepflicht in medizinischen und sozialen Angelegenheiten. Es ist ja so bequem, den einzelnen Bürger für all seine Probleme allein zuständig zu erklären und sich so der Pflicht zur Solidarität zu entziehen. So ist es zum Beispiel ein Skandal, wie wenig Mittel für die qualifizierte außerhäusliche Betreuung von Kleinkindern und die Bildung bildungsfern aufwachsender Kinder bereitstehen, obwohl die Gesellschaft genau weiß, wie teuer diese Fehler sie auf Dauer kommen wird. Jede junge Mutter und jeder junge Vater ist auch ein Mensch mit Fehlern und Schwierigkeiten. Wir sollten endlich damit aufhören, sie zu idealisieren und uns daran machen, genauer hinzusehen, damit jeder für sich vor Ort konkret versuchen kann zu helfen!

Der Mütterlichkeitswahn
Man sollte auch nicht die Augen verschließen vor dem besonders in Wohlstandskreisen beheimateten Mütterlichkeitswahn, dem neuen Nur-für-meine-Familie-rund-um-die-Uhr-da-Sein. Viele dieser Mütter „opfern" sich ganz ohne Not auf, schonen konfliktscheu ihren Partner und ihre Umgebung, vernachlässigen außerfamiliäre Sozialbeziehungen und ihre ureigene, altersentsprechende

menschliche und berufliche Weiterentwicklung. Sie bilden sich ein, sie täten alles gerne und mit Freude und doch tun sie dies in ihrer Tiefe mehr für sich als für das Kind. Sie sind häufig selbst bedürftig gebliebene Frauen, die das Gefühl brauchen, durch besondere Leistungen als Mutter endlich doch noch wertgeschätzt zu werden. Leider geht diese Rechnung selten auf. Denn eine perfekte Mutter „vergiftet" ihre ganze Umgebung und am schlimmsten ihr eigenes Kind.

Vaterliebe
In der Aufklärung und der Romantik wurde der intimen persönlichen Beziehung in der Ehe und Familie ein großes Gewicht beigemessen. Nicht nur die Mütter, sondern auch die Väter zeigten ihre Freude und ihre Trauer ganz offen, ohne sich ihrer zu schämen. Viele Väter nahmen so mit neugierigem Interesse emotional Anteil an der Entwicklung ihrer Säuglinge und Kleinkinder. Viele Texte über Säuglinge aus dem 18. Jahrhundert sind auch deshalb heute noch angenehm zu lesen, da sie sehr genaue persönliche Beobachtungen widergeben und voll väterlicher Herzensgüte sind. Der Pfarrer Johann Friedrich Flattich (1713-1797), genannt der schwäbische „Salomo im Bauernrock", schreibt in seinen Hausregeln über die „Kinderzucht": Die Kinderzucht *kommt vornehmlich den Vätern zu; denn Paulus sagt niemals: Ihr Mütter, ziehet eure Kinder sondern (Eph. sechs, 4): Ihr Väter! Daher findet man auch, dass die Kinder eine größere Ehrfurcht vor ihren Vätern haben als vor ihren Müttern. Wenn eine Mutter haben will, dass ihre Kinder ihr gehorsam sein sollen, so soll sie es nicht durch scharfe Zucht erzwingen, sondern sie soll ihnen Liebe beweisen; denn die Mütter sind zum Geben geboren, indem sie die Kinder säugen. (...) Aber auch die Zucht der Väter soll nicht im Dreinschlagen bestehen, sondern sie sollen die Zucht an einem rechtschaffenen Bauernknecht absehen, der mit der Geißel nur oben her fährt und nicht immer auf die Pferde einschlägt. So sollen die Väter nicht immer zuschlagen, sonst werden die Kinder erbittert, vom Zorn gereizt. Die Eltern sollen die Kinder nur als Segen ansehen, sonst werden sie ihnen zum Fluch. Wenn die Kinder nicht geraten, so müssen die Eltern sich meist die Schuld geben, denn wenn sie ihnen kein gutes Exempel geben (...) nicht in der Liebe und im Frieden beisammen wohnen und die Kinder nicht mit Sanftmut behandeln, (...) da ist es nicht möglich, dass sie geraten können.*[37]

Im 19. Jahrhundert änderte sich das Selbstbild des bürgerlichen Vaters grundlegend. Aus Angst vor den Ansprüchen des Industrieproletariats distanzierte sich das Bürgertum zunehmend von seinem bis dahin gepflegten, auf die ganze Menschheit bezogenen Denken. An die Stelle der Forderungen nach „Freiheit, Gleichheit und Brüderlichkeit" für Jedermann traten nationale Ab- und Ausgrenzung und imperiales Vormachtstreben. Religiöse Glaubensinhalte verloren ihre Überzeugungskraft und wurden durch einen oft platten Materialismus und einen naiven Fortschrittsglauben ersetzt. Beide Überzeugungen bezogen ihre Überzeugungskraft aus den Erfolgen der Naturwissenschaften, der Technik und der Industrialisierung. Äußerten die Väter zu Beginn des 19. Jahrhunderts noch ihre Gefühle und bemühten sich empathisch um ihre Partnerin und Kinder, so traten die Väter am Ende des Jahrhunderts als gefühlsdistanzierte autoritäre Vertreter von Disziplin, Recht und Ordnung auf. Stärke, Macht und Heldentum wurden bewundert, Mitgefühl und Sensibilität als Schwäche verachtet. Militärisches Denken durchdrang zunehmend das öffentliche und private Leben und prägte die Strukturen des Bildungs- und des Gesundheitswesen. Die Väter wurden nicht mehr als fürsorglichen Patriarchen geschätzt, sondern nur noch als die Ernährer der Familie betrachtet. Die Begeisterung für die neue deutsche Kriegsflotte schlug sich im obligaten Matrosenanzug für Jungen nieder. Der Nikolaus brachte den Jungen Steckenpferd, Trommel, Gewehr und Zinnsoldaten. Selbst die Säuglinge wurden vom ersten Tag an diszipliniert. So führte die Geschlechterpolarisierung nicht nur zu einer immer größeren inneren Distanz zur Partnerin sondern auch zu den Kindern. Franz Kafkas *Brief an den Vater* ist ein erschütterndes Dokument der Erziehung der Zeit um 1900.

An der emotionalen Distanz und dem Desinteresse der meisten Väter ihren Säuglingen gegenüber änderte sich nicht viel bis in die 1960er Jahre. Die Vaterrolle erschöpfte sich in den Rollen des Beschützers und Ernährers der Familie und des für Zucht und Ordnung verantwortlichen Erziehers. Säuglingspflege und -betreuung waren „Frauensache". Wenn mein Vater, ein Pädagoge, zu Beginn der 1940er Jahre abends nach Hause kam, waren mein Bruder und ich schon im Bett. Er sollte durch unsere Anwesenheit nicht gestört werden. Auch als Opa war er an diesem „Kleingemüse" nicht interessiert.

In den 1960er Jahren änderte sich das Selbstverständnis einer neuen Generation von Vätern, die selbst oft „vaterlos" und häufig mit einem sehr ambivalent besetzten Vaterbild in der Kriegs- und Nachkriegszeit aufgewachsen waren. Die Rolle des Vaters als Alleinernährer wurde zwar noch überall beschworen, in der Realität hatte sie durch die zunehmende Berufstätigkeit der Frauen jedoch immer weniger Gewicht. Der höhere Lebensstandard ermöglichte es, dass nun nicht mehr nur der Vater, sondern auch Mutter und Kinder „ein Schnitzel zum Mittagessen" bekamen. Die bessere Ausbildung, die neuen Möglichkeiten der Empfängnisverhütung, die Betonung der Mutter-Kind-Dyade und der moderne Feminismus stärkten das Selbstbewusstsein der jungen Frauen. Sie forderten die Einlösung des bis dahin rein in der Theorie existierenden Versprechens einer partnerschaftlichen Beziehung in der Ehe. So bezog die → antiautoritäre Erziehung auch die Väter in die Betreuung der

Säuglinge und Kleinkinder mit ein. Zu keiner Zeit gab es so viele Männer in der Betreuung von Kindergartenkindern wie in den 1970er Jahren in den „antiautoritären Kinderläden".

Bis dahin hatten sich die Humanwissenschaften ganz auf die Mutter-Kind-Beziehung konzentriert. Der Vater galt in diesen Disziplinen während der Säuglingszeit ganz im Sinne des Zeitgeistes als eine zu vernachlässigende Größe. Nun entwickelte sich parallel zur Genderforschung die Vaterforschung.[38] In einer ersten Phase wurde der „periphere Status" des Vaters untersucht und gezeigt, wie wenig Väter in Familienangelegenheiten involviert sind und wie wenig Zeit sie mit ihren Kindern verbringen. In den USA beschäftigten sich die Väter im Durchschnitt nur weniger als eine Minute täglich direkt mit ihrem Säugling. In einer zweiten Phase wurde herausgearbeitet, dass Väter und Mütter eine durchaus ähnliche Bedeutung für heranwachsende Kinder haben können. Erstaunt nahm man zur Kenntnis, dass Säuglinge bereits in den ersten Lebensmonaten eine enge, vertrauensvolle Beziehung zu ihren Müttern und Vätern aufbauen können. In der dritten und jüngsten Forschungsphase wurde offenbar, dass Säuglinge von ihren ersten Lebenstagen an andere Beziehungserfahrungen mit ihren Vätern sammeln als mit ihren Müttern. Beispielsweise werden Säuglinge von ihren Vätern stärker stimuliert und haben aufregendere Körperkontakte.

In der Tierverhaltensforschung verlief die Entwicklung ganz ähnlich von Experimenten mit isolierten Jungtieren (→ Harlows Rhesusaffenexperimente), über die Verhaltensbeobachtung von isoliert gehaltenen Tiermüttern mit ihren Jungen in Gefangenschaft zur Beobachtung von Tiergruppen in ihrer natürlichen Umwelt. Erstaunt stellte man fest, dass in vielen Tierspezies die Väter nach der Übernahme einer Müttergruppe die Jungen, die von ihrem Vorgänger stammen, gezielt töteten.

Auch in der Geschichte der Psychoanalyse wurde die Rolle des Vaters lange Zeit unterschätzt beziehungsweise völlig übersehen.[39] Die Psychoanalyse blieb bezüglich dieses Aspektes weitgehend auf der Linie des Zeitgeistes. Sigmund Freud schrieb dem Vater erst im vierten Lebensjahr zu Beginn des „Ödipus-Komplex-Alters" eine wesentliche Rolle für die Entwicklung seiner Kinder zu. Erst in den 1990er Jahren hielten die triadische und noch später die polyadische Beziehungsstruktur Einzug in die psychoanalytische Entwicklungstheorie. Die Lausanner Forschungsgruppe um Elisabeth Fivaz-Depeursinge hatte durch die Einbeziehung des Vaters in das Untersuchungssetting nachgewiesen, dass Väter und Säuglinge schon im Alter von drei Monaten eine aktive spezifische Beziehung pflegen und dass die Abwesenheit von Vater oder Mutter zu einem vollkommen anderen Beziehungsverhalten aller drei Partner führt.[40] Heute werden in der Psychoanalyse nach dem Franzosen Jacques Lacans (1901-1981) drei für die Entwicklung des Kindes unterschiedliche Vaterbilder unterschieden. Jedes Kind stammt aus der Beziehung einer Frau mit einem Mann. Dies ist die „symbolische" Vatergestalt. Denn selbst wenn das Kind nie seinen Vater kennenlernt, so vermittelt die Mutter doch auf der Basis ihrer ehemaligen Beziehung zum Vater ein Bild vom Vater. Mit dem „realen" Vater ist der individuelle tatsächliche Vater gemeint. Dies kann auch der soziale Vater sein. Der „imaginäre Vater" schließlich ist das innere Vaterbild, das ein Kind entwickelt hat.

Die Säuglingsforschung hatte entdeckt, dass nicht nur die Mütter, sondern auch die Väter eine angeborene → intuitive Elternkompetenz besitzen. Irenäus Eibl-Eibesfeldt (geb. 1928) hatte darauf hingewiesen, dass die Sozialstruktur bei den Schimpansen auf der „Mutterfamilie" beruhe, während der Mensch im Verlauf der Hominisation eine dauerhafte Paarbindung entwickelt habe, bei der beide Eltern arbeitsteilig sich um den Nachwuchs kümmerten.[41]

Auch die Bindungstheorie war zunächst nur auf die Mutter-Kind-Beziehung fixiert.[42] Das von Ainsworth zu Beginn der 1970er Jahre entwickelte Untersuchungssetting der → „Fremden Situation" schloss Väter implizit aus dem Forschungsdesign aus. Wurde die Fremde Situation auch mit Vätern durchgeführt, so war sie doch nicht auf die Vater-Kind-Beziehung ausgerichtet. Erst die Entwicklung neuer Untersuchungsparameter wie die des „feinfühligen Vaters" machte deutlich, wie wichtig die väterliche Feinfühligkeit für die psychische Sicherheit des Kindes durch seine liebevolle Nähe und seine Unterstützung beim Erkunden der Umwelt ist

Wissenschaft, Technik, Ökonomie und Bildung haben in den vergangenen 200 Jahren faszinierende Möglichkeiten individueller Freiheit, Emanzipation und Selbstverwirklichung eröffnet. Im Zentrum dieser Befreiung standen der Abbau autoritärer gesellschaftlicher Strukturen und ein grundlegender Wandel des Beziehungsgefüges in der Familie.

Alexander Mitscherlich (1908-1982) entwickelte in den 1960er Jahren die Vision einer neuen, einer „vaterlosen" Geschwister-Gesellschaft.[43] Die große Mehrheit der deutschen Bürger erlebte nach dem Zweiten Weltkrieg eine tiefgreifende Identitätskrise. Sie hatten sich während des Kaiserreiches und im Dritten Reich mit symbolischen Vaterfiguren wie dem Vaterland, dem Kaiser und dem Führer identifiziert. Diese hatten nicht nur die in sie gesetzten Erwartungen enttäuscht, sondern ihr persönliches Engagement für diese Vaterfiguren und -symbole schändlich missbraucht. An die Stelle der von den Vatersymbolen getragenen patriarchalen Gesellschaft trat eine *passiv-feminine Anspruchshaltung, (...) die von regressiven Ängsten wirkungsvoll gelenkt wurde.* Mitscherlich hält die Rückkehr zu einer Gesellschaft, die von einer *paternitären oder matriarchalen Vorherrschaft bestimmt wird, für keine Lösung.*[43]

Er glaubt an einen Ausweg aus der aktuellen Situation. Er nennt es die vaterlose Gesellschaft, eine solidarische Gesellschaft der Geschwister, die auf die kritische Einsicht des Einzelnen setzt. Er stellt sich nun die Frage, *wie sich die primäre Struktur der Gesellschaft, ihre Familienform, sittlich derart entwickeln lässt, dass sie nicht von der paternitären oder matriarchalen Vorherrschaft bestimmt wird. Erst wenn sich in ihr neben dem physiologischen Schutzbedürfnis des Kindes und dem ebenso natürlichen Herrschaftsvorrecht der Eltern ein sittliches Symbol für die Union, die sie auch darstellt, bilden wird, kann man hoffen, dass die vaterlose nicht mehr als schreckliche Zeit erlebt wird. (...) Die menschliche Würde muss früh respektiert werden, wenn sie die Richtschnur in Verhältnissen bleiben soll, die wir jetzt noch gar nicht kennen. Dem Unionsgedanken von den kleinsten bis zu den weltweiten Gruppen fällt es zu, die gleiche Integration von Trieb, Gewissen und Ich zustande zu bringen, wie es die großen Symbole der Vaterherrschaft taten. (...) Da die Massen aus der Stummheit, aus der erzwungenen vegetativen Passivität zum Sprechen gebracht werden müssen, liegt es nahe, dass in der Sprache selbst und nicht außersprachlich sinnlich diese Symbolsetzung der vaterlosen Welt sich vollziehen wird. Das wäre ein weiterer Schritt in der Evolution zum Bewusstsein.*[43]

Aber erst seit den 1980er Jahren beschäftigen sich die Humanwissenschaften intensiv mit den konkreten Auswirkungen individueller Vaterentbehrung, sei es durch Vaterverlust, Vaterabwesenheit oder Vaterlosigkeit.[44] Die Vaterforschung, die Psychotraumatologie, die Entwicklungspsychologie, die Bindungsforschung und die Psychoanalyse haben hierzu wichtige Beiträge geliefert. Heute ist weitgehend unumstritten, dass ein Verlust des Vaters mit vergleichbaren Folgen für die seelische Gesundheit des Kindes verbunden ist wie ein Verlust der Mutter. Es ist deshalb nur konsequent, wenn im neuen Kindschaftsrecht als Regel gilt: „Jedes Kind hat ein Recht auf beide Eltern." Wie umfangreich dieses Problem heute ist, zeigt die Schätzung, dass etwa 10 % der Kinder und Jugendlichen ihren Vater nie kennengelernt haben oder ihn kurz nach der Trennung für immer verloren.

Seit etwa 15 Jahren ist viel von den „neuen Vätern" die Rede. Immer mehr Väter übernehmen, wenn auch meist nur vorübergehend, einen wesentlichen oder gar den größeren Teil der Säuglingspflege.

Mit dem neuen Elterngeldgesetz von 2007 stieg die Anzahl der Väter, die Elternzeit beantragten, von 5 % im Jahr 2006 auf 15 % im Jahr 2008. Unter den aktiven Vätern unterscheidet man drei Gruppen.[45] Die Gruppe der „Halbe-Halbe"-Väter lehnt die klassische Arbeitsteilung mit einer Vollzeitbeschäftigung, die „den ganzen Mann" fordert, grundsätzlich ab. Sie betrachtet die Erwerbsarbeit und die Haus- und Erziehungsarbeit als gleichberechtigt. Diese

Väter sind innerlich bereit, die Erziehungs- und Hausarbeit „halbe-halbe" mit ihrer Partnerin zu teilen und sie in ihrer beruflichen Karriere zu unterstützen. Die Gruppe der „Teamplayer" ist zur Übernahme zeitlich intensiver kind- und haushaltsbezogener Arbeit auf Zeit bereit. Sie betrachtet die Elternzeit als interessante zeitlich begrenzte Periode. Diese Väter charakterisieren ihr eigenes Handeln als weiblich. Das Arrangement selbst richtet sich nach den Gegebenheiten und äußeren Umständen. Die dritte Gruppe der „modernen Familienväter" stellt die geschlechtstypische Arbeitsteilung ideologisch am wenigsten in Frage. Diese Väter treibt der Wunsch nach einem glücklichen Familienleben. Sie wollen als aktive Väter und Erzieher in der Familie präsent sein.

An dieser Stelle möchte ich betonen, dass das Verhalten der Väter zu allen Zeiten vermutlich individuell sehr unterschiedlich war. Mein Großvater war beispielsweise ein fürsorglich-autoritärer Patriarch. Als dynamischer Unternehmer einer Firma mit mehreren Hundert Arbeitern und Angestellten scheute er sich einerseits nicht bei konkreten Anlässen, die Lehrmädchen oder Lehrjungen persönlich zu ohrfeigen oder seiner erstgeborenen Tochter, die zu seiner Überraschung kein Stammhalter war, spontan einen Namen zu geben, ohne mit der Mutter darüber zu reden, geschweige denn, sie zu fragen. Andererseits kletterte er abends, wenn er aus dem Kontor kam, in das Laufställchen und spielte selbstvergessen liebevoll mit seinen Säuglingen und Kleinkindern, oder er lud seine Schulkinder sonntags zu sich ins Bett und erzählte ihnen teilweise erfundene Geschichten voll Spannung und Emotionen von seinen geschäftlichen Weltreisen.

Die aktiven Väter heute berichten häufig über demotivierende Erfahrungen. Sie erleben, wie anstrengend haus- und kinderbezogene Arbeit einerseits sein kann, und wie diese andererseits gesellschaftlich gegenüber der Lohnarbeit abgewertet wird. Sie kritisieren die aktuellen staatlichen Rahmenbedingungen – erstens wegen der staatlichen Bevorzugung der Ehe über Ehegattensplitting, Steuervorteile und Mitversicherung von Familienangehörigen, zweitens wegen des akuten Mangels an Kinderbetreuungsinstitutionen, die keinen Raum für eine Wahl zwischen Beruf und Familie lässt, und drittens, weil die Zuweisungen finanzieller Mittel über das Elterngeld von 2007 hauptsächlich reicheren Haushalten zugute kommen und nur dieser Schicht eine Wahlmöglichkeit geben.

Elternliebe heute

Die Pflege und Erziehung eines Säuglings ist kein unerlernbares, weibliches Geheimwissen. Jedes Neugeborene und seine Eltern benötigen individuell unterschiedlich lange Zeiträume, um sich kennenzulernen und sich gegenseitig aufeinander einzustimmen. Die Hoffnungen und Träume aus der Zeit der

Schwangerschaft müssen an die Realität angepasst und Überraschungen und Enttäuschungen verdaut werden. Glücklicherweise wird dieser Prozess gegenseitiger Anpassung durch physiologische Vorgänge wie die Ausschüttung verschiedener Hormone und angeborener psychologischer Mechanismen wie dem → Kindchenschema oder der → intuitiven elterlichen Kompetenz auf vielerlei Weise unterstützt. Sehr elementare Erfahrungen von Nähe und Glück lassen in der Regel innerhalb kurzer Zeit eine besondere Liebesbeziehung wachsen. Die intensiven körperlichen Erfahrungen der Schwangerschaft, der Geburt und des Stillens geben der leiblichen Mutter dabei einen erheblichen Vorsprung und Bonus gegenüber dem Vater oder anderen potentiellen Bezugspersonen wie Adoptiveltern oder Großeltern. Der Prozess ist einerseits bemerkenswert anpassungsoffen, wie Erfahrungen von Eltern von Mehrlingen und Frühgeborenen lehren, andererseits aber auch sehr störanfällig, wie die Problemvielfalt der Regulationsstörungen im Säuglingsalter zeigen.

Viele Experten sind sich darin einig, dass wir heute in einer Übergangszeit zu neuen Formen der Einbettung der Mutterliebe in das persönliche Beziehungsnetz und die Gesellschaft leben.

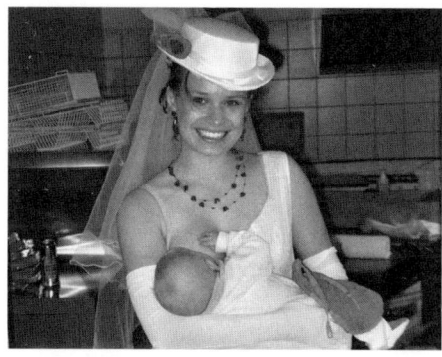

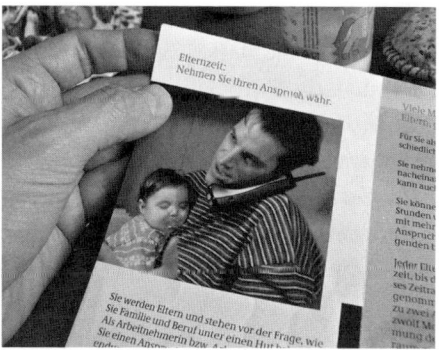

Abbildungen 11 a und 11 b: Moderne Mutterschaft und missverstandene moderne Vaterschaft

Anm.: Das Foto innerhalb des unteren Bildes enthält zwei widersprüchliche Botschaften. Ein Säugling bedarf der ungeteilten Zuwendung. Telefonate nebenbei sind störend. Ein schlafender Säugling benötigt keinen direkten Kontakt.

1. Vorstellungen über das Wesen von Babys

Der Blick auf die deutsche Kulturgeschichte der letzten Jahrhunderte, die aktuelle Lage junger Familien und die Erfahrungen anderer Kulturkreise machen auf erschreckende Weise und für mich als Mann beschämend deutlich, wie gefährlich missverstandene und von einseitigen Interessen fehlgeprägte Vorstellungen von der Mutterliebe für die Entwicklung der Liebesbeziehungen eines Säuglings mit seinen Betreuungspersonen sein können. Wir stecken heute immer noch mitten im Prozess der Entmythologisierung verschiedener Bilder von Mutterliebe. Vor hundert Jahren hat die erste Generation von Feministinnen in Deutschland um die Anerkennung einer qualifizierten Berufstätigkeit der Frau gekämpft. Allerdings waren die bürgerlichen Feministinnen überzeugt, dass die Aufgaben als Mutter eine berufliche Tätigkeit ausschließen. Seit 40 Jahren kämpft eine neue Generation von Feministinnen für das Selbstbestimmungsrecht über den eigenen Körper und die eigene Sexualität und bemüht sich um die Grundlagen einer selbstdefinierten Identität als Frau sowohl im Beruf als auch in der Familie. Verschiedene Varianten der Mutterliebe sind dabei große Hindernisse.

Sollte man deshalb den Begriff Mutterliebe aufgeben und nur noch geschlechtsneutral von Elternliebe oder verallgemeinernd nur noch von Liebe zwischen Mutter und Kindern sprechen, wie die französische Philosophin und Feministin Elisabeth Badinter vorschlug? Ich möchte mich hier, als Mann, nicht einmischen. Allerdings halte ich die Entmythologisierung des bürgerlichen Bildes der Mutterliebe für dringend erforderlich.

Die Entwicklungspsychologie und Säuglingsforschung der letzten Jahrzehnte haben gezeigt, dass jeder Erwachsene grundsätzlich über eine besondere Bereitschaft und Fähigkeit zur Kommunikation mit einem Säugling verfügt. Allerdings können diese durch frühkindliche und weitere lebensgeschichtliche Erfahrungen sowie den kulturellen Hintergrund entwickelt oder auch verschüttet werden. Stammt der akademische Streit, ob Mutterliebe nun angeboren oder erworben ist, nicht aus einer längst vergangenen Zeit, als man noch glaubte, Anlage und Umwelt als eigenständige Faktoren klar trennen zu können? Im Nachwort zur zweiten Auflage ihres Buches über die Mutterliebe schreibt selbst Elisabeth Badinter, die vehementeste Vertreterin der Hypothese, dass die Mutterliebe nicht angeboren sei: *Ist es nicht denkbar, dass es bei der Geburt vielleicht eine gewisse Mutterliebe gegeben hat, die aber, weil sie nicht gepflegt wurde, verkümmert ist? Ist es denn ein so absurder Gedanke, dass ein Gefühl ganz einfach nicht entstehen kann, wenn es an Gelegenheit zu gegenseitiger Bindung fehlt? (...) Schließlich teile ich die Auffassung der Psychoanalytiker, dass es keine Liebe ohne ein gewisses Begehren gibt und dass das Fehlen der Möglichkeit, jemand zu berühren, zu streicheln oder zu küssen, der Entwicklung des Gefühls nicht günstig ist. Wie kann die Mutter das Kind lieben, wenn sie es nicht berühren kann? Und wie kann das Kind unter diesen Umständen an der Mutter hängen?*[46]

Idealisierungen und „Ver-herr-lichungen" sind ein untrügliches Zeichen, dass im Alltag ein Teil der Wirklichkeit unbewusst ausgeklammert wird. Heute herrscht in weiten Teilen des modernen Arbeitslebens und der Öffentlichkeit ein kaltes rationales Effizienzdenken vor. Dennoch wird zunehmend anerkannt, dass die Emotionalität nicht nur für die „Mutter" im Getto des Privatraums der bürgerlichen Familie eine große Rolle spielt. Die Erforschung der Intuition, des „Bauchgefühls", ist zu einem wichtigen Gegenstand seriöser Forschung geworden.[47] In den Wirtschaftswissenschaften hat die Vorstellung des rational handelnden „homo oeconomicus" ausgedient. Und ein Profi der Werbewirtschaft schreibt 2008: *Heute weiß man, dass das emotionale Hirn-Zentrum, das sogenannte limbische System, die eigentliche Machtzentrale ist. Und dazu kommt: Alle menschlichen Entscheidungen sind zutiefst emotional. Signale und Botschaften von einer Verpackung, die keine Emotion auslösen, sind für das Gehirn weitgehend wertlos. Je mehr positive Emotionsfelder von einer Packung angesprochen werden und je stärker diese Emotionen sind, desto attraktiver ist ein Produkt für das Gehirn.*[48]

Die Kommunikation mit Säuglingen ist sehr körperbetont. Wir leben in einer Kultur, die zum Teil körperfeindlich und zum Teil sehr „verklemmt" mit Körperberührungen umgeht. In unserem Kulturraum sind deshalb in der konkreten Beziehung Empathie und Verantwortungsbewusstsein, das auch kleine Widerstände des Babys berücksichtigt, besonders gefordert. Eine Handlung, die bei einer Bezugsperson dem Baby Riesenspaß bereitet, macht ihm bei einer anderen noch lange kein Vergnügen. Die „Kitzelspiele" der Mama machen möglicherweise beim Papa keine Freude. Die „Kussorgien" von Papa, sollten Oma und Opa erst gar nicht versuchen. Was einmal gelingt, muss nicht immer gelingen.

Viel hängt von den Umständen ab. Wenn das ältere Baby frisch erwacht ist, kann man als Bezugsperson voll aufdrehen, wenn das Baby müde ist, sollte man es vor dem „Überdrehen" beschützen. Intime Berührungen, die in einer Ethnie zur Kultur gehören, sind noch lange kein Freibrief für Pädophile. Impfungen, die für mich als Kinderarzt Routine sind, sollte ich als Großvater nach Möglichkeit meiden. Widerstände beim Essen, die ich unter Normalzuständen sorgfältig beachte, muss ich, wenn das Baby krank ist, mit List, Vorsicht und dennoch Bestimmtheit überwinden. Schlicht, aber wahr: Es gibt nur wenige generelle handlungsbezogene Regeln, wie etwa die, dass man sich von der Unsitte unserer Müttergeneration distanziert, jeden fremden Säugling durch Streicheln im Gesicht oder Berührungen am Körper zum Lächeln zu verführen. Wer sich mit Säuglingen beschäftigt, betritt täglich in einem bestimmten Umfang Neuland. Spontaneität, Kreativität und Freude am Experiment sind genauso wichtig wie Empathie und Verantwortung.

Heute werden die Eltern eines Säuglings oft für die gelungenen Momente gemeinsamen Glücks beneidet. Die Mitwelt verschweigt oder blendet völlig aus, dass der Alltag mit einem Säugling ungewohnt und häufig sehr anstrengend sowie kräftezehrend ist. Ja, er kann die „Hölle" sein. Solange es jungen Eltern nicht gelingt, ehrlich über ihren Alltag zu reden, verzichten sie „freiwillig" auf die so dringend nötige kontinuierliche persönliche Unterstützung durch nahestehende Erwachsene. Die heutige Isolation der Kleinfamilie und in noch verstärkten Maße der Alleinerziehenden ist historisch eine Extremsituation, die sowohl für die Psyche der Eltern als auch der Säuglinge unzuträglich ist. Eine Frau ist mehr als nur eine Mutter. Ihre Mütterlichkeit ist auch auf Quellen sonstiger Lebensfreude und Anerkennung angewiesen. Ich bin in einer Großfamilie aufgewachsen und habe bei allen Nachteilen sehr vom Erleben unterschiedlicher Lebenskonzepte profitiert. Heute erlebe ich bei meiner 2009 geborenen Enkelin, wie stark sie auf authentische, von anderen nur schwer zu imitierende Angebote von Mutter, Vater, Oma und Opa in feiner Abstufung reagiert. Die stundenweise Abwesenheit der Eltern ist deshalb überhaupt kein Problem.

Kleinkinder im Alter von vier bis fünf Jahren besitzen ein ungemein feines Gespür für Stimmungen und neuralgische Punkte der Erwachsenen ihrer Umgebung. Mein kleiner Bruder sagte einmal, als er mit Waffeln in der Hand von einem Besuch bei der über uns wohnenden Oma auftauchte und von der Mutter wegen angeblicher Bettelei ausgeschimpft wurde: „Aber Mama, ich weiß doch wie man Waffeln von der Oma bekommt, ohne zu betteln!" Wie schade, dass in unserem Kulturkreis diese Fähigkeiten besonders bei Jungen in der Schulzeit verschüttet werden. Es sind diese „mütterlichen" Fähigkeiten, die viele Kinder in der Latenzphase zu ausgezeichneten Babysittern werden lassen.

In den vergangenen Jahren hat sich eine bisher kleine Minderheitengruppe junger Menschen und Eltern gebildet, die von sich behauptet, offene Liebesbeziehungen zu mehreren Partnern gleichzeitig in gegenseitiger Verantwortung pflegen zu können, die sogenannte Polyamorie. Angeblich seien Neid und Eifersuchtsgefühle zu bewältigen und die Probleme der Elternschaft zu lösen.[49] Theoretisch räume ich ein, dass die Zeit günstige Voraussetzungen für eine derart neue Beziehungsstruktur bietet. Diese sprengt jedoch meinen Erfahrungsbereich und mein Vorstellungsvermögen. Ich möchte hier also nicht mitreden.

1.3 Verhaltensschwierigkeiten

„Schreihals"

> *Lasset die Kinder ruhig weinen,*
> *denn Weinen bedeutet Befreiung vom Bösen.*
> **Spanischer Autor um 1600**
>
> *Die meisten schlechten Gewohnheiten des Säuglings*
> *hängen damit zusammen, dass man das Schreien*
> *bekämpft. (...) Von den fünf Stunden, die fünf bis*
> *sieben Wochen alte Säuglinge am Tage wach liegen,*
> *verbringen sie mitunter, ohne dass das beunruhigend ist,*
> *nahezu vier mit Geschrei.*
> **Hildegard Hetzer (1899-1991),**
> **Entwicklungspsychologin**[1]

Wer nachts, müde, eingeklemmt in einem Sitz eines voll besetzten Großraumflugzeugs von den USA nach Deutschland fliegt und dem ausdauernd variantenreich schrillen Geschrei eines drei Reihen vor ihm sitzenden Säuglings ausgesetzt ist, der ahnt, wie viel Kraft es Eltern kosten mag, eine gute Stimmung angesichts eines täglich mehrere Stunden schreienden eigenen Kindes zu bewahren. Es ist erstaunlich mit welcher Selbstdisziplin und Geduld heute das Flugpersonal und über hundert Menschen im Nahbereich des Säuglings das Unbehagen desselben ertragen.

Wie anders klang da doch der erste Schrei des Neugeborenen nach der Geburt in den Ohren der glücklichen Eltern als Zeichen neuen kräftigen Lebens und Ausdruck eines Wunders.

Das Schreien eines Babys ist ein Hilfeschrei. Es alarmiert die Zuhörer, insbesondere die Eltern, und motiviert sie zu unmittelbarer Unterstützung. Gelingt die Beseitigung der Ursache und die Vermittlung von Entspannung und Trost, so entwickelt sich zwischen Betreuer und Baby ein Gefühl tiefer Befriedigung und gemeinsamen Glücks. Die Eltern lernen bald, mehrere Formen des Schreiens ihres Kindes zu unterscheiden und kennen deren individuelle Bedeutung.

Normales Schreien

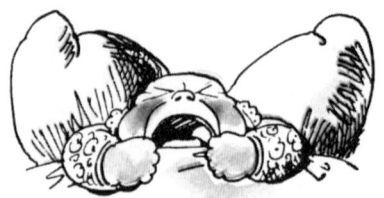

Abb. 12: Wilhelm Busch (1832-1908): „Kuno Klecksel"[2]

Früh zeigt er seine Energie
Indem er ausdermaßen schrie;
Denn früh belehrt ihn die Erfahrung
Sobald er schrie, bekam er Nahrung

EXKURS: Kräftiges Schreien rettet das Überleben eines Eipo-Neugeborenen.[3]

An den feucht-tropischen Nordhängen des Zentralgebirgszuges von Papua-Neuguinea lebt das Bauernvolk der Eipo. Es ernährt sich fast ausschließlich von Süßkartoffeln, deren Anbau und Zubereitung sehr aufwendig ist. Um bei einer für ein Naturvolk sehr niedrigen Kindersterblichkeit (50 pro 1000 Kinder) die Bevölkerung konstant zu halten, das heißt real bei 2,6 Kindern pro Frau, töten die Mütter vier von zehn Neugeborenen unmittelbar nach der Geburt.

Eine Eipo-Mutter, die ein Mädchen hatte und sich einen Jungen wünschte, bekundete in der Schwangerschaft wiederholt offen, dass sie kein weiteres Mädchen akzeptieren würde. Nachdem sie jedoch ein besonders gesund wirkendes Mädchen geboren hatte, verhielt sie sich zunächst ambivalent. *Ohne die Nabelschnur zu durchtrennen, wickelte die Mutter das Neugeborene in Farnblätter und umschnürte es mit Lianensträngen. Lange Zeit saß sie nachdenklich neben dem Bündel. Das Baby schrie kräftig, die plumpen Händchen und Füßchen stießen durch die Blätter. Schließlich entfernte sich die Mutter und ließ das Baby allein. Allerdings warf sie das Bündel nicht in den Busch, wie es für einen Infantizid bei den Eipo typisch gewesen wäre. Zwei Stunden später kehrte die Mutter zurück, durch-*

trennte die Nabelschnur, nahm das Baby auf den Arm und erklärte entschuldigend: Diese Tochter war zu stark.[3]

Schreien ohne ersichtlichen Grund

Manchmal gelingt es auch den erfahrensten Eltern nicht, ihren Säugling zu beruhigen. Hier gilt es, eine – allerdings seltene – organische Ursache auszuschließen und Ruhe und Geduld zu üben. Irgendwann beruhigt sich das Baby und die „durchaus normale" Krise hat ein Ende. Schreit das Kind jedoch anhaltend über mehrere Stunden und wiederholt sich dies fast täglich, so spricht man von einem Schreibaby.

Wie gingen Eltern und Laien früher mit „Schreibabys" um? Aristoteles bezeichnete es als Unrecht, dass Platon die Unruhe der Säuglinge verhindern wollte, denn das Schreien und Weinen kräftige die Gesundheit.

Zum Ende des 16. Jahrhunderts gab Johann Colerus folgende Ratschläge: *Das Weinen wird auf vielerlei Weise gestillt mit der Brust (…), mit der Wiege, und sonderlich mit reinem Leinwand (…) man soll aber die Kinder von dem Weinen nicht gar zu stark abhalten, sintemal es ihnen gesund ist, dass sie bisweilen weinen, denn die Brust und Lungen werden dadurch fein weit und gereinigt; item das Gehirn, die Augen, Nasen und Mund werden dadurch gesäubert.*[4]

Susanna Wesley (1669-1742), die Gründerin der puritanischen Methodistenbewegung in England und ihr Sohn John waren überzeugt, dass nur eine strenge Erziehung Säuglinge vor dem Verderben infolge der Erbsünde bewahren könne. Kräftiges Schreien wurde als Ausdruck sittlicher Gefährdung interpretiert. *Breche den Willen des Kindes beizeit, bevor es alleine gehen und sprechen kann. Was immer es auch Schmerzen verursachen mag, breche den Willen, wenn Du dein Kind nicht der Verdammnis ausliefern möchtest. Das einjährige Kleinkind soll lernen, die Rute zu fürchten und leise zu weinen.*[5]

Der Arzt Johann Peter Frank (1745-1821) ist nach einem Bericht seiner Mutter von seinem Vater als Säugling einmal wegen seines anhaltenden und störenden Schreiens zur Tür hinausgeworfen worden. Sie entschuldigte den Jähzorn des Vaters mit dessen harter Jugend.[6]

Der Philosoph Immanuel Kant (1724-1804) vermutete hinter dem Schreien eines Babys eine besondere Haltung. Das neugeborene Kind schreit, weil es sein Unvermögen, sich seiner Gliedmaßen zu bedienen, für Zwang ansieht und so seinen Anspruch auf Freiheit sofort ankündigt.[7]

Die Ärzte und Philanthropen des 18. und frühen 19. Jahrhunderts hatten eine ambivalente Haltung dem Schreien von Säuglingen gegenüber. Einerseits wiesen sie die Eltern darauf hin, dass sich hinter dem Schreien viele begründete Ursachen verbergen können, die rasch beseitigt werden sollten. Andererseits sollten die Eltern Augenmaß zeigen und nicht auf jedes Schreien reagieren, um so nicht zum Sklaven des Säuglings zu werden (→ tyrannischer Säugling). Joachim Heinrich Campe schrieb 1785: *Warum weinen kleine Kinder? Nicht wahr, entweder weil sie Schmerzen, Hunger oder Zwang fühlen, oder weil sie schläfrig sind, oder weil ihnen etwas zuwider geschieht; in allen Fällen also, weil ihre Seele von irgendeiner unangenehmen Empfindung angegriffen wird.(...) Der Hauptgrund, warum man bei dem Weinen und Schreien der Kinder, wenn die vorgeschlagenen Stillungsmittel fruchtlos geblieben sind, nicht zu ängstlich sein und ihnen nicht schmeicheln darf, liegt in der Wahrheit; dass dem Kinde zu seiner moralischen Ausbildung durchaus nichts nötiger ist, als das Gefühl seiner eigenen Ohnmacht und seiner gänzlichen Abhängigkeit. (...) Glaubt ihr etwa, dass es vom Weinen sterben werde? Aber so bedenkt ihr nicht, dass Tränen gerade das natürliche und beste Erleichterungsmittel für eine leidende Seele sind und dass das Schreien der Kinder eine von der Natur selbst angeordnete Übung ihrer Lungen ist, und von einer heilsamen Erschütterung ihres ganzen Körpers nach allen seinen äußeren und inneren Teilen begleitet wird. (...) Oder gründet sich eure Furcht, etwa darauf, dass das Kind sich einen Bruch schreien, oder (...) in einem heftigen Geschrei ersticken könne? Ich habe noch nie ein einziges Beispiel eines solchen traurigen Ereignisses erlebt. (...) Das Geschrei des Kindes fällt euch beschwerlich! Deswegen wollt ihr es züchtigen? Aber was hat das weinende Kind verbrochen, dass es gezüchtigt zu werden verdiente? Es hat geweint, weil ihm nicht wohl war: ist es denn ein Verbrechen zu weinen? (...) Hartherzige Eltern! errötet ihr nicht vor einer so schreienden Ungerechtigkeit?*[8]

Im Jahr 1829 nimmt Christoph Wilhelm Hufeland eine recht ähnliche Haltung ein: *Das Schreien der Kinder – versteht sich unter gewissen Einschränkungen – ist nicht allein nichts Unnatürliches, sondern sogar etwas sehr Nützliches und Heilsames. (...) Es ist fast die einzige Bewegung, die ein Kind in der ersten Zeit seines Lebens haben kann; es belebt den Blutumlauf und bewirkt gleichförmigere Verteilung der Säfte, es befördert die Verdauung und die ganze Ernährung und Zunahme des Körpers. (...) Wie unrecht ist es daher, wenn man jedes Geschrei des kleinen Kindes für eine Aufforderung zur Hilfe hält, und wie viele unnütze und nachteilige Prozeduren entstehen daraus!*[9]

Paul Niemeyer schildert 1877 eine besondere Form des „normalen Umgangs" mit schreienden Säuglingen in seiner Zeit: *Die meisten Mütter machen es mit ihren Kindern, wie der Knabe mit der Uhr; er stochert mit der Gabel darin herum und wundert sich nachher, dass sie nicht gehen will. Dieses Wort kam mir immer ins Gedächtnis, wenn Väter sich beklagen, dass ihnen das Jüngste die ganze Nacht über keine Ruhe lasse mit seinem Geschrei und eher das Gegenteil von dem zu empfinden schienen, was man Vaterfreuden nennt. Die Mutter lasse nicht nach mit Singen, Wiegen, Herumtragen, komme selbst dabei herunter und bereits hätten die Hausgenossen sich über die nächtliche Unruhe (...) beschwert. Ob es nicht geboten sei, dem Schreihals durch einen Löffel Mohnsaft Schlaf zu verschaffen? Welch strafwürdiges Unterfangen dieser Vorschlag in sich schließt, ist solchen Fragestellern natürlich nicht bewusst. Unter kleinen Leuten, die sich über Nacht um jeden Preis Ruhe zu verschaffen trachten, da sie am Tage schwer zu arbeiten haben, ist es eine so gewöhnliche Praxis, ohne ärztliche Vermittlung Mohnsaft zu holen, dass auch der Apotheker sich bei Verabreichung dieses Giftes schon nichts mehr denkt. Allmähliches Siechtum ist die unausbleibliche Folge solcher fortgesetzten künstlichen Einschläferung, in deren Durchführung in anscheinend harmlosester Form jene verrufenen „Engelmacherinnen" der großen Städte es zu großer Kunstfertigkeit gebracht haben.*[10]

Die Reformpädagogin Ellen Key schrieb 1902 in ihrem berühmten Buch *Das Jahrhundert des Kindes: Das beständige Schreien kleiner Kinder muss zurechtgewiesen werden. Wenn (...) das Schreien nicht Krankheit oder andere Unannehmlichkeit zur Ursache hat (...) wird jetzt das Schreien gewöhnlich durch Schläge zum Schweigen gebracht. Aber das besiegt den Willen des Kindes nicht und bildet in der Seele des Kindes keine andere Vorstellung als die, dass die Großen die Kleinen schlagen, wenn die Kleinen schreien. (...) Wenn hingegen das schreiende Kind sogleich mit der Erklärung isoliert wird, dass der, welcher andere quält, nicht mit ihnen sein darf, und wenn diese Isolierung unfehlbar, unerbittlich geschieht, so wird bei dem Kinde der Grund zu der Erfahrung gelegt, dass man allein sein muss, wenn man sich unangenehm macht. Das Kind wird in beiden Fällen durch ein Unbehagen zum Schweigen gebracht. Das erstere Mittel ist eine Handlung des Zwanges über seinen Willen, (...) nährt ein niedriges Gefühl, die Furcht (...) und hält das Kind auf dem tierischen Standpunkt. Das andere berichtigt den Willen in einer Weise, die ihn mit einer wichtigen Erfahrung des Lebens verbindet (...). Sie prägt die großen Grundgesetze des menschlichen Zusammenlebens ein: dass wenn unsere Lust anderer Unlust verursacht, uns diese anderen hindern, unserer Lust zu folgen, oder sich unserer „Machtausübung" entziehen.*[11]

Auch viele Künstler haben sich des Themas des exzessiv schreienden Säuglings angenommen.

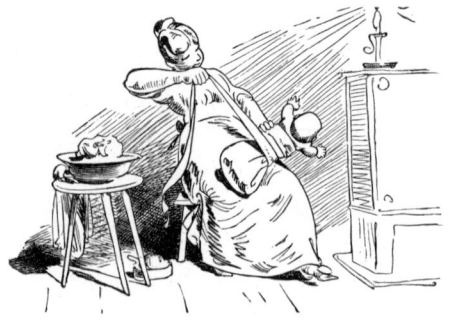

Abb. 13:
Wilhelm Busch:
„Der Schreihals"

Kaum aber schnürt man ihn ein,
So fängt er auch schon an zu schrein.
...
...

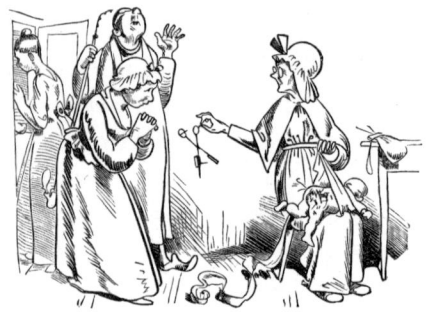

Voll Weisheit öffnet sie den Bund
Da haben wir's – Das war der Grund!

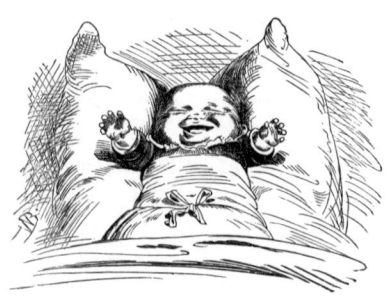

Und Willi, der vom Schmerz befreit,
Lacht laut vor lauter Heiterkeit.

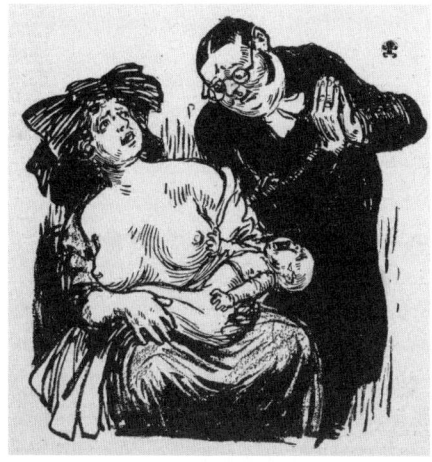

Abb. 14: Arpad Schmidhammer Bei Muckers: „Wat soll ich nur tun, Herr Pastor? Der Junge will für alles nich de Brust nehmen!" „Preis und Dank dem Herrn! Der Junge ist noch nicht verseucht von der überhandnehmenden Unsittlichkeit!"

Nun, die Sicht des Pfarrers hat wohl mehr mit seinen eigenen Problemen zu tun, als mit denen des kleinen Jungen, der die Brust seiner Mutter zurückweist.

Das ärztliche Verständnis – Behandlungsempfehlungen zum Schreien des Säuglings 1880-1990

1881 beschrieb Carl Adolf Christian Jacob Gerhardt (1833-1902) den Schrei als Symptom: *Er drückt die verschiedensten unangenehmen Sensationen aus von schlechter Stimmung bis zu schneidendem Schmerz, seltener freudige, angenehme Eindrücke. (…) Gutgepflegte und liebevoll behandelte Kinder sind sparsam mit ihrem Schrei, verwöhnte und verwahrloste, unreinlich gehaltene und sieche Kinder gehen verschwenderisch damit um. Ob Unart oder Schmerz lässt sich oft sofort erkennen.* Er empfahl: *Die beste Therapie ist die auf die Ursachen gerichtete. Narkotische Mittel, Lutschbeutel, Wiegen sollen nicht angewandt werden, jedenfalls nicht zum häufigen Gebrauche kommen.*[12]

Manche Vorstellung von Ärzten zur Ätiologie des „Schrei-Babys" scheinen gar nicht so weit entfernt zu sein von denen des Pfarrers! Philipp Biedert (1847-1916), ein deutscher Kinderarzt, der als einer der Ersten Milchersatznahrungen mixte, schrieb 1900: *Man sehe nach, ob ( ) berechtigte Beschwerden vorhanden sind und beseitige sie; wenn dann das kleine Ungeheuer noch schreit, so nehme man (…) die Erbsünde des Eigensinns an. Dann (…) lasse man es ruhig schreien und man darf überzeugt sein, dass es später nur dann schreien wird, wenn es Ursache dazu hat.*

Der Schweizer Kinderarzt Emil Feer (1864-1955) vermutete eine genetische Ursache: „*Schon beim Säugling tritt die Neuropathie in Erscheinung als (…) häufiges Schreien (…), Anorexie, Erbrechen*". Die Pathologisierung der

Schreibabys wog schwer, als Kinder mit Neurasthenie als genetisch minderwertig angesehen wurden.

Die nun schon sattsam bekannte Johanna Haarer (1900-1988) gab 1942 in ihrem Buch *Die deutsche Mutter und ihr erstes Kind* die offizielle Meinung und Haltung nationalsozialistischer Kinderärzte wieder. *So zahlreich und vielfältig die Ursachen sind, die ein Kind zum Schreien veranlassen, so wird manche Mutter nach sorgfältiger Prüfung erklären müssen, dass es sich um keine von allen handelt. Das Kind schreit eben und gar nicht wenig. (…) Es bleibt nichts anderes übrig, als anzunehmen, dass es aus Anlage, Gewohnheit oder geradezu zum Zeitvertreib schreit. (…) Man greift in solch einem Fall (…) hin und wieder doch zum Schnuller. (…) Versagt auch der Schnuller, dann, liebe Mutter, werde hart! Fange ja nicht an, das Kind aus dem Bett herauszunehmen, es zu tragen, zu wiegen, zu fahren, oder es auf dem Schoß zu halten, es gar zu stillen. Das Kind begreift unglaublich rasch, dass es nur zu schreien braucht, um (…) Gegenstand solcher Fürsorge zu werden. (…) Nach kurzer Zeit fordert es diese Beschäftigung mit ihm als ein Recht (…) und der kleine, aber unerbittliche Haustyrann ist fertig. (…) Frauen der älteren Generation sind stets von neuem empört über die „herzlose, moderne" Mutter, die sich von ihrem Sprössling nicht tyrannisieren lässt. (…) Nicht entschieden genug kann (…) vor falscher Nachgiebigkeit gewarnt werden. Sie ist ganz unnütz, verzieht das Kind und raubt der Mutter Zeit und Kraft. Das Kind wird nach Möglichkeit an einen stillen Ort abgeschoben, wo es allein bleibt, und erst zur nächsten Mahlzeit vorgenommen. Häufig kommt es nur auf einige wenige Kraftproben zwischen Mutter und Kind an – es sind die ersten! – und das Problem ist gelöst. (…) Sollte es aber auf keine Weise gelingen, ungestörte Nächte zu erzielen, so bleibt dir, liebe Mutter, doch ein Trost: Je älter das Kind wird, desto weniger schreit es.*[13]

Der schon zitierte amerikanische Kinderarzt Benjamin Spock befasste sich 1957 in elf seiner 296 Fragen zur Säuglingspflege mit dem schreienden Baby.[14] Zunächst betonte er den vorübergehenden Charakter des anhaltenden Schreiens. Die Schreiperioden der ersten Monate sind etwas ganz Natürliches, sie gehen vorüber und sind kein Grund, sich Sorge zu machen. Eine vage Erklärung sei, dass Babys in diesem Alter noch überempfindlich seien. Es handele sich gewissermaßen um ein Anpassungsproblem an die Umwelt. Anschließend ging er detailliert auf mögliche Ursachen ein: Hunger, Krankheit, nasse Windeln, Verdauungsbeschwerden, Verwöhnung, Übermüdung und ein besonderes Temperament des Säuglings. Quengelige, sehr sensible und leicht erregbare Säuglinge seien besonders betroffen. Aber auch ruhige und allgemein freundliche Babys haben oft in den ersten drei Monaten ihres Lebens Schreiperioden. Er diskutiert zwei Ursachen: „Koliken" und „einen allgemeinen Weltschmerz" oder „beides".

Er empfahl: *Einige überempfindliche Babys scheinen besser mit den Koliken fertig zu werden, wenn man sie sehr ruhig hält; (…) man sollte es auf eine sehr sanfte und ruhige Weise tun. (…) Eine Wärmflasche hilft auch in manchen Fällen. (…) Auch ein lauwarmes Klistier kann helfen. (…) Beruhigt sich ein Kind, (…) wenn man es aufnimmt und hin- und herträgt oder im Arm wiegt, sollte man das ohne pädagogische Gewissensbisse tun. (…) Ja, es ist schwer für die Eltern, wenn ihr Baby zum Typ der ärgerlichen, überempfindlichen, schreckhaften oder der Kolik-Babys gehört. (…) Gegen ununterbrochenes hartnäckiges Gebrüll schützt auch die Liebe zu dem Baby nicht. Allmählich werden auch die gutmütigsten Eltern ärgerlich. (…) Das Kind braucht nicht unbedingt zwei gepeinigte Eltern. (…) Wenn man sich also ausruht, ablenkt und außerhalb der Wohnung neue Kraft sammelt, so geschieht das nur zum Besten des Babys und der ganzen Familie.*[14]

Die heute meist verbreitete Definition des exzessiven Schreiens gab Morris Wessel mit „drei Stunden am Tag, an wenigstens drei Tagen über drei oder mehr Wochen" an. Er benannte nur zwei Ursachen: in der Regel familiäre Spannungen, seltener eine Allergie.

Der Kinderarzt und Kinderpsychiater René Spitz entwickelte 1967 eine eigene Theorie zur Entstehung der „Dreimonatskolik", einem Synonym für die Bezeichnung Schreibaby. Zunächst greift er auf das Wissen älterer Kinderärzte zurück. Diese hatten beobachtet, dass Schreibabys von Geburt an eine erhöhte Muskelanspannung aufwiesen und hatten deshalb bei diesen Säuglingen von einer „spastischen Diathese" gesprochen. Eine zweite Beobachtung konnte er aus eigener Erfahrung bestätigen. In Säuglingsheimen, in denen die Schwester das Kind nur zum Füttern auf den Arm nimmt und dies *mit der Gleichgültigkeit tut, die für jemand charakteristisch ist, der ein Kind versorgt, das nicht sein eigenes ist* – sind Dreimonatskoliken unbekannt. *In einem, der Heime, in dem die Mutter-Kind-Beziehungen relativ am besten waren, kam die Kolik gelegentlich vor. Bei den Kindern, die in ihrer eigenen Familie aufwuchsen, kam die Dreimonatskolik häufig vor.*[15]

Anderen Autoren war aufgefallen, dass die Schreibabys nach dem damals nur relativ selten praktizierten Prinzip des Stillens/Fütterns nach Verlangen ernährt worden waren. Die meisten dieser Mütter seien sehr besorgt gewesen um das Wohl ihrer Kinder und viele hätten aus „übertriebener Besorgnis" ihren Kindern bei nahezu jeder Äußerung Nahrung angeboten.

René Spitz stellte daher „die Hypothese einer zwei Faktoren-Ätiologie" auf: Wenn ein Neugeborenes mit angeborener Hypertonie von einer ängstlich und übertrieben besorgten Mutter aufgezogen wird, dann kann es sein, dass es eine Dreimonatskolik entwickelt.[15]

Während der ersten Lebenswochen, so Spitz, würde ein Ansteigen der „inneren" Spannung durch orale Aktivität zur Abfuhr gebracht werden. Ein Säugling mit erhöhter Muskelanspannung müsse viel größere Spannungsmengen in viel kleineren Zeitabständen zur Abfuhr bringen als ein ruhiges, gelassenes Kind. Eine überbesorgte Mutter, die auf jede Unlustäußerung des Säuglings damit reagiere, dass sie es füttere oder stille, ließe ihrem Kind nur die Möglichkeit, durch Schreien und Strampeln die Spannung abzubauen. *Im Laufe des dritten Monats eröffnet sich dem Säugling* dann *zum ersten Mal ein weiter Bereich affektiver, geistiger und körperlicher Aktivitäten. Er ist aber nicht nur fähig, diese Tätigkeiten zu unternehmen, sondern sie dienen ihm auch zur Spannungsabfuhr.* Diese Erklärung gelte sicherlich nicht für sämtliche Fälle einer Dreimonatskolik. Spitz empfahl den Müttern zwei damals in den USA verpönte Beruhigungstechniken anzuwenden: die Gabe eines Schnullers und die Verwendung einer Wiege.

Die Hypothese von Spitz war seinerzeit ein wichtiger Fortschritt. Er erkannte angeborene kindliche Besonderheiten als Risikofaktor an und betonte die Bedeutung der Mutter-Kind Beziehung, blieb jedoch ganz innerhalb der Triebtheorie von Sigmund Freud mit ihrer Theorie der innerer Anspannung und äußeren Spannungsabfuhr.

Umstrittene Beruhigungsmittel: Schnuller und Wiege
Im 19. Jahrhundert war der Zulp oder Zuller, Schnuller, Zutzel, Schlutzer beziehungsweise Schlotzer zur Ruhigstellung der Säuglinge weit verbreitet. Ein kleines Stück Leinen wurde mit Semmelmehl und gestoßenem Zucker gefüllt, zugebunden und mit süßer Milch oder Branntwein befeuchtet.[16]

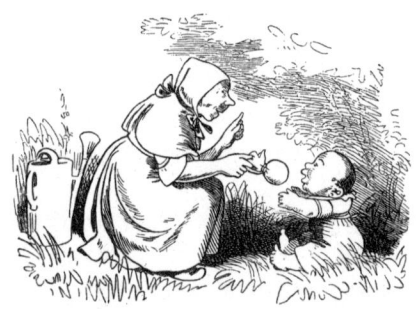

Abb. 15: Wilhelm Busch: Zulp oder Zuller; Vorläufer des Gummischnullers

Ludwig Griesselich schrieb 1843 noch vor dem Zeitalter der Mikrobiologie und Hygiene: *Es ist ein allerliebstes Geschäft, dem schreienden Kinde einen Besänftiger in den Mund zu drehen. – Der Schnuller ist ein verzweifeltes Mittel, Ruhe ins Haus zu schaffen – nichts anderes; in diätetischer Hinsicht ist er zu verwerfen, denn er macht den Kindern einen schlechten Magen. – Du, Vater, der du dies liest, mache es wie ich; so wie deine Ehehälfte dem Kinde einen Sauglappen eingedreht hat, ziehe ihn heraus und werfe ihn an – die Zimmerdecke; ich habe mir vor Jahren damit ein ganzes Firmament von Kometen gemacht; wer in's Zimmer trat, war genötigt, meine neue Himmelskarte zu bewundern; eine solche an die Zimmerdecke geschriebene Abhandlung ist gewiss jeder Kritik erhaben.*[17]

Der in Süddeutschland noch übliche Zulp alten Schlages verursache durch seinen im Munde zerfließenden Inhalt Mund-, Hals- und Magenkrankheiten – das war die Meinung der Wissenschaft gegen Ende des 19. Jahrhunderts.

Hingegen verteidigte Josef Trumpp 1911 den Schnuller unter gewissen Bedingungen zur Beruhigung: *Ein peinlich sauber gehaltener Gummischnuller ist unschädlich, falls ihn das Kind nur zeitweilig erhält und nicht den ganzen Tag im Munde führt. Der Schnuller muss vor jedesmaligen Gebrauch auf das Sorgfältigste mit frischem Wasser abgewaschen und außerdem täglich einmal ausgekocht werden. (...) Ganz und gar verwerflich sind die früher gebrauchten, oft nach schauderhaften Rezepten zubereiteten Lutschbeutel. (...) Es gibt Ärzte, die (...) den Gebrauch eines Schnullers ganz verbieten. Aber sie erreichen damit nicht mehr, als dass der Schnuller vor den Augen des Arztes verborgen wird. (...) Selbstverständlich ist es auch mir am liebsten, wenn ein Kind von Hause aus so wenig nervös und so gut erzogen ist, dass es gar keines Schnullers bedarf.*[18]

Der liberale amerikanische Kinderarzt Benjamin Spock meinte 1957: *Der Schnuller ist ein altes Hilfsmittel, wenn man ein Baby beruhigen und trösten will. Mit dem Beginn dieses Jahrhunderts allerdings und besonders während der letzten Jahrzehnte, geriet der Schnuller sehr in Verruf. In der modernen Kinderpflege lehnte man ihn als unhygienisch und unappetitlich ab. Man konnte zwar dem Schnuller nicht nachweisen, dass er einen schädlichen Einfluss auf ein Baby habe, aber dennoch war der Schnuller (...) etwas durchaus Verabscheuungswürdiges. In allerjüngster Zeit haben sich verschiedene Kinderärzte wieder für den Schnuller in einigen Fällen ausgesprochen, und zwar, wenn das Baby sehr unter Koliken zu leiden hat und um das Daumenlutschen zu verhüten. (...) Es bleibt also den Eltern überlassen, ob sie ihrem Baby den Schnuller geben wollen oder nicht.*[19]

Als ich 1970 während der Visite im Hopital des Enfants Malades in Paris vorschlug, einem schreienden Säugling einen Schnuller zu geben, entgegnete mir die Stationsschwester entrüstet: „Ein so ekelhaftes, unhygienisches Ding gibt es auf unserer Station nicht." Bei mir zu Hause, bei meinen zwei Kleinkindern, lag ein Dutzend davon über die ganze Wohnung verstreut.

1949 entwickelte der Zahnmediziner Adolf Muller eine vorne abgeschrägte, der Mundhöhle angepasste Form des Schnullers. Diese Form ist heute unter die Handelsbezeichnung NUK auf dem Markt, eine Abkürzung für **N**atürlich

Und **K**iefergerecht. In den 1980er Jahren wurde bekannt, dass der Schnuller ein Überträger für eine frühzeitige Besiedelung der Mundhöhle mit Streptokokkus mutans, dem wichtigsten Erreger der Karies, sein kann, wenn die Eltern den Schnuller in den Mund nehmen und dann dem Kind geben. Heute besteht ein breiter Konsens, dass Schnuller ohne die Weichmacher-Chemikalie Bisphenol A (BPA) produziert werden sollten. Epidemiologische Studien weisen darauf hin, dass Babys, die mit einem Schnuller einschlafen, seltener an → plötzlichem Kindstod versterben. Säuglinge, die mit einem Schnuller einschlafen oder gestillt werden, wachen bei einer Störung nicht so schnell auf wie Säuglinge ohne Schnuller.[20] Niemand lehnt heute den Schnuller mehr grundsätzlich ab. Die große Frage ist vielmehr, wann und wie man das Kleinkind vom Schnuller entwöhnen sollte. Dies ist kein Problem des Säuglings, sondern des Kindergartenkindes.

Früher kannte man noch keine separate Kinderstube. Dafür stand in jeder Stube eine Wiege. Johann Friedrich Zückerts (1737-1778) war ein Freund der Wiege: *Die Wiege dient dem Kinde zur bequemsten Schlafstelle. Denn es liegt nicht allein sehr bequem und sicher darin, sondern man kann auch solche Ruhestelle hintragen, wo man will. Sie ist das bequemste Mittel, das Kind durch ein sanftes Schütteln des Körpers und durch die davon entstehende gelinde Betäubung in einen Schlaf zu bringen; denn viele Kinder, wenn sie nicht außerordentlich ermüdet sind, pflegen schwer ohne Wiegen einzuschlafen. (...) Außerdem befördert die Bewegung des Körpers den Kreislauf und die Säfte und erleichtert die Verdauung der Milch.*[21]

August Friedrich Hecker (1763-1811) meinte 1805: *Auch mäßiges Wiegen ist eine, ganz jungen Kindern sehr angemessene Bewegung, der nur ein Vorurteil übertrieben nachteilige Folgen angedichtet hat. Es ersetzt dem Kinde einigermaßen den Mangel anderer Bewegung, und vorzüglich die, die es vor der Geburt bei den Bewegungen der Mutter gewohnt war. Notwendig ist es indessen nicht, und unzählige Kinder werden ebenso gut ungewiegt erzogen.*[22]

1858 klingt es bei Daniel Gottlob Moritz Schreber (1806-1861) ganz anders: *Die Wiegen haben den Nachteil, dass dadurch anstatt des natürlichen oft ein künstlicher Schlaf oder vielmehr Schlaftaumel erzwungen wird, dass diese täglich zu mehreren Malen wiederholte schaukelnde Bewegung einen eigentümlichen Betäubungszustand erzeugt, der zu ernstlichen Gehirnleiden Veranlassung geben kann, und dass in jedem Falle dem Kinde wenigstens ein unnötiges, seine und seiner Umgebung Ruhe störendes Bedürfnis angewöhnt wird.*[23]

Heute neigen wir zweifellos dazu, Erich Müller zuzustimmen, der 1934 in seinen *Briefen an eine Mutter* schrieb: *Die Wiege ist natürlich ein historisch amüsantes Möbel. Sie, liebe Mutter, werden den Neugeborenen zuerst am besten in einen Korb legen – ein sauberer Wäschekorb reicht aus –, der bequem überall hingetragen werden kann, und ihn später gleich einem richtigen Kinderbette anvertrauen.*[24]

Heute wird die Wiege zumeist als unpraktisches überflüssiges Mobiliar betrachtet. Ist das Baby unruhig, wird es auf den Arm genommen und hier durch wiegende Bewegungen getröstet. Wir helfen ihm, sich zu entspannen. Unser Sohn hatte die Eigenart mancher Kinder, sofort einzuschlafen, wenn unser Auto sich in Bewegung setzte. Wenn es gelegentlich Schwierigkeiten beim Einschlafen gab, so nahm ich ihn auf den Arm, ging zu unserem Auto, fuhr einmal um den Häuserblock und brachte ihn anschließend, tief und ruhig schlafend, zu Bett.

Bis in die neueste Zeit hinein haben Kinderärzte die Probleme der Schreibabys und ihrer Familien meist bagatellisiert. „Das Kind hat harmlose Drei-Monats-Koliken." „Es plagt sich mit Blähungen. Sie vergehen." Entblähende und krampflösende Substanzen wurden als kausal wirkende Medikamente angepriesen und großzügig verordnet. Darüber hinaus wurde auch auf die beruhigende Wirkung von Fenchel- und Kümmeltee, Wärme, eine sanft kreisende Bauchmassage, liebevolles Herumtragen und Abwechslung für das Baby hingewiesen.

EXKURS: Eine erfolgreiche und dennoch misslungene Beruhigung eines Schreibabys

Als junger Vater und Assistent der Kinderklinik Heidelberg besuchte ich einmal einen Studienfreund, der vor zwei Monaten Vater geworden war. Seine Frau klagte, dass ihr Sohn immer abends für mehrere Stunden fürchterlich schreie und durch nichts zu beruhigen sei. In jugendlich ungebrochenem Selbstbewusstsein verkündete ich, dass dieses Problem prinzipiell einfach zu beheben sei. „Man setze sich in einen bequemen Sessel abseits des Alltagstrubels, nehme den schreienden Säugling in den Arm und versuche sich trotz des erregten Säuglings zu entspannen. Kurz bevor man selbst einschläft, schläft der Säugling." Als der Abend kam und das Baby einige Zeit geschrien hatte, bat ich die Mutter, mir ihr Baby zu überlassen. Ich ging in den abgedunkelten Nebenraum, schloss die Tür, setzte mich in einen bequemen Sessel, konzentrierte mich liebevoll auf das schreiende Baby und entspannte mich schrittweise. Nach etwa zehn Minuten entspannte sich das Baby ebenfalls und schlief ein. Ich wartete noch einige Minuten, bis es tief schlief, stand dann vorsichtig auf und legte es der erstaunten Mutter schlafend in die Arme. – Dieses „Vorgeführtwerden" hat mir die Mutter nie verziehen. Heute weiß ich, dass ich in meiner Naivität großes Glück hatte und schäme mich, dass ich zwar viel Einfühlungsvermögen für den Säugling, jedoch keinerlei Empathie für die in vielen Abenden zermürbte, völlig erschöpfte und total verunsicherte Mutter gezeigt hatte.

EXKURS: Unbefangenheit und Empathie siegen
Ich sitze auf dem Beifahrersitz eines VW-Busses auf der Rückreise von einem Strandbesuch. Die Mutter der sieben Wochen alten Paula sitzt am Steuer. Hinter uns der Vater, die zwölfjährige Schwester Hannah und Paula. Unvermittelt fängt Paula an zu schreien. Nach mehreren Minuten nimmt sie der in Säuglingspflege versierte Vater bäuchlings auf den Unterarm, den Kopf in der Ellenbeuge und schüttelt sie rhythmisch. Nach etwa zehn Minuten vergeblicher Mühe bittet Hannah den Vater, ihr das Baby zu geben. Dieser überhört sie zunächst, gibt ihr die schreiende Paula aber auf eine weitere Aufforderung hin etwa zehn Minuten später doch. Nach zwei Minuten breitet sich entspannende Ruhe im Bus aus. Wenig später legt Hannah die tief schlafende Paula in ihr Sicherheitskörbchen. Nach der Fahrt sagte Hannah zu mir: „Ich nehme Paula immer vorsichtig in meine Halskuhle rechts, das mag sie gern! Der Papa schüttelt sie wie einen Presslufthammer und er hat einen Bart. Der sticht. Das kann ja nichts werden!" Welch ein Glück für ein Baby, eine große Schwester zu haben, die mit kindlicher Unbekümmertheit und viel Empathie sich auf sie einlässt.

Die Schreiambulanz
Angesichts der großen Nachfrage und der guten Behandlungserfolge hat ein neues Konzept zur Diagnostik und Behandlung von „Schreibabys" viele Anhänger gefunden. Die erste Schreiambulanz – zu Beginn dieses Buches habe ich bereits davon berichtet – wurde in Deutschland von Mechthild Papoušek in München 1991 eröffnet. 2006 gab es über 200 derartige Ambulanzen in Deutschland. Von allen Säuglingen mit exzessivem Schreien liegt nur bei etwa 5 bis 10 % ein mit der Ernährung zusammenhängendes Problem vor; gewöhnlich handelt es sich um eine allergische Erkrankung oder einen krankhaften Rückfluss von saurem Mageninhalt in die Speiseröhre. Die Mehrzahl der Schreibabys hat jedoch ein Problem mit der Regulation der Wachzustände (→ Ritzenteufel). Die Kinder finden schwer in den Schlaf, schlafen zu wenig und sind deshalb extrem übermüdet und überreizt. Die Eltern stehen vor einem zu Beginn schweren, nach mehreren Tagen unlösbar erscheinenden Problem. Das schreiende Baby

ist stark erregt. Die Eltern bemühen sich, trotz des angespannten Klimas durch verschiedene Entspannungsroutinen dem Säugling in den Schlaf zu helfen. Wiegende Bewegungen, leise monoton beruhigend vorgetragene Schlaflieder, eine ruhige reizarme Umgebung, ein Schnuller und viel Geduld helfen im Einzelfall. Während heute allgemein das straffe Wickeln, das die Spontanmotorik des Säuglings einengt, bei normal sich entwickelnden Babys abgelehnt wird (→ Wickelkind), empfehlen neuerdings einzelne Kollegen ein straffes Einwickeln bei Schreibabys (→ Pucken).

Dauert das Schreien an, so wird die Frustration, die von dem ungetrösteten Säugling ausgeht, für die Pflegepersonen immer größer und ihre Ressourcen, dem Schreien entspannend entgegenzuwirken, immer kleiner. So entsteht ein regelrechter Teufelskreis: Ein besonders sensibler, leicht reizbarer Säugling ist wegen ausgeprägter Anpassungsprobleme schwierig zu pflegen. Er wird durch anfängliches Ungeschick oder eine momentane Ungeduld zusätzlich erregt. Wenn nun der Vater oder die Mutter nur über eingeschränkte psychische und soziale Ressourcen verfügt, wird er oder sie durch die wiederkehrenden negativen Erfahrungen immer mehr verunsichert und schließlich körperlich erschöpft. So kann sich aus einer aktuellen Krise eine echte Störung des Umgangs beider entwickeln. Das Problem liegt weder beim Säugling noch bei den Bezugspersonen, sondern es wurzelt im Abstimmungsprozess beider. Es ist – im Jargon der Soziologie gesprochen – ein systemisches Problem. Die Diagnose „frühkindliche Regulationsstörung" wurde so zur ersten Krankheitsbezeichnung in der Kinderheilkunde mit systemischem Krankheitsverständnis. Die Schrei-Attacken gipfeln meist um die sechste Lebenswoche und wachsen sich in der Regel in der Phase des „sozialen Erwachens" mit etwa drei Monaten aus. Nun gelingt es während aktiver Wachzeiten, mit Freude am eigenen Tun und eigenen Initiativen im Spiel den Erregungszustand zu modulieren und die Aufmerksamkeit des Säuglings immer besser zu fokussieren.

Bei der interdisziplinären kommunikationszentrierten Eltern-Kind-Beratung und Psychotherapie in den Schreiambulanzen bemüht sich das therapeutische Team gemeinsam mit den Eltern anhand ihrer Schilderungen und einer alltäglichen, in der Regel auf Video festgehaltenen, Pflegehandlung zu verstehen, wie der → Teufelskreis entstand und weshalb er ausgerechnet so und nicht anders ablief.[25] Gemeinsam wird dann nach Möglichkeiten gesucht, die Eltern zu entlasten, ihnen Ruhe und Entspannung zukommen zu lassen, Handlungsalternativen zu erörtern und das angeschlagene Selbstvertrauen zu stärken, etwa, indem auf kleine gelungene Pflegehandlungen hingewiesen wird. Hierbei spielen die Information der Eltern über typische Schwierigkeiten des Kindes, wie negative Extremausprägungen der sensorischen Erregbarkeit und der Intensität der

Reaktion, der allgemeinen Unruhe, der Tröstbarkeit, der Anpassungsfähigkeit, des Aktivitätsniveaus, der ausgeprägt positiven oder negativen Emotionalität, der Hinweis auf anstehende altersentsprechende Entwicklungsaufgaben und die Suche nach ungenutzten Ressourcen der Familie eine wichtige Rolle. Sollte ein Elternteil persönliche Schwierigkeiten auf das Kind und den Umgang mit ihm übertragen, so bemüht sich das Team, dieses Problem in einer separaten psychotherapeutischen Behandlung zu bearbeiten und so die Eltern-Kind-Beziehung von diesem Problem zu entlasten.

Ziel ist ein von Kind und Eltern positiv erlebtes Zusammenspiel, ein sogenannter → „Engelskreis" – von integrativen, → selbstregulatorischen Kompetenzen des Säuglings einerseits und einer gestärkten → intuitiven elterlichen Kompetenz andererseits.

Folgen anhaltenden Schreiens im Säuglingsalter

Aber keine Angst! Wenn wir es heute auch allgemein für eine Barbarei betrachten, einen Säugling einfach schreien zu lassen, wie dies bis in die 1960er Jahre allgemein empfohlen wurde, so hat Ludwig Ferdinand Meyer (1879-1954), ein nach Israel emigrierter deutscher Professor für Kinderheilkunde, doch nicht ganz unrecht, wenn er 1953 schrieb. *Es liegen bisher keinerlei Beweise vor, dass die Säuglinge, deren Lebensordnung in den ersten Lebenstagen von den Erwachsenen geregelt wird, durch das häufigere Weinen und Schreien einen seelischen Schaden für ihr späteres Leben erleiden.*

Eltern sollten sich also nicht allzu sehr sorgen, dass ihr Kind durch das Schreien Schäden davonträgt. Aber: Es existiert durchaus die Gefahr, dass das Schreien eine andere Form von Verletzung nach sich zieht, denn exzessives Schreien ist eine der häufigsten Ursachen und Anlässe für eine Kindesmisshandlung im Säuglingsalter. Ein andauernd schreiender Säugling erschöpft schließlich die Geduld der gutmütigsten Eltern. Irgendwann kommt der Umschlag von Verzweiflung in Frustration, und sie verspüren eine tiefsitzende Wut. Dies ist ein kritischer Moment, in dem einige Eltern sich vergessen und tätlich werden. Besonders gefährlich ist das Schütteln des Kindes (→ Schütteltrauma), da es Hirnblutungen, bleibende Hirnschäden oder gar den Tod verursachen kann.

Wie schon erwähnt: Bei Säuglingen mit wenigen Risikofaktoren und Eltern mit guten Ressourcen endet das anhaltende Schreien gewöhnlich mit dem Entwicklungsschub im vierten Lebensmonat als „normale" Anpassungskrise ohne bleibende Folgen. Bei Säuglingen mit vielen Risikofaktoren und geringen elterlichen Ressourcen kann die Schreiphase des jungen Säuglings der Beginn einer Entwicklung sein, die im Erwachsenenalter zu einer Persönlichkeitsstörung führen kann.

Fazit

Exzessiv schreiende Säuglinge gab es zu allen Zeiten. In den Industriestaaten betrifft das exzessive Schreien je nach Kulturraum etwa 8 % bis 29 % der Säuglinge.[25] Bei Naturvölkern schreien die Babys nicht seltener, exzessives Schreien ist jedoch sehr selten oder unbekannt. Viel spricht dafür, dass die derzeit so zahlreichen Schreibabys in den Ländern der ersten Welt auf Eigenarten der Industriekultur zurückzuführen sind.

Erfreulicherweise hören auch die meisten der exzessiv schreienden Säuglinge nach wenigen Wochen auf zu schreien und ihre Entwicklung verläuft dann innerhalb „normaler" Bahnen (→ normaler Säugling).

Jede Zeit betrachtete das „störende" Verhalten der Schreibabys mit ihrer Brille und reagierte mit Mitteln, die im Sinne des Zeitgeistes als erfolgreich galten.

– Als Grund für das Schreien des Säuglinge wurden einst magische Erklärungsmuster wie der → Wechselbalg, religiöse wie die Erbsünde, moralische wie Unart oder Eigensinn und rationale wie scheinbare physiologische Besonderheiten des Säuglings nach dem Motto *Schreien reinigt oder kräftigt die Lungen* bemüht.
– Häufig wurde das Kind als böse, neuropathisch, verzogen oder minderwertig angesehen. Die Mutter wurde als hysterisch oder für wenig einfühlsam gehalten. Schließlich wurde beiden eine Mitschuld an der Entwicklung dieses „psychogenen Leidens" gegeben.
– Zur Lösung des Schreigeschehens wurden vielerlei Ratschläge angeboten. Zunächst sollten die Eltern einfache Gründe für das Schreien wie Hunger, Überhitzung, zu straffes Wickeln, Stuhlgang, Krankheit und Fieber ausschließen. Die Dämonisierung der Schreikinder als potentielle Haustyrannen schien ein hartes Anfassen der Säuglinge durch Wegsperren oder gar Schläge zu rechtfertigen. Die verharmlosende Variante lautete: „Das wächst sich aus." Die Verordnung von Medikamenten gegen Blähungen gab dem Arzt das Gefühl, Herr der Lage zu sein und ein scheinbar vernünftiges Behandlungskonzept zu verfolgen. Auch die Empathie der Eltern wurde eingefordert durch Vorschläge wie das Baby zu wiegen, es durch einen Schnuller zu beruhigen oder ihm einen Fenchel- oder Kamillentee anzubieten. Schließlich glaubte man die enorme Hilflosigkeit der Eltern durch aktives Tun etwas in den Hintergrund drängen zu können, indem man empfahl, das Kind herumzutragen oder durch gezielte Stimulationen abzulenken.
– Erst die letzten zwei Jahrzehnte haben einen wesentlichen Fortschritt im Verständnis und in der Behandlung dieser „Modekrankheit" gebracht. In

den „Schreiambulanzen" hat sich eine neuartige interdisziplinäre, kommunikationszentrierte Eltern-Kind-Beratungskultur etabliert. Grundlage dieser Arbeit ist systemisches Denken in einem im Idealfall interdisziplinär zusammengesetzten Team aus Kinderärzten, Entwicklungspsychologen, analytischen Kinder- und Jugendlichen-Psychotherapeuten, Kinderkrankenschwestern und Sozialarbeitern. Diagnostik und Beratung sind auf die Individualität des Kindes und der Eltern, ihre besondere sozio-ökonomische Situation, ihre einzigartige individuelle und gemeinsame Geschichte und das soziale Umfeld und dessen Ressourcen ausgerichtet. Gemeinsam mit den Eltern wird nach Lösungsansätzen der scheinbar hoffnungslos festgefahrenen Kommunikationsstörung von Eltern und Baby gesucht, die Eltern über die anstehenden entwicklungspsychologischen Herausforderungen des Kindes informiert und gegebenenfalls problemorientiert Hilfsangebote unterbreitet.

Von kleinen „Ritzenteufeln" – Und von der Wichtigkeit des Schlafes

Wenige Themen werden unter jungen Eltern heute so heiß diskutiert, wie das Schlafverhalten ihres Babys. Wann wird es endlich durchschlafen? Wie lange soll es bei der Mutter schlafen? Ab wann soll es ein eigenes Bett haben? Wie sollen sich die Eltern verhalten, wenn ihr Kleinkind, das zwischenzeitlich die Nacht fest durchschlief, unvermittelt weinend vor ihrem Bett steht?

Der Begriff „Ritzenteufel" gibt die ambivalente Haltung von Eltern wieder, die sich von ihrem Säugling oder Kleinkind in ihrem Schlaf gestört fühlen. Widerstrebend geben sie dem „Quälgeist" nach und legen ihn zwischen sich ins Ehebett auf die Ritze zwischen ihren beiden Matratzen.

Die Einstellung der Gesellschaft zum Schlafverhalten der Säuglinge vor 1850

Die Ärzte und Pädagogen des 18. und frühen 19. Jahrhunderts beobachteten die Säuglinge sehr sorgfältig, zogen hieraus ihre Schlüsse und gaben praxisnahe Ratschläge. Johann Friedrich Zückerts (1737-1778) schrieb 1764. *Das Wachen verzehrt die Lebensgeister (…). Allein durch den Schlaf erlangen die schlappen Teile des Kindes gehörige Zeit und Ruhe zu mehr Ausdehnung und Verlängerung; das Blut bleibt in einem langsamen Umlaufe, welcher den Gefäßen keine Gewalt antut; die Lebensgeister werden stärker abgesondert, und mehr gesammelt (…). Kinder müssen also darum viel schlafen, damit sie gut wachsen, die Milch wohl verdauen, und Kräfte und Stärke erlangen. (...). Eigentlich kann man zwar nicht bestimmen, wie lange es schlafen soll. Allein das ist unrecht, wenn man es den ganzen Tag schlafen lässt. (...) Man muss also das Kind zwar bei Tage auch hinlänglich schlafen lassen, aber demselben einige Stunden zum Wachen vergönnen. (...) Wenn das Kind nach Maßgabe der Stärke seines Körpers zu lange schlafen sollte, muss man es mit Behutsamkeit wecken.*[1]

Christoph Girtanner (1760-1800) kommentiert 1794 die Schlaflosigkeit des Säuglings: *Sie ist keine idiopathische Krankheit, sondern bloß ein Symptom einer anderen Krankheit. Man hüte sich daher sorgfältig, den Kindern Opiate zu geben, um sie schlafen zu machen: vielmehr behebe man die Ursache, dann wird die Schlaflosigkeit von selbst aufhören.*[2]

Carl Bernhard Fleisch schrieb 1803: *Während der ersten Monate (...) würde das Kind Schaden leiden, wenn es so lange nicht trinken sollte. Aber von der Mitte des dritten Monats an kann man das Kind allmählich gewöhnen, des Nachts nicht zu trinken.*

August Friedrich Hecker (1763-1811) vertrat 1805 folgenden Standpunkt: *In seiner ersten Lebensperiode muss ein Kind viel schlafen; Schlaf ist der angemessenste Zustand zur Beförderung der Vegetation. (...) Von den ersten drei Lebensmonaten möge ein Kind immer zwei Drittel verschlafen. Wohlsein, frische Luft, mäßige Bewegung und Freiheit von allen nachteiligen Einflüssen befördern den Schlaf und wir dürfen ihn nur auf diesen Wegen begünstigen.*[3]

Christoph Wilhelm Hufeland widmete 1829 ein Kapitel seines Ratgebers an Mütter dem kindlichen Schlaf. *Es ist ein besonderes Vorurteil mancher Eltern, dass sie glauben, ein Kind könne zu viel schlafen, oder wohl gar sich dumm schlafen, daher denn manche auch so weit gehen, die armen Geschöpfe in ihrem süßesten Schlummer zu unterbrechen und ihnen die Zeit dazu nach selbst erdachten Regeln, aber nicht nach dem Willen der Natur, zuzumessen. Ich stelle daher den Grundsatz auf: es ist ein sehr gutes Zeichen, wenn Kinder viel und ruhig schlafen, und es ist Pflicht, ihnen diese wichtige Selbsterholung so reichlich wie möglich zukommen zu lassen.*[4]

Die Erziehung zu einem gesellschaftlich erwünschten Schlafverhalten 1850-1960

Die Agrargesellschaft konzentrierte sich auf die zu bewältigenden Arbeiten. Arbeitsbeginn und -ende waren sekundär, Hauptsache, die Arbeit wurde getan. Ein wichtiges Charakteristikum der Industriegesellschaft ist dagegen die Koordination komplexer Arbeitsabläufe. Hierzu bedarf es einer feinen zeitlichen Abstimmung (→ Uhrzeit). Damit stoßen zwei unterschiedliche Vorstellungen von Zeitabläufen aufeinander. Das Schlafverhalten des jungen Säuglings richtet sich nur nach seinen ureigenen Bedürfnissen, jedoch nicht nach dem Tagesablauf der Eltern. So wird der Wunsch der Eltern, nach einer möglichst raschen Anpassung des Schlafverhaltens des Säuglings an ihren Lebensrhythmus sehr verständlich.

Gleichzeitig glaubte die naturwissenschaftlich orientierte Kinderheilkunde und Entwicklungspsychologie mit ihrem Modell vom Biosystem Kind den Schlüssel zur Lösung der wichtigsten Fragen der Gesundheit und Erziehung in Händen zu halten. In diesem reduktionistisch vereinfachten System war jedoch um 1900 kein Raum für Emotionen und Individualität, da beide Faktoren methodisch damals nicht mit Hilfe quantifizierender Messungen zu erfassen waren. In der gesellschaftlichen Vorstellung verdrängte so das abstrakte Bild vom „typischen Säugling" zunehmend die Erfahrung aus dem Umgang mit individuell zum Teil sehr unterschiedlichen Säuglingen. Entsprechend fielen die Empfehlungen immer pauschaler und wirklichkeitsferner aus.

Um 1900 stand die deutsche Gesellschaft unter einem enormen Druck, Umstrukturierungsprozesse infolge der Industrialisierung zu organisieren und zu begründen. Die Industriegesellschaft erfordert ein hohes Maß an Selbstdisziplinierung. Im deutschen Kaiserreich kam es unglücklicherweise zur selben Zeit zur Restauration feudaler, nichtdemokratischer, gesellschaftlicher Strukturen. Diese stützten sich hauptsächlich auf wirtschaftliche und nationale militärische Macht. Machtfragen beherrschten so mehr und mehr den Zeitgeist. In dieser Zeit des zweifachen Disziplinierungsdruckes auf die deutsche Bevölkerung kam es nicht zufällig zuerst in Deutschland zu der verhängnisvollen und uns Nachfahren beschämenden Vorstellung, schon Säuglinge mit Macht disziplinieren zu können und zu müssen. Was im 18. Jahrhundert von Joachim Heinrich Campe (1746-1818) schlicht als abwegig und nicht diskussionswürdig angesehen worden war, wurde nun zu einem Zentralthema der Kinderheilkunde und Pädagogik. Im Ausland wurden die streng reglementierenden Stillempfehlungen als „deutsche These" bekannt und vielfach übernommen.

Zu allem Unglück betrachtete Adalbert Czerny (1863-1941), einer der führenden Köpfe der Kinderheilkunde, nicht den in engem Kontakt mit seiner Mutter lebenden Säugling als Vorbild für ein gut erzogenes Kind, sondern den von ihm in Findelhäusern betreuten depressiven, ohne Hoffnung und Lebensfreude dahinvegetierenden, leicht manipulierbaren, anspruchslosen Säugling. Bei dieser Sichtweise fehlte ihm das Gespür für das, was er den Säuglingen zumutet mit den von ihm mit formulierten starren Ernährungs- und Pflegeempfehlungen.

Ein zentraler Punkt dieser Disziplinierungskampagne war das Schlafverhalten des Säuglings, insbesondere das Ringen um die Nachtruhe der Eltern. Im Folgenden sollen einige Beispiele für den sich über Jahrzehnte hinziehenden

Prozess der Änderung der Einstellung der Gesellschaft gegenüber dem Schlafverhalten von Säuglingen stehen.

Der Orthopäde Daniel Gottlob Moritz Schreber (1808-1861), der Vater der „Schreber Gärten", empfahl 1858 ein karges, knappes Einschlafritual und warnte vor den weitverbreiteten, die Sinne ansprechenden Einschlafhilfen: *Je jünger das Kind, umso längerer Schlafzeit bedarf es. Man (...) vermeide ebenso sehr aufreizende Störungen des Schlafes als künstliche Einschläferungsmittel. (...) In letzterer Hinsicht ist namentlich vor der häufigen Maxime, die Kinder durch Herumtragen in den Schlaf zu bringen und vor dem Gebrauch der Wiegen zu warnen. (...) Ist die Schlafzeit gekommen, so lege man das Kind unmittelbar in sein Bett und zwar stets gerade auf den Rücken, und enthalte sich alles Weiteren, auch des bei älteren Kindern so gewöhnlichen Einsingens. Gesang ist ein sehr angemessenes Belebungsmittel und soll daher nur in den Zeiten des Wachseins das Kind umgeben.*[5] Was störte Schreber wohl an Wiegen- und Schlafliedern?

William Thierry Preyer (1841-1897) war ein Pionier auf dem Feld der Entwicklungspsychologie. Er maß die Schlafdauer seines Sohnes täglich von Geburt an bis ins vierte Lebensjahr. Im ersten Lebensmonat schlief dieser *wenigstens sechzehn, meistens mehr Stunden*. Preyer bezeichnet dieses Schlafverhalten als *Schlafsucht*.[6] Fünfzig Jahre früher wäre kein Arzt oder Pädagoge je auf den Gedanken gekommen, die lange Schlafdauer der Säuglinge als pathologisch einzustufen. Was für eine Verkennung das Verhalten des Säuglings, dieses nach dem Verhalten kranker Erwachsener zu benennen.

1873 meinte Alfred Vogel (1829-1890) zur Idee der Nachtruhe bei jungen Säuglingen: *Zur Nachtzeit genügt eine vierstündige Pause, z. B. von abends 9 Uhr bis 1 Uhr der Amme zum ersten Schlafe vollständig. Den Rat einiger „Pädiatriker" vom Abend bis zum andern Morgen den Säugling nicht anzulegen, habe ich noch nie befolgen können.*[7]

Im Gegensatz hierzu schrieb Carl Gustav Vogel 1890: *Wenn die Frau am Tage ihren häuslichen Geschäften nachgegangen ist, geschafft und gearbeitet hat, muss sie wieder neue Kräfte sammeln, um am nächstfolgenden Tage wieder gestärkt und gekräftigt an die Arbeit gehen zu können; sie bedarf insbesondere des Schlafes. Aus diesem Grunde muss das Kind so gewöhnt werden, dass es auch in der Nacht schläft und nicht durch sein Schreien um Nahrung den Schlaf der Mutter verscheucht. Gar viele Mütter haben mir schon entgegengehalten; es geht nicht, ich bin schon froh, wenn das Kind bloß ein- oder zweimal kommt; aber ich kann versichern, dass, wenn die Frauen folgen, es allemal gegangen ist. Wenn ein Kind abends um 10 Uhr noch einmal angelegt worden ist, dann muss es schlafen bis früh um 6 Uhr, wo dann die Mutter auch hinreichend durch Schlaf erquickt sein wird. Meldet sich das Kind in den allerersten Tagen seines Lebens mitten in der Nacht, oder ist ein Kind durch nächtliches Anlegen schon verwöhnt worden, dann lasse man es erst etwas ausschreien und gebe ihm dann, wenn die Lippen sehr trocken sind, ein paar Löffelchen Zuckerwasser; führt man dieses selbst bei Kindern in einem Alter von einem Tag konsequent durch, so werden sie nach drei bis vier Tagen während der Nacht nicht mehr nach Nahrung verlangen, sondern ruhig die ganze Nacht schlafen, vorausgesetzt, dass das Kind gesund ist und gesunde, nahrhafte Milch bekommt.*[8]

Philipp Biedert (1847-1916) argumentierte 1900 ganz ähnlich. Er empfahl „sehr bald" eine sieben- bis achtstündige Nachtpause „im Interesse der Mutter", aber auch „im Interesse des Kindes anzustreben", da „deren körperliches Gedeihen natürlich der Ernährung des Kindes zugute" käme.

Adalbert Czerny und Arthur Keller (1868-1934), die wichtigsten Vertreter einer streng reglementierten Säuglingspflege, verweisen 1906 als Begründung für die achtstündige Nachtruhe im Rahmen der „Gewöhnung an eine Zeitordnung" auf Emil Feer (1864-1955), dem es bei der Mehrzahl der gesunden Kinder gelungen sei, von der vierten bis achten Woche an nachts die Nahrungsaufnahme auszusetzen.

Schließlich verteidigte der Geburtshelfer Rudolf Theodor Edler von Jaschke 1927 die achtstündige Nachtruhe mit dem Argument, sie sei „eines der wichtigsten Mittel die Mütter stillfreudig und bei Kräften zu erhalten".

Nach 1900 verbreitete eine neue Generation von naturwissenschaftlich ausgebildeten, männlichen, gut bürgerlich situierten „Kinderärzten", deren eigene Kinder wahrscheinlich von einem Kindermädchen oder einer Amme weit ab vom elterlichen Schlafzimmer versorgt wurden, den Mythos, dass Neugeborene innerhalb weniger Tage nachts Ruhe geben würden, wenn man sie nur konsequent „ausschreien" lasse.

In den 1920er Jahren widersprachen mehrere renommierte Pädiater dem starren Ernährungsregime von Adalbert Czerny und Arthur Keller. So schrieb z. B. 1928 Emil Flusser (1885-1940): *Man diktiert zu viele Gesetze, statt der Natur ihre Gesetze abzulauschen.* Dass die Mutter ihr Kind stillt, wenn es schreit, sei *das natürlichste Ding von der Welt* und gesundheitsförderlicher als *irgendeine Doktrin.* Ja, der Säugling habe ein *Recht auf individuelle liebevolle Behandlung und dieses Recht macht er in seinem Schreien geltend.*[9] Allerdings weist Frau Miriam Gebhardt 2009 anhand von Elterntagebüchern nach, dass sich die meisten Eltern Ende der 1920er Jahre an den starren Pflegeempfehlungen orientierten.[10]

Im Dritten Reich wurde das starre Ernährungs- und Pflegeregime von Adalbert Czerny und Arthur Keller zur offiziellen Vorgabe für alle Empfehlungen zur Säuglingspflege. Johanna Haarer (1900-1988) stellte 1942 folgenden

Stillplan auf: *Wir stillen um sechs, zehn, vierzehn, achtzehn, und zweiundzwanzig Uhr. Regelmäßige vierstündige Pausen, Nachtruhe acht Stunden.*[11] Im Detail gab sie folgenden Rat. Bei Neugeborenen und jungen Säuglingen, die nachts schreien, soll man *das tägliche Bad auf den Abend verlegen,* da dies *bei vielen unruhigen Kindern den Schlaf sehr verbessert, (…) die letzte Mahlzeit abends möglichst spät und die erste morgens etwas früher* geben, und falls auch dies nicht hilft, *sich mit Tee oder Fruchtsaft behelfen (…). Bei kleinen und zarten Kindern bleibt, besonders wenn sie schlecht zunehmen und nachts hartnäckig schreien,* eine Notlösung, die *natürlich immer hilft: auch nachts einmal stillen. (…) Allerdings besteht hier die Gefahr der Gewöhnung. (…) Bei großen kräftigen Kindern sei der Mutter abermals der Rat gegeben: Schreien lassen! Jeder Säugling soll von Anfang an nachts allein sein. (…) Nach wenigen Nächten, vielfach schon nach der ersten, hat das Kind begriffen, dass ihm sein Schreien nichts nützt, und ist still. So viel Strenge und Beharrlichkeit ist natürlich nicht jedermanns Sache, und besonders den Großmüttern völlig unverständlich. Viele Mütter aber haben es so gemacht und hatten, ohne dem Kind zu schaden, zum Lohn dafür ungestörte Nächte. (…) Sollte es aber auf keine Weise gelingen, ungestörte Nächte zu erzielen, so bleibt dir, liebe Mutter, doch ein Trost: Je älter das Kind wird, desto weniger schreit es. Eines Nachts wird es plötzlich von selbst durchschlafen.*[11] Schließlich endet sie dieses Kapitel mit einem in ihrem Buch sehr seltenen Selbstzweifel: *Denn so leicht in der Theorie das Gebot der achtstündigen Nachtruhe aufzustellen ist, so schwer ist es mitunter, in Privathaushalt zum Ziele zu kommen.* Frau Haarer verliert kein Wort darüber, dass Babys vielleicht beunruhigt, erschreckt, verstört, einsam, traurig oder trostbedürftig sind und deshalb nicht schlafen können.[12]

Modalitäten eines kindgerechteren Schlafverhaltens
Seit 1960 sind viele Daten zur Biologie des Schlafverhaltens von Säuglingen und deren kultureller Modifikation bekannt geworden. Im Folgenden soll eine kurze Übersicht über die wichtigsten Befunde der letzten 50 Jahre gegeben werden.

1953 beobachteten zwei Wissenschaftler aus Chicago bei Schlafenden plötzlich auftretende schnelle Augenbewegungen („Rapid Eye Movements"). Rasch stellte sich heraus, dass es sich bei den REM-Perioden um eine spezifische Schlafphase handelte. Das Gehirn ist während dieser Schlafphase nahezu so aktiv wie während des Wachzustandes. Die meisten Träume finden in dieser Phase statt. Sie ist wichtig für das Lernen. Nach der Geburt überwiegen die REM-Schlafphasen mit neun Stunden pro Tag, während die restlichen Schlafphasen (Non-REM-Schlaf) nur etwa sieben Stunden pro Tag betragen.

Während des ersten Lebensjahres verringert sich die Dauer der REM-Schlafphasen, und sie verlagern sich zunehmend in die zweite Hälfte des Nachtschlafes. Im Alter von acht Jahren beträgt der REM-Schlaf nur noch etwa drei Stunden. Danach verändert sich die Dauer des REM-Schlafes nicht mehr. Neben der REM-Schlafphase werden vier weitere Tiefschlafphasen unterschieden. Etwa alle 90 Minuten durchschreitet das Gehirn einmal die verschiedenen Schlafphasen.

Ab der 36. Schwangerschaftswoche zeigen Fötus und Neugeborenes etwa sechs bis acht Schlafzyklen in 24 Stunden.[13] Anfänglich verlaufen die Schlafzyklen völlig unabhängig vom 24-Stunden-Tagesrhythmus. Vergleicht man die Schlafzyklen von Tag zu Tag, so gibt es meist eine zeitliche Verschiebung. Das Kind schläft beispielsweise jeden Tag etwa eine Stunde später ein als tags zuvor (infradianer Rhythmus mit einer Dauer von mehr als 24 Stunden). Gewöhnlich kommt es im Alter von drei bis vier Monaten zu einer Abstimmung des endogenen Schlafrhythmus mit dem 24-Stunden-Tag- und Nachtrhythmus. Die ist gewöhnlich die Zeit in der Säuglinge lernen, nachts „durchzuschlafen". Für mich persönlich war die Entdeckung, dass es neben dem 24-Stunden-Rhythmus und dem Chaos noch etwas Drittes, d. h. ultradiane (weniger als 24 Stunden Dauer) und infradiane Rhythmen gibt, ein wichtiger Erkenntnisschritt auf dem Weg, mich vom dichotomen Weltbild, das viele Phänomene auf eine Alternative verkürzt, zu verabschieden.

Im letzten Jahrzehnt ist das Verständnis für die Biologie der Schlaf-Wachregulation bei jungen Säuglingen sehr bereichert worden.[14] Das Schlafbedürfnis scheint das Resultat zweier gegenläufiger rhythmisch ablaufender biologischer Prozesse zu sein. Auf der einen Seite baut sich während des Tages ein immer stärkeres Bedürfnis nach Schlaf auf. Das Maximum liegt gegen 20 Uhr, das Minimum gewöhnlich am frühen Morgen. Unabhängig hiervon nehmen die Aufmerksamkeit sowie die motorische und emotionale Erregbarkeit ebenfalls vom Morgen bis in den Abend zu. Sind beide Prozesse in gleicher Weise innerhalb des 24-Stunden-Tag-Nacht Rhythmus synchronisiert, findet der junge Säugling ohne große Probleme nachmittags und abends in den Schlaf. Laufen die beiden Prozesse aber desynchronisiert über Tag und Nacht ab, können die jungen Säuglinge abends trotz Übermüdung nur sehr schwer in den Schlaf finden (→ Schreibabys). So erklärt sich, dass Säuglinge im Alter von sechs bis acht Wochen weltweit vermehrt schreien. Sind der Hautkontakt und die Mutter-Kind-Bindung sehr eng wie in vielen Kulturen der Dritten Welt, so eskaliert dieses Schreien sehr selten. In Deutschland und vielen westlichen Ländern eskalieren die Schreiattacken leider jedoch bei etwa jedem fünften Säugling.

Neugeborene schlafen durchschnittlich etwa 16 Stunden täglich. Bei einjährigen Kindern verkürzt sich die Schlafdauer auf etwa 14 Stunden. Der Schlafbedarf schwankt individuell sehr stark. Einzelne Neugeborenen schlafen z. B. nur 13 Stunden und andere 20 Stunden täglich und sind dabei völlig gesund. Bei Neugeborenen ist der Tag- und Nachtschlaf etwa gleich lang. Einjährige Kinder schlafen bei uns durchschnittlich etwa zwölf Stunden nachts und zwei Stunden über den Tag. Auch hier bestehen große individuelle Unterschiede. Eltern sollten sich Klarheit darüber verschaffen, wie viele Stunden Schlaf ihr Säugling in 24 Stunden benötigt. Dies scheint eine kulturell nicht beeinflussbare biologische Konstante zu sein. Darüber hinaus gibt es wie bei den Erwachsenen Babys, die abends besonders aktiv (sogenannte „Eulen"), und andere, die morgens besonders aktiv („Lerchen") sind. Auch diese Neigung scheint erblich zu sein. Werden diese beiden biologischen Besonderheiten berücksichtigt, dann sind die Eltern weitgehend frei in der Art, wann und wie sie ihr Baby abends und tagsüber zu Bett bringen. Unmöglich ist es jedoch, ein Baby mit einer relativ kurzen Gesamtschlafdauer abends früh ins Bett zu bringen und dann zu erwarten, dass das Kind auch morgens lang schläft und möglicherweise auch noch einen längeren Mittagsschlaf abhält.

Nahezu alle Säuglinge wachen einmal oder mehrfach nachts zwischen zwei Schlafzyklen auf. „Durchschlafen" bei diesen Kindern bedeutet, dass sie von sich aus alleine wieder in den Schlaf zurückfinden.

Die Eltern verschiedener Kulturen erwarten von ihren Säuglingen häufig ein sehr unterschiedliches Schlafverhalten. *Für nahezu jede Gewohnheit, jedes Muster oder jede Norm, lässt sich ein Gegenbeispiel in einer anderen Kultur aufzeigen.*[15] Dies gilt nicht nur für Jäger-Sammler-Gesellschaften, sondern interessanterweise auch für Industriestaaten. Eine Übersichtsarbeit aus dem Jahr 2002 zitiert Beispiele aus Jäger- und Sammler-Gesellschaften.[16] In einigen Gruppen schlafen die Erwachsenen und Kinder tags länger als nachts. In anderen Gruppen wird der Tag- und Nachtschlaf durch gemeinsame Aktivitäten mehrfach unterbrochen. Schließlich gibt es Gruppen, die sehr tolerant sind, wenn Säuglinge, Kinder und einzelne Erwachsene schlafen, während die restlichen Mitglieder aktiv sind. Dementsprechend sind die kulturellen Normen sehr verschieden, welches Schlafverhalten als normal und welches als problematisch betrachtet wird. In Japan schläft die Familie gemeinsam in einem Raum. Die Eltern legen großen Wert darauf, dass die Kinder schon früh in das soziale Leben der Familie integriert werden. In den USA und vielen mitteleuropäischen Ländern legt man großen Wert auf ein eigenes Kinderzimmer und eine feststehende Bettgehzeit, um die Säuglinge und Kleinkinder früh zur Selbständigkeit zu erziehen. Häufig werden die Säuglinge vor dem Schlafengehen gebadet und mit einem aufwendigen Bettgehritual zu Bett gebracht. In Italien und vielen anderen mediterranen Ländern nehmen Säuglinge und Kleinkinder ganz selbstverständlich am spät abends beginnenden Abendessen oder anderen gesellschaftlichen Aktivitäten teil. Sie schlafen meist spontan ein, werden oft auf einem improvisierten „Schlafplatz" abgelegt, um später mit Eltern und Geschwistern gemeinsam in einem Raum zu schlafen.

Donald Winnicott (1896-1971) prägte 1951 den Begriff des „Übergangsobjektes", für Einschlafhilfen wie z.B. den Schnuller, den Daumen, ein Tüchlein, ein Spielzeug oder ein Plüschtier. Je enger die Kontakte tags und nachts zwischen dem Säugling und Kleinkind und seinen Eltern und Geschwistern sind, desto seltener benutzen die Kinder ein Übergangsobjekt. In den USA benutzen 77 % der Kinder aus weißen Mittelklassefamilien ein Übergangsobjekt, in Mitteleuropa 62 %, in Korea 18 % und in italienischen Städten 5 %.

In Deutschland gehören die Einschlaf- und Durchschlafstörungen zu den häufigsten Beschwerden, die Eltern beim Kinderarzt vortragen. Nach unserem heutigen Verständnis spielt die Güte gegenseitiger Anpassung („goodness of fit") eine Schlüsselrolle bei der Entwicklung eines unkomplizierten Einschlaf- und Durchschlafverhaltens. Sie ist als Zielvorstellung anstelle einzelner isolierter Ratschläge getreten, die im Einzelfall zwar hilfreich sein mögen, aber niemals die Gesamtheit der individuellen Problemlage in die Überlegungen mit einbeziehen.

Die Eltern müssen die biologischen Grenzen der individuellen Anpassungsmöglichkeiten ihres Kindes ergründen und respektieren.
- Dies gilt insbesondere für das Temperament des Säuglings,
- die individuell sehr unterschiedliche Schlafdauer,
- sein Bedürfnis nach Nähe und Schutz und
- seine Schwierigkeiten die verschiedenen rhythmischen biologischen Prozesse nach der Geburt zu synchronisieren und sie anschließend an den 24-Stunden-Tag-Nacht Rhythmus der Erwachsenen anzupassen.

Für die Eltern hilfreich ist,
- von Geburt an mit ihren Ressourcen und Kräften zu haushalten,
- das Kind je nach Alter an regelmäßige Schlaf-, Wach- und Ruhezeiten sowie an ein Einschlafritual zu gewöhnen,
- die Einschlafzeiten nach der Schlafdauer des Kindes und dem persönlichen Bedürfnis nach abendlicher oder morgendlicher Ruhe auszurichten,
- sich an Signalen von Aufnahmebereitschaft und Ruhebedürfnis, von Müdigkeit wie Gähnen, Reiben der Augen, Nesteln in den Haaren zu orientieren,

- Überreizungen zu vermeiden,
- intuitiv abgestimmte Regulationshilfen wie Körperkontakt, Stillen, rhythmisches Streicheln und Wiegen sowie Nähe, Sicherheit und Geborgenheit anzubieten und
- die selbstregulatorischen Fähigkeiten zum Ein- beziehungsweise Wiedereinschlafen zu unterstützen.

In einer Studie aus der Schweiz klagten die Eltern im Jahr 1990 seltener über Einschlafprobleme ihrer Säuglinge und Kleinkinder als die Eltern einer vergleichbaren Studie aus dem Jahr 1970.[17] Nach Ansicht der Autoren hatten die Eltern 1990 ihre Kinder durchschnittlich später zu Bett gebracht und entsprachen damit besser dem individuellen Schlafbedürfnis der Kinder.

Chronische Ein- und Durchschlafstörungen entwickeln sich meist als Folge krisenhafter Zuspitzungen normaler mit dem Schlaf zusammenhängender Entwicklungsschritte. Häufig wirken mehrere Risikoelemente zusammen.

- Das Baby stellt wegen besonderer Temperamentsmerkmale wie einer erhöhten Erregbarkeit, einem hohen Aktivitätsniveau, einer besonderen Reizoffenheit, einer mangelnden Anpassungsfähigkeit und einer eingeschränkten Fähigkeit zur Selbstberuhigung erhöhte Anforderungen an die Eltern.
- Die Eltern sind wegen besonderer Belastungen, mangelnder psychosozialer Ressourcen, fehlender Kenntnisse über die anstehenden Entwicklungsaufgaben und falscher Einschätzung der aktuellen Lage stark angespannt und hierdurch in ihrer intuitiven elterlichen Kompetenz eingeschränkt. Besonders ungünstig wirken sich hier irrationale Ängste aus, um das Überleben des Kindes oder situationsinadäquate generalisierte Befürchtungen nach dem Motto: „Wenn du jetzt nachgibst, dann hast du für alle Zeit verloren." Selma Fraiberg (1918-1981) nannte diese inadäquaten Ängste und Vorstellungen sehr treffend „Geister im Kinderzimmer".
- Häufig treten die Schlafprobleme im Zusammenhang mit außergewöhnlichen Lebensumständen auf wie Urlaub oder Umzug, fremde Babysitter, akute Infekte, Krankenhausaufenthalte von Mutter oder Kind, Übergang zur Tagesbetreuung, Schwangerschaft oder Geburt eines Geschwisters und Spannungen zwischen den Eltern.
- Alle drei Risikoelemente fördern einen nicht situationsgerechten Umgang von Eltern und Kind, der die Probleme aufrecht erhält oder gar eskalieren lässt.

Heute gibt es nahezu in jeder größeren Stadt sogenannte → Schreiambulanzen für Säuglinge und Kleinkinder, in denen die Eltern fachkundige Hilfen für isolierte Schlafstörungen oder Schlafstörungen im Rahmen einer generalisierten

Regulationsstörung erhalten können. Eltern sollten sich nicht scheuen diese Hilfe in Anspruch zu nehmen. Welch ein Fortschritt im Verständnis, der Diagnostik und Behandlung der Schlafstörungen von Säuglingen und Kleinkindern insbesondere in den letzten 20 Jahren!

EXKURS: Schlafarrangements und Schlafverhalten meiner Enkelin 2009/2010

Als meine Enkelin als ehemaliges Frühgeborenes vier Wochen vor dem errechneten Geburtstermin mit einem Körpergewicht von 2200 g nach Hause entlassen wurde, intensivierten die Eltern die in der Klinik täglich durchgeführte Känguru-Pflege. Nun hatten auch Oma und Opa Gelegenheit, die Känguru-Pflege selbst zu erleben. Was für ein entspannendes Gefühl tiefer Verbundenheit mit diesem kleinen Menschlein auf der Brust! Mit seinen ausgebreiteten Armen war das Baby ganz bei sich und mir. Es reagierte sofort, wenn ich auf Äußerungen seinerseits mit einer leicht verstärkten Bauchatmung oder einer diskret erhöhten Atemfrequenz antwortete. Was für ein Glücksgefühl unmittelbarer direkter Verbundenheit! Nachts schlief sie in einem kleinen Körbchen direkt neben dem Kopf der Mutter.

Im Alter von drei Monaten – nach dem errechneten Geburtstermin – verzichtete sie auf die Nachtmahlzeit. Zur gewohnten Zeit lag sie allerdings einige Zeit wach, bis sie dann von selbst wieder einschlief. Wenn die Mutter die Regungen ihres Babys hörte, wurde sie dadurch so aufgeregt und ängstlich, dass sie anschließend ihrerseits nur noch schwer in den Schlaf fand. Zudem war sie der Meinung, dass das Körbchen für das sich bewegende Kind viel zu klein sei. So entschlossen sich die Eltern, das Kind aus dem Kinderkörbchen herauszunehmen und anstelle der Mutter im Ehebett schlafen zu lassen. Die Mutter selbst zog es vor, „ungestört" auf dem Sofa im Wohnzimmer zu schlafen. Der Vater fühlte sich durch das Rumoren der Tochter mitten in der Nacht nicht gestört und schlief seelenruhig weiter, außer die Kleine begann zu schreien. Als ich dieses Arrangement sah, äußerte ich Bedenken wegen des Risikos des „plötzlichen Kindstodes", bestand doch die Möglichkeit, dass der Vater im Schlaf die Bettdecke über das Gesicht des Babys bringen konnte. So bastelten die Eltern eine Trennwand zwischen Vater und Tochter und eine Wand an der Bettkante. Die Großeltern ergänzten das Arrangement durch ein Mobile über der kindlichen Bettseite. Die Enkelin schlief anstandslos die Nächte durch, wachte zwar ein- bis zweimal auf, spielte mit dem Mobile, fand aber stets wieder von selbst in den Schlaf zurück. Als der Vater beruflich jedoch einmal auswärts übernachtete, meldete sie sich lautstark mitten in der Nacht.

Als das Enkelkind acht Monate alt war, schlief es regelmäßig etwa eine Stunde vor der Abendbreimahlzeit. Da ich müde war, schlug meine Schwiegertochter vor: „Leg dich doch in Papas Bett an die Seite deiner Enkelin." Gesagt, getan. Nach etwa zehn Minuten bemerkte ich, wie sich meine Enkelin bewegte; sie war offensichtlich aufgewacht. Ich verhielt mich ruhig. Nach zwei bis drei Minuten begann sie zusätzlich zu „brabbeln" und zu „flöten", war aber sonst ganz zufrieden. Nun bewegte ich mich vorsichtig. Sofort hielt meine Enkelin inne. Als sie wieder aktiver wurde, begann ich ihren Vater zu imitieren und schnarchte entspannt und ruhig, worauf sie erneut einschlief. Eine Viertelstunde später wachte sie wieder auf und war nun auch aktiver. Erneut machte ich mein Spielchen mit der Bewegung und dem Schnarchen, diesmal jedoch ohne längerfristige Wirkung. So erhob ich mich und lächelte sie über die Trennwand hinweg an. Sie stutzte für einen Moment. „Opa statt Papa!" Dann schenkte sie mir ihr breitestes offenes Lächeln, und ich konnte ihren Vater gut verstehen, wenn er sagte, dies sei für ihn am Morgen der schönste Moment des Tages. Jetzt erst wurde mir klar, wie „genial" dieser Schlafanordnung war. Die Enkelin stand über die Matratze taktil und über das Schnarchen akustisch in direktem Kontakt mit ihrem Vater. Sie war also nie allein. Gleichzeitig hatte sie durch die Trennwand ihren eigenen Bereich und konnte sich im Übergang von Wachen und Schlafen ruhig mit sich, ihren Fingern und ihrem Mobile beschäftigen.

Mit zehn Monaten wurde die Enkelin aktiver. So lösten die Eltern den gepolsterten Stoffüberzug zwischen Vater und Tochter an der Unterseite zur Matratze hin. Schnell hatte die Enkelin begriffen, dass sie nun die Initiative ergreifen und zum Vater blicken konnte, wann sie wollte. Ich werde den Moment nie vergessen, wie sie am Ende des Mittagsschlafes, den trennenden Stoffbezug vorsichtig anhob und überrascht feststellte, dass der Opa neben ihr lag. Sofort zog sie den Stoff wieder nach unten. Es folgte ein wunderbarer Flirt von Opa und Enkelin, indem sie die aktive und ich die mehr passive Rolle inne hatte.

Als die Enkelin mit einem Jahr überall herumkrabbelte, war das bisherige Schlafarrangement nicht mehr durchführbar, auch nachdem Vater und Tochter die Plätze getauscht hatten und die Enkelin nun zwischen der Zimmerwand und dem Vater schlief. So kam die Enkelin in ein altersentsprechendes Gitterbettchen im Schlafzimmer. Der mediterranen Tradition der Mutter folgend wurde die Enkelin abends erst dann ins Bett gebracht, wenn sie wirklich müde war. Mit dem Schnuller im Mund in ihrem Schlafsack und Opas immer gleichem Schlaflied ließ sie sich anstandslos auch von mir zu Bett bringen. Sie schlief dafür morgens recht lange, was den Eltern entgegenkam.

Mit 14 Monaten kam sie spontan auf die Idee, sich morgens selbst aus dem Schlafsack zu befreien. Sie kniete sich hin, bis der Schlafsack an der Schulter spannte. Dann hob sie ruckartig die eine Schulter in die Höhe und, schwupp, gingen die Druckknöpfe auf dieser Seite auf. Dasselbe Spiel mit der anderen Seite und schon konnte sie aus dem Schlafsack kriechen. Nun beschäftigte sie sich einige Zeit mit sich selbst und ihren Spielsachen im Bett, um schließlich zum Fußende zu krabbeln, von wo sie gegen die geöffnete Tür klopfen konnte. Dies war das Signal, dass sich Mutter oder Vater melden sollten.

Nach einigen Tagen einer fieberhaften Erkrankung weinte sie nachts unvermittelt. Der Vater nahm sie darauf kurzentschlossen zu sich ins Bett, und in Sekundenschnelle wich das Weinen einem breiten Lächeln und sie schlief sofort mit dem Papa ein. Ich fürchtete, dies würde jetzt ein regelmäßiges Verhalten werden, aber weit gefehlt: Es blieb ein einmaliges Ereignis.

„Schmutzfink, Schmierfink" – Reinlichkeit

Jedes Kinderalbum heute enthält ein Bild, auf dem der gerade ein Jahr alte Liebling voll Stolz mit seinem Plastiklöffel mit Gemüsebrei seinen Mund sucht und dabei Gesicht, Lätzchen und die Kleidung kräftig bekleckert. Heutige Eltern, reichlich ausgestattet mit Babykleidung und im Besitz eines Waschautomaten, finden diese Szene allzu süß und teilen die Freude ihres Lieblings über diesen neuen Schritt zur Selbständigkeit. Sie lachen über eine Karikatur eines hilflosen Vaters, der betroffen sein Baby von sich hält und nach seiner Frau im Hintergrund ruft: „Hilde, dein Kind tropft!" (Abb. 16)

Vor wenigen Generationen war dies ganz anders. Die Arme des Säuglings wurden mit einer Windel auf dem Rücken festgebunden, damit er den Fütterungsvorgang nicht stören konnte, und wenn er älter war und mehr als sein Lätzchen „versaute", dann drohte ihm ein „Donnerwetter"! Waren es nur der Mangel an Babykleidung und der hohe Arbeitsaufwand, die verschmutzte Kinderkleidung von Hand zu waschen, oder steckte mehr hinter diesem systematischen „Sauberkeitsfimmel"?

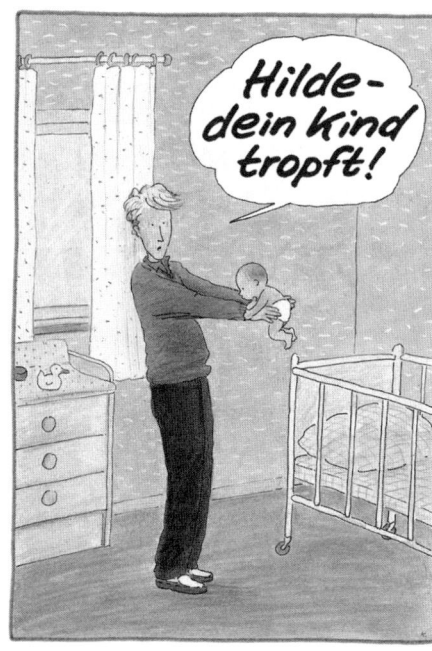

Abb. 16: Detlef Kersten, geb. 1948: „Hilde – dein Kind tropft!"

Säuglinge und Kleinkinder entleeren ihren Darm und ihre Blase reflexartig. Erst im Alter von zwei bis vier Jahren nehmen sie die Ausscheidung bewusst wahr und lernen sie zu kontrollieren. In Deutschland erhielten Säuglinge seit eh und je Windeln. Kleinkinder, die frei gehen konnten, trugen bis ins 19. Jahrhundert einen einteiligen langen Kittel. Unterwäsche für Kleinkinder gab es nicht. Auch weite Kreise der Bevölkerung kannte keine Unterwäsche. Meine Mutter erzählte, wie in den 1920er Jahren noch manche Bauersfrau auf der Straße nur die Beine breit machte und ihre Blase entleerte. Sie trug nur mehrere Röcke übereinander und keine Unterwäsche.

Millionen von Frauen aus traditionellen Gesellschaften in warmen Ländern tragen ihre Babys und Kleinkinder tagaus und tagein am Leibe, ohne sich dabei ständig zu beschmutzen. Babys geben, bevor sie Urin oder Stuhl ausscheiden diskrete Signale. So bleibt den Müttern meist genügend Zeit, sie vom Rücken zu nehmen und abzuhalten („intuitive Sauberkeit"). [1]

Vorstellungen von Reinlichkeit im 18. Jahrhundert
Einer der ersten Ärzte und Philosophen, der sich um die Reinlichkeit der Säuglinge Gedanken machte, war John Locke (1632-1704). Gefühle erschienen ihm als Störfaktoren, die es zu kontrollieren und zu beherrschen galt. Der Körper sollte deshalb diszipliniert werden, durch eine gesunde Ernährung nach einem Ernährungsplan und regelmäßige Stuhlentleerung, nötigenfalls durch erzwungenes Sitzen.

Johann Friedrich Zückerts (1737-1778) beschäftigte sich 1764 mit der Säuglingspflege und der Reinlichkeit. *Diese Unreinigkeiten (Stuhl und Urin), wenn sie lange unter dem Kinde liegen bleiben, fressen durch ihre Schärfe die Haut an, machen die Geburtsteile, Lenden und Schenkel wund, ja oft starke Entzündungen und zuweilen Geschwüre. (...) Die Ammen müssen daher die Kinder so rein als möglich halten, und sie jedes Mal sehr bald von den Unreinigkeiten säubern und befreien. (...) Die Windeln müssen von altem leinenem Zeug gemacht sein, weil sie sanfter und weicher sind. (...) Man muss die Windeln auch so unterlegen, dass keine Erhabenheiten und Knoten die bloßen Teile des Kindes empfindlich drücken. (...) Zu diesen Stücken der Reinlichkeit (...) gehört das fleißige Waschen der Kinder. Dasselbe muss das erste Vierteljahr fast alle Tage mit laulichtem Wasser geschehen. (...) Man muss auch zuweilen den Kopf mit einer sanften weichen Bürste gelinde reiben.*[2]

1794 ergänzt Christoph Girtanner (1760-1800): Um der Reinlichkeit willen, wird der Kopf täglich gewaschen. *Auch muss das Kind gewaschen, gereinigt und getrocknet werden, so oft sich dasselbe nass gemacht oder verunreinigt hat. Zwischen die Schenkel, unter die Arme und um den Hals werden besondere Tücher gelegt.*[3]

Vorstellungen von Reinlichkeit im 19. Jahrhundert
Während des 19. Jahrhunderts wurde die Reinlichkeit zu einem zentralen Thema der Säuglingspflege. Es war das Jahrhundert der Bakteriologie und Hygiene. Markensteine waren die Bekämpfung des Kindbettfiebers 1847 durch Ignaz Semmelweis (1818-1865) durch die Desinfektion der Hände der Untersuchenden und der Instrumente durch eine Chlorkalklösung. Louis Pasteur (1822-1895) bewies 1865, dass durch Erhitzen von Flüssigkeiten Bakterien abgetötet werden (→Sterilisation). Robert Koch (1843-1910) entdeckte 1882 das Tuberkelbakterium und 1883 den Choleraerreger. Emil von Behring (1854-1917) und der Japaner Kitasato (1852-1931) entwickelten das Diphterie- und das Tetanusserum.

Als Gegenbewegung zur naturwissenschaftlichen Medizin entwickelte sich im 19. Jahrhundert die Naturheilkunde. „Naturärzte und Wasserdoktoren" wie

Sebastian Kneipp (1821-1897) hatten einen großen Zulauf. Sie empfahlen die → Abhärtung mit viel, auch kaltem Wasser, reichlich Bewegung in frischer Luft und Sonnenbäder.

Reinlichkeit wurde so zu einem zentralen Anliegen des Bürgertums, ja, sie wurde zum Statussymbol. Wer nicht sorgfältig gepflegt und gekleidet war, schloss sich selbst aus. Er war ein sozialer Absteiger, ein Proletarier, den Bauern und Arbeitern gleich.

August Friedrich Hecker schrieb 1805: *Man wasche jedes Kind, gleich von den ersten Wochen an, täglich, ein oder zweimal über den ganzen Körper, besonders den Kopf, die Gegend der Zeugungsorgane, und bei den fetten Kindern die Falten am Halse und anderen Teilen, in die sich Unreinigkeiten setzen, mit mäßig kaltem Wasser, reibe dabei die Haut gelinde und sorge gleich darauf für gehörige Bekleidung und Bedeckung (…) durch oft gewechselte, reine, trockene Wäsche.*[4]

Gustav Wilhelm Scharlau mahnt 1853 einen natürlichen Umgang mit der Ausscheidung von Stuhl und Urin an: *Die moderne Welt hat so vieles als unanständig bezeichnet, was es doch wirklich nicht ist, und verhüllt unter dem Nimbus der Sitte so vieles wovor sich niemand zu schämen braucht. Nichts am Körper hat die Natur unanständig geschaffen.*[5]

Manthner Ritter von Mantstein riet 1857: *Man straft oft das Kind wegen einer üblen Gewohnheit, wofür es nichts kann und woran nicht selten die Pflegenden selbst schuld sind. Man will es nämlich an Reinlichkeit gewöhnen, und macht das Übel durch Züchtigen noch größer. (…) Angst und geistige Spannung bedingen einen krankhaften Zustand von Körper und Seelen, der nur geeignet ist, das Bewusstsein zu trüben und das Erwachen aus dem Schlafe zu hindern. Ehe das Kind nicht gehen und reden kann, hat auch sein Wille nicht jene Kraft über die Schließmuskeln der Blase und des Afters, um diese beiden Verrichtungen immer in seiner Gewalt zu haben, und wenn ältere Kinder die Mahnung der Natur für diese Bedürfnisse nicht klar genug empfinden, dann liegt meist die Schuld an verschiedenen krankhaften Zuständen.*[6]

1877 zeichnet sich bei Paul Niemeyer eine neue Einstellung zur Reinlichkeitserziehung ab. Wie viele seiner Zeitgenossen glaubte er an die Effektivität des frühen Abhaltens. Diese unhinterfragte Vorstellung sollte für fast hundert Jahre Säuglinge und Kleinkinder einem frühen Sauberkeitstraining aussetzen. *Mit Einhaltung der dreistündigen Nahrungspause (…) wird von vornherein Ordnung (…) in die Verdauung gebracht, umso mehr als sich der Säugling mit Abgabe des festen und flüssigen Abgangs an einen regelmäßig wiederkehrenden Zeitpunkt zu gewöhnen die Fähigkeit besitzt. (…) Ich habe oft die Gelegenheit gehabt, die scheinbare „Härte" der Wartefrauen (…) zu preisen, welche, taub gegen unzeitiges und unbegründetes Schreien, mit unerbittlicher Strenge den*

Säugling in ihre Schule nehmen und ihn bei ihrem Abgang der Mutter wohlerzogen überliefert.[7] Wie ein Nachklang auf vergangene philanthropische Zeiten klingen folgenden Sätze: *Bald wird man auch merken, dass der der Windel Entwachsene das Bedürfnis, Großes oder Kleines zu machen, durch einen eigentümlichen Ächzlaut ankündigt, der aber sofort mit Abhalten zu beantworten ist, eine Obliegenheit, die vielleicht der Gatte für den Anfang übernimmt und mit deren regelmäßiger Durchführung er sich große Verdienste um die Zucht des Sprösslings, wie um die Bequemlichkeit der Mutter erwerben wird. Solch kleine Obliegenheiten gehören nun einmal ebenfalls in's Gebiet der Vaterfreuden.* Nun, bei Carl Gustav Vogel gehört die Reinlichkeitserziehung klar zu den Mutterpflichten und Mutterfreuden, wie der Titel seines Buches von 1890 lautet.

Vorstellungen von Reinlichkeit im 20. Jahrhundert
Während der ersten zwei Drittel des 20. Jahrhunderts war in Deutschland die „Saubereitdressur" die allgemein anerkannte Art der Reinlichkeitserziehung. *Einigkeit bestand in der doppelten Zielsetzung, nämlich einerseits die rasche Entfaltung eines starken Bedürfnisses nach Reinlichkeit und andererseits – und das scheint den Autoren, gemessen an der Argumentation, eigentlich noch wichtiger zu sein, – die Übung in Willensbeherrschung, in Subordination unter Anordnungen der Erzieher, also Gewöhnung an strikten Gehorsam.*[8]

Die Sauberkeitsdressur
Das Kapitel „Gewöhnung an Sauberkeit" im Lehrbuch von Friedrich Göppert (1870-1927) und Leopold Langstein (1876-1933) von 1920 kann als klassisches Beispiel für die Sauberkeitsdressur in den ersten zwei Dritteln des 20. Jahrhunderts gelten. *Die Gewöhnung an Sauberkeit gelingt manchen Müttern schon in den ersten Monaten. Ohne dauernde Konsequenz ist der Erfolg ein flüchtiger. Im 4. Lebensquartal muss aber durch Abhalten, womöglich kurz nach der Flasche und einmal zwischendurch, das Kind erst zur willkürlichen Entleerung von Stuhl und Urin gewöhnt und sobald es dieses verstanden hat, der Trieb zur Sauberkeit durch ernste Worte, Beschämung oder Klaps unterstützt werden, so dass am Schluss des fünften Lebensvierteljahres das Kind im Wachen sauber bleibt. Das Aussetzen der Erziehung während kleiner Störungen ist hier eben so wenig wie später gestattet. Säuglinge, die mehrmals in der Stunde Urin lassen, machen weit größere Schwierigkeiten. Man muss versuchen, durch stündliches Abhalten eine Gewöhnung trotzdem zu erzwingen. Erst einige Zeit später, wenn das erreicht ist, und oft erst nach dem ersten Lebensjahr, kann man an Bestrafen denken.*[9] Noch 1958 schrieb Otto Köhler: *Das Abhalten im ersten Lebenshalbjahr ist zwecklos. (…) Spätestens im letzten Vierteljahr des ersten Lebensjahres, ist ein regelmäßiges*

Abhalten notwendig, denn sonst wird der richtige Zeitpunkt zur Erziehung des Kindes zur Sauberkeit versäumt, und die schlechte Gewöhnung lässt sich später nur schwer richtigstellen. (…) Von dem gelungenen Abpassen bis zum selbständigen Melden des Kindes zur Erledigung eines Bedürfnisses ist noch ein weiter Weg. Im Verlauf des 2. Lebensjahres wird ein gesundes Kind im Allgemeinen sauber, meist zuerst tagsüber, ab und zu zuerst auch nachts.[10]

Auch Entwicklungspsychologen setzten sich für eine frühe Sauberkeitsdressur ein. Der amerikanische Behaviorist John Watson (1878-1958) schrieb 1928: *Die Einführung selbst eines wohldurchdachten Plans für Tag und Nacht bedeutet nicht die Lösung aller Probleme. (…) Es ist gar nicht schwer, dem Kinde die gewohnheitsmäßige Beherrschung der Entleerungen am Tage (bedingte Reaktion) beizubringen, wenn man ihm, sobald er drei bis fünf Wochen alt ist, das Nachtgeschirr unterhält (in diesem Alter darf es nie daraufgesetzt werden), sooft es zur Nahrungsaufnahme geweckt wurde. Es ist oft erstaunlich, wie schnell sich die Gewöhnung durchsetzt, wenn man sich streng an die Regel hält und die Geduld nicht verliert. (…) Ich bin ein ganz überzeugter Befürworter, das Kind nach 10 Uhr abends noch einmal [zu] wecken und auf das Nachtgeschirr [zu] setzen; aber ich halte es nicht für gut, dem Kind viel dabei zu helfen. (…) Bei mehreren Kindern, mit denen ich bis zu ihrem fünften Lebensjahr arbeitete, (…) war die Beherrschung der Entleerungen am Tage schon mit 15 Monaten erreicht. (…) Der Mangel an Beherrschung ist meist eine Folge der Vernachlässigung durch die Mutter oder die Pflegerin.*[11]

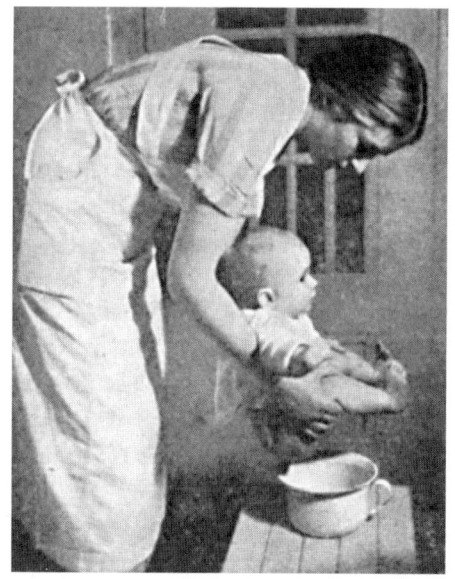

Abb. 17: Dr. Knapp 1935: „Richtiges Abhalten"

Anmerkung: Kann jemand in dieser Haltung zehn oder mehr Minuten das Kind unangestrengt halten, damit dieses „entspannt sein Geschäft verrichtet"?

In dem Standardwerk der Säuglingspflege im Dritten Reich von Johanna Haarer nimmt die Reinlichkeitserziehung eine zentrale Position ein.[12] Die Reinlichkeit wird als erster Pflegegrundsatz genannt. Mit 25 Seiten ist es das längste Kapitel des Buches. Die körperliche und geistige Entwicklung des Säuglings im ersten halben Jahr werden dagegen nur auf einer halben Seite abgehandelt.

- Johanna Haarer begründet die strengen Reinlichkeitsgebote primär mit der als evident betrachteten Gesundheitsschädlichkeit „unhygienischer" Verhältnisse.[13] Heute betrachten wir das Verhältnis von Hygiene und Gesundheit sehr viel differenzierter. So wird z. B. ein früher Kontakt des Neugeborenen mit einem normalen bakteriellen Milieu als günstig angesehen. Er führt zu einer Anpassung des Immunsystems des Neugeborenen an seine jeweilige Umgebung und stärkt seine Abwehrkräfte. Frau Sichtermann benutzt in diesem Zusammenhang auf Haarer gemünzt die Bezeichnung „Hygiene-Isolationswall". Haarer ängstigt die Mütter ferner mit der falschen Behauptung, dass die Ausscheidungen des Babys auf dessen Haut sich zersetzten. Die so gebildeten Giftstoffe würden über die Haut aufgenommen und zu einem blassen und elenden Aussehen des Babys führen. Die Haut des Babys besitzt normalerweise jedoch einen natürlichen Schutzschild. Erst wenn dieser durch zu viel Hygiene geschädigt wird wie z. B. durch tägliches Baden mit Abseifen sowie dem großflächigen Einsatz von Puder oder den damals gängigen Hautcremes, wird die Basis geschaffen für Hauterkrankungen.

- Für Johanna Haarer ist der Säugling von Natur unreinlich und soll dabei doch möglichst in Reinlichkeit aufgezogen werden. In diesem Widerspruch liegt der größte Teil der Arbeit und Mühe bei der Aufzucht des Kindes beschlossen. So führt denn die Mutter mit Windeln oder im Trockenbett den Kampf gegen die natürliche Unsauberkeit des Kindes. Wenn die Mutter diesen Kampf nicht unentwegt und ohne Nachlässigkeit führt, dann drohen nach Haarer schwere Nachteile. *In solch einem Kinde entwickelt sich nicht der Abscheu vor allem Ekelhaften. (...) Das Ekelgefühl ist aber ein Warner und Bewahrer unserer Gesundheit. Wir vermissen es ohnehin schmerzlich an unseren kleinen Kindern. Wenn sie z. B. alles Mögliche und Unmögliche in den Mund stecken, dann fragen wir uns entsetzt, ob sie sich denn gar nicht ekeln. Helfen wir ihnen also, ein gesundes Ekelgefühl zu bekommen! Stellen wir ihnen die Durchnässung mit Harn, die Beschmutzung mit Stuhl und schlechte Gerüche als etwas Abscheuliches hin, und zeigen wir ihnen, dass derartiges immer sofort entfernt*, und *beschmutzte Kleidung gewechselt werden muss. Wenn wir dies immer wieder unermüdlich tun, bekehren wir das Kind bald zu unserem Standpunkt. Es wird zunehmend unglücklich und unbehaglich, wenn es nass und schmutzig ist. Es verlangt nach Sauberkeit. Haben wir es erst so weit, dann ist der Kampf schon halb gewonnen.* Frau Haarer konstruiert hier einen scheinbar universellen angeborenen Mangel des Säuglings, „seine Unreinlichkeit", und bekämpft diesen unerbittlich. Das Kind erlebt, dass die Mutter einen existentiellen Teil seines Selbst ablehnt. Schließlich unterwirft es sich und bildet dabei ein fremdes Selbst. Klaus Theweleit spricht 1987 in diesem Zusammenhang von dem Hineingeraten des Säuglings in die „Trockenlegungsmühle" auf dem Hintergrund eines Reinlichkeitswahns

- Frau Haarer spricht wiederholt vom „berüchtigten Kleinkindergeruch" und stellt gleichzeitig kategorisch fest, „ein richtig gepflegtes Kind riecht nicht". Ja, sie stellt rein spekulativ einen Zusammenhang zwischen den schlecht riechenden Kindern und dem Geburtenschwund her: *Junge Männer und junge Mädchen, die in Haushaltungen mit schlecht gepflegten Kindern Einblick erhalten, bekommen buchstäblich und bildlich „die Nase voll". Ja der geplagte Familienvater (…) gesteht vielleicht in einer stillen Stunde nur sich allein ein: Doch lieber nicht mehr davon.*
- Johanna Haarer tut so, als ob sie nie den wundervollen Geruch von Säuglingen gerochen hätte. Heute haben wir viele Hinweise dafür, dass der Körpergeruch – wie in der Liebe der Erwachsenen – eine wichtige Bedeutung für die sich entwickelnde gegenseitige Bindung des Babys zu seinen Bezugspersonen hat.

Die kindgerechte Sauberkeitserziehung

Schon in den 1950er Jahren wurden einzelne Stimmen laut, die eine neue Einstellung zur Reinlichkeitserziehung ankündigten. Der sonst recht konservativ eingestellte Kinderarzt Franz Hamburger schrieb 1952: *Die Bedeutung der Reinlichkeit für die Gesundheit wird überschätzt. Ihre Überschätzung ist ein moderner Aberglaube, der Mütter ängstlich und übervorsichtig macht, was für die Gesundheit ihrer Kinder ebenso schädlich ist wie die abergläubische Angst vor der Verkühlung. Es ist eine Trennung in eine Schicklichkeits- und Gesundheitsreinlichkeit notwendig. Man darf Schicklichkeitsreinlichkeit nicht für gesundheitswidrig halten. Schmutzige Hände und unsaubere Fingernägel sind unappetitlich und unschicklich, aber sie sind nicht gesundheitsschädlich, es sei denn der Betreffende hat Eiterungen an der Hand. (…) Gewiss, man soll die Kinder zur Reinlichkeit erziehen, aber man soll ihnen nicht sagen, dass sie von großer gesundheitlicher Bedeutung sei. (…) Die Ursache der fehlerhaften Gleichsetzung von Gesundheits- und Schicklichkeitsreinlichkeit liegt in dem Fehlschluss:*

Alle Bazillen sind Krankheitserreger, weil alle Krankheitserreger Bazillen sind. (...) Wir Ärzte müssen dartun, dass es nützliche, ja lebensnotwendige Kleinstlebewesen (Mikroben) gibt. (...) Endlich führt nicht jede Ansteckung mit einem pathogenen Keim zu einer Erkrankung.[14]

1957 erschien die erste Ausgabe des Ratgebers des amerikanischen Kinderarztes Benjamin Spock in deutscher Sprache. Er bezieht einen sehr differenzierten und in vielen Teilen modernen Standpunkt in der Sauberkeitserziehung.[15] Liest man diese Kapitel heute, so versteht man sofort, weshalb der Ratgeber von Dr. Spock in akademischen Kreisen der Kinderheilkunde in Deutschland noch in den 1970er Jahren als unwissenschaftliche und ideologisch geprägte Quelle galt.

In den 1960er Jahren vollzog sich dann ein radikaler Wandel. Einerseits lehnte die Generation der „antiautoritären Eltern" die Dressur als nicht kindgemäß ab. Andererseits wurde die Erziehung zur Reinlichkeit durch die Einführung von Waschautomaten und die Verwendung von Einmalwindeln sehr erleichtert.

EXKURS: Windelwechsel 1968 und 2010
1967, als unser Sohn geboren wurde, lehnten meine Frau und ich die Sauberkeitsdressur ab (→ antiautoritäre Erziehung). Unsere Ausrüstung bestand aus einem Berg Windeln, einer kleinen Zahl sogenannter Trockenwindeln, die selbst keine Feuchtigkeit aufnahmen und so Haut und nasse Windeln trennten, gelben, festen, wenig hautfreundlichen „Gummihöschen" mit straffen Gummibündchen für die Oberschenkel, Windeleinlagen aus Papier zum Auffangen des Hauptteils des Stuhls, einer großen Dose Hautcreme, einem Windeleimer und einer Waschmaschine. Die Windeln, die schmutzige Kinderkleidung und die Gummihöschen wurden täglich gewaschen. Die feuchten Windeln kamen in den Windeleimer. Die mit Stuhl verschmierten Windeln wurden sofort nach dem Windelwechsel in der Kloschüssel grob gesäubert. Als unser Sohn ein Kleinkind war, reichte die schwache Saugkraft der Windeln oft nicht aus, den Urin zurückzuhalten. Die Windel lief über und befeuchtete die Kinderkleidung und das Bettzeug. Auch große flüssig-breiige Stuhlvolumina bereiteten uns manchmal morgens unliebsame „Überraschungen".

Was für ein Fortschritt 2010. Die Grundausstattung bei meiner Enkeltochter besteht aus einer Packung altersgerecht großer High-Tech-Einmalwindeln, einer Packung mit Feuchtigkeitstüchern und einer hautfreundlichen Kindercreme, die jedoch nur selten benutzt wird. Ich ziehe ihr die Hose aus, öffne die drei Druckknöpfe des „Bodys" schiebe ihn etwas nach oben, öffne die beiden ungemein praktischen Klebeverschlüsse am Bund der Einmalwindel und klappe die Windel nach unten. Meist ist das Kind weitgehend trocken. Allein aus dem Gewicht des Windelpaketes kann ich erahnen, wie viel Urin zwischenzeitlich gelassen wurde. Der Urin wird physikalisch-chemisch gebunden und kann so durch noch so großen Druck nicht ausgepresst werden. Zärtlich reinige ich die Hautfalten mit Feuchtigkeitstüchern zwischen Schenkel und Bauch und lege eine neue Einmalwindel an, schließe die drei Druckknöpfe des „Bodys" und ziehe die Hose wieder an. Die ganze Prozedur dauert meist nicht mehr als drei bis vier Minuten. Treten meine Frau und ich als Team auf, unterhält einer die Enkelin und der andere besorgt die nötigen Handgriffe. Dass Wickeln ist so zu einem der vielen vergnüglichen gemeinsamen Spielchen mit Oma und Opa geworden. Schließlich wandert die Einmalwindel in die Mülltonne. Heutige Eltern haben es wirklich gut! Vor 40 Jahren wies die Geruchsprobe zuverlässig auf eine volle Windel hin. Heute funktioniert dies in der Regel nicht mehr.

Die Sauberkeitserziehung in Zürich 1954-1956 und 1974-1982
Die beiden Zürcher Longitudinalstudien Mitte der 1950er und Ende der 1970er Jahre sind ein einzigartiges Dokument über eine grundlegende Änderung der Haltung einer Bevölkerung in einer Erziehungsfrage innerhalb von 20 Jahren.

In der ersten Zürcher Studie begannen einige Eltern die Sauberkeitserziehung bereits, als ihre Kinder gerade einen Monat alt waren. Mit drei Monaten hielten 13 %, mit sechs Monaten 32 % der Eltern ihre Kinder mehrmals pro Tag über ein Tuch, einen Topf oder die Toilettenschüssel. Am Ende des ersten Jahres hatten 96 % der Eltern mit der Sauberkeitserziehung begonnen. Die Eltern waren überzeugt, dass ihr Kind früher trocken würde, wenn sie früh und konsequent mit dem Training beginnen. Das Waschen der Windeln war unangenehm und erforderte viel Zeit. So trachteten die Mütter danach, sich dieser Belastung möglichst rasch zu entziehen.

In der zweiten Zürcher Studie Ende der 1970er Jahre begannen die Eltern mit dem Sauberkeitstraining frühestens im Alter von neun Monaten. Ende des ersten Lebensjahres waren nur 20 % der Mädchen und 16 % der Knaben erstmals auf den Topf gesetzt worden. 90 % wurden bis zum Alter von 33 Monaten auf den Topf gesetzt.

Auch die Intensität des Sauberkeitstrainings war sehr verschieden. In der ersten Studie wurden 44 % der Kinder mit 18 Monaten mehr als fünf Mal täglich auf den Topf gesetzt. In der zweiten Studie führten nur weniger als 5 % der Eltern das Training so intensiv durch. Insgesamt wurden die Kinder der zweiten Studie durchschnittlich 1300 Mal weniger auf den Top gesetzt (!), als die Kinder der ersten Studie.

Trotz der enormen Unterschiede in der Sauberkeitserziehung lernten die Kinder beider Kohorten, ihre Blase tagsüber etwa im selben Lebensalter zu kontrollieren. Zwischen zwölf und 24 Monaten waren scheinbar mehr Kinder der ersten als der zweiten Studie tagsüber trocken. Die „trockenen" Kinder machten aber nur deshalb nicht mehr in die Windeln, weil sie von ihren Müttern bis zu zehn Mal pro Tag auf den Topf gesetzt wurden. Mit 36 Monaten war das Resultat umgekehrt. Das ausgedehnte Training der ersten Studie scheint sich nun verzögernd auf die Blasenkontrolle ausgewirkt zu haben. Statistisch war weder ein eindeutig positiver noch ein negativer Trainingseffekt nachzuweisen. Die Blasenkontrolle nachts zeigte in beiden Studien einen sehr ähnlichen Kurvenverkauf.

Die Kontrolle der Darmtätigkeit nachts schien eine andere Entwicklung zu zeigen als die Entwicklung der Blasenkontrolle nachts. Die Befunde scheinen einen ausgeprägten Trainingseffekt zu belegen. In der zweiten Studie geht ein späterer Beginn der Sauberkeitserziehung nachts mit einem entsprechend verzögerten Zeitpunkt der Darmkontrolle einher. Eine genaue Analyse der Daten ergab aber, dass bei den Kindern der ersten Studie keine echte Kompetenz der Darmkontrolle vorlag. Die Kinder machten nur deshalb nicht mehr in die Windeln, weil die Mütter sie ständig überwachten und sehr häufig auf den Topf setzten. Da die Eltern aus Erfahrung wussten, wann ihre Kinder gewöhnlich Stuhl absetzten, gelang es ihnen, den Stuhl aufzufangen.

Der Schweizer Kinderarzt Remo Largo (geb. 1943) fasste die Ergebnisse der beiden Studien wie folgt zusammen: Das Alter, in dem Kinder trocken und sauber werden, wird durch die individuelle Reifung bestimmt. Ein früher Beginn und eine hohe Intensität der Sauberkeitserziehung beschleunigt die Entwicklung der Blasen- und Darmkontrolle nicht. Damit das Kind selbständig wird, braucht das Kind das Vorbild und die Unterstützung der Eltern. Wenn die Eigeninitiative erwacht, beginnt das Kind Interesse an der Toilette zu zeigen. Es will dabei sein, wenn Eltern und Geschwister zur Toilette gehen. Einige praktische Hilfen erleichtern das Selbstständig-Werden. Das Kind soll ohne fremde Hilfe die Kleider ausziehen und diese wieder anziehen können. Die Hose geht viel leichter raufzuziehen, wenn das Kind lernt, den Hosenbund mit einer Hand hinten zu fassen. Das Kind will nicht den Topf, sondern das

Klo benutzen. Ein Fußschemel, ein Ringeinsatz und die Möglichkeit sich seitlich festzuhalten, entspannen das Kind, während es sein Geschäft verrichtet.

EXKURS: „Liebe versetzt Berge"
Während eines Nachtdienstes an der Universitätskinderklinik Heidelberg wurde ich um vier Uhr früh zu einem drei Jahre alten Jungen mit akuten Bauchschmerzen gerufen. Ich fand einen pfiffigen kleinen Jungen mit seinen Eltern vor. Bei der Untersuchung des Bauches hatte ich den Eindruck, dass dieser voll mit Stuhl sei. Da mir der Junge sympathisch war und auf meine Angebote vertrauensvoll einging, gab ich einem spontanen Einfall nach, nahm ihn bei der Hand und ging mit ihm zur Kinder-Toilette auf der anderen Seite des Flures. Nachdem er halbwegs bequem auf der Klobrille saß, setzte ich mich auf den Toilettenboden, sodass wir uns in Augenhöhe unterhalten konnten. Nun erzählte ich ihm, dass er u. a. Kostbares im Bauch habe und ich mich sehr freuen würde, wenn er mir dies zeigen und schenken könne. Hierzu müsse er sich allerdings etwas anstrengen und drücken. Gemeinsam pressten wir und er entleerte Stuhl. In einer Stimmung des Wettstreites drückten und drückten wir mit zunehmender Begeisterung. Schließlich nahm ich ihn von der Klobrille und wir betrachteten und würdigten einen unglaublich großen Berg aus Stuhl in der Kloschüssel. So brachte ich ein munteres, stolzes, glücklich strahlendes Kind den Eltern zurück. Als ich erzählte, was vorgefallen war, rastete der Vater plötzlich völlig aus. „Das gibt es doch nicht, nachts um halb vier nur zum Scheißen in die Klinik zu fahren. So ein Scheißkerl ..."

Empfehlungen der Amerikanischen Akademie für Kinderheilkunde zur Sauberkeitserziehung im Kleinkindesalter
1998 veranstaltete die Amerikanischen Akademie für Kinderheilkunde ein Expertentreffen, um u.a. Richtlinien für die Sauberkeitserziehung durch Eltern zu crarbciten.[16] Einige wichtige Aussagen waren:
- Eltern spielen eine Schlüsselrolle in der Sauberkeitserziehung.
- Es gibt keinen allgemeinen Zeitpunkt, um mit der Sauberkeitserziehung zu beginnen. Der Zeitpunkt ist von Kind zu Kind verschieden. Generell sollte die Sauberkeitserziehung nicht vor dem Alter von 24 Monaten begonnen werden.
- Die meisten Kinder sind im Alter von 18 bis 30 Monaten körperlich und geistig für diesen Entwicklungsschritt bereit. Als Anzeichen gelten: Das

Kind imitiert das Verhalten der Eltern. Es weiß, wo Dinge hingehören. Es kann Nein sagen. Es möchte mit auf die Toilette und interessiert sich für das, was dort geschieht. Es kann gehen und sitzen. Es vermag Hose und Unterhose herunterzulassen und wieder hochzuziehen. Zuerst erkennt es, dass es Harn oder Stuhl absetzt. Später meldet es sich, wenn es Stuhl- oder Harndrang verspürt.

- Jedes Kind verhält sich anders und benötigt je nach seinem Temperament eine andere Form der Ermutigung und Unterstützung. Die häusliche Atmosphäre sollte entspannt sein. Der ganze Vorgang sollte so positiv, natürlich und stressarm als möglich erscheinen und ablaufen.
- Die Stuhlkonsistenz sollte weich, jedenfalls nicht hart, sein.
- Die Sauberkeitserziehung umfasst viele kleine Einzelschritte. Jeder Schritt ist wichtig. Manche Schritte können auch in anderem Zusammenhang geübt werden.
- Häufig hilft ein eigener Topf als Übungsobjekt für den Übergang.
- Der Übergang von der Einmalwindel zur Unterwäsche sollte nicht abrupt, sondern schrittweise erfolgen. Es empfiehlt sich zunächst nur während einer bestimmten Tagesperiode, die Einmalwindel wegzulassen.
- Rückschläge sind natürlich und sollten gelassen behandelt werden.

Zusammenfassung

Im 18. Jahrhundert sorgten sich die Ärzte und Pädagogen bei Säuglingen vor allem um einen häufigen Windelwechsel. Erst im Verlauf des 19. Jahrhunderts wurde die Sauberkeitserziehung zu einem immer „wichtigeren" Thema. Pädagogische Überlegungen einer frühzeitigen Disziplinierung des Säuglings wurden von überzogenen medizinischen Vorstellungen über die Gefahren einer unhygienischen Umgebung unterstützt. Darüber hinaus wurde die „Schicklichkeitsreinlichkeit" zu einem zentralen Identitätsmerkmal der bürgerlichen Gesellschaft. Sie grenzte sich damit von den Bauern und vom Proletariat mit seinen „Schmuddelkindern" ab. So etablierte sich um 1910 eine einzigartige Kultur der Sauberkeitsdressur. Sie beruhte auf dem Mythos, dass ein Säugling um so eher trocken und sauber würde, je früher das Sauberkeitstraining begonnen und je intensiver es durchgeführt würde. Im Dritten Reich wurde das Sauberkeitstraining darüber hinaus benutzt, den Säugling von der Mutter, als bewusst einziger Bezugsperson, total abhängig zu machen, um ihn besser kontrollieren und führen zu können.

In den 1960er Jahren setzte sich eine neue Einstellung zum Säugling und ein anderes Verständnis der Mutter-Kind-Beziehung durch. Wie die beiden Longitudinalstudien aus Zürich aus den Jahren 1954-1956 und 1974-1982 zeigen, veränderten die neuen Sichtweisen und die Einführung der Waschautomaten sowie der Einmalwindeln die Sauberkeitserziehung radikal. An Stelle der frühen Sauberkeitsdressur trat die kindgerechte Sauberkeitserziehung. Die Kinder der zweiten Studie wurden durchschnittlich 1300 Mal weniger auf den Topf gesetzt, als die Kinder der ersten Studie. In beiden Studien wurden die Kinder etwa im selben Alter trocken und sauber. Die Studien belegen eindrucksvoll, dass die Sauberkeit eines Kindes primär eine Frage der körperlichen und geistigen Reife ist. Die Amerikanische Akademie für Kinderheilkunde empfiehlt deshalb, die Sauberkeitserziehung erst nach dem 24. Lebensmonat zu beginnen.

Die Sauberkeitsdressur, so wie sie in der ersten Hälfte des 20. Jahrhunderts unter anderem von Kinderärzten, Entwicklungspsychologen und Pädagogen empfohlen wurde, ist eines der beschämendsten Kapitel der Kinderheilkunde. Die Folgen der Sauberkeitsdressur für die psychische Entwicklung der Kinder und ihr Verhalten als Erwachsene sind nur im Ansatz zu erahnen. Die Nachwirkungen sind noch heute besonders bei der älteren Generation spürbar und dürften ein wesentlicher Baustein des „deutschen Volkscharakters" sein.

Der tyrannische Säugling

Wer kennt es nicht – das Schreckgespenst des tyrannischen Säuglings, der seinen Mitmenschen auf der Nase herumtanzt und ihnen nach Lust und Laune unter Androhung eines schrecklichen Gebrülls oder Wutanfalls vorschreibt, was bitte sofort und unverzüglich zu machen sei. Schaut man auf den aktuellen Büchermarkt, so ist dieses Schreckgespenst sehr lebendig und weit verbreitet. Was hat es aber damit wirklich auf sich? Für welche Erziehungsvorstellungen ist dieses Klischee unverzichtbar?

Säuglinge besitzen sehr unterschiedliche Temperamente. Entsprechend sind die Anforderungen des Säuglings, die an das Einfühlungsvermögen der Eltern gestellt werden, recht unterschiedlich. Auch der pflegerische Aufwand, der erforderlich ist, um dem Säugling beim Aufbau elementarer Selbstregulationsmechanismen beizustehen, variiert. In unserer Kultur fühlen sich Eltern immer wieder überfordert, was das hohe Maß anbelangt, das sie an Engelsgeduld und Einsatz konkret leisten müssen und nach der Ansicht der Gesellschaft allein leisten sollen. Sie sehen sich dann leicht in die Rolle des Sklaven eines kleinen Tyrannen versetzt.

Der schwierige junge Säugling ist dabei Opfer seiner besonderen Physiologie. Er fühlt sich unwohl und äußert dies. Wichtig zu wissen, dass die schwierige Zeit in aller Regel begrenzt ist. Für das elterliche Empfinden des „Sklavendaseins" ist aus der Sicht Dritter neben dem Pech, dass der Säugling nicht „pflegeleicht" ist, vor allem die gesellschaftliche Isolierung der Kleinfamilie heute verantwortlich. Die jungen Eltern sind weitgehend auf sich selbst gestellt und müssen ohne Hilfe und Entlastung von anderen „mütterlichen" Personen auskommen.

Gewöhnlich denkt man bei einem tyrannischen Kind allerdings an einen älteren Säugling oder an ein Kleinkind. Die Eltern dieser Kinder ordnen sich den Omnipotenz-Ansprüchen ihres Kleinkindes unter. So wird das reale Macht-Ohnmachtsverhältnis von Eltern und Kind auf den Kopf gestellt. Das Kind gibt Befehle, und die Eltern führen sie aus.

Diese extremen Formen der Eltern-Kind-Beziehung wurden von der Gesellschaft aus unterschiedlichen Motiven immer wieder thematisiert. In den vergangenen 250 Jahren taucht das Bild einmal in Form der Karikatur auf, ein anderes Mal in der des Monsters oder des Schreckgespenstes oder schließlich als Diagnose einer Form der Regulations- beziehungsweise Beziehungsstörung. Der „verwöhnte Säugling" oder die moderne Variante das „non-frustration-child" stellen milde Formen des tyrannischen Säuglings und Kleinkindes dar.

Die Karikatur

Christian Gotthilf Salzmann (1744-1811), ein großer Pädagoge der Aufklärung, gibt 1792 in seinem Krebsbüchlein bitter ironische *Anweisungen zu einer unvernünftigen Erziehung der Kinder*. Eine seiner 36 Studien befasst sich mit dem *Mittel, die Kinder eigensinnig zu machen*, indem man alles tue, was sie verlangen. Salzmann erweist sich in seinen Schriften nicht nur als gründlicher Pädagoge, sondern auch als unterhaltsamer Schriftsteller:

Herr Curt hatte mit seiner lieben Frau bereits zehn Jahre eine unfruchtbare Ehe geführt. Endlich kam (…) der kleine Heinrich Curt zur Welt. Seine Eltern glaubten nun (…) alles, was in ihrem Vermögen stünde anzuwenden, um dieses liebe einzige Kind recht sorgfältig zu pflegen. Sie verzärtelten es also nicht nur, wie gewöhnlich, sondern sie nahmen sich auch beiderseits vor, ihm in allem zu Willen zu sein, damit das gute Kind nicht etwa geärgert würde.

Wenn er nach etwas verlangte, so musste es beigetragen werden. (…) War ihm etwas zuwider, so musste es augenblicklich entfernt werden, und drei Mägde wurden fortgejagt, weil man glaubte, dass das Kind sie nicht leiden könne. Der kleine Heinrich fing an zu laufen, aber nicht dahin, wo die Mutter und die Magd ihn (…) hinführen wollten, sondern wohin es ihm selbst gefiel (…). Heinrich lernte nun sprechen. Und jedes Wort wurde als ein Befehl angesehen, den das ganze Haus befolgen musste (…). So ging es immer. Kleidung, Schlafzimmer, Gesinde, Gesellschaft, alles musste nach seinem Sinne gewählt werden.

Nun ist er erwachsen und hat durchgängig den Namen, der eigensinnige Curt. Drei Mal hat er schon seine Wohnung verändert. Alle Jahre müssen die Zimmer anders tapeziert und die Öfen versetzt werden. Eine Frau hat er schon zu Tode gepeinigt, und die andere – nun die wird auch nicht mehr weit laufen. Mägde hat er gemeiniglich jährlich vier bis sechs, und er selbst, wenn ich recht gesehen habe, hat kaum noch zwei Jahre zu leben. Die ganze Welt steht ihm nicht recht – und dies ist freilich zum Tod ärgern.[1]

1969 veröffentlichten die französischen Asterix-Comicautoren Goscinny und Uderzo eine Geschichte, in deren Mittelpunkt das Kleinkind Pepe, der Sohn eines spanischen Häuptlings, steht. Alle mächtigen Männer der Geschichte ordnen sich den Wünschen und Einfällen dieses kleinen kindlichen Tyrannen unter.[2]

Manche kindlichen Tyrannen entwickelten sich – jedenfalls in der Beschreibung der Pädagogen zu regelrechten „Monstern".

Das Monster

Der Arzt und Aufklärer Joachim Heinrich Campe sorgte sich 1785: *Man dürfe dem Kind nicht schmeicheln, denn es habe zu seiner moralischen Ausbildung nichts nötiger, als das Gefühl seiner eigenen Ohnmacht und seiner gänzlichen Abhängigkeit. (…) Handeln wir dieser Absicht entgegen, bringen wir durch Beweise unserer Schwachheit gegen das Kind es dahin, dass es sich für den Mittelpunkt hält, um welche wir anderen als abhängige Planeten uns herumdrehen müssen, so ist die Ordnung der Natur zerstört; so findet keine Erziehung mehr statt; so müssen wir unsere Bemühungen auf das klägliche Geschäft einschränken, das hochgebietende Würmchen bei guter Laune zu halten, um seine unnatürliche Herrschaft über uns so erträglich zu machen, als wir können. Schande über den schwachen Vater, über die schwache Mutter, die es so weit haben kommen lassen! Und was wird das Los eines solchen Kindes in der Welt sein, wo keiner, selbst der allgewaltige Sultan, nicht ohne Abhängigkeit, bald von der Natur der Dinge, bald von anderen Menschen, bald vom sogenannten Schicksal lebt? (…) Er wird entweder mit dem Kopf gegen die Wand rennen wollen, oder sein beschwerliches Dasein verwünschen und über die Unvernunft seiner schwachen Eltern jammern, deren missverstandene Güte ihm die Fähigkeit, in dieser Welt zufrieden und vergnügt zu leben, auf immer genommen hat.*[3]

Auch die Vorstellungen der Psychoanalyse im 20. Jahrhundert vom triebgesteuerten Säugling, wozu die Annahme unbewusster Phantasien von Geburt an gehört, konnte die Projektion vom tyrannischen Säugling im Bewusstsein der Bevölkerung gefördert haben. Anna Freud, die Tochter Sigmund Freuds und Gründerin der Kinderpsychoanalyse, unterstellte 1952 dem Säugling die Potenz zu einem Monster: *Hätte das kleine Kind, das völlig unter der Herrschaft seines Es handelt, volle Kontrolle über seine Muskelkräfte, wäre es das gefährlichste Individuum, das man sich vorstellen kann. Es wäre eine Art Orang-Utan, der nach rechts und links um sich schlägt und sich nimmt, was er will. Allein die Tatsache, dass dieses gefährliche Individuum sich nicht bewegen, nicht gehen, nicht greifen kann und keine Stärke hat, rettet uns vor ihm.*[4]

Melanie Klein (1882-1960), eine weitere Gründerin der Kinderpsychoanalyse, unterstellte dem Säugling schon bei der Geburt eine differenzierte psychische Struktur mit Ichfunktionen, unbewussten Phantasien, Angsterlebnissen und Abwehrmechanismen. In ihrem Standardwerk zur Psychoanalyse des Kindes schrieb sie 1971: *Das Bild des kleinen, etwa sechs bis neun Monate alten Kindes, das mit allen Mitteln des Sadismus, mit Zähnen, Nägeln, Exkrementen und seinem ganzen, in der Phantasie zu gefährlichen Waffen verwandeltem Körper, die Zerstörung der Mutter anstrebt, scheint nicht nur abschreckend, sondern auch unglaublich. Es ist – wie ich aus Erfahrung weiß – schwer, sich zu der Erkenntnis zu entschließen, dass dieses abschreckende Bild der Wahrheit entspricht.*[5]

Das Schreckgespenst

Neben der Vorstellung vom „Monster" geisterte – im wahrsten Sinn des Wortes! – auch die Vorstellung vom kindlichen Schreckgespenst durch die Fachliteratur. Es sollte die Mütter in steter Alarmbereitschaft halten. Es überrascht nicht, dass vor allem während des Dritten Reiches das Bild des tyrannischen Säuglings als Schreckgespenst diente. Es sollte die jungen Mütter motivieren, die streng reglementierenden Stillempfehlungen einzuhalten und den Säugling ja nicht zu verzärteln, zu verwöhnen und zu verziehen (→ rigide gefühlskalte Fürsorglichkeit). Johanna Haarer schrieb hierzu 1942 über den Umgang mit einem schreienden Baby: *Versagt auch der Schnuller, dann, liebe Mutter, werde hart! Fange nur ja nicht an, das Kind aus dem Bett herauszunehmen, es zu tragen, zu wiegen, zu fahren oder es auf dem Schoß zu halten, es gar zu stillen. Das Kind begreift unheimlich rasch, dass es nur zu schreien braucht, um eine mitleidige Seele herbeizurufen und Gegenstand solcher Fürsorge zu werden. Nach kurzer Zeit fordert es diese Beschäftigung mit ihm als ein Recht, gibt keine Ruhe mehr, bis es wieder getragen, gewiegt oder gefahren wird – und der kleine, aber unerbittliche Haustyrann ist fertig.*[6]

Heute wird allgemein davon ausgegangen, dass während des ersten Lebenshalbjahres keine Gefahr besteht, ein Kind durch ein sofortiges Eingehen auf seine Bedürfnisse zu verwöhnen. Umgangssprachlich jedoch hält sich hartnäckig die Vorstellung vom verwöhnten, „verzogenen" Kind.

Das verwöhnte Kind
Die große Mehrheit der Kinderärzte und Pädagogen betrachtete die Verwöhnung, das Verzärteln oder das Verziehen eines Kindes als ungünstig für dessen Entwicklung. Uneinigkeit bestand allerdings darüber, wo die Grenzen zur Verwöhnung in welchem Alter und unter welchen Umständen bei Mädchen und Jungen zu ziehen seien.

Der Arzt Friedrich Jahn meinte 1804: *Notwendig und nützlich ist es, schon frühe auf ein allmähliches, sanft und stete zu unternehmendes Beugen des Eigensinns und der Heftigkeit des kleinen Menschen Bedacht zu nehmen. Beides ist mit dem physischen Wohl und Wehe zu enge verbunden, als dass man nicht frühzeitig darauf aufmerksam sein sollte. Beides fängt an, sich mächtig zu regen, jetzt ist die Masse noch weich, jetzt hat sie noch Dehnbarkeit, um ihr die für die Zukunft so notwendige Glätte und Sanftheit zu erteilen. Jetzt beginnen die Leidenschaften hervorzubrechen (…) und es muss, kann und wird am Leichtesten dem Menschen die Fähigkeit beigebracht werden, die Herrschaft über sie zu erlangen. Je später desto schwerer ist dieses, und welch unselige Wirkung auf die Gesundheit folgt daraus, wenn es nicht geschieht? Je gleichmütiger, freier von Leidenschaft, reicher an Zufriedenheit und Heiterkeit der Mensch ist, in desto größerem Grade besitzt er die Kunst, sein Leben zu verlängern.*[7]

Christoph Wilhelm Hufeland, der große deutsche Arzt, gab 1829 folgenden „guten Rat an Mütter": *Die ängstliche Aufmerksamkeit hat sicher zur Folge, dass das Kind sehr bald bemerkt, dass sein Schreien etwas bedeute und dadurch etwas erhalten werden könne, wodurch dann der sichere Grund zum Eigensinn und absichtlichen Schreien gelegt, und das Schreien, anstatt sich zu vermindern, immer mehr vermehrt wird. Die erste Regel aller Erziehung ist, nie zu vergessen, dass der Mensch ein selbständiges Wesen sein soll, das seine physischen und moralischen Kräfte selbst entwickeln und so bald wie möglich selbst kennen und brauchen lernen muss, damit er das werde, wozu er organisiert ist, nicht wie die Kunst aus ihm zu machen beliebt; die größte Kunst der Erziehung scheint mir darin zu bestehen, die Kinder zwar immer zu bemerken, aber ohne es sie je wissen zu lassen, dass man sie bemerkt und leitet.*[8]

Der englische Philosoph Herbert Spencer (1820-1903) äußert folgende Meinung über den Eigensinn: *Bedauere nicht die Entfaltung eines starken Eigenwillens auf Seiten deiner Kinder. Es ist das Korrelativ der in der modernen Erziehung so auffallend verminderten Beschränkung. Die größere Tendenz, Freiheit der Handlung einerseits zu behaupten, entspricht der geringeren Tendenz auf der anderen Seite, eine Tyrannei auszuüben. (…) Der unabhängige englische Knabe ist der Vater des unabhängigen englischen Mannes. (…) Deutsche Lehrer sagen, dass sie lieber ein Dutzend deutsche Knaben als einen einzigen englischen* *unterrichten wollten. Werden wir darum wünschen, dass unsere Knaben sich so leicht behandeln lassen wie die deutschen, aber dafür die Unterwürfigkeit und das politische Sklaventum der deutschen Männer haben? Oder werden wir nicht vielmehr in unseren Knaben die Gefühle dulden, die sie zu freien Männern machen? Und sollen wir nicht unsere Methoden danach modifizieren.*⁹

Leider hielten nach 1900 viele deutsche Kinderärzte die Machtfrage für das wohl entscheidende Thema in der Eltern-Säugling-Beziehung. Adalbert Czerny, einer der bedeutendsten Kinderärzte Deutschlands, muss hier ungeachtet seiner Verdienste als Kinderarzt, als typischer Vertreter gelten. Er schrieb 1908 in der Broschüre *Der Arzt als Erzieher des Kindes*: *Der ungünstige Einfluss, welche Großmütter oder alte Eltern auf Säuglinge und nicht selten auch jüngere Eltern auf Erstgeborene ausüben, beruht darauf, dass sie die Kinder nicht erziehen, sondern sich selbst vollständig den Launen und Wünschen der Kinder unterziehen. Sie stehen auf dem Standpunkt, dass es ihre vornehmste Aufgabe ist, dem Kinde jeden Wunsch an den Augen abzusehen und denselben so schnell als möglich zu erfüllen und überdies noch alles zu tun, was ihnen für das Kind angenehm erscheint. Sie verlieren die Macht über die Kinder schon im ersten Lebensjahr derselben, und dies hat zur Folge, dass die Kinder bereits im zweiten und dritten Lebensjahre das Haus terrorisieren.*¹⁰

Diese Säuglinge und Kleinkinder würden typischerweise scheinbar willkürlich die Nahrung verweigern, seien durch ihre monotone und häufig einseitige Ernährung von Mangel- und Fehlernährung bedroht und würden jeden, der ihnen wie der Arzt etwas zumute, schroff ablehnen. Als Arzt fühlte er sich also *genötigt, darauf aufmerksam zu machen, dass eine liebevolle Behandlung, wie sie manchmal Säuglingen durch ältere Personen zuteil wird, unterlassen werden soll.*¹⁰

Czernys Beurteilung beruht auf einem tragisch zu nennenden dreifachen Irrtum: Zunächst hielt er die pathologische depressive Passivität der Säuglinge in den von ihm betreuten Findelhäusern für ein gesundes wünschenswertes Verhalten. Er verwechselte weiter die Schwierigkeiten der Säuglinge, sich an das strenge Pflege- und Ernährungsschema der Eltern anzupassen, mit Launen und unbegründeten Wünschen. Und schließlich betrachtete er die frühe Disziplinierung vom ersten Lebenstag an als altersadäquaten Erziehungsstil.

Nicht alle Kinderärzte äußerten sich wie Czerny. Josef Trumpp schrieb 1911: *Mit der Erziehung zum Gehorsam glauben manche Eltern so lange zuwarten zu können, bis das Kind zu Verstand gekommen sei. Nun dürfte es zum Ersten ziemlich schwierig sein, dafür einen bestimmten Zeitpunkt anzugeben. Zum anderen ist es doch klar, dass mit dem Verstand auch der Wille wächst. Lässt man diesen aber erst einmal ohne jede heilsame Beeinflussung erstarken, so braucht man sich nicht zu wundern, wenn er sich mit dem der Eltern häufig kreuzt. Das jahrelang verhätschelte und verwöhnte Kind sieht begreiflicherweise nicht ein, weshalb es von dem hohen Thron, auf den es seine kurzsichtigen Eltern gehoben, plötzlich von einem Tag zum anderen heruntersteigen soll. (…) Die sogenannte Erziehung besteht dann meist darin, dass die Eltern ihren Eigensinn gegen den des Kindes ausspielen. (…) So entspinnt sich ein bald stiller, bald lauter Kampf, aus dem das Kind fast immer als der geschädigte Teil hervorgeht. Siegen die Eltern, so erleidet das Kind eine Einbuße an Eigenart und Charakter, siegt das Kind, so verliert es den Glauben an die Autorität der Eltern und wird auf lange Zeit hinaus führerlos.*[11]

Strenge oder Nachgiebigkeit?
Der amerikanische Kinderarzt Benjamin Spock, dessen Buch *Säuglings- und Kinderpflege* in den USA von 1947 an in den folgenden 30 Jahren über 50 Millionen Mal verkauft wurde, gab Eltern auf diese Frage 1965 folgende Auskunft: *Die richtige Antwort darauf werden sie im Laufe der Zeit selbst finden, wenn sie sich über die Prinzipien der Kindererziehung klar geworden sind. Im Allgemeinen sollte man aber diese Frage gar nicht so ausschließlich stellen. (…) Gutherzige Eltern, die einsehen, dass eine gewisse Festigkeit den Kindern gegenüber notwendig ist, werden mit einer vernünftigen Strenge ebensoviel erreichen, wie mit einer gewissen, aber wohl dosierten Nachgiebigkeit. Andererseits wird Strenge, die aus kaltem und unfreundlichem Herzen kommt, oder aber Nachgiebigkeit aus Schwäche die Kinder nur verderben. Im Grunde kommt es nur darauf an, welcher Geist die Eltern beseelt.*

Von 1935 bis 1965 *haben sich die Prinzipien der Kindererziehung wesentlich gewandelt. Wenn man früher der Ansicht war, dass nur absolute Strenge aus einem Kinde einen richtigen Menschen machen könnte, so hat man heute Verständnis für die Kinder, berücksichtigt den individuellen Charakter und anerkennt deren Persönlichkeit. Wenn Eltern sich daran erinnern, wie sie selbst erzogen worden sind, wird es immer Augenblicke geben, in denen sie abwägen, ob sie (…) nach einer alten oder nach neueren Methoden verfahren sollen. (…) Eine gewisse Strenge und Festigkeit, mit der man die Kinder zu vernünftigem Gehorsam, zu Ordnung und gutem Benehmen erzieht, kann niemals schaden, wenn die Grundhaltung der Eltern Güte und Freundlichkeit ist. Doch Strenge ist schädlich, wenn die Erwachsenen sie aus Herrschsucht anwenden und die Kinder auf die Dauer verschüchtert und verängstigt werden. Wenn man andererseits dafür ist, dem Kinde verhältnismäßig viel Freiheit zu lassen und die Entwicklung seiner Persönlichkeit nicht zu hemmen, dann sollte man aber doch in den wichtigsten Dingen der Erziehung seinen elterlichen Willen durchsetzen, und fest bleiben, wenn man es für richtig hält. In diesem Falle kann Nachsicht in kleinen Dingen nicht schaden, doch jedes Kind will die Festigkeit der elterlichen Hand spüren, weil sie ihm nicht nur den Weg weist, sondern es auch beschützt und ihm das Gefühl der Sicherheit und Geborgenheit gibt.*[12]

Das „Non-Frustration-Child" und die antiautoritäre Bewegung
Am Anfang der antiautoritären Bewegung stand die Weigerung junger Eltern, die eigenen Kinder nach den bisher gepflegten Prinzipien des Gehorsams und weiterer Sekundärtugenden wie Fleiß, Treue, Disziplin, Pflichtbewusstsein, Pünktlichkeit, Zuverlässigkeit, Ordnungssinn, Höflichkeit, Sauberkeit und andere mehr zu erziehen. Der Gedanke der Antiautorität spielte innerhalb der weltweiten Jugend- und Studentenrevolte der 1960er Jahre nur in Deutschland eine Rolle. Die Debatte über Autorität und Antiautorität hing unmittelbar mit dem Nachdenken über die Gründe für den Nationalsozialismus zusammen. Die Leitidee war: Der Faschismus wurzelt in der autoritären Persönlichkeit – und diese geht auf die Erziehung zurück. Die nächste Generation sollte anders aufwachsen, als man selbst erzogen worden war.

Diese Debatte hat die pädagogische Landschaft nachhaltig geprägt. Das betrifft insbesondere die Pädagogik der frühen Kindheit, das grundsätzliche Verständnis des Verhältnisses zwischen Kindern und Erwachsenen sowie das Geschlechterverhältnis. Mein Vater, ein durchaus begabter Pädagoge und Lehrer, fasste den Dissens der Generationen über die nichtautoritäre Erziehung meiner Frau und mir in die Worte zusammen: „Du verdirbst mir meine Enkel bleibend."

Die neue Erziehungskultur, die in vielem eine Gegenkultur war, sollte mehrere Bedingungen erfüllen:[13] Zunächst müsse das Kind seine Bedürfnisse frei äußern können und lernen, sich selbst zu regulieren. Die jungen Eltern nahmen ganz im Gegensatz zu ihren Eltern die Wünsche der Kinder nicht nur wahr, sondern auch ernst, ja, leider manchmal zu ernst. Jeder Wunsch wurde voreilig als Ausdruck eines echten Bedürfnisses interpretiert. Die Selbstregulierung bezog sich insbesondere auf das Essen, das Schlafen, die Sexualität, das Sozialverhalten und das Spielen und Lernen. Dann sollten Kinder weitgehend ohne Schuldgefühle aufwachsen, und schließlich sollte das Lernen primär von den Fragen des Kindes ausgehen.

In den 1970er Jahren war die öffentliche Kinderbetreuung in der BRD schlecht ausgebaut und der Grad der Professionalisierung der Fachkräfte gering (→ Kindergarten). Die Mütter von Vorschulkindern sollten sich bitte gefälligst selbst um die Erziehung ihrer Kinder zu Hause kümmern und nicht wie „die Rabenmütter" in der DDR berufstätig sein. Da 1970 in der BRD nur 30 % der

Kinder einen Kindergarten besuchten und im Durchschnitt auf eine Fachkraft 52 Kinder kamen, schlossen sich die alternativ eingestellten Eltern zusammen und gründeten sogenannte antiautoritäre oder alternative Kinderläden. Zu den Stärken dieser pädagogischen Bewegung gehörten das hohe Engagement der Eltern, die pädagogische Aufbruchstimmung, der Glaube, dass sich das Bildungssystem verändern ließe und die Dynamisierung und Expansion des pädagogischen Feldes. Zu den Schwächen zählten die überzogenen Erwartungen an die Pädagogik und deren Überfrachtung mit weitreichenden Hoffnungen auf einen veränderten, neuen Menschen und eine neue Gesellschaft.[14]

Die „antiautoritäre Erziehung" beruhte weder auf einem einheitlichen Konzept noch einer einheitlichen Praxis. Persönlich habe ich 1970 in einem Aufsatz den Begriff „nicht-autoritäre Erziehung" dem Begriff der anti-autoritären Erziehung vorgezogen, da ich mich an dessen prinzipieller Antihaltung gegen jede Autorität störte. Nach meinen Vorstellungen hatte die nicht-autoritäre Erziehung „eine dialektische Funktion" zu erfüllen: *Sie muss in die Regeln der Gesellschaft einüben und zugleich gegen sie immunisieren. Diese in sich widersprüchliche Haltung kann nur erreicht werden, wenn die Eltern in ihren Forderungen versöhnlich bleiben. Sollten die Forderungen nicht fremd und bedrohlich sein, so muss erstens die Person, die sie stellt, dem Kind bekannt, vertraut, lieb und wert sein. Zweitens muss die Person selbst über den Forderungen stehen. Sie muss sich fragen: Ist die Forderung jetzt nötig? Kann das Kind die Forderung überhaupt erfüllen? In welcher Form stelle ich die Forderung? Drittens muss das Kind immer das Gefühl haben, dass es in seiner Existenz bejaht wird. Das Kind muss fühlen, dass man auf seiner Seite steht, denn nur ein Kind, das sich in seiner Unvollkommenheit und Hilflosigkeit bejaht fühlt, wird auch zu sich stehen und seine Identität finden.*[15]

Die Kritiker der antiautoritären Erziehung, denen es in den 1970er Jahren nicht gelang, die „sanfte" Welle der Erziehung zu stoppen und die „technische, sterile Kinderbetreuung" der Zeit vor 1960 zu konservieren, betrachteten die antiautoritäre Erziehung vielfach als Ursache für die zunehmende Häufung von tyrannischen Kleinkindern. Zugegeben, die antiautoritäre Tendenz zum Abbau von hierarchischen Strukturen und im Extrem einer Auflösung der Differenz zwischen Kindern und Erwachsenen hat zur Desorientierung junger Eltern beigetragen. Die verunsicherten Eltern hatten Angst, den aufkommenden Willen des Babys zu beschneiden, und waren so auf ihr Kind fixiert, dass sie gar nicht merkten, wie dieser allmählich ausuferte. Die „sanfte Welle" der Erziehung dürfte jedoch nicht die einzige und nicht die wichtigste Ursache für die bis heute anhaltende Häufung von tyrannischen Kleinkindern sein.

Der Anpassungsdruck der Gesellschaft auf Säuglinge heute

Jede Gesellschaft muss sich mit den affektiven Impulsen junger Säuglinge sowie dem Expansions- und Autonomiebedürfnis älterer Säuglinge und Kleinkinder auseinandersetzen, und jedes Kind muss lernen, sich in die vorgegebenen gesellschaftlichen Strukturen einzufügen. Die ökonomischen und sozialen Rahmenbedingungen sowie die Erwartungshaltungen und das Selbstverständnis der Eltern für diesen gegenseitigen Anpassungsprozess sind heute andere als früher.

In den vergangenen 40 Jahren hat sich der Anpassungsdruck der Gesellschaft auf Säuglinge reduziert. Möglicherweise hat dieser Trend die Entwicklung der Beziehungsstörung des tyrannischen Säuglings begünstigt.

- Durch die Einführung der Waschmaschine, der Einmalwindel und der Gläschenkost hat sich der Pflegeaufwand für einen Säugling merklich verringert. Junge Eltern haben heute mehr Zeit, um auf ihr Kind einzugehen.
- Mit der Einführung der Pille sank die Zahl der Geburten. Gleichzeitig erhöhte sich die Zahl der Wunschkinder. Auch das durchschnittliche Alter der Mutter bei der Geburt des ersten Kindes nahm zu. So wachsen heute immer mehr Wunschkinder als besonders behütete Einzelkinder auf.
- Der Übergang von der Mangel- zur Überflussgesellschaft in den 1960er Jahren hat die ökonomische Lage der jungen Kleinfamilien gestärkt und ihre Abhängigkeit von den Herkunftsfamilien reduziert. So gewannen die Eltern einerseits mehr Raum für die Realisierung eigener Erziehungsstile; andererseits nahm durch die Auflösung der Großfamilie und die fortschreitende Isolierung der Kleinfamilie die Zahl der Personen ab, mit denen Säuglinge regelmäßig in Kontakt kamen.
- Die technisch sterile Art der Säuglingspflege vor 1960 wurde durch eine „sanfte", einfühlsame Säuglingspflege verdrängt. Die Versuche, schon junge Säuglinge zu disziplinieren, wurden aufgegeben. Die Eltern nahmen die Bedürfnisse des Säuglings wahr und ernst.
- Die jahrzehntelange Vernachlässigung der → intuitiven elterlichen Kompetenz in Deutschland wurde nun in ihrer ganzen Problematik offenkundig. Sie äußert sich vor allem in einer starken Verunsicherung der Eltern im direkten Umgang mit ihrem Säugling. Die Generation der Eltern der 1970er Jahre konnte nicht auf entsprechende Erfahrungen aus der eigenen Kindheit zurückgreifen. Die heutigen jungen Eltern hatten vielfach als Einzelkinder in einer kinderfremden Umwelt keine Chance, ihre intuitiven Fähigkeiten im Umgang mit Säuglingen vor der Pubertät praktisch zu erproben. In der Elternschule erlebt man heute, dass viele werdende Eltern sich nicht erinnern können, je einen Säugling in Händen gehalten zu haben. Die bei einzelnen Säuglingen beobachteten Defizite der elemen-

taren Grundbedürfnisse sind heute nicht mehr den Empfehlungen einer theoriegeprägten, technisch-sterilen Säuglingspflege wie vor hundert Jahren anzulasten, sondern sie sind meist Folge einer lieblosen Kindheit der Eltern und der Unkenntnis sowie mangelnden Erfahrung der Eltern im praktischen Umgang mit ihren Säuglingen.
- Die Konflikte zwischen den Partnern werden heute in der Regel offen ausgetragen. So trennen sich viele junge Elternpaare heute schon nach wenigen gemeinsamen Jahren. Manches tyrannische Kleinkind perfektioniert seine Macht über die Eltern, um diese beisammen zu halten.

Fehlverhalten der Eltern im Umfeld der sanften Säuglingspflege
Die neue Sensibilität in der Säuglingspflege im Verhältnis von Eltern und Kindern vor 40 Jahren scheint verschiedene Fehlhaltungen der Eltern ihren Kindern gegenüber begünstigt zu haben. Michael Winterhoff nennt drei Formen von Fehlhaltungen und bezeichnet diese als „Partnerschaftlichkeit", „Projektion" und „Symbiose".[16] Alle drei Formen nehmen das Kind nicht in seiner Kindlichkeit wahr, sondern zwängen es in Rollenvorstellungen, die den emotionalen Bedürfnissen und den Wünschen der Erwachsenen entspringen. Sie können schon im Säuglingsalter die psychische Entwicklung des Kindes und seine Beziehungsfähigkeit beeinträchtigen. Einige Kinder antworten tatsächlich mit dem Verhalten eines kleinen Tyrannen.

Bei der „Partnerschaftlichkeit" begegnen die Eltern dem Kind subjektiv auf Augenhöhe. Sie akzeptieren, so beschreibt es Michael Winterhoff, ihr minderjähriges Kind als Partner, weil sie nicht fähig sind, intuitiv ihre Position als Erzieher wahrzunehmen. Sie schreiben den aktuellen Wünschen des Kindes eine Motivation zu, die diese nicht besitzen, und erwarten unausgesprochen für ihre „aufopfernde Dienstleistungstätigkeit" ein „frühreifes" Erwachsenenverhalten – das die Kinder jedoch hoffnungslos überfordert.

Bei der „Projektion" sehen sich die Erwachsenen in der Rolle eines Bedürftigen. Weil ihnen Orientierung, Anerkennung und Sicherheit fehlen, brauchen sie ihr Kind für ihr Selbstwerterleben. Das Kind zeigt ihnen an, wie gut und liebenswert sie als Person sind. Wenn sich das Kind bemüht, sich einen eigenen Bereich autonomen Lebens zu erschließen, wird dies von den Eltern als Liebesentzug missdeutet. Sie können diese Situation auf Grund ihrer eigenen Liebesbedürftigkeit nicht ertragen und nötigen dem Kind deshalb Liebesbekenntnisse ab, sie behindern es in seinem Streben nach Unabhängigkeit. Diese Eltern sind aber auch konfliktscheu und erfüllen allzu rasch die Wünsche des Kindes. Sie scheuen sich, als abgegrenztes Gegenüber aufzutreten, und stellen deshalb wenig oder keine Forderungen.

In der Symbiose führen die Eltern die enge Eltern-Kind-Beziehung der ersten zehn Lebensmonate ohne Rücksicht auf das Abgrenzungs- und Autonomiebedürfnis des älteren Kindes fort. Kindliche Impulse werden sofort zu eigenen Impulsen umgedeutet. Das Handeln des Kindes entspringt aus ihrer Sicht grundsätzlich guten Motiven. Fehlverhalten wird immer den anderen angelastet, die das Kind provozieren oder kein Verständnis für seine Besonderheit aufbringen.

Aus der Beschreibung dieser grundsätzlichen Dilemmata, die eine insgesamt positive, nicht-autoritäre Erziehung zur Folge haben kann, kann man leicht erkennen, dass es vor allem die Unkenntnis über die Probleme einer normalen altersentsprechenden Entwicklung war, die die Entwicklung der Regulations- oder Beziehungsstörung des tyrannischen Kindes begünstigte. Auch der nachlassende Anpassungsdruck der Gesellschaft auf die Kinder mag in diesem Fall eine ungünstige Rolle gespielt haben.

Adäquater Umgang mit kindlichen Tyrannen
Eine weitverbreitete Unkenntnis über alterstypische Verhaltensweisen und deren Grenzen beim Säugling und Kleinkind sowie erhebliche Mängel an gegenseitigem Vertrauen, Liebe und Respekt veranlassen einzelne Eltern, trotz günstiger äußerer Verhältnisse sich einseitig und zu sehr den emotionalen Impulsen und Wünschen ihres Kleinkindes anzupassen. Kennen diese Kinder keine weiteren mütterlichen Bezugspersonen wie Großeltern oder ältere Geschwister, so fehlt ihnen die Gelegenheit, sich von einer vertrauten Person führen zu lassen. Vertrauen entsteht jedoch nur auf dem Boden von hundertfachen Erfahrungen mit einer Bezugsperson, der es gelingt, die Bedürfnisse des Kindes intuitiv zu erfassen und unmittelbar verständnisvoll darauf zu reagieren und ihnen bei der Auflösung ihrer ambivalenten Gefühle hilfreich beizustehen. Die Erfüllung aller Wünsche reicht nicht aus, um Vertrauen und Gefühle von Geborgenheit wachsen zu lassen. Der Säugling braucht hierzu ein vertrautes, authentisches Gegenüber, das sich sowohl führen lässt als auch führt und bereit ist, Lebensfreude zu teilen.

Im zweiten Lebensjahr entdeckt das Kleinkind sich als Initiator und Verursacher seiner Handlungen mit eigenen Wünschen, Absichten und Zielvorstellungen. Dabei ist dem Kind das in der Vorstellung vorweggenommene Ergebnis oft wichtiger als die Handlung selbst. Sein intensives emotionales Engagement speist sich aus seinen Bedürfnissen nach Autonomie, Wirkmächtigkeit, eigener Kompetenz, Selbermachenwollen, Selberhabenwollen, Selbstbehauptung und ichbewusstem Wollen. Dabei durchlebt das Kind eine Phase, in der es so starr auf ein Handlungsziel fixiert sein kann, dass es sich gegen jedes schützende oder erzieherische Hemmnis vehement wehrt. Subjektiv erlebt sich das Kleinkind als allmächtig und kämpft existenziell um die Führung. Bietet sich keine unmittelbare Handlungsalternative, können Ärger, Wut und aggressives Verhalten überhandnehmen – der gefürchtete Trotzanfall ist da.[17]

Fühlt sich das Kind auf Grund defizitärer Erfahrungen im ersten Lebensjahr nicht geborgen, nicht fraglos angenommen und geliebt, so kann das Beherrschen der Umwelt zu einer Ersatzbefriedigung seines Grundbedürfnisses nach Geborgenheit und Vertrauen werden. Es wird suchtartig von der Erfahrung seines Herrschens abhängig, es entwickelt sich zum kleinen Tyrannen.[18]

Bis in die 1960er Jahre war die Pädagogik darauf aus, die Folgsamkeit eines Kleinkindes zu erzwingen. Gehorsam war oberstes Erziehungsprinzip. Die Frage der Macht musste auf jeden Fall eindeutig geklärt sein. Die Erziehungsberechtigten waren die Allmächtigen, die Kinder die Ohnmächtigen. Die Eltern sahen in dem ungestümen Autonomiebedürfnis eine Herausforderung ihrer eigenen Allmachtsvorstellungen und antworteten hart mit Nahrungsentzug, Wegsperren, Schlägen und Liebesentzug. Kind und Eltern führten sich auf, als sei ihre Auseinandersetzung ein Kampf um Sein oder Nichtsein. Zur Beugung des Willens nahmen die Eltern gewöhnlich keine Rücksicht auf die Grundbedürfnisse des Kindes, seine Würde und seine körperliche Unversehrtheit.

Ein Kind mit einem Trotzanfall braucht rasch eine Ablenkung oder eine Handlungsalternative, einen Szenenwechsel oder eine Umdeutung, indem zum Beispiel eine Tomatensuppe zur roten Suppe eines Lastwagenfahrers umbenannt wird. Gelassenheit, viel Geduld und liebevolle Bestimmtheit sind wünschenswerte Haltungen der Erziehungsperson. Das Kind muss spüren, dass der von ihm existenziell geführte Kampf von der Bezugsperson nicht als solcher erlebt wird.

Das tyrannische Kleinkind braucht keinen Zuchtmeister, der seinen Willen bricht und ihm zeigt, wer Herr im Hause ist. Es braucht die Erfahrung einer liebevollen Berücksichtigung seiner Grundbedürfnisse, Erfahrungen von Vertrauen, Geborgenheit, Gelassenheit, Bereitschaft zur Versöhnung und gemeinsamer Lebensfreude und eine Bezugsperson, die widerstrebende Gefühle aushält und sich nicht in ausweglosen Widersprüchen verrennt. Auf dieser Basis wird sich der kleine Tyrann Schritt für Schritt aus seiner Festung eingebildeter Allmacht verabschieden und der geliebten Bezugsperson aus Liebe schließlich bereitwillig folgen.

Zusammenfassung

Heute spricht man in zwei Situationen von einem kleinen Tyrannen: Säuglinge können in ihrer Hilflosigkeit und ihrem Ausgeliefertsein an ihre physiologischen Bedürfnisse den Eltern wie kleine Tyrannen erscheinen. Sie stellen den Eltern sehr unterschiedliche Anforderungen an ihr Einfühlungsvermögen und den Aufwand an Pflege. Einige junge Eltern sehen sich in ihrer isolierten gesellschaftlichen Lage so sehr von den Aufgaben der Pflege in die Pflicht genommen, dass sie sich als Sklaven im Dienst kleiner Tyrannen fühlen.

Meist wird unter einem tyrannischen Kind jedoch ein Kleinkind verstanden, das mit seinen Ansprüchen und Wünschen seine Umwelt dominiert. Es ist das Erziehungsergebnis einer gestörten Beziehungskultur. Tyrannische Säuglinge und Kleinkinder hat es zu allen Zeiten gegeben. In den letzten 40 Jahren dürften besonders vier Umstände für die derzeit beobachtete Häufung von tyrannischen Klein- und Kindergartenkindern mitverantwortlich sein.

- Verschiedene zeittypische Bedingungen wie eine erleichterte Säuglingspflege, eine kleine Zahl von Kindern pro Familie und ein größeres Freizeitbudget ermöglichen den Eltern, stärker auf die Individualität ihres Kindes einzugehen, und verringern so den Druck auf die Säuglinge, sich dem familiären Umfeld mit immer weniger Bezugspersonen anzupassen.
- Eine breite Unkenntnis über die alterstypischen Entwicklungsschritte im Säuglings- und Kleinkindesalter und die hieraus resultierenden Aufgaben und Probleme begünstigen ein auf eigene Bedürfnisse und die Erfahrungswelt des Erwachsenen bezogenes Fehlverhalten der Eltern.
- Nach wie vor lässt die intuitive elterliche Kompetenz in der Unterstützung der psychischen Entwicklung der Säuglinge in Deutschland oft viel zu wünschen übrig. Viele Säuglinge wachsen deshalb mit erheblichen Defiziten an Geborgenheit und Vertrauen auf. Als Kleinkinder kämpfen sie dann auf dem Hintergrund ihrer alterstypischen Allmachtsvorstellungen mit ganzem Einsatz in existentieller Verzweiflung um die Macht. Schließlich können sie suchtartig von der Erfahrung des Herrschens abhängig werden und entwickeln sich zu kleinen Tyrannen.
- Die Verdrängung der kalten, distanzierten Disziplinierung der Säuglinge durch eine sanfte einfühlsame Säuglingspflege vor 40 Jahren hat emotionale Defizite der Eltern aktiviert und insbesondere drei erzieherische Fehlhaltungen der Eltern begünstigt. Bei der „Partnerschaftlichkeit" begegnen die Eltern ihrem minderjähriges Kind wie einem Partner, weil sie sich nicht stark genug fühlen, um ihre Position als Erzieher intuitiv wahrzunehmen. Bei der „Projektion" sehen sich die Erwachsenen in der Rolle des nach Liebe und Anerkennung Bedürftigen. Bemühungen des Kindes nach Selbstän-

digkeit und einem eigenen Bereich werden von den Eltern als Liebesentzug missdeutet. Sie nötigen das Kind deshalb zu Liebesbekenntnissen, sind konfliktscheu und erfüllen allzu rasch die Wünsche des Kindes. In der „Symbiose" trachten die Eltern danach, die enge Eltern-Kind-Beziehung der ersten zehn Lebensmonate ohne Rücksicht auf das Abgrenzungs- und Autonomiebedürfnis des älteren Kindes fortzuführen.

Oft wird das Kind nicht in seiner Kindlichkeit wahrgenommen, sondern in Rollenvorstellungen gezwängt, die den emotionalen Bedürfnissen und den Wünschen der Erwachsenen entspringen. Sie können schon im Säuglingsalter die psychische Entwicklung des Kindes und seine Beziehungsfähigkeit beeinträchtigen.

Heute lehnen es die meisten Fachleute ab, die Folgsamkeit des Kindes durch Gewalt zu erzwingen. So schwer es im Einzelfall auch sein mag, die Defizite an emotionaler Geborgenheit und Vertrauen sowohl beim Kind als auch bei seinen Eltern auszugleichen – auf lange Sicht gesehen, vermag das Kind erst dann den Eltern bereitwillig zu folgen, wenn diese es durch praktische Beweise der Anerkennung, der Liebe und des Vertrauens aus dem Teufelskreis von Macht- und Ohnmachtserfahrungen und dem verzweifelten Festhalten an erworbenen Machtpositionen erlösen.

1.4 Spezielle Zuschreibungen

„Unbeschriebenes Blatt"

Da halten wir das Neugeborene nach vielen Monaten der Sehnsucht nach ihm in der Schwangerschaft nun endlich auf dem Arm, und wir wären nicht erstaunt, wenn wie im Märchen die Türe aufginge und eine Glücksfee nach der anderem unserem Kind je eine Gabe in die Wiege legen würde. Wer vermag sich in diesem Moment der Faszination der Omnipotenz und des Chancenreichtums des Neuanfangs zu entziehen? Philosophen und Wissenschaftler sind auch Menschen, und so ist es nur allzu verständlich, wenn sie die Geburt als Beginn der geistigen Entwicklung des Kindes betrachteten und vergaßen, dass das Kind ja schon eine neun Monate lange stürmische Zeit der körperlichen und geistigen Entwicklung im Mutterleib, eine eigene ganz spezifische Geschichte, hinter sich hat.

Der Gedanke des Beginns der geistigen Entwicklung mit der Geburt im Sinne eines unbeschriebenen Blattes wurde in der Geschichte mehrfach aus sehr unterschiedlichen Interessenlagen heraus geäußert.

Die Seele des Neugeborenen – Ein geistiges Wesen noch ohne inhaltliche Bestimmungen

Aristoteles lehrte, die Seele des Neugeborenen sei leer, eine „tabula rasa". Sie werde erst nach der Geburt beschrieben. Durch Erziehung werde das Kind zum Menschen. Seine Vorstellungen bestimmten das abendländische Denken für über 2000 Jahre. Im Mittelalter und der frühen Neuzeit wurde dieser Sachverhalt häufig mit dem Bild der Wachstafel, dem damals üblichen Schreibmaterial für Schüler, verdeutlicht. Joachim Heinrich Campe schrieb dazu: *Stellt euch die junge Seele eures neugeborenen Kindes, als ein ungemein weiches, jeden auch noch so leisen Eindruck willig annehmendes Wachsklümpchen vor, so seid ihr zwar auf dem Wege, euch eine ziemlich richtige Vorstellung von ihr zu machen, aber von ihrer außerordentlichen Biegsamkeit* und *ihrer wunderbaren Empfänglichkeit zu bleibenden Eindrücken jeder Art, habt ihr gleichwohl nur erst den kleinsten Teil begriffen.*[1]

Auch der Arzt, Erzieher und Philosoph John Locke stand in der Tradition von Aristoteles, als er um 1700 den Geist eines Neugeborenen als ein weißes unbeschriebenes Blatt, ohne Charakter und frei von Vorstellungen beschrieb. *Außer einer matten Vorstellung – Eindruck von Hunger und Durst und Wärme, und einiger schmerzhaften Empfindungen (die es etwa schon im Mutterleib gehabt) – dürfte sich bei einem neugeborenen Kinde auch nicht die mindeste Spur von einem festen Begriffe finden.*[2]

Locke ging davon aus, dass alle Ideen, Vorstellungen und Begriffe auf sinnliche Erfahrungen zurückgehen. Er legte deshalb großen Wert auf die Sinnesschulung und machte sich als einer der ersten Gelehrten Europas Gedanken über die Erziehung von Säuglingen und Kleinkindern (→ Seele). Locke und seine Nachfolger, die „Menschenfreunde" oder „Philanthropen", forderten eine frühe vernunftgeleitete Erziehung und entwickelten natürliche, kindgerechte, ungezwungene, spielerische, fröhliche und milde Lehr- und Lernmethoden. Auch der Säugling sollte als kleiner Mitmensch ernst genommen und u. a. von der eigenen Mutter gestillt und nicht mehr mit Wickelbändern geschnürt werden.

Das Bild vom natürlichen beziehungsweise göttlichen Wesen überstrahlt das Bild vom unbeschriebenen Blatt.
Jean-Jacques Rousseau (1712-1778) lehnte die Pädagogik der „Philanthropen" ab. Verstandeskultur und Intellektualität seien nichts für kleine Kinder. Neben den körperlichen Kräften und der handwerklichen Geschicklichkeit seien nur wenige geistige Kräfte herausgebildet – eine scharfe Beobachtungsgabe und Elementargefühle wie Selbstliebe und Mitleid. Die Kinder besäßen keine entwickelte Emotionalität, keine Einbildungskraft und Phantasie und kein abstraktes Denken. Dennoch seien sie trotz ihres geringen Vermögens in völliger Übereinstimmung mit sich und damit glücklich. Sie seien unverdorbene einzelgängerische Naturwesen, den Naturvölkern vergleichbar, voller Kraft und Vitalität, Schläue und Geschicklichkeit, erfüllt von Unabhängigkeitssinn und Misstrauen gegen Autoritäten.

Johann Gottfried Herder (1744-1803) verwendet das Bild vom Samen oder Keim zur Charakterisierung der Seele des Neugeborenen (→ Mängelwesen).

Die Romantiker gingen noch einen Schritt weiter in der Idealisierung des Kindes (→ Seele). Das Kind besitze nicht nur einen natürlichen, reinen, unverdorbenen Wesenskern. Sein Inneres enthalte auch einen göttlichen Kern, der sich im Geburtsakt von der All-Seele getrennt und in den Körper Einlass gefunden habe. Er äußere sich als Phantasie, Enthusiasmus, Liebe, Sehnen oder als poetische Genialität.

„Tabula rasa" der Neuroanatomen und Neurophysiologen um 1900
August Cramer (1860-1912), der Leiter der „Klinik für psychische und Nervenkrankheiten" in Göttingen, meinte: *Wenn wir uns die Hirnrinde in dem anatomischen Atlas von Kaes von 1907 ansehen, so ergibt sich unverkennbar, dass beim Neugeborenen, wenn ich so sagen darf, die Hirnrinde zunächst noch ein unbeschriebenes Blatt darstellt. Erst ganz allmählich schieben sich die Radii weiter in die Hirnrinde vor, allmählich entwickelt sich ein komplex aufgebautes Fasernetz.*[3]

Die „Tabula rasa" der Soziologie und Verhaltenspsychologie
Der französische Philosoph und Soziologe Émile Durkheim (1858-1917) betrachtete primär das Verhalten von Gruppen und weniger das der Einzelnen. Er hielt das Neugeborene für ein *egoistisches und asoziales* Wesen, das so rasch wie möglich mit anderen zusammengebracht werden muss. *Der Mensch wird in der Tat zum Menschen einzig, weil er in Gesellschaft lebt. (…) Die Gesellschaft steht also mit jeder neuen Generation vor einem unbeschriebenen Blatt, auf dem mit neuen Kosten entworfen werden muss.*

In Frankreich genießt die staatliche Erziehung von der Kinderkrippe an einen sehr guten Ruf. Im Sinne des republikanischen Gedankens der Gleichheit sollen alle Kinder die gleiche Chance auf Bildung haben. Durkheim schreibt der Gesellschaft einen dominierenden Einfluss auf die Entwicklung des Kindes zu – *Im Gegensatz zu einer weitverbreiteten Meinung, nämlich, dass die Moralerziehung vor allem der Familie zu überlassen ist, glaube ich im Gegenteil, dass das Werk der Schule in der Moralentwicklung des Kindes von höchster Wichtigkeit sein kann und sein muss.*[4]

Sein deutscher Kollege Georg Simmel (1858-1918) betrachtete im Gegensatz zu Durkheim die Gesellschaft als das Ergebnis der Wechselwirkung von Individuen und beschrieb die dabei auftretenden typischen Formen der Vergesellschaftung. Er war der erste Soziologe, der auf die Möglichkeit einer soziologischen Untersuchung der Mutter-Kind-Gruppe aufmerksam machte. Er nannte diese Gruppe eine Dyade und sah in dieser Beziehung den Keim zu allen späteren Entwicklungen von Sozialbeziehungen höherer Ordnung.

John B. Watson, der große Pionier der Verhaltensforschung, hatte, wie wir schon erfahren haben, zwölf Jahre als Tierverhaltensforscher gearbeitet, bevor er sich der Psychologie zuwandte. Er betrachtete das innere psychische Erleben des Menschen als einen dunklen Kasten, als eine „black box", in den man nicht hineinsehen könne. Die Psychologie als Wissenschaft dürfe sich nur auf das objektivierbare Verhalten stützen. Als Lerntheorie soll sie die Anpassung an neue Anforderungen erklären und fördern. *Den Kontrast zwischen alter und neuer Psychologie kennzeichnet man wohl am besten, indem man sagt, dass alle*

Richtungen mit Ausnahme des Behaviorismus das Bewusstsein in den Mittelpunkt aller Seelenkunde stellen. Demgegenüber vertritt der Behaviorismus die Ansicht, dass die Verhaltensweisen oder Aktivitäten des menschlichen Wesens Hauptinhalt aller menschlichen Psychologie sind. Der Behaviorismus hält Bewusstsein weder für einen erklärbaren noch brauchbaren Begriff.[5] Der menschliche Geist sei bei Geburt wie ein „ein weißes (unbeschriebenes) Blatt Papier". Für die Entwicklung eines Menschen seien allein Lernvorgänge entscheidend. Das angeborene Verhalten könne beliebig durch neue Gewohnheiten ersetzt werden. Watson war überzeugt, durch eine an den Grundsätzen der Verhaltenstherapie ausgerichtete Erziehung einen neuen Menschen in der Zukunft schaffen zu können. Irrationales oder störendes Verhalten könne durch sozial erwünschtes Verhalten zurückgedrängt werden.

Die Vision einer besseren Gesellschaft dürfte den Hintergrund für folgende, den modernen Leser zum Teil befremdlich anmutenden Ratschläge zur Kindererziehung gebildet haben. Er widmete das Buch bezeichnenderweise *der ersten Mutter, die ein glückliches Kind aufzieht.* Und was verstand der oberste Behaviourist darunter? – *Ein Kind, das nie schreit, außer es wird plötzlich von einer Nadel gestochen, bildlich gesprochen, – das sich in Arbeit und Spiel verliert, – das schnell lernt, die kleinen Schwierigkeiten des Alltags zu überwinden, ohne zur Mutter, dem Vater oder (…) einer Kinderschwester zu rennen, – das rasch ein Verhaltensrepertoire entwickelt, um sich an dunklen und verregneten Tagen zu beschäftigen, – das sich höflich, geschickt und reinlich verhält, so dass Erwachsene gerne länger mit ihm zusammen sind, – das gewillt ist, mit Erwachsenen zusammen zu sein, ohne unaufhörlich um Beachtung zu kämpfen – das isst, was auf dem Teller ist (…), – das schläft, wenn es zu Bett gebracht wird.*[6]

Ähnlich rigoros verhielt sich der Autor, wenn es um ähnliche Themen ging: *Eine Mutter, die während der ersten zwei Jahre keinen separaten Raum für ihr Kind hat, sollte keine Kinder bekommen.*[7]

Kinder würden, so glaubte Watson, in der Kinderkrippe oder dem Heim besser betreut als in der Familie. Bei einer institutionellen Betreuung könnten wissenschaftliche Empfehlungen leichter umgesetzt und kontrolliert werden als bei einer Betreuung zu Hause. Kindliche Ängste? Laut Watson ein überschaubares Phänomen. Kindliche Wutausbrüche? Nur eine Folge bestimmter pädagogischer Fehlentwicklungen. *Ein Neugeborenes fürchtet sich nur vor sehr lauten Geräuschen und dem Allein-Gelassen-Werden. (…) Es wird nur dann wütend, wenn Arme und Beine festgehalten werden (…) Die derzeitige Mode begünstigt Wutausbrüche.*[8]

Watson hielt die Bezugsperson eines Kindes für nachrangig. Nicht, *wer* das Kind pflege und betreue, sei entscheidend, sondern vielmehr, *wie* das getan werde. *Nur eine Art des Handelns führt zu einer liebevollen Antwort des Kindes: Sanftes Streicheln oder Berühren der Haut, der Lippen, der Geschlechtsorgane oder weiterer Hautpartien. Es ist unwesentlich, wer das Kind streichelt. Es wird den, der streichelt, lieben. Dies ist der Ton aus dem alle Liebe – Mutter-, Vater- oder Gattenliebe geformt wird. Unglaublich, aber wahr.*[9]

Zu der Einstellung Watsons passt, dass er Kinder im Grunde genommen für kleine Erwachsene hielt und meinte, ein distanzierter Umgang sei hilfreich: *Behandele den Säugling wie einen jungen Erwachsenen. Kleide und bade ihn vorsichtig und umsichtig. Sei immer sachlich und mit freundlicher Strenge. Herze und küsse ihn nie und lasse ihn nie auf deinem Schoß sitzen. Wenn Sie ein unwiderstehliches Bedürfnis verspüren ihn zu küssen, so küssen Sie ihn auf die Stirn beim Gute-Nacht-Sagen. Begrüße ihn morgens mit einem Handschlag. Hat das Kind eine Aufgabe besonders gut gemeistert, so belohne man es, in dem man ihm über den Kopf streicht. Ein Versuch ist der Mühe wert. In nur einer Woche wird man feststellen, wie einfach es ist, gegenüber seinem Kind sachlich und zugleich freundlich zu sein, und man wird sich dafür schämen, wie rührselig und sentimental man es bis dahin behandelt hat.*[10]

Aus heutiger Sicht kann Watson als ein extremer, aber nicht atypischer Vertreter einer Generation von Gesundheits- und Erziehungsexperten betrachtet werden, die durch eine Revolution der Säuglingserziehung ein neues, glückliches Menschengeschlecht schaffen wollten und deren Optimismus und Machbarkeitsphantasien, um dieses Ziel zu erreichen, nahezu grenzenlos waren.

Sieht man von einzelnen älteren Beobachtungen ab, so liegen erst seit den 1970er Jahren zunehmend Befunde vor, die auf erbliche Strukturen beruhende Verhaltensweisen als wichtige Faktoren einer normalen psychischen Entwicklung des Säuglings hinweisen. Die Befunde stammen aus der Verhaltensforschung, der Entwicklungspsychologie und der Sprachforschung. In Zukunft dürfte auch die Molekularbiologie wichtige Beiträge beisteuern.

Evolutionäre Erkenntnistheorie
Konrad Lorenz (1903-1989) skizzierte 1941 die Grundlagen der evolutionären Erkenntnistheorie in seinem Aufsatz „Kants Lehre vom Apriorischen im Lichte gegenwärtiger Biologie". Aber erst in den 1970er Jahren wurde sie allgemein anerkannt. *Die „Brillen" unserer Denk- und Anschauungsformen, wie Kausalität, Substantialität, Raum und Zeit, sind Funktionen einer neurosensorischen Organisation, die im Dienste der Arterhaltung entstanden ist. Durch diese Brillen sehen wir also nicht, wie die transzendentalen Idealisten wie z. B. Kant annahmen, eine unaufhebbare Verzerrung des An-sich-Seienden, die in keiner vagen Analogie, in keinem „Bildverhältnis" zur Wirklichkeit steht, sondern ein wirkliches*

Bild derselben, allerdings eines, das in krass utilitaristischer Weise vereinfacht ist: Wir haben nur für jene Seiten des An-sich-Bestehenden ein „Organ" entwickelt, auf die in arterhaltend zweckmäßiger Weise Bezug zu nehmen für unsere Art so lebenswichtig war, dass ein ausreichender Selektionsdruck die Ausbildung dieses speziellen Apparates beförderte.[11]

Als wichtiges Differenzierungsmerkmal des Menschen ist in den vergangenen Jahrzehnten die Empathie in den Blickpunkt wissenschaftlichen Interesses geraten. Noch ist allerdings umstritten, ob es bei unseren tierischen Vettern im Ansatz ein ähnliches Verhalten gibt.

Die Empathie bei Tier und Mensch und ihre Rolle in der Entwicklung

> *Warum sollte unsere Bösartigkeit das Gepäck einer äffischen Vergangenheit und unsere Gutartigkeit etwas exklusiv Menschliches sein? Warum sollten wir nicht auch hinsichtlich unserer edlen Eigenschaften nach Kontinuität mit anderen Tieren suchen?*
> **Stephen Jay Gould (1941-2002),**
> *Paläontologe, Evolutionsforscher*[12]

Empathie ist die Fähigkeit, sich von der Befindlichkeit eines anderen Individuums oder Wesens anstecken zu lassen. Kinder von kaum mehr als einem Jahr wollen andere trösten. Ein negatives Befinden einer ihnen eng vertrauten Person entlockt ihnen eine besorgte Reaktion. Auch verschiedene sozial lebende Tiere reagieren so.

EXKURS: Empathie bei einem jungen Schimpansen

Die russische Psychologin Nadie Ladygina-Kohts zog einen jungen Schimpansen, Yoni, auf. Die einzige Möglichkeit, ihn vom Dach ihres Hauses zu holen, bestand darin, an seine Sorge zu appellieren. Sie schreibt: *Wenn ich tue als würde ich weinen, die Augen schließe und schluchze, beendet Yoni sofort sein Spiel und kommt ganz aufgeregt und aufgelöst zu mir gelaufen. (…) Hastig umrundet er mich, als würde er nach dem Missetäter suchen; er schaut mir ins Gesicht, zärtlich nimmt er mein Kinn in seine Hand, er berührt mein Gesicht leicht mit dem Finger, als versuche er zu begreifen, was passiert ist.*[13]

Charles Darwin wies 1872 in seinem Buch *Der emotionale Ausdruck bei Mensch und Tier* darauf hin, dass Menschen der verschiedensten Rassen und Kulturen bei mehreren starken Gefühlen wie Freude oder Trauer den gleichen Gesichtsausdruck zeigen. Ja, schon Säuglinge und sozial lebende Tiere vermögen ihre Gefühle sehr differenziert auszudrücken und starke Gefühle in den Gesichtern anderer richtig zu deuten. Er betrachtete diese Verhaltensmuster als Hinweis auf ein gemeinsames genetisch fixiertes Erbe von Mensch und Tier. Er berichtet von einer häuslichen Begebenheit mit seinem sechs Monate alten Sohn: *Das Kindermädchen tat so, als weinte es; und ich sah, wie sein Gesicht augenblicklich einen melancholischen Gesichtsausdruck annahm mit stark herabgezogenen Mundwinkeln. Nun konnte dieses Kind nur selten irgendein anderes Kind und niemals eine erwachsene Person weinen gesehen haben, und ich bezweifle auch, ob es in einem so frühen Alter über die Sache nachgedacht haben kann. Deshalb scheint mir, dass ihm ein angeborenes Gefühl gesagt haben muss, das vermeintliche Weinen des Mädchens drücke Kummer aus; und dies erregte durch den Einfühlungsinstinkt Kummer in ihm.*

Die Schrift Darwins geriet nach anfänglichem Interesse für nahezu hundert Jahre in Vergessenheit. Erst in den 1970er Jahren überprüfte Paul Ekman, geboren 1934, die Hypothese systematisch, dass alle Menschen mit einer bestimmten Gefühlsstimmung denselben Gesichtsausdruck zeigen. Hierzu erzählte er Erwachsenen und Kindern aus abgelegenen Dörfern in Neu-Guinea, die noch nie Kontakt mit Fremden aus Übersee gehabt hatten, eine kurze Geschichte, die eine bestimmte Gefühlsqualität ansprach, und bat sie anschließend, aus mehreren Porträtfotos von Europäern dasjenige Gesicht herauszusuchen, dessen Ausdruck der Stimmung der Geschichte am besten entsprach. Die überwiegende Mehrzahl der Untersuchten hatte keine Probleme, die Mimik bei Freude, Traurigkeit, Überraschung, Interesse, Furcht, Ärger und Ekel korrekt zu identifizieren. Auch Säuglinge zeigen in den ersten Tagen und Monaten ihres Lebens passende und voneinander unterscheidbare Gesichtsausdrücke. Der Schluss liegt also nahe, dass alle Menschen über die angeborene Fähigkeit verfügen, einige starke Gefühle mit einer charakteristischen Mimik auszudrücken und diese auch als solche zu erkennen. Mimische Aktivität und das Fühlen sind untrennbar verbunden. Ein Lächeln, das man nicht mit positiven Gefühlen verbindet, ist keines. Sobald ein Säugling ein Lächeln als solches erkennt, erwidert er das Lächeln und baut dadurch eine Beziehung zum Lächelnden auf.

Mimik mit Gefühlsaustausch ist zentral für die Beziehung zwischen Menschen.[14] Das zeigen die bedauernswerten Schicksale von Patienten, die entweder für die Mimik blind sind, sie nicht verstehen (Autismus), oder die ihre Gefühle mimisch nicht auszudrücken vermögen, weil die Nervenversorgung ihrer Gesichtsmuskulatur von Geburt an fehlerhaft ist – wie beim Moebius Syndrom – oder weil deren Gesichtsnerven gelähmt sind (Facialisparese) oder weil sich die Gesichtshaut nach einer schweren Verbrennung durch Narbenbildung nicht mehr bewegen lässt.[15] Vor ungeahnten Problemen stehen indessen auch namhafte Hollywood-Regisseure, die bestimmte Rollen nicht mehr durch amerikanische Schauspielerinnen besetzen können: Durch zahlreiche Schönheitsoperationen, Gesichtsstraffungen und Botox-Unterspritzungen sind deren Gesichtsmuskeln völlig unbeweglich geworden; sie können auf der Leinwand Gefühle nicht mehr mimisch ausdrücken. Quentin Tarantino hat daraus seine Konsequenz gezogen: Er arbeitet bevorzugt mit europäischen Schauspielerinnen.

Wenn die Fähigkeit zur Empathie offensichtlich wenigstens zum Teil angeboren scheint, stellte sich natürlich die Frage nach der Existenz angeborener „Programme" und Prädispositionen zum Erwerb der Sprache und des Wissens, die neben Entwicklungspsychologen auch Linguisten beschäftigt hat – neben der schon bekannten Mechthild Papoušek auch den Sprachforscher Noam Chomsky, geboren 1928.

Die Vorbereitung und die Anbahnung des Spracherwerbs beginnen bereits vor der Geburt. Nach der Geburt wirken angeborene Prädispositionen und Programme sowie Reifungs- und Lernprozesse in Wechselwirkung mit entsprechenden spezifischen Anregungen und Erleichterungen von Seiten der sozialen Umwelt zusammen.

In der Evolution des Menschen haben sich die kommunikativen und integrativen Vorläufer der Sprache zu einem einzigartigen System hin fortentwickelt, das so komplexe wechselseitige Kommunikationsprozesse wie den sprachlichen Dialog ermöglicht (→ Tomasello; tierisches Wesen).

Jean Piaget beobachtete die Entwicklung des Erkenntnisvermögens beim Kinde sehr detailliert. Im Hintergrund dieses Prozesses vermutete er angeborene Reaktionsnormen der Lebewesen. Nur innerhalb dieser angeborenen Entwicklungsgrenzen vermögen Kinder auf Umwelteinflüsse zu reagieren.

In den 1970er Jahren erarbeitete das Ehepaar Hanuš und Mechthild Papoušek das Konzept der angeborenen intuitiven elterlichen Kompetenz (→ aktiver Säugling). Keine Tierart, nur der Mensch besitzt eine Ammensprache, also eine angeborene, artspezifische, passagere Kommunikationshilfe der Eltern für die Entwicklung der noch unreifen kommunikativen Fähigkeiten des Babys.

In den vergangenen 150 Jahren haben verschiedene Disziplinen auf den Ebenen der Philosophie, Soziologie, Psychologie, Physiologie und Neuroanatomie die Besonderheiten des Menschen und seiner Entwicklung beschrieben. Seit einigen Jahren ist das Genom weniger Menschen bekannt. Verschiedene Arbeitsgruppen bemühen sich um einen Vergleich des Genoms des Menschen mit dem des Neandertalers, des Schimpansen und des Bonobos sowie des Genoms Gesunder mit dem von Patienten mit charakteristischen Entwicklungsstörungen. Es steht zu erwarten, dass dann einige zusätzliche Seiten der „Tabula" gelesen werden können.

Zusammenfassung
Der antike Gelehrte Aristoteles lehrte, dass Kinder allein durch Erziehung zu Erwachsenen würden. Die Seele des Neugeborenen sei leer, eine „tabula rasa". Diese Vorstellung bestimmte das abendländische Denken für über 2000 Jahre. Der Philosoph John Locke ging davon aus, dass alle Ideen, Vorstellungen und Begriffe auf sinnliche Erfahrungen zurückgingen. Die Seele des Neugeborenen gleiche einem unbeschriebenen Blatt. Im Verlauf des 18. Jahrhunderts tritt dann das Bild vom Keim oder Samen bei der Beschreibung der Seele des Neugeborenen in den Vordergrund. Die Romantiker sprechen dem Neugeborenen gar einen göttlichen Kern zu, der sich im Geburtsakt von der All-Seele getrennt und in den Körper Einlass gefunden habe. Um 1900 sind sich die Neuroanatomen und -physiologen einig, dass die Hirnrinde des Neugeborenen auf Grund seiner anatomischen und funktionellen Unreife mit einem leeren Blatt vergleichbar sei. Verhaltenspsychologen wie der Amerikaner John B. Watson postulierten, dass die Entwicklung eines Menschen allein durch Lernvorgänge angetrieben würde. Durch eine grundlegend andere Säuglingserziehung sei es möglich, ein neues glückliches Menschengeschlecht zu schaffen. Seit den 1970er Jahren weisen immer mehr Befunde der Verhaltensforschung, der Entwicklungspsychologie und der Sprachforschung auf erbliche Strukturen und Verhaltensweisen als wichtige Faktoren einer normalen psychischen Entwicklung des Säuglings hin. Das Archiv der menschlichen Natur war niemals leer – und jetzt beginnt seine Lektüre.

Das „Wickelkind"

Fast niemand in Deutschland „wickelt" heute mehr sein Baby fest mit Wickelbändern in Gestalt von breiten Binden. Dennoch ist das Bild des fest gewickelten Säuglings in vielen Begriffen und Redewendungen auch heute noch lebendig: zu fest gewickelt, schief gewickelt, kein Wickelkind mehr sein, am Wickel haben, beim Wickel kriegen, am Wickel nehmen, am oder beim Wickel packen. Trotz Einmalwindeln spricht jeder immer noch vom „Wickeln" und nicht vom „Windeln" des Babys. Aus welchen Gründen wurde das feste Wickeln mit Wickelbändern im 18. Jahrhundert aufgegeben? Wie beurteilt die moderne Pädiatrie das feste Wickeln mit Wickelbändern?

286 I. Vorstellungen über das Wesen von Babys

Bis in das 18. Jahrhundert wurden Neugeborene und junge Säuglinge nach dem Säubern weltweit straff in Tücher mit oder ohne Wickelbänder/-binden eingewickelt. So konnten sie ihre Beine und abhängig von der Wickeltechnik auch ihre Arme nicht mehr bewegen. Schon die antiken Autoren machten sich ihre – mehr oder weniger – fachkundigen Gedanken dazu:

Plinius der Ältere (23-79 n. Chr.) schrieb über das Wickeln: *Man legt den Menschen, was sonst bei keinem anderen Geschöpf geschieht, gleich nach der Geburt in Fesseln und Bande. Und so liegt denn das Wesen, das später alle übrigen beherrschen soll, zunächst an Händen und Füßen gebunden, weinend da.*[1]

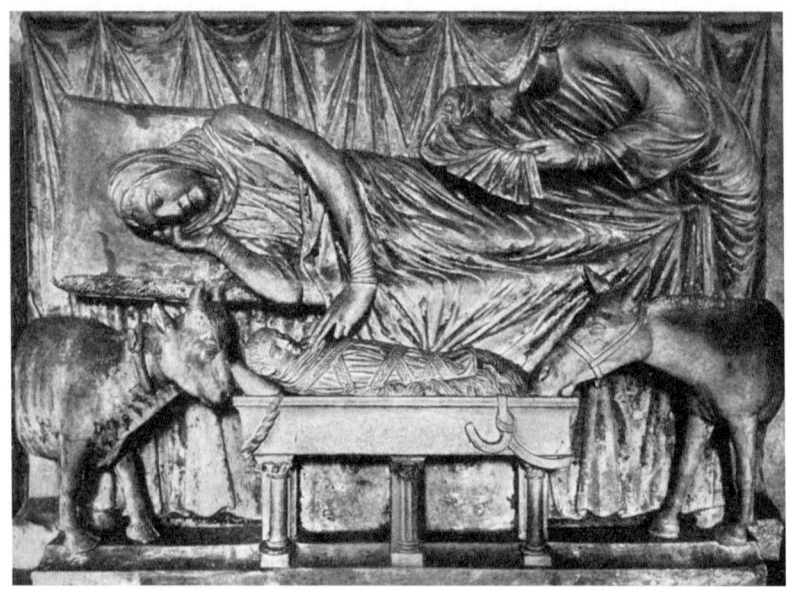

Abb. 18: Notre Dame in Chartres, um 1220: Maria liebkost ihren in Windeln gewickelten Säugling.

Eine Nürnberger Patrizierfrau schenkte ihrer Schwiegertochter um 1425 folgende Säuglingsausstattung. *Ein Taufhemdchen, zwei leinwandene Windelbänder, vier leinwandene und vierundzwanzig flächsene Windeln, zwei Strohwindeln (die unmittelbar über das Stroh gebreitet wurden), ein Wiegenband, ein Kissen aus Daunenfedern, und zwei Wickelbänder.* In Adelshäusern waren die Wickelbänder teilweise prächtig bestickt.[2]

Ein Breslauer Arzt des 17. Jahrhunderts empfahl, Hände und Arme vier Monate und den Leib und die Füße zwölf Monate lang zu wickeln. Sein holländischer Zeitgenosse Solingen schrieb über das Wickeln: *Die Beine muss man gleich neben einander mit der* leinenen *Windel umwunden legen und danach die* wollene *Windel umschlagen und mit den Wickel-Bändern feste binden. Ferner muss man den Kopf mit einem Tuch, welches an der Mütze und auf die Schultern feste angestoßen ist, gerade halten und das Kind in eine kleine Decke winden, (...) es muss so wohl und gerade gewickelt werden, denn sonst möchte es wohl hernach auf vier Füßen gehen wie das Vieh.*[3]

Man erhoffte sich vom Wickeln, *dass die zerbrechlichen Knochen nicht verdreht, die Gliedmaßen begradigt und gekräftigt würden* und dass der *Säugling zugleich warm gehalten würde*. Das Wickeln sollte vor Unfällen, wilden Tieren und Erkältungen schützen – und den nomadischen Völkern zudem den Transport des Säuglings erleichtern. Ein gewickelter Säugling benötigt weniger Aufsicht, stört das Stillgeschäft nicht mit seinen Händen und schläft häufig länger und ruhiger. Die Verunreinigung der Leibwäsche springt nicht sofort ins Auge. So ergibt sich insgesamt ein geringerer Pflegeaufwand.

Der Arzt und Autor Manthner Ritter von Manstein berichtete von einem Hausbesuch in den 40er Jahren des 19. Jahrhunderts: Während eines Hausbesuches befreite der Arzt einst einen Säugling von seinen Bändern. Der ältere Bruder stand neben ihm. Sie warteten darauf, dass das anfangs ganz steif und regungslos daliegende Kind sich zu recken und strecken begann. Da sagte der Arzt zu dem Bruder: *Wenn du unartig bist, wird man dich auch so einbinden.* Da fragte dieser ganz naiv: *Kann denn Karlchen schon unartig sein?*[4]

Einer der ersten, die Zweifel an der Vernünftigkeit des Wickelns mit den Bändern äußerte, war der englische Philosoph und Aufklärer John Locke (1632-1704). Schon Ende des 17. Jahrhunderts betonte er die Individualität des Kindes und die grundlegende Bedeutung der persönlichen Erfahrung nach dem Motto : *Nichts ist im Verstande, was nicht vorher sinnlich erfahren worden wäre.* Schrien eng gewickelte Neugeborene nicht deshalb nur weniger, weil sie während des engen Schnürens keine Kraft mehr zum Schreien hatten? Wo blieb das Mitgefühl der Pflegepersonen, wenn die Säuglinge nass lagen, wenn sie es zu warm hatten oder wenn sie von Falten gedrückt oder von Nadeln gestochen wurden? Neugeborene und Säuglinge ertrügen vieles von Natur aus. Wurden sie etwa durch das straffe Wickeln und die erzwungene Ruhe schwach und krank? Wurde die Verdauung durch das Wickeln behindert? Oder konnten sich – im Gegenteil – Säuglinge, die nicht straff gewickelt wurden, durch die „unkorrigierten" Fehlstellungen ihrer Glieder zu Krüppeln entwickeln?

1761 wandte sich Jean-Jacques Rousseau in seinem Buch *Emile* scharf gegen das enge Wickeln. Es raube den Kindern jede Bewegungsfreiheit. Der Erzieher habe die Eigenart eines jeden Kindes zu achten, damit sich dessen Anlagen ohne jeden Zwang entwickeln könnten, denn *alles ist gut, wie es hervorgeht aus den Händen des Urhebers aller Dinge; alles entartet unter den Händen des Menschen.* Der Aufruf von Rousseau zur Natürlichkeit und Freiheit brachte schließlich die Wende. Anfang des 19. Jahrhunderts wurden die meisten jungen Säuglinge in Westeuropa nicht mehr eng gewickelt. Christoph Wilhelm Hufeland schrieb: *Man lässt jetzt dem Säugling den freien Gebrauch seiner Glieder. (...) Dies ist ein großer Fortschritt.*

Zeitgleich mit dem Verschwinden des Wickelns mit Wickelbändern in der Säuglingspflege wurden alte Begriffe der deutschen Sprache und Literatur wie Wickelkind, Wiegenkind, Kindchen und Kindlein zunehmend seltener gegenüber neuen Begriffen wie Brustkind, Säugling, Baby und Kleinstkind.

In Osteuropa verschwand das Wickeln erst nach der russischen Revolution 1917. Einige Intellektuelle des vorrevolutionären Russlands sahen im langdauernden engen Wickeln des Säuglings eine Ursache des russischen Nationalcharakters mit seiner sanftmütigen Unterwürfigkeit, ambivalenten Haltung gegenüber Autoritäten und unvermittelt explosiv ausbrechenden, überschäumenden Emotionalität. Nun vertrug sich das Wickeln nicht mehr mit dem neuen Selbstbild des sozialistischen Menschen. Es galt als Symbol der Rückständigkeit der russischen Bevölkerung.[5]

Das „Pucken"

In den letzten Jahren kam es zu einer differenzierteren Betrachtung der Vor- und Nachteile des straffen Wickelns. Leicht störbare Säuglinge, insbesondere sogenannte → Schreibabys scheinen sich durch ein straffes Wickeln erstaunlich gut beruhigen zu lassen. So gibt es derzeit in einigen Ländern wie Holland, Großbritannien und den USA eine kleine Renaissance des straffen Wickelns, auch „Pucken" genannt, bei diesen Säuglingen.

Es gibt unterschiedliche Arten des Wickelns. Wird nicht zu straff gewickelt und der Kopf weitgehend frei belassen, scheint diese Art des Wickelns für einige Säuglinge Vorzüge zu besitzen. Nach einer Übersichtsarbeit aus Holland scheinen auch einzelne gesunde Neugeborene in einer unruhigen Umgebung seltener aufzuwachen und länger zu schlafen. Frühgeborene seien weniger gestresst und würden eine günstigere psychomotorische Entwicklung und eine reifere Selbstregulation aufweisen. Sehr unruhige Säuglinge mit Hirnschädigung hätten nach dem Pucken weniger geschrien. Allerdings: Durch das Aneinanderlegen der gestreckten Beine wird eine fehlerhafte Ausbildung des Hüftgelenkes begünstigt. In Bauchlage bestünde ein höheres Risiko für den plötzlichen Kindstod. Auch Infektionen der Atemwege wären häufiger. Stets bestünde die Gefahr einer Überhitzung besonders während eines Infektes.[6]

Neulich wurden in Holland Zwillingskinder wegen Überhitzung in die Notambulanz einer Kinderklinik eingewiesen. Ein Zwilling starb. Beide Zwillinge waren von ihrer Mutter nach den Anweisungen ihrer aus Osteuropa stammenden Großmutter gewickelt und in einem gut geheizten Raum gepflegt worden.[7]

Derzeit besteht noch eine große Unsicherheit über die beschriebenen Vor- und Nachteile des Wickelns. Gelten die Vorteile nur für einige Formen des Wickelns und nur bei besonderen Risikokindern?

Zusammenfassung

Das Wickeln von Neugeborenen und jungen Säuglingen wurde in Westeuropa in der zweiten Hälfte des 18. Jahrhunderts aufgegeben, da es nicht zum Idealbild des sich natürlich entwickelnden, freien und vernunftbegabten Menschen passte. In Osteuropa kollidierte es mit dem Bild des neuen sozialistischen Menschen. Neuerdings gibt es eine Renaissance des traditionellen Wickelns in einigen Industriestaaten. In Holland glauben einige Eltern, dass straff gewickelte Säuglinge seltener anhaltend schreien. Bei einem geregelten Tagesablauf und einer nicht übermäßig anregenden Umwelt wies das Wickeln jedoch keinen derartigen Vorteil auf. So scheint auch heute noch das Wunschdenken der Eltern stärker zu sein als die Faktenlage. Dabei wird in der Praxis oft nicht berücksichtigt, dass jede Art der Säuglingspflege ihre spezifischen Risiken mit sich bringt.

„Böser Säugling" / „kindliche Unschuld"

Unartig ist kein unbewusstes Wesen
und ein solches ist ein Säugling.
Wilhelm Scharlau (1809-1861), Arzt

Säuglinge verhalten sich oft in unerwarteter Weise. Die Eltern suchen dann nach einer Erklärung. Diese fällt je nach der Kultur, in der sie leben, anders aus. In animistisch, magisch und mythisch geprägten Kulturen stecken Zauberei oder Dämonen hinter dem bedrohlichen Aussehen oder Verhalten eines Kindes (→ Wechselbalg). Im christlichen Mittelalter galt die „Erbsünde" als die Wurzel allen Übels. Im 18. Jahrhundert suchten die „menschenfreundlichen" Aufklärer die Ursache in der Künstlichkeit und Schlechtigkeit der Gesellschaft. Die positivistisch naturwissenschaftlich denkenden Kinderärzte um 1900 führten die Probleme eher auf die Unreife des Mängelwesens Säugling (→ Mängelwesen) oder eine konstitutionelle Minderwertigkeit einzelner Gruppen von Säuglingen zurück. Allen Ernstes und ohne Ironie wurden ganze Gruppen von Kindern als „minderwertig" bezeichnet (→ minderwertiger Säugling).

Zwei Erklärungsmuster für das Verhalten von Säuglingen sind tief in der europäischen Kultur verankert und auch heute noch im öffentlichen Bewusstsein präsent: die Vorstellung vom „bösen Säugling" auf der einen Seite und die Vorstellung von der „kindlichen Unschuld" auf der anderen. Und wie immer, wenn solche extremen Vorstellungen greifen, muss man sich auf einiges gefasst machen.

Die Geschichte vom „bösen Säugling"

In der Antike fanden die Philosophen zwei Erklärungen für den Ursprung eines unsittlichen Lebenswandels. Griechische und vorderasiatische Kirchenväter waren der Ansicht, dass jeder frei und für sein Handeln verantwortlich ist. Unsittliches Verhalten wurde auf sinnliche Neigungen zurückgeführt. Der Kirchenvater Augustinus (354-430) betrachtete die Sündhaftigkeit hingegen als festen Bestandteil des menschlichen Erbes. Die „Erbsünde" sei die Strafe Gottes für den Sündenfall Adams und Evas.

Die Kirchen Westeuropas übernahmen die Vorstellung von Augustinus. Über die Kinder fände das Böse stets von neuem Zugang zur Gesellschaft. Säuglingen stand man gleichgültig oder gar skeptisch gegenüber. Das ungebärdige, „unerzogene Kind" verkörperte gar alle menschlichen Laster und galt als abschreckendes Beispiel für Erwachsene. Um die bösen Kinder zum Guten zu erziehen, trieb man ihnen ihre Unart und ihre Boshaftigkeit notfalls durch Schläge aus.

Im 17. Jahrhundert kam dann die Vorstellung von der Unschuld des Kindes auf. Beim einfachen Volk und in verschiedenen religiösen Bewegungen ist die Vorstellung von der Erbsünde jedoch bis heute lebendig geblieben.

In England war der Gedanke der Erbsünde im 17. und 18. Jahrhundert besonders unter den Puritanern verbreitet. John Wesley (1703-1791), der Begründer der Methodistenkirche, gab folgenden Erziehungsratschlag: *Breche den Willen der Kinder beizeiten. Beginne diese Erziehungsarbeit, bevor sie alleine gehen können oder bevor sie richtig sprechen können, ja überhaupt zu sprechen beginnen. So schmerzvoll es auch sein mag, breche den Willen, wenn Du Dein Kind nicht der Verdammnis aussetzen willst. Lehre Dein Kind, die Rute zu fürchten und leise zu wimmern. Trage Sorge, dass es das tut, was Du gebietest; gib ihm zehn Schläge, damit es dies tut. Wenn Du die Rute schonst, verdirbst Du Dein Kind; wenn Du es nicht unterwirfst, zerstörst Du es. Breche seinen Willen jetzt und seine Seele wird leben und er wird dich voraussichtlich bis in alle Ewigkeit segnen.*[1]

Der französische Sozialutopist Charles Fourier teilte 1822 Säuglinge und „Pausbäckige" *„in Gutartige, Bösartige und Teuflische"* ein. Er hielt die Existenz angeborener schlechter Triebe bei den Bösartigen und Teuflischen für so evident und durchsetzungsstark, dass er nicht einmal daran dachte, ihr Verhalten zu ändern. Er sann nur darüber nach, wie sich die Kinder dieser beiden Klassen in den von ihm vorgeschlagenen Gemeindehäusern nützlich machen könnten, indem man sie, so schlug er ernsthaft vor, etwa entsprechend ihrer Neigung mit der Ausrottung von Reptilien beschäftigte.[2] Unbequeme Kinder als Schlangen- und Krokodilstöter!

Der Pädagoge Gabriel Compayré (1843-1913), der ein grundlegendes Buch über *Die Entwicklung der Kindesseele* schrieb, sprach 1899 von den „antisozialen Instinkten" der Kinder: *Wie dem auch sein mag, man kann sich der Tatsache nicht verschließen, dass das Kind trotz seiner allerliebsten Treuherzigkeit frühzeitig einige der schlimmsten Gefühle in sich nährt. In seinem Herzen liegen die Keime der Bosheit, des Hasses, der feindseligen Neigungen und ein gewisser Zerstörungstrieb. In Unordnung bringen, entzwei machen, zerreißen, ausreißen und töten sind seine täglichen Freuden.*[2]

Noch viel weiter geht der 1949 geborene Bestsellerautor Ken Wilber, ein Protagonist des „integralen Denkens" und Sympathisant der „New Age"-Bewegung: *Jedes männliche Wesen ist am Beginn seiner Entwicklung heute wie eh und je eine biosphärische Bestie und es ist so lange nichts mit ihm anzufangen, bis es selbst eine Differenzierung vollzieht und sein Handeln von da an mehr noosphärisch (von der Sphäre des Geistes) gelenkt ist.*[3]

Der 1938 geborene Psychiater Tilman Moser, der in einer streng pietistischen Familie aufwuchs, litt sehr unter der Vorstellung der Erbsünde. *Sie wurde uns so lange eingetrichtert, bis wir von der eigenen Schlechtigkeit überzeugt waren.*[4] Die Allgegenwart von Sünde und Schuld sowie die Abhängigkeit von der Gnade Gottes raubten ihm nahezu jede Lebensfreude und die Gewissheit, sich jemals in Ordnung fühlen zu dürfen. Das Kriegskind sah in der Welt ein einziges Jammertal. Das ständige Bemühen, es allen recht zu machen, isolierte ihn, hinderte ihn, sich irgendeinem Menschen anzuvertrauen, deformierte seine Menschlichkeit und hielt ihn in einem andauernden Spannungszustand ewiger Unzufriedenheit und ewigen Ungenügens. Zusätzlich verunsicherte ihn das Bewusstsein, dass Gott alles sah, alles hörte, alles über ihn wusste – nichts aus dem kindlichen Leben entging der göttlichen Kontrolle.

EXKURS: „Fräulein Entschuldigung" – Eine säkularisierte Form der Erbsünde

Der Vater meiner Frau fiel in Russland, noch bevor sie geboren war. In ihrer Jugend lebte sie bei ihren Großeltern. Die Großmutter betrachtete sie nicht als eigenständiges Wesen, sondern stets nur als

Kind ihres gefallenen Sohnes. Beim Klavierspiel hieß es: *Dein Vater hat dieses Stück aber viel schöner gespielt.* So wuchs sie in dem Gefühl auf, dass irgendetwas an ihr immer falsch war, und entschuldigte sich permanent für alles und nichts. Ein Freund der Familie nannte sie deshalb *Fräulein Entschuldigung.* Als sie selbst Großmutter war, spielte sie einst mit ihrem vierjährigen Enkel Fußball. Dieser schlug vor: *Du bist jetzt Felix und ich Oma.* Als er den Ball nicht traf, sagte er *Tschuldigung*, eine Bemerkung, die ihm sonst nie über seine Lippen kam.

Die Geschichte von der kindlichen Unschuld
Die Vorstellungen vom „bösen Säugling" kontrastieren auf merkwürdige Weise zur Vorstellung von der „kindlichen Unschuld", die ebenfalls weit verbreitet war und ist. Das eine funktioniert vielleicht wie ein negativer Spiegel des anderen; extrem sind beide Vorstellungen. Dabei ist die Vorstellung vom „unschuldigen" Säugling, historisch gesehen, aber jünger.

Im Mittelalter lebten Kinder, sobald sie gehen und sprechen konnten, mit den Erwachsenen in einer Großfamilie. Sie wurden als kleine Erwachsene behandelt. Sie hatten keinen Sonderstatus. So waren die Vorstellungen von Scham und Schamlosigkeit ganz andere als heute. Ihnen gegenüber, so schreibt der französische Historiker Philippe Ariès, *erlaubte man sich alles: rohe Redensarten, schmutzige Handlungen und Situationen; sie hatten bald alles gehört und alles gesehen.*[5]

Der Arzt und Erzieher von Ludwig XIII., Jean Héroard, hat in einem Tagebuch zahlreiche kleine Begebenheiten aus dem Leben des Kronprinzen festgehalten: *Er ist noch kein Jahr alt, als die Kinderfrau mit den Fingerspitzen seinen Piephahn hin und her bewegt. (…)* Als er ein Jahr alt ist, notiert Heroard: *Er ist sehr lustig, übermütig; lässt jeden seinen Piephahn küssen. (…)* Er hat großen Spaß an seinem Auftritt vor Herrn de Bonières und seiner Tochter. *Er hat ihn aus vollem Halse angelacht, hebt seinen Rock hoch, zeigt ihm seinen Piephahn, vor allem aber seiner Tochter, denn als er ihn ihr vorzeigt und dazu ein kleines Lachen lacht, schüttelt es ihn am ganzen Leibe.* Man fand das so drollig, dass sich das Kind ermuntert fühlte, die Geste zu wiederholen. *(…)* Während der ersten drei Lebensjahre findet niemand etwas dabei, zum Scherz das Geschlechtsteil des Kronprinzen zu berühren. Ein wiederholter Scherz der Diener und der Königin bestand darin, dass man zu ihm sagte: *Monsieur, sie haben keinen Piephahn.* Er antwortet heiter, indem er ihn mit dem Finger hochhebt: *Heh, siehst Du ihn denn nicht. (…)* Als er ein Jahr alt ist, wird er mit der Infantin von Spanien verlobt. Als er eines Tages zusammen mit seiner Schwester nackt im Bett des

Königs liegt, fragt der König ihn: *Mein Sohn, wo ist das Paket für die Infantin? Er zeigt es vor und sagt: Es hat keinen Knochen, Papa.* Als er ein wenig steif ist, sagt er: *Jetzt hat er gerade einen, das ist manchmal so.*[6]

Im Verlauf des 17. Jahrhunderts wandelten sich die Vorstellungen von Sittlichkeit in den pädagogischen Schriften sowie den Hausordnungen der Kollegien und Akademien. Moralisten wurden Meinungsführer. Der große Wunsch nach sittlicheren Umgangsformen wurde zum Paten bei der Geburt der Vorstellung vom unschuldigen Kind. Man verband das Bild von der Schwäche des Kindes mit dem Bild seiner besonderen Reinheit und Unschuld und betonte die besondere Verantwortung der Erzieher.[7] So lautete denn das Postulat der Aufklärung: Das Kind ist von Natur aus gut und unverdorben und von Anfang an der Vernunft zugänglich (→ unbeschriebenes Blatt).

Das neue Bild der kindlichen Unschuld änderte die Einstellung der Eltern Kindern gegenüber: Kinder waren jetzt, so hieß es, vor den „schmutzigen" Erscheinungen des Lebens, insbesondere der Sexualität, zu bewahren.[8]

In der Öffentlichkeit wurde die Ursache des sittlichen Verfalls nicht mehr in der Erbsünde gesucht. Statt dessen werden nun das Erschrecken, heftige Gemütserregungen, starke sinnliche Eindrücke und eine besondere „Mischung der mütterlichen Säfte" in der Schwangerschaft beschuldigt, die Entwicklung der kindlichen Seele und seiner inneren Organe geprägt und die Temperamentsunterschiede zwischen Neugeborenen und jungen Säuglingen verursacht zu haben. Johachim Heinrich Campe (1746-1818) bringt diesen Sachverhalt auf die Formel: *Unverständige Mütter beschuldigen die Erbsünde als Ursache der sittlichen Verderbnis ihrer Kinder, ohne zu bedenken, dass es lediglich bei Ihnen stand, die Frucht ihres Leibes von dieser unseligen Erbschaft auszuschließen.*[9]

Heute haben Eltern die Möglichkeit, sich von der Fixierung auf die Vorstellungswelten von Erbsünde, Schuld und Unschuld zu lösen. Kinder werden als eigenständige Wesen, nicht mehr nur als „zu klein geratene Erwachsene" gesehen, und eine entspannte, oft humorvolle Haltung ihnen gegenüber ermöglicht, dass sie sich oft freier entfalten können. Die althergebrachten Begriffe von „Bösartigkeit" oder „Unschuld" greifen nicht mehr. Freilich ist diese Einstellung noch recht neu.

In den 1960er Jahren berichtete der Kinderarzt und Psychotherapeut René Spitz von der folgenden Begebenheit. *Als ich in einem Waisenhaus arbeitete, wo katholische Barmherzige Schwestern die Findelkinder versorgten, habe ich einmal amüsiert den empörten Ausruf einer Schwester mit angehört, die beim Wickeln eines kleinen Jungen feststellte, dass er eine Erektion hatte: Oh, schaut das kleine Schweinchen! Die Beimischung von Fröhlichkeit in dem Ton der Empörung war unverkennbar.*

Spitz kommentierte: Das Kind (...) bringt seine Triebe frei zum Ausdruck, ob das gesellschaftlich annehmbar ist oder nicht. (...) Die Rede von der Unschuld der Kindheit ist scheinheilig. Wir leugnen, dass es eine Belastung für unser Über-Ich bedeutet, wenn wir die Aktivitäten des Kleinkindes beobachten. Der Weg zur Triebfreiheit der Kindheit ist für den Erwachsenen verboten und gefährlich. Daraus folgt, dass die Mutter sich gegen alle Varianten der Verführung wehren muss, die ihr der Säugling anbietet.[10]

René Spitz war ein Mann aus dem 19. Jahrhundert. Er lebte in der Tradition Freuds, die nur Triebfreiheit, Triebunterdrückung und Triebsublimierung kannte. Für ihn und seine Zeitgenossen besaßen die „sexuellen Spielereien" des Säuglings offensichtlich eine starke, untergründig verführerische Kraft. Spitz hielt sie für so stark, dass er den Müttern ein Notwehrrecht zubilligte und sogar schwankte, ob das Bild des unschuldigen nicht durch das Bild des schuldigen Säuglings ersetzt werden sollte.

Nur wenn man, wie die Nonnen, an das Bild vom Baby als „unschuldiges", geschlechtsloses Wesen glaubt, kann man den Säugling, der eine Erektion zeigt oder an seinen Geschlechtsorganen spielt, als kleines Schweinchen bezeichnen. Nur wenn man Angst hat, durch die Handlungen seines Kindes peinlich berührt zu werden, macht es Sinn, sich und dem Kind „etwas Gutes zu tun", indem man verhindert, dass das Kind „da unten" rumspielt.

Heute ist die Sexualität kein Tabuthema mehr. Die Selbstbefriedigung bei Erwachsenen und Jugendlichen gilt weithin als normal. So nehmen die meisten Eltern keinen Anstoß mehr am spielerischen Umgang ihrer Kinder mit ihren Geschlechtsorganen. Sie wissen oder ahnen jedenfalls, dass Schuld und Unschuld zudem ein Schuldbewusstsein voraussetzen. Da Säuglingen dieses fehlt, handeln sie sozusagen „jenseits von Gut und Böse".

Das Bild von der Unschuld des Säuglings speist sich auch aus dem Gegensatz zu dem scheinbar „zerstörerischen" und „grausamen" Verhaltens der Kleinkinder. Auch hier korrigiert das moderne Verständnis von altersentsprechenden Entwicklungsaufgaben vieles. Die erste Phase im Umgang mit Gegenständen besteht darin, ihre Lage zu verändern, sie um-, weg- oder fortzuwerfen und sie zu zerlegen, also zu zerreißen und zu zerstören. Dies ist kein destruktives Handeln, sondern der erste Schritt zu einem konstruktiven Handeln. Als Kind habe ich lange über den scheinbaren Widerspruch in folgendem Satz nachgedacht: „Zuerst zerschneidet der Schneider den schönen Stoff und dann näht er ihn wieder zusammen."

Um Leben zu zerstören, muss das Kind erst wissen, was Leben ist. Ein wichtiger Schritt dahin besteht darin, dass es Vorgänge gibt, die unumkehrbar sind, wie zum Beispiel die Zeit. Kinder lernen dies erst im fünften oder sechsten Lebensjahr. Bis dahin sind sie zwar körperlich in der Lage, grausam zu sein und zu töten, wissen aber nicht wirklich, was sie anrichten.

EXKURS: Die Verwechslung eines echten Maikäfers mit einem Schokoladenmaikäfer

Auf einem gemeinsamen Spaziergang mit unserem zweijährigen Sohn entdeckten meine Frau und ich auf dem Weg einen Maikäfer. In unserer Jugend waren Maikäfer oft eine Plage gewesen. Nun waren sie nahezu ausgestorben. Voll elterlicher Freude wiesen wir auf den Maikäfer hin. Unser Sohn griff beherzt zu und steckte sich den Maikäfer direkt in den Mund. Entsetzt nahmen wir ihm die Beute wieder ab. Unser Sohn hatte keine Vorstellung vom Leben eines Maikäfers, er kannte bis dahin nur Schokoladenmaikäfer.

„Jenseits von Gut und Böse" bedeutet nicht, dass Säuglinge und Kleinkinder einen Freibrief besitzen, sich ungebremst auszuleben. Eltern sollten offen für enge intime Bindungen zu ihren Kindern sein, auf Autonomie und Würde achten und den Kindern die Möglichkeit geben, in abgegrenzten geschützten Räumen Erfahrungen bei der Bewältigung ihrer altersentsprechenden Aufgaben zu sammeln. Dabei sind viele unvorhergesehene „alltägliche" Katastrophen und Konflikte zu bewältigen. Moderne Eltern ersetzen dabei zunehmend das alte Machtverhältnis mit seinen autoritären Erziehungsidealen durch gegenseitige Sensibilität und Verständnis für die altersentsprechenden Möglichkeiten des Kindes. Damit stehen wir heute vor einer Transformation der Eltern-Kind-Beziehung, die die Bindungen des Kindes an seine Eltern in eine Beziehung im modernen Sinne verwandelt.

Zusammenfassung

In der Spätantike „erfand" Augustinus die Vorstellung von der Erbsünde, wonach der Mensch von Grund auf böse und schlecht sei. Jedes Neugeborene trage diesen Keim in sich. Über die Kinder fände das Böse stets neu den Zugang zur Gesellschaft. Erziehung bedeute deshalb, den Kindern ihre Unart und Boshaftigkeit insbesondere durch Schläge auszutreiben. Im 17. Jahrhundert wandelten sich die Vorstellungen von Sitte und Moral. Es gelang jedoch nie, die Gedankenwelt der Erbsünde ganz zurückzudrängen. Die neue moralische Auffassung von der Kindheit verband die Schwäche des Kindes mit der Vorstellung seiner besonderen Reinheit und Unschuld und betonte die besondere Verantwortung der Erzieher. Sie förderte eine neue Haltung. Kinder seien vor den schmutzigen Erscheinungen des Lebens insbesondere der Sexualität zu bewahren und die Entwicklung ihres Charakters und ihrer Vernunft sei zu fördern. Heute lösen sich immer mehr Eltern aus der Fixierung auf die Vorstellungswelt von Erbsünde, Schuld und Unschuld. Sie suchen eine engere intime Bindung unter Wahrung der Autonomie des Kindes und orientieren sich an dessen alterstypischen Entwicklungsaufgaben. Sie beurteilen das Verhalten des jungen Säuglings als jenseits von Gut und Böse.

„Chaotisches Wesen"

> *Es ist nichts ohne Rhythmus.*
> **Carl Ludwig Schleich (1859-1922),**
> **Chirurg und Schriftsteller**

Als ich ein Kind war, schien es allgemein nur die Alternative Ordnung oder Chaos zu geben. Das Chaos war schlecht und musste unablässig bekämpft werden. Glücklich durfte sich derjenige nennen, der alles in Ordnung und damit im Griff hatte. Ich war ein verträumtes Kind. Außer meiner bescheidenen Briefmarkensammlung war bei mir nichts in Ordnung. Ich wurde deshalb oft als Chaot beschimpft. In dieser Welt galt der Säugling als Inbegriff des Chaotischen. Ich fand dies irgendwie sympathisch, und doch hielt ich es für selbstverständlich, dass Säuglinge frühzeitig diszipliniert, also an die herrschende Ordnung gewöhnt werden mussten. Seither haben sich die Vorstellungen von Ordnung und Chaos sehr gewandelt.

Wann und weshalb erfuhr die Ordnung eine solche Wertschätzung? Weshalb haben wir heute eine ganz andere durchaus auch positive Haltung dem Chaos gegenüber? Weshalb spricht heute niemand mehr abfällig vom Säugling als chaotischem Wesen? Vereinfachend könnte man sagen, dass diese Veränderungen eine Frucht der Aufklärung sind.

Die Aufklärung sah ihre vornehmste Aufgabe darin, die Phänomene der Welt mit Hilfe des Verstandes und der Vernunft möglichst in ihrer Besonderheit und Einmaligkeit zu beschreiben, sie zu ordnen und in ein rationales Ursache-Wirkungs-Beziehungsgefüge einzufügen. Die Bedeutung, die der Uhr damals zugeschrieben wurde, ist symbolisch für dieses Denken. Dinge und Vorgänge, die sich diesem Erklärungsansatz widersetzten, wurden ausgeklammert und negiert.

Die Erfindung der Uhr veränderte unsere Vorstellungen vom Zeitablauf und seiner Strukturierung. Lange Zeit waren der unterschiedliche Stand der Sonne, der Wechsel von Tag und Nacht sowie die Jahreszeiten die einzig greifbaren Zeitmaßstäbe. Darüber hinaus richtete sich die Zeitmessung an vertrauten Vorgängen des Arbeitszyklus beziehungsweise der Hausarbeit. Eile galt als ein Mangel an Anstand gepaart mit teuflischem Ehrgeiz.

Die Einführung des Pendels 1658 erhöhte die Genauigkeit der Hausuhren und die spiralförmige Unruhe 1674 die der Taschenuhr. Damit war eine Voraussetzung der maschinell-industriellen Revolution erfüllt. Denn ohne eine genaue Zeiteinteilung ist die Koordination der Vorgänge einer maschinellen Produktion nicht möglich. Nach 1790 nahm die Zahl der Uhren rasch zu. War die Uhr bis dahin vorwiegend ein Luxusgegenstand, lag nun, da jeder Weber eine Taschenuhr besaß, die Betonung auf deren Nützlichkeit. Verdiente Mitarbeiter wurden mit einer goldenen Uhr ausgezeichnet. Die Uhrenkette wurde zum Männlichkeitssymbol.

Und die Folge: Statt an der Aufgabe orientierte sich die Arbeit immer mehr an der Zeit – ja, das „Tun" verwandelte sich überhaupt erst in „Arbeit". Die Zeit wurde zum kostbaren Gut, das sinnvoll genutzt werden musste. „Zeit ist Geld" war das bis heute unvermindert attraktive Motto von Benjamin Franklin (1706-1790). Gleichzeitig entstand auch der Wunsch nach einer Zeit, die frei von fremder Bestimmung war. So bildete sich ein Wechsel aus höchster Arbeitsintensität und Müßiggang, von Arbeit und Freizeit. Das neue rationale Zeitbewusstseins am Arbeitsplatz, in der Armee und der Schule durchdrang schließlich auch das soziale und das häusliche Leben. Um 1900 lebten nur noch Naturvölker nach ihren aufgabenbezogenen Vorstellungen von der Zeit. Den Europäern des Imperialismus schien dies ein Beweis für deren natürliche Minderwertigkeit zu sein. Das hatte Folgen, auch für die privatesten und die familiären Belange der Menschen.

Säuglingspflege nach der Uhr

Bis dahin war auch die Säuglingspflege aufgabenbezogen gewesen, der Arbeitsrhythmus oft unregelmäßig. Mütter kleiner Kinder entwickeln oft ein Zeitgefühl, das dem vorindustrieller Gesellschaften sehr nahe kommt.

Beflügelt durch den neuen Geist der Aufklärung und seine veränderte Einstellung zum Kind begannen Mitte des 18. Jahrhunderts immer mehr adelige Mütter, ihre Kinder selbst zu stillen. Um ihre gesellschaftlichen Verpflichtungen nicht zu vernachlässigen, stellten sie einen Stillplan mit vier bis sechs Mahlzeiten zu geregelten Stillzeiten auf.[1] Nach intensiver Debatte wurde diese Praxis gegen Ende des 18. Jahrhunderts wieder aufgegeben, da *die Kinder am gesündesten waren und am besten gediehen, die ohne Beschränkungen an der Brust trinken durften, wann sie dazu Lust hatten.*[2] Es ist also kein Zufall, wenn die modernen Stillempfehlungen mit denen zu Beginn des 19. Jahrhunderts übereinstimmen.

Nach 1900 gelang es der ersten Generation naturwissenschaftlich ausgebildeten „Kinderärzten" die Ernährung der gesunden und kranken Säuglinge zu verbessern und die hohe Säuglingssterblichkeit zu senken. Die Empfehlung eines einfachen streng reglementierenden Ernährungsregimes spielte dabei

298　I. Vorstellungen über das Wesen von Babys

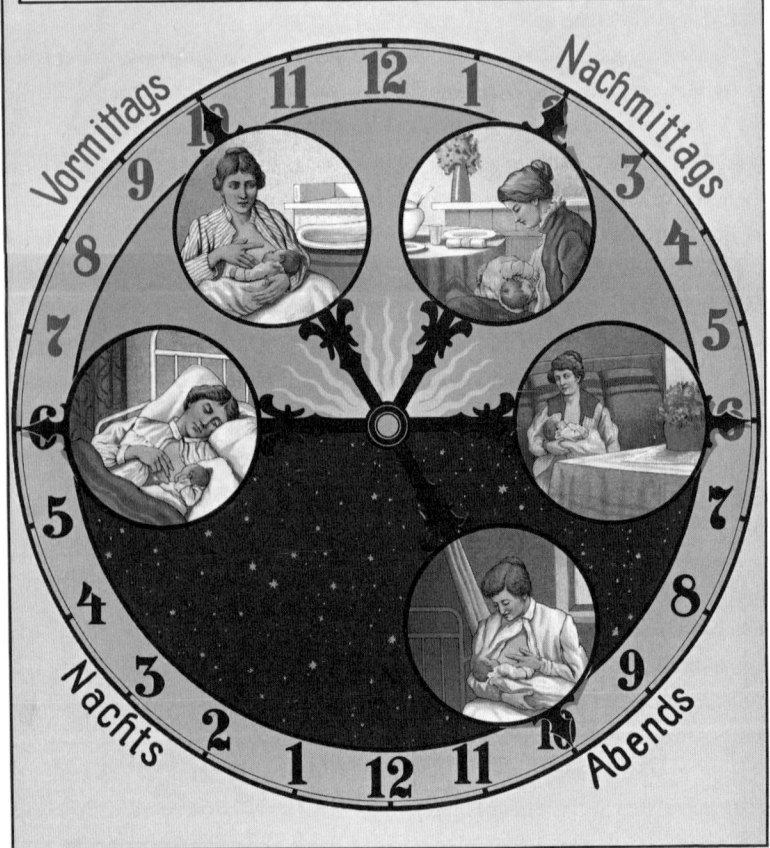

Abb. 19: Stillen nach Schema

eine wichtige Rolle. Sie galt sowohl für das Stillen als auch für die Ernährung mit Muttermilchersatzprodukten. Auf der einen Seite verband sie in „genialer Weise" wissenschaftliche Befunde, die Bedürfnisse institutioneller Säuglingspflege, das Selbstbild der ausschließlich männlichen Ärzteschaft und den Geist der Zeit nach Schematisierung, Normierung, Disziplinierung und zweckrationaler Optimierung bei minimalem Engagement. Auf der anderen Seite griff sie tief in die Mutter-Kind-Beziehung ein und stellte diese unter das Primat der Hygiene und der Energie- und Nährstoffzufuhr. Säuglinge sollten vom zweiten Lebenstag an täglich fünf Mal zu festgesetzten Zeiten gestillt oder gefüttert werden unter Wahrung einer achtstündigen Nachtpause. Adalbert Czerny, der Urheber und wichtigste Vertreter der neuen Empfehlungen, führte neben verschiedenen, nicht zwingenden physiologischen und hygienischen Gründen auch pädagogische Gründe an: *Die erste wichtige Erziehungsmaßregel ist die Gewöhnung an eine Zeitordnung. Zu dieser gibt die Ernährung die geeignete Veranlassung.*[3]

Die Kinderärzte versprachen viel: Die Mütter, so behaupteten sie, würden durch einen klar strukturieren Tagesablauf unabhängiger werden, sie würden ihre Kräfte schonen können, weil sie für weniger Stillmahlzeiten zur Verfügung stehen müssten und es auch um ihre Nachtruhe besser bestellt sein würde. In der Praxis wurden diese Verheißungen nur zum Teil eingelöst. Aber die Einfachheit der Ernährungsempfehlungen und die „geniale" Mischung der verschiedenen Argumente, die für die Zeitgenossen so verführerisch klingen, ließen Stimmen aus der Praxis, die andere Erfahrungen machten, ungehört verhallen. So bestimmten die streng reglementierenden Ernährungsempfehlungen weitgehend den Alltag von drei Generationen von Säuglingen in Deutschland.

EXKURS: Scheitern einer Mutter bei der Umsetzung der streng reglementierenden Stillempfehlungen[4]

Die Schriftstellerin Agnes Marie Grisebach schreibt 1992 in ihren Erinnerungen: Ich war während des Dritten Reiches einmal mit dem Kind in der Eisenbahn gefahren. Als Judith schrie ließ ich sie schreien. Die Zeit war noch nicht um. Ein älterer Herr sah mich erstaunt an: *Warum sind Sie denn eine solche Rabenmutter? So sehen Sie doch gar nicht aus.* Ich erklärte ihm, die Zeit sei nicht um und es sei doch verboten, Kinder zwischendurch zu füttern. *Wer hat das verboten? Es steht doch in „Die deutsche Mutter und ihr erstes Kind!"* Da lachte der nette weise alte Herr und sagte: *Junge Frau, da kümmern Sie sich mal nicht drum. Dat is all dumm Tüch! Nur so'n Modekram, den sich Männer mal wieder ausgetüftelt haben. So wie der liebe Gott das eingerichtet hat, dass alle kleinen Kinder weinen, damit sich ihre Mutter kümmert, und dass alle Mütter sich kümmern, sobald ihr Kind weint, so ist es richtig. Genauso wie bei den Tieren. Oder haben Sie schon einmal ein Säugetier nach der Uhr gucken sehen?* Der Mann sprach mir aus dem Herzen, und da sich der Milchandrang in meiner Brust nicht nach der Uhr, sondern nach Judiths Verlangen danach richtete, stillte ich von nun an, wann das Kind und ich es wollten. Sofort hörte auch jegliches Geschrei, jede Hektik und Nervosität auf, was nach dem Buch eigentlich nur durch „Gehorsamkeitsdressur" hätte erreicht werden können.

Noch in den 1950er Jahren waren sich die Kinderärzte einig, dass eine Mutter aufgrund des undiszipliniert chaotischen Wesens des Säuglings nur die Wahl habe zwischen einem von ihr streng reglementierten Tagesablauf einerseits und einem durch die verschiedensten Probleme belasteten chaotischen Alltag andererseits.

Der aus Deutschland nach Israel emigrierte Kinderarzt Ludwig Ferdinand Meyer schrieb 1953: *Es liegen keinerlei Beweise vor, dass die Säuglinge, deren Lebensordnung von den Erwachsenen geregelt wird, durch das häufige Weinen und Schreien einen seelischen Schaden für ihr späteres Leben erleiden. Bis auf Ausnahmen (…) scheint es daher nicht unbedingt angezeigt zu sein, das System der willkürlich geordneten fünf oder sechs Mahlzeiten zu verlassen und zur Selbstregulation bei der Verteilung der Mahlzeiten entsprechend undefinierbaren Wünschen des Kindes überzugehen.*[5]

Die Entdeckung der biologischen Rhythmen und ihre Entwicklung beim Säugling

In den 1950er Jahren lebten im bayrischen Andechs Freiwillige im Rahmen einer wissenschaftlichen Untersuchung für mehrere Monate in einem unterirdischen, von der Welt abgeschotteten Bunker. Sie kannten keine Tageszeit und gingen spontan zu Bett, jeden Tag etwas später als am Vortag. Neben dem 24 Stunden-Rhythmus (er heißt wissenschaftlich „circadian") und dem Chaos gab es demnach noch weitere Rhythmen, zum Beispiel „ultradiane", die kürzer als 24 Stunden waren, oder „infradiane", die mehr als 24 Stunden umfassten.

In München interessierte man sich zur selben Zeit für die biologischen Rhythmen bei Neugeborenen und Säuglingen und fand heraus: Neugeborene besitzen noch kein System von 24-Stunden-Rhythmen wie Kinder und Erwachsene. Es dauert Wochen oder Monate, bis es etabliert ist. Abhängig vom Lebensalter findet ein Reifungsvorgang statt. Und weiter: Die Zeitspanne, die der Rhythmus umfasst, ist von Funktion zu Funktion unterschiedlich, und der Aufbau erfolgt nach und nach. In der ersten Lebenswoche zeigt zum Beispiel nur der Hautwiderstand einen diskreten, signifikanten, circadianen Rhythmus. In der zweiten und dritten Woche wird ein Rhythmus im Schlaf-Wach-Verhalten und der Körpertemperatur nachweisbar. Erst nach vier Wochen gilt dies auch für die Herzfrequenz und die Urinausscheidung verschiedener Stoffe. Der Körpertemperaturrhythmus schließlich ist erst nach 16 Wochen bei allen Säuglingen voll ausgebildet. Nicht immer handelt es sich um einen 24-Stunden-Rhythmus. Blutdruck und Herzfrequenz zeigen z. B. eine ausgesprochene Wochenrhythmik beim Neugeborenen.[6] Die Form der 24-Stunden-Rhythmen kann sehr unterschiedlich sein.

Die große Wiederentdeckung: Säuglingsernährung nach Bedarf
Die Entdeckung eines schrittweisen Aufbaus der biologischen 24-Stunden-Rhythmen nach der Geburt stellte das damals allgemein praktizierte zeitlich streng reglementierte Pflegeregime für Säuglinge grundsätzlich in Frage. Gewöhnt sich der Säuglinge an den 24-Stunden-Pflegeplan, weil er biologisch reift – oder weil er konsequent erzogen, weil er womöglich geradezu „dressiert" wird? Sollte Carl Bernhard Fleisch 1803 doch recht gehabt haben, als er die Nachtpause ablehnte? *Während der ersten Monate (…) würde das Kind Schaden leiden, wenn es so lange nicht trinken sollte. Aber schon von der Mitte des dritten Monats an kann man das Kind allmählich gewöhnen, des Nachts nicht zu trinken.*[2] Aktuell veranlasste Untersuchungen zeigten: Nachts gefütterte Säuglinge erlernten das Durchschlafen nicht später als Säuglinge, die nachts nicht ernährt wurden. Fünfzig Säuglinge wurden nachts angelegt und ungewickelt wieder ins Bett gelegt. Alle Säuglinge schliefen sofort ein. Säuglinge schreien demnach nachts aus Hunger und nicht, weil sie sich in der nassen und schmutzigen Windel unwohl fühlen.

Die Rückkehr zu den Ernährungsempfehlungen des 19. Jahrhunderts mit dem raschen Anlegen an die Brust nach der Geburt und einem Füttern nach Bedarf ohne Nachtpause war ein langwieriger, schwieriger, mit vielen Emotionen verbundener Prozess in der deutschen Kinderheilkunde. In den Lehrbüchern der Pädiatrie dauerte die Umstellung teilweise bis zum Ende der 1980er Jahre. Neben den dargestellten neuen Erkenntnissen trugen auch viele weitere Faktoren zu dieser Umstellung bei. Die Stillgruppenbewegung, die Emanzipation der Frauen, die Bildungsreformbewegung der 1960er Jahre, der Trend zur Individualisierung, die antiautoritäre Bewegung, die Strukturreformen an den Hochschulen und Kliniken, die fachliche Spezialisierung innerhalb der Pädiatrie, der Rückgang der Geburtenzahlen und die sich damit verschärfende Konkurrenz der Entbindungskliniken, die Gründung von Patientenselbsthilfegruppen und vieles andere mehr.

EXKURS: Wissenschaft und Karriere

Ein junger deutscher Kinderarzt berichtete Ende der 1960er Jahre auf einem wissenschaftlichen Kongress der deutschen Kinderheilkunde über die ermutigenden Ergebnisse eigener Untersuchungen, die er bei amerikanischen, nach Bedarf gestillten Säuglingen und ihren Müttern durchgeführt hatte. Samuel J. Fomon, der bekannteste amerikanische Kinderarzt, der sich mit Ernährungswissenschaft bei Kindern beschäftigte, hatte die Untersuchung begleitet. In den USA hatte sich das Stillen nach Bedarf damals schon weitgehend durchgesetzt. Zu seiner großen Überraschung wurde er in der Diskussion von mehreren Ordinarien und Chefärzten der Kinderheilkunde heftig angegriffen und während des weiteren Verlaufes der Tagung persönlich geschnitten. Zehn Jahre später saß er mit einem dieser Kollegen beim Frühstück. Da sagte dieser unvermittelt: „Ich wusste ja gar nicht, dass Sie gar nicht so ein Revoluzzer sind!" Da wurde ihm schlagartig eine Ursache seiner Karriereprobleme deutlich.

Es ist meine persönliche berufliche Erfahrung als Wissenschaftler, dass wirklich gute neue Erkenntnisse von niemandem gerne gehört werden. Sie erfordern ein Umdenken, das zumindest lästig ist, und gelegentlich auch praktische Konsequenzen, die weh tun. Der Überbringer der Botschaft wird in unserer Gesellschaft zwar nicht mehr geköpft wie im Altertum, aber er kann zeitweise sehr lange sehr einsam sein.

Mutter-Kind-Stillrhythmus

Eigentlich erstaunlich: Sowohl beim Stillen nach Bedarf als auch beim Stillen nach Schema wird der Mutter eine passive Rolle zugeschrieben. Im ersten Fall hat der Säugling den aktiven Part inne, im zweiten Fall die Gesellschaft. Wie aber sieht die Wirklichkeit aus?

In den Jahren 1991 bis 1993 wurde das Stillverhalten von 1152 Müttern aus 22 Zentren in zwölf europäischen Ländern untersucht.[7] Nach vier Wochen stillten 0,7 % der Mütter vier Mal am Tag, 8 % fünf Mal, 31 % sechs Mal, 26 % sieben Mal, 25 % acht Mal und 9 % neun und mehr Mal. Diese Unterschiede dürften hauptsächlich auf die große Verschiedenheit der Bedürfnisse der Säuglinge zurückgehen. Nach vier Wochen lag der Durchschnitt der Stillmahlzeiten aller Mütter bei 7,1, nach zwei Monaten bei 6,6, nach vier Monaten bei 6,2 und nach sechs Monaten bei 5,8. Mit dem Alter trinkt der Säugling seltener an der Brust. In Europa sind die sozioökonomischen Rahmenbedingungen recht ähnlich. Deshalb ist es sehr überraschend, dass die Mütter in Porto mit 8,5 Stillmahlzeiten täglich durchschnittlich fast drei Mal öfter stillen als die Mütter in Rostock mit 5,7 Stillmahlzeiten. Dieser Unterschied dürfte auf den Einfluss der Mutter zurückgehen. Offensichtlich ist die Vorstellung der Mütter, wie oft sie ihr Kind anlegen sollen, in den verschiedenen Zentren sehr unterschiedlich. Hierfür spricht, dass die Mehrzahl der Zentren mit einer niedrigen Anzahl Stillmahlzeiten überwiegend im Zentrum Europas liegen und die Zentren mit einer hohen Zahl an der Peripherie von Europa. Hierzu passt, dass die streng reglementierenden Stillempfehlungen mit der Vorgabe, nur fünf Mal täglich anzulegen, von Deutschland und Frankreich ausgingen und dort auch am längsten praktiziert wurden. In einigen Zentren wurden die Mütter nur von Familienmitgliedern oder nur vom medizinischen Fachpersonal über das Stillen beraten. Die Mütter, die professionell beraten wurden, stillten signifikant seltener. Offensichtlich war zu Beginn der 1990er Jahre immer noch ein nennenswerter Teil der Geburtshelfer, Kinderärzte und Hausärzte unbewusst Anhänger eines Stillens nach Schema.

Der individuelle Stillrhythmus wird somit sowohl vom Kind als auch von der Mutter beeinflusst. Der gemeinsame Mutter-Kind-Stillrhythmus ist das Ergebnis der Aktivität beider Partner. Die moderne Forschung befreit die Mutter somit aus den Schablonen autoritärer Denkmuster, in denen es nur aktive und passive Partner gibt, und räumt ihr Spielraum und Eigenverantwortung im Dialog mit dem Kind ein.

Wenn es chaotisch wird

Bis in die 1960er Jahre beschäftigte sich die Physik weitgehend nur mit geschlossenen Systemen. Seit dieser Zeit hat das Interesse an offenen Systemen, die meist durch einen Energiedurchfluss aufrechterhalten werden, stark zugenommen. Komplexe, offene Systeme können einen Trend zur Selbstorganisation und zu Phasenwechseln zeigen. Unter definierbaren Bedingungen kommt es zum Umschlag vom Chaos zur Struktur oder umgekehrt. Durch den Vergleich von Datenmessreihen mit simulierten Datenreihen können heute sehr differenzierte Rhythmusanalysen durchgeführt werden. Nach dem Ausschluss verschiedener Rhythmen bleibt häufig ein nichterklärbarer Rest von Chaotik. Bei der Analyse vieler Langzeitverläufe biologischer Funktionen beim Menschen, wie zum Beispiel des Herz- oder Atmungsrhythmus, hat sich immer wieder gezeigt, dass die Menschen mit dem höheren Anteil an chaotischer Regulation die günstigere Prognose aufweisen. Der sogenannte „chaotische Funktionszustand" ist so Ausdruck einer größeren Adaptationsbreite und damit ein Zeichen von Vitalität.

Während vor hundert Jahren das Chaos der große, bedrohliche, zu bekämpfende Feind war, nähern wir uns heute in unserem Verständnis des Chaos wieder den altgriechischen Kosmogonien, für die das Chaos einen mythischen Urzustand oder Urstoff darstellte, aus dem sich die Welt „von selbst" oder durch die Tätigkeit eines Schöpfers zum geordneten Kosmos gebildet hat. Neugeborene brauchen deshalb keine Disziplinierung mit Misstrauen, starren Vorgaben und vorbeugender Gewalt, sondern Geduld, Vertrauen und flexible Strukturhilfen.

Zusammenfassung
Die Erhöhung der Genauigkeit der Zeitmessung durch die Erfindung des Pendels und der Unruhe im 17. Jahrhundert veränderte nicht nur unsere Vorstellungen vom Zeitablauf und seiner Strukturierung, sondern auch die Gestaltung unseres beruflichen und privaten Lebens. Statt an der Aufgabe orientierte sich die Arbeit immer mehr an der Zeit. Tun verwandelte sich in Arbeit.

Die Säuglingspflege ist aufgabenbezogen und der Arbeitsrhythmus oft unregelmäßig. Mütter kleiner Kinder entwickeln so oft ein Zeitgefühl, das dem vorindustrieller Gesellschaften sehr nahe kommt. Mitte des 18. Jahrhunderts begannen immer mehr adelige Frauen, ihre Säuglinge selbst zu stillen. Um ihre gesellschaftlichen Pflichten nicht zu vernachlässigen, stillten sie meist nur zu geregelten Stillzeiten. Bald stellte sich jedoch heraus, dass Säuglinge, die nach Bedarf gestillt wurden, besser gediehen als solche, die nur zu geregelten Stillzeiten angelegt wurden.

Um 1900 bestand ein starker gesellschaftlicher Trend zur Selbst- und Fremddisziplinierung (→ Zusammenschau). Für etwa 60 Jahre galten die streng reglementierenden Stillempfehlungen als zentrales Anliegen der Empfehlungen zur Säuglingsernährung. Ein neues Verständnis biologischer Rhythmen und verschiedene gesellschaftliche Trends führten zu einer Renaissance des Stillens nach Bedarf. Heute geht man davon aus, dass jedes Mutter-Kind-Paar seinen individuellen Stillrhythmus entwickelt.

Die Puppe

Meine türkische Schwiegertochter wünschte sich als Kind stets eine Puppe zum Spielen. Sie besaß nie eine. Nun hat sie ein Baby. Glücklicherweise behandelt sie es nicht wie eine Puppe, sondern als eigenständiges lebendiges Wesen. Leider erkennt manche Mutter diesen Unterschied nicht. Darf man Babys für Fernsehsendungen, wie die Sendung „Erwachsen auf Probe" ausleihen? Welchen Gewinn bieten Säuglingspflegesimulationskurse für Teenager mit elektronisch aufgerüsteten High-Tech-Puppenmodellen?

Manche Eltern betrachten ihr Kind als ihr Eigentum und verfügen über es wie über eine Sache. Sie verkennen dessen eigenständige Bedürfnisse und negieren immer wieder die Gefahren, denen sie ihr Kind durch ihr Handeln aussetzen. Sie gehen selbstverständlich davon aus, dass ihr Kind sich ihnen wie eine Puppe anpasst. Knüpfen sie darüber hinaus ihre Zuwendung und Liebe an diese Bedingung, so haben es die Kinder später sehr schwer, ihre Identität zu finden, denn sie lernen, dass sie nur dann liebenswert sind, wenn sie sich selbst verleugnen.

Säuglinge passen sich im Allgemeinen gut an unterschiedliche Erziehungsstile an. Die Eltern sollten jedoch Augenmaß zeigen und das Entwicklungsalter, das individuelle Temperament und die aktuelle Situation berücksichtigen. Nicht jedes Herausputzen des Säuglings für einen Besuch und nicht jeder „Scherz" mit einem Säugling auf einer Säuglingsstation berücksichtigt, dass Säuglinge Menschen mit Würde und eigenen Interessen und keine Puppen sind. Der Psychohistoriker Lloyd deMause berichtet von zwei besonders krassen Fällen:

EXKURS: Wickelkinder als Wurfbälle
Ein Bruder Heinrichs IV. aus Frankreich (1553-1610) wurde im Säuglingsalter über einen Hof zwischen zwei Fenstern hin- und hergeworfen. Er fiel dabei zu Boden und starb.

Der Kämmerer und das Kindermädchen des kleinen Compte de Marle vergnügten sich damit, dass sie ihn über die Fensterbank eines offenen Fensters hinweg einander zuwarfen (…) Manchmal taten sie so, als wollten sie ihn nicht auffangen (…) der kleine Compte de Marle fiel hin und schlug auf einer Steinstufe auf.[1] Ammen behaupteten, die Korsetts in den Wickelpaketen seien dazu da, dass man sich die Kinder zuwerfen könne.

Der Vater des Nobelpreisträgers Konrad Lorenz war ein bekannter Orthopäde in Wien. Als er einmal vor seinem Haus spazieren ging, rief ihm seine Frau aus dem ersten Stock zu, er möge sich doch kurz um seinen Sohn kümmern und warf ihm ein Steckkissen mit einer Säuglingspuppe zu. Nach dem ersten Schreck stellte er erleichtert fest, dass er nur eine Puppe im Arm hatte.

Wie steht es um die Wohlfühldistanz des Säuglings?
Meine Schwiegertochter wollte ihr acht Monate altes Baby auf einer Tagung ihren Freundinnen vorstellen. Ich bot mich als Begleiter an. Sie sollte sich ihren Freundinnen zuwenden können, während ich mich als vertraute Person um das zu dieser Zeit fremdelnde Baby kümmern wollte. Nun, es kam anders. Mit

dem Baby auf dem Arm war ich umringt von den Freundinnen meiner Schwiegertochter. Jede wandte irgendeinen Trick an, um das Baby auf sich aufmerksam zu machen und einen Blick oder noch besser ein Lächeln des Kindchens zu erhaschen. Manchmal wechselten sie sich ab, manchmal lockten sie alle gleichzeitig. Dabei nahmen mehrere ihm seinen Schnuller aus dem Mund, um ja das Lächeln nicht zu versäumen. Andere strichen ihm mehr oder weniger unvermittelt und grob über seine Bäckchen oder hielten seine Händchen. Die wenigen türkischen Väter verhielten sich nicht anders. Meine Enkelin spielte erstaunlich geduldig mit. Sobald ich jedoch das Baby auf Wunsch der Schwiegertochter aus den Armen geben musste, war es regelmäßig zu viel, sie fing an zu weinen, und Opa tröstete sie als vertraute Person wieder etwas abseits vom allgemeinen Trubel.

In der Türkei wohnt die Sippe im Dorf meist nebeneinander und in der Stadt in einem Wohnblock. Bei dieser Wohnsituation kennt ein Baby alle wichtigen Personen der Sippe und ist an ihren mehr oder weniger einfühlsamen Umgang mit ihnen gewöhnt. Hier in Deutschland treffen sich Freundinnen und Familien oft nur wenige Mal im Jahr und doch fühlen sie sich emotional wie Teile einer Großfamilie. Für Säuglinge, die alterstypisch fremdeln, ist diese selbstverständlich vorausgesetzte Intimität eine Zumutung. Sie hatten ja keine Gelegenheit mit den Freundinnen „warm" zu werden. Sie erleben das Verhalten der für sie Fremden als Grenzverletzung ihrer Wohlfühldistanz, fühlen sich daher schutzlos ausgeliefert, ziehen die emotionale Notbremse und weinen.

Wie steht es um den Respekt vor der Wohlfühldistanz eines Säuglings in Deutschland? Aus den Erzählungen meiner Eltern und Großeltern weiß ich, dass sich Tanten und Freundinnen vor wenigen Generationen hier nicht anders verhielten als die Migrantinnen aus der Türkei heute.

Ein anderes Beispiel ist der berühmte „Klaps". Heute wird der → Klaps bei Säuglingen offiziell geächtet. Doch wie sieht die Realität aus? Wie viele Großeltern schaffen es, sich den je nach Charakter und Alter unterschiedlichen Bedürfnissen ihrer Enkelkinder anzupassen, wo sie selbst in ihrer Jugend, doch nur stur wie Puppen nach dem Rollenschema behandelt worden waren?

Zunächst hat meine Enkelin als ehemaliges, sehr kleines Frühgeborenes, die Krankengymnastik nach der Lehre des tschechischen Kinderneurologen Vaclav Voijta zwar widerwillig, aber doch einigermaßen toleriert. Seit sie jedoch sechs Monate alt ist, wehrt sie sich kräftig protestierend gegen alles, was die Physiotherapeutin unternimmt. Hat diese den Übergang vom ursprünglichen Behandlungsstil von Voijta aus den 1950er Jahren zum unterstützenden Behandlungsstil der 1990er Jahre (→ Empowerment) nicht vollzogen? Wie schwer war es selbst für mich als Kinderarzt, die bei älteren Säuglingen und Kleinkindern individuell erforderliche „Anwärmzeit" im Behandlungszimmer richtig einzuschätzen und bei der Untersuchung den richtigen Ton von Behutsamkeit zu treffen, um im Idealfall mit dem Baby nur ein nettes Spielchen zu veranstalten!

„Erwachsen auf Probe"
Am 3. Juni 2009 startete der Fernsehsender RTL eine neue Fernsehserie: „Erwachsen auf Probe". Nach der RTL-Pressemappe sollen vier Teenager-Paare in einem einmonatigen Experiment *einen Crashkurs zum Erwachsenen-Dasein absolvieren. (...) Jedes Paar zieht während des Experiments in das erste eigene Haus in einer kleinen ruhigen Vorstadtsiedlung. In direkter Nachbarschaft wohnen die drei übrigen Paare. Zusammen testen sie das „wahre Leben": Geld verdienen, den ganzen Haushalt führen und das Zusammenleben erfolgreich meistern. Dann überlassen vier Familien (...) für vier Tage den Teenagern (...) ihre Babys. Nun erleben die Teenager erstmals am eigenen Leibe, was es bedeutet, einen Säugling rund um die Uhr zu versorgen. (...) Nachdem sich die Teenagerpärchen einige Tage um die Babys kümmern durften, bekommen sie Kleinkinder zur Fürsorge. Nach den Kleinkindern erwartet die Teenager Besuch von Schülern, anschließend zieht die letzte Gruppe in die Häuser: die Jugendlichen.*[2]

Zur Sicherheit der Kinder und um einen Anspruch von Seriosität vorzuspiegeln, betrieb der Sender einen hohen Aufwand an Überwachungstechnik und bot einen großen Stab von Experten wie „erfahrene Erzieherinnen", eine Kinderpsychologin und eine Ärztin im Hintergrund auf. Katja Kessler, die einzige namentlich erwähnte Expertin, *beobachtet die Teenager auch und entscheidet, ob sie reif genug sind, sich um ein kleines Kind zu kümmern. Außerdem gibt sie den Paaren Tipps und Hilfen bei ihren neuen Aufgaben.*

Säuglinge und Kleinkinder sind in ihrer Entwicklung auf den kontinuierlichen Ausbau ihrer Beziehung zu wenigen Bezugspersonen und eine ihnen vertraute Umwelt angewiesen. Jede Herausnahme aus ihrem persönlichen Beziehungsnetz und ihrer vertrauten Umgebung stellt eine große physische und psychische Belastung für die Säuglinge und Kleinkinder dar und erfüllt, wenn es ohne Not geschieht, den Tatbestand der Kindesmisshandlung. Wo blieb das Jugendamt, um diese Instrumentalisierung von Kindern für die Zwecke der Unterhaltungsindustrie zu untersagen? Wo war der moralisch-ethische Aufschrei der Verbände der Kinderärzte und Kinderschutzvereinigungen zu hören? Wo blieb die Ethikkommission für Medien, die Säuglinge, Kinder und Jugendliche vor den Experimenten quotengieriger Fernsehmacher und der Rücksichtslosigkeit ihrer Eltern schützt?

„Lebensechte" Säuglingspuppen

1993 konstruierten Rich Jurmain und seine Frau aus den USA eine elektronische Babypuppe für ein 24-Stunden-Babypflegesimulationspraktikum. Die Puppe imitiert Babysignale wie Unruhe, Weinen, Schreien oder Aufstoßen und fordert damit ihre „Mutter" zu Pflegeaktionen heraus wie Trösten, Füttern mit der Flasche, Aufstoßen lassen, Saubermachen, Wickeln etc.. Die Reaktionen der Pflegemutter werden genau festgehalten. Wurde der schwere Kopf nicht richtig gestützt? Wurde das Baby zu fest angefasst, gar geschüttelt? Die Pflegemütter tragen ein Plastikarmband mit einem Identifikationschip. So können nur sie das Baby pflegen. Insgesamt bietet der Hersteller 15 verschiedene 24-Stunden-Babypflegeprogramme mit unterschiedlicher Ausrichtung und verschiedenen Schwierigkeitsgraden an.[3]

Das ursprüngliche Ziel des „RealCare Baby"-Programms war es, Teenager über die Probleme des Alltage einer Mutter aufzuklären und sie vor einer zu frühen Mutterschaft zu warnen. Heute bieten in Deutschland über 300 „Babybedenkzeit"-Kompetenzzentren und Einzelprojekte „lebensnahe" Schulungsprogramme für die Ausbildung von Babysittern, zur Charakterbildung, zur Behandlung gefährdeter Jugendlicher, zur Vorbereitung von Adoptiveltern und zur Wiedereingliederung straffälliger Eltern an.

Ist das nicht löblich? Dienen nicht alle diese Programme der besseren Aufklärung, der Prävention? Es besteht die Gefahr, dass diese Programme einer Normierung und Perfektionierung der Babypflege Vorschub leisten. Der Alltag mit einem Baby ist wesentlich komplizierter – und es gibt keine Ausstiegsoption. Dazu ist der Umgang mit einem realen Baby von ganz anderer Qualität. Und das Ziel einer seriösen Elternschule sollte nicht die perfekte Mutter sein, sondern diejenige, die „gut genug" ist – ein schöner Begriff, den der britische Kinderarzt Donald Winnicott geprägt hat. So dürfte der Vorschlag des Herstellers, das Programm einzusetzen, um schwangere Teenager-Mütter auf die Entscheidung vorzubereiten, ihr Baby zu behalten oder zur Adoption freizugeben, doch überzogen sein.

Seit 2008 gibt es eine „lebensechte" Neugeborenenpuppe zu Lehrzwecken für angehende Kinderärzte. Das Roboterbaby SimNewB vermag ferngesteuert, Notfälle und schwere Erkrankungen vorzutäuschen.

1.5 Zerrbilder

Mängelwesen

> *Wart' nur erst, wenn erst das dumme*
> *Vierteljahr wird vorüber sein, was für Spaß*
> *Du erst haben wirst mit dem Kinde!*
> *Frau Vockerat in „Einsame Menschen"*
> **Gerhart Hauptmann (1862-1946), Dichter**

Niemand benutzt heute noch den Begriff Mängelwesen im Zusammenhang mit dem Menschen und insbesondere dem Säugling. In zwei sehr unterschiedlichen historischen Zusammenhängen spielte der Begriff jedoch eine für uns heute noch interessante Rolle.

Als Erster sprach Johann Gottfried Herder (1744-1803) davon, dass der Mensch ein konstitutionelles Mängelwesen sei: *Als nacktes, instinktloses Tier betrachtet, ist der Mensch das elendeste aller Wesen.* Der Mensch sei stammesgeschichtlich wie individualgeschichtlich ohne seine Kultur schwach, kaum überlebensfähig. Der Wilde sei als Einzelner zum Untergang verurteilt, er bedürfe der Horde und ihres Schutzes, in deren Gefüge er sich denn auch willig einordnet. Auch das Kind sei ein Mängelwesen, denn es bedarf der Familie. Es sei deshalb *anhänglich, ein- und unterordnungswillig, autoritätshörig und -gläubig, leicht beeindruckbar, annahme- und lernwillig.*

Immanuel Kant betrachtete denselben Sachverhalt aus einer etwas anderen Perspektive. Der Mensch sei das einzige Geschöpf, das erzogen werden müsse durch Disziplinierung, Kultivierung (Geschicklichkeit und Bildung), Zivilisierung (Manieren) und Moralisierung (Gesinnung).

Bis weit in das 20. Jahrhundert hinein wurden die Fähigkeiten eines Säuglings an den Fähigkeiten der Erwachsenen gemessen. Viele Kinderärzte betonten zwar, nicht zuletzt auch aus berufspolitischen Gründen, dass „das Kind kein kleiner Erwachsener" sei. Es fehlten jedoch andere, neue Kategorien des Verständnisses. So blieb dieser Ansatz weitgehend Theorie. Konkret wurde ganz überwiegend aus der Perspektive des Erwachsenen gedacht und gehandelt. Durch die Brille dieses erwachsenenbezogenen Denkens erschien der Säugling als hilfloses Mängelwesen.

1918 wurde der berühmte *Atlas der Hygiene des Säuglings und Kleinkindes* von Langstein und Rott erstmals publiziert. Auf hundert aufwändig gestalteten Tafeln wurde das aktuelle Wissen zur Säuglingspflege für die Mütterschulung pädagogisch aufbereitet. Auf drei Tafeln wird zum Beispiel die Entwicklung eines Mädchens während des ersten Lebensjahres mit acht Fotografien dokumentiert. Abb. 20 zeigt das Mädchen als Neugeborenes. – Beim Betrachten der Abbildung heute macht sich ein großes Unbehagen breit: Wie kann man ein Baby in eine solch unphysiologische Zwangslage bringen? Wo bleibt das Mitgefühl? Wie kann man das Wesen des Neugeborenen so verkennen? Welche abstoßende Wirkung muss dieses Bild auf die Mütter gehabt haben.

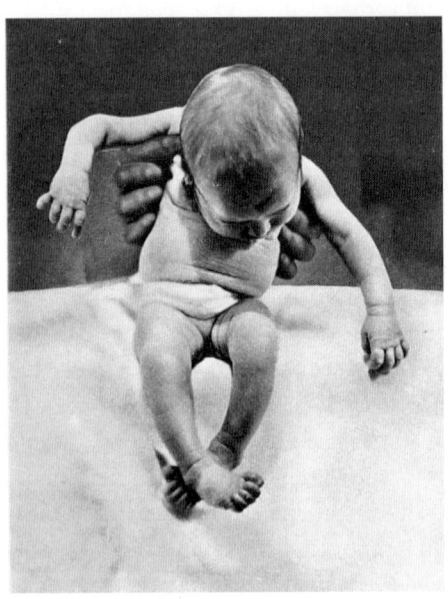

Abb. 20: Langstein-Rott 1918: „Die Entwicklung im Säuglingsalter – Neugeborenes – Hilflosigkeit in jeder Beziehung. Der Körper fällt beim Aufsetzen in sich zusammen – Nabelverband"[1]

EXKURS: Perspektivenwechsel
Das Forschungsinstitut für Kinderernährung in Dortmund bekam vor Jahren für die Kinder der Dortmunder Langzeitstudie (DONALD) einige Teppiche voll bunter Alltagsszenen geschenkt, die chilenische Indianerfrauen hergestellt hatten. Die Mitarbeiter freuten sich sehr und hängten die Teppiche im Flur auf. Nach etlichen Jahren stellte ein Mitarbeiter die Frage, weshalb die Teppiche eigentlich nicht in Augenhöhe der Kleinkinder, sondern in Augenhöhe der Erwachsenen aufgehängt würden? Das gesamte kinderärztlich, pädagogisch und psychologisch ausgebildete oder interessierte Personal reagierte auf diese Frage sehr betreten.

Zusammenfassung

Das Ideal der Aufklärung war die Befreiung des Menschen aus selbstverschuldeter Unmündigkeit. Da der Erwachsene ohne Kultur und seine Mitmenschen als sozusagen in der Welt ausgesetzter „Robinson Crusoe" nicht lebensfähig ist und der Säugling nicht ohne seine Familie leben kann, sah Johann Gottfried Herder beide als Mängelwesen an. Um 1900 wurde die Unselbständigkeit und Unreife des Säuglings als Mangel empfunden.

Heute wird die Unreife des Säuglings auch als eine besondere Chance begriffen, sich im Verlauf der Entwicklung an die verschiedensten ökologischen Nischen und Kulturen anpassen zu können. Der Psychoanalytiker Arno Grün (geboren 1923) charakterisiert das moderne Verständnis folgendermaßen: *Die Hilflosigkeit des Säuglings, eingebettet in die Lebendigkeit und Freude der Mutter, wird nicht als Bedrohung und Druck erfahren. Sie führt für das Kind zur Entdeckung, dass ihm geholfen wird, die Welt zu erfassen und zu erreichen.*[2]

„Tierisches Wesen"

> *Ein Erstklässler wird von der Nachbarin gefragt: „Habt ihr ein Haustier?" Der Junge druckst herum: „J-ein." „Na, habt ihr eins oder nicht?" Der Junge fasst sich ein Herz: „Unser Kleiner." – Gemeint war ein sechs Monate altes Geschwisterchen.*

Als ich vor einigen Jahren erstmals den Satz las: „Der Mensch wird als Tier geboren", war ich zutiefst betroffen. Wie konnten Ärzte vor hundert Jahren auf den für mich absurd wirkenden Gedanken kommen, einen Säugling als Tier zu betrachten und, noch schlimmer, ihn so zu behandeln?[1] Kannte denn niemand mehr den Spruch Schillers, dass ein Wesen, das einmal ein Mensch sein wird, bei aller Ähnlichkeit zum Tierischen, doch stets immer auch Mensch ist? Welcher Zeitgeist ermöglichte diese Verkennung und welche Folgen hatte sie für den Umgang mit Säuglingen?

Vor 1859, dem Erscheinungsjahr von Charles Darwins epochalem Werk *Über die Entstehung der Arten*, erschien der Unterschied zwischen dem Menschen und den Tieren unüberbrückbar. Beide waren sie Geschöpfe Gottes, und jedes Geschöpf hatte seinen gottgegebenen unverwechselbaren Charakter. Allerdings besaß allein der Mensch, auch schon als Säugling, eine Seele.

Das Verhältnis von Mensch und Tier war nach dem Alten Testament klar geregelt. Der Mensch war Herr über die Tiere. Im ersten Buch der Bibel, der Genesis, heißt es: *Und Gott segnete Noah und seine Söhne und sprach: Seid fruchtbar und mehret Euch und füllet die Erde. Furcht und Schrecken vor Euch sei über allen Tieren auf Erden und über allen Vögeln unter dem Himmel, über allem, was auf dem Erdboden wimmelt und über allen Fischen im Meer, in Eure Hände seien sie gegeben. Alles was sich regt und lebt, das sei Eure Speise.*[2]

Für René Descartes (1596-1650) war der Geist das Wesentliche. Die Natur liefert den Stoff, den sich der Geist dienstbar macht. In den Tieren ist kein Geist, weil sie reine Naturwesen sind. In Ihnen handelt allein die Natur, was durchaus bedeuten kann, dass Tiere in manchen Belangen dem Menschen überlegen sein können. Ja, selbst *ein Uhrwerk, das nur aus Rädern und Federn besteht, vermag die Zeit richtiger zu messen, als der Mensch mit all seiner Klugheit es vermag.*

Die Anhänger der französischen Sekte der Jansenieten hielten Tiere entsprechend der Lehre von René Descartes für unbeseelte Automaten. Trotz ihrer ansonsten extrem pazifistischen Einstellung schlachteten sie Tiere bei lebendigem Leibe. Es erschien ihnen überflüssig, sie zuvor zu töten.

In den berühmten Tierfabeln von Jean de Lafontaine (1621-1695), wie „Der Rabe und der Fuchs", wurden Pflanzen und Tiere in einer dichterischen Sprache vermenschlicht. Die Menschen erkannten sich im Spiegel vermenschlichter Tiergestalten wieder. Das Wesen der Tiere selbst interessierte niemanden.

Als im 18. Jahrhundert Pflanzen und Tiere nach morphologischer Ähnlichkeit von Carl von Linné (1707-1778) erfasst und katalogisiert wurden, fand niemand etwas dabei, den Menschen den Herrentieren zuzuordnen. Der Säugling zeigte Gemeinsamkeiten mit Tieren, blieb jedoch aufgrund seiner Seele stets etwas anderes, nämlich ein Mensch. Friedrich Schiller (1759-1805) drückt dies in seinem Aufsatz „Über den Zusammenhang der tierischen Natur des Menschen mit seiner geistigen" so aus: Der Säugling ist noch ganz Tier oder besser menschliches Tier, *denn was einmal Mensch heißen sollte, darf niemals nur Tier gewesen sein.*[3]

1859 belegte Charles Darwin mit einer erdrückend großen Anzahl von Hinweisen aus der Anatomie lebender und ausgestorbener Pflanzen und Tiere die Verwandtschaft der Arten und formulierte eine Theorie über die Entstehung neuer Arten auf der Basis unterschiedlicher Erbeigenschaften der Individuen einer Art einerseits und der Selektion der an die Umwelt besonders angepassten Individuen andererseits. Am Ende des Buches deutete er an, dass die Abstammungslehre auch den Ursprung des Menschen erhellen könnte. Kopernikus versetzte die Menschen aus dem Mittelpunkt des Universums auf den kleinen Planeten Erde. Darwin reihte den Menschen ein als ein Glied in die große Kette des Lebens. Der Mensch verlor damit einen weiteren Teil seiner Sonderstellung im Universum. Statt Ebenbild Gottes mit ewiger Seele zu sein, fand er sich nun plötzlich in der Rolle eines intelligenten Affen wieder.

Worin bestand denn nun die Einzigartigkeit des Menschen? Die Aufklärung setzte auf das vernünftige Individuum. Bezeichnend ist die Aussage René Descartes: „Ich denke, also bin ich." Die Aufwertung der Vernunft und des Individuums geschah auf dem Hintergrund einer Entwertung menschlicher Leidenschaften, des Irrationalen und des Natürlichen. Die streng geometrisch beschnittenen Hecken und Bäume der französischen Barockgärten sind Zeugnis dieses Denkens. Im 18. und Anfang des 19. Jahrhunderts entstand eine Gegenbewegung. Naturvölker und das unverdorbene Kleinkind wurden idealisiert. Die gewollte Ursprünglichkeit des Englischen Gartens löste den französischen Barockgarten ab. All dies spielte sich auf dem Hintergrund der Einzigartigkeit des Menschen und der Unsterblichkeit seiner Seele ab.

Die Anerkennung der Stammesgeschichte des Menschen stellte die bisherige stark von religiösen Vorstellungen geprägte Identität in Frage. Verstand und Vernunft schienen die Merkmale zu sein, um sich von den tierischen Vettern abzusetzen. Dabei stelle man sich Intelligenz als eine überlegte, bewusste Tätigkeit vor, die von den Gesetzen der Logik bestimmt wird: Erst denken, dann handeln. Rationalismus und historischer Materialismus fanden viele Anhänger, denn die großen Erfolge der Naturwissenschaften schienen sie zu bestätigen.

Darwins Zeitgenossen sahen in der Stammes- wie in der Kulturgeschichte einen Prozess vom Primitiven zum Zivilisierten fortschreiten. Außereuropäische Kulturen sahen sie nun als Zwischenstufen auf einer Entwicklungsleiter an, auf deren unterster Stufe die Menschenaffen standen und deren oberste Stufe europäischen Männern vorbehalten war. Afrikaner betrachtete man gemeinhin als „Halbaffen". Ernst Haeckel (1834-1919), der große Biologe und Vertreter des Evolutionsgedankens in Deutschland, schrieb: *Diese Naturmenschen stehen in psychologischer Hinsicht näher den Säugetieren (Affen, Hunden), als dem hochzivilisierten Europäer; daher ist auch ihr individueller Lebenswert ganz verschieden zu beurteilen.*[4] In dieser Wertehierarchie galt Emotionalität als Zeichen der Unreife, Subjektivität wurde als lästig und Irrationalität als störend empfunden. Die freie Natur, die Gefühlskultur, das soziale Miteinander und die allgemeine menschliche Solidarität wurden in den Hintergrund gedrängt. Die Natur wurde zu etwas, über das wir uns in dieser Welt erheben sollen. Frauen standen auf der Entwicklungsskala zwischen Mann und Kind. Der norwegische Dramatiker Henrik Ibsen zum Beispiel pflegte sie als „Halbkinder" zu bezeichnen. Hugo Sellheim (1871-1936), ein berühmter Frauenarzt, sprach 1911 von der „protrahierten Jugendlichkeit" der Frau, und Paul Julius

Möbius (1853-1907) entblödete sich nicht, vom „physiologischen Schwachsinn des Weibes" zu schwadronieren.

Ernst Haeckel konnte 1874 belegen, dass Tier und Mensch im Lauf ihrer Keim-, und Embryonalentwicklung (Ontogenese) wichtige Stadien wiederholen, die ihre Vorfahren während der Stammesentwicklung (Phylogenese) durchlaufen haben (ontogenetisches Grundgesetz). Haeckel und viele Zoologen mit ihm nahmen dies leider allzu wörtlich. Der Mensch durchlaufe in seiner Entwicklung verschiedene Tierstadien. Von den intrauterinen Stadien der Amöbe, des Fisches und der Amphibien über das Stadium des Säugetiers, dem der Säugling zugerechnet wurde, und des Stadiums des kleinen Wilden in der Kindheit erreicht das Individuum allmählich die Stufen der menschlichen Zivilisation.[5] Der Embryologe und Anatom Anton Wilhelm His (1831-1904) widersprach Haeckel drei Jahre später entschieden. Er betonte, dass die Embryonen verschiedener Säugetiere in den verschiedenen Entwicklungsstadien nicht gleich, sondern wegen spezifischer Besonderheiten nur ähnlich seien. Er betrachtete den Menschen deshalb während seiner gesamten Entwicklung stets als Mensch und nie als Tier. Der Streit zwischen Haeckel, dem Vertreter der Tierstadien, und His, dem Vertreter tierähnlicher menschlicher Entwicklungsstadien, behielt knapp einhundert Jahre seine Aktualität. Befeuert wurde der Streit von neurologischen und biologischen Forschungen.

Die Struktur des Großhirns beim Neugeborenen und beim jungen Säugling

Das Großhirn ist der Träger des Bewusstseins. Die ausgeprägte Unreife des Großhirns des Neugeborenen und jungen Säuglings schien deshalb die Hypothese vom Tierstadium des jungen Säuglings zu bestätigen.

Rudolf Virchow (1821-1902), der Begründer der Zellularpathologie und bedeutende Sozialmediziner, betrachtete das Neugeborene deshalb als ein bloß „spinales Wesen", ein → Wesen, dessen Antwort auf Reize nur aus feststehenden Reflexen aus dem Rückenmark bestünde.[6]

Paul Flechsig (1847-1929), der große Hirnanatom, studierte die Entwicklung der Ummantelung der Nervenbahnen, einen Prozess, den man „Myelinisierung" nennt. Er ging von der naheliegenden Annahme aus, dass nur ummantelte Nervenbahnen Signale weiterleiten. Da bei der Geburt nur die Nervenbahnen im Hirnstamm ummantelt waren, glaubte er, dass zu dieser Zeit nur der Hirnstamm funktionell aktiv sei; aus dem „spinalen Wesen" von Rudolf Virchow wurde deshalb ein „Pallidumwesen", ein „Hirnstammwesen". Auch in den ersten drei Lebensmonaten konnte er keine wesentliche Ummantelung der Leitungsbahnen des Großhirns und der Spinalnerven und keine ausreichende

Reifung der Fortsätze der Ganglienzellen erkennen. Er betrachtete deshalb den jungen Säugling als „großhirnloses Wesen".⁷

Bei Patienten mit einem Schlaganfall und dem Untergang von Hirnrindengewebe treten neben Hirnleistungsstörungen häufig Reflexe auf, wie sie nur Säuglinge zeigen. Diese Beobachtung stützte die Vorstellung, dass die Entwicklung des Gehirns Grundlage und Bedingung für die geistige Entwicklung des Menschen sei.

1931 zeigten Keene und Hewer, dass zum Zeitpunkt der ersten Reflexantworten noch keine Ummantelung von Rückenmarks- und Hirnnerven nachweisbar ist. Die Funktionsfähigkeit des Gehirns hing demnach primär von der Reifung der Hirnnervenzellen und ihrer Fortsätze sowie der Verknüpfungsstellen, den Synapsen der Nervenzellen, ab und nicht von der erst viel später erfolgenden Ummantelung der Nervenfortsätze.

„Nichts als ein Automat"? Die sogenannte Tiernatur der Psyche des Neugeborenen und jungen Säuglings

Der Pionier der Kinderpsychologie, William Thierry Preyer, beschrieb 1882 die erste Lebenszeit seines Sohnes in seinen Beobachtungen über die geistige Entwicklung des Menschen in den ersten Lebensjahren mit dem Begriff der „Tiernatur", die es zu überwinden gelte und spricht davon, dass *die Entfaltung des verantwortlichen Ichs das Abstreifen der tierischen Reste erfordert.*⁸ 1897 präzisiert er seine Thesen: *Schon liegen, außer vereinzelten Beobachtungen an hirnlos geborenen Kindern, genügend Tierversuche vor, um mit großer Wahrscheinlichkeit den Satz zu begründen, dass beim neugeborenen Menschen das Großhirn überhaupt keine Rolle spielt. Seine mangelhafte Ausbildung, seine glatte Oberfläche weisen darauf hin, dass hier der individuellen Anpassung an die wechselvolle helle und laute, harte und kalte Welt ein großer Spielraum zu mannigfaltigen Gestaltungen gelassen ist. In der dunklen, stillen, weichen, warmen Welt vor der Geburt fehlten die Abwechslungen, die Reize; da war zu solcher Metamorphose keine Gelegenheit gegeben, überhaupt kein psychischer Prozess, nicht einmal ein Traum, vorhanden. Die Beseelung fehlte.* Das Neugeborene *hat keinen Raumsinn, keinen Zeitsinn, hat zwar Lichtempfindungen, kann aber nicht sehen, ist seelenblind, seelentaub, raumblind, zeitblind usw. Die Worte fehlen, um diesen sonderbaren – ich möchte sagen – apsychischen, von allen persönlichen Erinnerungen freien Zustand des Neugeborenen (…) zu bezeichnen.*⁹

Nach August Cramer (1860-1912), dem Leiter der Klinik für psychische und Nervenkrankheiten in Göttingen, ist das Neugeborene, wenn ich mich so ausdrücken darf, ein subcortikales Wesen. *Alle Lebensäußerungen, die wir bei ihm beobachten, vollziehen sich ohne bewusste Vorgänge auf rein reflektorischem*

Wege. Man geht wohl nicht zu weit, wenn man den Satz aufstellt, dass direkt nach der Geburt eigentlich nur die tiefststehenden Umschaltstätten gangbar sind, soweit die Reflexvermittlung durch das Rückenmark (…) erfolgt.[10]

Gabriel Compayré (1843-1913), Rektor der Akademie von Lyon, sprach 1900 in seinem Buch über *Die Entwicklung der Kinderseele* davon, *dass sich die geistige Entwicklung des Neugeborenen so ziemlich vom Nullpunkte an allmählich vollzieht*. Ja, Compayré ging so weit, dem Neugeborenen die Menschenwürde abzusprechen: *Das Kind hat in der ersten Zeit weder Persönliches noch Individuelles. Verzichten wir darauf, einen kleinen Menschen zu suchen, wo noch nichts als ein Automat ist.*[11] Compayré begründete seine Ansicht unter anderem damit, dass man gesunde Säuglinge und Idioten in den ersten Wochen nicht unterscheiden könne.

Noch 1964 schrieb Heinz Remplein in einem damaligen Standardwerk der Entwicklungspsychologie: *Weil dem Neugeborenen sowohl die Triebfedern als auch das Wollen fehlen, ist es – wie ein Tier – reines Triebwesen. Mancher mag beim Lesen dieses Satzes erschrecken und ihn vom weltanschaulichen Standpunkt aus entrüstet zurückweisen. Aber wer Neugeborene ganz unvoreingenommen betrachtet, muss zugeben, dass sie vom späteren geistigen Leben noch gar nichts ahnen lassen.*[12]

Werner Catel war von 1933-1945 Leiter der Universitätskinderkliniken in Leipzig sowie einer der drei Gutachter des nationalsozialistischen „Reichsausschusses zur Bekämpfung schwerer erb- und anlagebedingter Leiden" (→ Gewalt). In einem Beitrag zum Problem einer begrenzten Euthanasie mit dem Titel „Leidminderung richtig verstanden" von 1966 behauptet Catel: Das normal entwickelte Neugeborene gleiche einem großhirnlosen Wesen. Psyche und Bewusstsein seien synonyme Begriffe. Eine „latente" Seele – also unbewusst Psychisches – sei biologisch nicht vorstellbar. Aus dieser Begriffswelt heraus stellt er fest: *Die Auslöschung eines unter dem Niveau eines beseelten Tieres vegetierenden idiotischen Wesens kann weder als Mord noch als Tötung bezeichnet werden.*[13] Er beruft sich hierbei auf ältere Literatur, in der solche „idiotischen Wesen" auch als „Monster" oder „Fleischmasse" bezeichnet wurden. Diese Einstellungen hinderten Catel nach dem Krieg keineswegs daran, von 1954 an noch einmal Professor der Universitätsklinik in Kiel zu werden. Erst 1960 wurde er auf öffentlichen Druck hin vorzeitig emeritiert.

Der vermeintlich hohe Grad der morphologischen Unreife des Gehirns und die große Hilflosigkeit des Neugeborenen und jungen Säuglings sind Gründe, weshalb Kinderärzte wie Adalbert Czerny (1863-1943) um 1900 „vom dummen ersten Vierteljahr" sprachen, vor jeder Einwirkung unnötiger Reize auf den Säugling warnten und von Versuchen abrieten, ihn „vorzeitig geistig zu wecken" oder „sich zu viel mit dem Säugling abzugeben".

*Das Kind wird nicht erst ein Mensch,
es ist schon einer.*
Janusz Korczak (1878-1942)

In der Kinderheilkunde herrschte fast 100 Jahre die „Lehrmeinung", dass der Mensch in Analogie zur Stammesgeschichte am Anfang seiner Entwicklung tierische Stadien durchlaufe. Es gab jedoch auch einzelne Ärzte wie Anton Wilhelm His, Maria Montessori oder Janusz Korczak, die in der Tradition von Friedrich Schiller bei der Interpretation früher Entwicklungsstadien das spezifisch Menschliche nie vergaßen und die Vorstellung eines tierischen Stadiums in der menschlichen Entwicklung als unzulässigen Analogieschluss ablehnten.

Wir erinnern uns: Der Zoologe Adolf Portmann (1897-1982) charakterisierte 1951 die Sonderstellung der Entwicklung des Menschen in der Evolution der Säugetiere mit dem Begriff der → „physiologischen Frühgeburt". Er nannte im Gegensatz zu vielen seiner Kollegen die rein *zoologische Auslegung der menschlichen Frühentwicklung als ungenügend und irreführend. Die Besonderheit des Säuglings ist das Ergebnis einer eigenständigen Menschenentwicklung vor der Geburt: auch die frühe Entwicklung ist ... nicht eine Art schematischer Primatenbildung, in der sich wie im Stufenschema der Klassifikation die Stadien des Tiersystems folgen*.[14]

Die Ab- und Wiederaufwertung des Tierhaft-Natürlichen

Das Verhältnis von Mensch und Tier hat sich in den vergangenen 200 Jahren sehr verändert. Statt Mitgeschöpfen, deren Lebensraum man auf dem Bauernhof teilte und auf deren Arbeitskraft und „Produkte" man angewiesen war, haben wir heute Nutztiere, die abgeschirmt in Fabriken des agro-industriellen Komplexes vegetieren, sowie Tiere zu unserer Unterhaltung zu Hause, im Zoo, im Zirkus und im Film.

Die Zeit vor René Descartes kannte noch keine Spaltung der Welt in den „guten Geist (ratio)" und die „schlechten Gefühle (irratio)". Die einseitige Hervorhebung des Geistes rückt das „Waldesdickicht" der Menschennatur aus dem Blickfeld. Das Leben der Emotionen wurde auf Nebenschauplätze verlegt: in den Binnenraum von Privatheit und Innenleben.

Durch die Entdeckung der Abstammung des Menschen vom Tier machte der Vergleich von Mensch und Tier erstmals Sinn. Immer mehr Gemeinsamkeiten wurden aufgedeckt. Die Menschen fanden es jedoch beschämend, so in die Nähe des Tieres gerückt zu werden. Der Sozialphilosoph Norbert Elias (1897-1990) hat auf das ständige Vorrücken der Scham- und Peinlichkeitsschwelle im Prozess der Zivilisation gegenüber dem Tier hingewiesen.[15] Die Menschen versuchten alles zurückzudrängen, was sie an sich selbst als tierischen Charakter empfanden. Die immer gewaltsamer werdenden Formen der Beherrschung der äußeren Natur gingen parallel mit einer zunehmenden Entfremdung von der eigenen inneren Natur.

In einer Gesellschaft, die ihr Selbstwertgefühl auf die Ergebnisse vernünftigen Erkennens und Handelns aufbaute, Gefühle abwehrte und sich von der „wilden Natur" distanzierte, ihr vermeintliches Chaos bekämpfte und sie rücksichtslos ausbeutete, verlor der Säugling, der die Sprache nicht beherrschte, nicht rational denken konnte und zudem auf eine affektbetonte Beziehung angewiesen war, an sozialer Achtung, Würde und Lebensraum.

Seit der Aufklärung beschreiben Wissenschaftler „ein Land, auf das die Sonne der Aufklärung ihre Strahlen der Logik und der Wahrscheinlichkeit fallen lässt". Unser Verstand arbeitet jedoch nicht nach den Regeln der Wahrscheinlichkeit, sondern nach denen der Plausibilität (Relevanz) und des Zusammenhangs (Kontext). Schon Wilhelm Wundt (1832-1920) hat auf den Unterschied zwischen Denkprozessen und den Gesetzen der Logik hingewiesen. Dennoch hielten viele Psychologen bis weit in die zweite Hälfte des 20. Jahrhunderts bestimmte Arten der Logik für Generalschlüssel zur menschlichen Intelligenz.

Da es den perfekten Menschen mit grenzenlosem Wissen und unbeschränkter Zeit nicht gibt, nutzt die Intelligenz „im Land des Nebels der Ungewissheiten und des Entscheidungsdruckes" eine andere Stärke, indem sie sich auf das Unbewusste, auf Faustregeln und die durch Übung entwickelten Fähigkeiten verlässt. Die Intuition ist weder unfehlbar noch töricht. Sie beruht auf Faustregeln, die uns ermöglichen, rasch und mit verblüffender Genauigkeit zu handeln. Ihre Qualität zieht die Intuition aus der Intelligenz des Unbewussten, ohne nachzudenken, zu erkennen, auf welche Regel wir uns in welcher Situation verlassen können. Ohne Intuition brächten wir wenig zustande.

Heute wird die Intuition als eingebungsartiges, unmittelbares geistiges Schauen betrachtet, das nicht auf einer durch Erfahrung oder verstandesmäßiger Überlegung gewonnenen Einsicht beruht. Im Mittelalter galt die Intuition als sicherste Form der Erkenntnis. Engeln und spirituellen Wesen schrieb man Intuition von unfehlbarer Klarheit zu. Mittlerweile ist die Intuition von der göttlichen Gewissheit zum bloßen Bauchgefühl abgestiegen.[16]

Sigmund Freud hielt die Intuition für eine Illusion. Viele zeitgenössische Psychologen warfen ihr eine systematische Unzulänglichkeit vor, weil sie Informationen missachte, gegen die Gesetze der Logik verstoße und die Ursache menschlicher Katastrophen sei.[17]

Bis in die Mitte des 20. Jahrhunderts wurden Tiere und Pflanzen hauptsächlich unter dem Gesichtspunkt menschlicher Bedürfnisse und Interessen gesehen. Es gab „Nutzpflanzen" und „Unkräuter", „Raubtiere", „Haustiere" und

„Schädlinge". An Stelle dieser auf den Menschen zugeschnittenen Betrachtungsweise hat sich mehr und mehr ein ökologisches Verständnis der Natur und ihrer Lebewesen durchgesetzt. Jedes Lebewesen ist Teil einer ökologischen Lebensgemeinschaft. Durch die funktionelle Spezialisierung, die den besonderen Rahmenbedingungen seines Lebensraumes entspricht, trägt jedes Lebewesen zum Gesamtökosystem bei. Jeder Eingriff verändert mehr oder weniger das Gesamtsystem. Zu Beginn des Jahrhunderts fasste Albert Schweitzer (1875-1965) dieses neue Ethos in die Worte: „Ehrfurcht vor dem Leben". Die Bewegung der Tierfreunde und Tierschützer sind eine einflussreiche Lobbygruppe geworden. Die moderne Tierschutzgesetzgebung formuliert Rahmenbedingungen für die Tierhaltung und die Durchführung von Tierversuchen auch angesichts der modernen Tierzüchtung, die – unterstützt durch die moderne Molekularbiologie – in einem nie gekannten Umfang in die Keimbahn der Lebewesen und ihre Lebensbedingungen eingreift. Die Ökologiebewegung kämpft um die letzten Naturreservate und die Erhaltung der Artenvielfalt.

Angesichts der teilweise verheerenden und teilweise irreversiblen Folgen menschlicher Eingriffe in verschiedene Ökosysteme wächst derzeit die Hoffnung, dass der moderne Mensch sich doch noch rechtzeitig seiner Verantwortung für die Zukunft des Lebens auf der Erde bewusst wird. Einen wichtigen Anteil an dieser Bewusstseinsänderung trugen die Bionik und die Verhaltensforschung bei.

Die Bionik erforscht Material- und Struktureigenschaften sowie Funktionslösungen von Lebewesen mit dem Ziel, die gefundenen „Lösungen der Natur" als Vorbild zur Lösung artverwandter technischer Probleme zu verwenden. Die Verhaltensforschung betrachtet das Verhalten der Tiere als spezifische Antwort auf die komplexen Herausforderungen ihrer Lebenswelt. Ihre Ergebnisse machen auf zum Teil überraschende Antworten verschiedener Tierarten auf soziale Problemstellungen wie etwa die Aufzucht von Jungtieren aufmerksam.

Die Verhaltensforschung hat der Säuglingsforschung wichtige Impulse in der Bindungsforschung oder der Erforschung der intuitiven elterlichen Kompetenzen gegeben. Wir bemühen uns nicht mehr einzig und allein, unsere Grundinstinkte zu überwinden wie unsere Urgroßväter, sondern sind uns bewusst, dass unsere Menschlichkeit in sozialen Instinkten wurzelt, die wir mit anderen Tieren gemeinsam haben. Wir geben damit der Natur nicht mehr die Alleinschuld für all das, was wir nicht an uns mögen, sondern anerkennen auch dankbar ihren Anteil an dem, was uns an uns sympathisch ist.

Weite Bereiche der schambesetzten sogenannten „animalischen Natur" des Menschen wurden seit 1900 enttabuiert. Dennoch gab es auch einzelne bedauernswerte Rückschritte. Durch die Produktion hochwertiger Muttermilchersatznahrung und die breite Verwendung von Kühlschränken gelang es in den 1950er Jahren die Säuglingssterblichkeit nichtgestillter Säuglinge fast auf das Niveau der gestillten zu drücken. Nun waren die Mütter frei, sich der Fesseln ihrer damals schamvoll im Privaten geübten, tierisch-anmutenden Stillverpflichtungen zu entledigen. Voll Stolz verkündeten sie ihre neue Unabhängigkeit von ihrer tierischen Natur in dem Spruch: „Ich bin doch keine Milchkuh." Diese Haltung ist Müttern heute nur noch schwer zu vermitteln.

Die Sexualität hat ihren Platz im Alltag und in der Öffentlichkeit gefunden. Keine Mutter wird mehr wegen Erregung eines öffentlichen Ärgernisses bestraft, wenn sie ihren Säugling in der Öffentlichkeit stillt. Auch Männer dürfen und sollen Gefühle äußern. Sie dringen in Bereiche des Mütterlichen vor: Seit den 1970er Jahren wird ihnen gestattet, bei der Geburt ihrer Kinder anwesend zu sein.

Bei vielen Völkern in Indien, der Südsee, China, Kanada oder Schweden war die körperbetonte und gefühlsreiche Babymassage Teil der traditionellen Babypflege. 1981 wurde mit der Gründung der „International Association of Infant Massage" (IAIM, Deutsche Gesellschaft für Baby- und Kindermassage, www.dgbm.de) in den USA ein wichtiger Schritt weg von der körperfeindlichen, von hygienischen Argumenten bestimmten Säuglingspflege zu einer körper- und gefühlsbetonten Beziehung von Mutter und Kind hin getan. Auch in der Pflege von Frühgeborenen hat sich der therapeutische Hautkontakt in der → Känguru-Pflege zwischenzeitlich als hilfreich erwiesen. Einfühlung und Empathie sind an die Seite des bloß zweckgebundenen Behandelns von Säuglingen getreten.

Einfühlung geht von einem reifen Subjekt aus, das souverän das „Andere" versteht, ohne selbst zu sehr davon tangiert zu werden. Der Vorgang liegt innerhalb des Erwartungshorizontes und ist bewusstseinsnah. Im Gegensatz hierzu erscheint das Fremde deshalb fremd, weil es „uneinfühlbar" scheint – und wird daher gewöhnlich ausgegrenzt.

In den 1960er Jahren kam der Begriff Empathie aus den USA nach Deutschland.[18] Der Begriff Empathie umfasst im Unterschied zum Vorläuferbegriff Einfühlung zusätzlich das Leiden (pathos). Er drückt die primäre vorrationale Betroffenheit aus. Empathie ist ein Mechanismus der sozialen Verständigung, der Kognition, der Aufschluss über die emotionale Verfassung des Anderen vermittelt, wobei der Teilhabe an der Emotion des Anderen eine entscheidende Rolle zugewiesen wird.

In der Diskussion darüber, was ein Säugling sei, was ihn ausmache, ob er eher einen primitiven oder tierhaften Charakters besitze, ob er über Emotion, Intuition, eine Seele verfüge, haben immer auch stammesgeschichtliche Überlegungen eine große Rolle gespielt.

Vom Affenbaby zum menschlichen Baby, eine evolutionsbiologische Betrachtung

Der letzte gemeinsame Vorfahre von Menschenaffen und Mensch lebte wahrscheinlich vor etwa sieben Millionen Jahren. Vergleicht man Neugeborene oder Säuglinge mit gleichaltrigen Affenbabys von Menschenaffen, so stößt man auf zahlreiche Unterschiede als Ergebnis verschiedener biologischer Anpassungsprozesse. Im Folgenden sollen einige Beispiele aufgeführt werden.

Die Schwangerschaft dauert bei Schimpansen siebeneinhalb Monate, bei Gorillas acht und bei Orang-Utans wie beim Menschen neun Monate. Bei der Geburt wiegen Neugeborene mit ca. 3200 Gramm etwa doppelt so viel wie neugeborene Schimpansen, Gorillas oder Orang-Utans. Die Differenz geht hauptsächlich auf ein etwa drei Mal so großes Gehirn (380 g versus 130 g) und ein vermehrtes Unterhautfettgewebe von etwa 500 Gramm zurück.

- Affen erreichen im Embryonalleben die Proportionen der Elterntiere. Menschliche Föten zeigen ab der 15. Woche bis zum Ende des ersten Lebensjahres ein verzögertes relatives Längenwachstum von Armen und Beinen.
- Die Ausdifferenzierung des Zusammenlebens in der Gruppe erforderte eine höhere Komplexität und Flexibilität des menschlichen Gehirns sowie eine größere Hirnmasse. Trotz seines hohen Gewichtes ist das menschliche Gehirn bei der Geburt in Gestalt und Verhalten viel unfertiger als das irgendeinen Primaten. Menschenaffen verfügen nach der Geburt schon über verschiedene Möglichkeiten der Haltung, Bewegung und Kommunikation. Der Mensch bildet die artgemäße Haltung und Bewegung erst während des ersten Lebensjahres aus.
- Die Frühreife und mangelnde Kompetenz sich selbst zu versorgen wird z.T. durch die Koevolution intuitiver elterlicher Kompetenzen kompensiert.
- Der aufrechte Gang ermöglicht die Ausdifferenzierung der Hand zu einem hochdifferenzierten universellen Werkzeug. Er hatte jedoch auch Konsequenzen für die Form des Beckens und damit den Geburtskanal. Die rasche Gehirnentwicklung mit einer vergleichsweise überdimensionalen Zunahme des Kopfumfangs beim Fetus und die durch die Biomechanik des aufrechten Ganges beschränkten Möglichkeiten einer Erweiterung des mütterlichen Beckens führten zu einer Erschwerung des Geburtsablaufs, einer hohen Rate von Komplikationen unter der Geburt und einer relativen Vorverlagerung des Geburtstermins (→ physiologische Frühgeburt). Nur das Kind muss seinen Kopf unter der Geburt mit einer Drehung durch den extrem engen Geburtskanal zwängen.

- Junge Affen klammern sich im Pelz der Mutter fest. Durch den Verlust der Behaarung beim Menschen müssen junge Säuglinge getragen oder gehalten werden. Sie können deshalb frei über ihre Hände und Füße verfügen. Zudem begünstigt das Gehaltenwerden die Entwicklung des frühen kommunikativen Austausches in der Zweierbeziehung mit wechselseitigem Blickkontakt.[19]
- Ein Affenbaby, das sich an Mutters Fell festzuklammern vermag, wird von dieser stets gepflegt. Durch den Ersatz des instinktiven Handelns durch kulturell beeinflusstes bewusstes Handeln hat die Mutter die Möglichkeit zu entscheiden, ob sie das Kind aufziehen will oder nicht. Grundsätzlich offenbart sich damit der Konflikt zwischen dem Eigeninteresse der Mutter und demjenigen ihres Neugeborenen. Für das Neugeborene ergibt sich damit die existentielle Notwendigkeit, die Sympathie der Mutter, des Vaters und der Gruppe zu gewinnen.[20] Konrad Lorenz wies 1943 darauf hin, dass das Gesicht eines Kleinkindes bei Erwachsenen die angeborene Bereitschaft auslöst, es zu schützen und zu pflegen. Die Merkmale des „Kindchenschemas" sind ein großer Kopf, eine große vorgewölbte Stirnregion, große, runde Augen, eine kleine Nase, ein kleines Kinn, rundliche Wangen und eine elastische, weiche Haut. Darüber hinaus werden die prallen Fettpolster eines „Wonneproppen" allgemein als Zeichen bester körperlicher und geistiger Gesundheit verstanden.
- An Stelle der Aktivierung von vererbten Verhaltensschemata lernt das Kind in vielen kleinen Lernschritten. Dies führt zu einer Verlängerung der Jugendzeit und einer Erhöhung der Kosten für die Aufzucht. Diese wuchsen in menschlichen Jäger-Sammler-Gesellschaften so an, dass keine Mutter ohne die Hilfe des Partners oder anderer Gruppenmitglieder überhaupt Kinder erfolgreich aufziehen konnte.[21] So erweiterte sich die Zweierbeziehung von Mutter und Kind durch die Einbindung des Vaters zur Familie (Triade). Diese Form der Paarbildung wurde begleitet von Änderungen der Ausformungen der sekundären Geschlechtsmerkmale wie des fetthaltigen prallen Busens und des Verzichts auf Anschwellungen der Geschlechtsteile in der empfängnisbereiten Zeit.

Am auffälligsten unterscheidet sich der Mensch freilich durch seine Fähigkeit, das Sprechen zu erlernen. Dessen Voraussetzungen – und ein Modell der Entwicklung dieser urmenschlichen Kommunikationsform hat Michael Tomasello beschrieben:

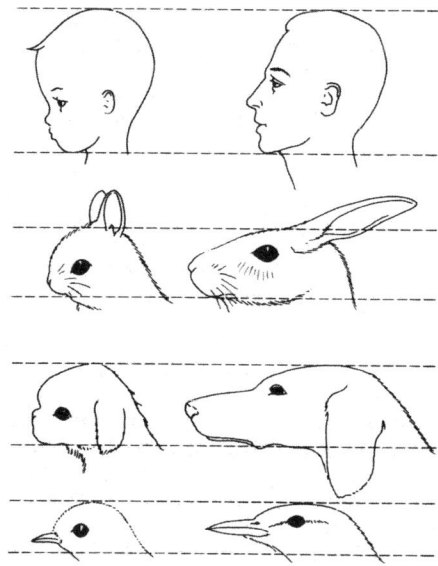

Abb. 21: Konrad Lorenz (1903-1989): „Kindchenschema"

Das Modell der Entwicklung der menschlichen Kommunikation nach Michael Tomasello[22]

Folgende anatomische Voraussetzungen ermöglichen die sprachliche Kommunikation des Menschen:

- Der Bauplan des menschlichen Stimmtraktes erfüllt in besonderer Weise die Voraussetzungen für die Bildung von Sprachlauten.
- Die für den Menschen spezifische Ausbildung einer direkten Verbindung von der motorischen Hirnrinde zu den motorischen Nervenkernen der an der Lautbildung beteiligten Muskeln ermöglicht die Kontrolle der Stimm- und Sprachbildung und die stimmliche Nachahmung neuer Lautstrukturen.
- Die Ausweitung der sensiblen und motorischen Assoziationsfelder im Großhirn ermöglicht eine einzigartige Feinanalyse des Gehörten in Bezug auf Rhythmus und Melodie der Sprache, aber auch des grammatikalisch-morphologischen Regelsystems der Sprache (Syntax) und der Bedeutung der Begriffe (Semantik).
- Schließlich erlauben hochentwickelte nicht-sprachliche Integrationsfähigkeiten insbesondere des Stirnhirns die Sprache im sozialen Miteinander zu nutzen, etwas mitzuteilen und zu bewirken.

Menschenaffen benutzen individuell erlernte Gesten, um andere Affen auf sich aufmerksam zu machen und diese zu einer erwünschten Handlung zu bewegen. Sie verstehen, dass ihr Ansprechpartner andere Ziele verfolgt und seine

Aufmerksamkeit auch auf anderes richtet. Dabei handelt jeder Affe immer nur für sich allein. Menschenaffen kennen kein planvoll koordiniertes gemeinsames Handeln. Ihre Laute sind angeboren, unflexibel und werden nur in einer bestimmten Stimmungslage ausgestoßen.

Menschliche Kommunikation ist sehr viel kooperativer. Schon ein Jahr alte Kinder machen sich nicht nur bemerkbar und fordern ihr Gegenüber zu einer erwünschten Handlung auf wie junge und alte Menschenaffen, sondern sie haben darüber hinaus ein genuines Interesse daran, Informationen auszutauschen, Gefühle zu teilen und finden Spaß an gemeinsamen spielerischen Handlungen. Zunächst machen sich die Kinder ausschließlich mit Zeigegesten, Gebärden und einer pantomimischen Gestik bemerkbar. Nach und nach kombinieren sie die Gebärden und Gesten mit Sprachlauten und ersetzen schließlich die Gebärden und Gesten durch Worte. Ihre kooperative Einstellung entspringt einem angeborenen Bedürfnis zu helfen sowie Gefühle, Stimmungen und Einstellungen zu teilen. Sie gehen dabei von einem wechselseitigen Interesse an einer Kooperation aus. Durch ihre große Bereitschaft zu sozialem Handeln erzeugen sie eine gemeinsame Aufmerksamkeit, gemeinsame Ziele und schließlich einen gemeinsamen begrifflichen Hintergrund.

Michael Tomasello vermutet nun, dass die spezifisch menschliche Art, gemeinsam zu fühlen, zu denken und zu handeln, die sogenannte „geteilte Intentionalität", eine biologische Anpassung an ein immer differenzierteres gemeinschaftliches Handeln bei unseren frühen Vorfahren gewesen sei. Ein wichtiger Schritt hierzu war vermutlich, dass unsere Vorfahren lernten, die gesammelte beziehungsweise erbeutete Nahrung mit anderen Gruppenmitgliedern zu teilen. Indem die Bedürfnisse, Informationen mitzuteilen und Gefühle und Einstellungen zu kommunizieren, immer anspruchsvoller wurden, habe sich eine immer komplexere kooperative Infrastruktur der Erzeugung und des Verständnisses von Zeigegesten und des Gebärdenspiels entwickelt. Schließlich sei die Symbolik des Gebärdenspiels durch die wesentlich präzisere und ausbaufähigere Symbolik der Sprache ersetzt worden, wie es jedes gesunde Kind im zweiten und dritten Lebensjahr tut. Welchen Anteil in diesem Entwicklungsprozess biologische Anpassungsvorgänge und welchen Anteil kulturelle Errungenschaften gehabt haben dürften, ist derzeit noch weitgehend unklar.

Der Säugling, ein menschliches Wesen

Ist es zu optimistisch, zu behaupten, dass die Zeiten der Vergangenheit angehören, in denen die Menschen ihr Menschsein darin sahen, sich aufgrund ihrer einzigartigen Fähigkeiten zu reflexivem Denken und sprachlicher Kommunikation „über die Natur zu erheben" und „ihr tierisches Erbe abzustreifen"?

Nach heutiger Ansicht hat der Mensch einerseits weniger und andererseits mehr mit dem Tier gemeinsam als unsere wissenschaftlichen Urgroßväter vor hundert Jahren annahmen oder wahrhaben wollten.

Die befruchtete menschliche Eizelle und der sich daraus entwickelnde Embryo und Fötus, das Neugeborene und der Säugling, sind menschliche Wesen wie das Schulkind, der Mann, die Frau, der Greis und die Greisin. Sie haben die einzigartige genetische Ausstattung des Menschen und damit das Potential zum Menschsein. Die Frühformen des Menschseins mögen Ähnlichkeiten mit Frühformen anderer Arten aufweisen, sie bleiben dennoch menschliche Wesen. Auf jeder Stufe ihres Menschseins sind sie in ihrer Art nahezu perfekt an ihre Seinsbedingungen angepasst. Was berechtigt eigentlich den europäischen Mann dazu, sich derart von den anderen Seinsformen abzugrenzen und sich über sie zu erheben? Tragen nicht auch die Säuglinge durch ihre Art des Seins zur Lebendigkeit der menschlichen Gesellschaft bei? Ist eine Gesellschaft ohne das Lächeln von Babys vorstellbar?

Andererseits steht der Mensch nicht über der Natur, sondern ist ein Teil von ihr. Im 20. Jahrhundert erkannte man nach und nach die Bedeutung der Mimik, Gestik und der Melodik der Aussprache für die nonverbale Kommunikation, der Emotionen für die Beziehungsfähigkeit und die Ausrichtung unseres Denkens und der Intuition für unser Handeln. Deshalb fällt es heute sehr viel leichter einzuräumen, dass der Mensch viele dieser essentiellen Formen des Erlebens, Erkennens und Handelns mit zumindest einigen unserer tierischen Vettern, den Menschenaffen, teilt. Der Säugling ist ganz auf die Fähigkeit seiner Bezugspersonen, sich auf die nonverbale Kommunikation einzulassen, angewiesen. Die gesellschaftliche Anerkennung und mögliche Pflege der nonverbalen Kommunikation käme den Bedürfnissen der Säuglinge sehr entgegen und böte ihnen neue Möglichkeiten einer ungestörten psychischen Entwicklung. Langfristig betrachtet könnte dies die Art zwischenmenschlichen Zusammenlebens verändern und damit der kulturellen Entwicklung der Menschheit neue Impulse vermitteln.

Zusammenfassung

Solange Tier und Mensch als Geschöpfe Gottes galten, machte ein Vergleich wenig Sinn. Die Sonderstellung des Menschen inklusive des Säuglings war zudem durch die Unsterblichkeit seiner Seele unanfechtbar.

Die Abstammungslehre von Charles Darwin veränderte 1859 das Selbstbild der Zeitgenossen, ihre Vorstellung vom Säugling und ihre Einstellung zu ihm. Im neuen Zeitalter der Naturwissenschaften galt der rational logisch denkende Mann als Vorbild. Die Natur war etwas, über das sich der Mensch erheben sollte, indem er sein tierisches Erbe abstreifte und emotionslos handelte. In dieser Männergesellschaft verlor der Säugling, der die Sprache nicht beherrschte, nicht rational denken konnte und zudem auf eine affektbetonte Beziehung angewiesen war, an sozialer Achtung, Würde und Lebensraum. Nach Haeckel gleicht die Individualentwicklung der Lebewesen einer kurzen Wiederholung der Stammesentwicklung. Er sprach deshalb fälschlicherweise von den Tierstadien des Menschen und der tierischen Natur des Säuglings. Der Neuroanatom Flechsig betonte auf Grund einer unzureichend groben Methodik die völlige Unreife des Großhirns Neugeborener und junger Säuglinge. Er schloss deswegen eine Tätigkeit des Großhirns zu dieser Zeit aus und nannte das Neugeborene ein Hirnstammwesen und den Säugling ein großhirnloses Wesen. Auch die Kinderpsychologen sprachen vom Neugeborenen als einem apsychischen Wesen oder gar von einem „Automaten".

Im 20. Jahrhundert kam es zu einer Aufwertung der Natur, des Tieres und des Säuglings. Albert Schweitzer kämpfte für eine neue Ethik der Ehrfurcht vor dem Leben. Nach der Ökologiebewegung steht der Mensch nicht über der Natur, sondern ist Teil von ihr. Die Genetik und Besonderheiten der Embryonalentwicklung des Menschen zeigen, dass der Säugling nicht zum Menschen wird, er ist schon immer einer. Moderne Methoden der Neurowissenschaften weisen ein anatomisches Korrelat für die Lernleistungen des Säuglings nach. Die Psychologie erforschte die Bedeutung der Mimik, Gestik und der Melodik der Aussprache für die nonverbale Kommunikation. Darüber hinaus wurde deutlich, dass Emotionen grundlegend für unsere Beziehungsfähigkeit und die Ausrichtung unseres Denkens sind – ebenso wie Intuitionen für unser Handeln. Die Verhaltensforschung weist darauf hin, dass der Mensch viele dieser essentiellen Formen des Erlebens, Erkennens und Handelns mit unseren tierischen Vettern, den Menschenaffen, teilt. Der Säugling ist ganz auf die Fähigkeit seiner Bezugspersonen, sich auf die nonverbale Kommunikation einzulassen, angewiesen. Die gesellschaftliche Anerkennung und mögliche Pflege der nonverbalen Kommunikation im Alltag käme den Bedürfnissen der Säuglinge sehr entgegen und könnte möglicherweise der kulturellen Entwicklung der Menschheit langfristig neue Impulse vermitteln.

„Minderwertige" Säuglinge

Wir Menschen besitzen unterschiedliche Gaben. Welche Gabe für den Einzelnen und die Gesellschaft jeweils besonders wertvoll ist, entscheidet sich letztlich erst unter besonderen Umständen, die sich häufig nicht vorhersagen lassen. Die pauschal abwertende Bezeichnung „minderwertig" setzt den Glauben an ein festgefügtes normatives System voraus. Um 1900 glaubten viele Ärzte an die neue naturwissenschaftlich orientierte Medizin als ein derartiges System. Hilflosigkeit und Hilfsbedürftigkeit wurden zu einem Makel, Ausdruck einer Minderwertigkeit. Wie war die Gesellschaft vor dieser Zeit Säuglingen, Frühgeborenen, missgebildeten Kindern oder sonst auffälligen Säuglingen gegenüber eingestellt? Wie verhielt man sich vor hundert Jahren sogenannten minderwertigen Säuglingen gegenüber? Welche Einstellung haben wir heute diesen Kindern gegenüber?

Das Interesse der Ärzte und Erzieher des 18. Jahrhunderts galt dem einzelnen Säugling, einem beseelten Geschöpf Gottes. Lehrbücher waren Sammlungen einzelner, beziehungsweise „charakteristischer" Krankengeschichten. Erst um 1800 wurden größere Zahlen von persönlichen Krankengeschichten systematisch gesammelt und diese auf Grund von Besonderheiten des Krankheitsverlaufes und gemeinsamer, pathologisch-anatomischer Befunde zu Gruppen und Untergruppen zusammengefasst (→ normaler Säugling). Damit wurde ein Fundament der neuen, naturwissenschaftlich orientierten Medizin geschaffen. Die neue Sichtweise barg jedoch zwei Gefahren in sich. Die Empathie mit dem Säugling trat in den Hintergrund zuugunsten der Bemühungen, den aktuellen „Fall" nach einem Kriterienkatalog der richtigen Fallgruppe zuzuordnen und entsprechend zu behandeln. Die Einteilung in Gruppen bot die Möglichkeit, diese wertend zu vergleichen und einzelne Gruppen pauschal abzuwerten.

Joachim Heinrich Campe beschrieb 1785 Säuglinge als zart, arm, schwächlich, krank, leidend, ungeschickt, verstimmt, bösartig, eigensinnig und verwöhnt. Eine Gruppe von Säuglingen als minderwertig zu bezeichnen, lag seinem Denken fern. Jean-Jacques Rousseau distanzierte sich als Erzieher zwar mit abwertenden Worten von „Krüppeln", sprach ihnen jedoch ihre Menschenwürde nicht ab: *Wer sich mit einem kränklichen und schwächlichen Zögling belastet, macht sich zum Krankenpfleger statt zum Erzieher. Mit der Sorge für ein unnützes Leben verliert er die Zeit, die der Wertsteigerung dieses Lebens gewidmet war. (...) Ich mag keinen Zögling, der sich selbst und anderen unnütz ist, der allein damit beschäftigt ist, sich am Leben zu erhalten, und dessen Leib der Erziehung der Seele schadet (...) Mag ein anderer sich dieses Krüppels annehmen. Ich bin einverstanden und lobe seine Nächstenliebe; hier aber liegt nicht meine Starke.*[1]

Einige Jahrzehnte danach wurde die Bezeichnung „minderwertig" als gleichbedeutend mit „lebensschwach", „degeneriert", „entartet", „abnorm" und „anormal" betrachtet. Gustav Wilhelm Scharlau schreibt 1853 über lebensschwache Kinder: *Schon durch den Akt der Zeugung kann das Kind als ein lebensschwaches entstehen; eine große Anzahl von Fehlgeburten der ersten drei bis vier Lebensmonate der Frucht haben ihren Grund darin, dass diese schwachen Früchte absterben (...). Lebensschwache Kinder werden ferner bei zu großer*

Jugend, oder zu hohem Alter der Zeugenden gezeugt, oder nach langen Zwischenräumen im höheren, noch zeugungsfähigen Frauenalter, oder bei einem zu großen Missverhältnis der Jahre der Zeugenden.[2]

Die weitverbreitete Bezeichnung „minderwertig" mag um 1910 nicht die menschenverachtende Bedeutung gehabt haben, wie während des Dritten Reiches. So schrieb Ludwig Scholz (1868-1918) in seinem Buch *Anormale Kinder*: *Entartung bedeutet zunächst nichts weiter als dauerhafte Abweichung vom Typus*. Dennoch gesteht auch er, dass Degeneration ein „pessimistischer" Begriff sei.[3] Im Kapitel „Grundzüge der Behandlung konstitutionell abnormer Kinder" schrieben Friedrich Göppert (1870-1927) und Leopold Langstein (1876-1933): *Der Erfolg ist unsicherer, wenn die Manifestationen bereits einen hohen Grad erreicht haben oder starke Minderwertigkeit besteht.*[4]

Jedes menschliche Neugeborene muss sich seinen Platz in der Gesellschaft erst erobern. Es ist nicht, wie viele Jungtiere, durch fest verankerte Mutterinstinkte geschützt. Jedes Vogeljunge, das im elterlichen Nest das Maul aufsperrt, wird von den Vogeleltern gefüttert, egal, ob es das eigene Junge ist oder ein Kuckucksjunges. Jedes Affenjunge, das sich am Fell seiner Mutter festklammert, wird von der Mutter gesäugt und gepflegt. Die Mütter, die Familien und die menschliche Gesellschaft sind jedoch prinzipiell frei in ihrer Wahl. Das Kind muss in der elementarsten Bedeutung des Wortes „aufgenommen" werden. Die Natur unterstützt diesen Prozess in vielerlei Weise (→ Kindchenschema). Letztendlich muss das Baby jedoch die Erwartungen der Mutter, der Familie und der Gesellschaft erfüllen. Dies ist ein gefährlicher Prozess, da viele Kulturen den eigenen Selbstwert durch Abgrenzung vom anderen und Ausgrenzung des Fremden formen und bestätigen. Wehe den Babys, die körperliche Merkmale aufweisen, die missfallen und die als „minderwertig" erscheinen!

Wie hat sich doch die Einstellung der Gesellschaft gegenüber körperlich auffälligen Neugeborenen in der Neuzeit gewandelt!

Das Frühgeborene: Vom Todeskandidaten zum schonend gepflegten Patienten

Bis in die 1960er Jahre wurden alle Neugeborenen mit einem niedrigen Geburtsgewicht, meist unter 2500 Gramm, als Frühgeborene bezeichnet. Seither unterscheidet man nach dem Geburtsgewicht und der Schwangerschaftsdauer von 37 Wochen vier Gruppen von Neugeborenen: Reif-, Früh-, Mangel- und Frühmangelgeborene. Mangelgeborene sind in Vergleich zu gleichschweren Frühgeborenen älter und reifer und deshalb meist weniger gefährdet.

Viele Eltern von Frühgeborenen haben es schwer, sich über ihr frühgeborenes Kind zu freuen.[5] Die spindeldürren Glieder, die durchscheinende, von vielen

Blutgefäßen durchzogene Haut ohne Unterhautfettgewebe, die ausfahrend zitternden Bewegungen und das so völlig ungewohnte hoch-kreischende Geschrei entsprechen so gar nicht ihren Erwartungen von einem gesunden Baby. Einige Sozialbiologen vermuten, dass diese Abneigungen der Eltern möglicherweise angeboren sind.

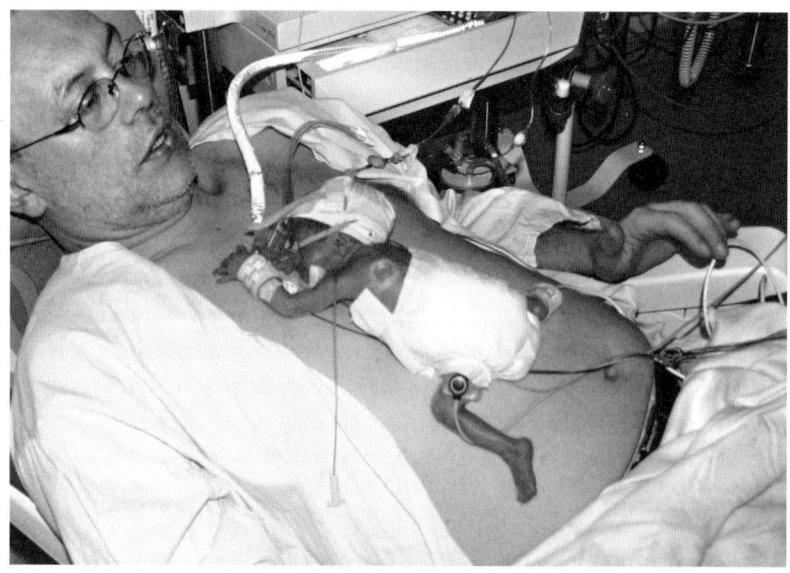

Abb. 22: Känguru-Pflege bei einem kleinem Frühgeborenen

Bis weit ins 20. Jahrhundert hinein galten Frühgeborene ob ihrer „Lebensschwäche" als Todeskandidaten. Kleine Frühgeborene mit einem Geburtsgewicht unter 1800 Gramm sind nicht in der Lage, an der Brust zu trinken. Sie kühlen rasch aus und sterben ohne adäquate Hilfe in wenigen Stunden oder Tagen. Die normale Säuglingspflege war nur ausnahmsweise erfolgreich. Viele Naturvölker sowie die Griechen und Römer der Antike setzten die Frühgeborenen deshalb aus. In der Moderne wurden besonders kleine Frühgeborene bis weit in die 1960er Jahre schlicht „ihrem Schicksal überlassen". Mancherorts wurden sie auch in einen Eimer kalten Wassers geworfen, wie eine unerwünschte junge Katze. Es gab kein Begräbnis und keine Grabstelle. Die Leichen der Frühgeborenen wurden wie die der Fehlgeburten stillschweigend „entsorgt".

Die Geschichte der modernen Pflege der Frühgeborenen beginnt 1880. Frankreich hatte 1870/71 den Krieg gegen Preußen verloren. Preußen war ein aufstrebendes Land – nicht zuletzt wegen seines hohen Geburtenüberschusses. Innerhalb von Europa wies Frankreich damals eine relativ niedrige Geburtenzahl bei einer durchschnittlich hohen Säuglingssterblichkeit auf. Die wissenschaftlichen Bemühungen einiger französischer Geburtshelfer, lebensschwache Neugeborene und Frühgeborene am Leben zu erhalten, wurden deshalb sehr gefördert. Sie gaben wichtige Impulse für die Pflege von Frühgeborenen. Sie erfanden den Brutkasten oder Inkubator, ernährten die „Frühchen" mit Sonden und führten zur Vorbeugung gegen Infektionen das Boxensystem mit der Desinfektion der Hände und einem Kittelwechsel der Pfleger ein. In jedem durch Glaswände abgetrenntem Raum (Box) stand jeweils nur ein Bett für ein Frühgeborenes. Otto Heubner (1843-1926), der erste Lehrstuhlinhaber für Kinderheilkunde in Deutschland, schrieb 1903: *Der Zustand der frühgeborenen Kinder kann als ein krankhafter angesehen werden, insofern die Widerstandskraft aller Organe noch eine zu geringe ist, um den gewöhnlichen Verhältnissen des extrauterinen Lebens gewachsen zu sein. (…) Die Frühgeburt ist im wahrsten Sinne des Wortes lebensschwach.*[6]

Die innere Distanz vieler Kinderärzte den Frühgeborenen gegenüber zeigte sich verräterisch darin, dass manche Fachleute wie Heinrich Finkelstein (1856-1942) die Begriffe „Frühgeburt" und „Lebensschwäche" wie Synonyme verwandten. Selbst Adalbert Czerny ordnete die Frühgeborenen der Gruppe der *debilen Kinder* zu.[7]

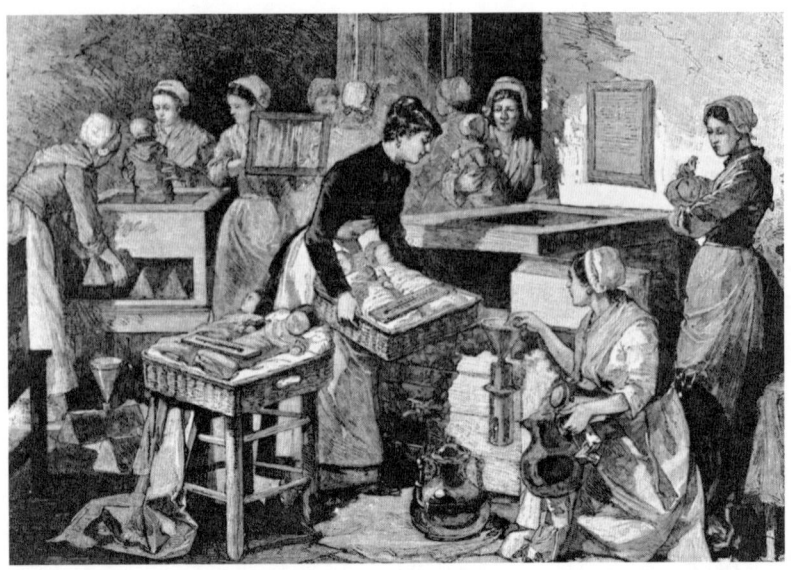

Abb. 23: Stéphane Tarnier (1828-1897): Brutkasten für Frühgeborene. Die doppelwandige Holzkiste gestattete es, die Umgebungstemperatur und die Luftfeuchtigkeit mit heißem Wasser und den Sauerstoffgehalt zu kontrollieren und „konstant" zu halten.

EXKURS: Die Kinderbrutanstalt auf der Weltausstellung in Berlin 1896[8]

Der französische Geburtshelfer Pierre-Constant Budin beauftragte 1896 seinen deutschen Mitarbeiter Martin Arthur Couney (1870-1950), den neuen von Stephen Tarnier entwickelten Inkubator auf der Berliner Weltausstellung zu präsentieren. Couney hatte den Einfall, die Inkubatoren zusammen mit Frühgeborenen auszustellen. Budin gab ihm ein Empfehlungsschreiben für Adalbert Czerny mit. Dieser bat die Kaiserin Auguste Viktoria, die Schirmherrin der Charité war, um Zustimmung für den zeitweisen Transfer von Frühgeborenen aus der Klinik für diese Präsentation – mit dem Argument, dass Frühgeborene doch ohnedies nur eine geringe Überlebenschance hätten. Couney brachte sechs Inkubatoren und ein Gefolge von Boudin-Schwestern aus Paris mit. Seine Ausstellung „Kinderbrutanstalt" war im Vergnügungspark der Weltausstellung direkt neben einem Kongo-Dorf und den Tiroler Jodlern untergebracht und erregte großes Aufsehen. Die Veranstalter der „Victorian Era Exhibition" baten Couney, seine Ausstellung in London 1897 zu wiederholen. Die englischen Ärzte weigerten sich jedoch, Frühgeborene für die Ausstellung bereitzustellen. Couney holte deshalb mit Zustimmung von Budin drei Weidenkörbe voll Frühgeborene aus Paris. Auch diese Ausstellung wurde ein großer Erfolg. Couney war bis 1943 auf vielen Ausstellungen mit seiner Schau vertreten. Er unterhielt auch eine Dauerinkubatorausstellung in Coney Island nahe New York und verlangte hierfür Eintrittsgeld. Couney gestattete den Müttern nicht, sich an der Pflege der Kinder zu beteiligen, und hatte wiederholt Schwierigkeiten, die Babys den Eltern zurückzugeben.

Aus heutiger Sicht erscheint der damalige rein auf Nützlichkeit ausgerichtete Umgang mit Frühgeborenen als eine inhumane Praxis. Bemerkenswert ist die wesentlich restriktivere Haltung der englischen gegenüber den kontinentaleuropäischen Ärzten.

Deutschland mit einer großen Zahl gut ausgebildeter Ingenieure war um 1910, das „Mekka" der Physiologen und Biochemiker. Der finnische Kinderarzt Arvo Ylppö (1887-1992) leitete von 1912 bis 1920 eine Frühgeborenen-Station in Berlin. Er zeigte, dass die „Lebensschwäche" etwas Relatives ist. Die Sterblichkeit der Frühgeborenen beruhte nicht allein auf der Unreife ihrer Organe, sondern war auch von den Umgebungsbedingungen abhängig. Auf seiner vorbildlich geführten Station starben deutlich weniger Frühgeborene als anderenorts. Von den

Frühgeborenen mit einem Geburtsgewicht von 600 Gramm bis 1000 Gramm überlebten 8 % und von denen mit 2000 Gramm bis 2500 Gramm 71 %.[9] Dabei half auch die zunehmende Qualität der Muttermilchersatzprodukte. In den 1920er und 1930er Jahren kam die Gabe von Flüssigkeit und Mineralstoffen hinzu. Seit den 1950er Jahren ist es möglich, Infektionen mit Antibiotika zu behandeln. Alle diese und weitere Maßnahmen verbesserten die Überlebenschancen der Kinder mit einem Geburtsgewicht über 1500 Gramm. 1970 überlebten 80 % der Neugeborenen der Kinderklinik Frankfurt mit einem Geburtsgewicht von 1500 bis 2000 Gramm und 90 % der Kinder mit einem Geburtsgewicht über 2000 Gramm. Aus Angst vor Infektionen waren Besuche der Eltern nur bis zur verglasten Abteilungstür beziehungsweise einem Schaufenster erlaubt.

Erst die Einführung der künstlichen Beatmung, die kontinuierliche Überwachung und das rasche qualifizierte Eingreifen in neu eingerichteten Neugeborenen-Intensivstationen in den 1970er Jahren und ihre permanente technische Verbesserung erhöhte die Überlebenschancen der Frühgeborenen mit einem Geburtsgewicht unter 1500 Gramm. Zudem wurden damals spezielle Milchnahrungen für Frühgeborene und in den 1980er Jahren Supplemente zur Anreicherung der Muttermilch eingeführt. Schließlich hat die zentralisierte Vorsorge bei drohender Frühgeburt in Perinatalzentren die Überlebenschancen und die Überlebensqualität verbessert.

Mitte der 1990er Jahre entzündete sich eine heftige Diskussion über die Art und den Umfang der Verwendung technischer Hilfsmittel bei der Pflege der Frühgeborenen. Ging es bisher um das bloße Überleben der sehr kleinen Frühgeborenen, so galt es jetzt, bei immer individuellerer Pflege, Komplikationen zu verhindern oder zu begrenzen. Die Eltern wurden aufgefordert, sich früh aktiv an der Betreuung ihrer Kinder zu beteiligen. Pflege und medizinische Eingriffe sollten die Frühgeborenen so wenig wie möglich belasten („minimal handling"). Alte Inkubatoren mit lautem Geräusch und grellem Licht wurden durch neue ersetzt. Bis in die Mitte der 1980er Jahre wurden medizinische Eingriffe bei Frühgeborenen allgemein ohne Schmerzbehandlung durchgeführt. Diese inhumane Praxis wurde nun beendet (→ Schmerztherapie). Ein früher Hautkontakt mit den Eltern in Form der Känguru-Pflege soll zur Entspannung und Beruhigung bei den Frühgeborenen beitragen. Die Babymassage soll die Frühgeborenen vorsichtig stimulieren und die Hirnentwicklung günstig beeinflussen. Die meisten Frühgeborenen holen ihre geistigen und sozialen Rückstände auf. Heute beträgt die Sterblichkeit von Frühgeborenen mit einem Geburtsgewicht von unter 1000 Gramm etwa 20 %.

EXKURS: Frühchen pflegen: Die hatten so gar nichts Menschliches an sich!

Eine Kinderkrankenschwester berichtet 2006: *Eigentlich wollte ich nie mit Frühgeborenen arbeiten. Von älteren Kindern bekommt man so viel mehr zurück. Sie sprechen mich an – ich kann eine richtige Beziehung aufbauen. Auf einer Frühchen-Intensivstation hört man keine Kinderstimme, nur das Piepsen der Apparate und das Weinen der Kleinen – es klingt wie das Jammern von Kätzchen. Die kleinen Frühchen sind wie nackte Vögel, die aus dem Nest gefallen sind. Die Haut ist durchscheinend wie Pergament, die Arme sind nur so dick wie mein Finger... Ich fand, dass sie gar nichts Menschliches hatten. Nach einem Jahr, als ich die Technik der Pflege weitgehend beherrschte, merkte ich wie unglücklich ich war. Ich funktionierte nur, hatte überhaupt keine Gefühle für die kleinen Wesen. (…) Eine Freundin tröstete mich: Du schützt dich auch, indem du keine Gefühle zulässt. Eines Tages, als wieder ein Frühchen überraschend starb, weinte ich. Ich schämte mich. Aber meine Kolleginnen sagten: Du darfst weinen. Es sei in Ordnung Gefühle zu haben – oder auch nicht. Mit der Zeit entdeckte ich, dass jedes Frühchen einen eigenen Charakter hat. (…) Ich glaube auch, dass sie mich an meiner Stimme erkennen. (…) Inzwischen gelingt es mir, das Mitgefühl zuzulassen in der Zeit, die die Kinder bei uns sind. Ich weiß, dass ich ihnen das Beste gegeben habe, um ihnen den Weg ins Leben zu ebnen – und dass es doch manchmal nicht gereicht hat. Wenn das Kind nicht mehr will, aufgibt, keine Kraft mehr hat. Dann muss man die Kinder gehen lassen.*[10]

EXKURS: Frühgeborenenpflege 2009

Im März 2009 wurde meine Enkeltochter in der 26. Schwangerschaftswoche mit einem Geburtsgewicht von 780 Gramm geboren. Nach vorzeitigen Wehen kam sie nach einer schwierigen Not-Kaiserschnitt-Entbindung zur Welt. Während ich am Bett der Mutter wachte, beobachtete der Vater über mehr als zwei Stunden das angestrengte Ringen seiner Tochter nach Luft bei der behutsam und geduldig durchgeführten Erstversorgung. Schließlich stabilisierte sich die Atmung. Bei meinem ersten Besuch auf der Neugeborenen-Intensivstation nach über zwölf Jahren fiel mir sofort die so ganz andere, ruhige und entspannte Atmosphäre auf. Die Motoren der Inkubatoren waren nicht zu hören. Statt hoher schriller Warnlaute ertönte wohlklingender Glockenklang auf Stimmniveau. Niemand war in Eile oder Hektik. Neben jedem Inkubator war Platz für einen Liegestuhl. Durch die parenterale Ernährung und die Gabe von angereicherter Spenderinnen- und Muttermilch erreichte die Enkelin schon nach zehn Tagen das Geburtsgewicht. Vom siebten Lebenstag an lag sie zweimal täglich für jeweils zwei Stunden abwechselnd bei Vater und Mutter samt Atemhilfe auf der nackten Brust („Känguru-Pflege"). Beide Seiten fühlten sich offensichtlich sehr wohl. Selbst ein schnarchender Vater störte seine Tochter nicht. Von nun an wuchs die Kleine wie im Mutterleib. Nachdem sie mit 1800 Gramm von der Intensivstation auf die Frühgeborenen-Station verlegt wurde, quartierte sich die Mutter in einem Mütterzimmer in der Klinik ein, um die frisch abgepumpte Muttermilch direkt zu füttern und ihr Kind nahezu rund um die Uhr selbst zu versorgen. Drei Tage vor der Entlassung zog die Familie schließlich in eine Mutter-Kind-Einheit. Der Wechsel nach Hause verlief so völlig unkompliziert. Die Eltern kannten ihr Kind und das Kind seine Eltern. Auch wenn noch nicht alles perfekt ist: Welch ein Zugewinn an medizinischer und menschlicher Versorgungsqualität in den vergangenen 40 Jahren!

Von den Grenzen: Die Lebensfähigkeit Frühgeborener
Bis vor 120 Jahren überlebten Frühgeborene nur ausnahmsweise. Unter der Diagnose „Lebensschwäche" bildeten sie eine Untergruppe der großen Zahl der früh verstorbenen Säuglinge. Die Berücksichtigung der Unreife des Wärmehaushaltes, der Verdauung und des Stoffwechsels, der Infektionsabwehr und der Atmung in der Pflege ermöglichten, dass immer mehr kleine Frühgeborene überlebten.

In der ersten Hälfte des 20. Jahrhunderts wurde die Unreife von vielen Kinderärzten als Ausdruck einer Minderwertigkeit betrachtet. Dies ist eine für die zeitgenössische Medizin charakteristische, aus heutiger Sicht beschämende Fehleinschätzung. Nachdem die Medizintechnik die Lebensumwelt der sehr kleinen Frühgeborenen immer mehr bestimmt hat, besteht heute die Herausforderung darin, neben der Verhinderung körperlicher Dauerschäden eine dem Entwicklungsstand der zu früh geborenen Kinder adäquate psychosoziale Lebensumwelt aufzubauen. Eine Teilaufgabe könnte darin bestehen, die Enttäuschung der Eltern über das ihnen fremde Sosein der kleinen Frühgeborenen dadurch zu verringern, dass das öffentliche Bild vom Neugeborenen auch durch Bilder sehr kleiner Frühgeborener ergänzt wird.

Verschiedene wissenschaftliche Gesellschaften haben Empfehlungen über die vor, während und unmittelbar nach der Geburt zu treffenden Entscheidungen zur Lebenserhaltung und Wiederbelebung bei Frühgeborenen an der Grenze der Lebensfähigkeit ausgesprochen. Bei Frühgeborenen bis zur Vollendung der 22. Schwangerschaftswoche wird man in der Regel auf eine sofortige Wiederbelebung verzichten. Bei Frühgeborenen in der 23. Schwangerschaftswoche sollte eine Einzelfallentscheidung im Konsens mit den Eltern gesucht werden. Ab der 24. Schwangerschaftswoche soll grundsätzlich versucht werden, das Leben zu erhalten. Bei Kindern mit schwersten Gesundheitsstörungen ist zu prüfen, ob im Interesse der Kinder die intensivmedizinischen Maßnahmen eingeschränkt werden sollten. Ist zu erkennen, dass ein Kind sterben wird, soll es möglichst in Anwesenheit der Eltern begleitet werden.[11]

Missgebildetes (fehlgebildetes) Neugeborenes
Die Geburt eines fehlgebildeten Kindes rief zu allen Zeiten bei den Eltern und in der Gesellschaft ambivalente Gefühle und Reaktionen hervor. Die Überraschung bei der Geburt konfrontierte sie unvermittelt mit den Grenzen von Bekanntem und Unbekanntem sowie dem Selbstverständlichen und dem Fremden. Der Anblick löste je nach Einstellung und kulturellem Hintergrund unterschiedliche Emotionen aus: Staunen, Neugier, Freude am Ungewöhnlichen, Bedrohung, Angst, Scham, Ekel oder Wut. Missgeburten waren in vielfältiger Weise bedeutungsvoll als religiöse Vorzeichen, als volkstümliche Unterhaltung, als philosophische Herausforderung, als ästhetischer Affront, als Bedrohung der Volksgesundheit oder als medizintechnische und pädagogische Herausforderung.[12]

Für den spätantiken Kirchenvater Augustinus (354-430), der das Leben auf Erden pessimistisch als Jammertal beschrieb, waren Missgeburten Geschöpfe und Geschenke Gottes, die zum alltäglichen Leben gehörten. Gott, der Allmächtige, kann tun, was er will. Er erschafft vieles, was man für unmöglich halten würde, läge es nicht offen vor unseren Sinnen. Er trennte nicht zwischen Selbstverständlichem und Wunderbarem. Für ihn war das Erstaunen eine ernsthafte und ernüchternde Gefühlserfahrung, die der religiösen Ehrfurcht sehr nahe kam und nur wenig mit dem Gefühl des Vergnügens, Neuartiges zu entdecken, zu tun hatte.

Im Hochmittelalter führte die Rückbesinnung auf die Schriften von Aristoteles, des „heiligen Heiden", zu einer anderen Einstellung missgebildeten Neugeborenen gegenüber. Gott hatte die Natur geschaffen und sie einer unabhängigen, aus Ursachenketten gebildeten inneren Ordnung unterstellt. In seltenen Fällen griff er jedoch auch an der Natur vorbei direkt in das Geschehen ein. Da schwere Missgeburten selten waren und meist wenige Tage nach der Geburt starben, wurde ihre Existenz als Zeichen Gottes, als Warnung, gedeutet, und sie selbst wurden als Monster („monstrare", lateinisch: zeigen) bezeichnet. Die mittelalterlichen Scholastiker führten damit eine alte religiöse Tradition der

Schreckens- oder Unheilzeichen fort. Die Eltern werden namentlich in den Urkunden erwähnt und erfuhren Trost und hohe Achtung in der Gesellschaft, denn sie waren ja von Gott auserwählt worden.

Die Entdeckungen an der Schwelle zur Neuzeit wie des amerikanischen Kontinents, der in der Bibel nicht erwähnt wurde, führten zu einer Neubewertung alles Fremden und Exotischen. Missgeburten verloren ihren Nimbus als Zeichen Gottes. Aus Verwunderung gepaart mit der Furcht vor der Strafe Gottes, wurde Verwunderung gepaart mit Vergnügen über eine Sensation. Ende des 16. Jahrhunderts wurde die Präsentation missgebildeter Kinder – oder deren konservierter Leichen – zu einer Attraktion auf Jahrmärkten und verhalf manchen Eltern zu Wohlstand.[13]

Die Ärzte und Philosophen der frühen Neuzeit sahen in außernatürlichen Erscheinungen eine große Herausforderung. Jeder Fall wurde detailgenau analysiert. Als es im 17. Jahrhundert gelang, immer mehr Erscheinungen mit Hilfe bekannter oder auf experimentellem Wege neu ermittelter Regeln auf natürliche Weise zu erklären, verlor das Außernatürliche seine Attraktivität. Man begegnete ihm zunehmend mit Gleichgültigkeit, ja unverhüllt mit Widerwillen. Seither haftet dem Staunen bei Wissenschaftlern der Beigeschmack des Amateurhaften, des Vulgären und Kindischen an. Den Eltern und insbesondere den Müttern wurde unterstellt, am Schicksal ihres missgebildeten Kindes schuld zu sein.[14]

Im 18. und in der ersten Hälfte des 19. Jahrhundert waren viele Ärzte der Ansicht, dass die Seele das dominierende Prinzip des Lebens sei und *alle Wirkungen des Körpers von der Herrschaft und Wirksamkeit der Seele abhängen*. Magische Kräfte wie der böse Blick, ein unsittlicher Lebenswandel oder außergewöhnliche Ereignisse wie ein Erschrecken, Träume oder schreckliche Eindrücke wurden als Ursachen der Missbildung für möglich gehalten.

Nach katholischer Tradition wird zwischen Menschen und menschlichen Monstern unterschieden. Ist bei der Geburt nur eine *nicht ganz ohne Leben sich entwickelnde Fleischmasse* vorhanden, so wird nicht getauft. Bei schweren Schädelfehlbildungen wird getauft mit der Formel: *Wenn du ein Mensch bist.*

Im 19. Jahrhundert wurden schwere Fehlbildungen als Resultat einer gestörten Embryonalentwicklung erkannt.

Heute unterscheidet man unter den angeborenen strukturellen Defekten drei Gruppen: Zum einen spricht man von Fehlbildungen infolge einer gestörten Organentwicklung, zum zweiten von Dysplasien als Ausdruck einer abnormen Zell- oder Gewebsstruktur und drittens von Deformationen, also mechanisch bedingten Veränderungen normalen Gewebes.[15] Als Ursachen kommen nichttödliche genetische Defekte und verschiedene äußere Faktoren in Betracht wie Röntgenstrahlen, Medikamente (Thalidomid → Contergan®) oder Vitaminmangelzustände (Folsäure). Bei aktiver Suche weisen etwa 6% bis 7% der Neugeborenen Fehlbildungen auf.

Der Fall Contergan®
1957 kam das Schmerzmittel Contergan® auf den Markt. Die Wirksubstanz Thalidomid verursachte bei Embryonen schwere Fehlbildungen der Extremitäten. Kein Wissenschaftler hatte bis zu diesem Zeitpunkt mit einer derartigen selektiv toxischen Wirkung eines sonst gut verträglichen Medikamentes gerechnet. In dem Film *Contergan* von Benedikt Röskau und Adolf Winkelmann, der diese Tragödie nacherzählt, sagt der behandelnde Geburtshelfer einer Mutter: *Mit solch einem Krüppel muss man sich heute nicht mehr belasten. Dafür gibt es heute Heime, da kann man es abgeben. Und jetzt belästigen Sie die Schwestern nicht weiter mit dem Anblick dieser Missgeburt.*

2004 schildert eine Frau mit dieser Form der Missbildung ihren Lebensweg.[16] *Als Kind lebte ich im Heim zusammen mit anderen Kindern, die auch keine oder fehlgebildete Gliedmaßen hatten. Wir alle hatten Probleme mit dem Gleichgewicht und fielen dauernd um wie gefällte Bäume. Schon mit drei Monaten bekam ich die erste Prothese. Aber sobald ich sprechen konnte, bat ich, davon befreit zu werden. Sie war so schwer. Mit 19 machte ich meinen Führerschein und fuhr nach London. Allein. Fünf Jahre blieb ich. An der Universität war ich die einzige Behinderte. Aber ich brauchte diese Konfrontation, ich wollte herausfinden, wie viel ich ertragen konnte. Ich machte meinen Abschluss als bildende Künstlerin. Dann passierte mir dieser wunderbare „Unfall": Ich wurde schwanger. Heute ist Parys, mein Sohn, drei Jahre alt. Auch ohne mein Handicap hätte ich diese Stärke entwickelt. Niemand hat die Venus von Milo je eine Behinderte genannt.*

Erst diese Gegenüberstellung entlarvt das ganze Ausmaß von Anmaßung, Arroganz und Menschenverachtung der durchaus zeittypischen Haltung des Geburtshelfers im Film.

Sterilisation und Euthanasie bei Kindern mit schweren Fehlbildungen
Bis 1933 galten missgebildete Neugeborene als kranke Patienten und wurden als solche behandelt. Das Gesetz zur Verhütung erbkranken Nachwuchses vom 14. Juli 1933 nennt unter Punkt 8 schwere erbliche körperliche Fehlbildungen als Indikation für eine Unfruchtbarmachung (Sterilisation). Im Dritten Reich wurden aus minderwertigen Kindern bald „lebensunwerte" Wesen und „Ballastexistenzen". Zu Beginn des Zweiten Weltkrieges wurden viele derartige Kinder im Rahmen der Euthanasie ermordet (→ strukturelle Gewalt).

Bis weit ins 20. Jahrhundert hinein war der Glaube weitverbreitet, dass große Fehlbildungen durch Dämonen, Gott, böse Nachbarn und Hexen oder einen unsittlichen Lebenswandel der Eltern verursacht würden. Man versuchte sich dementsprechend durch Glücksbringer, Gebete, Amulette oder einen sittlichen Lebenswandel zu schützen. Nach 1940 gelang es, verschiedene Ursachen zu identifizieren und diese Erkenntnisse für vorbeugendes Handeln zu nutzen.

So beschrieb Sir Norman McAlister Gregg (1892-1966) bereits 1941, dass eine Rötelnerkrankung der Mutter in der Frühschwangerschaft zu einem charakteristischen Fehlbildungssyndrom (Herzfehler, Augen- und Ohrendefekt) bei ihren Kindern führen kann. Heute schützt die Rötelnimpfung im Kleinkindesalter die Mütter vor einer Infektion in der Schwangerschaft und verhindert damit diese Fehlbildung.

Siebzehn Jahre später, 1958, entdeckte der Kinderarzt und Genetiker Jérôme Lejeune (1926-1994), dass Kinder mit Mongolismus (Down Syndrom, Trisomie 21) ein Chromosom zu viel, also drei statt zwei Chromosomen 21, besitzen. Damit wurde eine vorgeburtliche Diagnostik möglich. Heute weisen von tausend Neugeborenen etwa zwei eine Trisomie 21 auf. Bei Schwangeren über 35 Jahren ist das Risiko etwas höher. Da während der letzten Jahre das Durchschnittsalter der Schwangeren angestiegen ist, hat sich auch die Zahl der Schwangerschaften mit Feten mit Trisomie 21 erhöht. Gleichzeitig nahm aber auch die Zahl der Abtreibungen nach einer vorgeburtlichen Diagnose zu. Insgesamt scheint ein Trend zu weniger Neugeborenen mit Down Syndrom zu bestehen.[17]

Eine Welle von Extremitäten-Fehlbildungen als Folge der Einnahme des Schlafmittels Contergan® führte in den 1960er Jahren zur Begründung des neuen Faches der Entwicklungstoxikologie und einer grundlegenden Neufassung des Arzneimittelrechts.

Die Häufigkeit von Rückenmarksdefekten ist in verschiedenen Ländern sehr unterschiedlich. Die Versorgung mit Folsäure in der Frühschwangerschaft spielt dabei eine wichtige Rolle. In einigen Ländern ist es gelungen, durch eine allgemeine Folsäure-Prophylaxe, zum Beispiel durch angereichertes Mehl, die Zahl der Neugeborenen mir Neuralrohrdefekten mehr als zu halbieren. In Deutschland gelang es bisher nicht, eine derartige Prophylaxe einzuführen. Etwa ein Drittel der erkrankten Feten wird abgetrieben.

In den USA gibt es erste chirurgische Zentren, die fehlgebildete Feten im Mutterleib operieren.

In der neuen Verfassung für das geeinte Deutschland von 1994 wurde in Artikel 3, Absatz 3 der Satz angefügt: *Niemand darf wegen seiner Behinderung benachteiligt werden.* Dieser Satz bedeutet einen Meilenstein in der Geschichte der seit den 1960er Jahren aktiven Behindertenbewegung. Heute ist auch eine palliativ-medizinische Versorgung von Neugeborenen mit schwersten Fehlbildungen möglich. Nach den Grundsätzen der Bundesärztekammer von 2004 kann bei Neugeborenen mit schwerer Fehlbildung oder schwerer Stoffwechselstörung nach hinreichender Diagnostik und im Einvernehmen mit den Eltern eine lebenserhaltende Maßnahme unterlassen werden.[18]

Von der „Norm" abweichende, „auffällige" Säuglinge
Im Bemühen, kranke von gesunden Kindern zu unterscheiden, schufen Ärzte immer wieder neue Krankheitsbilder und Typologien. Manche dieser Diagnosen haben sich nicht bewährt. Kinder, die mit diesen Diagnosen als „abnorm", „anomal", „defektiv", „degeneriert" oder „pathologisch" stigmatisiert wurden, waren immer in Gefahr, als minderwertig schlechter angesehen und behandelt zu werden.

Der französische Psychiater Bénédict-Augustin Morel (1809-1873) dachte über die biologischen und genetischen Wurzeln psychischer Erkrankungen nach. Er entwickelte die Vorstellung einer stufenweisen Verschlechterung des Erbgutes von Generation zu Generation und nannte diesen Prozess Degeneration.

Die Degeneration beginne, so der Forscher, mit einer allgemeinen Nervosität in der ersten Generation, gehe weiter mit einer deutlichen psychischen Störung in der zweiten und habe eine Psychose oder Demenz in der dritten und vierten Generation zur Folge. Morel zeichnete damit das Schicksal mancher Familie in der Mitte des 19. Jahrhunderts nach. Die Eltern zogen vom Land in die Elendsquartiere der Städte, verfielen dort dem Alkohol und ließen ihre Kinder verwahrlosen. Morel behauptete, dass der degenerative Verfall von Generation zu Generation an äußerlich erkennbaren Befunden, den sogenannten degenerativen Stigmata abzulesen sei: an Schädel- und Gesichtsasymmetrien, einer gefleckten Iris im Auge, am Schielen, einer Hautfalte am inneren Rand des oberen Augenlides, fehlgebildeten Ohren und Genitalien. Auch ein hoher steiler Gaumen, ein gespaltenes Zäpfchen, Zahnfehlstellungsanomalien, partielle Schwimmhäute zwischen den Fingern oder Zehen, ein Bruch, ein Hochstand der Hoden und Linkshändigkeit dienten ihm als vermeintliche Indizien.[19] Da einige dieser Zeichen schon beim Säugling erkennbar sind, galten sie im Einzelfall als Hinweis auf eine problematische erbliche Belastung. Die Begriffe Degeneration und degenerative Stigmata werden heute nicht mehr verwendet

In der zweiten Hälfte des 19. Jahrhunderts verfügte die Medizin über keine Methode, organische von nichtorganischen funktionellen Erkrankungen zu trennen, also etwa die reine Nervenerkrankung vom Irresein. In dieser Situation beschrieb der New Yorker Elektrotherapeut George Beard 1869 das angeblich eigenständige Krankheitsbild der „Neurasthenie". Er führte viele Symptome, die wir heute von psychosomatischen Erkrankungen kennen, auf einen bislang nicht fassbaren, physischen Erschöpfungszustand der Nerven zurück. Die Diagnose Neurasthenie wurde um 1900 zur Standarddiagnose bei allen funktionellen Nervenstörungen. Sie wurde als angeborene Bereitschaft des Nervensystems verstanden, auf Reize, die ein normales Nervensystem nicht beeinflussen, in ungewöhnlicher Weise zu reagieren.[20]

Bei Säuglingen wurde ein zarter Habitus mit dünner, blasser, schlaffer Haut und spärlichem, langem und seidenweichem Haar, eine übersteigerte Reizirritation mit geringer Schlaftiefe, Schreckhaftigkeit und Unruhe, eine Tendenz zu Essstörungen, ein vermehrtes Schwitzen, ein verzögerter, unregelmäßiger Zahndurchbruch und ein großes lebhaftes Interesse mit rascher Ermüdbarkeit als Zeichen einer neurasthenischen Veranlagung angesehen.[21] Heute betrachten wir einzelne oder eine Kombination weniger dieser Symptome als das Ergebnis des Zusammenspiels einer besonderen, individuellen Disposition des Säuglings, die jedoch zu den normalen Variationen gehört, und schließlich wissen wir, dass diese Symptome auch etwas mit dem reaktiven Verhalten der Eltern zu tun haben kann (→ Regulationsstörungen). Diesen individuellen Entwicklungsbesonderheiten wird keine krankhafte Bedeutung mehr zugeschrieben. In einem belasteten Umfeld können sich derartige Veranlagungen allerdings als Risikofaktoren auswirken. Eine Stigmatisierung oder gar Abwertung einzelner Säuglinge wird heute abgelehnt (→ normaler Säugling).

Am Ende des 19. Jahrhunderts wurde das Nichtgedeihen scheinbar gesunder gestillter Säuglinge allgemein auf unbekannte Eigenheiten der Milch ihrer Mütter zurückgeführt. Alle Babys wurden als gleichwertig betrachtet. Ihr Schicksal schien nur von einer externen Ursache, der Qualität der Muttermilch, abhängig zu sein. Adalbert Czerny wies darauf hin, dass nicht alle Kinder gleich reagieren und sich gleich entwickeln müssen, sondern sich durch angeborene Eigenschaften auch unterscheiden können.[22] Gestillte Säuglinge mit Gedeihstörungen, einer Neigung zu Hautausschlägen, häufigen Infekten der oberen Luftwege und stark vergrößerten Lymphknoten schienen eine besondere Krankheitsbereitschaft, die „exsudative Diathese", aufzuweisen. Diese „angeborene Konstitutionsanomalie" war durch eine Ernährungsumstellung gut zu beeinflussen. Ein Teil dieser Patienten dürfte heute dem Formenkreis der Atopie zugeordnet werden, das heißt einer allergischen Erkrankung auf der Basis einer überschießenden Immunreaktion.

Minderwertigkeitsgefühle schon im Säuglingsalter?
Alfred Adler (1870-1937), ein Schüler Sigmund Freuds, fand, dass das Streben von Schulkindern nach Geltung und Überlegenheit zu Niederlagen und tiefsitzenden Gefühlen von Minderwertigkeit führe. Die Minderwertigkeitsgefühle

würden häufig durch unangemessenes Verhalten kompensiert oder überspielt. *Drei Ursituationen erzeugen ein Gefühl von Unzulänglichkeit und Minderwertigkeit und stacheln den Ehrgeiz übermäßig an.* Darunter nannte Adler *die Verzärtelung des Kindes, seine Ablehnung und seine körperliche Schwäche oder Unzulänglichkeit (Organminderwertigkeit),* wie sie insbesondere auch beim vollständig hilflosen Neugeborenen vorliegt. Von diesen Erfahrungen ausgehend äußerte Adler sich auch zur frühen Kindheit: *Vom frühesten Kindesalter an wird das Kind von einem beständigen Ringen (...) um Entfaltung seiner Entwicklungs- und Ausdrucksmöglichkeiten (...) in Anspruch genommen. Es dürfte dabei von einem Wunschbild von Größe, Vollkommenheit und Überlegenheit geleitet werden. Gleichzeitig empfinden alle Kinder ein von der Natur mitgegebenes Gefühl von Minderwertigkeit.*[23]

Adler räumte ein, dass seine Theorie der Persönlichkeitsentwicklung, die Individualpsychologie, möglicherweise nur eine Beschreibung der deutschen Gesellschaft nach 1900 sei: *In unserer gegenwärtigen Kultur kann man sich unmöglich ein Kind vorstellen, das nicht den Wunsch nach individualistischer Vorherrschaft und Überlegenheit verspürte.*[24] Adler erkannte die zentrale Bedeutung des Selbstwertes und den Schatten des Minderwertigkeitsgefühls, der auf zwischenmenschlichen und sozialen Beziehungen liegt. Es wundert uns heute daher nicht, wenn um 1910 in einer streng autoritären, gefühlsarmen Gesellschaft jedes Kind möglichst rasch *groß* – also erwachsen – sein wollte, nach Überlegenheit strebte und voller Minderwertigkeitsgefühlen war. Heute besteht die Chance, die Unreife und Hilflosigkeit des Säuglings nicht mehr als Minderwertigkeit zu erleben. Säuglinge fordern viel, geben aber auch in unverwechselbarer Weise viel zurück. Es gibt auch ein Zusammenleben ohne Verzärtelung und Liebesentzug. Und ist ein Streben nach Vorherrschaft und Überlegenheit in einem Klima der Anerkennung persönlicher Eigenheiten und des Respekts vor der Würde des Kindes noch wirklich ein lohnendes Ziel? Minderwertigkeitsgefühle scheinen heute eine viel geringere Rolle als vor hundert Jahren zu spielen. Glücklicherweise gibt es heute viele Kinder, die sich ihr ungebrochenes Selbstbewusstsein und ihre spontane Neugier bis ins Schulalter bewahren konnten.

Zusammenfassung

In der Moderne wurde ein spezielles Bild vom minderwertigen Säugling entwickelt. In der vormodernen Zeit galt jedes Kind als individuelle Schöpfung Gottes. Erst als mit naturwissenschaftlichen Methoden verschiedene Gruppen von Säuglingen auf Grund besonderer Merkmale unterschieden wurden, ergab sich auch die Möglichkeit, einzelne Gruppen abzuwerten. Vor hundert Jahren wurden insbesondere die Frühgeborenen und Babys mit schweren Fehlbildungen abgewertet. Frühgeborenen wurde eine „Lebensschwäche" unterstellt und dies als Zeichen von Minderwertigkeit gedeutet. Heute gilt die Anfälligkeit des Frühgeborenen als Ausdruck seiner Unreife und man ist bemüht, die durch die vorzeitige Geburt offenbaren funktionellen Defizite auszugleichen. Das Frühgeborene ist demnach nicht minderwertig, sondern es befindet sich in einer für es unpassenden Umgebung.

Die Einstellung der Gesellschaft einem schwer fehlgebildeten Neugeborenen gegenüber hat sich seit dem Mittelalter mehrfach geändert, und die Folgen des jeweiligen Wandels der Einstellung sind ein eindrückliches Beispiel für die Macht gesellschaftlicher Vorstellungen. Im Spätmittelalter galt die Geburt eines schwer missgebildeten Kindes als Unheilzeichen Gottes an die Menschen, und die Eltern – als die Auserwählten Gottes – genossen ein hohes Ansehen. In der Renaissance stand die Neugier am Außergewöhnlichen und Fremden im Vordergrund. Die Eltern konnten durch die Schaustellung des konservierten Leichnams eines missgebildeten Säuglings vermögend werden. Im 17. Jahrhundert stellte die natürliche Entstehung der „wunderlichen" Missbildung eine philosophische Herausforderung dar. Im 18. Jahrhundert suchte man nach einem beeindruckenden seelischen Erlebnis der Mutter als Ursache, und den Eltern wurde ein unsittlicher Lebenswandel unterstellt. Im 19. Jahrhundert wurden schwere Fehlbildungen als Resultat einer gestörten Embryonalentwicklung erkannt und im Dritten Reich als Bedrohung der Volksgesundheit begriffen, weshalb die Eltern sterilisiert und die Babys zum Teil getötet wurden. Seit den 1940er Jahren wächst das Verständnis für die Ursachen schwerer Fehlbildungen, und es gelingt zunehmend, durch gezielte Maßnahmen einzelnen Fehlbildungsformen vorzubeugen.

1.6 Religion und Säugling

Haben Babys eine Seele?
Eine historische Auseinandersetzung

Was die körperliche Unversehrtheit von Kindern und Säuglingen betrifft, sind in den vergangenen 100 Jahren zahlreiche Fortschritte erzielt worden. Wie aber steht es um die seelische Gesundheit? Wie wird die kindliche Seele heute betrachtet, und welche Achtung erfuhr und erfährt die Würde des Säuglings und Kleinkinds?

Die Frage in der Kapitelüberschrift scheint auf den ersten Blick abwegig, gilt doch die Seele als ein Bild für das „Wunder" des Lebendigen und die Einzigartigkeit menschlichen Geistes schlechthin, und die Geburt eines Neugeborenen lässt Eltern und Angehörige das „Wunder" eines neuen Menschen ganz unmittelbar erfahren. Das bedeutet aber auch, dass „neue" Vorstellungen vom Wesen des Lebendigen, der Einzigartigkeit der Natur des Menschen und seiner seelisch-geistigen Entwicklung sich unmittelbar in der Haltung der Eltern und der Gesellschaft dem Neugeborenen und Säugling gegenüber niedergeschlagen haben.

Der Begriff Seele, griechisch „Psyche", steht allgemein für das Wesen des Lebendigen und die Einzigartigkeit des menschlichen Geistes. Welche unterschiedlichen Vorstellungen wurden im Verlauf der abendländischen Geschichte mit dem Begriff der Seele des Babys verknüpft?

Für die Menschen Altgriechenlands stand der Mensch mit seiner Vernunft und Sprache zwischen den Tieren und den Göttern. Nur die Götter galten als vollkommen. *Gegenüber den Göttern ist der Mensch ein Affe und gegenüber den Affen ein Gott,* schrieb Heraklit. So entwickelte sich die Vorstellung von der Doppelnatur des Menschen. Der Körper war irdischen und die Seele überirdischen Ursprungs. Platon (427-347 v. Chr.) sprach von der „Einkerkerung" der Seele in den Körper. Aristoteles (384-322 v. Chr.) sah die Seele als ein unkörperliches geistiges Wesens, das den Körper kraftvoll bewegt und beherrscht. Die Materie des Kindes stamme von der Mutter und die Form vom Vater. Die Gebärmutter der Mutter sei das Gefäß, in das der Vater den Samen gebe. Bis ins 19. Jahrhundert hinein bestimmten die naturphilosophischen Vorstellungen von Aristoteles das Denken der Menschen in Europa. Die islamische Welt hängt zum Teil noch heute an diesen Vorstellungen.

Der französische Philosoph René Descartes bestand im 17. Jahrhundert auf einer scharfen Trennung von Körper und Seele. Auf ihn geht die Vorstellung des Dualismus zurück, der gedachte Gegensatz von *ausgedehnter Körpersubstanz* und *ausdehnungsloser denkender Substanz*. Das Ich sei eine Substanz, deren ganze Wesenheit oder Natur bloß im Denken bestehe und die zu ihrem Dasein weder eines Ortes bedürfe noch von einem materiellen Ding abhänge, sodass dieses Ich, das heißt die Seele, auch ohne Körper nicht aufhören werde zu sein, was sie ist.[1]

Im 18. Jahrhundert, dem Jahrhundert der Aufklärung, bestand eine große Unsicherheit darüber, was belebt ist und was nicht. Die Frage, woher das Leben eigentlich kommt, beschäftigte Wissenschaftler und Künstler. Künstler fanden oft spielerische Variationen für ihre Fragen und Analyseversuche: So wurden mechanische „Spielzeug-Automaten" mit ihrer erstaunlichen Vielfalt und Perfektion der Bewegungen und Geräusche sehr geschätzt.

So wie erste systematische Naturbeobachtungen die traditionellen Grenzen von Belebtem und Unbelebtem, Tierischem und Menschlichem fragwürdig erscheinen ließen, so wurde auch die Frage nach dem Beginn des menschlichen Lebens und dem Zeitpunkt der Beseelung neu diskutiert (→ das Ungeborene).

Die Theologen des 16. und 17. Jahrhunderts sorgten sich sehr um das Schicksal ungetauft verstorbener Kinder im Jenseits.[2] Ihnen sollte das ungewisse Schicksal eines Herumirrens zwischen Diesseits und Jenseits durch die Wunder- oder Nottaufe erspart werden. Nach katholischer Auffassung wird das Kind durch das Sakrament der Taufe, also durch das Taufwasser, durch die Taufformel und die direkte Ansprache mit seinem Namen von der Erbsünde befreit und in den Kreis der Erlösten aufgenommen. In der lutherischen Kirche erübrigte sich die Taufe vor der Geburt, da die Kinder auch durch die Gnade Gottes und die Fürbitte der Eltern und der Kirche von der Verdammnis erlöst werden konnten.

Zahlreiche Äußerungen über die Fähigkeiten der Seele des Neugeborenen und jungen Säuglings und verschiedene spekulative Modelle zur seelischen Entwicklung des Kindes belegen das große allgemeine Interesse an Fragen des Umgangs mit Säuglingen und Kleinkindern im 18. und in der ersten Hälfte des 19. Jahrhunderts. Manches erscheint uns heute kurios, anderes lehrreich oder unterhaltsam:

John Locke (1632-1704) interessierte sich als einer der ersten modernen Ärzte und Philosophen für die Entwicklung von Säuglingen und Kleinkindern und gab Ratschläge zu ihrer Erziehung. Alle Erkenntnis, so Locke, beruhe auf

Erfahrungen (→ unbeschriebenes Blatt). Deshalb seien Sinnesschulung und Erziehung von großer Bedeutung. Locke wandte sich gegen viele äußere Kontrollen, wie etwa das feste Schnüren mit Wickelbändern (→ Wickelkind) oder die Züchtigung. Stattdessen empfahl er innere bewusste Einschränkungen wie das Beugen des Willens, die Abhärtung der Gefühle und die Schulung des Denkvermögens. Gefühle galten ihm hauptsächlich als Störfaktoren, die es zu kontrollieren und zu beherrschen galt. Der Körper sollte derart diszipliniert werden, dass er dem Geiste gehorchte. Er war einer der Ersten, der eine gesunde Ernährung nach einem Ernährungsplan und eine regelmäßige Stuhlentleerung nötigenfalls durch erzwungenes Sitzen forderte. Während die Erziehung der Kinder bis dahin hauptsächlich von der Sorge um ihr Seelenheil getragen wurde, bemühte sich John Locke darum, die Erziehung auf eine rational vernünftige Basis zu stellen. An die Stelle von religiös begründeten zeitgenössischen Moral- und Rollenvorstellungen traten nun die moralischen und ethischen Verhaltensvorstellungen der Aufklärung.[3]

Während Locke die Eltern aufforderte, schon sehr früh mit der Erziehung zu beginnen, hielt sein Bewunderer Joachim Heinrich Campe (1746-1818) nichts von starren, auf ältere Kinder und Erwachsene gemünzten Erziehungsregeln für Kinder unter zwei Jahren: *Junge Kinder können noch nichts, als empfinden. Ihre künftige Einbildungskraft, ihr künftiges Gedächtnis, ihre künftige Vernunft, ihr künftiger Witz und Scharfsinn, alle ihre künftigen Kräfte und Fähigkeiten liegen noch unentwickelt, sind noch nicht zur Tätigkeit in der jungen Seele erwacht. Sie kann sich daher nur mit sinnlichen, und zwar nur mit gegenwärtigen Dingen beschäftigen. Von diesen wird sie gerührt, angezogen, diese will sie genauer kennenlernen, (…) sie in den Mund führen, sie in andere Lage bringen, sie verändern, sie zertrümmern etc.*[4]

Im 18. und in der ersten Hälfte des 19. Jahrhunderts wurden sehr unterschiedliche, von unserem modernen Verständnis aus zum Teil kuriose Vorstellungen über die Natur der Seele in Säuglings- und Kleinkindesalter entwickelt. Alle Autoren hatten jedoch eines gemeinsam: Keiner zweifelte an der Existenz der kindlichen Seele selbst.

David Hume (1711-1776), der große englische Philosoph, hielt es nicht für lohnend zu untersuchen, ob das Denken vor, bei oder nach der Geburt beginne. Der Arzt Friedrich Nasse (1778-1851) vertrat 1824 die Ansicht, die Seele gelange erst unter der Geburt in das Kind. Der erste Atemzug sei das erste Merkmal der Beseelung. Auch Oskar Heyfelder lässt 1857 die ersten traumhaften Regungen des Seelenlebens mit der Geburt beginnen und betrachtet den ersten Schrei als das erste Zeichen der erwachenden Seele.[5] Immanuel Kant (1724-1804) sah das Schreien des Neugeborenen als Ausdruck der Entrüstung über die eigene Hilflosigkeit und Unfreiheit an. Das Geschrei, welches ein kaum geborenes Kind hören lässt, hat nicht den Ton des Jammers, sondern der Entrüstung und aufgebrachten Zorns an sich; nicht weil ihn etwas schmerzt, sondern weil ihn etwas verdrießt; vermutlich darum, weil es sich bewegen will und sein Unvermögen dazu gleich als eine Fesselung fühlt, wodurch ihm die Freiheit genommen wird.[5] Der Philosoph Georg Wilhelm Friedrich Hegel (1770-1831) behauptete, das Leben des ungeborenen Kindes gleiche dem Leben einer Pflanze. Er sah im Schreien des Neugeborenen eine Offenbarung seiner höheren Natur. Durch diese „ideelle Tätigkeit" zeige sich das Kind sogleich von der Gewissheit durchdrungen, dass es von der Außenwelt die Befriedigung seiner Bedürfnisse zu fordern ein Recht habe, – dass die Selbständigkeit der Außenwelt gegen den Menschen eine nichtige sei. Daher das ungebärdige, gebieterische Toben! Sein Schüler Michelet nennt den Schrei des Neugeborenen das Entsetzen des Geistes über das Unterworfensein unter die Natur.[5]

Im System des naturwissenschaftlichen Reduktionismus und Determinismus des 19. Jahrhunderts erscheint die Seele nur als ein Begleitphänomen eines streng nach Naturgesetzen ablaufenden Prozesses. Der französische Mathematiker und Astronom Pierre Simon Marquis de Laplace (1749-1827) postulierte als einer der Ersten die Universalgültigkeit der physikalischen Gesetze: Er glaubte, den gesamten Weltmechanismus auf den Geist mathematischer Funktionen reduzieren zu können, wodurch die Voraussagbarkeit aller Zukunftsgeschehnisse gewährleistet wäre. Die Seele mit ihrer Freiheit des Handelns galt als illusionäres Begleitphänomen.

Der Streit zwischen Psychikern und Somatikern
In der Medizin gab es in der ersten Hälfte des 19. Jahrhundert zwei Lager, die „Psychiker" und die „Somatiker". Die Psychiker führten ganz im Sinne des Idealismus körperliche und seelische Krankheiten auf eine gestörte Ausgleichfunktion der Seele zurück. Nach Johann Christian August Heinroth (1773-1843) ist die „moralische Schwäche", die sich zur „moralischen Verdorbenheit" steigern kann, die Hauptursache von Krankheiten. Die Somatiker hielten dagegen, dass nur körperliche Krankheiten zu psychischen Störungen führen könnten. Die unsterbliche Seele könne nicht von sich aus und nicht durch sich selbst erkranken. Weder eine gottlose oder misslungene Erziehung, weder moralische oder sittliche Verfehlungen noch maßlose Leidenschaften könnten Gemüts- und Geisteskrankheiten verursachen. Bei allen seelischen Störungen handle es sich um Erkrankungen des Gehirns und des Körpers.[6]

Evolutionstheorie

Vor 1859, dem Erscheinungsjahr von Charles Darwins epochalem Werk über die Entstehung der Arten, erschien der Unterschied zwischen dem Menschen und den Tieren unüberbrückbar. Die Menschen besaßen eine Seele. Tiere waren Automaten, bestenfalls bewusste Automaten. Die Beobachtung von Tieren konnte deshalb nichts zum Verständnis des Menschen beitragen. Darwin sah hingegen eine Kontinuität zwischen den Tieren und dem Menschen. Damit wurde auch ein Vergleich der tierischen und menschlichen Psyche möglich (→ tierisches Wesen).

Um 1900 wurden in den Humanwissenschaften theologische und spekulativ-philosophische Hypothesen immer mehr durch experimentell zu verifizierende Hypothesen ersetzt. So wurde auch die Seele infolge ihres „überirdischen Ursprungs" und „immateriellen Charakters" zunehmend als rein spekulative, theologische Vorstellung betrachtet und immer seltener als Krankheitsursache oder als für das Krankheitsgeschehen wesentlicher Faktor in Betracht gezogen. Eine Minderheit von Biologen und Ärzten, die sogenannten „Vitalisten", stellte sich allerdings gegen eine ausschließlich physikalische und chemische Erklärung aller Lebensvorgänge. Sie nahmen eine besondere Lebenskraft in allem Lebendigen an, von deren Wirken die Lebenserscheinungen abhängig sein sollen. Als besonders wichtig hat sich die philosophische Bestrebung erwiesen, den alten Leib-Seele-Dualismus zu widerlegen oder wenigstens zu entschärfen.

Wider den Dualismus – Die Lehre von der Emergenz

Johann Gottfried Herder (1774-1803) lehnte als einer der ersten europäischen Denker den Dualismus von Körper und Seele ab. Der Mensch habe sich aus tierischen Vorfahren entwickelt. *Des Menschen ältere Brüder sind die Tiere.* Auch für die individuelle menschliche Entwicklung nahm er ein tierisches Vorstadium an: *Ich bin ein Tier gewesen.* Die Entwicklung vom Tier zum Menschen versuchte er am Beispiel der Sprache zu erläutern. Hierbei unterschied er zwei Sprachen. Die Sprache der Empfindung, der unmittelbar natürlichen affektiv besetzten Töne und Schreie, teile der Mensch mit den Tieren. Die eigentliche menschliche Sprache sei jedoch etwas Neues und qualitativ anderes. Sie komme durch eine Neuausrichtung aller Kräfte während der Entwicklung des Menschen zustande. Der Mensch sei ein in eine neue Richtung gewendetes Tier. Herder kann den Ursprung der Umorganisation jedoch nicht erklären. Er argumentiert mit dem Bild des Keims, der im Menschen angelegt sei. Eine spontane Neubildung konnte er sich nicht vorstellen. So verlagert er das Problem des Dualismus nur an den Anfang menschlicher Existenz zurück, löst es aber nicht.[7]

Georg Wilhelm Friedrich Hegel (1770-1831) gebrauchte die Metapher des Übergangs von Quantität in Qualität. Im Augenblick des Umschlagens von Quantität in Qualität tauchen neue zuvor nicht dagewesene Eigenschaften auf.

Zu Beginn des 20. Jahrhunderts wurde in der englischen Philosophie der Begriff der „Emergenz" geprägt. B geht aus A hervor. B besitzt zusätzlich zu den Eigenschaften von A neue Eigenschaften, die A nicht besitzt. Emergenz bezeichnet damit etwa den Übergang von unbelebter zu belebter Materie oder von tierischem zu menschlichem Verhalten. Der Qualitätssprung im Übergang von der tierischen zur menschlichen Seele wird somit als die Realisierung einer immanenten Möglichkeit des Lebendigen betrachtet und bedarf keines wie auch immer gearteten „göttlichen" Eingriffs von außen mehr.[7]

Das Selbst – der Wesenskern der Persönlichkeit
Carl Gustav Jung (1875-1961) hielt es für eine psychologische Notwendigkeit, dem Ich-nahen Bewusstseinsbereich mit seinen an der realen Welt ausgerichteten Vorstellungen ein „Selbst", gegenüberzustellen, das dieses Erleben und Erkennen transzendierend übersteigt. Sein Konzept vom Selbst, das den Bereich des Unbewussten und Archetypischen mit einschließt, bildet damit einen Gegenpol zu den Ich-nahen Vorstellungen vom empirischen Universum. Nachdem der Mensch im Prozess der Individuation gelernt habe, bewusstes von unbewusstem Geschehen zu trennen, erhalte er die Möglichkeit, sich aktiv mit dem Unbewussten auseinanderzusetzen und eine Synthese von bewussten und unbewussten Elementen des Erkennens und Handelns zu erreichen. Damit verschiebe sich das Persönlichkeitszentrum aus dem Ich in das Selbst.[8]

Seit man allmählich die Beschränktheit reduktionistischen Denkens erkannte und sich auf die Suche nach ganzheitlichen Bildern machte, die auch die psychische Realität des Menschen mit einschließen, hat das Bild vom Selbst als Wesenskern der Persönlichkeit zunehmend an Bedeutung in der Medizin und den Humanwissenschaften gewonnen.

Wissenschaftliche Betrachtungen über die seelischen Fähigkeiten des Säuglings
Der Arzt Adolf Kussmaul (1822-1902) war der Erste, der Mitte des 19. Jahrhunderts systematisch wissenschaftliche Sinnesprüfungen bei einer Gruppe von etwa 20 Neugeborenen durchführte, ihr Verhalten protokollierte und Schlüsse über deren „Seelenleben" zog. Auf die Gabe von Zuckerlösung oder den Bitterstoff Chinin verzogen Neugeborene ihr Gesicht, wie es Erwachsene tun. Die Reaktion fiel individuell unterschiedlich aus. Hohe Konzentrationen von Bitterstoffen lösten Abwehrbewegungen aus, wie sie Erwachsene zeigen, die Ekel

empfinden. Wurde der Zungenrücken mit einem Glasstab gereizt, so veränderte sich der Gesichtsausdruck wie bei der Gabe einer Zuckerlösung und bei einer mechanischen Reizung des Zungengrundes wie bei der Gabe von Chinin. Jeder Luftstoß, der die Augenwimpern traf, löste Augenzwinkern aus. Einfallendes Licht verengte die Pupillen. Gegenstände wurden erst von der dritten bis sechsten Woche an fixiert. Vor dem dritten Lebenstag reagierten Neugeborene selbst auf sehr starke Geräusche nicht.

Kussmaul schrieb nur solchen körperlichen Aktivitäten eine seelische Ursache zu, die nicht nur als einfache Reflexantwort auf eine Empfindung erschienen, sondern den Umweg über eine Vorstellung, Überlegung oder Begierde notwendig erscheinen ließen. *Wenn das durstige Kind nach Nahrung sucht, wenn es seinen Kopf nach derjenigen Seite hindreht, auf welcher seine Wange gestreichelt wird, den streichenden Finger erfasst und an ihm saugt, so lassen sich solche Erscheinungen nicht mehr einfach aus Empfindungsreflexen herleiten; wir fühlen uns vielmehr genötigt, bewegungsvermittelnde Vorstellungen zu ihrer Erklärung beizuziehen. Das sind offenbar Handlungen, deren Quelle nur in der Intelligenz gesucht werden darf (...) Man kann nicht daran zweifeln, der Mensch kommt mit einer wenn auch dunklen Vorstellung eines äußeren Etwas, mit einer gewissen Raumanschauung, mit dem Vermögen, gewisse Tastempfindungen zu lokalisieren und einer gewissen Herrschaft über seine Bewegungen zur Welt.*[9]

Nach dem Psychiater Heinrich Wilhelm Neumann hingegen (1814-1884) kann man erst dann von einer Geisteskrankheit sprechen, wenn die Sprachentwicklung begonnen hat. *Von demjenigen Alter, in welchem das psychische Leben noch so wenig entwickelt ist, dass von einer wirklichen Sprache noch nicht die Rede sein kann, kann man natürlich auch keine Geisteskrankheit erwarten.*[10]

Charles Darwin wies 1872 darauf hin, dass die Menschen verschiedenster Kulturen bei starken Emotionen wie Freude, Trauer oder Zorn alle denselben Gesichtsausdruck zeigen. Nicht nur die menschliche Gestalt und Physiologie sind das Erbe unserer tierischen Vorfahren, sondern auch die menschliche Seele wurzelt im Tierreich. Da Kinder sehr spontan und unverfälscht von kulturellen Einflüssen reagieren, empfahl er, besonders das Ausdrucksverhalten kleiner Kinder zu untersuchen.

Der Psychiater Heinrich Schüle (1840-1916) forderte 1878, die Kinderpsychiatrie zu einer selbständigen Disziplin zu machen. Man könne, so argumentierte er, die Abnormitäten des kindlichen Seelenlebens nicht *im typischen Abklatsch der Seelenstörungen des Erwachsenen* suchen, weil *Kinder noch ein kindliches Gehirn mit eigenartigen Reaktionen* aufwiesen. Die Seele sei nicht ein vollständig Vorgegebenes, sondern vielmehr etwas Gewordenes. Von diesen Überlegungen war es gedanklich nur noch ein kleiner Schritt, um gleich von *der Unbeseeltheit des Neugeborenen* zu reden.[11]

Der bekannte Sozialpädiater Stefan Engel schrieb 1915 über *die Unbeseeltheit des Neugeborenen (…): Am Neugeborenen ist von seelischen Regungen noch nichts zu merken. Er nimmt keinen Anteil an der Umwelt, er gibt keine Willensäußerungen von sich. Einzig allein, das Gefühl der Unlust dokumentiert sich durch Weinen und Schreien. Bei weitem der größte Teil des Tages wird im Schlaf zugebracht. Die Lebenstätigkeit beschränkt sich auf diejenigen Verrichtungen, welche zur Erhaltung des Lebens unbedingt nötig sind: er trinkt, er atmet. Diese Funktionen aber wickeln sich ganz von selbst, gewissermaßen automatisch ab. Eine Mitwirkung des Gehirns ist nicht notwendig. Wie tief das Geistes- und Seelenleben darniederliegt, kann man an den Augen erkennen. Sie sind anfangs ganz ausdruckslos.*[12]

Wilhelm Wundt (1832-1920) gilt als der Begründer der wissenschaftlichen Psychologie. Sein Versuch, die Psychologie von der Physiologie einerseits und der Philosophie andererseits abzugrenzen, stützte er auf Experimente in der Art der mechanistischen Physiologie und auf vergleichend-genetische Untersuchungen. Wundt lehnte die Vorstellung von Aristoteles ab, dass die Seele als Ganzes über eigenständige, einzigartige Eigenschaften verfüge, und vertrat die These, dass die Seele nur aus Elementen und Elementarprozessen aufgebaut, also nicht mehr als die Summe ihrer Teile sei. In den Experimenten ging es um die Erforschung der Struktur psychischer Vorgänge. Die vergleichenden tierpsychologischen Untersuchungen wiesen auf ein *Aufsteigen vom Elementaren zum Komplexen* hin. Darüber hinaus behauptete er, dass alle seelischen Vorgänge dem Bewusstsein grundsätzlich zugänglich seien. Die Kinderpsychologie betrachtete er *als ein ergänzendes Gebiet (…) von relativ geringem Wert*. Neugeborene und Säuglinge verfügten vermutlich über kein Bewusstsein oder nur sehr unklare Bewusstseinszustände, sodass eine wissenschaftlich begründete Psychologie des Neugeborenen und Säuglings nicht möglich sei. Die Kinder der Kulturvölker seien so starken kulturellen Einflüssen ausgesetzt, dass diese sich niemals von dem unterscheiden ließen, was spontan im Bewusstsein des Kindes selbst entsteht. Die Seele, die er in seinen *Vorlesungen über die Menschen- und Tierseele* beschrieb, erscheint mir als „armselige Seele".

In der medizinischen Psychologie, namentlich der französischen, setzte sich allerdings bald die Erkenntnis durch, dass es neben den bewussten auch unbewusste seelische Phänomene gibt.

1874 mischte sich der Zoologe Ernst Heinrich Haeckel (1834-1919) in die Debatte ein: Die wunderbare Seelentätigkeit des Menschen hat sich im Laufe vieler Jahrtausende stufenweise aus der unvollkommeneren Seelentätigkeit der niederen Wirbeltiere Schritt für Schritt hervor gebildet und die Seelenentwicklung jedes Kindes ist nur eine kurze Wiederholung jenes langen phylogenetischen Prozesses. Haeckel mahnte deshalb, die Entwicklung der Kindesseele zum Gegenstand ernsthafter wissenschaftliche Untersuchung zu machen.[13]

William Thierry Preyer (1841-1897) war Physiologe. Er betrachtete das Psychische nicht als Qualität an sich, sondern als ein „Epiphänomen" physiologischer Prozesse, als ein spezieller Teil und Ausdruck körperlicher Vorgänge. Um die funktionalen Zusammenhänge in der psychischen Entwicklung zu erkennen, sei es notwendig die „objektiven Symptome" geistigen Geschehens, etwa alle Arten von Muskelbewegungen im Sinne der Psychophysik festzuhalten. Er beobachtete die geistige Entwicklung seines Sohnes, der 1877 geboren wurde, mit bewundernswerter Kontinuität und Akribie täglich dreimal bis zur Vollendung des dritten Lebensjahres. Diese Beobachtungen bildeten die Basis seines Standardwerkes der Entwicklungspsychologie von 1882, *Die Seele des Kindes*.[14] Hierin berichtet er über den zeitlichen Ablauf der physischen und psychischen Elementarvorgänge wie der Sinnesempfindungen, der Reflexe, des Lächelns, der impulsiven, reflexiven, instinktiven und gewollten Bewegungen, er erzählt vom Kopfheben, Sitzen, Stehen und Laufen, hört genau auf die Urlaute, die Sprachanfänge und beobachtet die Entwicklung des Ich-Gefühls.

John B. Watson (1878-1958) war einer der großen Pioniere der Verhaltensforschung. Er maß dem Handeln eine größere Bedeutung zu als dem Denken. Die Psychologie sei eine Wissenschaft vom Verhalten. Das innere psychische Erleben des Menschen betrachtete er als eine *dunkle Schachtel (black box)*, in die man nicht hineinschauen könne. Der menschliche Geist sei bei Geburt wie *ein weißes Blatt Papier* (→ unbeschriebenes Blatt). Für die Entwicklung eines Menschen seien allein die Lernvorgänge entscheidend.

Heinz Remplein skizzierte 1964 folgendes Schichtenmodell der Seele des Säuglings. Bei der Geburt beinhalte die leibliche Schicht des Säuglings *Sinnesempfindungen jedoch* ohne Wahrnehmung, *die motorische Lernfähigkeit, den vitalen Antrieb, Selbsterhaltungstriebe, einige wenige Instinkte (wie den Sauginstinkt), leibliche und sinnliche Gefühle (wie Lust und Unlust) und Affekte. Über diese leibliche Schicht und eng mit ihr verbunden* baue *sich in den ersten zwei Lebensmonaten, dem Schlafalter, die animalische Schicht auf, deren Zweck die Erhaltung und Sicherung des Lebens sei. Ihr Bauplan* sei solcherart, dass die *Sinne und zentralen Merkorgane den Wirkorganen und Gliedern und demzufolge die Merkwelt der Wirkwelt genau* entspräche. *Die vitale Seelenstruktur des Neugeborenen und des Tieres* stimmten demnach überein. Aber der Mensch bliebe *nicht auf dieser Stufe stehen;* vielmehr erwachse *ihm die Möglichkeit der Erweiterung seines Merksystems über das Wirksystem hinaus, sodass seine*

Wahrnehmungen nicht mehr bloß Signalcharakter besäßen, sondern über die Sphäre des biologisch Bedeutsamen hinausreichten. Im Zuwendungsalter vom dritten zum 18. Lebensmonat baue sich so die gefühlsbestimmte Schicht über der animalischen, rein instinktgesteuerten auf. Über die rein vitalen Triebe hinaus regten sich nun *Strebungen wie Tätigkeits- und Genussstreben, Kontakt- und Nachahmungsdrang, keimhaftes Interesse und Besitzverlangen.* Differenzierte Gefühle wie Freude, Angst, Erwartung, Überraschung, Ärger, Ungeduld, Sympathie und Antipathie formierten sich und würden mit Sinn erfüllt. Zu den flüchtigen Gefühlsregungen des Schlafalters träten länger dauernde Gefühlszustände, die Stimmungen, die von Heiterkeit und Lustigkeit bis zu Missmut und beginnender Schwermut reichen. An die Stelle triebimmanenter, bildhafter Auslöseschemata träten affektgeladene Bilder. Wahrnehmung und Gefühl seien noch eng miteinander verflochten. Entwicklungsziel des Zuwendungsalters sei *die Zuwendung zur Außenwelt; einmal zur mitmenschlichen Welt (…), zum anderen zur Sachwelt (…). Der Erfolg hiervon ist die Formung und Übung des sensomotorischen Apparates, der Wahrnehmung, des Gedächtnisses und des Werkzeugdenkens sowie die erste Gliederung der Wirklichkeit (…), also die Entstehung eines primitiven Weltbildes.*[15]

Sigmund Freud benutzte den Begriff Seele sehr sparsam. Anstelle der Seele sprach er lieber vom psychischen Apparat, welcher beim Säugling durch Lust- oder Unlustempfindungen oder durch äußere Reize aktiviert würde. Das führte zu einer ziemlich nüchternen Definition vieler Emotionen, etwa von Zuneigung: *Von Liebe sprechen wir, wenn wir die seelische Seite der Sexualstrebungen in den Vordergrund rücken und die zu Grunde liegenden körperlichen oder „sinnlichen" Triebanforderungen zurückdrängen oder für einen Moment vergessen wollen.*[16]

> *Das „Selbst" des Säuglings*
> *Sie weiht es küssend ein zum Leben*
> *Und dieser erste Liebeskuss*
> *Hat ihm das Bürgerrecht gegeben …*
> *So dir im Auge wundersam*
> *Sah ich mich selbst entstehen.*
> **Friedrich Hebbel (1813-1863)**[17]

In der modernen Entwicklungspsychologie versteht man den Säugling meist als aktives Wesen (→ passiver/aktiver Säugling). Begriffe wie „Selbstwirksamkeit", „auftauchendes Selbst", „Kernselbst", „subjektives Selbst" und „verbales Selbst" zeigen, dass das Konzept des Selbst auch das Säuglingsalter nicht ausschließt.

Solange Neugeborene und Säuglinge als Träger einer Seele betrachtet wurden, garantierte ihnen diese Vorstellung ihre Menschenwürde und einen relativen Schutz zumindest in gebildeten Kreisen vor persönlicher Misshandlung und struktureller gewaltsamer Fürsorglichkeit (→ Gewalt). Die reduktionistisch vereinfachte Betrachtung vieler Probleme begünstigte Grenzverletzungen und verführte dazu, Neugeborene und Säuglinge in einer einseitig an den Bedürfnissen der Erwachsenen und der Gesellschaft orientierten wahrhaft unseligen Art und Weise zu behandeln. So wurden manche Fortschritte in der Säuglingsfürsorge, in der Pflege und Ernährung durch Vorstellungen zunichte gemacht, die aus heutiger Sicht völlig unzulässig wären.

Ethikkommissionen wachen heute darüber, dass in der klinischen Forschung das Postulat der Menschenwürde auch bei Neugeborenen und Säuglingen zum Tragen kommt.

In Deutschland erlebte der ganz auf die Interessen der Erwachsenen und der Gesellschaft ausgerichtete, manipulative Umgang mit dem Säugling im Dritten Reich einen Höhepunkt. Durch die politische Gleichschaltung aller Institutionen beherrschten die diesem Umgang zugrunde liegenden Vorstellungen das öffentliche Bewusstsein. Die „neuen Säuglingspflegeregeln" wurden von der NS-Frauenschaft durch eine „reichseinheitliche Reichsmütterschulung" mit über 1000 hauptamtlichen und über 2000 ehrenamtlich tätigen Lehrkräften vermittelt. Säuglingspflege war darüber hinaus fester Bestandteil des Lehrplans in den Einrichtungen des „Bundes deutscher Mädchen" (BDM) und der nationalpolitischen Erziehungsanstalten für Mädchen. Der unpersönliche Umgangston in der völkischen Gemeinschaft („Du bist nichts, dein Volk ist alles.") und die ganz auf Minimierung und Optimierung ausgerichtete Pflegetechnik begünstigten eine kaltherzige, die Individualität nicht berücksichtigende, beziehungsarme Säuglingspflege. In diesem Milieu war der Säugling zumindest nur Objekt. Für ein lebendes Wesen mit besonderen Bedürfnissen, Interessen und Initiativen stand keine Zeit zur Verfügung und war kein Raum vorhanden. Alle ideellen und materiellen Familienhilfen sollten nicht die Entwicklungsmöglichkeiten und das Glück des Einzelnen mehren, sondern die Zahl der Volksgenossen erhöhen. „Schenk dem Führer ein Kind" hieß es im imaginierten Überlebenskampf der Völker und Rassen. Die utilitaristische Haltung dem menschlichen Leben gegenüber wird darin besonders deutlich, dass die staatliche Unterstützung nur dem erbgesunden arischen Teil der Neugeborenen und Säuglings galt, während erbkranke, kränkliche, „rassisch minderwertige" oder „artfremde", also zum Beispiel jüdische Kinder, von staatlicher Diskriminierung, Verfolgung, ja Ermordung bedroht waren.

Zusammenfassung

Ende des 18. Jahrhundert wurde der 2500 Jahre alte Dualismus von Körper und Seele erstmals grundsätzlich in Frage gestellt. In der naturwissenschaftlich orientierten Biologie und Medizin des 19. Jahrhunderts galt die „immaterielle Seele außerirdischen Ursprungs" als eine rein spekulative theologische Hypothese und wurde immer seltener als wirksamer Faktor des Lebens und Krankheitsgeschehens in Betracht gezogen. Zu Beginn des 20. Jahrhunderts waren deshalb viele der von den biologischen Wissenschaften beeinflussten Modellvorstellungen auch in der Kinderheilkunde „armselig".

Solange Neugeborene und Säuglinge als Träger einer Seele betrachtet wurden, garantierte ihnen diese Vorstellung ihre Menschenwürde und einen relativen Schutz zumindest in gebildeten Kreisen vor persönlicher Misshandlung und struktureller gewaltsamer Fürsorglichkeit. Die reduktionistisch vereinfachte Betrachtung vieler Probleme begünstigte Grenzverletzungen und verführte dazu, Neugeborene und Säuglinge in einer einseitig an den Bedürfnissen der Erwachsenen und der Gesellschaft orientierten Art und Weise zu behandeln. So wurden manche Fortschritte in der Säuglingsfürsorge, -pflege und -ernährung durch aus heutiger Sicht unzulässig vereinfachte Vorstellungen zum Teil konterkariert.

In der Medizin hat die Psychosomatik den Leib-Seele-Dualismus heute weitgehend entschärft. Ethikkommissionen wachen darüber, dass in der klinischen Forschung und der Therapie das Postulat der Menschenwürde auch bei Neugeborenen und Säuglingen zum Tragen kommt.

Putto

> *Die Seele, welche hier noch kleiner ist als klein,*
> *wird im Himmelreich der schönste Engel sein.*
> **„Der Cherubinische Wandersmann"**
> *von Angelus Silesius (1624-1677)*

Wer kennt sie nicht, die beiden niedlich-verträumten Engelchen am unteren Rande der Sixtinischen Madonna von Raffael aus Dresden? (Abb. 24) Wer hat sich noch nie über die „himmlischen Heerscharen" auf den Bildern von der Geburt Christi erfreut? Was würde aus der sinnlichen Lebensfreude der barocken Kirchen ohne die vielen Engelsfiguren? Woher kommt diese Tradition? Was besagt sie und welche Auffassung vertreten Künstler heute?

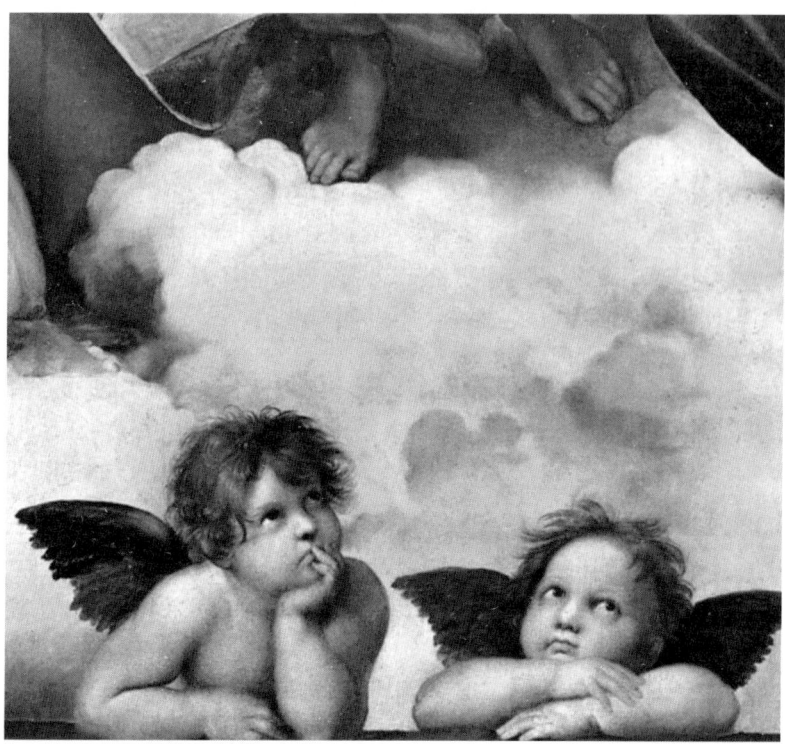

Abb. 24: Raffael (1483-1520): Die Putten im Gemälde „Sixtinische Madonna" (Ausschnitt)

Seit der Antike schmücken geflügelte engelsgleiche Kinderwesen Sarkophage, Skulpturen und religiöse Bilder. Sie begleiten verdienstvolle Märtyrer und Heilige auf ihrem Weg gen Himmel, sie verrichten Huldigungsdienste und umgeben schmückend Gottvater, Christus und Maria. Die kleinen Engel bilden als Assistenzfiguren eine Brücke zwischen menschlicher und göttlicher Sphäre und fungieren durch ihre Niedlichkeit als emotionales Scharnier zwischen erhabener Bildhandlung und dem menschlichen Betrachter.

Das Mittelalter kannte das kleine nackte Kind, den Putto, nicht. Er taucht erst wieder am Ende des 14. Jahrhunderts in Italien auf. Allem Anschein nach handelte es sich um eine Wiederentdeckung des antiken Eros. Im 16. Jahrhundert wurden dann die Putti ein bis zum Überdruss wiederholtes dekoratives Motiv. Im 17. Jahrhundert verlieren die Engel ihre messknabenartige Gestalt in der Malerei und werden mit Ausnahme des Schutzengels ebenfalls als kleine nackte Amor-Gestalten dargestellt. Im 17. Jahrhundert tauchen auch erstmals Familiendarstellungen auf, in denen die Säuglinge in der dekorativen Nacktheit des Putto abgebildet sind.[1]

Mit einem satirischen Mord an den Putten stellt sich Cornelius Völker, geboren 1965, mit seinem Bild „Puttiklatsch" 1997/1998 gegen dieses ästhetische Prinzip. Die „moderne" Kunst hat von der Heiligkeit zur prosaischen Alltäglichkeit gewechselt, d. h. von der hingebungsvollen Einfühlung in Glaubensinhalte zum aggressiven Aufräumen mit Relikten der Vergangenheit. Diese werden wie lästige Fliegen final erledigt. Allerdings verschwinden die alten Bildtypen nicht einfach, sondern wehren sich lautstark und behaupten sich hier in satirischer Form erfolgreich in der modernen Bildwelt.

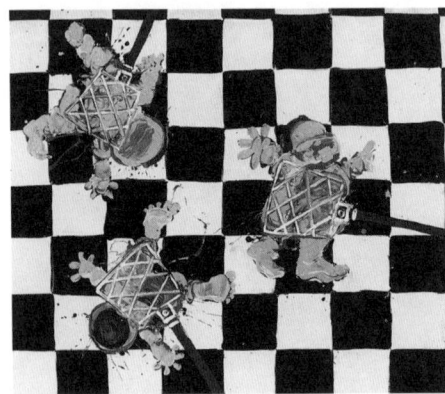

Abb. 25: Cornelius Völker, geb. 1965: „Puttiklatsch"

Der „Wechselbalg"

Welche Mutter stand nicht wenigstens ein Mal nach einem ungewöhnlichen Ereignis oder Tag, an dem ihr Baby unerwartete und gänzlich ungewöhnliche Seiten seines Wesens offenbarte, vor dem Kinderbett und fragte sich: Ist dies noch mein Kind? Was ist denn nur in unser Kind gefahren?!

Im ausgehenden Mittelalter hielten manche Eltern diese Empfindung der Fremdheit für real und glaubten, dass ihr braves Kind, das sie gestern noch um sich hatten, unversehens von magischen Gestalten geraubt und von Hexen oder bösen Geistern gegen ein Geschöpf der Unterwelt ausgetauscht worden sei.

Im Mittelalter und der frühen Neuzeit verstand man unter einem „Wechselbalg" oder einer „Kielkröppe" ein durch Missbildungen entstelltes oder sonst auffälliges Neugeborenes. Nach Ansicht der Zeitgenossen war der Wechselbalg von Hexen untergeschoben oder durch böse Geister gegen das eigene Kind ausgetauscht worden. Auch galt er als Frucht der Vereinigung mit dem Teufel („Inkubus") und besaß keine Seele, sondern ein Teufel lebte in ihm. Viele „Wechselbälge" wurden deshalb als in die Wiege gelegtes seelenloses Fleisch (massa carnis) getötet – sogar mit geistlichem Beistand! Bei älteren Säuglingen bemühten sich Hexenmeister und Exorzisten mit uns heute grausam und sadistisch erscheinenden Methoden, den Teufel auszutreiben.[1]

In der Aufklärung wurde erkannt, dass viele Vorkommnisse, die im Mittelalter dem Teufel zugeschrieben wurden, natürliche Vorgänge waren. Heute stellt das Bild des Wechselbalges eine Kuriosität des Aberglaubens dar und schwindet immer mehr aus dem öffentlichen Bewusstsein.

Nach der Entbindung, wenn Eltern ihr Baby erstmals sehen, sind sie manchmal enttäuscht, dass ihr Baby nicht dem Geschöpf ihrer Träume aus der Schwangerschaft gleicht. Ist das Baby nur anders als erwartet, verdrängt der Anblick des realen Babys das innere Bild der Eltern aus der Schwangerschaft meist sehr rasch, und nach wenigen Wochen empfinden sie ihr Baby als „das schönste der Welt". Liegt die Erscheinung des Babys aber jenseits des Erwartungshorizontes, wirkt es also fremd, dann mag es die Eltern einige Überwindung kosten, es dennoch zu lieben. Dieser Abgrund des Fremden dürfte eine der Erfahrungen gewesen sein, aus der sich die Vorstellung des Wechselbalges entwickelte.

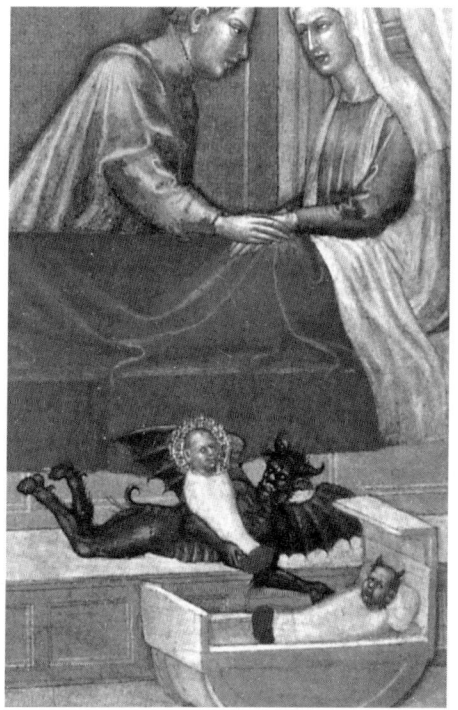

Abb. 26: Martino di Bartolomeo di Biagio (um 1370-1435/35): Der heilige Stephan exorziert einen Wechselbalg mit Teufelshörnern, der vom Teufel gegen das gesunde Kind ausgetauscht wurde.

Das „göttliche" Kind

Wer kennt sie nicht, die scheinbar unbezwingbaren Helden aus der Antike wie Herakles und Odysseus, den Siegfried der Volkssage oder Batman, den Helden moderner Comics?

Carl Gustav Jung (1875-1961), neben Sigmund Freud (1856-1939) und Alfred Adler (1870-1937) einer der drei Gründerväter der modernen Psychoanalyse, fiel in seiner Tätigkeit als Psychiater die Ähnlichkeit etlicher Bildmotive in den Mythen und Märchen vieler Völker, den Träumen seiner Patienten und den Phantasien Geisteskranker auf. In Übereinstimmung mit dem Zeitgeist der Medizin in der ersten Hälfte des 20. Jahrhunderts, der einen Großteil der geistigen Fähigkeiten als Begabungen für angeboren hielt, sah Jung diese grundlegenden Bildmotive als kollektives Erbes aller Menschen an und bezeichnete sie als Archetypen, als Ausdruck eines gemeinsamen kollektiven Unbewussten. Die elementaren Bildmotive drücken Sehnsüchte und Wünsche der Menschen in einer den meisten Menschen unmittelbar einleuchtenden Bildsprache aus. Sie sind in diesem Sinne überzeitlich gültig, sie können also auch für uns, die wir diese Form des Erkennens nur selten nutzen, von Interesse sein.

Carl Gustav Jung unterschied wie Sigmund Freud bewusste und unbewusste seelische Phänomene. Das Bewusstsein sei unmittelbar mit dem Ich verbunden und würde aus Vorstellungskomplexen bestehen, deren Inhalte eine gewisse Intensität besäßen. Inhalte unterhalb dieser Intensitätsschwelle gehören nach Jung der Sphäre des Unbewussten an. Immer wieder werden neben vertrauten Vorstellungen auch Einfälle und neue Impulse aus dem Unbewussten auftauchen und ins Bewusstsein übertreten.

Jung gliedert das Unbewusste in eine „oberflächliche" persönliche Schicht, das persönliche Unbewusste, und eine „tiefere" Schicht, das kollektive Unbewusste.[1] Letzteres soll nicht der persönlichen Erfahrungswelt entstammen, sondern angeboren sein. Dabei handelt es sich um einen allgemeinen, überpersönlichen seelischen Bereich, der sich unter bestimmten Bedingungen in archetypischen Bildern, Abläufen oder Symbolen äußert. Archetypische Gestaltungen treten in Träumen, Phantasien und Visionen auf und haben ihren Ausdruck in Mythen, religiösen Vorstellungen, Sagen, Märchen und Kunstwerken gefunden. Das kollektive Unbewusste wirkt auch als Strukturelement im Individuationsprozess. In jeder Phase dieses Prozesses setzt sich das Bewusstsein mit charakteristischen archetypischen Inhalten auseinander.

Heute wird das kollektive Unbewusste, wie moderne Psychologen schreiben, als ein spontan aktives, sich selbst regulierendes, emotional-kognitives System verstanden, das bereits vor der Geburt vorhanden sei und das wie eine überhistorisch, biologisch vorgegebene Disposition wirkt.² Die archetypischen Bilder dürften der frühkindlichen Erfahrungswelt und der Bereitschaft des Gehirns, auf Konflikte mit einer Bildersprache zu „antworten", entspringen.

Eine Figur des kollektiven Unbewussten ist der Kind-Archetypus.³ Er symbolisiert das Erlebnis des Wirkens der schöpferischen Natur und beschreibt den Prozess des Auftauchens eines neuen Inhaltes. Die Figur des Kind-Archetypus hat ein Doppelgesicht. Einerseits zeigt sie das „Gesicht" des „verlassenen, ausgesetzten, gefährdeten" Säuglings oder Kleinkindes, das sich in seinen anmaßenden Ansprüchen missverstanden und ungerecht behandelt fühle. Andererseits weist das Erscheinen des Kind-Archetypus auf das Geheimnis und das Wunder des Neubeginns hin, wie er sich ganz real im Geburtsvorgang zeigt.

In der Psychologie des Individuums taucht der Kind-Archetypus in leidvollen, für das Bewusstsein ausweglos erscheinenden Konfliktsituationen auf. Aus dem Zusammenprall der im Bewusstsein unvereinbaren Gegensätze erschafft das Unbewusste ein Drittes, dem Bewusstsein Unerwartetes und in seiner irrationalen Natur Unbegreifliches. Da das Bewusstsein fest an die Unvereinbarkeit der Standpunkte gekettet ist, kann es nicht erkennen, was die Gegensätze vereinigt. Da sich das Bewusstsein sehr nach einer Lösung sehnt und die Lösung von vitaler Bedeutung ist, wirkt der aus dem Unbewussten auftauchende Inhalt in besonderer Weise faszinierend. Er hat den „numinosen" Charakter des Kindes. Ihm gelänge immer wieder, so der enthusiastische Jung, sich von den Gegensätzen des Bewusstseins loszulösen und den Konflikt zu überwinden. So sei das „Kind" das Symbol der Ablösung und der Antizipation einer erst werdenden neuen Bewusstseinslage. Solange die Mehrzahl der Menschen noch unfähig sei, den psychologischen Sinn des Satzes „So ihr nicht werdet wie die Kinder" zu erkennen, bliebe das „Kind" eine mythologische Projektion, welche kultische Wiederholung und rituelle Erneuerung erfordere.

Eine besondere Form des „Kind-Archetypus" beschreibt den Mythos des göttlichen Kindes, also die Erscheinung eines Gottes oder göttlichen Helden wie Herakles unter den Menschen. Es ist ein auffallendes Paradoxon aller Kindermythen, dass das „Kind" einerseits übermächtigen Feinden ohnmächtig ausgeliefert ist und ständig bedroht wird, ausgelöscht zu werden, andererseits aber über Kräfte verfügt, die menschliches Maß weit überstiegen. Der Mythos gleiche damit dem Säugling, der einerseits ungeheuer verletzlich, andererseits aber potentiell omnipotent sei. Das Bewusstsein ist in seiner Konfliktsituation von den dort verbissen kämpfenden Mächten so sehr befangen, dass es den neuen, fremdartigen, vereinsamt auftauchenden Inhalt nicht erkenne, völlig unterschätze und übersehe. Der Mythos des göttlichen Kindes betont nun aber, dass sich das göttliche Kind dank seiner überlegenen Kräfte trotz aller Gefährdungen durchsetze. Es verkörpert Lebensmächte jenseits des beschränkten Bewusstseinsumfanges, es sieht Wege und Möglichkeiten, von denen das Bewusstsein in seiner Einseitigkeit nichts weiß, und kennt eine Ganzheit, welche die Tiefen der Natur einschließt. Die Kraft zur Selbstverwirklichung erweist sich als unüberwindlich, wenn gleich ihre Wirkung anfänglich bescheiden und ihr Erfolg unwahrscheinlich erscheint. Das göttliche Kind zeigt einen bewusstem Größenwahn und ein unbewusstes Minderwertigkeitsgefühl. Sein Schatten, der „heldenhafte Dulder", demonstriert eine bewusste Minderwertigkeit und einen unbewusstem Größenwahn.

1.7 Der Säugling in Wirtschaft und Politik

Das Geschäft mit den Babys

> *Schweine aufzuziehen ist ökonomisch sinnvoll,*
> *Kinder aufzuziehen ist ökonomisch unsinnig.*
> **Friedrich List (1789-1846), Nationalökonom**

Die Geburt eines Neugeborenen ist heute nicht nur für das Budget der Familie, sondern auch für die Volkswirtschaft insgesamt von erheblicher Bedeutung. Dies war nicht immer so. Noch vor zwei Generationen gab es im Wesentlichen nur eine Babyausstattung zum Zeitpunkt der Geburt. Muttermilchersatznahrung, Säuglingsbreie und das Säubern der Windeln und Kleidung waren „normale" Haushaltstätigkeiten im Sinne der Subsistenzwirtschaft. Heute suggeriert ein sich ständig erweiternder Markt für Babyartikel den Eltern einen Bedarf für teils „immer bessere", „immer ausgefallenere" oder mit der Mode gehende Produkte. Diese reichen vom Markt für Säuglingsprodukte über den Adoptionshandel bis zur Gesundheits- und Altersversorgung der Elterngeneration.

Rund um die Versorgung des Säuglings sind in den letzten Jahrzehnten eine größere Zahl von Märkten geschaffen worden, die die Pflege und die Art des Umgangs mit Säuglingen sehr erleichtert haben. Die Konzeption und Produktion derartiger „Säuglingsprodukte" wie etwa der Säuglingsmilchnahrungen und der Wegwerfwindeln erforderten jahrzehntelange Erfahrung, wissenschaftliche Begleituntersuchungen und einen hochtechnisierten Produktionsapparat sowie eine kapitalintensive Werbe- und Vertriebsstruktur. Sie sind damit zu zuverlässigen Renditeträgern einer begrenzten Zahl von Firmen geworden.

Die industrielle Produktion von Muttermilchersatznahrungen hat eine lange Tradition. Ein Meilenstein war die Produktion von Säuglingsflaschennahrung durch Nestlé im Jahr 1868. In Deutschland brachte die Firma Hipp 1960 die erste Gläschenkost auf den Markt. 2001 betrug der Umsatz an Säuglingsflaschennahrung 204 Millionen Euro, an Gläschenkost 286 Millionen Euro und an Getreidebreien und sonstigen diätetischen Säuglingsnahrungsmitteln 97 Millionen Euro.

Und die Kosten? 2003 betrugen die Kosten für die Erstausstattung eines gestillten Babys 1325 Euro. Die Wegwerfwindel wurde 1973 durch die Firma Procter & Gamble auf dem deutschen Markt eingeführt. Das Umsatzvolumen wurde 2002 auf 700 Millionen Euro geschätzt.[1] Im Internet bietet ein Babymarkt heute 12 000 Artikel für das Baby und seine Mutter an: Babybekleidung, Babypflegeartikel, Babysitze fürs Auto und andere Artikel für deren Sicherheit, Babyspielzeug, Tragetücher, Babybetten und andere Möbel für Säuglinge, Kinderwagen, Taufartikel …

Seit der Mitte der 1990er Jahre hat sich in den Industriestaaten insbesondere in den USA eine Förder- und Wohlfühlindustrie rund um den Säugling und das Kleinkind entwickelt. Die wohlbetuchten Eltern der oberen Mittelklasse sind bereit, viel Geld für besondere Babyartikel zu bezahlen, etwa einen von der NASA getesteten High-Tech Jogger-Stroller, den Buggy mit ergonomisch verstellbaren Luftkissen zum Preis eines Gebrauchtwagens, ein Dior-Nuckel-Fläschchen für 200 Euro oder einen Kashmere-Strampelanzug für 500 Euro. Dazu schwärmen die Eltern von bilingualen Krabbelgruppen und „Baby-Einstein"-Didaktik-Videos. In den USA sehen 42 % der Kinder unter zwei Jahren täglich ein Didaktik-Video. Im Bundesstaat Georgia ist man noch weiter: Dort schenkt der Staat allen Eltern bei der Geburt eine DVD mit einem Baby-Lernprogramm. Dafür verlangen die Eltern immer früher immer mehr Leistungen von den Kindern. Die Kleinkinder sollen schon mit drei Jahren lesen können.[2]

Und auch den Körper des Säuglings hat man zu kommerziellen Zwecken entdeckt: Man gibt ihm nicht nur, man nimmt auch, wie das folgende Beispiel belegt.

EXKURS: Nabelschnurblut zwischen Kommerz und Altruismus[3]
Weltweit werben über hundert private Stammzellenblutbanken für die vorsorgliche Konservierung von Nabelschnurblut. Sie gaukeln Eltern vor, ihr Kind könne im Notfall darauf zurückgreifen. Die Kosten betragen etwa 1500 Euro. Dazu kommen die jährlichen Gebühren für die dauerhafte Lagerung. Nach Ansicht von Experten gibt es jedoch keine sinnvolle medizinische Begründung für eine private Vorsorge. Sollte das Kind beispielsweise an Leukämie erkranken, dann sind es gerade nicht die eigenen Zellen, die heilen können, sondern solche von einem Fremdspender. Die Stammzellen der Leukämie könnten auch schon im Nabelschnurblut vorhanden gewesen sein. Auch ein kranker Bruder oder eine kranke Schwester dürften nicht davon profitieren, denn das lebende Geschwister steht ja auch als Spender von peripheren Stammzellen oder Knochenmark bereit. Die

Konservierung von Nabelschnurblut in öffentlichen Stammzellblutbanken ist dagegen hilfreich. Nabelschnurblut ist neben Knochenmarkentnahme und der Sammlung von Stammzellen aus dem Blut eine wertvolle Quelle für die Zelltransplantation, insbesondere für Patienten mit seltenen Gewebsmerkmalen. Private Stammzellbanken vergeuden Ressourcen. Von 200 000 Einheiten Nabelschnurblut in öffentlichen Stammzellbanken wurden 6000 bei Transplantationen eingesetzt, von 1,3 Millionen Einheiten in privaten Stammzellblutbanken sind nur 14 Fälle dokumentiert, in denen der ehemalige Spender Nabelschnurblut erhielt.

Allgemein gesehen, ist die Zahl der Neugeborenen volkswirtschaftlich von großer Bedeutung. Eine wachsende Bevölkerung ist ein wichtiger Faktor für das Wirtschaftswachstum. Eine schrumpfende Bevölkerung konsumiert weniger, hat ein Überangebot auf dem Immobilienmarkt mit deshalb sinkenden Preisen zur Folge, der Staat muss sich auf sinkende Einnahmen und zunehmende Probleme im Sozialsystem einstellen.

Das hat eine lange Tradition. Seit der Antike war die „Sippe/Familie" zugleich Wirtschafts-, Unterhalts- und Schutzgemeinschaft. Im Zuge der Industrialisierung orientierte sich das Berufsleben zunehmend am Einzelnen. Damit schwand das Bewusstsein für den Wert der Kinder. In der vorindustriellen bäuerlichen Gesellschaft war die Mithilfe vieler halbwüchsiger Kinder eine wichtige Voraussetzung für den wirtschaftlichen Erfolg des landwirtschaftlichen Betriebes. Eltern mit vielen Kindern waren deshalb besser gestellt als solche ohne Kinder. In der industriellen Gesellschaft heute stellen die langen Erziehungszeiten und der hohe individuelle Aufwand eine große Herausforderung und finanzielle Belastung für die Eltern dar.

In Deutschland verursacht ein Kind von der Geburt bis zur Selbständigkeit etwa 350 000 Euro Kosten. Die Kosten nehmen mit dem Alter des Kindes zu. 2003 ermittelte das Statistische Bundesamt für Kinder im Alter unter sechs Jahren für Essen, Bekleidung und Wohnen durchschnittlich Ausgaben von 5616 Euro pro Jahr. Kinder unter sechs Jahren von Hartz-IV-Empfängern erhielten vom Staat 2580 Euro pro Jahr. Diese Summe entspricht 60 % des sogenannten „Eckregelsatzes" eines Erwachsenen. Dieser bemisst sich nach dem Konsum der ärmsten 20 % der Single-Haushalte, die keine Unterstützung durch Hartz IV beziehen. Das Bundesverfassungsgericht bemängelte im Februar 2010, dass der Bedarf der Kinder pauschaliert geschätzt wurde. Es forderte vom Gesetzgeber, sich am spezifischen Bedarf von Kindern und Jugendlichen zu orientieren. Die Berechnung muss ferner transparent sein, die Inflation berücksichtigen und eine Einzelfallregelung für besondere Notfälle enthalten. Schließlich muss das Ergebnis vom Parlament bestätigt werden. Der Staat reagierte im Jahr 2010 mit der Ausgabe von Bildungsgutscheinen. Statt den Kinderbetrag von Hartz-IV-Empfängern zu erhöhen, erhalten diese die Möglichkeit, an Kursen und Seminaren teilzunehmen – müssen sich aber gleichzeitig als Bedürftige „outen".

Deutschland ist ein hoch entwickelter Sozialstaat. 2006 wurden 30,3 % des Bruttosozialprodukts für soziale Zwecke verwendet. Deutschland hält damit international eine Spitzenposition. Das aktuelle deutsche Sozialsystem weist allerdings fundamentale, historisch gewachsene Ungerechtigkeiten der Verteilung auf: zwischen Frauen und Männern, Jung und Alt, Arm und Reich und Familien mit Kindern und Erwachsenen ohne Kinder oder ohne Kinder im Erziehungsalter. Familien mit unselbständigen Kindern sind im Steuer- und Sozialsystem trotz vieler Transferleistungen wie Kindergeld, Kinderfreibeträge, Sozialgeld, Unterhaltsvorschussleistungen, Kinderzuschlag und Bafög besonders benachteiligt. So kann man wie Jürgen Borchert von einer „Privatisierung der Kinderlasten und einer Sozialisierung des Kindernutzens" sprechen. Niemand sollte wegen Unterhaltspflichten steuerlich schlechter gestellt sein als jemand ohne Unterhaltspflichten. Das deutsche Steuerrecht kennt zwar ein Ehegattensplitting, das die nichterwerbstätige Mutter berücksichtigt, aber kein Familienrealsplitting, das für jedes Kind wirklichkeitsgerechte Unterhaltsbeiträge von der Bemessungsbasis abzieht.

- Der Staat mindert durch die Mehrwertsteuer und indirekte Steuern das frei verfügbare Einkommen der Bürger. Da eine Familie mit Kindern zwangsweise einen höheren Konsum hat, um zu überleben, zahlt sie mehr Mehrwertsteuer und indirekte Steuern als eine Familie ohne Kinder. Der Staat gibt diese Beträge nicht angemessen zurück.
- Das Bundesverfassungsgericht hat 1992 und 2001 den Gesetzgeber aufgefordert, Familiengerechtigkeit in der Sozialversicherung zu schaffen. Dies ist bisher unterblieben. Beispielsweise beruht die Rentenreform von 1957 auf einem Umlageverfahren. Die Rentenbeiträge der arbeitenden Bevölkerung dienen der Versorgung ihrer Eltern. Kinderlose unterstützen so ihre Eltern, werden jedoch selbst im Alter von den Kindern anderer Leute finanziert.

Die Korrektur von Strukturmängeln ist in einer Demokratie ein großes Problem, da Mehrheiten das Verteilungssystem einseitig ihren Interessen anpassen können. Darüber hinaus gilt, dass ein Problem umso schwerer zu lösen ist, je fundamentaler es ist, da die Zahl der berührten Partikularinteressen entsprechend ansteigt. Damit nimmt auch die Anzahl der Betroffenen zu, die sich der Reform entgegenstellt, um ihren Besitzstand zu wahren.

Für Deutschland gilt erschwerend: Zahlreiche Transferleistungen sind nicht bundeseinheitlich gleich, sondern ihre Höhe schwankt von Bundesland zu Bundesland. Hier ist insbesondere die Beteiligung der Länder an den Kosten für Bildung und Betreuung der Säuglinge und Kleinkinder zu nennen. Die Ausgaben der Länder pro Kind schwankten 2008 zwischen 1000 Euro in Schleswig-Holstein und 3000 Euro in Berlin. Der Anteil der Eltern an der Finanzierung schwankte so, wie die Wochenzeitung *Die Zeit* vorrechnete, zwischen 11 % in Berlin und 27 % in Schleswig-Holstein.[4]

Diese Probleme sind gravierend, sie reichen aber nicht an die existentielle Not in anderen Ländern heran, die durch die Ausbeutung der Kinder verursacht wird.

Vom Kinderhandel
Guatemala ist eines der ärmsten Länder Amerikas mit etwa 13 Millionen Einwohnern. Mit über 4000 vermittelten Kindern 2006 ist es nach China das zweitgrößte Exportland für Adoptivkinder.[5] Ein Teil der Säuglinge wird geraubt. Die UN-Kommissarin für Menschenrechte berichtet von über 200 Fällen im ersten Halbjahr 2007. Der größte Teil der Kinder dürfte von kriminell agierenden Vermittlern den bettelarmen, lese- und schreibunkundigen Müttern aus kleinen Dörfern vom Land für wenige Monatslöhne von etwa 60 US-Dollar mit erpresserischen Methoden abgekauft worden sein. Die Gewinnspanne ist enorm, da Adoptiveltern für ein Kind 25 000 bis 40 000 Dollar bezahlen. Über ein anderes, erschreckendes Beispiel hat eine Autorin der *Westfälischen Rundschau* im Jahr 2008 berichtet:[6]

> **EXKURS: Kinderhandel in Nigeria**
> 2008 wurden bei einer Razzia im Krankenhaus von Enugu im Südosten von Nigeria 20 junge Frauen befreit. Vier mittellose Teenager hatten bis zu drei Jahren in der Klinik verbracht. Sie trugen gegen Bezahlung ein Kind nach dem anderen aus. Der Arzt hatte Jungen eingeladen, die Mädchen zu schwängern. Der Frauenarzt lockte außerdem junge Frauen mit der Aussicht auf Abtreibung in seine Klinik. Dort wurden sie für den Rest ihrer Schwangerschaft gefangen gehalten. Nach der Geburt sollen sie rund 135 Euro für ihr Neugeborenes erhalten haben. Nach Angaben der nigerianischen Organisation gegen Menschenhandel (NAPTIP) sollen die Neugeborenen für umgerechnet 2000 bis 3000 Euro weiterverkauft worden sein.

Von den Babyshows
Einst spielten sich Schwangerschaft, Geburt und frühe Kindheit ganz im Privaten ab. Heute wird die Schwangerschaft von Medienstars oft nicht mehr als

Auszeit, sondern als vermarktbares Karrierepotential betrachtet. Statt eines intimen Aktes im Kreißsaal wird die Geburt als „Event" gefeiert. Und die ersten Lebensmonate eines Babys können zur glamourösen Show werden. Unter dem Spitznamen „Brangelina" inszenierten Angelina Jolie und Brad Pitt ihr Privatleben mit ihrer jüngsten Tochter Shiloh Nouvel wie eine Reality Soap. Die Bildrechte für ihre Arbeit als Benefiz-Fotomodell hatten ihre Eltern für über sieben Millionen Dollar verkauft und das Honorar für einen wohltätigen Zweck gespendet. Das Designer-Baby-T-Shirt von Shiloh wurde sofort zum Verkaufshit und zwischenzeitlich wurde sie im Wachsfigurenkabinett von Madame Tussauds in New York verewigt.[7]

Das Baby als Sympathieträger in Werbung und Politik

Babys spielen in der Werbung und in der Politik als Sympathieträger eine wichtige Rolle („Baby-Appeal"). Ein Produkt verkauft sich viel besser mit einem lächelnden Säugling als Blickfang.

Werbung

Werbung für ein Produkt ist dann besonders erfolgreich, wenn es gelingt, die Aufmerksamkeit des Betrachters auf sich zu ziehen. Printmedien gelingt dies meist durch flotte Sprüche und/oder Bilder. Die Tabakwerbung verwendet häufig und perfiderweise Bilder der letzten unberührten Naturlandschaften. Die Autoindustrie „garniert" ihre Produkte mit jungen attraktiven leicht bekleideten Frauen. Die Säuglingsnahrungsindustrie warb bis 1994 mit Bildern von gesunden attraktiv lächelnden Babys.

Nach aktuellem deutschen Recht besitzt nur der Text eine Eindeutigkeit und kann deshalb unter bestimmten Umständen verboten werden. Ein Bild ist grundsätzlich mehrdeutig. Die Aussage hängt vom Betrachter ab und ist daher nicht zu objektivieren. Bilder können deshalb sehr frei in allen möglichen Zusammenhängen verwendet werden, solange sie nicht Eigentums- und Persönlichkeitsrechte verletzen oder ein öffentliches Ärgernis erregen. Die Werbeindustrie ist daher sehr frei in der Wahl ihrer Bilder. Eine große Ausnahme stellt die Werbung für Muttermilchersatzpräparate nach dem Säuglingsnahrungs-Werbegesetz dar. Dies ist der erste Fall in der deutschen Justizgeschichte, in dem durch das Verbot der Abbildung von Säuglingen indirekt anerkannt wird, dass ein Bild eine justiziable inhaltliche Aussage enthalten kann.

Das Stillen ist Teil der Selbstversorgung. Ohne Umsatz und Gewinn fehlen wirtschaftliche Anreize, um über das Stillen zu informieren und für es zu

1.7 Der Säugling in Wirtschaft und Politik: Das Baby als Sympathieträger in Werbung und Politik

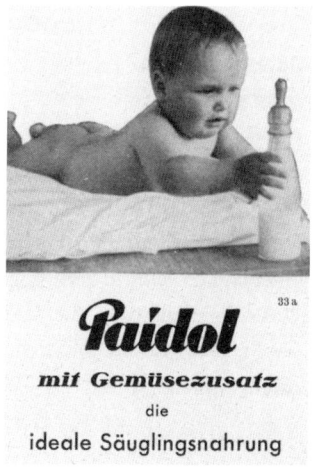

1939

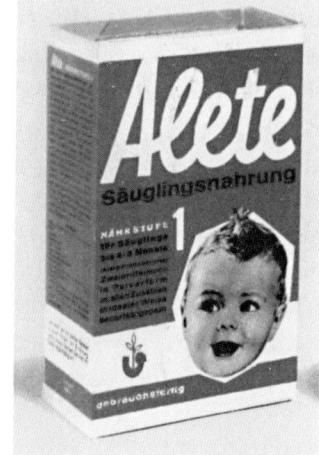

ca. 1971

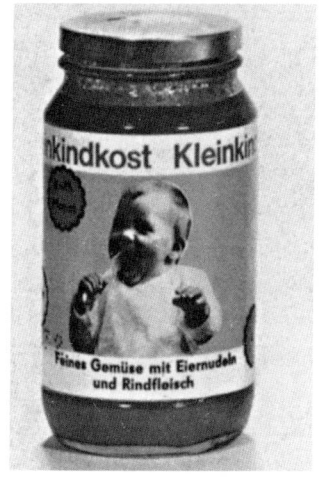

ca. 1973

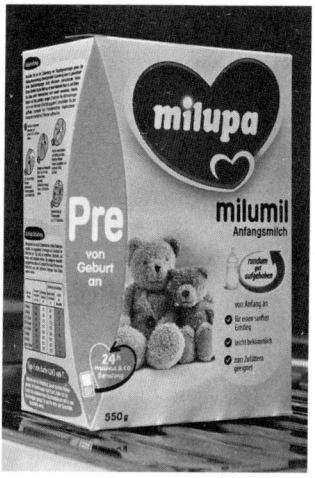

2011

Abb. 27. Babyprodukt-Werbung vor Inkrafttreten des Säuglingsnahrungs-Werbegesetzes 1994 und danach. An die Stelle der Säuglingsbilder treten gewöhnlich Tiermotive.

werben. In wissenschaftlichen Kreisen ist allgemein anerkannt, dass das Stillen die günstigste Form der Ernährung für Neugeborene und junge Säuglinge ist. Nach heftigen Auseinandersetzungen zwischen Stillbefürwortern und der Diätetischen Lebensmittelindustrie hat der Gesetzgeber mit dem Säuglings-nahrungs-Werbegesetz ein Instrument geschaffen, um das Stillen vor einer auf ökonomischer Macht beruhenden Verdrängung durch Muttermilchersatzprodukte zu schützen. 1981 hat die 34. Weltgesundheitsversammlung (WHO) den internationalen Kodex für die Vermarktung von Muttermilchersatz verabschiedet. Auf dieser Grundlage wurde 1994 das Säuglingsnahrungs-Werbegesetz in deutsches Recht umgesetzt.

Das Säuglingsnahrungs-Werbegesetz verbietet Werbung, die darauf ausgerichtet ist, vom Stillen abzuhalten. Auf den Etiketten und in der Werbung muss ein deutlich sichtbarer und als „wichtig" bezeichneter Hinweis auf die Überlegenheit des Stillens aufgedruckt sein. Das Gesetz untersagt ferner u. a. Werbung in anderen als wissenschaftlichen und pflegerischen Veröffentlichungen, die Verwendung von Kinderbildern, die den Gebrauch des Erzeugnisses idealisieren, sowie die Verteilung von Proben oder anderen Kaufanreizen an Mütter.

Politik
Staatsgäste werden häufig von einem Kleinkind mit einem Blumensträußchen begrüßt. Diese Geste soll symbolisch die Menschlichkeit und die friedliche Absicht des Politikers unterstreichen.

Nach der Invasion irakischer Soldaten in Kuwait trat eine junge Frau vor dem amerikanischen Kongress und der UN auf und berichtete unter Tränen von Kriegsgräueltaten irakischer Soldaten auf einer Frühgeborenen-Station in Kuwait. Die Soldaten hätten die Frühchen aus den Inkubatoren und Wärmebettchen genommen und auf dem nackten Boden erfrieren lassen oder brutal getötet. Diese schrecklichen Verbrechen an unschuldigen Frühgeborenen waren ein wichtiges psychologisches Argument für die Einstimmung der amerikanischen Bevölkerung auf den Irakkrieg. Später stellte sich heraus, dass die junge Frau die Tochter des Botschafters von Kuwait war und die ganze Aktion von einer New Yorker Werbefirma geplant und inszeniert worden war.

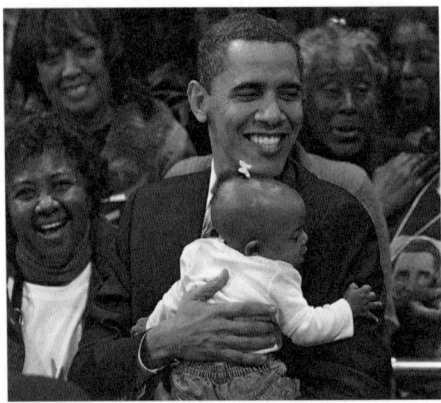

Abb. 28: Der amerikanische Präsident Barack Hussein Obama mit einem Säugling bei einem politischen Auftritt

1.8 Besondere Themen zur Gesundheit

Der Wunschtraum von der Abhärtung

Eine der ersten Erfahrungen der Eltern nach der Geburt ist die unvergleichliche Zartheit, Verletzlichkeit und Hilflosigkeit ihres Babys. Sie weckt in ihnen starke Gefühle, es zu schützen und zu hegen. Uralte Mythen erzählen von dem Wunsch sich oder sein Kind unverwundbar zu machen. Siegfried wird unverwundbar, weil er in Drachenblut gebadet hat, bis auf eine Stelle unterhalb des Schulterblattes, auf die ein Lindenblatt gefallen war. Viele Naturvölker unterzogen ihre Neugeborenen zum Teil gefährlichen und oft grausamen Ritualen, teils um sie „abzuhärten", teils um zu prüfen, ob sie tauglich zum Aufziehen wären.

Verletzlichkeit

Das Bild des zarten zerbrechlichen Wesens wurde besonders in der Zeit der Aufklärung und Romantik mit ihrer Idealisierung des Kindes einerseits und der damals herrschenden hohen Sterblichkeit der Säuglinge andererseits gepflegt. Der Arzt Johann Friedrich Zückerts (1737-1778) verwendete 1764 in seinem Buch über die Pflege des Säuglings den Begriff „zart" als häufigstes Adjektiv zur Charakterisierung des Säuglings.[1] Sein Kollege Christoph Girtanner (1760-1800) meinte 1794: *Welch ein bedauernswertes, welch ein beklagenswürdiges Wesen ist der Mensch? Als ein schwaches, zärtliches hilfsbedürftiges Geschöpf wird es zur Welt geboren, allen Eindrücken der Elemente, allen Fehlern einer vernachlässigenden oder allzu sorgfältigen Erziehung ausgesetzt; und in sich selbst schon mancherlei von seinen Eltern ihm vererbten Krankheiten tragend. Schlechte und verdorbene Nahrung, Wärme und Kälte, ungeschickte Wärterinnen, mannigfaltige Zufälle, Krankheiten, die es notwendig überstehen muss; ja selbst die Ausbreitung seines Körpers und das Wachstum seiner Kräfte drohen dem Säugling in den ersten Jahren seines Lebens einen frühzeitigen Tod oder was noch schlimmer ist Verunstaltung und Verkrüppelung.*[2]

Klaus Betke, mein akademischer Lehrer für Kinderheilkunde, konterte die Ängstlichkeit und Überbesorgtheit vieler Eltern mit dem karikierenden Spruch: „Einen gesunden Säugling kann man mit Wackersteinen ernähren." In der Tat, das Wohlbefinden und die Entwicklung des Säuglings sind primär nicht durch dessen generelle große Empfindlichkeit und Verletzlichkeit bedroht, sondern vor allem durch die Ignoranz, Gleichgültigkeit und das mangelnde Einfühlungsvermögen vieler Bezugspersonen in die Besonderheiten und Andersartigkeit des Säuglings einerseits sowie eine familienfeindliche und kinderfremde Um- und Mitwelt andererseits.

Die Verletzlichkeit des Säuglings wurde zu verschiedenen Zeiten unterschiedlich eingeschätzt. Beispiele für diesen Wandel stellen die Einschätzung des Geburtserlebnisses und der Atemnot unter der Geburt dar.

Die Geburt ist auch heute noch einer der gefährlichsten Momente im Leben jedes Menschen. Eine ausführliche Geburtsvorbereitung, eine sanfte Geburtshilfe, die engmaschige und regelmäßige Überwachung des Geburtsverlaufes sowie die großzügige und frühzeitige Durchführung einer → Kaiserschnittentbindung haben das Risiko von Geburtsverletzungen und die psychischen Belastung für Mutter und Kind sehr verringert.

Sigmund Freud ging 1926 davon aus, dass das Kind beim Durchgang durch den engen Geburtskanal eine starke Angst erlebe. Sie sei das erste emotionale Erlebnis überhaupt und lasse in der Seele eine Wunde zurück, die bei jeder künftigen Angst wieder aufgerissen werde. Er untermauerte seine Theorie unter anderem durch den engen sprachlichen Zusammenhang von Angst und Enge sowie Angstträume von Patienten, in denen die Träumer sich durch enge Röhren oder Kanäle pressen oder gepresst werden.

Entsprechen die Unlustgefühle von Kindern unter der Geburt einer Angst? Sind Neugeborene überhaupt zum Erleben von Angst fähig? Der Schweizer Kinderarzt Fritz Stirnimann (1877-1947) vertrat 1940 die Ansicht: *Jeder, der Neugeborene gleich nach der Geburt sieht, kann die Geburtsangst nicht in Abrede stellen. (...) Sie ist mit dem Bewusstwerden der Atemnot verbunden; dämmert das Bewusstsein ein, oder schwindet es, so hört auch bei starkem Sauerstoffmangel die Angst auf. (...) Angst tritt in sehr ausgeprägter Form bei schweren Geburtsverletzungen auf. Die Kinder schreien in einem so kläglichen Ton, dass schon daraus die Diagnose gestellt werden kann. Ihre Mimik drückt unverkennbar die Angst aus. (...) In kaum einem anderen Fall hat das Neugeborene eine derart starke Ausdrucksmöglichkeit.*[3]

René Spitz (1887-1974), der aus Österreich stammende Psychoanalytiker und Entwicklungspsychologe, der Neugeborene während der Austreibungsperiode und unmittelbar danach filmte, vertrat eine andere Meinung. *Die Reaktion auf das Geborenwerden ist ungemein flüchtig, keineswegs heftig und dauert nur ein paar Sekunden. Unmittelbar nach der Geburt zeigt das Kind kurze Atemnot und Manifestationen einer negativ getönten Erregung. Wenn man das Kind in Ruhe lässt, klingt diese buchstäblich in Sekunden ab und weicht einem vollkom-*

menen Ruhezustand. (...) Im Gegensatz dazu ruft das Eintropfen von Silbernitrat in die Augen des Neugeborenen – eine früher durchgeführte schmerzhafte Vorbeugungsmaßnahme gegen eine Erblindung durch eine Infektion mit der Geschlechtskrankheit Gonorrhoe – *eine viel stärkere und längere stimmliche Unlustreaktion hervor.*[4]

Vor 30 Jahren wurde die körpereigene Produktion von schmerzlindernden Substanzen, der sogenannten „Endorphine", unter körperlicher Belastung entdeckt. Das Kind erlebt die Geburt somit im „Morphinrausch". Dieses Wissen hat das Mitgefühl der Geburtsbegleiter für das „Leiden der Neugeborenen" unter der Geburt relativiert und scheint die Zahl der Vertreter der These einer Langzeitwirkung des sogenannten „psychischen Geburtstraumas" auch unter Psychoanalytikern zu reduzieren.

Erwachsenen fällt es häufig schwer, sich vorzustellen, dass der Mensch in Abhängigkeit vom Lebensalter bzw. vom Entwicklungsstadium sehr unterschiedlich auf ein und denselben Reiz reagieren kann. Zu evident ist das aktuelle persönliche Erleben.

Aus der Physiologie wissen wir, dass ein Erwachsener zehn Minuten ohne Sauerstoff nicht überlebt. Unter der Geburt mag dies beim Kind keinerlei Schäden verursachen. Neugeborene können mehrere Tage ohne Flüssigkeitszufuhr überleben. Neugeborene, die bei Erdbeben verschüttet wurden, überlebten im Einzelfall bis zu acht Tage. Ist das Neugeborene jedoch 14 Tage alt, so ist es schon nach ein bis zwei Tagen ohne Flüssigkeit existentiell gefährdet. Pharmakologen weisen darauf hin, dass Säuglinge auf einzelne Medikamente wie Erwachsene reagieren, während sie für andere eine besondere Empfindlichkeit oder Unempfindlichkeit aufweisen. Im Einzelfall werden Medikamente ganz anders aus dem Darm aufgenommen, im Stoffwechsel abgebaut oder über Leber bzw. Niere ausgeschieden als bei Erwachsenen. Säuglinge benötigen deshalb nicht nur allgemein eine geringere Dosis, weil sie weniger wiegen, sondern manchmal auch eine ganz andere Art der Dosierung. Vergangene Generationen von Ungeborenen und Säuglingen hatten hierfür zum Teil einen hohen Preis zu bezahlen, nachdem sie erstmals mit neuen Substanzen in Berührung gekommen waren, die im Tierversuch und bei der klinischen Erprobung bei Erwachsenen keinerlei Nebenwirkungen gezeigt hatten.

Auch das Verhalten von Säuglingen und Kleinkindern hängt häufig vom Entwicklungsstand ab. Erwachsene werden bei hohem Wellengang leicht seekrank. Säuglinge kreischen jedoch vor Freude, wenn sie in die Luft geworfen werden. Manchmal genügt ein einzelner Entwicklungsfortschritt, und das Kind reagiert ganz anders. Verkleidet sich die Bezugsperson mit einer Maske, so wird ein drei Monate alter Säugling die Maske anlächeln. Der sieben Monate alte

Säugling wird die Maske wahrscheinlich mit Interesse untersuchen, während das 18 Monate alte Kind voll Angst schreiend davonläuft.

Säuglinge sind also nicht grundsätzlich zarte und zerbrechliche Lebewesen, sie halten oft erstaunlich viel aus. Es kommt auf die Besonderheiten des Kindes, die Umstände und das Entwicklungsalter an.

Abhärtung
Vom 18. bis weit ins 20. Jahrhundert hinein wurden von Ärzten und Pädagogen zur Stärkung der körperlichen Gesundheit und zur Verminderung der erschreckend hohen Sterblichkeitsrate von Säuglingen unter dem Begriff der Abhärtung verschiedene Maßnahmen wie kaltes Wasser, frische Luft, Sonnenbäder und nackte Füße empfohlen.

Kaltes Wasser
1840 gibt der Arzt Bernhard Hirschel (1815-1874) in einer größeren Monographie einen Überblick über die „wissenschaftlichen Prinzipien, die Geschichte und die Literatur der Wasserheilkunde" seiner Zeit.[5] Schon immer hatten Ärzte auf die heilende Kraft des kalten Wassers bei einzelnen Krankheiten hingewiesen. So beschreibt beispielsweise Nils Rosen von Rosenstein (1706-1776) im ältesten „wissenschaftlich" angelegten Lehrbuch der Kinderheilkunde 1774 die Vorteile kalter Wasserbäder bei Kindern mit Rachitis.[6] In Deutschland wurde die Wasserheilkunde durch die Schrift *Unterricht von Kraft und Wirkung des kalten Wassers* 1783 von Johann Sigmund Hahn (1696-1773) allgemein bekannt. Laien, wie der Gymnasialprofessor Oertel, priesen sie unkritisch als Allheilmittel und trugen damit trotz dieses Mangels viel zu ihrer Verbreitung bei. Schließlich gelang es dem Bauern Vinzenz Prießnitz (1799-1851) im österreichisch-schlesischen Gräfenberg die Wasserheilkunde zu einer auf empirischer Erfahrung beruhenden, gezielten und dosierten Therapiemethode auszubauen. Er empfahl Wasser als Getränk und verschiedene Anwendungsformen wie die Waschung, das Sitzbad, Begießungen oder Umschläge. Besonderes verdienstvoll war die Einführung verschiedener Formen des Schwitzbades zur „Ausscheidung krankhafter Produkte" und zur „Stärkung der allgemeinen Körperkräfte".

In den Lehrbüchern zur Kinderheilkunde von 1800-1970 wurden Abhärtungsmaßnahmen durch kaltes Wasser häufig ausführlich, dabei allerdings kontrovers diskutiert.

Der Arzt Christoph Girtanner schrieb 1794: *Eines der vorzüglichsten Mittel zur Erhaltung der Gesundheit der Kinder ist das kalte Bad. Mit diesem muss in dem zartesten Alter angefangen (…) werden. Zuerst wird der Säugling bloß mit* einem in kaltem Wasser getauchten Schwamm gewaschen, nachher wird er gebadet, jedoch kommt viel darauf an, dass das Kind allmählich an das kalte Bad gewöhnt werde. Außerdem gibt es Kinder, denen das kalte Bad mehr schädlich als nützlich ist.[7] Der Regimentsarzt Ludwig Griesselich (1804-1848) meinte 1843: *Das warme Waschen der Kinder ist ein sicheres Mittel, die Haut zu schwächen, sie gegen jedes Windchen empfindlich zu machen. Ich will Euch gewiss nicht raten, den Neugeborenen in Eiswasser zu tauchen; wer diese Taufe freilich durchmacht, ist niet- und nagelfest fürs Leben; aber scheut Euch doch ja nicht, den Kleinen nach und nach an's kalte Wasser zu gewöhnen. (...) Der Kleine mag anfangs ein wenig schnattern – das tut ihm nichts und ist durchaus kein Zeichen, dass sich seine Natur gegen das Kalte sperre. Die Hauptsache ist, dass das Waschen schnell vor sich gehe, dass der der gewaschene Teil gleich abgetrocknet, sanft gerieben und bedeckt werde.*[8] Pfarrer Sebastian Kneipp (1821-1897) empfahl *nach dem täglichen warmen Bad das Kleine für 2-3 Sekunden in kälteres (...) Wasser zu tauchen oder es rasch kalt abzuwaschen.*[9]

Stets gab es auch Gegner der Abhärtung von Säuglingen mit kaltem Wasser. Christoph Wilhelm Hufeland schrieb 1829: *Das kalte Bad gehört schon unter die Klasse der heroischen, erschütternden Stärkungsmittel. (...) Ist es also nicht äußerst gewagt, bei einem so zarten, schwachen Wesen ein Mittel anzuwenden, das selbst Erwachsene nicht immer ohne Schaden brauchen? Ja was noch mehr ist, das kalte Bad ist nicht nur gefährlich, sondern auch für unsere jetzige Absicht zweckwidrig.*[10] Gustav Wilhelm Scharlau (1809-1861) bemerkt kurz und knapp 1853: *Kalte Bäder sind für den Säugling nur nach dem sechsten Lebensmonat anwendbar und dürfen sich nur auf ein augenblickliches Eintauchen beschränken.*[11] Der Münchner Kinderarzt Josef Trumpp meinte 1911, dass die „Freunde der modernen Naturheilkunde" aus dem „Extrem der Verweichlichung" durch „unsere Großmütter" „zum anderen Extrem einer übertriebenen Abhärtung übergegangen" seien. *Besonders der Kaltwasserfanatismus hat viel Unglück verschuldet. Er ging so weit, dass man schon die Neugeborenen täglich in kaltes Wasser tauchte; und für ganz selbstverständlich galt es, – und gilt es leider heute noch –, die Säuglinge nach dem warmen Bad kalt abzuduschen. Die Folge dieser Maßnahmen ist genau das Gegenteil von dem, was damit erstrebt wird. So behandelte Kinder (...) haben viel an Katarrhen zu leiden, manche erkranken an Lungenentzündung; vor allem aber entwickelt sich bei ihnen eine ganz auffällige Nervosität, die erst wieder schwindet, wenn man mit den Kaltwasserprozeduren aufhört. Man unterlasse beim Säugling jede Kaltwasseranwendung.*[12]

In den Büchern zur Säuglingspflege im 20. Jahrhundert überwiegen die zurückhaltenden oder ablehnenden Stimmen zu Kaltwasseranwendungen im Säuglingsalter. Im Lehrbuch von Walter Keller (1894-1967) und Alfred Wiskott

(1898-1978) von 1961 heißt es: *Aktive Abhärtungsmaßnahmen sind bei Säuglingen und Kleinkindern so gut wie immer Unsinn.*[13] Im vierbändigen Handbuch der *Pädiatrie in Praxis und Klinik* von 1990 wird die „Abhärtung" im sehr ausführlichen Stichwortverzeichnis nicht mehr aufgeführt.[14]

Frische Luft
Der evangelische Pfarrer und Pädagoge Christian Gotthilf Salzmann (1744-1811) schildert 1792 in seinem „Krebsbüchlein", in dem er „Anweisungen zu einer unvernünftigen Erziehung der Kinder" gibt, anhand von zwei markanten Beispielen die Folgen, die der Entzug von frischer Luft für die Gesundheit von Säuglingen und Kleinkindern hat. Er schließt mit dem Appell: *Bringt Eure kleinen Patienten in eine andere Stube! Lasset täglich in derselben die Fenster öffnen! Gewöhnet sie nach und nach wieder an die frische Luft! Ich denke, es soll bald mit ihnen besser werden.*[15] Der Gründer des Münchner Kinderspitals August Napoleon von Hauner (1811-1884) schrieb 1868: *Wie viel von dem Genuss der frischen Luft zum Gedeihen der Kinder abhängt, kann nur der Arzt in großen Städten beurteilen, und ich übertreibe nicht, wenn ich behaupte , dass von dem Mangel gesunder Luft teils in unseren Häusern und Wohnungen, teils in unseren Straßen und Gassen gerade für die Kinder ein Heer von Krankheiten erzeugt wird, und dass dieselben nahezu den Übeln gleichkommen, die durch fehlerhafte Ernährung der Kinder hervorgerufen werden.* Von Hauner empfiehlt: *das neugeborene Kind muss also schon täglich frische Luft genießen.* In den Sommermonaten ist dies schon – *mit einem leichten Schleier bedeckt* und einer adäquaten Bekleidung – mit sechs bis acht Tagen möglich; im Winter *vernünftig bekleidet und geschützt*, schon mit 14 Tagen nach der Geburt.[16]

Die Kinderärzte F. Göppert und Leopold Langstein (1868-1943) schrieben 1920: *Die Säuglinge dürfen von der 4.-6. Woche (…) langsam an frische Luft gewöhnt werden. (…) Im Mai sind die frühen Morgenstunden die geeignetste Zeit. Da ist die Luft am stillsten und rauchfreiesten. Im Hochsommer kann man die Säuglinge gar nicht früh genug hinausstellen. Im Winter kommt es weniger auf die Temperatur als den Wind an. Bei Sonnenschein und Windstille kann man bis zu -4°C ausfahren lassen, während es bei kaltem scharfen Wind schon bei 4°C Wärme zu kalt sein kann. Bei fraglichem Wetter ist ¼ bis ½ Stunde lang zweimal täglich Herausfahren zu empfehlen.*[17] Otto Heubner (1843-1926) empfahl bei empfindlichen oder im Spätherbst geborenen Säuglingen *im Winter oder der Übergangszeit* das Kind *zwei-bis dreimal am Tage eine Stunde lang in ein vorher durch einstündigen Durchzug gelüftetes und angeheiztes Zimmer zu bringen, nachdem das Fenster eine Viertelstunde (…) vorher geschlossen worden ist. Während dessen wird das erste Zimmer ebenso ausgelüftet.*[17] Für Philipp

Bamberger (1898-1983) galt „ein ausgiebiger Aufenthalt im Freien" als „das wichtigste Mittel zur Abhärtung".[18]

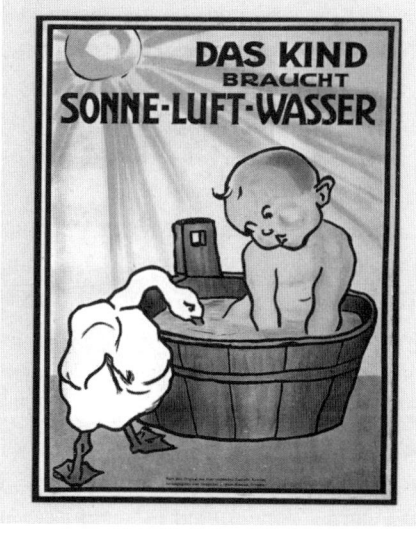

Abb. 29:
Deutsches Hygiene-Museum
Dresden 1926

In der Klinik war bis zur Einführung der Tuberkulostatika Ende der 1940er Jahre die „Freilufttherapie" auf der Terrasse die wichtigste Behandlungsmethode für Tuberkulose.

Sonnenbäder

In der ersten Hälfte des 20. Jahrhunderts waren Sonnenbäder als Abhärtungsmaßnahme auch bei Säuglingen sehr beliebt. Josef Trumpp meinte 1911: Bei Sonnenschein kann der bis auf den Kopf bedeckte nackte Säugling jeweils 5 bis 10 Minuten auf dem Bauch und auf dem Rücken der Strahlung ausgesetzt werden. „Am falschen Platz und bei falscher Anwendung" kann das Sonnenbad jedoch „erheblichen Schaden stiften. Jede Mutter" sollte sich deshalb „zuvor mit ihrem Hausarzt ins Benehmen setzen."[12]

Der Kinderarzt Werner Catel (1894-1981) gab 1942 folgende Anleitung für ein Sonnenbad: *Man beginnt Ende des ersten Lebensquartals. (…) Zunächst lässt man den Säugling kurze Zeit unbedeckt bei geöffnetem Fenster strampeln. Ist er daran gewöhnt, so kann er entkleidet und der ganze Körper 2-3 Minuten der direkten Sonnenbestrahlung ausgesetzt werden. Dabei dreht man das Kind zwischendurch von der Rücken- in die Bauchlage. Der Kopf darf niemals der direkten Sonnenbestrahlung ausgesetzt werden. Allmählich steigert man die Dauer der Sonnenbestrahlung auf zehn Minuten. Die Haut soll sich langsam bräunen.*

Heftige Rötung darf nicht auftreten. Blonde Kinder sind (...) mit Hautcreme oder Öl einzureiben.[19] Der Leiter der Kinderklinik in Heidelberg, Philipp Bamberger (1898-1983), empfahl *das Sonnenbad entsprechend der Sonnenhöhe mit 2 bis 5 Minuten* zu beginnen *und nach Alter und Verträglichkeit bis zu zwei- bis dreimal eine Stunde täglich* zu steigern. *Das Gesicht wird stets vor direkter Bestrahlung geschützt (...) und der Körper gut eingeölt. (...) Leichtes Erythem und Bräunung der Haut sowie gutes Allgemeinbefinden zeigen die richtige Dosierung an. Keine Übertreibung! Schutz vor Überhitzung! Bei sensiblen Kindern ist besonders vorsichtig vorzugehen.*[20]

In den 1920er Jahren erkannte man, dass die Rachitis Folge eines Vitamin-D-Mangels ist. Da Vitamin D in der Haut unter UV-Strahlung aus einer vom Körper selbst produzierten Vorläufersubstanz, einem Cholesterinderivat, gebildet werden kann, fand die positive Wirkung von Sonnenbädern eine plausible Erklärung. Vitamin D kann aber auch über die Nahrung zugeführt werden. Lebertran enthält z. B. große Mengen Vitamin D und wurde deshalb zu Beginn der allgemeinen Rachitisprophylaxe mit Vitamin D seit 1939 sehr häufig gegeben. Damit wurden die Sonnenbäder im Sommer und die UV-Bestrahlung mit der Höhensonne im Winter überflüssig. Bei den Kindern war Lebertran wegen seines unangenehmen Geschmackes sehr unbeliebt. Da in Lebertran der Gehalt an Vitamin D zudem sehr schwankt, erhalten Säuglinge heute eine Vitamin-D-Prophylaxe in Form von genau dosierten Vitamin-D-Tabletten. Als dann in den 1980er Jahren bekannt wurde, dass jeder Sonnenbrand im Leben im Sinne einer additiven Strahlenschädigung die Entstehung von Hautkrebs im Alter begünstigt, wurde von Sonnenbädern im Säuglingsalter allgemein abgeraten. Ist der Säugling dennoch der Sonne ausgesetzt, so wird empfohlen, eine Sonnencreme mit einem hohen Lichtschutzfaktor zu benutzen und dem Säugling ein Sonnenhütchen, das auch die Nackenhaut beschattet, aufzusetzen.

Nackte Füße

Der wohl prominenteste Vertreter der „Wasseranwendungen" im 19. Jahrhundert war Pfarrer Sebastian Kneipp (1821-1897) aus Wörishofen. Er sah das „Wesen aller Krankheiten" in Störungen des Blutes „durch anomalen, fehlerhaften Blutumlauf" oder als Folge von „dem Blute beigemischten, verdorbenen fremdartigen Bestandteilen, den Krankheitsstoffen". *Die Wasseranwendungen verfolgen den dreifachen Zweck: des Auflösens, des Ausscheidens der Krankheitsstoffe und der Kräftigung des Organismus. (...) Der erste Dienst des Lösens wird von allen Dämpfen und von den warmen Kräutervollbädern besorgt; der zweite Dienst des Ausscheidens von sämtlichen Wicklungen, zum Teil von den Gießungen und Aufschlägen; der dritte Dienst der Kräftigung von allen kalten Bädern, allen Gießungen, zum Teil von den Waschungen, endlich von dem gesamten Material der Abhärtung*[21]*, (...) wie dem Barfußgehen, dem Gehen in nassem Grase, auf nassen Steinen, in neugefallenem Schnee und im kalten Wasser sowie dem Kaltbaden der Arme und Beine oder dem Kniguß.*

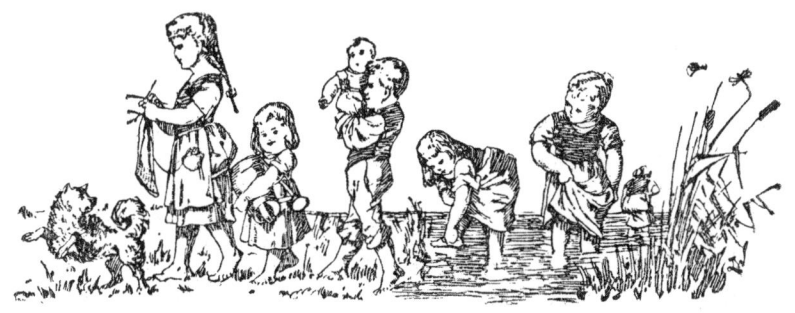

Abb. 30: Pfarrer Sebastian Kneipp (1821-1897): Barfußgehende Kinder

Ganz kleine Kinder, welche noch ganz auf die Hilfe Anderer angewiesen und in die Windel, in's Tragekissen, an's Zimmer gebannt sind, sollen wo möglich n i e e i n e F u ß b e k l e i d u n g tragen. Könnte ich doch dieses allen Eltern, besonders den allzu besorgten Müttern, als Kanon, als unumstößliche Regel tief einprägen! Mit Vorurteilen behaftete Eltern (...) mögen sich (...) zum Mindesten für eine solche Fußbekleidung sorgen, durch welche die frische Luft leicht auf die Haut dringen kann.[22]

Vor 150 Jahren war das Barfußgehen bei Kindern insbesondere aus armen Familien weit verbreitet. So berichtete der Märchendichter Hans Christian Andersen (1805-1875), dass sein jugendlicher Führer auf den Ausflügen zu den Sehenswürdigkeiten der sächsischen Schweiz in den 1830er Jahren barfuß gegangen sei. Das Schuhwerk war damals zudem meist sehr einfach. Vor 1900 produzierte die Schuhindustrie nur mit einem Leisten. Es gab keine industriell hergestellten rechten und linken Schuhe. Heute wird Barfußgehen z. B. bei Kindern mit einem mittelschweren Knick-Senk-Fuß ausdrücklich empfohlen.[23]

Prävention individueller Krankheitsbereitschaften sowie optimale Lebens- und Entfaltungsmöglichkeiten

Im 20. Jahrhundert gelang es der modernen Medizin, die Kindersterblichkeit so weit zu senken, dass Eltern heute die Möglichkeit des Todes ihres Kindes nur noch als abstrakte und nicht als wirkliche Bedrohung erleben. Dennoch ist auch die moderne Kinderheilkunde in vielen Bereichen unsicher über die Bedingungen für ein optimales körperliches Gedeihen nicht nur des durchschnittlichen Säuglings, sondern jedes einzelnen Kindes mit seinen individuellen Besonderheiten. Wir wissen beispielsweise, dass unter unseren klimatischen Bedingungen einzelne Säuglinge trotz optimaler Pflege ohne eine Vitamin-D-Prophylaxe eine Rachitis entwickeln. Wir wissen jedoch nicht, weshalb gerade dieser Säugling erkrankt und andere gesund bleiben. Wir empfehlen deshalb allen Säuglingen eine Vitamin-D-Prophylaxe, obwohl wir wissen, dass 99 % sie entbehren könnten. In den letzten Jahrzehnten beobachten wir eine deutliche Zunahme der Kinder mit Heuschnupfen und Asthma. Kinder, die auf Bauernhöfen aufwachsen, erkranken nur etwa halb so häufig. Was schützt die Bauernkinder? Was könnte man tun, damit alle Kinder in den Genuss dieses Schutzes kommen?

Noch viel größer als die Unsicherheiten über die Bedingungen für eine optimale körperliche Entwicklung sind die Unsicherheiten über die Rahmenbedingungen für eine günstige psychische Entwicklung innerhalb eines bestimmten kulturellen Umfeldes.

Schließlich kann man es nur als Skandal bezeichnen, wie heute in einem so wohlhabenden Staat wie Deutschland die sozialen Rahmenbedingungen für das Aufwachsen eines großen Teils unserer Kinder wider besseres Wissen grob vernachlässigt wird.

Der Traum von der „Abhärtung", dem Schutz vor Unbill und dem Wunsch nach optimalen Entwicklungsbedingungen, besteht also auch heute noch fort, nur trägt er jetzt die Gestalt der verschiedenen Formen der Prävention wie z. B. den Vorsorgeuntersuchungen, den Impfungen und der Unfallprävention und nicht mehr die Gestalt der Abhärtung.

Zusammenfassung

Eine der ersten Erfahrungen der Eltern nach der Geburt ist die unvergleichliche Zartheit, Verletzlichkeit und Hilflosigkeit ihres Babys. Sie weckt in ihnen starke Gefühle, es zu schützen und zu hegen. Das Bild des zarten zerbrechlichen Wesens wurde besonders in der Zeit der Aufklärung und Romantik gepflegt. Zur Stärkung der körperlichen Gesundheit und zur Verminderung der erschreckend hohen Sterblichkeitsrate von Säuglingen wurden vom 18. bis weit in das 20. Jahrhundert hinein unter dem Begriff der Abhärtung verschiedene Maßnahmen wie kaltes Wasser, frische Luft, Sonnenbäder und nackte Füße empfohlen. Heute gehen wir davon aus, dass Säuglinge nicht grundsätzlich zarte und zerbrechliche Wesen sind. Sie ertragen oft erstaunlich viel. Es kommt auf die Besonderheiten des Kindes, die Umstände und das Entwicklungsalter an.

Auch heute noch besteht viel Unsicherheit über die Bedingungen für eine optimale körperliche Entwicklung und eine günstige psychische Entwicklung innerhalb eines bestimmten kulturellen Umfeldes. Der Traum von der „Abhärtung", dem Schutz vor Unbill und dem Wunsch nach optimalen Entwicklungsbedingungen, besteht also auch heute noch fort, nur trägt er jetzt die Gestalt der Prävention und nicht mehr die der Abhärtung.

Das Kind im Unglück – Der verunglückte Säugling

Verhaltensregeln und Produkte zur Vorbeugung von Unfällen gehören heute ganz selbstverständlich zum Leben mit Säuglingen und Kleinkindern. Sicherheitssitze im Auto sind gesetzlich vorgeschrieben. Auf Tausenden von Verpackungen steht: „Vorsicht, dieses Produkt enthält Kleinteile, es gehört nicht in die Hände von Kleinkindern." Wenn die kleinen Enkel zu Besuch kommen, verstauen Opa und Oma alle Medikamente, Chemikalien und Putzmittel außerhalb ihrer Reichweite. In keinem Lebensbereich wird Prävention so ernst genommen und umgesetzt wie im Umgang mit Säuglingen und Kleinkindern. Dabei war in meiner Jugend, wie in vielen Entwicklungsländern heute, alles ganz anders. Ein Unfall wurde als Schicksalsschlag angesehen, und die Ärzteschaft konzentrierte sich ausschließlich auf die Behandlung der Schäden. Ich habe viel Verständnis, wenn junge Eltern dies heute völlig unverantwortlich und nicht mehr nachvollziehbar finden.

    Sicherheit ist ein begehrtes Gefühl. In einer vertrauten Umgebung fühlen wir uns sicher und in einer fremden unsicher. Die Vertrautheit mit einer Umgebung ist jedoch kein Maßstab für deren Gefährdungspotential. Wahrscheinlich sterben wir am ehesten beim Putzen des Bades oder auf der Straße. Trotzdem bekommen wir keine Gänsehaut beim Betreten der Dusche oder beim Einsteigen ins Auto. Es scheint dem Überleben zu dienen, wenn wir das Risiko von Situationen falsch bewerten. Wir fürchten uns am meisten vor Dingen, die uns selten bis nie begegnen, und wir verschließen die Augen vor den wirklichen Gefahrenherden in unserem Alltag. Für junge Eltern ist es deshalb besonders wichtig, die besonderen Gefahrenquellen für den Säugling und das Kleinkind in ihrer Wohnung zu kennen. Wie wir in den letzten 50 Jahren gelernt haben, vermag eine einfache gezielte Vorsorge, viel Leid zu verhindern.

    Im Mittelalter und der frühen Neuzeit verletzten sich viele Kinder schwer, und einige kamen ums Leben, weil sie ungenügend beaufsichtigt wurden. Säuglinge erstickten in der Wiege oder im Bett, ältere Kinder stürzten zu Tode, ertranken in Brunnen oder Gewässern, wurden vom Pferd abgeworfen und verirrten sich im Wald beim Beerensammeln oder beim Tierehüten. Die Achtsamkeit der Erwachsenen war eine andere als heute. Die meisten Menschen waren zu sehr damit beschäftigt, sich und der Familie das Überleben zu sichern.[1]

Trotz einer zweifellos hohen Zahl von schweren Unfällen sucht man in den Lehr- und Handbüchern der Kinderheilkunde bis zur Mitte des 20. Jahrhunderts vergeblich nach einem Kapitel über Unfallschäden.[2]

Erst das letzte Kapitel von Johann Friedrich Zückerts Säuglingspflege von 1764 beschäftigt sich mit der elterlichen Aufsicht: *Ein Kind muss unter einer beständigen genauen Aufsicht sein, und niemals allein gelassen, noch weniger anderen Kindern zur Wartung übergeben werden.*[3] Zückerts warnt dabei insbesondere vor Verbrühungen und vor Verletzungen mit gefährlichen Gegenständen und lehnt das Spiel kleiner Kinder mit Hund und Katze ab. Ein Lehrbuch von 1873 bespricht immerhin schon die Symptome, Folgen und Behandlung einiger ausgesuchter Unfallursachen im Säuglings- und Kleinkindalter, wie den Verbrennungen, Verbrühungen, Erfrierungen und eingeklemmten Fremdkörpern in Nase und Gehörgang.[4] 1927 wird diese Liste durch verschiedene Formen der Vergiftung und Verätzung ergänzt.[5]

Das öffentliche und wissenschaftliche Interesse am Unfall im Säuglings- und Kleinkindesalter erwachte erst, als in der ersten Hälfte des 20. Jahrhunderts die Anzahl der Todesfälle durch Ernährungsstörungen und Infektionskrankheiten stark zurückging. Da die absolute Zahl der Unfalltoten der ein- bis vierjährigen Kinder nur wenig abnahm, erhöhte sich ihr Anteil an der Gesamtsterblichkeit von 11 % in den Jahren 1931/1932 auf 27 % in den Jahren 1952/1953. Allerdings gab es deutliche Verschiebungen zwischen den Anteilen der verschiedenen Unfallursachen. So erhöhte sich z. B. der Anteil der Verkehrsverletzten und -toten.[6]

1957 definierte die Welt-Gesundheits-Organisation (WHO) den Unfall im Säuglingsalter als *zufälliges Ereignis, das einen nachweislichen körperlichen Schaden hervorruft.*[6] Eigentlich sollte eine Definition das Interesse des Arztes auch für deren Ursachen sensibilisieren. In diesem Fall legte der Begriff „Zufall" jedoch fälschlicherweise nahe, Kinderunfälle seien ein unvermeidbarer schmerzhafter Tribut an die erste Auseinandersetzung mit der Umwelt.

Fortschritte in der Unfallprävention

Die nun einsetzende Forschung nach Ursachen zeigte bald, dass Begleitumstände den Unfall sehr wohl begünstigen, erschweren oder sogar auslösen können. Das leuchtet jedem ein, wenn man zum Beispiel an den Autoverkehr denkt. Die Zahl der Kraftfahrzeuge stieg in Deutschland von 1970 bis 2006 von 17,8 Millionen auf über 50 Millionen. Dennoch sank die Zahl der im Straßenverkehr verunglückten Kinder unter 15 Jahren um fast die Hälfte auf rund 35 000

Kinder pro Jahr. Während im Jahr 1970 noch über 2100 Kinder tödlich verletzt wurden, waren es 2006 „nur noch" 138 Kinder. Neue Unfallverhütungssysteme im Automobilbau wie der Aufprallschutz, die zunehmende Akzeptanz der Empfehlung, sich im Verkehr passiv zu verhalten, und Fortschritte in der Intensivmedizin, wenn es denn doch zum „Crash" kommt, sind Beispiele für die Ursachen hinter diesem Trend.

2002 erlitten in Deutschland etwa 1,7 Millionen Kinder unter 15 Jahren einen Unfall. Kleinkinder und Jugendliche waren besonders gefährdet. Bei mehr als 350 Kindern, inklusive 82 Säuglingen, verlief der Unfall tödlich. 2007 waren 8610 Kinder, insbesondere Kleinkinder, wegen einer Vergiftung – etwa mit Chemikalien oder Medikamenten – in stationärer Behandlung.[7]

Säuglinge als Unfallopfer

Säuglinge sind besonders im Haushalt gefährdet. Am häufigsten sind Stürze vom Wickeltisch, aus dem Bett, vom Tisch und Hochstuhl, aus Kinderwippen, Tragetaschen und Laufwagen und über ungesicherte Treppen. Fatal kann das Einatmen von kleinen Spielzeugteilen und ungeeigneten Lebensmitteln wie Erdnüssen enden. Auch Verbrühungen aus Kochgeschirr, Tee- und Kaffeetassen sind alterstypische Verletzungen. Gegen Ende des ersten Lebensjahres kommen dann Schnittwunden, Vergiftungen mit Reinigungsmitteln und Medikamenten und das Ersticken in Plastiksäcken hinzu.

1998 verunglückten noch 100 Säuglinge tödlich. Neun Jahre später waren es nur noch 63. Hiervon erlag ein Drittel seinen Verletzungen, meist nach einem schweren Sturz. Sechzehn erstickten an einem kleinen Fremdkörper und drei starben an den Folgen einer Vergiftung mit Medikamenten beziehungsweise Reinigungsmitteln. Ein Säugling erlag den Folgen einer Verbrennung. Unter den restlichen Verunglückten waren mehrere Opfer von Verkehrsunfällen.[8]

Zusammenfassung

Innerhalb der zweiten Hälfte des 20. Jahrhunderts änderte sich die Haltung der Ärzte und der Bevölkerung gegenüber dem Unfallgeschehen grundlegend. Anstelle einer hilflosen Betroffenheit über den Schicksalsschlag und einer naiven Indifferenz dem Unfallgeschehen gegenüber ist die Allgemeinheit heute überzeugt, dass Unfallprävention eine lohnende Aufgabe für die gesamte Gesellschaft ist. So hat das Umdenken von der ausschließlich kurativen zur prophylaktisch ausgerichteten Medizin in den vergangenen 30 Jahren – wie die Ergebnisse der Unfallverhütung beispielhaft zeigen – zu einer einzigartigen Erfolgsgeschichte in der Kinderheilkunde geführt.

Der „vergiftete Säugling"

Wenn wir heute das Wort Vergiftung hören, denken wir sofort an einen Kontakt mit chemischen Produkten. Was verstanden die Menschen früher unter einem vergifteten Säugling? Welche reale Gefahr der Vergiftung besteht heute bei unseren Säuglingen und Kleinkindern?

Im modernen Sprachgebrauch hat das Wort Vergiftung zwei Bedeutungen. Erstens handelt es sich um Vergiftungen durch Medikamente, Reinigungsmittel, Nahrungsmittel oder Giftpflanzen. Eine zweite weniger häufig verwendete Bedeutung betrifft eine Vergiftung im übertragenen Sinne: Wenn ein Säugling durch die Beziehung mit einem seelisch gestörten Erwachsenen in seiner psychischen Entwicklung massiv behindert oder gestört wird, kann man ebenfalls von einer „Vergiftung" sprechen.

Dämonen und Hexen sowie moralisches Fehlverhalten als Krankheitsursache

Das Zusammenspiel von materiellen und psychisch-spirituellen Faktoren für die Aufrechterhaltung der Gesundheit und die Entwicklung von Krankheiten wird auch heute noch vielfach nicht verstanden. Bis in die Neuzeit hinein sahen die Menschen Geister, Dämonen oder Mitmenschen, die sie als Zauberer oder Hexen fürchteten und bewunderten, als Ursache vieler Krankheiten an. Amulette, Zauberformeln und Beschwörungen sollten Unheil von den Kindern fernhalten. Verhüllungen sollten die Kinder vor dem bösen Blick schützen.

Im 18. Jahrhundert wurden einige Krankheiten als Folge starker Affekte, leidenschaftlicher Gemütsbewegungen oder eines ausschweifenden, unmoralischen Lebens der Mutter in der Schwangerschaft gedeutet. Die Muttermilch galt als Medium der Übertragung schlechter Charaktereigenschaften von der Mutter oder der Amme auf das Kind. Ammen sollten deshalb einen einwandfreien moralischen Lebenswandel aufweisen.

Die Gefahr der seelischen Vergiftung durch eine defizitäre Moral wurde überbetont, während reale Gefahren durch Umwelteinflüsse, durch Pflanzen – auch Heilpflanzen – und durch Arzneimittel weniger beachtet wurden.

Pflanzen schützen sich vor Fressfeinden durch die Produktion von Giften. Die Fressfeinde ihrerseits entwickeln Entgiftungsmechanismen. In den verschiedenen Ökosystemen der Erde herrscht deshalb ein Trend zu immer spezifischeren und immer toxischeren Pflanzengiften einerseits und immer raffinierteren Entgiftungsmechanismen bei den Tieren andererseits.

Kenntnisse über lokale Giftpflanzen gehörten zum Basiswissen aller Völker. Durch die gezielte Auswahl von Nahrungsquellen, besondere Zubereitungsverfahren und die Züchtung giftarmer Pflanzensorten haben die verschiedenen Völker gelernt, sich in immer neuen Ökosystemen zu behaupten. Seit dem 19. Jahrhundert greift der Mensch auf ganz neue Weise durch die Produktion neuartiger Giftstoffe gegen Pflanzenschädlinge in den Naturkreislauf ein.

Ende der 1950er Jahre wurde dennoch eine ungewöhnlich große Zahl von Neugeborenen mit schweren Missbildungen an Armen und Beinen geboren. Ursache war die Einnahme des Schlafmittels Contergan® durch die Mutter in der Frühschwangerschaft. Erst diese Katastrophe machte plötzlich allen klar, dass Feten und Säuglinge gegenüber biologisch aktiven Fremdsubstanzen, sogenannten „Xenobiotica", im Einzelfall ganz anders reagieren als Erwachsene oder wesentlich weniger rasch wachsende ältere Kinder. Das Unglück wurde zur Geburtsstunde der Entwicklungstoxikologie. Seither zeigen immer neue Beispiele, dass Embryos, Feten und Säuglinge – bezogen auf ein Kilogramm Körpergewicht – gegenüber einzelnen Xenobiotica weniger, gleich empfindlich oder wesentlich empfindlicher reagieren können. Die Wirkung ist im Einzelfall nicht vorhersehbar.

Heute sind Vergiftungen mit Medikamenten und Reinigungsmitteln im Haushalt eine der häufigsten Unfallursachen bei älteren Säuglingen und Kleinkindern. Und auch die Nahrung barg und birgt eine Reihe möglicher Gefahren.

Die ersten 60 Jahre des 20. Jahrhunderts waren gekennzeichnet von der Entdeckung immer neuer essentieller Nährstoffe. Viele Erkrankungen, die von den Zeitgenossen als „Nahrungsmittelvergiftungen" angesehen wurden, stellten sich retrospektiv als Nährstoffmangelzustände heraus. Um 1920 beispielsweise war die Angst der Konsumenten vor einer „Säureüberladung" beim Verzehr industriell hergestellter Lebensmittel im Vergleich zu einer Rohkosternährung weit verbreitet. „Der Säuretod der weißen Rasse" lautete der Titel einer dieser Schriften. Nahrungsmittelanalysen erfassten damals nur wenige Nährstoffe. Der auffälligste Unterschied zwischen den beiden Ernährungsformen war die unterschiedliche Säurelast für die Nieren. Man beschuldigte diese deshalb fälschlicherweise als Ursache der klinischen Symptome. Später rückte die Radioaktivität ins Zentrum kritischer Aufmerksamkeit:

1945 wurden die ersten Atombomben in der Atmosphäre gezündet. In der Folgezeit führte das atomare Wettrüsten mit zahlreichen oberirdischen Atomexplosionen zu einer immer stärkeren Belastung der Atmosphäre mit radioaktiven Stoffen. Schließlich wurde die Sorge vor einer unverantwortlich hohen Strahlenbelastung der Weltbevölkerung so groß, dass sich die drei Atommächte USA, Russland und Großbritannien 1963 auf einen Atomteststoppvertrag in der Atmosphäre einigten. Neben der direkten Strahlenbelastung wurde auch eine indirekte Strahlenbelastung über die Nahrungskette in Betracht gezogen.

Da radioaktives Strontium 89 und 90 wie Kalzium oft über Jahrzehnte im Skelettsystem des Körpers gespeichert wird, bevor es im Rahmen des Skelettumbaus wieder ausgeschieden wird, bestand unter Ärzten eine große Furcht vor den Langzeitschäden einer erhöhten Einlagerung von radioaktivem Strontium im Skelett insbesondere bei Säuglingen und Kleinkindern. Die amerikanische Regierung gab deshalb in den 1960er Jahren erhebliche Mittel zur Erforschung des Strontium-Stoffwechsels bei Säuglingen aus.[1] Auch die zivile Nutzung der Kernenergie birgt große Risiken. Noch heute, 25 Jahre nach dem Atomreaktorunglück in Tschernobyl, wird jedes fünfte Wildschwein, das in Bayern erlegt wird, wegen einer zu hohen Strahlenbelastung des Fleisches entsorgt.

Von etwa 1940 bis 1975 wurden chlororganische Verbindungen zur Schädlingsbekämpfung in großem Umfang in der Landwirtschaft eingesetzt. 1962 veröffentlichte Rachel Carson den Bestseller *Der stumme Frühling*. Sie wies darauf hin, dass Schädlingsbekämpfungsmittel nicht nur die Pflanzenschädlinge, sondern auch deren Feinde, insbesondere die Singvögel, schädigten. Sie beschwor das Bild einer Kulturlandschaft ohne Singvögel. In den 1970er Jahren wurde offenbar, dass einige der chlororganischen Verbindungen im Fettgewebe des Menschen fortdauern. Trotz der Einführung restriktiver Bestimmungen im Pflanzenschutz-, Futtermittel- und Lebensmittelrecht Mitte der 1970er Jahre lagen zu Beginn der 1980er Jahre die Gehalte an persistierenden, chlororganischen Stoffen im Fettgewebe und in der Muttermilch deutscher Mütter so hoch, dass eine toxische Wirkung auf einzelne Säuglinge nicht mehr mit Sicherheit ausgeschlossen werden konnte. Zudem bauen gestillte Säuglinge zwar einen Teil des Nahrungsfettes ab, nicht aber die schädlichen Verbindungen. So sind die Gehalte im Fettgewebe bei einem sechs Monate lang gestillten Säugling etwa doppelt so hoch wie im Fettgewebe seiner Mutter. Die Senatskommission der Deutschen Forschungsgemeinschaft empfahl deshalb 1984, nur vier Monate ausschließlich zu stillen und danach steigende Mengen Beikost zu geben. Beabsichtigte die Mutter, wesentlich länger als sechs Monate zu stillen, so wurde ihr geraten, den Rückstandsgehalt in einer Probe ihrer Muttermilch ermitteln zu lassen. Diese Empfehlungen waren ein Schock für Kinderärzte und Eltern. Der politische Druck, die Produktion der chlororganischen Stoffe einzustellen und den Umgang mit ihnen strenger zu reglementieren, zeigte Wirkung. Die Gehalte der persistierenden chlororganischen Stoffe im Fettgewebe der Mütter sind seither kontinuierlich gesunken. Der Alarm Mitte der 1980er Jahre scheint nicht unbegründet gewesen zu sein: Neugeborene, deren Mütter während der Schwangerschaft reichlich Fisch aus dem Michigan See mit einem damals sehr hohen Gehalt an PCB (polychlorierten Biphenylen) gegessen hatten, zeigten im Nabelschnurblut überdurchschnittlich hohe PCB-Spiegel. Auch die Gehalte im mütterlichen Serum und in der Muttermilch waren überdurchschnittlich hoch. Bei einer Nachuntersuchung 1996 im Alter von elf Jahren wiesen diese Kinder signifikant niedrigere intellektuelle Fähigkeiten in mehreren psychologischen Tests auf. Hohe Belastungen mit PCB während der Schwangerschaft scheinen nach dieser Studie von Jacobson einen nachhaltig ungünstigen Einfluss auf die intellektuelle Entwicklung von Kindern zu haben.[2]

EXKURS: Der Kampf um „Schadstofffreiheit" in Säuglings- und Kleinkindernahrung
1994 musste die Firma Schlecker importierte Baby-Gläschenkost aus Spanien vom Markt nehmen, da der Gehalt des Pestizides Lindan viermal höher lag als der Grenzwert der deutschen Diätverordnung. Spanien prangerte daraufhin die deutsche Diätverordnung als Handelshindernis an. Den Mitgliedern der Ernährungskommission der deutschen Gesellschaft für Kinderheilkunde war sofort klar, dass eine wichtige globale Regelung für Rückstandshöchstmengen an biologisch aktiven Fremdsubstanzen (Xenobiotica) in diätetischen Lebensmitteln für Säuglinge und Kleinkinder aus Pflanzenschutz-, Schädlingsbekämpfungs- und Vorratsschutzmitteln in großer Gefahr war. Bereits 1963 hatte der deutsche Gesetzgeber festgelegt, dass diätetische Lebensmittel grundsätzlich keine Rückstände von Xenobiotica enthalten dürfen. 1975 präzisierte er diese Angabe durch den globalen Grenzwert von 0,01 mg pro kg für Xenobiotica in verzehrfertigen Lebensmitteln für Säuglinge und Kleinkinder. Der Wert entsprach der damaligen analytischen Nachweisgrenze. 1994 standen die Chancen, die globale Regelung der Diätverordnung zu bewahren, plötzlich schlecht. Stand doch die Forderung nach spezifischen Rückstandshöchstmengen für jede einzelne Fremdsubstanz im Raum. Ein unkontrollierbares Daten-Kleinklein wäre die Folge gewesen. Zwar besaß Deutschland eine leistungsfähige biologische Landwirtschaft, die ausreichende Mengen von Nahrungsmitteln ohne Rückstände von Xenobiotica produzierte, aber in Spanien war die Situation eine ganz andere. Auch hatte eine Kommission in den USA soeben in einer umfassenden Stellungnahme zahlreiche Probleme und Mängel einer Rückstandshöchstmengenverordnung für einzelne Xenobiotica in Säuglings- und Kleinkindernahrung aufgelistet. Allerdings bezogen sich die Vorschläge der Kommission entsprechend ihrem Auftrag nur auf eine Verbesserung der bestehenden Einzelsubstanz-Höchstmengenverordnung und nicht

auf alternative Möglichkeiten der Gesetzgebung. Befürworter einer Rückstandshöchstmengenverordnung für jede einzelne Fremdsubstanz – im Sinne der Spanier – war die mächtige europäische Lebensmittelindustrie und die Toxikologie. In der Ernährungskommission saßen nur Ärzte, aber kein Toxikologe. Als Mitglied der Ernährungskommission war auch ich in den Streit involviert. Meine Bemühungen, einen namhaften Toxikologen für unser Anliegen zu finden, scheiterten. Überall bekam ich den freundlichen Rat, einzusehen, dass globale Grenzwerte unwissenschaftlich und hoffnungslos veraltet seien und im Ernst könne ich doch nicht erwarten, dass sich irgendein Toxikologe bereitfände, sich von den Grundlagen und dem „Brot" seiner Wissenschaft, der Erarbeitung von Rückstands-Höchstmengen für Einzelsubstanzen, zu distanzieren. Natürlich sei man bereit, mich bei der Beantwortung jeder Sachfrage zu unterstützen, aber mehr sei beim besten Willen nicht möglich.

So stand ich vor der Alternative zu resignieren oder mich für eine aussichtslos scheinende Sache zu engagieren. Schließlich erklärte ich mich bereit, die Ansicht der Ernährungskommission zu begründen.[3] Die wichtigsten Argumente für einen über einzelne Grenzwerte hinausgehenden globalen Grenzwert waren die lückenhaften Kenntnisse über die Toxikologie vieler Xenobiotica, die zum Teil sehr viel höhere Empfindlichkeit gegen Schädigungen bei wachsenden gegenüber ausgewachsenen Organismen, die erst kurze Zeit zurückliegenden Erfahrungen mit den physiologischen Folgen der hohen Konzentrationen von chlororganischen Verbindungen in Muttermilch und der in Deutschland erbrachte Nachweis, dass mit Unterstützung der biologischen Landwirtschaft die Produktion einer „rückstandsfreien" Babynahrung möglich ist. Schließlich baten wir die Bundesregierung um Unterstützung. Diese gab den Schwarzen Peter an uns zurück mit der Bemerkung, wir lebten in Europa. Wir sollten unsere europäischen Kollegen überzeugen. Immerhin wurden die Mittel für eine internationale Tagung zur Verfügung gestellt. Diese fand im April 1996 statt. Als einer der Hauptstreiter für die Beibehaltung eines globalen Richtwertes sah ich mich einer Elite von Kinderärzten, von europäischen Entwicklungstoxikologen und von Experten der diätetischen Nahrungsmittelindustrie gegenüber. Nie in meiner Laufbahn als Wissenschaftler habe ich mich so schwach, ja ohnmächtig, gefühlt. Ich konnte kaum die Namen der verschiedenen Xenobiotica fehlerfrei aussprechen. All mein Wissen war nur angelesen. Toxikologie war nie meine Sache gewesen. Die Vielfalt der Ansichten selbst innerhalb einer europäischen Firma war überraschend. Schließlich gelang es, eine gemeinsame Resolution zu erstellen. Nun begann die Arbeit zahlloser Gremien. Und, oh Wunder, unsere Argumente wirkten! So gibt es heute zwei Systeme der Rückstandshöchstmengenbegrenzung für „Gläschenkost" in der Welt. Die Gesetzgebung in den USA stützt sich auf Rückstandshöchstmengen für jede einzelne Substanz. Europa stützt sich auf einen globalen Grenzwert von 0,01 mg pro kg der verzehrfertigen Nahrung und eine Liste von zehn Substanzen mit einem Grenzwert von 0,006 mg pro kg und 20 Substanzen mit einem Grenzwert von 0,003 mg pro kg. Der Vorteil eines globalen, „unwissenschaftlichen" Grenzwertes in einem Bereich voller Unwissen und großer Gefahren hatte sich durchgesetzt. Man kann Nahrungsmittel auch ohne Xenobiotica produzieren. Weshalb ein schwer kalkulierbares Restrisiko eingehen?

In der Presse tauchen immer wieder Berichte auf, die Zweifel an der Qualität der Muttermilchersatznahrung in Deutschland äußern. Diese Zweifel sind für die Praxis der Säuglingsernährung in Deutschland ohne Bedeutung. Kein Lebensmittel wird so gut untersucht und kontrolliert wie die diätetischen Lebensmittel für Säuglinge und Kleinkinder. Allerdings werden Muttermilchersatzprodukte von Menschen hergestellt. Produktionsfehler kommen deshalb trotz aller Kontrollen immer wieder vor, denn alles, was schief gehen kann, geht in Wirklichkeit auch einmal schief. In meiner praktischen Tätigkeit als Kinderarzt und leitender Mitarbeiter am Forschungsinstitut für Kinderernährung habe ich die kuriosesten Mängel einzelner Chargen von Muttermilchersatznahrung kennengelernt. Trotz aller Kontrollen war der Gehalt eines Nährstoffes in einer Charge ungenügend. Neue Zutaten, die erhebliche Vorteile versprachen, wiesen in der Praxis unerwartete Mängel auf. Einzelne Chargen waren mit Substanzen in einer gesetzlich nicht zulässigen Höhe verunreinigt. Ursache waren verunreinigte Vorprodukte oder Verunreinigungen durch die Verpackung. Deutsche Mütter bevorzugen Säuglingsmilchnahrungen in Pulverform. Amerikanische Mütter bevorzugen fertig zubereitete Milchnahrungen. Milchpulver ist nicht völlig steril. Deshalb kam es in der Vergangenheit immer wieder vor, dass einzelne Chargen pathogene Keime enthielten, an denen Kinder erkrankten. Auch gibt es schließlich keine Sicherheit vor kriminellen Aktivitäten von Erpressern oder Herstellern. In China wurde 2008 Melamin, eine billige Substanz, die einen höheren Eiweißgehalt vortäuscht, Milchprodukten und auch Säuglingsmilchnahrungen beigemischt. Über 300 000 Säuglinge erhielten die mit Melamin versetzten Säuglingsmilchnahrungen. Die Folge: Fünfzigtausend Säuglinge entwickelten Nierensteine, vier Säuglinge starben. Bei einer Nachuntersuchung im Jahr 2009, bei der beinahe 8000 Kinder in Peking untersucht wurden, hatten viele der Kinder immer noch Nierensteine. Nach Schätzungen von Experten werden etwa 12 % der Kinder unter dauerhaften Schäden leiden müssen.

Aber selbst, wenn man von solchen kriminellen Machenschaften absieht: Auch die Natur ist nicht immer perfekt. In der Literatur werden Mutter-Kind-Paare beschrieben, bei denen ein außergewöhnlich niedriger Gehalt eines Nährstoffes in der Muttermilch zu einer Erkrankung des Säuglings führte.

Von der Vergiftung der Seele
Eltern werden nie in der Lage sein, alle Bedürfnisse ihres Kindes klar zu erkennen und angemessen auf es zu reagieren.[4] In der Praxis ist dies kein Problem. Im Gegenteil – kleine Fehler der Eltern fördern die Selbstwahrnehmung und die Erfahrung von Selbstwirksamkeit beim Kind.

Allerdings gibt es Eltern, sogenannte „giftige Eltern", die ihre Kinder durchgehend so behandeln, dass sie deren Selbstwertgefühl zerstören und ihnen lebenslange Auseinandersetzungen mit den Erinnerungen und Gestalten ihrer Kindheit verursachen. Das Selbsterleben des Säuglings wird verzerrt und verfremdet, wenn die Eltern Äußerungen des Säuglings nicht aufnehmen und modifizieren, sondern aufnehmen und verbiegen. Ein vergifteter familiärer Hintergrund kann ein Kind so davon abhalten, ein narratives Selbst zu entwickeln, verstanden als „biographische Rechenschaft", in der es sich emotional wohlfühlt.[5]

Einige „giftige Eltern" betrachten individuelle Unterschiede als persönliche Angriffe und verteidigen sich so, dass sie durch emotionale Blockaden, Überkontrolle, Komplizenschaft, verbale und physische Misshandlung die Abhängigkeit und Hilflosigkeit ihrer Kinder verstärken, sogar häufig im Glauben, im Interesse des Kindes zu handeln.[5] Beispiele sind der → tyrannische Säugling und der Säugling als → Puppe.

Wird elterliche Zuwendung daran geknüpft, dass das Kind sich brav, angepasst und gehorsam zeigt, resultiert daraus eine Entfremdung. Das Kind kann seine Individualität nur schwer oder gar nicht entfalten.

Manche Eltern suchen in ihren Kindern das ihnen selbst fehlende Mütterliche. Sie brauchen die Kinder mehr, als sie den Kindern geben können. Sie erwarten, dass die Kinder sie verstehen, für sie da sind und alles ausgleichen. Die Kinder stellen die ihnen mögliche Liebe bereitwillig zur Verfügung. Ohne Gegenliebe von den Eltern aber werden sie allmählich ausgesaugt. Dies ist die häufigste Form des Misshandlung, denen Kinder ausgesetzt sind.

Zusammenfassung

Wenn heute von einem „vergifteten Säugling" geredet wird, erwartet die Öffentlichkeit zunächst eine reale Vergiftung durch Medikamente, Reinigungsmittel oder Nahrungsmittel.

Tatsächlich sind Vergiftungen durch Medikamente und Reinigungsmittel eine der häufigsten Unfallursachen in dieser Altersgruppe. In den ersten 60 Jahren des 20. Jahrhunderts wurden einzelne Formen der Mangel- oder Fehlernährung für Nahrungsmittelvergiftungen gehalten. In der zweiten Hälfte des 20. Jahrhunderts war die Reinheit der Muttermilch und ihrer Ersatzprodukte wiederholt bedroht. In den 1950er Jahren stellte der Anstieg des Gehaltes an radioaktivem Strontium in der Atmosphäre infolge des atomaren Wettrüstens eine Bedrohung für die Gesundheit der Bevölkerung und insbesondere der Kinder dar. In den 1980er Jahren wurde empfohlen, ausschließliches Stillen auf vier Monate zu beschränken, da die Gehalte an persistierenden chlororganischen Verbindungen im Serum der Mütter, ihrem Fettgewebe und der Muttermilch so hoch lagen, dass eine gesundheitliche Gefährdung einzelner Säuglinge bei diesen Spiegeln nicht mehr mit Sicherheit ausgeschlossen werden konnte. In den 1990er Jahren wurde viel über die günstigste Form, den Pestizidgehalt in Muttermilchersatznahrung möglichst niedrig zu halten, diskutiert.

Das Bild der Vergiftung wird jedoch auch im übertragenen Sinn verwendet, also immer dann, wenn ein Säugling durch die Beziehung mit einem seelisch gestörten Erwachsenen in seiner psychischen Entwicklung massiv behindert oder gestört wird.

2. Gewalt gegen Ungeborene und Säuglinge

> *Kinder müssen mit großen Leuten viel Nachsicht haben.*
> **Antoine de Saint-Exupéry (1900-1944), Schriftsteller**
>
> *Sehenden Auges sind wir Blinde. Wir können sehen, aber wir sehen nicht. Wir leben mit dem Horror und haben gelernt wegzusehen.*
> **José Saramago (1922-2010), Nobelpreisträger für Literatur**
>
> *Die Praxis der Gewalt verändert, wie alles Handeln, die Welt.*
> **Hannah Arendt (1906-1975), Philosophin**

Kinder waren zu allen Zeiten nicht nur Gegenstand von Fürsorge und Liebe, sondern auch Opfer der Konflikte und Ängste ihrer Eltern und ihrer Gesellschaft. Aus materieller Not, persönlichen Konflikten, sozialer Bedrängnis, Angst, magisch-religiösen Vorstellungen und rationalem Effizienzdenken erwuchsen immer wieder grausames Leid und lebensgefährliche Bedrohung für Säuglinge und Kinder. Aggression, Gewalt und Gehorsam spielten hierbei eine zentrale Rolle.

Heute unterscheidet man zwischen der konstruktiven und der destruktiv-feindseligen Aggression – eine Differenz, die der Heidelberger Psychiater Manfred Cierpka (geboren 1950) gewinnbringend in seiner Arbeit mit Jugendlichen einsetzt.[1] In seinem Projekt „faustlos", das sich seit 1995 Kindern und Jugendlichen widmet, geht es darum, die Konfliktfähigkeit von Kindern zu stärken, weil solchermaßen gebildete Kinder selbst in heftigen Auseinandersetzungen nicht zu Gewalt neigen. Cierpka beschreibt, wie sich die konstruktive Aggression aus einem ausgeprägten inneren Drang speist, die Umgebung zu erkunden und sich in der Umwelt zu behaupten, während die destruktiv-feindselige Aggression durch starke Unlust- und Frustrationserlebnisse entsteht.

Der Berliner Schriftsteller Peter Schneider, ein Aktivist der 68er Studentenrevolte, meinte rückblickend: Damals „ist die Kultur des Gehorsams gebrochen".[2] Die Studenten verletzten mit gemeinsamen Aktionen des „zivilen Ungehorsams" wie den „sit-ins" und „symbolischen Besetzungen" gezielt und zumeist gewaltlos einzelne Regeln des öffentlichen Lebens. Einerseits sollte die Öffentlichkeit auf die unzumutbaren Studien- und Lebensbedingungen der jungen Generation und die Doppelmoral des „Establishments" aufmerksam gemacht werden. Andererseits wollte man die Staatsgewalt bewusst provozieren, um durch deren überschießende Gegenreaktion, deren repressiv gewaltsamen Kern „zu entlarven". Im Rauschzustand „moralisch berechtigter" gemeinsamer Aktionen überwanden viele Studentinnen und Studenten unerwartet und unvermittelt ihre tiefsitzenden Ängste vor Autoritäten und Institutionen. Der zuvor ambivalent bewunderte Kaiser erschien plötzlich ohne Kleider, als nackter hilfloser Mensch. Die Regeln gesellschaftlichen Zusammenlebens erschienen auf einmal willkürlich, nur eine von mehreren Möglichkeiten, und büßten ihre Allgemeinverbindlichkeit ein. Der Himmel schien grenzenlos offen zu sein; eine neue Welt „bei gutem Willen" greifbar nahe.

In diesem Umfeld schuf 1969 der Friedensforscher Johan Galtung (geb. 1930 in Oslo) den neuen Begriff der „strukturellen" Gewalt und grenzte ihn von der „persönlichen" Gewalt ab. Heute wird unter persönlicher Gewalt ein gewalttätiges Handeln im Verantwortungsbereich des Einzelnen verstanden. Sie hat viele Gesichter: Die physische Gewalt führt häufig zu körperlichen Verletzungen. Die psychische Gewalt kann sich in Liebes- oder Vertrauensentzug, Abwertung, Ängstigung oder Demütigung äußern. Die verbale Gewalt benutzt beleidigende, erniedrigende oder entwürdigende Äußerungen. Die Vernachlässigung drückt sich in mangelhafter Ernährung, Pflege und medizinischer Versorgung, in fehlenden Anregungen und einer mangelnden Bereitschaft zur Kommunikation aus. Die sexuelle Gewalt bezieht Kinder und Jugendliche in grenzverletzende sexuelle Aktivitäten mit ein, die diesen fremd sind und deren Tragweite sie nicht erfassen können.

Mit struktureller Gewalt sind vermeidbare Beeinträchtigungen grundlegender menschlicher Bedürfnisse gemeint, die durch gesellschaftliche Vorstellungen sanktioniert und damit niemandem persönlich zuzurechnen sind. Struktureller Gewalt begegnet man in allen Lebens- und Arbeitsbereichen. Im Alltag sind persönliche und strukturelle Gewalt in mannigfacher Weise miteinander verbunden.

2.1 Gewalt gegen das Ungeborene

Gewalt gegen Ungeborene kommt eine besondere Rolle zu: Nur der Mensch vermag das ungeborene Leben bewusst zu schützen oder fahrlässig beziehungsweise absichtlich zu gefährden.

Und besonders heikel: Trotz vieler Fortschritte in der Schwangerenvorsorge darf man die Augen nicht davor verschließen, dass auch heute noch in einem problematischen gesellschaftlichen Umfeld viele Feten durch mütterliches Verhalten gesundheitlich geschädigt oder ihres Lebens beraubt werden. Bedauerlicherweise ist in der Schwangerschaft der Einfluss struktureller Gewalt besonders hoch. Viele Schwangere sehen sich einem zum Teil enormen Druck ausgesetzt, die Schwangerschaft nicht auszutragen. Während es bei uns hauptsächlich wirtschaftliche und sozialpolitische Zwänge sind, ist in anderen Ländern das Geschlecht des Ungeborenen ein wesentliches Entscheidungskriterium.

Abtreibung

Die Abtreibung ist ein gewaltsamer Eingriff. Jede Schwangerschaft stellt einen tiefen Einschnitt im Leben einer Frau und ihres Partners dar. Nicht immer sind die Bedürfnisse des Kindes mit den Lebenskonzepten der Eltern zu vereinbaren. Nicht alle Kinder sind Wunschkinder.

Viele Naturvölker tolerierten im Konfliktfall den Ausweg der Kindstötung oder Aussetzung. Im Mittelalter waren eine Vielzahl von Kräutern und Arzneien mit abtreibender Wirkung bekannt. In den Hexenprozessen des 16. bis 18. Jahrhunderts spielte das Wissen der Hebammen und Kräuterfrauen über die Wirkung vieler derartiger Naturheilmittel eine wichtige Rolle. Mitte des 19. Jahrhunderts kamen besonders in den Städten neue Methoden der (Selbst-)Abtreibung auf. Anstelle der traditionellen Arzneipflanzen wurden zunehmend hochgiftige Präparate wie Arsen, Zyankali und Chinin verwendet. Da die genaue Dosierung unbekannt war, kam es bei vielen Frauen zu Vergiftungen, zum Teil mit Todesfolge. Auch instrumentelle Manipulationen in der Gebärmutter, zum Beispiel mit Stricknadeln und Einspritzungen mit Seifenlauge, waren verbreitet.

Im Mittelalter war die Abtreibung moralisch verpönt und juristisch verboten, wurde jedoch gewöhnlich nur im Rahmen der Beicht- und Bußpraxis geahndet. Erst im 16. Jahrhundert nahm sich die staatliche Gerichtsbarkeit dieses „Verbrechens" an. In der Aufklärung wurde dem Staat die Aufgabe zugeschrieben, er solle das Leben des werdenden Menschen als zukünftigem Bürger schützen. Zudem betreiben viele Staaten erstmals eine aktive Bevölkerungspolitik. So wurde die Abtreibung vom 16. zum 20. Jahrhundert zunehmend kriminalisiert.

Das 20. Jahrhundert stand im Zeichen des Kampfes um die Entkriminalisierung des Schwangerschaftsabbruchs, der Befreiung der Frau von gesellschaftlicher Fremdbestimmung, der Sorge um ihre Gesundheit, des Respekts vor ihrer Würde und der Ehrfurcht vor dem sich entwickelnden Leben. Ein Rückblick auf die Geschichte der Abtreibungsverbote im 20. Jahrhundert zeigt die Spuren wirkmächtiger ideologischer Vorstellungen wie den Sozialismus, den Nationalsozialismus, die Kirchen und den Einfluss machtvoller gesellschaftlicher Interessengruppen wie einer patriarchal geprägten Politikerelite, Ärzteschaft und Juristenkaste und illustriert den tiefgreifenden Wandel des gesellschaftlichen Selbstverständnisses.

Seit in den 1980er Jahren eine vorgeburtliche Geschlechtsbestimmung technisch möglich wurde, werden in einigen Ländern wie Südkorea, China, Indien und Bangladesch weibliche Feten selektiv abgetrieben. In Südkorea kamen 1995 beim ersten Kind auf 100 Mädchen 106 Jungen. Beim zweiten Kind betrug das Verhältnis 100 zu 114, beim dritten 100 zu 206 und beim vierten 100 zu 237. Die UN schätzt, dass zu dieser Zeit in China etwa 30 Millionen, in Indien 23 Millionen, in Pakistan 3 Millionen und in Südkorea 0,2 Millionen „Frauen" fehlten. Mehrere Faktoren wirkten zusammen: In einer patriarchalischen Gesellschaft ist der Stammhalter sehr wichtig. Die Geburtenrate ist seit den 1960er Jahren stark abgefallen. Je kleiner die Familien jedoch sind, desto häufiger sind Familien ohne Stammhalter. Die Geburtenkontrolle erleichtert es, für ein weiteres Kind – allerdings mit dem erwünschten Geschlecht – zu votieren. Die Abtreibung wird, anders als in Europa, eher funktional und weniger moralisch betrachtet. Die neue selektive Abtreibungspraxis tritt möglicherweise an die Stelle früher geübter Praktiken der Tötung und Vernachlässigung weiblicher Säuglinge. In mehreren dieser Länder versucht die Politik gegenzusteuern. In Sri Lanka ist das Verhältnis weiblicher und männlicher Neugeborener heute normal. Möglicherweise ist dies das Ergebnis einer erfolgreichen Bildungspolitik und der gesellschaftlichen Aufwertung der Frau.

In der Weimarer Republik wurde der § 218 StGB zu Recht als „Klassenparagraph" bezeichnet, weil der Mangel an Aufklärung und das Verbot von Verhütungsmitteln vor allem ein Problem der armen Bevölkerung war. „Noch hat nie eine reiche Frau wegen § 218 vorm Kadi gestanden", sagte 1921 der sozialdemokratische Justizminister Gustav Radbruch. Damals wurde die Zahl der jährlichen Abtreibungen auf 1 200 000 geschätzt. Mindestens 5000 Frauen starben an den Folgen und mindestens 50 000 zogen sich schwere, häufig bleibende gesundheitliche Schädigungen und Unfruchtbarkeit zu. 7800 Frauen wurden allein 1926 wegen „Vergehens gegen § 218" angeklagt.[3]

Nach Schätzungen von Zeitzeugen dürfte zur Zeit der Weimarer Republik jedes zweite Kind, – 50 % der gezeugten Kinder! – abgetrieben worden sein. In der DDR, in der damals die Fristenlösung galt, waren es 1988 ca. 27 % und 2007 waren es in Deutschland ca. 15 %. Sicherlich haben die bessere Aufklärung und die Verfügbarkeit neuer wesentlich effektiverer Mittel der Schwangerschaftsverhütung zu diesem erfreulichen Rückgang der Zahl der Abtreibungen beigetragen.

Tabelle: Zur Geschichte des Abtreibungsverbotes in Deutschland[3]

Römisches Recht:	Straflosigkeit, wenn die Abtreibung vom Ehemann befürwortet wurde
Christliche Religion:	Macht über Leben und Tod steht allein dem christlichen Vatergott zu.
Bis 1532	Ahndung des Schwangerschaftsabbruches im Rahmen der Beicht- u. Bußpraxis
1532	Peinliche Gerichtsordnung Kaiser Karl V.: Abtreibung d. belebten (beseelten) Fetus galt als erschwerte Form des Totschlags. Abtreibung des unbelebten (unbeseelten) Fetus galt als Fahrlässigkeitstat. Empfängnisverhütung galt als einfacher Totschlag.
Aufklärung:	Schutz des werdenden Menschen als zukünftigem Bürger Staatliches Interesse am Wachstum der Zahl der Untertanen
1694	Kurfürstliche Brandenburgische Medizinal Ordnung und Taxa: Hebammen wird es verboten, Frauen abtreibende Mittel zu geben.
1794	Preußisches Allgemeines Landrecht: § 985 Anwendung eines Abtreibungsmittels: sechs Monate bis ein Jahr Zuchthaus § 986 Erfolgreiche Abtreibung: zwei bis sechs Jahre Zuchthaus
1871	Strafgesetzbuch des Deutschen Reiches: § 218 Vorsätzliche Abtreibung: Fünf Jahre Zuchthaus; bei mildernden Umständen nicht unter sechs Monaten Gefängnis
1927	Reichsgericht: Legaler Schwangerschaftsabbruchs aus medizinischen Gründen
1935	Änderung von § 14 des Gesetzes zur Verhütung erbkranken Nachwuchses: Medizinische und eugenische Indikation des Schwangerschaftsabbruchs
1939/1940	Geheimerlass des Reichsgesundheitsführers Dr. Conti: Einzelfallregelung für Abtreibung aus erbbiologischen, rassischen und ethischen Gründen in ungeregelten Fällen
1943	Verordnung zum Schutz von Ehe, Familie und Mutterschaft: § 218 neu: Auf die gewerbliche Abtreibung bei Frauen deutscher Volkszugehörigkeit steht die Todesstrafe, §218 wird bei Frauen ohne deutsche Volkszugehörigkeit nicht angewendet
1947	Gesetze der Länder der sowjetischen Besatzungszone: Straffreier Abbruch in den ersten drei Schwangerschaftsmonaten bei Vergewaltigung und sozialer Indikation

1950	DDR: Medizinische und eugenische Indikation des Schwangerschaftsabbruchs. Wegfall der bisher geltenden ethischen, sozialen und sozialmedizinischen Indikation
1972	DDR Fristenregelung – Legaler Abbruch in den ersten zwölf Wochen
1974	BRD Fristenregelung – Legaler Abbruch in den ersten drei Monaten
1975	BRD Bundesverfassungsgericht – Fristenregelung ist mit dem Grundgesetz unvereinbar.
1976	BRD Erweitertes Indikationsmodell in den ersten drei Monaten aus sozialen, medizinischen, eugenischen und kriminologischen Gründen
1992	Fristenregelung – Legaler Abbruch in den ersten drei Monaten
1993	Bundesverfassungsgericht: Staatliche Pflicht zum Schutz des werdenden Lebens
1995	Schwangeren- und Familienhilfeänderungsgesetz: Abtreibung ist nicht rechtmäßig, innerhalb von zwölf Wochen aber straffrei. Unterlassen der Sozialberatung ist strafbar.

EXKURS: Eine Szene aus einer Entbindungsstation

1970 arbeitete ich auf einer Entbindungsstation. Eine alleinerziehende Mutter mit zwei Kindern erzählte mir bei der Aufnahme, dass sie sich entschlossen habe, ihr drittes Kind zur Adoption freizugeben. Sie habe es sich reiflich überlegt, es sei ihr unmöglich, auch noch für dieses Kind zu sorgen. Auch könne sie auf keine Hilfe von Dritten zählen. Sie wolle das Glück ihrer bisherigen Kinder nicht gefährden und habe deshalb diesen für sie sehr schmerzlichen Entschluss gefasst. Sehr betroffen und doch auch voll Bewunderung für ihre Entschlusskraft verließ ich das Krankenzimmer. Was sich dann in den nächsten Tagen auf der Station ereignete, hat mich zutiefst beschämt. Das erlebte Ausmaß an Ablehnung, Missachtung, unfairer Behandlung, ja Hass von Seiten der evangelischen Ordensschwestern und weiterer weiblicher Angestellter der Station war für mich völlig überraschend und gänzlich uneinfühlbar. Trotz allem umsorgte die Mutter ihr neues Kind nach der Entbindung für einige Tage liebevoll.

EXKURS: Zum Beispiel eine Abtreibung

In den 1970er Jahren hatte ich viele Jahre ein Kind mit einer unbekannten Stoffwechselerkrankung der Nieren in Behandlung. Die rein symptomatische Behandlung war unbefriedigend und aufwendig. Eines Tages war die Mutter wieder schwanger. Sie wünschte sich sehr ein gesundes zweites Kind. Leider sind die Chancen bei einem rezessiven Erbleiden, ein gesundes Kind zu bekommen, nur 75 % und bei einem nicht auszuschließenden dominanten Erbleiden 50 %. Angesichts der Schwere der Erkrankung und der ungewissen Zukunft ihres ersten Kindes entschlossen sie und ihr Mann sich zu einer Abtreibung. Ich begleitete sie in den Operationssaal, da die Möglichkeit bestand, falls der Fetus ebenfalls erkrankt war, etwas über die Art der Erkrankung in Erfahrung zu bringen. Als Medizinalassistent hatte ich manches im Operationssaal erlebt. Dieses Maß an routinierter Kälte, Ablehnung und aggressiv sexistischen Äußerungen in meiner Anwesenheit vor und während der Narkose war für mich neu. Ich habe mich zutiefst für meine Kollegen geschämt und mich bei der Mutter entschuldigt.

Ich kenne keine Frau, die von ihrem Entschluss zur Abtreibung nicht schmerzlich tief berührt worden wäre. Wie wäre es, wenn wir ungewollt Schwangere nicht moralisch aburteilen, isolieren und juristisch schikanieren und statt dessen aktiv an einem kinderfreundlichen Klima in Deutschland arbeiten würden, in dem sich die Väter zu ihrer Vaterschaft bekennen und ihre Alimente auch wirklich bezahlen, beziehungsweise bezahlen müssen? In dem eine Frau, die ihr Kind austrägt und zur Adoption freigibt, besondere Wertschätzung erfährt? In der eine Mutter im Sinne einer offenen Adoption einen Kontakt zu ihrem Kind weiterhin pflegen kann und in dem die Adoptiveltern ihre Erziehungsaufgabe als Aufgabe und Geschenk auf Zeit betrachten und der Mutter des Kindes einen Platz im Rahmen ihres Freundeskreises einräumen?

Problem Alkohol I – Das fetale Alkoholsyndrom
Jedes Jahr kommen in Deutschland etwa 4000 Kinder mit äußerlich sichtbaren Missbildungen als Ausdruck einer Vergiftung durch Alkohol im Mutterleib (fetales Alkoholsyndrom) zur Welt. Weitere 10 000 weisen äußerlich nicht erkennbare Organdefekte (fetale Alkoholeffekte) auf. Der Alkoholkonsum in der Schwangerschaft ist damit die häufigste Ursache für eine geistige Behinderung bei Kindern in Deutschland.[4] Heute sind die meisten Entwicklungstoxikologen überzeugt, dass es für Schwangere keine unbedenkliche Trinkmenge gibt und keine Schwangerschaftsphase, in der Alkohol gefahrlos konsumiert werden könnte.

Die zellschädigende Wirkung des Alkohols äußert sich in einer Wachstums- und Differenzierungshemmung. Alle Organsysteme und Organe können, wenn auch in unterschiedlicher Ausprägung, betroffen sein. Kein körperlicher Befund ist als solcher spezifisch. Er kann auch im Rahmen anderer Fehlbildungen auftreten. Typisch ist das meist inkomplette Fehlbildungsmuster. Hierzu gehören Untergewicht bei der Geburt, Kleinwuchs, ein kleiner Kopf infolge eines geringen Gehirnvolumens, ein typischer Gesichtsausdruck mit einem schmalen Lippenrot, wenig ausgeprägter oder fehlender Einbuchtung in der Mitte der Oberlippe, fliehendem Kinn und tief ansetzenden Ohren, angewachsene Ohrläppchen, abnorm große Ohren und Nase und bajonettförmig missgebildete kleine Finger. In schweren Fällen finden sich auch Fehlbildungen des Herzens, des Skelettes, der Augen, der Nieren und des Harntraktes. Fatal für die weitere Entwicklung der Kinder ist die geistige Behinderung, die mehrheitlich eine lebenslange Betreuung erforderlich macht.

Das Missbildungssyndrom des fetalen Alkoholsyndroms wurde erst 1968 durch den französischen Kinderarzt Paul Lemoine beschrieben.[5] Woran könnte dies gelegen haben? Zwar finden sich in der älteren Literatur auch Hinweise auf eine schädliche Wirkung von Alkohol für die Gesundheit von Kindern, aber der Ursachenzusammenhang und das Ausmaß der Schädigung wurden erst nach 1968 erkannt. Ein Blick in die Geschichte bringt überraschenden Aufschluss:

England verbot 1689 die Einfuhr von französischen Spirituosen. Da Getreide im Überschuss produziert wurde, kam immer preiswerterer Gin aus Getreide auf den Markt. So entwickelte sich von 1720 bis 1750 eine wahre Gin-Epidemie. Diese wurde 1751 durch das englische Parlament unter dem Puritaner Oliver Cromwell auch deshalb gestoppt, weil eine ärztliche Gutachterkommission eine Zunahme kranker, nicht lebensfähiger Kinder in den Familien trunksüchtiger Eltern beobachtet hatte.[6]

1899 verfolgte der Gefängnisarzt Sullivan aus Liverpool das Schicksal von 600 Kindern krimineller Trinkerinnen. Mit zunehmender Dauer und Intensität der mütterlichen Alkoholsucht nahm die Lebensfähigkeit später geborener Geschwister ab. Bis zum Alter von zwei Jahren starben 34 % der Erstgeborenen, 50 % der Zweitgeborenen und 53 % der Drittgeborenen. Trinkerinnen mit geschädigten Kindern brachten gesunde Kinder zur Welt, wenn sie die ganze Schwangerschaft bei erzwungener Abstinenz im Gefängnis verbrachten. Alkoholismus des Vaters war ohne Einfluss auf die Gesundheit der Kinder. So vermutete Sullivan eine toxische Wirkung des Alkohols in der Schwangerschaft. Die Befunde fanden wenig Beachtung. Die Öffentlichkeit war fest überzeugt, dass der Alkoholismus des Vaters und insbesondere eine „Zeugung im Suff" für die gesundheitlichen Schäden der Kinder und den Niedergang der Familie verantwortlich seien.

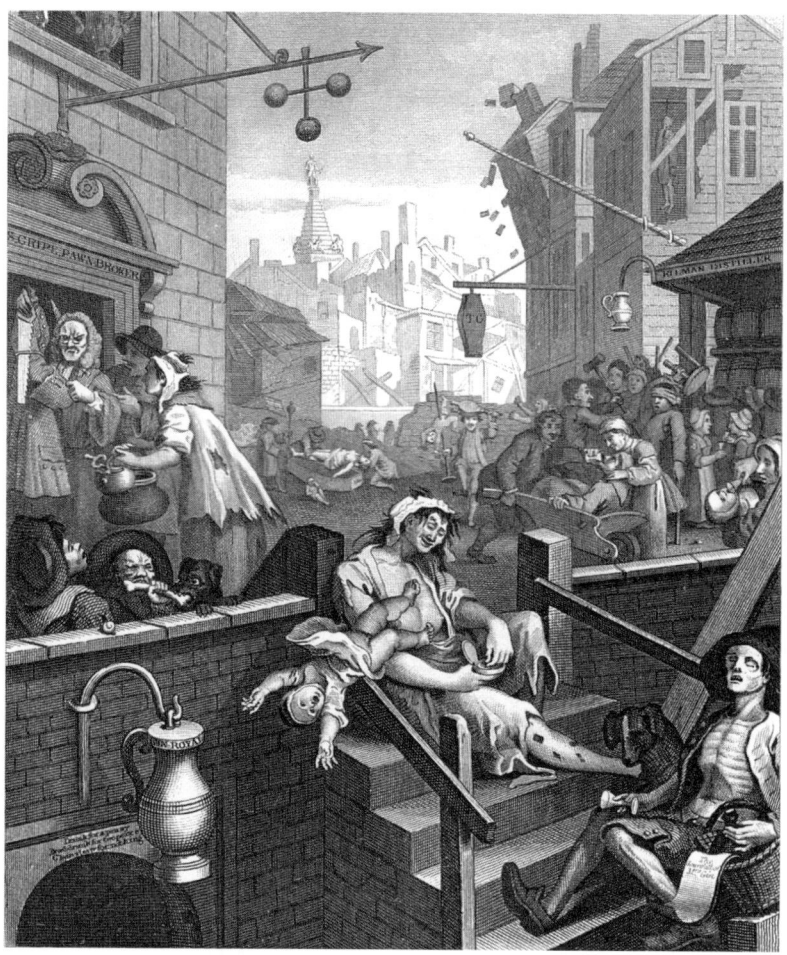

Abb. 31: William Hogarth (1677-1764): Branntweingasse („Gin lane").
Eine betrunkene Mutter lässt ihr Kind über das Geländer fallen.
Eine andere flößt ihrem Säugling Branntwein ein (rechter Bildrand).

Man darf nicht vergessen: Psychische Krankheiten galten bis weit ins 19. Jahrhundert als Ausdruck einer Besessenheit durch Dämonen, einer Strafe Gottes oder eines unsittlichen Lebenswandels. Mitte des 19. Jahrhunderts bemühten sich allerdings immer mehr Ärzte, insbesondere der deutsche Psychiater Wilhelm Griesinger (1817-1868), unter dem Motto „Geisteskrankheiten sind Gehirnkrankheiten" die biologischen und genetischen Wurzeln psychischer Krankheiten freizulegen. Der französische Psychiater Bénédict-Augustin Morel (1809-1873) beobachtete im Umbruch der Industrialisierung viele Familien mit einem von Generation zu Generation zunehmenden körperlichen und geistigen Verfall. Der körperliche Verfall äußere sich in einer großen Zahl „degenerativer Stigmata" und Krankheiten, wie sie damals in den industriellen Elendsvierteln grassierten; der geistige Verfall in psychischen Erkrankungen und geistiger Behinderung. Er nannte diesen Prozess → Degeneration. Morels Konzept der Degeneration fand international viele begeisterte Anhänger.

Rückblickend stellt das Konzept der Degeneration eine, beim damaligen Wissensstand geniale Zusammenschau von körperlichen Befunden, sozialem Verhalten und moralischen Vorstellungen dar, verbunden mit einer eingängigen, Zeitgeist-konformen Erklärung. Die Schuld am körperlichen und geistigen Verfall vieler Familien an der Schwelle zur Industrialisierung wurde den Eltern der ersten Generation zugeschoben. Das Besitzbürgertum wurde von Schuldgefühlen gegenüber dem Proletariat entlastet. Ein großer Teil des Erfolges dieses Konzepts dürfte hier ihren Ursprung haben. Über hundert Jahre mussten vergehen, ehe dieses Amalgam von Befunden, Hypothesen und Wunschvorstellungen in seine Elemente zerlegt und richtig gedeutet werden konnte. Die fetale Alkoholembryopathie dürfte dabei eine zentrale Rolle gespielt haben.

Bénédict-Augustin Morel sah in der Schweiz, dass in vielen Alpentälern manches „gesunde" Elternpaar mehrere geistig schwer behinderte Kinder hatte. Bei diesem Phänomen des „Kretinismus" waren die Kinder selbst entweder unfruchtbar oder hatten ihrerseits behinderte Kinder. Aus den sozialen Elendsvierteln von Paris wurden ihm viele Kinder und geistig Behinderte vorgestellt, die zahlreiche kleine körperliche Anomalien aufwiesen. Ihre Eltern zeigten keine dieser Anomalien, führten aber ein unsittliches, ungesundes und hartes Leben. Morel publizierte sein Konzept der Degeneration 1857, in einer Zeit also, in der Jean Lamarcks These von der Vererbung erworbener Eigenschaften allgemein anerkannt war. Charles Darwin widersprach zwei Jahre später. Er erklärte das Zusammenspiel von Variation und Selektion zum entscheidenden Antrieb für die Entwicklung der Arten. Der Ursprung der Variation blieb jedoch unklar. So konnten beide Thesen nebeneinander bestehen. Erst seit Mitte des 20. Jahrhunderts ist Genaueres über die Entstehung von Mutationen und die Störungen der Embryogenese bekannt. Dieselbe Missbildung kann sowohl auf einer Änderung des Erbgutes als auch auf einer Störung der Embryonalentwicklung, etwa durch Nährstoffmangel wie beim Jodmangel oder durch toxische Stoffe wie Alkohol oder Medikamente, zurückgehen.

Bénédict-Augustin Morels degenerative Stigmata dürften wohl meist Ausdruck einer Alkoholembryopathie und nicht eines veränderten Erbgutes gewesen sein. Noch in der Weimarer Republik wurde das „Gesetz zur Verhütung erbkranken Nachwuchses" erarbeitet.[7] Es bezeichnet Alkoholabhängige als „erbkrank" und empfiehlt ihre Sterilisation, da *schwerer, hartnäckiger Alkoholmissbrauch fast ausnahmslos auf konstitutionell erblicher psychopathischer Basis entsteht und daher Nachkommen aus diesem Grund nicht erwünscht sind.* Im Gesetz wird die zwischenzeitlich überholte Erklärung einer Vererbung erworbener Eigenschaften durch die Annahme einer „minderwertigen Konstitution" ersetzt. Niemand störte sich an dieser willkürlichen Annahme, so stark war 1933 das Denken der Allgemeinheit auf den dominanten Einfluss des Erbgutes bei der Entstehung des chronischen Alkoholismus fixiert.

Ein Körnchen Wahrheit steckt jedoch auch im Konzept der Degeneration. Das „fragile X-Syndrom", die zweithäufigste Ursache für geistige Behinderung und einige weitere psychische Erkrankungen, werden von einer sogenannten „repetitiven Trinukleotid-Mutation" verursacht.[8] Das bedeutet: Mit jeder Generation steigt die Anzahl der DNA-Basenpaare und verschlechtert sich das klinische Bild.

Bis zum Zweiten Weltkrieg war das Alkoholproblem ein vor allem männliches: Das Verhältnis zwischen männlichen und weiblichen Alkoholabhängigen betrug etwa zehn zu eins.[9] Chronischer Alkoholismus belastet jedoch insgesamt die Beziehungen in der Familie und zerstört sie schließlich. Der soziale Abstieg der Familie ist unvermeidlich. Das gestörte familiäre Klima und der Mangel an Ressourcen belastet die Entwicklung der Kinder. Da um 1850 biologische und soziale Ursachen für das gestörte Verhalten der Kinder nicht zu trennen waren, lag es nahe, dem alkoholabhängigen Vater auch die Schuld für die „degenerativen Stigmata" zuzuschreiben. Das Konzept passte gut in die Vorstellungswelt einer Männergesellschaft, die ihre Bedeutung gerne überschätzte.

Normabweichendes Verhalten kann bei einem hohen gesellschaftlichen Druck vom Handelnden als sehr belastend erlebt werden. Einem uralten Reaktionsmuster folgend können dann Stress, Selbstbestrafung und Schuldgefühl einer psychosomatischen Erkrankung den Weg bereiten.

Moralvorstellungen bestimmten lange Zeit die Grenze zwischen gesundem und degeneriertem Verhalten. Die Grenzziehung erfolgte nicht nach naturwissenschaftlichen, sondern nach moralischen Kriterien. So sah der österreichische Psychiater Richard von Krafft-Ebing in jedem Sexualverhalten, das von der prüden Norm des Viktorianischen Zeitalters abwich, einen Ausdruck von Degeneration.

Die Degenerationslehre war das Kind einer Zeit des Aufbruchs. Immer mehr gesellschaftliche Felder wurden vom Gedanken der Entwicklung durchdrungen. Sollte ein körperlicher und geistiger Verfall in wenigen Generationen möglich sein, dann dürften – so ihre Anhänger – Medizin und Pädagogik vor wahrhaft großen Aufgaben stehen und schnellstes Handeln wäre gefordert. Sollte die Gefahr der Ausbreitung drohen, so sei eine Ausgrenzung aller durch degenerativen Stigmata Gezeichneten zu erwägen. Die Moderne hat beide Wege beschritten. „Die degenerativen Stigmata" haben dabei im Rahmen politisch motivierter Ausgrenzungsprozesse eine verhängnisvolle Rolle gespielt.

Problem Alkohol II – Alkohol für Säuglinge?
Angesichts der vielfältigen Gesundheitsprobleme mit verunreinigtem Wasser galt es früher vielfach als gesundheitsschädlich, keine alkoholischen Getränke gewohnheitsmäßig zu sich zu nehmen. Über die Frage des Alkoholgenusses bei Säuglingen gingen die Ansichten der Ärzte weit auseinander. Im Altertum empfahl Hippokrates (460-377 v. Chr.) Säuglingen gewässerten Wein zu geben, um sie vor Krämpfen zu schützen und zunehmen zu lassen. Nach Aristoteles (384-322 v. Chr.) hingegen, darf man Kindern unter keinen Umständen Wein geben, da er sie nur krank macht.[10] Im 17. Jahrhundert wurde folgendes Getränk für Säuglinge vorgeschlagen: Brot wird mit Dünnbier gekocht, mit Honig und Zucker versetzt und schließlich mit Dünnbier verdünnt.

Kaiser Joseph II. (1741-1790), ein Aufklärer, verbot 1785, Kindern Wein zu geben. Noch um 1900 jedoch gab es viele Ärzte, die alkoholische Getränke in besonderen Situationen empfahlen. Der amerikanische Arzt Abraham Jacobi (1830-1919) empfahl 1877, Säuglinge bei heißem Wetter durch Whisky oder Kognak vor Durchfall zu schützen. In der zweiten Auflage seines Buches 1882 verteidigte er sich gegen *Kanzelredner*, die sich über das *Branntweintrinken der Babys* empört hatten: *Nachteil habe ich niemals davon gesehen, wohl aber habe ich Schaden davon erlebt, wenn Reizmittel zur rechten Zeit nicht gegeben wurden.* Auch Leopold Langstein (1876-1933) empfahl 1914 in verzweifelten Fällen von Ernährungsstörungen, sich des Kognaks zu bedienen.[10] Der Streit über die Gabe von Alkohol an Säuglinge zog sich im medizinischen Umfeld bis in die 1980er Jahre hin, als die letzten alkoholischen Pflanzenextrakte für Säuglinge und Kleinkinder aus dem Handel genommen wurden. Heute besteht Konsens, dass Säuglinge und Kinder keinen Alkohol erhalten sollten.

Während sich vor hundert Jahren Wissenschaftler über die Berechtigung der Gabe von Alkohol an Säuglinge stritten, wusste das Volk längst Bescheid über die verheerende Wirkung von Alkohol bei Säuglingen und handelte danach. Auf der Schwäbischen Alb galt bei der Erbfolge die Realteilung. Viele Söhne bedeuteten eine weitere Zerstückelung des Besitzes. Bis in die frühe Neuzeit war es daher üblich, überzählige Söhne zu „dummeln", in dem man den Säuglingen Alkohol einflößte. Diese Söhne blieben dann in der Entwicklung zurück und konnten so später keine Erbansprüche stellen.[11]

Interventionsprogramme aus Schweden und den USA zeigen, dass Schwangere, die regelmäßig Alkohol konsumieren, aber nicht abhängig sind, nach einem persönlichen Informationsgespräch meist keinen Alkohol mehr in der Schwangerschaft trinken.[12] Selbst viele abhängige Alkoholikerinnen schaffen es, bei intensiver sozialer und psychologischer Betreuung, den Alkoholkonsum während der Schwangerschaft zu reduzieren oder gar ganz auf Alkohol zu verzichten. Von 15 alkoholabhängigen schwangeren Schwedinnen wurden neun im zweiten und dritten Trimester der Schwangerschaft trocken. Bei keinem der Kinder fanden sich äußere Zeichen einer Alkoholembryopathie, aber alle Kinder bis auf eines wiesen bei einer sorgfältigen entwicklungsneurologischen Untersuchung Auffälligkeiten auf. Von den sechs Kindern, deren Mütter die gesamte Schwangerschaft hindurch tranken, zeigten drei Kinder die klassischen äußeren Zeichen und alle sechs Folgeschäden der Alkoholembryopathie. Mit zwei Jahren lebten sie alle bei Pflegeeltern.

All dieses Elend müsste nicht sein! Die Gesellschaft und die Politik zeigen jedoch wenig Interesse und Engagement, um den aktuellen Zustand zu ändern. Wohlfeile Appelle am Tag des alkoholgeschädigten Kindes am 9. September kontrastieren mit der Realität: 58 % der deutschen Schwangeren konsumieren gelegentlich Alkohol, 20 % ein bis drei Mal pro Monat und 1 % täglich. Erstaunlich: Ältere und besser ausgebildete Schwangere trinken mehr.[4] Das Wegsehen in dieser Frage ist einer der großen Skandale unserer Zeit in Deutschland. Es stünde uns nicht schlecht an, etwas zu lernen von den Erfahrungen der Puritaner unter Oliver Cromwell, vieler islamischer Würdenträger mit dem vom Islam vorgeschriebenen Gebot der Alkoholabstinenz und den Pionieren einer Prävention der Alkoholembryopathie.

Und der Tabak – Schädigung durch Tabakrauch

„Rauchen gefährdet Ihre Gesundheit" steht heute fettgedruckt auf jeder Zigarettenpackung. Die gesundheitsschädigende Wirkung von Tabakrauch wurde erst nach und nach entdeckt. Im 19. Jahrhundert war die Lebenserwartung niedrig und Rauchen ein Luxus; Lungenkrebs war deshalb selten. Für den Anstieg des Lungenkrebses in den 1920er Jahren wurden verschiedene Umweltfaktoren beschuldigt, bis 1939 und 1943 Franz Herrmann Müller, Eberhard Schairer und Erich Schöniger aus Köln und Jena in sorgfältig durchgeführten epidemiologischen Studien belegten, dass Rauchen die wichtigste Ursache von Lungenkrebs ist. Schließlich verhalfen die epidemiologischen Studien von Richard Doll (1912-2005) dieser Erkenntnis in den 1950er Jahren zum Durchbruch. In den 1960er und 1970er Jahren wurde deutlich, dass Tabakrauch bei der Entstehung vieler Krankheiten beteiligt ist. Schließlich wurde in den 1980er Jahren die gesundheitsschädliche Wirkung des Passivrauchens entdeckt.

1957 wurde erstmals bei Schwangeren, die regelmäßig rauchten, eine hohe Zahl von Frühgeborenen beobachtet. Heute werden dem Rauchen folgende Wirkung bei Feten und Säuglingen zugeschrieben: Raucherinnen werden seltener schwanger und haben mehr Fehlgeburten, Frühgeburten und Totgeburten. Mehr Kinder sterben unter der Geburt und weisen Missbildungen auf. Bei eins bis fünf Zigaretten täglich ist das Geburtsgewicht der Neugeborenen durchschnittlich um 119 Gramm und bei über 20 Zigaretten täglich um 348 Gramm niedriger als bei Neugeborenen nichtrauchender Mütter. Je älter die Mutter bei der Geburt ist, umso ausgeprägter sind diese Befunde. Die Anzahl der Frühgeborenen steigt bis auf das Dreifache und das Geburtsgewicht fällt um durchschnittlich 456 Gramm. Auch die Körperlänge und der Kopfumfang sind verringert.[13] Säuglinge, deren Eltern rauchen, erkranken häufiger an Infektionen der Atemwege, insbesondere Mittelohrentzündungen, entwickeln häufiger Symptome einer Allergie und sterben häufiger am plötzlichen Kindstod. Als Passivraucher nehmen die Säuglinge Nikotin und zahlreiche, zum Teil krebserregende Substanzen über die Lunge auf und scheiden ihre Abbauprodukte im Urin wieder aus.

In Deutschland raucht jede fünfte Schwangere aktiv und jede dritte passiv. Würden die deutschen werdenden Mütter weder rauchen noch Tabakrauch einatmen, könnte man ein Drittel der Betten auf Frühgeborenen-Stationen einsparen!

Der Kampf gegen das Rauchen ist eine Auseinandersetzung an vielen Fronten gegen außerordentlich mächtige Gegner, wie die Zigarettenindustrie, die Lobby der Raucher oder teilweise der Staat. Die Zigarettenindustrie nutzt jede Chance, Jugendliche abhängig zu machen.[14] 2003 gab sie 300 Millionen Euro für Werbung und Sponsoring aus. Dies ist 100 Mal so viel, wie für Prävention ausgegeben wird.[15] Die Lobby der Raucher bekämpft jede Form von Rauchverbot. Der Staat erhöht die Steuern auf Tabakprodukte nur sehr vorsichtig, damit das Tabaksteueraufkommen nicht einbricht. Deutschland ist kein Vorbild bei der Bekämpfung des Rauchens. So klagte die deutsche Bundesregierung gegen ein von der EG geplantes, weitreichendes Werbeverbot von Tabakwaren in den 1990er Jahren. Die Ergebnisse sind dementsprechend zutiefst beschämend. Nach einer Studie von UNICEF finden sich in keinem der untersuchten 29 Industriestaaten so viele Raucher unter den 11-, 13- und 15-jährigen Jugendlichen wie in Deutschland.[16]

Psychischer Stress in der Frühschwangerschaft – Eine Ursache von Missbildungen?

Im Altertum herrschte die Vorstellung, dass das Sehen ein aktiver Vorgang sei, in dem der Sehende auf den Betrachteten einwirke. Ein Blick sei deshalb in der Lage, einen anderen Menschen krank zu machen („Versehen"). Eine Schwangere sollte deshalb Vorsorge treffen, bestimmte Ereignisse und Anblicke zu meiden, um ein gesundes, schönes Kind zu gebären.

Kürzlich wurde mit Hilfe der dänischen Register für Geburten, Sterbefälle und angeborene Missbildungen bei 452 625 Frauen und 698 625 Lebend- und Totgeburten nachgewiesen, dass emotionaler Stress durch den Tod des Lebenspartners beziehungsweise eines älteren Kindes in den ersten drei Monaten der Schwangerschaft zu einem erhöhten Risiko einer Lippen-Kiefer-Gaumen-Spalte und einer Ohrmissbildung beim Kind führt. Der Befund der Forscherin Dorte Hanssen aus dem Jahr 2000 steht bisher isoliert da.[17] Möglicherweise sind die Verbindungen von Leib und Seele doch viel enger, als wir derzeit denken.

2.2 Persönliche Gewalt gegen Neugeborene und Säuglinge

Jahrhundertelang galt der Glaube, dass strenge körperliche Bestrafung notwendig sei, um die Disziplin aufrechtzuerhalten, erzieherische Werte zu vermitteln, bestimmten Göttern wohlgefällig zu sein oder böse Geister zu vertreiben.

Säuglingen fehlt das Reflexions- und Einsichtsvermögen. Obwohl sie erheblich zur Eskalation des Gewaltgeschehens beitragen können, sind sie letztlich doch nur schuldunfähige Opfer. Säuglinge können Schäden erleiden durch Unfälle, Krankheit und verschiedene Formen einer körperlichen und/oder seelischen Kindsschädigung, durch persönliche Gewaltausübung oder Vernachlässigung durch Beziehungs- oder Betreuungspersonen.[18]

Kinder aussetzen

Jahrtausendelang war die Aussetzung unerwünschter und missgebildeter Neugeborener oder lebensschwacher Frühgeborener Alltag. Auch ein Zwillingskind wurde manchmal ausgesetzt, da man annahm, dass Zwillinge nicht denselben Vater hätten.[19] Viele Helden des Altertums wie Moses oder Ödipus teilten dieses Schicksal. Im Römischen Reich entschied der Vater der Familie über Annahme, Aussetzung oder Tötung des Kindes. Die Kinder wurden innerhalb der Stadt an besonderen Plätzen abgelegt oder verkauft. Wer ein Kind fand konnte es behalten, aufziehen und später als Sklaven verkaufen.[20] Im Spätmittelalter war Kindsaussetzung ein strafbares Delikt. Die Aussetzung getaufter Kinder wurde weniger bestraft, da sie im Falle ihres Todes Aufnahme im Himmel finden konnten.[21]

Vom Mittelalter bis zum Beginn des 20. Jahrhunderts nahm sich die Kirche oder die Obrigkeit in vielen großen Städten Europas der ausgesetzten Kinder an. Sofern diese kein Unterkommen in Pflegefamilien fanden, wurden sie in Findel- und Waisenhäusern untergebracht (→ Findelkinder). Im 17. und 18. Jahrhundert dürften Armut, die Angst vor der Schande bei einem unehelichen Kind und eine rationale Strategie zur Erhöhung des Einkommens der Familie ausschlaggebend für eine Aussetzung gewesen sein.[22] Zwischen 1999 und 2007 wurden in Deutschland durchschnittlich elf Neugeborene pro Jahr lebend aufgefunden.[23]

Von der Tötung Neugeborener

Bis ins 16. Jahrhundert wurde die Tötung unerwünschter Kinder (der „Neonatizid") zwar moralisch verurteilt, doch als strafwürdiges Delikt nur ausnahmsweise verfolgt. Die Strafverfolgung handelte nach dem Grundsatz „wo kein Kläger, da kein Richter", denn kein Dritter wurde durch den Tod eines unehelichen Kindes geschädigt. Bis zum Ende des 19. Jahrhundert war es in vielen Gegenden Deutschlands durchaus üblich, Babys zu „himmeln", also langsam verhungern zu lassen oder durch willentliche Vernachlässigung zu töten, wenn Eltern in Not lebten und nicht die materiellen Möglichkeiten hatten, noch ein Kind durchzufüttern (→ Säuglingssterblichkeit). Dies war – analog zur Abtreibung heute – ein sozial geduldeter Infantizid.

In Deutschland wurde der Kindsmord erstmals im 16. Jahrhundert mit dem Tode bestraft.[23] Eine Frau, die ein Kind heimlich zur Welt brachte und tötete, galt als Buhlerin des Teufels, als Hexe. Man fürchtete die Strafe Gottes, denn dieser hatte im Alten Testament angedroht, die ganze Gemeinschaft zu bestrafen, wenn unschuldig vergossenes Blut unbestraft bliebe. Die Kindsväter wurden nicht behelligt. Durch die intensivierte Verfolgung und Bestrafung illegitimer sexueller Beziehungen, unehelicher Schwangerschaften und des Kindsmordes verband sich der Wunsch nach einer Verstärkung patriarchalischer Werte und einer Stärkung des Gedankens der Mutterliebe. Eine keusche Frau verkörperte die höchste Tugend, eine begierige Frau die ungezügelte Natur, deren wilde Kräfte die menschliche Zivilisation untergruben. Die Verfolgung und Bestrafung vermeintlich leichtfertiger Frauen wurde in einer Kultur, die die triebhafte, unkontrollierte Natur mit Verve zu überwinden suchte, zu einem Eckstein sozialer Ordnung. Mitte des 18. Jahrhunderts machten Frauen in Städten, die Kindsmord stark bestraften, ein Drittel bis zur Hälfte der Hingerichteten aus.[24]

In der zweiten Hälfte des 18. Jahrhundert nahm die Öffentlichkeit erstmals Anteil am schwierigen Schicksal der Kindesmörderinnen, die ein uneheliches Kind zur Welt gebracht hatten. Gretchens Geschichte in Goethes „Faust" bewegte die Zeitgenossen. Von 1813 bis 1998 gab es deshalb ein besonderes, milderes Strafrecht für Mütter, die ihr uneheliches Kind gleich nach der Geburt vorsätzlich töteten. Seither ist die Tötung von Neugeborenen und Säuglingen wieder ein „gewöhnliches" Tötungsdelikt. Bei vorsätzlicher Tötung gilt ein Strafmaß von fünf bis 15 Jahre, in einem minder schweren Fall von einem Jahr bis zu zehn Jahren.

Die Tötung von Jungen bei Menschenaffen

1967 berichtete Yukimaru Sugiyama, ein japanischer Menschenaffenforscher, dass ein Langurenaffen-Männchen, wenn es einen Harem von Weibchen übernimmt, systematisch alle Nachkommen seiner Vorgänger tötet. Dieses Verhalten wurde von den Kollegen zunächst als krankhafte Ausnahme bewertet. Zwischenzeitlich hat sich jedoch herausgestellt, dass Tötungen von Jungen nach einem Wechsel des Anführers bei vielen Tierarten vorkommt, etwa bei Löwen, Bären, Präriehunden, Delphinen, Gorillas und Schimpansen – jedoch nicht bei Bonobos. 37 % der jungen Berggorillas sterben durch Kindstötung. Die neuen männlichen Leittiere dürften sich durch die Elimination der Nachkommen ihrer Rivalen und die rascher wiedereintretende Empfängnisbereitschaft der nun kinderlosen Mütter einen Fortpflanzungsvorteil verschaffen.

Bei Schimpansen ist der Kindsmord weit verbreitet. Männchen töten allerdings nur Kinder von Weibchen, mit denen sie zuvor keinen Geschlechtsverkehr gehabt hatten. In der Pubertät verlassen die jungen Schimpansinnen die Gruppe der Verwandten und schließen sich Nachbargruppen an. Nach der Geburt streifen die jungen Mütter am Rande der Gruppe durch den Urwald und halten sich von Ansammlungen ihrer Artgenossen möglichst fern. Möglicherweise ist dies ihre Strategie, um einem Kindsmord vorzubeugen. Die jungen Schimpansenmännchen kämpfen erbittert um die Vorrangstellung in der Gruppe und gegen benachbarte Gruppen. Dabei gibt es viele Tote, sodass in Schimpansengruppen durchschnittlich nur halb so viele männliche wie weibliche Affen leben.

Die Bonobos sind eine eigene, dem Schimpansen nah verwandte Menschenaffenart im Zentrum des Kongo. Sex und Kraulen sind die wichtigsten sozialen Handlungen eines zärtlichen und relativ friedfertigen Lebens in der Gruppe. Die Rituale binden nicht nur Bonobomännchen und -weibchen aneinander, sondern auch Weibchen an Weibchen. Oft dienen sie dazu, Konflikte zu beenden. Da sich jeder mit jedem häufig paart und die Bonoboweibchen fast stets paarungsbereit sind, könnte jedes Kind von jedem Mann stammen. Durch einen engen Zusammenhalt der Bonoboweibchen untereinander, haben sie das Sagen in der Gruppe, etwa, wenn es um das Teilen des Futters geht. Für ein Bonobomännchen wäre es deshalb riskant, den Nachwuchs zu attackieren. Bis heute wurde noch keine derartige Attacke beobachtet. Kindsmord ist unbekannt. Junge Bonobomütter leben nicht in der ständigen Angst um das Leben ihrer Kinder wie Schimpansenmütter, sie schließen sich unmittelbar nach der Geburt wieder ihrer Gruppe an und haben nach wenigen Monaten Geschlechtsverkehr. Bonobomännchen haben eine höhere Lebenserwartung als Schimpansenmännchen. In den Gruppen leben etwa gleich viele Männer wie Frauen. – Liebe bringt Frieden!

Körperliche Züchtigung

> *Vaterken mit's Röhreken, hau mir nich zu sehreken.*
> **Gerhart Hauptmann (1862-1946), Dichter**
> **Ammenlied aus „Einsame Menschen", 1891**

> *Da ich ein Knabe war, rettet ein Gott mich oft vom Geschrei und der Rute der Menschen.*
> **Friedrich Hölderlin (1770-1843), Dichter; „Die Jugend"**

> *Die eigentliche Strafe, die wohlüberlegte körperliche oder seelische Züchtigung, ist mittelalterlich und das Böse schlechthin. Es ist Rache und das Abstrafen eigener böser Tendenzen in Stellvertretung bei anderen, beim eigenen Kind. (...) Es gibt Völker, bei denen die körperliche Züchtigung eines Kindes undenkbar ist, und diese Völker leben in guter Ordnung.*
> **Reinhart Lempp, geb. 1923, Kinderpsychiater**[25]

Im Mittelalter und der frühen Neuzeit war die körperliche Züchtigung von Erwachsenen und älteren Kindern überall üblich. Erwachsene wurden in der Familie, in Klöstern, beim Militär und beim Strafvollzug geschlagen. So fand man sich auch mit der Züchtigung von älteren Kindern in der Familie und in der Schule ab. Inwieweit dies auch Säuglinge betraf, ist unbekannt.

In der Bibel steht: *Wer sein Kind liebt, der züchtigt es.* Der spanische Humanist Juan Luis Vives (1492-1523) spricht in diesem Sinne über die Erziehung: *Entziehe deinem Kind die Rute nicht. Wenn du es schlägst, wird es daran nicht sterben. Du schlägst es mit der Rute und rettest seine Seele vor der Hölle.*[26]

In der Aufklärung wurde die körperliche Züchtigung erstmals grundsätzlich in Frage gestellt. Jean-Jacques Rousseau (1712-1778) meint: *Die erste Kindheit vergeht mit Weinen. Bald schmeichelt man ihm, um es zu stillen, bald droht man ihm, bald schlägt man es, um es zum Schweigen zu bringen. Wir tun entweder das, was ihm beliebt, oder wir fordern das, was uns gefällt, wir unterwerfen uns entweder seinen Grillen oder wir unterwerfen es den unsrigen. Da ist keine Mittelstraße, es muss entweder Befehl geben oder Befehl annehmen. Seine ersten Begriffe sind also die Begriffe von Herrschaft und Knechtschaft. Ehe es reden kann, befiehlt es; und ehe es etwas tun kann, soll es gehorchen. Zuweilen züchtigt man es, ehe es seinen Fehler erkennt, oder vielmehr ehe es Fehler begehen kann. Auf solche Art gießt man bei Zeiten böse Leidenschaften in sein Herz, die* man darauf der Natur zuschreibt; und nachdem man sich Mühe gegeben hat, es boshaft zu machen, beklagt man sich, dass man es so findet. Man irrt sich; das ist der Mensch unserer Phantasien; der Mensch der Natur ist anders gemacht.[26]

Ein anderer Philanthrop und Pädagoge, Christian Gotthilf Salzmann (1744-1811), schrieb 1792[27]: *Viele von uns sind, seit etlichen Jahren, so empfindsam geworden, dass sie der Floh dauert, dessen Wonneleben sie abkürzen müssen. Gleichwohl hat bei uns das Vorurteil eine gewisse Gattung der Menschen zur völligen Unterjochung verdammt, und ihren Beherrschern eine unumschränkte Freiheit, sie nach eigener Willkür zu behandeln, zugestanden. Die Grausamkeiten, unter denen sie winseln, sind zahllos. (…) Sie werden oft in Gesellschaft zur Beschimpfung aufgestellt und haben keine Erlaubnis deswegen zu klagen. Man peitscht sie, man hauet sie mit Ruten, oft ohne etwas verwirkt zu haben, oft martert man sie mit langsamen Qualen zu Tode, und die meisten ihrer empfindsamen Mitbürger hören ihr Geschrei, sehen sie peinigen, ohne hierin etwas Unbilliges zu sehen. Diese unter dem Drucke seufzende Menschenart sind die Kinder, und ihre Unterdrücker die Älteren. Die Misshandlungen die sie in den meisten Häusern ausstehen müssen, sind zum Bejammern groß; und gleichwohl sind die meisten Zeitgenossen schon so sehr an dergleichen Anblick gewöhnt, dass sie das unschuldigste Kind können peitschen sehen (…), ohne dabei an Ungerechtigkeit zu denken.*

Über Pfarrer Johann Friedrich Flattich (1713-1797), den schwäbischen „Salomo im Bauernrock", wird folgende Geschichte berichtet: *In seinen jungen Jahren sei er sehr zum Jähzorn geneigt gewesen. Versahen die Kinder etwas, so sei er schnell bei der Hand gewesen. (…) Aber sein Gewissen habe ihm oft Vorwürfe gemacht, sodass er sich einmal vorgenommen habe, die Kinder gar nicht mehr zu schlagen, sondern mit Gebet, Liebe und Geduld zu ziehen. (…) Den ersten und den anderen Tag sei das gut gegangen, denn die Kinder dachten, er habe den Stecken nur vergessen und hole die Schläge morgen nach. Als dann auch am dritten und vierten Tag der Knüttel ausgeblieben sei, da hätten sie erst kleine und dann immer größere Bübereien versucht, sodass Flattich zuletzt das Unterrichten habe lange ganz aufgeben müssen. Er aber habe seinen Vorsatz nicht aufgegeben. (…) Und er, oder vielmehr der Herr, habe über die Herzen dieser Knaben gesiegt. Er habe es einem Freunde (…) mit nassen Augen erzählt, dass diese Knaben, die sich so schwer an ihm versündigten, es ihm mit Tränen, ja fußfällig abgebeten hätten. Ja er glaubte, dass keiner von ihnen verloren gegangen sei.*[28]

Friedrich der Große unterschied zwischen der körperlichen Bestrafung von „Leuten vom Stand" und dem einfachen Volk, der „Kanaille". In einer Instruktion für die Direktion der Ritter-Akademie zu Berlin befahl er: *Es ist den Erziehern bei Gefängnisstrafe verboten, ihre Zöglinge zu schlagen; es sind Leute von Stand, denen man Seelenadel einflößen muss; man muss ihnen Strafen auferlegen, welche den Ehrgeiz anstacheln, nicht aber solche, die sie erniedrigen.*[29]

In diesem Sinne schrieb ein Gutachter für die neue preußische Gesindeordnung 1809: Es sei zu bezweifeln, *dass der gemeine Mann im preußischen Staate schon den Grad von Kultur erreicht habe, nur aus Pflicht und Ehrgefühl allein die Motive zur Pflichterfüllung herzunehmen. (...) Die Sektion des Kultus und öffentlichen Unterrichts wird erst gewirkt haben müssen, ehe wir das Züchtigungsrecht werden abschaffen können.*

Über die Verbreitung der körperlichen Züchtigung in Rostock schreibt Nolde 1807: *Wenn gleich körperliche Züchtigungen nicht unter allen Umständen vermieden werden können; so ist doch wohl nicht zu leugnen, dass sie häufig übertrieben werden. In vielen hiesigen Familien weiß man die Kinder auch ohne Schläge zum Gehorsam, zur Folgsamkeit und Ordnung zu bringen: und wer sollte sich davon nicht überzeugen, durch Geduld und vernünftige Behandlung, wovon ich einen strafenden Ernst (...) nicht ausschließe, sich weit sicherer das Zutrauen der Kinder erwerben und ungleich mehr ausrichten kann, als durch Schläge? Gleichwohl denken nur so die Gebildeten und Aufgeklärten unter uns. Bei weitem der größte Teil der Eltern, und selbst auch einige Lehrer. (...). glauben noch ohne dieses Mittel nicht fertig werden zu können; und in manchen Familien aus den unkultivierten Klassen gehören die Schläge zur Tagesordnung. (...). Ja nicht selten sind mir Fälle aufgestoßen, wo gewiss die Schläge nicht nur ganz am unrechten Orte angebracht waren, sondern auch noch über dem mit so barbarischer Grausamkeit selbst von den Eltern eine solche Strafe vollzogen wurde, dass die körperliche Gesundheit der Kinder darunter leiden musste.*[30]

Mitte des 19. Jahrhunderts spielte die Machtfrage eine immer größere Rolle in der Beziehung von bürgerlichen Eltern und ihren Kindern. Das affektive Klima im Hintergrund wurde zunehmend von Distanz, Misstrauen und Kontrolle geprägt. Damit nahm auch das Interesse an Zwangsmaßnahmen im Säuglingsalter zu. Der propagierte Erziehungsstil glich zunehmend einer Dressur. Der Leipziger Orthopäde Daniel Gottlob Moritz Schreber (1808-1861), der Förderer der Gymnastik im Kindes- und Jugendalter, der Begründer von Kinderspielplätzen und einer der Väter der Kleingärtnerbewegung (Schrebergarten), schrieb 1858 in seinem damals viel gelesenen Buch über die „Erziehung zur Schönheit": *Schon im 5. oder 6. Monate lernt das Kind an den Blicken, Worten (besonders am Ton der Stimme) und Gebärden seiner Umgebung, Freundlichkeit und Ernst, Liebkosung und Drohung sicher zu unterscheiden. Es dämmert im Kinde das Verständnis dessen, was es tun darf und was nicht. Dies ist ein wichtiger Zeitpunkt, der Beginn der direkten moralischen Erziehung. (...) Hat man sich überzeugt, dass* (das Schreien) *kein richtiges Bedürfnis ist, (...) sondern nur der Ausdruck einer Laune oder das erste Auftauchen des Eigensinns, so muss man* dem (…) *entgegentreten: durch schnelle Ablenkung der Aufmerksamkeit, ernste Worte, drohende Gebärden, Klopfen an das Bett oder wenn dieses alles nicht hilft – durch, natürlich milde, aber in kleinen Pausen bis zur Beruhigung oder zum Einschlafen des Kindes wiederholte körperlich fühlbare Ermahnungen.* (…) *Eine solche Prozedur ist nur ein- oder höchstens zweimal nötig und – man ist Herr des Kindes für immer.* (…) *Erlaubtes Begehren des Kindes* soll *stets nur dann erfüllt werde, wenn das Kind in freundlich harmloser, oder wenigstens ruhiger Verfassung ist. Die Gewöhnung in der Kunst des Wartens bereitet das Kind auf eine andere, noch wichtigere Kunst,* die Kunst *sich zu versagen vor. Das Verweigern allein ist noch nicht alles, sondern man muss zugleich darauf halten, dass das Kind das Verweigern ruhig hinnehme und nötigenfalls durch ein ernstes Wort, eine Drohung u. dgl., dieses ruhige Hinnehmen zu einer festen Gewohnheit machen.* (…) *Eine zeitgemäße Übung in der Kunst sich zu versagen, ist die, dass man dem Kind Gelegenheit gibt, andere Personen in seiner nächsten Umgebung essen und trinken sehen zu lernen, ohne dass es selbst danach begehrt.* (…) *Dagegen gewähre man jedes erlaubte Begehren des Kindes mit liebevoller Bereitwilligkeit.* (…) *So nur erleichtert man dem Kinde die heilsame und unentbehrliche Gewöhnung an Unterordnung und Regelung seines Willens,* (…) *denn der kindliche Gehorsam ist die Grundbedingung aller weiteren Erziehung.*[31]

Schreber hat in seiner eigenen Familie mit seiner distanzierten, zwanghaften, ganz auf den kindlichen Gehorsam fixierten Pädagogik Schiffbruch erlitten. Charakteristisch für sein distanziertes Verhalten Kindern gegenüber war, dass er sich zum Beispiel nur Gedanken über die Kommunikation in den ersten vier Lebensmonaten mit den Fernorganen Auge und Ohr machte – den körperlichen Kontakt über Tast-, Geruchs- und Geschmackssinn jedoch unerwähnt ließ. Seine Gedanken und Empfehlungen waren allerdings ganz im Sinne seiner Zeit.

Die Angst bürgerlicher Eltern vor dem Verlust ihrer Autorität, das Streben nach Macht und Dominanz sowie der Gebrauch von Gewalt schon von frühestem Kindesalter an, gingen für mehrere Generationen eine unheilvolle, sich gegenseitig bedingende Allianz ein.

Ellen Key, die schwedische Lehrerin, Dozentin und visionäre Publizistin, war eine der Wortführerinnen der Reformpädagogik in Europa. In ihrem 1900 publizierten Buch *Das Jahrhundert des Kindes* plädierte sie leidenschaftlich für eine *Pädagogik vom Kinde aus,* die ohne körperliche Züchtigung und demütigende Bloßstellungen auskommen sollte: *Ruhig und langsam die Natur sich selbst helfen lassen und nur sehen, dass die umgebenden Verhältnisse die Arbeit der Natur unterstützen, das ist Erziehung.*[32] So das Credo der Pädagogin. Was bis heute fortschrittlich, ja geradezu revolutionär klingt, erfuhr jedoch unter dem Einfluss des englischen Denkers Herbert Spencer (1820-1903) eine bemerkenswerte Einschränkung – und zwar bei Säuglingen und Kleinkindern: *Nur während der drei ersten Lebensjahre ist eine Art Dressur notwendig, um die Voraussetzungen zu einer höheren Erziehung zu schaffen. Das Kind ist da in einem so hohen Grad sinnlich, dass ein leichter physischer Schmerz oder Genuss oft die einzige Sprache ist, die es ganz versteht, und folglich das bei einzelnen Kindern unentbehrliche Mittel, gewisse Gewohnheiten einzuüben. Für andere Kinder sind härtere Mittel selbst in diesem frühen Stadium ganz unnötig, und sobald das Kind sich an einen Schlag erinnern kann, ist es zu alt, um ihn zu empfangen. (...) Das Kind muss ganz gewiss Gehorsam lernen, und zwar absoluten Gehorsam. Ist aber ein solcher Gehorsam vom zartesten Alter an Gewohnheit geworden, so genügt dann ein Blick, ein Tonfall, ein Wort, um ihn aufrecht zu erhalten. Die Unzufriedenheit des Erziehers wird jedoch nur dann ein wirkliches Mittel, wenn sie wie ein Schatten in eine sonst sonnige Heimatmosphäre fällt. (...) Mit dem ganz kleinen Kinde soll man nicht sprechen, sondern folgerichtig und rasch handeln.*[33]

Um 1900 hielten viele Kinderärzte den Klaps für ein adäquates, unentbehrliches Mittel der Erziehung auch schon beim Säugling.[34] Nach dem einflussreichen Kinderarzt Adalbert Czerny bestehen die Strafmittel für Kinder der ersten Lebensjahre in der Ablehnung eines Wunsches oder der Bitte des Kindes oder in der körperlichen Züchtigung, wie Czerny in seinem Buch *Der Arzt als Erzieher* schreibt: *Die ersteren Strafen sind für alle Kinder anwendbar. (...) Es gibt aber auch Kinder, die damit allein nicht zum Gehorsam und zur Subordination zu bringen sind. Für diese ist und bleibt die körperliche Strafe als Erziehungsmittel unentbehrlich. Sie soll als die strengste Strafe aufgefasst und deshalb nur relativ selten in Anwendung gezogen werden. (...) Die körperliche Strafe (...) darf nur so lange angewendet werden, als die Schmerzempfindung das wirksame Prinzip darstellt. Kommen die Kinder in ein Alter, wo sie sich durch solche Strafen in ihrem Ehrgefühl verletzt glauben, dann darf von diesen nicht mehr Gebrauch gemacht werden, da sonst nur Trotz und Hass gegen die Erzieher die Folge ist.*[35]

Der bekannte Leiter der Jenaer Kinderklinik, Jussuf Ibrahim (1877-1953), schrieb 1920 im *Lehrbuch für Kinderheilkunde* über die Behandlung von respiratorischen Affektkrämpfen, dem sogenannten „Wegbleiben" der Kleinkinder in der Trotzphase: Die Behandlung dürfe nicht in der Weise erfolgen, *wie sie meist von der Umgebung geübt wird, dass man dem Kind jeden Wunsch von den Augen abliest. Das Kind muss vielmehr wissen, dass es sofort eine empfindliche Strafe zu gegenwärtigen hat, wenn es den Atem anhält, und es gelingt auch oft durch eine Drohung oder einen Schlag (...), den eben beginnenden Anfall zu kupieren.*[36]

Besonders gefährdet, misshandelt zu werden, waren behinderte Kinder. Der Kinderpsychiater Ludwig Scholz (1868-1918) meinte besorgt: Die Anzahl der Kindesmisshandlungen sei „groß, ja entsetzlich". Gerade dem Schwachsinnigen und Minderwertigen gegenüber liegt Misshandlung sehr nahe, weil natürliche Krankheitsäußerungen mit Ungezogenheit verwechselt werden. Wie oft werde versucht, bei *der Bewegungsunruhe des Schwachsinnigen, den Zuckungen des Choreatikers, der Reizbarkeit des Epileptikers, dem Übermüdungstrotz des Nervösen und der Scheinlüge des Phantasten*, diesen ihre „Unart" mit Feuer und Schwert auszutreiben.³⁷

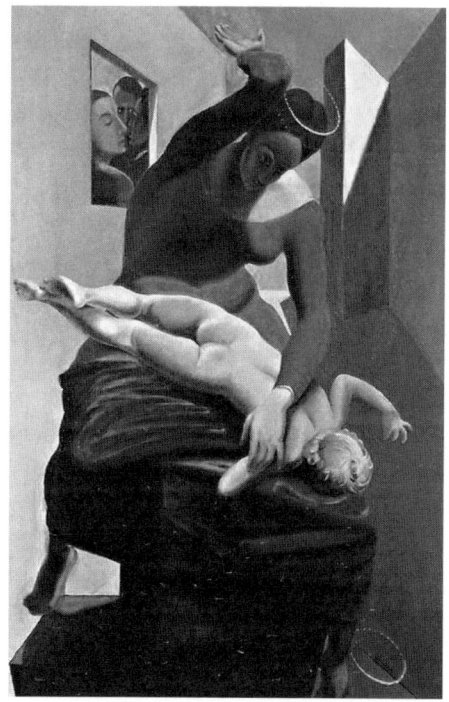

Abb. 32:

Max Ernst 1926: „Die Jungfrau züchtigt das Jesuskind vor drei Zeugen"

Aber es gibt auch nachdenkliche Stimmen wie die des Franzosen Gabriel Compayré, der in seinem Buch *Die Entwicklung der Kinderseele* 1900 schreibt: *Da die Kinderseele jedem offen steht und sich sozusagen widerstandslos allen Indiskretionen darbietet, so hat man nicht nötig, mit Gewalt bei ihr einzudringen.*³⁸

Leider setzte sich Compayrés sanfter Blick auf die Kinderseele nicht allgemein durch, und so konnte der Kinderarzt und Leiter der Universitäts-Kinderkliniken in Graz und Wien, Franz Hamburger (1874-1954), ein bekennender Nationalsozialist, noch 1952 „Über den Umgang mit Kindern" schreiben: *Man bringt ein Kind schon in den ersten zwei Jahren zum Verbotsgehorsam. Falsch ist es, den Verbotsgehorsam erreichen zu wollen durch Zureden, durch Erklärungen oder durch zartes Weggleiten der Hand von der beabsichtigten Tat. Der schmerzende Schlag aber bleibt in Erinnerung. Man könnte gewiss mit einer Nadel oder einem elektrischen „Erziehungsstab" den Schmerz verursachen und die Rute war ja auch ein solches Erziehungsinstrument. Die Mutter gebe die Schläge lieber nicht, denn sie schlägt gewöhnlich nicht kräftig genug.*[39] Es ist hart, heute solch einen Text zu lesen. Welche sich selbst entlarvenden, strafenden Phantasien konnte doch vor noch nicht 60 Jahren ein prominenter Kinderarzt haben!

In den USA hat der religiöse Fundamentalismus in den 1970er und 1980er Jahren viele Anhänger gewonnen. Als *Moral Majority* griffen sie auf das alte Schema vom dem von Geburt an bösartigen Säugling zurück. *Jedes Kind braucht Schläge. (…) Wenn das Baby in der Wiege aufhören soll zu schreien, drohe ihm mit dem Zeigefinger und sage nein. Wenn es weiter schreit, schlage ihm mit einem oder zwei Fingern auf den Po, nachdem Du zuvor die Stärke des Schlages auf Deinem Unterarm ausgetestet hast. Schläge garantieren, dass das Kind das isst, was auf dem Teller vor ihm liegt und es lernt, sich anständig am Tisch zu betragen.*[40]

EXKURS: „Wie Wölfchen seine Lebensfreude verlor"[41]

Die Journalistin Sabine Bode schildert in ihrem Buch *Die vergessene Generation. Die Kriegskinder brechen ihr Schweigen* eine Bahnfahrt Anfang April 1943 einer jungen Mutter mit ihrem halbjährigen Sohn Wolf und dessen dreijähriger Schwester von Breslau nach Berlin: *Am Anfang der Reise ist Wölfchen noch ein richtiges Strahlekind. Als würde die Sonne aufgehen, sagen die Mitreisenden im Abteil, ja wie das wärmt in dieser schweren Zeit … Aber dann fängt der Säugling an zu quengeln, brüllt schließlich los. Sein Geschrei steigert sich, wird unerträglich. Seine Mutter schafft es nicht mehr, ihn zu beruhigen. Da wendet sie sich mit einem Lächeln an die anderen Menschen im Abteil und fragt höflich: „Hätten Sie etwas dagegen, wenn ich ihn mal kurz durchprügle?" Aber nein wird ihr bedeutet, machen Sie nur … Die Mutter legt Wölfchen übers Knie und schlägt ihn ein paar Mal aufs Hinterteil – „durchaus kräftig", wie sie nachher sagen wird, „sonst hätte es ja nicht gewirkt". Und wie es wirkte: Der Säugling schnappte noch mal kurz nach Luft und schläft postwendend ein.* Die Geschichte von Wölfchens schlagartigem Verstummen gehört zum Repertoire der Familienanekdoten. Noch als alte Frau ist die Mutter überzeugt, dass „Klapse noch nie jemandem geschadet haben". Der Vater gestand im hohen Alter: *Irgend etwas ist damals schiefgelaufen mit Wolf. Er war so ein graziöses Kind. Aber mit drei Jahren wurde er plötzlich verkrampft; und so ist er geblieben.* Das Kriegskind Wolf schlug seine eigenen Kinder zwar nicht, aber als seine Frau es nicht ertrug, ihr Baby nachts im Bett schreien zu lassen, schlug er ihr allen Ernstes vor: *Dann tu dir doch Ohropax rein. Dann hörst du nichts.*

EXKURS: Schwarze Pädagogik in der Nachkriegszeit

Im Folgenden möchte ich einige persönliche Erfahrungen als Kriegskind des Jahrgangs 1941 schildern:

In der Volksschule waren Schläge auf die Handinnenfläche (Tatzen) an der Tagesordnung, und es kam vor, dass wir reihenweise mit dem Rohrstock verprügelt wurden.

Mein Onkel glaubte als Stellvertreter meines Vaters meinen siebenjährigen Bruder nicht anders zur Folgsamkeit bringen zu können, als ihn ohne Licht und bei fast absoluter Stille im unteren Gewölbekeller im Kartoffelverschlag einzusperren.

Meinem dreijährigen Vetter wurde anlässlich eines Trotzanfalls ein Handtuch um die Brust gelegt und das Kind damit freischwebend im ersten Stock aus dem Fenster gehalten. Bei weiteren Trotzanfällen wurde der ältere Bruder aufgefordert, ein Handtuch zu holen.

Als Primaner hatten wir regelmäßig sechs neue französische Vokabeln bis zur nächsten Stunde auswendig zu lernen. Mehrere Schüler wurden dann nach je drei dieser Vokabeln befragt. Für jede nicht gekonnte Vokabel gab es eine Ohrfeige. Mitten im Schuljahr hatte ich eine psychische Blockade. Von diesem Tag an bekam ich für das restliche Schuljahr als eigentlich guter Schüler zu Beginn jeder Französisch-Stunde drei Ohrfeigen.

Meine Klavierlehrerin saß neben mir mit einem dicken Zimmermannsbleistift in der Hand. Für jeden falschen Ton bekam der entsprechende Finger entweder einen Hieb oder einen Strich auf das Grundglied. Um den Druck auf mich zu verstärken, wurden zunächst mein Vater und dann meine Großmutter, eine enge Freundin der Klavierlehrerin, zur Klavierstunde eingeladen. Mein Vater sagte nur: „Du musst fleißiger üben." Meine Großmutter stand hingegen mitten in der Stunde auf, nahm mich bei der Hand, lud mich in ein Kaffee ein und sagte am Abend zu meinen Eltern. „Seid Ihr nicht bei Trost, wie soll das Kind bei diesem Martyrium Freude an der Musik bekommen." Die Freundschaft war damit beendet und ich kam zu einer anderen Klavierlehrerin.

EXKURS: Warum schlagen Eltern ihre Kinder?
Als mein Sohn etwa drei Jahre alt war, fragte er mich eines Abends während des Zu-Bettgeh-Rituals: *Papa, warum schlagen die Leute die Kinder?* Ich gab mir alle Mühe, die Frage kindgerecht durch Geschichten aus meiner Jugend zu beantworten. Mein Sohn hörte interessiert zu, legte sich schließlich wie gewöhnlich zu Bett und schlief ein. Am nächsten Tag stellte er jedoch dieselbe Frage und dies ging sechs Wochen lang so. Mein Vorrat an Geschichten war bald erschöpft. Auch meine Frau wusste keinen Rat. Zwei Jahre später beantwortete er die Frage beiläufig selbst: *Papa, du schlägst mich zwar nie, du tust mir aber immer wieder gemein weh.* Jetzt fiel bei mir der Groschen. Bewusst hatte ich meine Aggression gut unter Kontrolle – aber unbewusst schlugen sich meine Wut, meine Enttäuschungen, mein Ärger immer wieder in grobem Verhalten, „Missgeschicken" und „sogenannten Unfällen" nieder. Ich fühlte mich ertappt, beschämt und habe viel aus dieser Lektion meines Sohnes gelernt.

Ein Klaps auf den Po: Ja oder Nein?
Der Klaps auf den Po ist als Disziplinierungsmaßnahme bei Kleinkindern weit verbreitet. Nach einer repräsentativen Studie in den USA erhielten in den 1990er Jahren 70 bis 90 % der Kinder gelegentlich einen Klaps von ihren Eltern.[42] Am häufigsten traf es Kinder im Alter von drei bis fünf Jahren. Sie erhielten durchschnittlich zwei bis drei Mal pro Woche einen Klaps. Schwierige Kinder wurden häufiger geschlagen. Aggressive Angriffe auf andere Kinder und Erwachsene wurden besonders häufig auf diese Weise geahndet. Die Stimmungslage der Eltern hatte einen größeren Einfluss auf die Entscheidung zuzuschlagen als die „Missetat" des Kindes selbst.

70 % der Hausärzte und 59 % der Kinderärzte hielten einen gelegentlichen Klaps für unverzichtbar. 59 % der Kinderärzte hatten auch ihre eigenen Kinder gelegentlich geschlagen. 70 % der Kinderärzte würden einen Klaps akzeptierten, wenn sich das Kind in eine gefährliche Situation begibt. Allerdings halten sich die Kinderärzte mit der Empfehlung, einen Klaps zu geben, zurück: Nur jeder fünfte Arzt rät offen dazu. Als Alternativen werden ein Lob (94 %), eine Auszeit (93 %), der vorübergehende Entzug von Spielsachen oder Extras, eine Belehrung, eine vorgezogene Bettruhe oder eine Strafarbeit vorgezogen.[42]

1996 lud die Amerikanische Akademie der Kinderärzte 24 Fachspezialisten ein, um das Für und Wider sowie die Kurz- und Langzeitwirkung einer körperlichen Bestrafung von Kindern zu erörtern.⁴³ Die Vorstellungen über die Grenze von Klaps und körperlicher Misshandlung waren sehr unterschiedlich. Den Tagungsteilnehmern gelang es nicht, sich auf eine Grenze zu einigen.

In der wissenschaftlichen Literatur wurden folgende Argumente für einen gemäßigten Umgang mit dem Erziehungsmittel Klaps angeführt.⁴³

- In Langzeitstudien bei intakten Familien mit vielseitigen alternativen Konfliktlösungsstrategien bliebe ein gelegentlicher Klaps ohne erkennbare Langzeitfolgen.
- Angesichts des konfliktreichen Alltags mit Kleinkindern sollte nicht generell auf dieses letzte Disziplinierungsmittel verzichtet werden.
- Der Klaps als Disziplinierungsmittel sei in den USA alltägliche Realität. Viele Eltern handelten aus Glaubensüberzeugungen, elterlichem Pflichtbewusstsein oder dem Glauben an die besondere Wirksamkeit dieser Maßnahme.
- Der kulturelle Kontext verhindere, dass ein gelegentlicher Klaps die Entwicklung eines positiven Selbstwerterlebens beeinträchtige. Der Klaps würde im Gegenteil diese Entwicklung von außen unterstützen.
- Bei stationären jugendlichen psychiatrischen Patienten habe sich ein Klaps kurzfristig wiederholt positiv ausgewirkt. Ob dies in „gesunden" Familien auch so sei, sei unklar.
- Auch die Befürworter eines gelegentlichen Klapses räumten ein, dass die häufige und unangemessen harte körperliche Bestrafung die normale psychische Entwicklung beeinträchtigen könne. Kinder unter zwei Jahren sollten nie geschlagen werden.

Die Befürworter einer gewaltfreien Erziehung führten folgende Argumente an:

- Wenn die Grenze zur körperlichen Bestrafung einmal überschritten wird, komme es leicht zu einer Eskalation, d. h. einen immer häufigeren und härteren Einsatz körperlicher Gewalt.
- Zahlreiche Longitudinalstudien zeigten, dass die Erfahrung von körperlicher Gewalt im Kindes- und Jugendalter ein Risikofaktor für psychopathologisches, gewalttätiges und kriminelles Verhalten im Jugend- und Erwachsenenalter sei. Allerdings seien viele dieser Kinder misshandelt worden. Ob dies auch für die „nicht-misshandelnde" beziehungsweise „wenig-misshandelnde" Form des Klapses gelte, sei unklar.
- Der Klaps allein in einem optimalen familiären Milieu mag ohne negative Konsequenzen sein. Im Zusammenhang mit zusätzlichen familiären Risikofaktoren könnte er sich jedoch sehr wohl negativ auswirken.
- Der Klaps sei kein sinnvoller Beitrag zum Erlernen von Konfliktlösungs-

strategien und vertrage sich nicht mit einer warmherzigen Eltern-Kind-Beziehung.
- Der Klaps sei eine inakzeptable Form der Verletzung der körperlichen Integrität und störe die Entwicklung eines gesunden Selbstbewusstseins.

Viele Studien über die Folgen körperlicher Gewalt waren methodisch anfechtbar. Dies liegt an der großen Verbreitung der körperlichen Bestrafung von Kindern, der sehr unterschiedlichen Art und Weise der Bestrafung, aber auch am engen Zusammenhang mit anderen wichtigen Faktoren, den vielen Besonderheiten der kleinen Minderheit von Eltern, die eine gewaltfreie Erziehung praktizieren, und einer fehlenden Vergleichbarkeit der Studien aufgrund unterschiedlicher Definitionen von Akten körperlicher Gewalt.

Um überhaupt Empfehlungen aussprechen zu können, einigten sich die Experten auf folgende, „möglicherweise praxisfremde" Definition des Klapses: ein gelegentlicher (weniger als zwei Mal pro Woche), gesundheitlich ungefährlicher, in erzieherischer Absicht erteilter Schlag auf die Extremitäten oder den Po. Drei von 13 Empfehlungen beziehen sich auf Säuglinge und Kleinkinder unter zwei Jahren: Säuglinge und Kinder in einem Alter unter zwei Jahren sollten keinen Klaps erhalten, da bei einem besonders kräftigen Klaps ein Verletzungsrisiko besteht. Alternative Disziplinierungsmethoden haben sich als wirksam bewährt bei Kindern aller Altersstufen wie geduldiges Erklären, vorbildliches Verhalten, Lob für erwünschtes Verhalten und Strafen bei unerwünschtem Verhalten. Ein geschickter Einsatz dieser verschiedenen Disziplinierungsmethoden, insbesondere die Auszeit, erhöht ihren Erfolg. Elternschulung und Erziehungsberatung sind wichtige präventive Instrumente und sollten deshalb empfohlen werden. Nach den vorliegenden Daten ist das Risiko einer körperlichen und psychologischen Beeinträchtigung bei einer körperlichen Bestrafung, die über einen Klaps hinaus geht, bei Säuglingen, Kleinkindern und Jugendlichen größer als ihr erhoffter Nutzen.

Kinder
(Bettina Wegner)

Sind so kleine Hände
winz'ge Finger dran.
Darf man nie drauf schlagen,
die zerbrechen dann.

Sind so kleine Füße
mit so kleinen Zehn.
Darf man nie drauf treten,
können sonst nicht gehen.

Sind so kleine Ohren,
scharf, und ihr erlaubt.
Darf man nie zerbrüllen,
werden davon taub.

Sind so schöne Münder,
sprechen alles aus.
Darf man nie verbieten,
kommt sonst nichts mehr raus.

Sind so klare Augen,
die noch alles sehn.
Darf man nie verbinden,
könn' sie nicht verstehn.

Sind so kleine Seelen,
offen und ganz frei.
Darf man niemals quälen,
gehn kaputt dabei.

Ist so'n kleines Rückgrat,
sieht man fast noch nicht.
Darf man niemals beugen,
weil es sonst zerbricht.

Grade, klare Menschen
wär'n ein schönes Ziel.
Leute ohne Rückgrat
hab'n wir schon zu viel.

Schüttelsyndrom

> *Ich könnt' dich verschütteln.*
> **Schwäbische Redensart einer in Wut geratenen Erziehungsperson**

1946 beschrieb der kinderärztliche Röntgenarzt John Caffey sechs Säuglinge, die jünger als 13 Monate waren und Blutungen unter der harten Hirnhaut und spezifische Verletzungen der langen Röhrenknochen aufwiesen.[44] Nachdem C. Henry Kempe 1962 auf die Häufigkeit von Kindesmisshandlungen hingewiesen hatte, fand John Caffey 1972 eine plausible Erklärung für diese Symptome: heftiges gewaltsames Hin- und Herschütteln des Säuglings mit unkontrolliertem Rotierens des kindlichen Kopfes.[45] Die Fachwelt war betroffen über die bisher nicht erkannte gravierende Folge des Schüttelns eines Babys. Heute ist seine Hypothese allgemein anerkannt. Klinisch ist das Schüttelsyndrom durch Blutungen unter der Hirnhaut mit meist schweren diffusen Hirnschäden, Blutungen in der Netzhaut des Auges und Verletzungen in der Nähe der Wachstumsfugen der langen Röhrenknochen charakterisiert.[46] In Deutschland dürften 100 bis 200 Kinder im Jahr betroffen sein. Etwa 30 % sterben. Von den Überlebenden weisen 70 % schwere bleibende Schädigungen des Gehirns auf. Es ist die häufigste nicht natürliche Todesursache im Säuglings- und Kleinkindalter. Im zweiten Lebenshalbjahr ist es die häufigste Todesursache überhaupt.

Kindesmisshandlung

Kindesmisshandlung ist eine nicht zufällige (bewusste oder unbewusste) gewaltsame körperliche und/oder seelische Schädigung, die in Familien oder Institutionen wie Kindergärten, Schulen und Heimen geschieht und zu Verletzungen, Entwicklungsverzögerungen oder sogar zum Tode führt. Sie bedroht somit das Wohl und die Rechte eines Kindes. In den vergangenen 70 Jahren wird in der häuslichen Erziehung zunehmend weniger Gewalt angewendet.

Tabelle: Erziehungsmaßnamen der Eltern, wenn ihr Kind etwas angestellt hat[47]

Geburtsjahr des Kindes	< 1950	1950-1964	1965-1979	1980-1993
Darüber reden	34 %	43 %	54 %	67 %
Schimpfen	74 %	80 %	77 %	70 %
Ohrfeige	48 %	46 %	33 %	23 %
Tracht Prügel	37 %	28 %	18 %	7 %

Aber auch nach dem Verbot der Anwendung von Gewalt in der Erziehung im Jahr 2000 ist die Anwendung von elterlicher Gewalt in Deutschland immer noch erschreckend hoch. Der Deutsche Kinderschutzbund schätzt, dass im Jahr 2003 fast 190 000 Kinder- und Jugendliche Opfer von gewalttätigen und sexuellen Übergriffen wurden.[48] Nach einer repräsentativen Befragung von Eltern mit Kindern unter 18 Jahren im Jahr 2001 und einer analogen Befragung von Jugendlichen im Alter von zwölf bis 18 Jahren ein Jahr später, ist körperliche Gewalt in der Erziehung von Kindern auch heute noch weit verbreitet.[49]

Tabelle: Gewaltsame Erziehungsmethoden in Deutschland nach einer Befragung von Eltern und zwölf bis 18 Jahre alten Jugendlichen [49]

Erziehungsmaßnahmen	Eltern	Jugendliche
Einen Klaps auf den Po	76 %	69 %
Eine leichte Ohrfeige	59 %	69 %
Den Po mit der Hand versohlen	26 %	27 %
Eine schallende Ohrfeige	9 %	14 %
Mit dem Stock kräftig auf den Po	3 %	5 %
Mit dem Stock auf die Finger	2 %	3 %
Eine Tracht Prügel mit Blutergüssen	2 %	3 %

Tabelle: Nach der Art der Bestrafung können in Deutschland vier Erziehungsstile unterschieden werden. Die Angaben beruhen auf einer Befragung von Eltern und zwölf bis 18 Jahre alten Jugendlichen. [49]

Sanktionsgruppe	Eltern	Jugendliche
Sanktionsfrei	16 %	10 %
Weitgehender Verzicht auf Körperstrafen	12 %	20 %
Konventioneller Erziehungsstil: häufig leichte körperliche Strafen	54 %	51 %
Gewaltbelasteter Erziehungsstil	17 %	19 %

1976 eröffnete das erste Frauenhaus. Heute finden nach Angaben des Hessischen Sozialministeriums aus dem Jahr 2007 jährlich etwa 45 000 Frauen und Mütter mit Kindern eine Zuflucht in bundesweit etwa 400 Frauenhäusern. Diese Zahl verdeutlicht auf indirekte Weise das Ausmaß des Gewalterlebens von Kindern in der Familie.

In der Geschichte gab es neben der Mehrzahl der Befürworter einer strengen körperlichen Züchtigung und einer harten Realität stets auch einzelne

Stimmen, die sich gegen eine Züchtigung von Kindern ausgesprochen haben. Platon (427-347 v. Chr.) gab Lehrern den Rat, *Kinder nicht mit Zwang, sondern spielerisch zu erziehen*. Erst in der Renaissance und in der Zeit der Aufklärung wurde jedoch die Praxis der allgegenwärtigen Gewalt gegen Kinder in breiteren Kreisen ernsthaft in Frage gestellt.

Im 19. Jahrhundert machte Charles Dickens (1812-1870) mit seinen Romanen *Oliver Twist* (1837/1838) und *David Copperfield* (1850) auf das Martyrium von Kindern in Armen- und Waisenhäusern aufmerksam. Er unterstützte damit eine breite Bewegung zur Reform der Kinderarbeit. In New York führte der aufsehenerregende Fall des Mädchens Mary Ellen zur Gründung der Gesellschaft zur Verhinderung von Grausamkeiten an Kindern und einer politischen Bewegung für die Rechte des Kindes. 1884 wurden in London und 1898 in Berlin ähnliche Gesellschaften mit vergleichbaren Zielen gegründet.

EXKURS: Mary Ellen und das Thema Kindesmisshandlung
1874 stand ein Mädchen, das am ganzen Körper Spuren von Schlägen, Peitschenhieben und Verletzungen aufwies, vor dem höchsten Gericht von New York. *Mein Name ist Mary Ellen McCormack. Ich weiß nicht, wie alt ich bin. Ich darf nicht mit anderen Kindern spielen. Ich war auch noch nie draußen auf der Straße. Wenn Mama weggeht, sperrt sie mich im Zimmer ein. Ich schlafe auf dem Boden auf einem Stück Teppich. Mama hat mich fast jeden Tag geschlagen und ausgepeitscht – warum weiß ich nicht. Ich möchte nicht zurück zu Mama.*
Das Mädchen, das aussah wie fünf, tatsächlich aber schon zehn Jahre alt war, war wenige Wochen zuvor von einer methodistischen Gemeindeschwester aus einem kleinen verliesartigen Zimmer in einer kleinen dunklen engen Wohnung, die sie die letzten sechs Jahre nicht hatte verlassen dürfen, befreit worden. Ihr Vater war im amerikanischen Bürgerkrieg gefallen, als sie ein Jahr alt war. Die Mutter musste arbeiten und gab sie deshalb in Pflege. Als sie das Pflegegeld nicht mehr bezahlen konnte, wurde das Kind an eine Wohltätigkeitseinrichtung gegeben. Dort erschien eines Tages die spätere Pflegemutter mit ihrem Mann und nahm das zweijährige Mädchen unter Vorspiegelung falscher Tatsachen zu sich. Der Stiefvater starb wenig später und die Mutter heiratete erneut. Nun musste sie Hausarbeit verrichten, für die sie noch viel zu klein war. Sie trug nur schmutzige Fetzen am Leib und gab an, nie ein Paar Schuhe besessen zu haben. Die Vermieterin wurde auf ihr Schicksal aufmerksam und bat die Gemeindeschwester um Hilfe. Die Befreiung und Einleitung eines

Gerichtsverfahrens glichen einem Kriminalstück unter Einschaltung des Präsidenten einer Tierschutzorganisation und eines Privatdetektivs, denn die Behörden lehnten jede Hilfe ab. Die Eltern hatten das „Züchtigungsrecht" auf ihrer Seite, und es gab keinerlei Gesetze zum Schutz von Kindern. Die Geschichte wühlte die gesamte Stadt auf und führte zur Gründung der New Yorker Gesellschaft zur Verhinderung von Grausamkeiten gegen Kinder. Es war die Geburtsstunde der Kinderrechtsbewegung. Schon im ersten Jahr seines Bestehens untersuchte der Verein 300 Fälle von Kindesmisshandlung.[50]

Die Übergangsphase von der unbeschränkten Erziehungsgewalt der Eltern und Erzieher zur gewaltfreien Erziehung dauerte in Deutschland sehr lange. Der erste Schritt war die Bestrafung von Eltern misshandelter oder vernachlässigter Kinder. Ein Meilenstein war die Abschaffung des Züchtigungsrechtes für Lehrer an Schulen 1973-1979. Aber es dauerte noch einmal eine Generation, bis sich dieser Umdenkprozess auch im Familienrecht niederschlug. Seit dem Jahr 2000 haben Kinder ein einklagbares Recht auf gewaltfreie Erziehung. Die Verschiebung weg vom Recht des Erziehers hin zum Recht des Erzogenen fand so einen Abschluss.

Tabelle: Von der Erziehungsgewalt zur gewaltfreien Erziehung[51]

Jahr	Land	Maßnahme
1875	USA	New York Society for the Prevention of Cruelty to Children
1884	England	Gesellschaft zur Verhinderung von Grausamkeiten gegen Kinder, London
1899	England	Nationale Gesellschaft zur Verhinderung von Grausamkeiten gegen Kinder; Englisches Parlament: The Children's Charter
1898	Deutschland	Verein zum Schutz der Kinder gegen Ausbeutung u. Misshandlung, Berlin
1900	Deutschland	BGB: Bestrafung der Eltern misshandelter oder vernachlässigter Kinder
1919	Deutschland	Weimarer Verfassung: Jedes deutsche Kind hat das Recht auf Erziehung zur leiblichen, seelischen und gesellschaftlichen Tüchtigkeit.
1924	Völkerbund	Children's Charta (Genfer Erklärung für Rechte der Kinder)
1929	Deutschland	Verbot der Züchtigung der Ehefrau
1949	BRD	Grundgesetz Artikel 1: Die Würde des Menschen ist unantastbar.
1953	BRD	Gründung des Deutschen Kinderschutzbundes
1958	BRD	Verfassungsgericht: Alleiniges Züchtigungsrecht durch Vater verletzt Gleichheitsgrundsatz; Züchtigungsrecht von Vater und Mutter
1959	UN	Erklärung der Rechte des Kindes
1973	BRD	Abschaffung des Züchtigungsrechtes für Lehrer an Schulen, als letztem Bundesland in Bayern 1979

Jahr	Land	Maßnahme
1979	Schweden	Die Züchtigung von Kindern durch Eltern wird zu einer Straftat.
1980	BRD	Umformulierung im Gesetz: statt elterliche Gewalt nun elterliche Sorge
2000	Deutschland	BGB §1631: Kinder sind gewaltfrei zu erziehen. Körperliche Bestrafungen, seelische Verletzungen u. andere entwürdigende Maßnahmen sind unzulässig.
2005	Deutschland	§ 8a SGB VIII: Schutzauftrag des Jugendamtes bei Kindeswohlgefährdung
2007	Deutschland	Das nationale Zentrum für frühe Hilfen in Köln soll die Helfer misshandelter Kinder besser miteinander vernetzen.

Immer wieder rufen Berichte über Gewalt an Kindern große Debatten in der deutschen Öffentlichkeit hervor. Kaum bekannt ist, dass schon vor mehr als 150 Jahren detaillierte – und natürlich auch schon damals schockierende – Gutachten und Berichte zu diesem deprimierenden Thema erschienen. So löste 1857 der französische Gerichtsmediziner Ambroise Tardieu (1818-1879) mit seiner *Gerichtsmedizinischen Studie über Sittlichkeitsvergehen* eine breite Diskussion über Sexualdelikte an Kindern aus. In der sechsten (!) Auflage berichtete er 1878 von 11 576 Anklagen wegen Vergewaltigung oder versuchter Vergewaltigung in Frankreich zwischen 1858 und 1869. 9125 Opfer waren Kinder, meist zwischen vier und zwölf Jahre alt. Leider galt damals das Interesse der Kinderärzte anderen Themen. Die Misshandlung schien nur ein soziales und kein medizinisches Problem zu sein. So blieb das Thema Kindesmisshandlung trotz des Aufsehen erregenden Berichts von Tardieu auf wenige Fallberichte in einigen Fachzeitschriften für Pathologie und Gerichtsmedizin beschränkt. Ein typisches Beispiel für diese Art professioneller Blindheit ist die Veröffentlichung von John Caffey 1946:[44] Ein acht Monate altes Mädchen war unterernährt und viel zu klein für ihr Alter. Sie hatte einen Krampfanfall, frische Einblutungen in der Netzhaut und Blutungen unter der harten Hirnhaut. Nach kurzer Beobachtungszeit wurde es entlassen. Vier Tage später wurde das Kind erneut vorgestellt – mit frischen Einblutungen in der Netzhaut, fünf (!) Beinbrüchen und zahlreichen Blutunterlaufen an der Haut. Die Mutter gab sich ratlos. So entließ Caffey das Kind, nachdem er die einzigen ihm bekannten Erkrankungen, die ähnliche Symptome hervorrufen – Skorbut und Rachitis – ausgeschlossen hatte. Die Fallbeschreibung schließt lapidar: *Weitere Beobachtungen fanden nicht statt.* Dieser Fall wies alle Zeichen schwerer Kindesmisshandlung auf, allein Caffey wusste sie nicht zu deuten. Sechsundzwanzig Jahre später war er klüger geworden: Er beschrieb als Erster das Schüttelsyndrom beim Baby.[45]

Kindesmisshandlungen galten lange als seltenes, weitgehend auf Kriminelle und Geisteskranke beschränktes Ereignis. Das blieb so, bis der aus Deutschland emigrierte Kinderarzt C. Henry Kempe (1922-1984) in einem Vortrag 1961 auf der Jahresversammlung der amerikanischen Kinderärzte mit folgenden Erfahrungen aufschreckte: Körperliche Kindesmisshandlungen („the battered-child syndrome") sind häufig, selbst solche mit schweren Verletzungen. Die Kinder stammen aus allen sozialen Schichten. Die Täter sind häufig die Eltern, denen man dies bisher nicht zugetraut hatte. Die Wiederholungsgefahr ist groß.

Kempe begann seine Arbeit über nicht unfallverletzte Kinder 1958. Im Gegensatz zu Kollegen, die als Ursache der Kombination von Hautblutungen und Knochenbrüchen nach Stoffwechselstörungen suchten, hielt er äußere Gewalteinwirkungen für ebenso wahrscheinlich. Sehr rasch erkannte er, dass das neue Thema nur durch eine Zusammenarbeit von Kinderärzten, Radiologen, Pathologen, Psychiatern, Sozialarbeitern und Juristen effektiv anzugehen war. So gründete er 1958 erstmals in der Welt ein multidisziplinäres Kinderschutzteam. Auf eine erste Umfrage bei 77 Distrikt-Anwälten wurden ihm fast 500 Fälle körperlich misshandelter Kinder innerhalb eines Jahres gemeldet. Wenn man berücksichtigt, dass 1986 den Sozialdiensten in den USA 1,96 Millionen Fälle von Kindesmisshandlung gemeldet wurden, so lassen diese Zahlen das unglaubliche Ausmaß erschreckender gesellschaftlicher und professioneller Blindheit erahnen, das bis dahin geherrscht hatte. Kempe konnte später nachweisen, dass auch emotionale und sexuelle Misshandlungen bei Kindern wesentlich häufiger waren als bis dahin vermutet.

Frau Elisabeth Trube-Becker, geboren 1919, war die erste Professorin für Rechtsmedizin in Deutschland. In einem Interview berichtete sie aus der Pionierzeit des Kampfes gegen Kindesmisshandlung.[52] Als sie 1948 beruflich tätig wurde, fahndete man bei extrem abgemagerten Kindern nur nach einer Krankheit und nicht nach einer Beziehungsstörung in der Familie. Kinder galten damals „als Eigentum ihrer Eltern, und eine Tracht Prügel hatte noch niemand geschadet". Anfangs habe sie nicht nach solchen Fällen gesucht. Nicht aus Faulheit, sondern weil ihre Vorstellungskraft nicht so weit gegangen sei. Das erste Kind, das sie nachdenklich werden ließ, war ein toter Junge übersät mit Striemen, Blutergüssen und Bissspuren. „Bissspuren! Das gibt es nicht, dass jemand sein Kind beißt." Sie sei so nachdenklich geworden und habe durchgesetzt, dass alle Kinder mit ungeklärter Todesursache der Rechtsmedizin überantwortet wurden. Die behandelnden Ärzte übersahen einfach zu viel. Noch in den 1960er Jahren, als sie eine Aufklärungskampagne über Kindesmissbrauch bei Kinderärzten startete, griff sie eine Studentin an: „Wo haben Sie denn ihre Fälle zusammengeklaubt?!" Und sie hatte viel in der Diagnostik zu lernen. Stromverletzungen der Haut, sogenannte „Strommarken", zum Beispiel sind nur sehr schwer zu erkennen. „Man muss wissen, wonach man sucht", sagte die Rechtsmedizinerin.

In den 1960er Jahren unterstützte Kempe in den USA den Aufbau zahlreicher weiterer Kinderschutzteams. Als es ihm bis gegen Ende des Jahrzehnts nicht gelang, Regierungsvertreter von der Idee eines Nationalen Zentrums zur Verhinderung und Behandlung von Kindesmisshandlung zu überzeugen, gründete er 1972 mit den Mitteln einer privaten Stiftung ein derartiges Zentrum. 1975 weitete er seine Aktivitäten über die Grenzen der USA hinaus aus und gründete die „Internationale Gesellschaft zur Verhütung von Kindesmisshandlung und -vernachlässigung". 1976 fand der erste internationale Kongress in Genf statt.

So wurde in den 1960er Jahren ein Problembewusstsein für die Kindesmisshandlung, in den 1970er für den sexuellen Missbrauch von Kindern und in den 1980er Jahren für den Partnermissbrauch geschaffen.

Heute gibt es in Deutschland etwa 25 Kinderschutzzentren und weitere ärztliche Beratungszentren gegen Vernachlässigung und Misshandlung bei Kindern. In den vergangenen Jahrzehnten gab es einen „Paradigmenwechsel". Statt Kontrolle wurde eher an Hilfe gedacht, und anstelle von Defiziten wurden mehr die Ressourcen bei den Hilfsbedürftigen herausgestellt.

Kindesmisshandlung ist nicht nur ein Problem von Laien. Auch im öffentlichen Gesundheitswesen werden immer wieder einzelne Fälle von Kindesmisshandlung beobachtet. So wurde im Januar 2000 eine 22-jährige Säuglingsschwester vom Landgericht Trier wegen schwerer Kindsmisshandlung von zehn Säuglingen auf einer Entbindungsstation innerhalb eines Zeitraumes von neun Monaten zu drei Jahren Gefängnis verurteilt.[53]

Endlich werden auch „historische Fälle" aufgearbeitet: Irland wurde in den letzten Jahren von einer Welle frisch aufgedeckter meist einige Jahrzehnte zurückliegender Fälle von Kindesmisshandlung und Kindesmissbrauch erschüttert. In Deutschland befasst sich derzeit ein „Runder Tisch" mit der Misshandlung und dem Missbrauch von Heimkindern in den 50er und 60er Jahren des 20. Jahrhunderts in vielen deutschen Waisenhäusern. Nach 50 Jahren haben die Betroffenen endlich den Mut gefunden, über ihre kindlichen Verletzungen und seelischen Schäden zu sprechen – und auch ganz konkret Entschädigungen zu verlangen. Unter der Moderation der GRÜNEN-Politikerin Antje Vollmer ist es zuletzt auch gelungen, vor allem die Kirchen, aber – wenngleich widerwillig – einige Länder zu Zahlungen zu verpflichten. Mehr noch aber als um Geld geht es den Betroffenen um die Anerkennung ihrer Leiden.

Häufig existiert ein Schweigekartell der Erwachsenen im Umfeld des Kindes sowie ein bewusstes Wegsehen und Verleugnen der Behörden nach dem Motto: „So etwas gibt es doch nicht" und „Herr X ist doch ein angesehener Bürger". So dachten auch viele katholische Bischöfe nur an den Ruf der Institution Kirche und verweigerten den Kontakt mit den Opfern.

Aber Misshandlungen und Kindsmissbrauch betreffen nicht nur untere soziale Schichten und Pflege- und Waisenheime: Im Frühjahr 2010 wurde bekannt, dass auch Schüler renommierter Internatsschulen wie dem Canisius-Kolleg in Berlin und der Odenwald-Schule in Heppenheim systematisch misshandelt und missbraucht worden waren. Immer mehr Internatszöglinge aus den besten gesellschaftlichen Schichten bekannten sich öffentlich zu ihrer Leidensgeschichte. Plötzlich nahm die Öffentlichkeit das erschreckende Ausmaß dieser Verbrechen eines „institutionellen Missbrauchs" wahr und war betroffen über die kriminelle Energie renommierter Pädagogen sowie das Wegsehen und Schweigen vieler in Verantwortung stehender „Zeugen". Wieder einmal hat sich gezeigt, wie gefährdet die öffentliche Moral und die persönliche Ethik sind, wenn führende Pädagogen die Würde ihrer Schüler in so grober Weise „ungestraft" verletzen können. Der Ruf der deutschen Pädagogik dürfte für lange Zeit schweren Schaden genommen haben!

Und noch ein zweites Tabu wurde gebrochen, die heimliche Mitwisserschaft und die Mitverantwortung der Eltern.[54] 1970 war der damals 13-jährige Alexander Drescher an die Odenwaldschule gekommen. „Mein Vater gehörte zum Frommel-Kreis, dem Nachfolgekreis Stefan Georges." Es war ein elitärer, homoerotischer Klub kulturbeflissener Männer, der sich einem „pädagogischen Eros" verpflichtet sah, einer besonderen Nähe von Lehrer und Schüler. In den Schulferien, noch vor dem Schuleintritt in die Odenwaldschule, besuchte der Lehrer dieser Schule die Eltern und nahm Alexander auf eine gemeinsame Italienreise mit. Einen Tag, bevor beide in das Elternhaus zurückkamen, verging sich der Lehrer zum ersten Mal an Alexander. Dies hinderte den Musiklehrer nicht, am nächsten Tag Gast der Familie zu sein. Drescher ist sich heute sicher, dass sein *Vater den Lehrer sofort durchschaut haben muss. Er kannte so viele Homosexuelle. Und er nahm das, was er sah, wohl mit Wohlgefallen auf. Er fand seine George-Idee bestätigt und den Sohn endlich angekommen.* Alexander wurde in der Odenwald-Schule eineinhalb Jahre täglich missbraucht. Erst als seine Noten von „sehr gut" auf „ungenügend" abgerutscht waren, nahmen ihn die Eltern wieder von der Schule. *Ich habe meiner Mutter gegenüber immer wieder angedeutet, dass ich ein Geheimnis habe. Und ich habe mir sehr gewünscht, dass sie einmal nachfragt.* Jedoch die Eltern verweigerten jedes Gespräch mit dem Sohn. Nun, im Jahr 2010, schreibt die Mutter an ihren Sohn: *Je mehr Zeit vergeht, desto stärker wird mir bewusst, in welchem Maße mein Leben von einer fragwürdigen Ideologie bestimmt worden ist. Die führte letztlich dazu, die Realitäten des Alltags nicht zu erkennen. Du hast darunter unendlich leiden müssen. Das bedaure ich aufrichtig und bitte Dich, mir zu verzeihen, soweit das überhaupt möglich ist. Deine Mama.*

Johannes von Dohnanyi (2010) war von 1967 bis 1971 an der Odenwaldschule.[55] Erst im Frühjahr 2010 begann er sich mit ehemaligen Schulfreunden und Opfern auszutauschen. Diese Gespräche brachten ihm und seinen Kameraden zu der Erkenntnis, dass die Benennung der Täter zwar wichtig, aber nicht ausreichend sei. „Denn ohne die Gefühlskälte und die Gleichgültigkeit unserer Eltern wäre dies alles nicht möglich gewesen." Er klagt nun seine Mutter direkt in einer E-Mail an: *Was mir damals geschah – Du wolltest und willst bis heute nichts davon hören. Der gute Name der Familie war Dir immer wichtiger als das Wohl Deiner Kinder. Damit muss ich leben. Aber dass Vater das damals alles wusste und nichts dagegen unternahm – das kann ich ihm nicht verzeihen.* Er war eines der „leichten" Missbrauchsopfer des Musiklehrers gewesen, eines Lehrers aus einer Gruppe von pädophilen Pädagogen, die im Schatten des damaligen Schulleiters und bekannten Reformpädagogen Becker ihr Unwesen trieb. Von Dohnanyi schreibt: „Für viele der Opfer war es die erste Erfahrung von Zuwendung und menschlicher Nähe überhaupt." Einer seiner missbrauchten Kameraden schrieb ihm: Die sexuellen Übergriffe seien „der Preis, den ich für diese Wärme zahlen zu müssen glaubte". Und überhaupt: *An wen hätte ich mich mit meinen Nöten wenden können? An meine Eltern? Die waren doch nur froh, dass ich augenscheinlich so gut verräumt war. An andere Lehrer? Da war meine Angst viel zu groß, demjenigen zu schaden, der sich so intensiv um mich bemühte. An meine Kameraden? Dazu schämte ich mich zu sehr. Ich habe nicht einmal mit denen gesprochen, von denen ich wusste, dass sie Ähnliches erlebten wie ich. Instinktiv wussten wir wohl alle, dass es falsch war, was da geschah. Aber wir sahen damals einfach keinen Ausweg.*

Das Thema Kindesmisshandlung ist leider auch heute noch hoch aktuell. Zwar ist die Gesellschaft heute grundsätzlich dem Problem gegenüber offen, aber nach wie vor sind die Eltern, die ihre Kinder gewaltfrei erziehen, eine Minderheit. Hoffen lässt, dass viele Eltern, die meinen mit ihren Kindern nicht mehr zurechtzukommen, sich von sich aus um professionelle Hilfe bemühen, bevor die Gewaltspirale außer Kontrolle gerät. Die größte Gefahr für die Kinder geht jedoch von der schwierigen materiellen und sozialen Situation vieler junger Familien aus. Zwar gibt es zahlreiche lokale und überregionale Aktivitäten, um die Ressourcen und Erziehungskompetenz junger Eltern zu stärken, aber die Aktivitäten sind angesichts des Bedarfes völlig unzureichend, um effektiv präventiv wirksam zu sein.

Sexueller Missbrauch bei Säuglingen?
Die moderne Moral erwartet, dass ein Erwachsener ein Kind nicht als Objekt seiner sexuellen Stimulation und Bedürfnisbefriedigung benutzt oder es in Situationen bringt, die es nicht selbst kontrollieren kann. Zu Beginn des 17. Jahr-

hunderts sah die höfische Gesellschaft in Frankreich dies anders. Mit großer Selbstverständlichkeit bezog man schon Säuglinge und Kleinkinder in sexuell gefärbte Anspielungen mit ein und sah keinerlei Unschicklichkeit oder Grobheit in verschiedenen eindeutig sexuellen Gesten und Handlungen (→ böser u. unschuldiger Säugling).

Die kindlichen Opfer des sexuellen Missbrauchs sind in aller Regel älter als zwei Jahre. Aus Süd-Afrika liegen allerdings Berichte über schwerste sexuelle Übergriffe auch bei weiblichen Säuglingen vor. In einigen Gegenden Afrikas werden junge Mädchen oft schon im Alter von fünf Jahren zur Heirat verkauft. Einige dieser Mädchen werden auf schreckliche Weise genital verstümmelt. Instrumentell wird der Damm zwischen Scheide und Enddarm eingeschnitten, (Introzision), so dass eine große gemeinsame Öffnung von Scheide und Enddarm zur Penetration entsteht. Aus Süd-Afrika liegen nun auch Berichte von derartigen Eingriffen bei weiblichen Säuglingen vor.[56]

Das Münchhausen-Stellvertreter-Syndrom
Das Münchhausen-Stellvertreter-Syndrom stellt eine besondere Form schwerer Kindesmisshandlung durch eine Pflegeperson, meist die Mutter, dar. Es wurde erstmals 1977 beschrieben. Im Gegensatz zum echten Münchhausen-Syndrom, bei dem sich ein Patient absichtlich künstlich beschädigt, um durch die Vortäuschung einer Krankheit einen Krankheitsgewinn in Form von Aufmerksamkeit, Unterstützung und Empathie für sich zu erzielen, sind beim Münchhausen-Stellvertreter-Syndrom Täter und Opfer zwei Personen. Die Pflegeperson erzeugt oder täuscht bestimmte Krankheitssymptome vor und veranlasst dadurch eine umfangreiche, das Kind körperlich und seelisch belastende Diagnostik. Sie verspricht sich vom Kontakt mit Ärzten und Pflegepersonal über das künstlich krank gemachte Kind einen Krankheitsgewinn für sich. Der Erfindungsreichtum und die Skrupellosigkeit dieses psychisch-krankhaften Verhaltens der häufig medizinisch vorgebildeten Pflegepersonen sind unglaublich. Blutungen werden vorgetäuscht oder durch Verletzungen aktiv verursacht. Die Kinder erhalten heimlich Medikamente, toxische Substanzen oder krankmachende Keime. Die Pflegepersonen täuschen Notfallsituationen vor, indem sie die Kinder vorsätzlich fast ersticken.

Bei der Klinikaufnahme stehen so Blutungen (44 %), zerebrale Krampfanfälle (42 %), Apathie-und Komazustände (19 %), Atemnot (15 %), chronische Durchfälle (11 %), Erbrechen (10 %), unklares Fieber (10 %) sowie Hautausschläge (9 %) als Symptome im Vordergrund. Die Mütter bieten eine fehlerhafte oder unvollständige Krankheitsgeschichte an. Auf der Station sind sie ständig in der Nähe des Kindes. Sie bemühen sich um enge, vertraute Beziehungen zum Pflegepersonal. Bei akuten Verschlechterungen bleiben sie seltsam gelassen oder greifen die Ärzte heftig wegen deren vermeintlicher Untätigkeit an.

In zwei Kliniken in England wurden über einen Zeitraum von acht Jahren 39 Kinder mit einem mittleren Alter von neun Monaten mit dem Verdacht auf künstlich provozierte akute lebensbedrohliche Ereignisse verdeckt durch Video überwacht.[57] In 33 Fällen bestätigte sich der Verdacht der Kindesmisshandlung! Die genaue Sozialanamnese von 41 Geschwistern erbrachte, dass zwölf von ihnen plötzlich und unerklärlich verstorben waren. Elf dieser Fälle waren als „plötzlicher Kindstod" (→ plötzlicher Kindstod) deklariert worden. Nach der Konfrontation der Eltern mit den Ergebnissen der Videoüberwachungen gaben vier Eltern zu, acht der Kinder erstickt zu haben. Ein Kind war durch eine Rotavirus-Durchfallserkrankung verstorben. Eine Neubewertung des Falles deckte jedoch eine Kochsalzvergiftung als Todesursache auf. Bei weiteren 15 Geschwistern fanden sich in den Krankengeschichten sowie den Unterlagen der Sozialbehörden und der Polizei Hinweise auf Misshandlungen der Kinder.

Meist dauert es Monate, bis ein Fall von Münchhausen-Stellvertreter-Syndrom aufgeklärt wird. Diese lange Zeit weist auf die Rolle hin, die Ärzte und Pflegepersonal als dritte Akteure in dem Drama von Mutter, Kind und Arzt spielen. Welchen Krankheitsgewinn hat die Mutter in ihrem bisherigen Leben gefunden, dass sie einen zusätzlichen Gewinn mit ihrem „kranken" Kind erwarten kann? Wie sorgfältig nehmen Ärzte heute Krankengeschichten auf? Wie leicht überweisen sie Mutter und Kind bei Widersprüchen innerhalb der Krankengeschichte oder zwischen den Laborbefunden und der Krankengeschichte an einen anderen Spezialisten, als sich mit diesem zusammenzusetzen und über die Widersprüche zu reden? Inwieweit begünstigt unser Medizinsystem dieses Krankheitsbild?

Körperliche und seelische Vernachlässigung

Körperliche Vernachlässigung beschreibt eine unzureichende Versorgung mit Nahrung und Kleidung und einen Mangel an Gesundheitsfürsorge. Mittelfristig führt sie gewöhnlich zu einer Gedeih- und Entwicklungsstörung. Seelische Vernachlässigung oder Deprivation (→ Bindung) bezieht sich auf ein ungenügendes oder ständig wechselndes und daher nicht ausreichendes emotionales Beziehungsangebot. Häufigkeitsangaben sind problematisch, da der Übergang zum „Normalen" fließend und vom kulturellen Kontext abhängig ist. Zudem ist die Vernachlässigung häufig mit anderen Belastungsfaktoren und Misshandlungsformen kombiniert.[58]

Im 19. Jahrhundert war die körperliche und emotionale Vernachlässigung eine sozial geduldete Form der „Notwehr" verarmter und überlasteter Eltern innerhalb der Mangelwirtschaft. Sie war eine Folge mangelnder Solidarität, die an den Grenzen der eigenen Klasse endete. Das Problem wurde von vielen Zeitgenossen klar erkannt und angesprochen. Die Haltung der Menschen anderen Gemeindemitgliedern und Staatsangehörigen gegenüber glich damals unserer Indifferenz den Familien in der dritten Welt gegenüber. Vermutlich werden unsere Urenkel unsere Indifferenz gegenüber der Not der Familien in Entwicklungsländern genauso moralisch unbegreiflich finden, wie wir die Indifferenz des englischen Parlamentes gegenüber der hungernden irischen Bevölkerung anno 1846-1848 angesichts voller Kornspeicher in England. Erst gegen Ende des 19. Jahrhunderts wurden die bis dahin ausschließlich karitativen Hilfsangebote durch staatliche Hilfen im Rahmen eines im Aufbau begriffenen Sozialstaates auf nationaler Ebene ergänzt (→ Säuglingsfürsorge).

Im Jahr 1997 wurden nach dem „National Abuse Incidence Update" der USA 984 327 Fälle von Kindsmisshandlung oder -vernachlässigung erfasst, das heißt 14 von 1000 Kindern waren betroffen.[59]

Bei Familien mit vernachlässigten Kindern treffen meist folgende Risikofaktoren zu: geringe Schulbildung, niedriges Einkommen, wenig Lebenserfahrung, Partnerprobleme – insbesondere Alleinerziehung, emotionale Bedürftigkeit der Eltern und schwierige Kindheit. Das Beziehungsmuster ist durch offene oder versteckte Formen der Ablehnung, Zurückweisung und Sündenbockzuweisungen charakterisiert. Derzeit werden verschiedene Modelle der Früherkennung auf ihre Effektivität überprüft. Im Vordergrund der familienunterstützenden Maßnahmen steht die gezielte Entlastung der Eltern bei der Bewältigung des Alltags durch praktische Hilfen. Darüber hinaus ist eine Koordination der individuell zugeschnittenen Hilfs- und Unterstützungsangebote verschiedener Experten auf Gemeindeebene wünschenswert. Nur im Notfall sollte das Kind aus der Obhut der Familie entfernt und in einer außerfamiliären Pflegestelle versorgt werden. 2008 wurde in Deutschland nach einem Bericht der *taz* den Eltern von 10 800 Kindern das Sorgerecht entzogen.[60]

Elterliches Entfremdungssyndrom
In Trennungs- und Scheidungskonflikten bemüht sich manchmal ein Partner, das gemeinsame Kind durch bewusste oder unbewusste Beeinflussung dem anderen Partner zu entfremden. Auch das ist eine Form der Kindesmisshandlung. Sie wurde erstmals 1985 von Gardner beschrieben.[61] Es ist ein großer Fortschritt, dass das Recht des Kindes, zu beiden Eltern eine Beziehung zu pflegen, heute allgemein anerkannt ist, auch wenn die Umsetzung in die Praxis manchmal erhebliche Probleme mit sich bringt.

2.3 Strukturelle Gewalt gegen Neugeborene und Säuglinge

> *Gleichgültigkeit, Mangel an Einfühlung und Mangel an Phantasie haben zu unglaublichen Grausamkeiten an Säuglingen geführt.*
> **René Spitz, (1887-1974), Psychoanalytiker**[62]

> *Die Geschichte der Kindheit ist ein Alptraum, aus dem wir gerade erwachen.*
> **Lloyd deMause, (geb. 1931), Psychohistoriker**[63]

Kinder galten in vielen Kulturen bis in die Neuzeit hinein als Eigentum des Vaters. Der Vater hatte sie „in die Welt gesetzt", ihm stand es zu, über ihr Leben zu befinden oder sie wie eine Sache von Liebhaberwert zu behandeln.

Kindesopfer und Kindesaussetzung
Kindesopfer und Kindesaussetzung von missgebildeten, geschädigten, unehelichen aber auch gesunden ehelichen Kindern, insbesondere Mädchen, waren in vielen Kulturen allgemein akzeptierte Bräuche. Bei vielen alten Kulturen und Naturvölkern waren Kindesopfer fester Bestandteil des kulturellen Lebens.

Im Alten Testament wird von der Absicht Abrahams, seinen Sohn Isaak zu opfern, berichtet:

EXKURS: Opferung Isaaks[64]
Nach diesen Geschichten versuchte Gott Abraham, und sprach zu ihm: Abraham! Und er antwortete: Hie bin ich. Und er sprach: Nimm Isaak deinen einzigen Sohn, den du lieb hast, und gehe hin daselbst zum Brandopfer auf einem Berge, den ich dir sagen werde. Da stund Abraham des Morgens frühe auf, und gürtete seinen Esel, und nahm mit sich zween Knaben und seinen Sohn Isaak; und spaltete Holz zum Brandopfer, machte sich auf, und ging hin an den Ort, davon ihm Gott gesagt hatte. Am dritten Tage hub Abraham seine Augen auf, und sah die Stätte von ferne; Und sprach zu seinen Knaben: Bleibt ihr hie mit dem Esel; ich und der Knabe wollen dorthin gehen; und wenn wir angebetet

haben, wollen wir wieder zu euch kommen. Und Abraham nahm das Holz zum Brandopfer, und legte es auf seinen Sohn Isaak; er aber nahm das Feuer und Messer in seine Hand, und gingen die beiden miteinander. Da sprach Isaak zu seinem Vater Abraham: mein Vater! Abraham antwortete: Hie bin ich, mein Sohn. Und er sprach: Siehe, hie ist Feuer und Holz; wo aber ist das Schaf zum Brandopfer? Abraham antwortete: Mein Sohn, Gott wird sich ersehen ein Schaf zum Brandopfer. Und gingen die beiden miteinander. Und als sie kamen an die Stätte, die ihm Gott sagte, baute Abraham daselbst einen Altar, und legte das Holz drauf, und band seinen Sohn Isaak, legte ihn auf den Altar oben auf das Holz, und reckte seine Hand aus, und fasste das Messer, dass er seinen Sohn schlachtete. Da rief ihm der Engel des Herrn vom Himmel und sprach: Abraham! Abraham! Er antwortete: Hie bin ich. Er sprach: Lege deine Hand nicht an den Knaben, und tu ihm nichts; denn nun weiß ich, dass du Gott fürchtest, und hast deines eigenen Sohns nicht verschonet um meinetwillen. Da hub Abraham seine Augen auf, und sah einen Widder hinter sich in der Hecke mit seinen Hörnern hangen; und ging hin, und nahm den Widder, und opferte ihn zum Brandopfer an seines Sohns statt. Und Abraham hieß die Stätte: Der Herr siehet. Daher man noch heutigen Tages sagt: Auf dem Berge, da der Herr siehet. Und der Engel des Herrn rief Abraham aber mal vom Himmel und sprach: Ich habe bei mir selbst geschworen, spricht der Herr, dieweil du solches getan hast, und hast deines einzigen Sohns nicht verschont, dass ich deinen Samen segnen und mehren will wie die Sterne am Himmel und wie den Sand am Ufer des Meeres; und dein Same soll besitzen die Tore seiner Feinde und durch deinen Samen sollen alle Völker auf Erden gesegnet werden, darum dass du meiner Stimme gehorcht hast.

In Indien wurden der Göttin Kali Kindesopfer dargebracht. Der Journalist Terziano Terzani hat Indien oft bereist und seine Eindrücke in Reportagen wiedergegeben. Schon tödlich an Krebs erkrankt, hat er seine wichtigsten Erfahrungen in der Autobiografie *Noch eine Runde auf dem Karussell* zusammengefasst. Auch hier berichtet er aus Indien:

EXKURS: Kindesopfer für die Göttin Kali in Indien[65]
Reglos liegt der Junge mit nacktem Oberkörper am Boden. Ein Mann greift zu einem Messer und schneidet ihm mit einem langen Schnitt von Ohr zu Ohr die Kehle durch. Oder zumindest sieht es so aus. Blut schießt auf seine Brust. *Er ist mein Sohn!*, schreit der Mann, an die

Menge gewandt. *Aber ich muss ihn opfern. Die Göttin Kali verlangt es. Mir bleibt keine andere Wahl.* Und schon macht er Anstalten, dem Kind mit einem letzten Streich den Kopf, der bereits halb abgetrennt scheint, abzuschneiden. Aus der entsetzten Menge erheben sich Schreie, *Nein ... nein ... warte!* Das Kind lebt noch und reißt die Augen auf. Der Mann scheint unentschlossen. *Wollt ihr ihn wirklich retten?* ruft er. *Ja ... Ja ...,* kreischt die Menge. *Nun einen Weg gibt es vielleicht* verkündet der Vater. *Anstelle seines Hauptes könnte sich Kali mit einem Ziegenkopf zufrieden geben. Doch ich bin arm, und eine Ziege ist teuer. Helft mir, ihn zu retten. Gebt mir etwas. Jeder von Euch!* Aus dem Publikum beginnt es Münzen zu regnen, die um Vater und Sohn herum prasselnd zu Boden fallen. *Danke, danke,* murmelt der Mann. Dann breitet er betont langsam eine alte Decke über den kleinen Körper aus. Er hebt die Hände zum Himmel und stimmt ein flehendes Gebet zu Göttin Kali an, dass sein kleiner Sohn gesund und munter zu ihm zurückkehre. Die Menge verstummt: Unter der Decke hat sich etwas bewegt. Mit einem Ruck zieht der Vater sie weg, und unversehrt und mit dem Kopf fest auf den Schultern springt der Junge auf und beginnt flink, das Geld auf dem Boden einzusammeln, während der Vater sich demonstrativ daranmacht, mit einem Lappen das blutbesudelte lange Messer abzuwischen.

Im Abendland führte die Vorstellung, dass schon das Neugeborene eine unsterbliche Seele besitze, zu einem Verbot der Kindestötung und des Aussetzens von Kindern durch den ersten christlichen Kaiser Konstantin im vierten Jahrhundert nach Christus.

Um bedeutenden Gebäuden eine Dauerhaftigkeit zu verleihen, wurde hin und wieder unter den Fundamenten ein lebendes Wesen vergraben. Es wird überliefert, dass in Deutschland noch im 16. Jahrhundert Kinder lebendig unter den Eingangsstufen öffentlicher Gebäude begraben wurden.[66]

Zur Verhinderung der Kindstötung: Anonyme Entbindung und Babyklappe

In den vergangenen Jahren fanden zwei bis dahin nicht genutzte Handlungskonzepte zur Vorbeugung von Kindsaussetzung und Kindstötung in Deutschland zunehmend Anerkennung: die anonyme Entbindung und die Babyklappe.

Anonym Gebärende entbinden unter ärztlicher Aufsicht, aber ohne Angaben zur Person. Schwangere können derzeit in etwa 130 deutschen Einrichtungen anonym entbinden.[67] Nach Schätzungen nutzen etwa 65 Mütter jährlich diese Möglichkeit.[68]

Babyklappen ermöglichen der Mutter die anonyme Übergabe ihres lebenden Kindes in ärztliche Obhut. In Hamburg wurde im Jahr 2000 bundesweit die erst Babyklappe eröffnet. Bis zum Jahr 2010 wurden hier 38 Babys abgelegt. Vierzehn wurden von ihren Müttern später wieder abgeholt. In diesem Zeitraum wurden in Hamburg drei Babys tot aufgefunden, aber keines mehr ausgesetzt. Insgesamt sind zwischen den Jahren 2000 und 2010 in Deutschland 96 Babyklappen eingerichtet worden. Sie nahmen 200 Kinder in überwiegend gutem Gesundheitszustand auf. In Berlin und Sachsen wurde allerdings jeweils ein totes Kind hineingelegt, in Berlin ein spastisch gelähmtes.[67, 69]

Die Geburtshelfer sind gegen die Einrichtung von Babyklappen aus Sorge vor einer Entbindung ohne fachkundige Hilfe. Auch die Mehrheit der Mitglieder des Ethikrates empfahl 2009 den Abbau der Babyklappen. Sie würden das Recht des Kindes auf Kenntnis seiner Herkunft und auf Beziehung zu seinen Eltern verletzen. Zudem sei seit der Einführung der Babyklappe die Zahl der getöteten Babys nicht signifikant zurückgegangen. Der Rat empfahl stattdessen eine vertrauliche Kindsabgabe mit vorübergehend anonymer Meldung.

In Frankreich übernimmt der Staat seit 1793 die Kosten für die Entbindung und garantiert die Geheimhaltung des Mutternamens. Das heute gültige Gesetz zur anonymen Geburt stammt von 1941. Damals drängte das Problem der Integration der etwa 200 000 „Kinder der Schande", der „Bastarde" zwischen Französinnen und deutschen Soldaten. Heute leben etwa 400 000 Menschen der „Generation X", die anonym geboren wurden, in Frankreich. Die Zahl der anonymen Geburten geht seit Jahren zurück. 1999 entbanden noch 560 Mütter auf diese Weise. Die Mütter können in einer eigens geschaffenen Zentralstelle einen geschlossenen Umschlag mit Angaben zur Person hinterlegen. Nur mit Zustimmung der Mutter darf das Kind diese Information erhalten. Beide Verfahren sind umstritten. Viele Angehörige der „Generation X" leiden unter der Unkenntnis ihrer Herkunft. Sie haben sich organisiert und verlangen die Abschaffung der anonymen Geburt. Nach den vorliegenden Daten scheinen anonyme Entbindung und Babyklappe die Zahl der Kindestötungen und -aussetzungen nicht zu verringern.

In Deutschland sind beide Verfahren bisher nicht gesetzlich geregelt. Verweigert der Arzt einer Gebärenden die Hilfe, macht er sich der unterlassenen Hilfeleistung schuldig, respektiert er jedoch ihren Wunsch nach Anonymität, macht er sich ebenfalls strafbar, denn er verletzt die Grundrechte des Kindes auf Kenntnis seiner Abstammung und auf Integration in seine Familie. Die Geburtshelfer fordern deshalb, dass beide Vorgehensweisen als rechtswidrig, jedoch straffrei behandelt werden sollten in Analogie zum Schwangerschaftsabbruch.

Die Vernichtung „unwerten" und „artfremden" Lebens
Die unmenschliche Behandlung und der Mord an Zehntausenden „nichtarischen" Säuglingen im Dritten Reich in Deutschland haben eine lange Vorgeschichte.[70]

Im 18. Jahrhundert wurde durch Carl von Linné (1707-1778) ein wertungsfreies, auf morphologischer Ähnlichkeit aufbauendes Ordnungssystem im Pflanzen- und Tierreich bestehend aus Stamm, Klasse, Ordnung, Familie, Gattung, Art und Rasse geschaffen. Tiere oder Pflanzen, die mehrere unterschiedliche Merkmale aufwiesen, aber dennoch miteinander gekreuzt werden konnten, wurden der Kategorie „Rasse" zugeordnet. Der Begriff der Rasse wurde 1853 von dem französischen Hobby-Historiker Josef Arthur Graf von Gobineau (1816-1882) auch auf die Menschheit übertragen. In seinem Essay über die „Ungleichheit der menschlichen Rassen" behauptete er, dass die Rasse der Arier – in Frankreich repräsentiert durch die Klasse des fränkischen Adels – die Kultur des indogermanischen Sprachraums maßgeblich beeinflusst habe und darüber hinaus der eigentliche Schöpfer der wesentlichen Kulturerrungenschaften der Menschheit sei. Die Ursache des angeblichen Kulturzerfalls seiner Zeit sah er in der zunehmenden Mischung von arischem Blut mit dem Blut „niedrigerer" Rassen. Nachdem mit der französischen Revolution das Gottesgnadentum als Begründung der Privilegien des Adels seine Überzeugungskraft verloren hatte, versuchte Gobineau die Privilegien der Träger blauen Blutes durch den neuen Mythos von der Einzigartigkeit der arischen Rasse durch eine Umdeutung biologischer Begriffe zu begründen. Klassendifferenzen wurden zu biologischen Differenzen und diese in seinem Sinne gewertet. Darüber hinaus schuf er einen Mythos von der Ewigkeit und Reinheit der Rasse, der den Grundgedanken des alten Gottesgnadentums wiederaufnahm.

In der zweiten Hälfte des 19. Jahrhunderts traten die biologischen Naturwissenschaften ihren Siegeszug an. 1859 stellte, wie schon erörtert, Charles Darwin seine wissenschaftliche Theorie von der Entstehung der Arten vor. Die Menschheit habe sich in einem allmählichen, nicht zielgerichteten Prozess entwickelt, den er „natürliche Selektion" nannte. Individuen, die optimal an ihr aktuelles Umfeld angepasst gewesen seien, hätten überlebt, sich fortgepflanzt und so ihre Eigenschaften an ihre Nachkommen weitergegeben.

Im Jahr 1900 wurden die von Gregor Mendel (1822-1884) beschriebenen Erbgesetze wiederentdeckt. Die Vorstellung von Erbanlagen, die gesetzmäßig von einer Generation zur nächsten weitergegeben werden – heute als Gene bezeichnet –, gab dem Fach der physiologischen Anthropologie einen starken Auftrieb. Die Anthropologie spaltete sich daraufhin in die physiologische und die kulturelle Menschenkunde.

Der Sozialphilosoph Herbert Spencer, der Begründer des Sozialdarwinismus, war ein begeisterter Verfechter der Evolutionstheorie von Charles Darwin. Er prägte die unglückliche Formulierung vom „Überleben des Tüchtigsten". Während Darwin die Formel nur auf die aktuellen Lebensumstände bezog, ging Spencer von unveränderlichen Lebenshintergründen aus. Er bewertete die Evolution als Fortschritt. „Überlegene", optimal angepasste Individuen steigen nach oben und bleiben dort für alle Ewigkeit. Die Oberklasse des Victorianischen Englands hörte die Botschaft gern: Die Privilegien, die ihren Mitgliedern als „den Tüchtigen" galten, seien wohlverdient. Der „naturalistische Trugschluss", dass unsere aktuellen Maßstäbe dauerhaft und universal gültig – ja das Ende der Evolution – seien, ist auch heute immer noch sehr populär.

Den Evolutionsbiologen des 19. Jahrhunderts fehlten die Konzepte und das methodische Rüstzeug, um die komplexen Beziehungen zwischen den ererbten Eigenschaften, dem Genotyp, und den ausgebildeten Eigenschaften des erwachsenen Lebewesens, dem Phänotyp, zu entschlüsseln. Soziobiologen suchen seit 1975 nach weiteren Prinzipien, die wie die natürliche Selektion den Fortpflanzungserfolg beeinflussen, etwa die Selektion verschiedener Phänotypen in Abhängigkeit von der Jahreszeit. (Bei einigen Schmetterlingen haben zum Beispiel die Raupen im Frühjahr ein anderes Aussehen als im Herbst). Hinzu kommt die sexuelle Selektion, das Verhalten der Mutter, die Verwandtenselektion und die gesellschaftliche Sonderstellung.

Der Vetter von Charles Darwin, Francis Galton (1822-1911), prägte 1883 den Begriff der Eugenik. Er glaubte, dass sich die Erbeigenschaften einer Bevölkerung „verbessern" ließen, wenn man die Fortpflanzungsrate einzelner Bevölkerungsgruppen gezielt beeinflusse.

Zu Beginn des 20. Jahrhunderts fand die These von der Vererbbarkeit geistiger Eigenschaften (Erbpsychologie) wie der Schizophrenie, der Kriminalität und des Alkoholismus immer mehr Anhänger. Physiologische Anthropologen in Deutschland ersetzten den unspezifischen Begriff des Ariers durch den Begriff der nordischen Rasse, indem sie dessen positive Eigenschaften den Menschen des Nordens von Europa zuschrieben. Die physiologische Anthropologie integrierte um 1920 die Erbpsychologie und nannte sich in Deutschland fortan Rassenkunde.

Nach Ansicht der Rassenkunde wird die „natürliche Auslese" durch den medizinischen Fortschritt und den Ausbau des Sozialstaates behindert. Körperlich und geistig Leistungsschwache zeugen mehr Kinder und gefährden damit langfristig die Zukunft der Gesundheit eines Volkes. Zudem waren im Ersten Weltkrieg über zwei Millionen „tüchtiger deutscher" Männer gefallen. Auch sei die Auswirkung der sinkenden Geburtenrate auf die Bevölkerungszahl durch eine günstigere Überlebensrate der Säuglinge nicht auszugleichen. Als dann in der Wirtschaftskrise Ende der 1920er Jahre die Kosten für die institutionelle Betreuung Schwerbehinderter, Geisteskranker, chronisch Pflegebedürftiger und Krimineller als immer drückender empfunden wurden, fanden die Vorschläge der Rassekunde-Vertreter national und international zunehmend öffentliche Resonanz.[71] So wurde in der Weimarer Republik 1932 ein Gesetz zur freiwilligen Sterilisation bei Patienten mit den folgenden damals für erblich gehaltenen Krankheiten beraten, jedoch nicht mehr verabschiedet: Schwachsinn, Schizophrenie, manisch-depressives Irresein (heute bipolare Erkrankung), Epilepsie, Huntingtonsche Chorea, Blindheit, Taubheit, Missbildungen und schwerer Alkoholismus.

Mit dem Machtantritt der Nationalsozialisten änderten sich die Rahmenbedingungen für die Durchführung eugenischer Maßnahmen grundlegend. Adolf Hitler formulierte in seinem Buch *Mein Kampf* folgende Staatsziele: *Der völkische Staat hat die Rasse in den Mittelpunkt des allgemeinen Lebens zu setzen. Er hat für ihre Reinerhaltung zu sorgen. Er hat das Kind zum kostbarsten Gut eines Volkes zu erklären. Er muss dafür Sorge tragen, dass nur wer gesund ist, Kinder zeugt.* Nicht das Wohlergehen des Einzelnen, sondern das Wohlergehen des Volkes stand im Vordergrund. „Wir müssen ein gesundes Volk sein, um in der Welt vorne zu stehen," meinte Propagandaminister Josef Goebbels. Die Mittel, um diese Ziele zu erreichen, waren Führerprinzip, Gleichschaltung, Ausschaltung oppositioneller Kräfte, territoriale Expansion, Sterilisation, Euthanasie und die Vernichtung „unwerten" Lebens.

Zeitgenössische wissenschaftliche Vorstellungen der Rassenkunde und politische Ideologie gingen eine unheilvolle, sich gegenseitig stützende Verbindung ein. Die Politik gab die Ziele wie den Antisemitismus vor. Die Wissenschaft gab eine windige, unsachgemäße, jedoch sachlich klingende Begründung: die „Artfremdheit". Die sogenannte „Blutreinheit" ist ein vorwissenschaftlicher, politisch-sozialer Begriff. Das biologische Pendant ist der „Inzuchtstamm": ein Zuchtergebnis, das für wissenschaftliche Fragestellungen von Interesse, in der natürlichen Umwelt jedoch nicht überlebensfähig ist. Nur genetische Variabilität ermöglicht einer Art das Überleben bei sich wandelnden Umweltbedingungen. Den Rasseforschern gelang es nie, die jüdische Rasse biologisch zu definieren. So entschied letztlich das nichtbiologische Kriterium des Stammbaums, ob jemand als Jude diskriminiert wurde.

EXKURS: Inspektion der Nationalpolitischen Erziehungsanstalt (Napola) durch den SS-Obergruppenführer August Heißmeyer

Meine Mutter erzählte mir ein Erlebnis während einer Inspektion der Napola in Backnang durch SS-Obergruppenführer August Heißmeyer während des Weltkrieges. Der ganze Lehrkörper samt Ehefrauen hatte anzutreten. Herr Heißmeyer hielt eine Rede. Anschließend stellte er sich vor jedes Lehrerehepaar und fragte die Ehefrau in aller Öffentlichkeit, wie lange sie schon verheiratet sei und wie viele Kinder sie habe. Eine Ehefrau, die schon lange verheiratet war und sich dringend Kinder wünschte, aber kinderlos geblieben war, antwortete wahrheitsgemäß auf beide Fragen. Da griff sie Herr Heißmeyer aggressiv herablassend und beleidigend an und stellte sie als persönliche Versagerin vor allen Anwesenden bloß. Meine Mutter, die die persönliche Tragik dieser Ehe kannte, war zutiefst betroffen und empört über diese Form männlicher und politischer Arroganz.

EXKURS: Zur Geschichte der Insulinbehandlung zuckerkranker Kinder

1922 wurde das Insulin in die Behandlung der Zuckerkrankheit eingeführt.[72] Karl Stolte (1881-1951), der Direktor der Universitätskinderklinik Breslau, entwickelte 1929 bei Kindern die Diabetesbehandlung mit freier Kost. Die Patienten ermittelten vor jeder Mahlzeit den Zuckergehalt (Glukose) des Urins. Aus der Höhe der Zuckerausscheidung im Urin und der geschätzten Menge an Kohlehydraten der nächsten Mahlzeit errechneten sie die Höhe der nächsten Insulindosis. Die eigenverantwortliche Therapieführung durch systematische Stoffwechselselbstkontrollen und die eigenständige Insulindosisanpassung ermöglichten den Patienten eine große Freiheit in der Lebensführung und Ernährung. Der emanzipatorische Ansatz in der Diabetesbehandlung bei Stolte stieß auf den erbitterten Widerstand der meisten Kollegen seiner Zeit. Sie verordneten in Übereinstimmung mit einem paternalistisch-hierarchischen Verständnis des Arzt-Patienten-Verhältnisses und dem autoritären Zeitgeist ein strenges Diätregime und eine hierzu passende Insulindosis. Statt die Insulindosis an den Bedarf entsprechend den Lebensumständen wie bei Stolte anzupassen, hatte sich der Patient in seiner Lebensführung und seinen Ernährungsgewohnheiten streng nach der verordneten Insulindosis zu richten. Erst Ende der 1970er Jahre setzte sich Stoltes Behandlungsprinzip als Standardbehandlung auch in Deutschland durch, nun „intensivierte Insulintherapie" genannt. Dies ist ein Lehrbeispiel, wie der Reglementierungs- und Disziplinierungswahn eine menschlichere medizinische Behandlungsalternative auf Jahrzehnte hinaus unterdrücken konnte.

Beispiele für staatliche Maßnahmen im Sinne einer „positiven" Eugenik waren:[73] die selektive Förderung „arischer" Familien mit Heiratsdarlehen, Steuerermäßigungen, Kindergeld; die Stärkung des öffentlichen Ansehens der Mutterrolle, die Verbesserung der Säuglingspflege und -fürsorge; die Verbesserung der Ernährung und der Wohnsituation; die Schaffung von Arbeitsplätzen für die allgemeine Bevölkerung; die Förderung von Wissenschaft, Technik und der Gesundheitsvorsorge – etwa über ein vermehrtes Angebot für sportliche Aktivitäten oder Kampagnen gegen das Rauchen und die Abtreibung.

Maßnahmen der „negativen" Eugenik waren:[74] Die Zwangssterilisation von ca. 400 000 sogenannten Erbkranken, Kriminellen, Asozialen, Mischlingen, das heißt 1 % der 14 bis 50 Jahre alten Bevölkerung. Dabei traten rund 5000 Todesfälle auf. Zwangsabort mit Zwangssterilisation aus eugenischen Gründen wurde bei etwa 30 000 deutschen Frauen angewandt. Die Nürnberger Rassegesetze verboten Heirat und intimen Kontakt mit „rassisch Artfremden" (Juden) und „rassisch Minderwertigen" (Sinti, Roma, Schwarze). Sie erlaubten deren soziale und wirtschaftlicher Diskriminierung und ihren Ausschluss aus dem öffentlichen Leben. Homosexuelle wurden kriminalisiert und verfolgt. Zwischen 5000 bis 15 000 Homosexuelle waren Gefangene in Konzentrationslagern. Etwa 200 000 Homosexuelle ließen sich „freiwillig" kastrieren.

Euthanasie und Massenmord
Nach dem Beginn des Zweiten Weltkrieges verschärfte der nationalsozialistische Staat seine „negative Eugenik" mit historisch beispielloser Brutalität und schreckte nicht vor staatlich organisiertem geheimem Massenmord zurück.[75] In der sogenannten „Aktion T4" im ersten reichsweiten Euthanasie-Programm von August 1939 bis Anfang 1940 wurden unter dem Vorwand des „Gnadentodes" etwa 5000 Kinder im Alter unter drei Jahren mit Idiotie, pathologisch kleinem Schädel, Wasserkopf, fehlangelegten Armen oder Beinen, Spaltbildung des Kopfes oder der Wirbelsäule und Kinder mit Lähmungen ermordet. Das zweite reichsweite Euthanasie-Programm startete im Frühjahr 1940. Etwa 5000 jüdische Patienten und Patientinnen aus Pflegeheimen wurden ermordet. Das dritte Euthanasie-Programm vom Sommer 1940 bis zum Sommer 1941 umfasste die Ermordung von 65 000 bis 70 000 arbeitsunfähigen Patienten aus psychiatrischen Anstalten.

Als die Aktion 1941 publik wurde und auf Widerstand bei einzelnen Vertretern der protestantischen und der katholischen Kirche und wenigen mutigen Einzelpersonen stieß, wurde die Aktion von Hitler gestoppt. Dennoch wurden reichsweit weiterhin arbeitsunfähige Insassen von psychiatrischen Kliniken mit Medikamenten oder durch Verhungernlassen ermordet. Bis 1945 dürften insgesamt über 200 000 arbeitsunfähige psychiatrische Patienten und Patientinnen ermordet worden sein. Eine völlig neue Dimension staatlich organisierten rassistischen Mordens wurde nach dem Überfall der deutschen Armee auf Russland im Juni 1941 Wirklichkeit. Insgesamt etwa sechs Millionen Männer, Frauen und Kinder wurden wegen ihrer Abstammung als Juden, Sinti, Roma oder anderer nichtarischer Volksgruppen im Holocaust ermordet. Etwa drei Millionen russischer Kriegsgefangener ließ man absichtlich verhungern. Weniger bekannt ist, dass bei mehreren hunderttausend nichtarischen Fremdarbeiterinnen in Deutschland Zwangsabtreibungen durchgeführt wurden. Kam es dennoch zur Geburt, so ließ man die rassisch als nicht wertvoll eingestuften Neugeborenen einfach verhungern.[76] An all diesen Verbrechen waren nicht nur die Mitarbeiter parteinaher Institutionen beteiligt, sondern viele Angestellte ziviler Institutionen, Wehrmachtsangehörige und Wissenschaftler. Wie der Nürnberger Ärzteprozess und zahlreiche weitere historische Untersuchungen seither offengelegt haben, waren viele deutsche Wissenschaftler und Ärzte bis hin zu den Spitzen der Kaiser-Wilhelm-Gesellschaft – der Vorläuferorganisation der Max-Planck-Gesellschaft – in unterschiedlichem Umfang involviert.

Individueller Widerstand gegen die Euthanasie
Es gehört zum Wesen struktureller Gewalt, dass sie in der Öffentlichkeit in Gestalt der Normalität auftritt. So ist ihr gewaltsamer Charakter für den Einzelnen nur außerordentlich schwer wahrzunehmen. Es erfordert viel Mut und geistige Unabhängigkeit, sich der Logik ihrer unsachgemäßen Sachlichkeit zu entziehen und Widerstand zu leisten. Es ist kein Zeichen besonderer kultureller Reife unserer Öffentlichkeit, wenn die seltenen Beispiele individuellen Widerstands dem allgemeinen Vergessen anheim gegeben werden oder ihre Akteure als Helden öffentlich glorifiziert werden. Ein Beispiel aus der Justiz, ein Bereich der besonders anfällig für strukturelle Gewalthandlungen ist, soll diesem Trend entgegenwirken.

EXKURS: Der Amtsrichter Kreyssig widersetzt sich der Euthanasie-Politik.[77]
Im Frühjahr 1940 entdeckte der Amtsrichter Kreyssig aus Brandenburg an der Havel, dass Behinderte, für deren Wohlbefinden er als Amtsrichter verantwortlich war, einfach aus den sie betreuenden Anstalten verschwanden. Er schrieb deshalb an den Reichsjustizminister Franz Gürtner und teilte diesem seinen Verdacht mit, dass Behinderte offensichtlich massenhaft ermordet würden. Er wurde einbestellt und erfuhr, dass Adolf Hitler die Euthanasie-Aktion selbst angeordnet habe und die Reichskanzlei sie leite. Entsprechend geltendem Recht zeigte er daraufhin den Kanzleichef und Reichsleiter Philipp Bouhler wegen Mordes an und verbot den Leitern der Einrichtungen, seine Mündel ohne seine ausdrückliche Genehmigung wegzubringen. Im November 1940 wurde er persönlich vom Justizminister empfangen, der ihm das Original des Handschreibens Hitlers zur Euthanasie vorlegte. Kreyssig erklärte lapidar: „Ein Führerbefehl schafft kein Recht." Der Minister antwortete darauf, dann könne er kein Richter mehr sein. Der Vorgang zog weite Kreise im Gerichtswesen. Sechzehn Monate später wurde er durch einen Erlass Hitlers mit 43 Jahren mit einer Richterpension in den vorzeitigen Ruhestand versetzt. Nach dem Kriege gründete er 1957 die Aktionsgemeinschaft für die Hungernden und 1958 die Aktion Sühnezeichen. Dass er trotz seiner unerbittlichen Kritik am Nazistaat sein Leben retten konnte, gibt all denen Recht, die sagen: Widerstand war möglich.

Eine Anmerkung zu Rassenkunde und Eugenik
Viele Hinweise sprechen dafür, dass alle heute lebenden Menschen von einer kleinen Gruppe weniger tausend Individuen abstammen, die vor etwa 120 000 Jahren lebten. Biochemisch ist jeder Mensch ein Unikat. Eineiige Zwillinge besitzen dieselben Gene. Ihre funktionelle Bedeutung hängt jedoch auch von der Lebensumwelt ab. Ihr Stoffwechsel ist deshalb sehr ähnlich, aber nicht immer identisch. Jedes Genprodukt ist Teil eines außerordentlich komplexen Gesamtgefüges. So zeigen Geschwister mit demselben defekten Gen gelegentlich unterschiedlich ausgeprägte Krankheitszeichen. Das krankmachende Gen ist identisch, nicht jedoch die den Stoffwechsel kompensierenden Gene. Im Dritten Reich wiesen 95 % der sterilisierten Patienten eine der vier Diagnosen Schwachsinnigkeit, Schizophrenie, manisch-depressives Irresein oder Epilepsie auf. Nach unserem heutigen Verständnis gehen diese vier Krankheitsgruppen auf

ein jeweils sehr komplexes Zusammenspiel vieler möglicher Krankheitsursachen zurück. Für Patienten, die an einem komplexen Krankheitsbild erkrankt sind, macht der Verzicht auf Kinder wegen eines möglichen Risikofaktors daher in der Regel wenig Sinn.

Lebensborn[78]

Die SS-Organisation „Lebensborn" wurde als eingetragener Verein 1935 von Himmler als Instrument der Rassenpolitik gegründet. Es sollte „die Zukunft des Deutschen Reiches sichern". Während dieser Zeit waren 8 bis 9 % der Geburten unehelich. Uneheliche Mütter und Kinder wurden trotz verschiedener gegenteiliger staatlicher Bemühungen stark diskriminiert. Ziel des Lebensborns war es, die Zahl der Abtreibungen zu senken, in dem man Fürsorgeeinrichtungen für uneheliche Mütter förderte – ohne jedoch das Primat der legitimen Familie vor der illegitimen infrage zu stellen. In speziellen Zufluchtsheimen konnten die Schwangeren sich auf die Geburt vorbereiten und in vereinseigenen Entbindungskliniken ihre „rassisch und erbbiologisch wertvollen Kinder", von der Öffentlichkeit abgeschirmt, zur Welt bringen. Die Geburten wurden geheim gehalten. Dabei halfen eigene Standesämter sowie eigene Vormundschaften, wodurch die Jugendämter ausgeschaltet wurden. So konnte die Anonymität des illegitimen Vaters geschützt und die Mutter vor „Schande" in ihrem Heimatort bewahrt werden. Im Ausnahmefall konnte sie das eigene Kind adoptieren.

Die Struktur des Lebensborns kam den Interessen der Männer aus gebildeten Schichten sehr entgegen: Sie konnten ihre geschwängerten Geliebten gut und diskret versorgen. 18 % der Väter waren SS-Mitglieder, 4 % hauptamtliche Parteigenossen, 5 % höhere Staatsbeamte und 11 % Wehrmachtsangehörige. Daneben vermittelte der Verein Kinder an politisch zuverlässige Pflegeeltern und Adoptiveltern. Bis 1945 erblickten etwa 11 000 Kinder hier das Licht der Welt.

Kinder, die – sei es aus wirtschaftlichen oder aus anderen Gründen – nicht mit den Müttern das Heim verlassen konnten, wurden bis zum Alter von zwölf bis 18 Monaten in Kinderstationen gepflegt und erzogen. Spätestens mit Vollendung des zweiten Lebensjahres wurden die Kinder zur Erziehung in geeignete SS-Familien vermittelt. Dies betraf etwa 15 % der dort geborenen Kinder. Kinderlose Ehepaare mussten mindestens zwei Kinder gemeinsam aufnehmen. Nur etwa 2 % der Kinder wurden adoptiert.[78] Die Atmosphäre in den acht Mütter- und den zwei Kinderheimen in Deutschland und Österreich war von Zucht, Ordnung und den Idealen des NS-Lebensstils geprägt. Zwar wurden alle Mütter mit der Anrede Frau angesprochen – während für Unverheiratete damals die Anrede Fräulein üblich war –, die angestrebte Gleichbehandlung der Mütter wurde ansonsten aber oft durchbrochen, indem die Geliebten höherer Parteikader Privilegien genossen. Immerhin schlug sich die intensive medizinische Betreuung vor und nach der Entbindung in einer für die Zeit und das Risikoklientel außergewöhnlich geringen Säuglingssterblichkeit nieder: 3 % betrug sie in den Lebensborneinrichtungen gegenüber durchschnittlich 6 % in Deutschland. Nicht alle entbindenden Mütter profitierten jedoch vom ideologischen Hintergrund: Als im Heim Kurmark ein Kind mit multiplen Missbildungen nach der Geburt starb, wurden beide Eltern zwangssterilisiert.

Während des Zweiten Weltkrieges erweiterte sich das Aufgabenspektrum. In den besetzten Gebieten in Osteuropa beteiligte sich der Lebensborn an „Germanisierungsaktionen", indem er zum Beispiel Kinder aus Waisenhäusern, von ermordeten Partisanen oder von Opfern der Vergeltungsaktionen (u. a. im tschechischen Lidice) nach rassischen Gesichtspunkten vier Klassen zuordnete. Kinder der Wertungsgruppen I und II im Alter von sechs Monaten bis zwölf Jahren wurden an den Lebensborn übergeben, der seinerseits bürokratisch und emotionslos die Betreuung, beziehungsweise die Adoption durchführte. Geraubten „rückdeutschungsfähigen" Kindern wurde teilweise ihre Identität genommen, indem sie neue Namen und willkürlich gewählte Geburtsorte und Geburtsdaten erhielten. In Norwegen betreute der Lebensborn etwa 6000 von der Bevölkerung verachtete und alleingelassene Kinder von Norwegerinnen und deutschen Soldaten. Etwa 200 von ihnen wurden nach Deutschland gebracht.

Nur in einer Diktatur war es möglich, eine Einrichtung wie den Lebensborn in kürzester Zeit aufzubauen. Die Mitgliedschaft im Lebensborn war für alle SS-Mitglieder Zwang. Finanziell profitierte er stark von der Enteignung jüdischen Besitzes. Letztlich konnte er auf die Unterstützung aller Parteidienststellen und der Organe des Staates zählen.

Diese einzigartige Mischung aus karitativem Handeln einerseits und unmenschlich brutalem Vorgehen in Osteuropa wie dem Raub von Kindern und ihrer Eindeutschung andererseits zeigt die ganze Perversität rasseideologisch fixierten Denkens und Handelns. Die von der Öffentlichkeit abgeschirmte, diskrete, jedoch nicht geheime Tätigkeit des Vereins hat im Nachkriegsdeutschland und im Ausland allerlei Mythenbildung begünstigt. So berichtete die *Los Angeles Times* am 21. Januar 2000, dass in den Lebensborn-Heimen etwa 11 000 Kinder von Frauen geboren worden seien, die sich mit SS-Eliteoffizieren gepaart hätten. Es mag solche Paarungen vereinzelt gegeben haben, aber sie waren nicht die Regel – in den Heimen selbst schon gar nicht.

Der Berliner Zeithistoriker Volker Koop hat die Quellen sehr sorgfältig ausgewertet. In seinem Buch *Dem Führer ein Kind schenken* berichtet er von einem kuriosen Fall.

EXKURS: Volker Koops Bericht einer Kindsentführung, um „dem Führer ein Kind zu schenken"[79]

Die Witwe Karoline Diehl war eine enge Vertraute von Heinrich Himmler. Sie soll ihm in den Kampfjahren der NSDAP Unterschlupf gewährt haben. Sie verliebte sich in den späteren SS-Arzt Siegmund Rascher und nutzte ihre Beziehungen zu Himmler, um ihm eine steile Karriere innerhalb der SS zu ermöglichen. Dr. Rascher führte von 1943 an Experimente mit KZ-Häftlingen in Dachau durch, um die Überlebenschancen von über dem Meer abgeschossenen Piloten zu erhöhen. Hierzu ließ er Häftlinge unter anderem bis zu 14 Stunden in eiskaltem Wasser stehen und nahm so bewusst den Tod von etwa 70 bis 80 Häftlingen in Kauf. Eine Eheerlaubnis nach SS-Recht wurde den beiden von Himmler allerdings verweigert, da Frau Diehl mit ihren 43 Jahren für den 15 Jahre jüngeren Ehemann zu alt sei, um noch Kinder zu bekommen. Nachdem das Paar 1941 zwei uneheliche Kinder nachwies, konnte es doch noch mit Erlaubnis Himmlers heiraten. Frau Diehl leistete für die SS Spitzeldienste. Sie hatte deshalb die Gestapo als Feind und sich mit dem Geschäftsführer des Lebensborns Pflaum überworfen. Als sie dann 1944 ein viertes eigenes Kind als ehelich anmeldete, wurde sie von der Gestapo der Kindsentführung überführt. Jetzt stellte sich heraus, dass auch die anderen drei Kinder entführt worden waren und Frau Diehl die Kinder mehrfach ausgetauscht hatte. Frau Diehl wurde in Ravensbrück und Dr. Rascher in Dachau hingerichtet.

Der Fall Diehl/Rascher wirft ein Schlaglicht auf die Zeitgeschichte mit ihrer einzigartigen Mischung aus ideologischer Verblendung, Ehrgeiz, Korruption, Konvention, krimineller Energie, Beziehungswirtschaft und Privatfehden. Die Kinder waren in diesem Spiel nur Figuren. Obwohl offiziell alles nur um der Kinder Willen geschah, interessierte sich in der Realität keiner der Akteure für deren persönliches Wohl.

Kinder II
Von Lily Brett

Dünne Kinder
waren da
und dicke

braunäugige Kinder
blauäugige
grünäugige
großäugige Kinder
man würde
meinen
die Kinder

zu
töten
war schwer
es

war
leicht
man warf

sie
in die Luft
bei Schießübungen
schlug

ihre Köpfe
an die nächstbeste
Mauer
oder

legte sie sich
übers Knie
brach

das Rückgrat
knacks
wie Zweige

die Glückspilze
gingen mit ihren Müttern
ins Gas

Humangenetik des Individuums

Im Mittelpunkt der eugenischen Beratung steht heute das Individuum. Beispielsweise werden allen Schwangeren Untersuchungen zum Ausschluss einer Trisomie und einer Spaltbildung im Bereich der Wirbelsäule angeboten. Bei Neugeborenen wird gezielt nach Erkrankungen gefahndet, die zu diesem frühen Zeitpunkt bei einer entsprechenden Behandlung keine Krankheitszeichen entwickeln: u. a. Unterfunktion der Schilddrüse, Fehlstellungen im Hüftgelenk, Defekt im Stoffwechsel des Zuckerbausteins Galaktose beziehungsweise der Aminosäure Phenylalanin.

Sollte ein Paar ein Risiko für eine homozygote schwere Struktur- oder Stoffwechselerkrankung aufweisen, besteht bei vielen Erkrankungen die Möglichkeit, im Frühstadium der Schwangerschaft mittels Pränataldiagnose hiervon betroffene Embryos zu identifizieren und gegebenenfalls von der Möglichkeit der Abtreibung Gebrauch zu machen. In der Zukunft ist auch mit der Möglichkeit einer Präimplantationsdiagnostik zu rechnen. Hierbei wird eine Zelle des sich in vitro entwickelnden Keims auf genetische Abweichungen im Sinne der in Frage stehenden Erkrankung vor der Einpflanzung des Keimes in die Gebärmutter untersucht. Im Gegensatz zur „negativen Eugenik" im Dritten Reich, bei der ganz das Wohl der „Volksgesundheit" im Vordergrund stand, beschränkt sich die Humangenetik heute bewusst auf konkrete Hilfeleistungen bei der Lösung der meist sehr spezifischen Probleme einzelner Ehepaare.

Schädigung von Säuglingen und Kindern als „Kollateralschaden" in kriegerischen Auseinandersetzungen

Alle kriegerischen Auseinandersetzungen haben zu allen Zeiten Opfer unter der Zivilbevölkerung gefordert. Säuglinge waren hiervon nie ausgenommen. Durch die Entwicklung neuer Kriegstechniken im 20. Jahrhundert haben die Art der Bedrohung und Schädigung sowie die Langfristigkeit der Folgen ganz neue Dimensionen erreicht. Drei Beispiele mögen dies illustrieren: Noch heute leiden Tausende an den Folgen der Verstrahlung nach den Atombombenabwürfen in Hiroshima und Nagasaki 1945.

In Vietnam wurden etwa 300000 Kinder mit Missbildungen und Behinderungen als Spätfolge des flächendeckenden Einsatzes des Entlaubungsmittels „Agent Orange" im Vietnamkrieg 1965-1975 geboren. Die Vereinigten Staaten von Amerika weigern sich bis heute, den Opfern Entschädigungen zu zahlen. Es wird lediglich humanitäre Hilfe geleistet.[80] Täglich werden unzählige Kinder Opfer von scharfen Streubomben und Minen in nahezu allen ehemaligen Kriegsgebieten der Welt.

2009 hat der UN-Sicherheitsrat den Schutz von Kindern in bewaffneten Konflikten verbessert. Künftig sollen alle Übergriffe auf Kinder, gleich welcher Art, in einer „Schandliste" veröffentlicht und geahndet werden.[81]

Schädigung von Säuglingen durch unverantwortliches Gewinnstreben
Im September 2008 berichtete die Weltgesundheitsorganisation (WHO) von mehr als 54 000 Säuglingen und Kleinkindern in China, die mit den Symptomen eines Nierensteinleidens und eines akuten Nierenversagens erkrankt waren. Vierzehntausend Kinder waren stationär behandelt worden. Drei Kinder starben.[82] Alle Kinder waren mit verschiedenen Sorten von Säuglingsmilchnahrungen in Pulverform ernährt worden. Die Hersteller hatten die nicht zugelassene stickstoffreiche Chemikalie Melamin zugemischt, um einen hohen Eiweißgehalt der Säuglingsmilchnahrung vorzutäuschen. Besonders erschreckend an diesem Fall ist die große Verbreitung dieser Form kriminellen Handelns in der Nahrungsmittelindustrie eines Schwellenlandes und der lange Zeitraum, der benötigt wurde, diesen Skandal aufzudecken

Das verstümmelte Kind
Noch vor wenigen Generationen wurden Säuglinge und kleine Kinder aus verschiedenen Gründen mit offener oder versteckter Duldung durch die Öffentlichkeit nicht nur wie heute in einigen Ländern der Dritten Welt, sondern auch in Europa zum Teil schwer verstümmelt. Bettler rechneten mit einer größeren Mildtätigkeit ihrer Mitmenschen, wenn sie zusammen mit einem verstümmelten Kind auftraten. Im 17. und 18. Jahrhundert wurde Tausende junger italienischer Schulkinder kastriert in der Vorstellung, dass sie später als Kastratensänger einmal berühmt werden würden. Auch die Beschneidung ist eine auch heute noch in vielen Ländern praktizierte Form der Verstümmelung.

Beschneidung bei Jungen

> *Es gibt immer einen Grund für die ursprüngliche Handlung, mit der Zeit werden immer unterschiedlichere Gründe hinzugefügt, bis der ursprüngliche Grund verloren geht und vergessen wird.*
> **M. F. A. Montague, 1946**[83]

Riten der Initiation, der Fruchtbarkeit, der Kontrolle der Sexualität und der Identifikation mit der Gruppe wurden in verschiedenen Kulturen mit Praktiken der Genitalbeschneidung verbunden. Die blutigen Rituale sind tief im Unbewussten der Ausführenden eingebettet und mit kulturellen Mythen und Werten aus Jahrtausenden verwoben. Man unterscheidet die Entfernung der Vorhaut, die Zirkumzision (Islamische Völker, Juden), das Einschneiden der Vorhaut, die Inzision (Indonesien, Ozeanien, Amerika) und das Aufschneiden der Harnröhre auf der Unterseite des Gliedes, die Subinzision (Australien).

Nach der jüdischen Religion geht die Beschneidung auf Abraham, den Stammvaters aller Juden, zurück. Als Zeichen seines Bundes mit Gott soll „alles was männlich unter euch ist, beschnitten werden" – so das Buch Genesis (17,10-13). Religionswissenschaftler vermuten, dass in vorbabylonischer Zeit nur Jugendliche oder Erwachsene beschnitten wurden. Möglicherweise haben die Juden nach ihrem Auszug aus Ägypten den ägyptischen Brauch, Sklaven zu beschneiden, umgedeutet. Seit der Zeit der babylonischen Gefangenschaft im sechsten Jahrhundert vor Christus werden die Jungen am achten Tag nach der Geburt in der „Berit Milah"-Feier beschnitten.

Im Islam geht die Beschneidung bei Jungen auf eine Vorschrift von Mohamed zurück. Der Zeitpunkt der Beschneidung ist in den verschiedenen Glaubensrichtungen des Islam unterschiedlich, liegt jedoch vor dem zehnten Lebensjahr. In der Türkei wird die Beschneidung als ein großes Kinderfest gefeiert.

Jesus und die Mitglieder der ersten jüdischen Gemeinde waren beschnitten. Paulus, der Begründer des Christentums als Weltreligion, betrachtete die Beschneidung von Christus als Ausdruck alten jüdischen Gesetzesdenkens. „Denn in Christo Jesu gilt weder Beschneidung noch unbeschnitten sein etwas, sondern der Glaube, der durch die Liebe tätig ist." (Brief an die Galater 5, 6)

Die Praxis der Beschneidung

Die Autorin Hanny Lightfoot-Klein hat Kenia, Ägypten und den Sudan bereist. Sie gilt als eine der schärfsten Gegnerinnen der Genitalverstümmelung und hat auch kritisch über das Ritual der Beschneidung bei Jungen geschrieben. Eine besonders drastische Episode schildert ihren Wiedereinstieg in den Schwesternberuf:

Als ich 1979 das erste Mal bei einer Beschneidung dabei war, begriff ich überhaupt erst, was meinen Söhnen viele Jahre zuvor zugestoßen war. Als ich damals zustimmte wusste ich nicht, was Beschneidung bedeutete. Mein Arzt hatte mir erklärt, es sei für ihre Gesundheit notwendig, es täte nicht weh und würde nur einen kleinen Moment dauern.

Das Baby war an den ausgestreckten Armen und Beinen auf einem Plastikbrett geschnallt. Es wehrte sich gegen seine Fesseln – wand sich, wimmerte und weinte dann nur noch hilflos. Niemand tröstete es. Ich fragte meine Ausbilderin, ob ich es beruhigen dürfte. Sie antwortete, ich solle warten, bis der Arzt käme.

(...) Dieser sagte mir, ich solle dem Baby einen Finger in den Mund stecken. (...) Das Baby saugte daran, als ich seinen Kopf streichelte und sanfte Worte zu ihm sprach, begann sich zu entspannen und war für einen Moment still. Diese Stille wurde plötzlich von einem durchdringenden Schrei zerrissen. (...) Der Arzt hatte seine Vorhaut in eine Art Schraubzwinge mit Schneide gequetscht. Sein Schrei wurde noch durchdringender, als der Arzt Vorhaut und Eichel instrumentell auseinander riss. (Anmerkung: Bei Säuglingen sind Vorhaut und Eichel normalerweise noch großflächig verklebt). Das Baby begann den Kopf, den einzigen Teil seines Körpers den es bewegen konnte, ruckartig nach vorne und hinten zu reißen, als der Arzt mit einer weiteren Zwinge die Vorhaut der Länge nach abklemmte und (einschnitt), während er die Öffnung weit genug offen hielt, um ein kleines Gerät zwischen Vorhaut und Eichel zu halten, damit die Eichel nicht verletzt wurde. Als das Baby keuchte und würgte, konnte ich mein eigenes Schluchzen nicht mehr unterdrücken. Der Arzt erkannte meine Erschütterung, schüttelte den Kopf und sagte: „Dafür gibt es nicht einmal einen medizinischen Grund." (...) Endlich kam der letzte Schritt, der Arzt quetschte die Vorhaut des Babys gegen das Instrument und schnitt sie ab. Das Baby lag da, schlaff, erschöpft und völlig verausgabt. Seine Lippen bebten, als es ein wenig Luft einsog. Der Glanz seiner Augen war einem leeren Starren gewichen. Ich wusste nicht, ob es im Schockzustand oder bewusstlos war, aber eines wusste ich genau, dieser Säugling war für immer verändert. Diese endlos langen fünfzehn Minuten haben mein Leben verändert.[84]

Man bedenke: Bis Mitte der 1980er Jahre wurde die Beschneidung bei Säuglingen ohne Betäubung und ohne Schmerzmedikation durchgeführt!

Seit der Mitte des 18. Jahrhunderts wird die Beschneidung in Europa und Nordamerika auch bei nichtjüdischen und nichtislamischen Jungen von wechselnd starken Gruppen von Anhängern propagiert. Auch nichtreligiöse Argumente spielen dabei eine Rolle, allen voran die „Behandlung" der Onanie.

Um 1712 stellte der englische Chirurg, Quacksalber John Marten eine geniale, fast vollständig originäre und ungeheuer erfolgreiche Verbindung zwischen der „vorsätzlichen Selbstbefleckung" und der biblischen Geschichte von Onan her.[85] Es war die Geburtsstunde der Sünde der Selbstbefleckung (Masturbation) und des medizinischen Krankheitsbildes der „Onanie". Dabei hatte es sich im Alten Testament um einen unterbrochenen Beischlaf gehandelt und nicht um eine Selbstbefriedigung. Onan hatte seinen Samen lieber auf die Erde ergossen, als ihn der Frau seines verstorbenen Bruders zu geben – wie es damals Sitte war –, und war deshalb von Gott mit dem Tode bestraft worden.[86] In verschiedenen wenig seriösen Journalen und später in einem Bestseller-Buch propagierte Marten die neue „tödliche" Krankheit und bot gleichzeitig zwei teure Heilmittel „von großer Wirksamkeit" an. In rascher Folge wurden immer neue Leiden dem frei erfundenen Krankheitsbild zugeschrieben. Mitte des 18. Jahrhunderts erfasste die Angst vor den Folgen der Onanie Deutschland und Frankreich.

Es dürfte kein Zufall sein, dass die Masturbation zum Hauptschauplatz der Auseinandersetzung von Kultur und Libido im Übergang zum 18. Jahrhundert wurde. Damals entwickelte sich die Vorstellung von der Moral als Selbstbestimmung. Alle Menschen würden über das moralisches Vermögen und die psychischen Voraussetzungen verfügen, von der Freiheit Gebrauch zu machen. Der Onanist wurde zum Alter Ego, der als Knecht seiner Lüste nicht über die Kraft zur Autonomie verfüge. Der große Philosoph Immanuel Kant hielt die Selbstbefriedigung für ein schlimmeres Vergehen als den Selbstmord. Selbstmord würde nur das Gesetz der individuellen Erhaltung brechen. Selbstbefriedigung spotte jedoch des höheren Gesetzes der Erhaltung der Art, argumentierte der Philosoph allen Ernstes.[87] So wurden große pädagogische Anstrengungen unternommen, die Jugend vor der moralischen Kapitulation vor sich selbst und dem körperlichen Verfall zu schützen. Eine Maßnahme war die Beschneidung beim männlichen Neugeborenen und bei masturbierenden Mädchen im Kleinkindes- und Schulkindesalter.

1860 schrieb der englische Arzt AWW Johnson in einem medizinischen Fachjournal: *In Fällen von Masturbation müssen wir, wie ich glaube, die Angewohnheit brechen, indem wir die betreffenden Körperteile in einen solchen Zustand bringen, dass es zu viel Mühe macht, mit der Praktik fortzufahren. Zu diesem Zweck (...) können wir den Patienten beschneiden. Auch sollte die Operation nicht unter Chloroform vorgenommen werden (!), sodass der erlittene Schmerz mit der Angewohnheit, die wir auszurotten wünschen, in Verbindung gebracht wird.*[88] In der Tat ist die Masturbation ohne Vorhaut schwieriger und erfordert die Verwendung von Gleitmitteln.

Zu Beginn des 20. Jahrhunderts war die Meinung der Ärzte über die gesundheitlichen Folgen der Onanie noch gespalten. Die Zahl der Kinderärzte, die die gesundheitsschädigenden Folgen in Frage stellten, nahm jedoch stetig zu. Adalbert Czerny schrieb 1908 in seinem Standardwerk *Der Arzt als Erzieher*: Viele Ärzte und Erzieher sind *der Ansicht, dass die Onanie der Kinder unausbleiblich eine Schädigung des Körpers und des Geistes nach sich ziehen muss. (...) Bei nervösen Eltern resultiert daraus eine Angst, welche ihnen einen großen Teil aller Lebensfreude raubt. (...) Diese Onanieangst ist durch zweckmäßige Belehrung entgegenzuwirken.* Man sollte strikt unterscheiden *zwischen den Fehlern, welche man bei nichtgeschlechtsreifen Kindern als Onanie bezeichnet, und der tatsächlichen Onanie in den Entwicklungsjahren. (...) Wenn kleine Kinder nicht daran gehindert werden, so gewöhnen sie sich leicht ein Spielen mit den Händen an den Genitalien an.* Da dieser Fehler sich schon im Säuglingsalter entwickeln kann, *so muss dafür gesorgt werden, dass ein Kind keine Gelegenheit findet, sich mit den Händen an den Genitalorganen zu beschäftigen. Ist die Gewohnheit bereits entwickelt, so ist sie wie andere Unarten durch Ermahnungen oder Strafe auf pädagogischem Wege zu bekämpfen.*[88]

Sigmund Freud hingegen sah die Masturbation als eine normale Entwicklungsphase an, die es zu überwinden gelte. Auch ohne krankmachende Wirkung galt es, die Libido zu beherrschen und durch kulturelle Leistung zu sublimieren.

Der Internist Erich Müller schrieb 1920: *Körperliche Schädigungen durch intensiv betriebene Onanie gibt es nicht. (...) Dagegen ist die deprimierende Wirkung des oft täglichen Erliegens im Ankämpfen gegen die Libido, das ständige Schwelgen in sexuellen Vorstellungen bei sensiblen Kindern unverkennbar: Arbeitsunlust, Zerstreutheit, Appetitlosigkeit, schlechtes Aussehen, scheues Wesen u. dgl. Quälende Selbstvorwürfe über die Energielosigkeit, Furcht vor gesundheitlichen Schädigungen, vor Entdeckung, verkümmern manchem ethisch hervorragend veranlagtem Kind das Dasein und sind der Schlüssel zu oft monatelang dauerndem abnormen psychischen Verhalten, das von den Eltern meist verkannt und als Ungezogenheit u. dgl. gedeutet wird. (...) Die Therapie der habituell gewordenen „Onania pubescentium" ist denkbar schlecht. (...) Schon frühzeitig sollten die Eltern und Erzieher jedes Spiel der Kinder mit den Genitalien inhibieren.(...) Bei jüngeren Kindern, auch onanierende Säuglinge sind keine Seltenheit, sind rein mechanische Mittel wohl immer von Erfolg (Festbinden der Extremitäten, Tragenlassen einer hinten zugeknöpften Hemdhose). Bei Säuglingen, welche durch Reiben der Beine onanieren, lasse man aus Holz, Papiermaché, Schellackfilz u. dgl. ein kleines dreieckiges Gestell konstruieren, (...) das die Beine in Spreizstellung zwingt.*[89]

Die Zahl an nichtreligiös begründeten Beschneidungen ging daraufhin in Europa sehr stark zurück, nicht jedoch in den USA.

In der Debatte haben auch immer hygienische Argumente eine Rolle gespielt: Gegen Ende des 19. Jahrhunderts, im „Zeitalter der Hygienemaßnahmen", wurde die Vorhauttasche plötzlich als stinkendes und ekelerregendes Smegma-Reservoir und scheinbar ideale Brutstätte für krankmachende Keime wahrgenommen. Die Beschneidung erschien als fortschrittliche radikale Hygienemaßnahme. Dass eine Vorhauthygiene auch ohne Beschneidung möglich sein – ja sogar allgemein selbstverständlich werden – könnte, schien den Befürwortern dieser „operativen Hygienemaßnahme" bei den damals herrschenden strengen Tabus der Sexualität und der Anatomie und Funktion der Geschlechtsorgane nicht vorstellbar.

Seit 1970 gewinnt eine andere, gegensätzliche Deutung der Onanie zunehmend an Bedeutung. Die Selbstbefriedigung wird als eine Erfahrung der Selbstliebe und der Wertschätzung der eigenen Person wahrgenommen, also zu einem Ausdruck persönlicher Autarkie, die jedem erlaubt, mit anderen Beziehungen einzugehen, ohne sich selbst dabei zu verlieren.

Seit den 1930er Jahren haben epidemiologische Studien wiederholt auf gesundheitliche Vorteile von Gruppen beschnittener gegenüber unbeschnittenen Männern hingewiesen. In den 1930er Jahren war es die geringere Zahl von Peniskarzinomen bei beschnittenen Männern. In den 1950er Jahren stand das reduzierte Risiko von Ehefrauen von Beschnittenen, an Gebärmutterhals-Karzinomen zu erkranken, im Vordergrund des öffentlichen Interesses; in den 1960er Jahren war es die geringere Rate von sexuell übertragbaren Krankheiten; in den 1980er Jahren das verminderte Risiko, einen Harnweginfekt während des ersten Lebensjahres zu erwerben – und in den 1990er Jahren die verminderte Ansteckungsgefahr für Aids. Bei der Entstehung all dieser Erkrankungen sind jedoch stets mehrere Faktoren beteiligt. Um einen präventiven Therapievorschlag beurteilen zu können, müssen also nicht nur die gesundheitlichen Vorteile der Vorsorgemaßnahme Einzelner gegenüber den Nachteilen einer großen Zahl von Nichterkrankten abgewogen, sondern stets auch andere Behandlungswege im Auge behalten werden. Das Peniskarzinom ist eine sehr seltene Erkrankung alter Männer mit mangelnder Sexualhygiene, die meist auch Alkoholiker und starke Raucher gewesen waren. „Bei normalen anatomischen Verhältnissen haben Sauberkeit und Genitalhygiene denselben vorbeugenden Effekt wie die Beschneidung"– so der wissenschaftliche Beirat der Ärztekammer 1973. Das Gebärmutterhals-Karzinom ist eine Folgeerkrankung einer Infektion mit bestimmten Papilloma-Viren. Seit wenigen Jahren gibt es eine spezifische Impfung gegen diese Viren. Kondome schützen nahezu vollständig vor einer Infektion mit Geschlechtskrankheiten einschließlich Aids, während die Beschneidung das Risiko nur etwas senkt. Etwa jeder 40. unbeschnittene männliche Säugling entwickelt im ersten Lebensjahr eine Harnweginfektion. Bei Beschnittenen ist das Risiko etwa vier Mal geringer. Die Harnweginfektion ist mit Antibiotika in aller Regel gut zu behandeln. Noch ist unklar, ob das seltene Auftreten von Narben in der Niere nach einer Infektion allein durch eine Infektion hervorgerufen werden kann oder ob es Folge einer Kombination aus Nierenmissbildung und Infektion ist.

Schließlich gibt es aktuell in den USA einen Trend zur Beschneidung aus ästhetischen Gründen. In Modezeitschriften und Boulevardzeitungen wird die Beschneidung als Teil des Körperdesigns diskutiert, passend zur aktuellen Tätowierung oder um das „Prince-Albert-Piercing" (einen Ring durch die Eichel) besser zur Geltung zu bringen. Im Hintergrund stehen Vorstellungen vom „perfekten Penis", dem es nachzueifern gelte. Möglicherweise zeigt sich hier der

Einfluss der männlichen Hauptdarsteller der kalifornischen Pornoindustrie, die in der Regel beschnitten sind.

Nachteile der Beschneidung
Heute geht man von folgenden Risiken beziehungsweise Nachteilen einer Beschneidung beim Säugling aus.
- Bei jeder Operation besteht ein kleines, nicht zu vernachlässigendes Risiko einer dauerhaften Schädigung oder einer tödlichen Komplikation. 2006 verstarb zum Beispiel ein Junge in Hamburg aufgrund eines Anästhesiefehlers bei der aus medizinischen Gründen nicht notwendigen Operation.[90] Bei der Beschneidung besteht ferner ein spezielles, wenn auch nur gering erhöhtes Blutungs- und Infektionsrisiko.
- Das fehlende Engagement der Kinderärzte für die Schmerzbehandlung bei Neugeborenen während und nach einer Operation ist einer der größten Skandale in der Geschichte der Kinderheilkunde (→ Schmerzbehandlung). Die Schmerzbehandlung beim Neugeborenen ist keineswegs trivial und in der Praxis nach wie vor oft unzureichend.
- Die Operation stellt eine irreversible Verstümmelung dar. Sie entfernt einen großen Teil der sogenannten Meissnerschen Tastkörperchen, die von großer Bedeutung für die Sensibilität des Organs sind. Die Verhornung der Eichelhaut verändert das Tastempfinden zusätzlich.
- Die Operation wird nicht überall unter medizinisch optimalen Bedingungen durchgeführt und gelingt nicht immer zufriedenstellend, besonders wenn sie von nichtärztlichen religiösen „Beschneidern" durchgeführt wird. Die Datenlage zu diesem Problembereich ist verständlicherweise dürftig.[91]
- Die Operation belastet die Mutter-Kind-Beziehung in einem sehr sensiblen und störanfälligen Stadium des Aufbaus der Beziehung.
- Ein medizinisch nicht indizierter Eingriff im Kindesalter stellt eine Verletzung des individuellen Menschenrechtes des Kindes auf körperliche Unversehrtheit dar. Nach deutschem Recht rechtfertigt die Einwilligung der Personensorgeberechtigten den Eingriff nicht. Ohne wirksame Einwilligung ist die Körperverletzung jedoch rechtswidrig. Ein Arzt, der den Eingriff dennoch vornimmt, macht sich nach § 223 Absatz 1 StGB wegen Körperverletzung strafbar.[92]

In den USA wurden in den 1940er Jahren über 90 % der neugeborenen Jungen beschnitten. In den 1970er Jahren betrug die Beschneidungsrate 85 %. 1996 lag sie bei 60 %.[93] Ein Zeuge dieses Trends ist der meistgelesene Kinderarzt der

Welt, Benjamin Spock. Er hatte jahrzehntelang die Beschneidung empfohlen. 1985 schrieb er jedoch in der sechsten Überarbeitung seines Buches zur Säuglingspflege: *Es gibt keine Rechtfertigung für diese Operation – mit Ausnahme der religiösen Einstellung. So empfehle ich mit allem Nachdruck, die Vorhaut nicht anzurühren. Eltern sollten auf einer überzeugenden Begründung bestehen. Ich kenne keine.*

Im Jahr 1999 kam eine Expertengruppe der amerikanischen Kinderärzte zu folgendem Schluss: *Wissenschaftliche Studien zeigen potentielle gesundheitliche Vorteile für eine Beschneidung. Die Daten reichen jedoch nicht aus, um die Beschneidung generell zu empfehlen.*[94]

Auch heute noch ist die Beschneidung weltweit die häufigste Operation überhaupt. Nach einer Schätzung der Anti-Beschneidungs-Organisation (NO-HARM) werden jährlich weltweit etwa 13 Millionen Jungen beschnitten.[95] Nur sehr selten besteht eine medizinische Indikation. Ein Beispiel ist die echte Phimose, eine sehr starke Verengung der Vorhautöffnung mit Aufblähung des Vorhautsackes beim Wasserlassen. Wenn das Wasserlassen dann schmerzhaft ist, das Kind deshalb den Urinstrahl willkürlich unterbricht und zusätzlich eine leichte Entzündung im Bereich der Vorhaut hinzukommt, kann leicht eine aufsteigende Harnweginfektion entstehen. Aber selbst die große Mehrzahl der Fälle von Vorhautverengung ist konservativ mit Erfolg zu behandeln.

So besteht Hoffnung, dass dieses archaische Blutritual nach und nach aufgegeben wird.

Die Beschneidung bei Mädchen

Wenn heute von der Beschneidung bei Mädchen die Rede ist, denken wir meist nur an die Tradition vieler Völker südlich der Sahara in Afrika. Wir haben ganz verdrängt, dass es im 19. und zu Beginn des 20. Jahrhunderts auch in Europa und Nordamerika viele tausend Beschneidungsoperationen inklusive einer Verstümmelung der Klitoris bei Mädchen im Säuglings-, Kleinkind- und Schulkinderalter wegen exzessiver Masturbation gab – ein Versäumnis, auf das wiederum Hanny Lightfoot-Klein hingewiesen hat.

RG Freeman fasste 1914 in der *Amerikanischen Zeitschrift für Kinderkrankheiten* seine Erfahrungen mit der Beschneidung bei sechs Mädchen im Alter von zehn Monaten bis fünf Jahren zusammen, die sich heute ungeheuerlich lesen: *Masturbierende Säuglinge zählen zu den nervösen Kindern. Grund der Stimulation sind Verwachsungen um die Klitoris herum, wie sie bei praktisch allen weiblichen Säuglingen vorkommen. Die Behandlung mit Bändern, um die Oberschenkel zu spreizen, ist nur symptomatisch und nicht heilend. Die einzige heilende Methode ist die Lösung der Verwachsungen und die Beschneidung, und die Ergebnisse dieser Behandlung sind oft zufriedenstellen.*[96] Was mag der Autor wohl unter zufriedenstellender Behandlung verstanden haben?

Die Beschneidung bei Mädchen insbesondere die Entfernung der Klitoris ist eine besonders barbarische Form der Verstümmelung, nimmt sie der zukünftigen Sexualpartnerin doch eine der schönsten Quellen gemeinsamer Lebensfreude. Die Erinnerung an die vor hundert Jahren in Europa und Nordamerika weitverbreitete Praktik der weiblichen Genitalverstümmelung sollte uns vor moralischer Überheblichkeit über die bei einigen Völkern in Afrika noch heute verbreitete Praktik bewahren. Auch diese Völker brauchen Zeit, um ihre Kultur neu auszurichten.

Eunuchen und Kastraten

Kastraten beziehungsweise Eunuchen gab es bis in die Neuzeit im Orient und in China als Haremswächter und in Europa als Sänger.[97] Als in Italien im 16. Jahrhundert die Kompositionen für die Kirche und im 17. und 18. Jahrhundert für die Oper immer polyphoner und komplexer wurden, entstand eine große Nachfrage nach Sängern mit einer hohen Stimmlage – und Frauen auf Bühnen waren verboten. Kastraten stachen dabei Countertenöre aus, die heute diesen Part singen. Grundsätzlich war die Kastration von Jungen nicht erlaubt mit Ausnahme einer Verordnung von Papst Clemens VIII. (1592-1602), der die Kastration „zu Ehren Gottes" billigte.[98] So wurden in Italien im 18. Jahrhundert jährlich unter der Vorspiegelung eines Unfallgeschehens etwa 4000 Jungen – meist im Alter zwischen sieben und neun Jahren – nach verschiedenen Methoden zum Teil von Tierärzten, zum Teil von Ärzten, kastriert. Der Herzog von Württemberg gründete 1772 eine Schule, in der auch 15 Kastraten ausgebildet wurden, die von italienischen Ärzten aus Bologna kastriert worden waren. Der letzte Kastrat des Vatikans starb 1922 im Alter von 64 Jahren, der letzte Eunuch des chinesischen Kaiserhofs 1996.

Kindsraub

Im Kirchenstaat, der vor der Bildung eines italienischen Nationalstaates 1870 weite Teile Mittelitaliens umfasste, war es nichts Ungewöhnliches, dass die katholische Kirche jüdische Kinder, die unter mysteriösen Umständen die Taufe erhalten hatten, den leiblichen Eltern gewaltsam wegnahm, um sie in einer kirchlichen Institution zu „guten Christen" zu erziehen. Der berühmteste Fall ist die Mortara-Affäre, eine Geschichte, die die Wochenzeitung *Die Zeit* im Jahr 2000 wieder aufgriff.[99]

EXKURS: Papst Pius IX. als Adoptivvater eines entführten jüdischen Jungen

1858 drang die Polizei des Kirchenstaates in Bologna in das Haus des jüdischen Kaufmanns Momolo Mortara ein und verlangte im Auftrag des Bologneser Inquisitors die umgehende Herausgabe seines sechsjährigen Sohnes Edgaro, damit dieser in einem christlichen Sinne erzogen werden könne. Ein früher bei der Familie beschäftigtes Dienstmädchen hatte den Säugling während einer schweren Erkrankung, in der sie fürchtete, dass er sterben würde, um seines Seelenheils willen notgetauft. In den Augen der Kirche war der Junge durch diese Nottaufe zum Katholiken geworden und Katholiken durften nicht in einer jüdischen Familie großgezogen werden. Man brachte den Jungen nach Rom und entfremdete ihn systematisch dem Glauben seiner Eltern. Schon ein Jahr später wurde er gefirmt. Pius der IX. nahm sich des Jungen in besonderer Weise an und spielte mit ihm sogar in den Gemächern des Vatikans. Er war hoch erfreut über die Entwicklung des Jungen, insbesondere seine Fortschritte in der katholischen Glaubenslehre. Schließlich adoptierte er den Jungen trotz weltweiter Proteste. Mit 13 Jahren trat er als Novize in den Orden der lateranischen Kanoniker ein und nahm zu Ehren seines Adoptivvaters den Namen Pio an. 1873 ließ er sich zum Priester weihen und als solcher ist er 1940 auch gestorben. Es ist erschütternd, dass noch im Jahr 2003 der Theologe Christian Schaller diese Handlungsweise für rechtens erachtete.[100]

In der ersten Hälfte des 20. Jahrhunderts wurden in mehreren Staaten Minderheiten zwangsweise „assimiliert". Man entriss die Kinder ihren Familien und steckte sie in Sonderinternate.

In Kanada wurden zwischen 1890 und 1996 etwa 150 000 Kinder von Indianern, Eskimos und Métis in insgesamt 132 meist kirchlich geführten Umerziehungsanstalten systematisch ihrer Sprache, Kultur und Tradition entfremdet. Viele dieser Kinder wurden in den Internaten zusätzlich schwer körperlich, seelisch und sexuell misshandelt. 2008 entschuldigte sich der kanadische Premier Harper offiziell bei den Vertretern der Minderheiten für das Leid, das der kanadische Staat ihnen durch die Politik der Assimilierung und die schlechte Führung der Heime angetan hatte. Bereits im Jahr 2006 hatte das Parlament Entschädigungszahlungen in Höhe von 1,2 Milliarden Euro bewilligt.[101]

In Australien gab es ein vergleichbares Assimilierungsprogramm für Kinder von Aborigines. Auch hier hat sich die australische Regierung 2008 offiziell für das den Kindern angetane Unrecht entschuldigt. Allerdings lehnte die australische Regierung Entschädigungszahlungen ab. In der Schweiz wurden bis in die 1970er Jahre hinein unter Federführung der Nationalstiftung Pro Juventute zahlreiche Zigeunerkinder mit staatlicher Gewalt von ihren Familien getrennt und in Heimen betreut.

In der BRD gab es 1951 nach den Angaben der Behörden 3093 „Negermischlinge" von deutschen Müttern und afroamerikanischen Besatzungssoldaten. Einige dieser Kinder wurden durch lokale Jugendämter trotz guter Integration in ihren Familien und Gemeinden den Familien unter Androhung staatlicher Zwangsmaßnahmen entrissen und in weit entfernten Heimen untergebracht.[102] In der Bundestagssitzung vom 12.3.1952 (!) gab es folgende Wortmeldung zu dem „Sonderproblem der Mischlinge": *Das Los der Mischlingskinder bereitet uns Sorge, weil sie sowohl von den Europäern als auch von den Schwarzen verachtet werden. Die Zwiespältigkeit des Mischlingslebens unter Europäern und Negern lässt sich nicht leugnen. Der Mischling rebelliert gegen den Stachel der Verachtung. Ein Teil der Mischlinge, der sich dem europäischen Lebensstil genähert hat, ist moralisch herabgekommen, sozial geschwächt und nicht charakterfest.*[103] Auch 1952 war der Ungeist des Dritten Reiches noch weit verbreitet.

EXKURS: Die Dionne-Fünflinge aus Ontario in Kanada[104]

Eine arme franko-kanadische Bauersfrau aus Ontario in Kanada brachte am 28.5.1934 eineiige Fünflinge zur Welt. Sie hatte zuvor sechs Kinder geboren und anschließend noch drei weitere Kinder entbunden. Jedes der fünf Mädchen wog bei der Geburt weniger als 1000 Gramm. Dennoch überlebten alle. Auf Grund finanzieller Probleme entschieden sich die Eltern, die Kinder auf der Weltausstellung in Chicago auszustellen. Die Regierung von Ontario entzog den Eltern daraufhin 1935 das Sorgerecht, untersagte jeden weiteren Kontakt mit ihnen und gab die Kinder ihrem Geburtshelfer Dr. Defoe in Pflege. Dr. Defoe vermarktete die Fünflinge z. B. als Werbeträger für Maissirup und Haferflocken und wurde dabei reich und international bekannt. Die Behörden des Staates Ontario ließen den Freizeitparks Quintland umbauen und stellten die Kinder zwei bis drei Mal täglich hinter einseitigem Spiegelglas aus. Die Kinder waren in verschiedenen Farben gekleidet und führten verschiedene Schauvorführungen auf. Der Freizeitpark wurde durch die Fünflinge zur größten zeitgenössischen Touristenattraktion Ontarios und brachte der Staatskasse Einnahmen von etwa 500 Millionen Dollar. Auch Hollywood griff die Lebensgeschichte der Fünflinge in vier

Filmen 1936-1938 auf. Walt Disney diente sie 1937 als Vorlage für eine Comic-Erzählung des Hundes Pluto und seinen fünf Welpen. Auch die Wissenschaft missbrauchte die Kinder als Studienobjekte. 1943 bekamen die Eltern ihre Kinder mit Hilfe eines Anwalts wieder zurück. Die Kinder hatten jedoch ein gestörtes Verhältnis zu ihren Eltern, sie wurden misshandelt und vom Vater sexuell missbraucht. Mit 19 Jahren verließen sie das Elternhaus und brachen den Kontakt zu ihren Eltern ab. 1954 starb das erste Kind der Fünflinge, 1970 das zweite Kind. Die drei überlebenden Schwestern verklagten die Regierung Ontarios und erhielten vier Millionen Dollar Schadenersatz zugesprochen. 1995 veröffentlichten sie eine Autobiografie unter dem Titel *Wir waren fünf*. Sie beklagten, dass Mehrlingsgeburten mit Entertainment verwechselt worden waren, und erklärten: „Unser Leben wurde ruiniert."

Von einem Fall aus der jüngeren Vergangenheit berichtet die Tageszeitung *taz*:

EXKURS: Eine Tochter klagt ihre Adoptiveltern des Kindesraubes, der Urkundenfälschung und Verschleierung der Identität an.[105] Während der argentinischen Militärdiktatur von 1976-1983 wurden etwa 400 in der Haftanstalt geborene Säuglinge ihren später ermordeten Müttern weggenommen, an regimetreue Ehepaare vermittelt und von diesen mit gefälschten Geburtsurkunden adoptiert. Maria Eugenia Sampallo Barragan verklagte 2008 ihre Adoptiveltern des Kindesraubes, da dieser Straftatbestand als einziger von den argentinischen Amnestiegesetzen nicht erfasst wurde. Als Siebenjährige erfuhr sie von einer Freundin der Familie, dass sie die einzige Überlebende eines Unfalls gewesen sei, bei dem ihre beiden Eltern umgekommen seien. Mit zehn Jahren erzählte ihr ihre Adoptivmutter, dass sie die Tochter einer ehemaligen Hausangestellten sei. In ihrem elften Lebensjahr ließen sich die Adoptiveltern scheiden. Der Vater zahlte keinen Unterhalt. Die Mutter zeigte Anzeichen einer psychischen Störung, hörte auf zu arbeiten und ließ ihre Wut über die Situation an Maria aus. Während einer dieser Ausbrüche hört sie nun als dritte Version, dass sie die Tochter einer ausländischen Stewardess sei. Ein mehrmonatiger Aufenthalt bei ihrem Vater zeigte ihr, dass sie in dessen neuer Familie nicht erwünscht war. Schließlich hörte sie, dass ein Freund der Familie, der in der argentinischen Diktatur Chef der Militärpolizei und zuständig für den „Kampf gegen die Subversion" gewesen war, ihre Eltern angerufen und sie gefragt habe, ob sie ein Baby haben wollten. Als 19-Jährige zog sie zu Hause aus. Ihre Großeltern hatten wenige Tage nach der Verschleppung ihrer hochschwangeren Tochter den drei Jahre alten Halbbruder von Maria von der Polizei übermittelt bekommen und suchten nach dem Ende der Diktatur nach ihrem „vermissten" Enkelkind. Maria wandte sich im Jahr 2000 an die Nationale Kommission für das Recht auf die Identität, eine Institution, die Kinder aufspüren sollte, die während der Diktatur in der Haft geboren und anschließend verschwunden waren. DNA-Untersuchungen klärten schließlich nach über einem Jahr die wahren Verwandtschaftsverhältnisse. 2004 stellte Maria den Strafantrag. Nach fünf Jahren juristischem Hin und Her kam es zur Verhandlung. Maria erklärte: *Ich empfinde nichts für sie. Manchmal habe ich ein Schuldgefühl, das lässt sich scheinbar nicht vermeiden. Denn in der Beziehung, die sie entworfen haben, erscheinen sie als Retter, die darauf bestehen, dass ich verlassen wurde. Aber es gibt auch den Moment, in dem das Perverse dieser Beziehung deutlich wird: wenn das Recht darauf, die eigene Herkunft zu erfahren, mit der Enthüllung eines Verbrechens einhergeht.*

Das Problem institutioneller Säuglingspflege: Findel- und Waisenhäuser

In vorindustriellen bäuerlichen Gesellschaften wurden Waisenkinder von Verwandten und ausgesetzte Kinder häufig von Pflegefamilien aufgenommen. Hier erwartete sie eine mehr oder weniger harte Randexistenz. Als 2004 in Guatemala ein Hurrikan Tausende Kinder zu Waisen machte, wurden in Europa Hilfsgelder für den Bau von Waisenhäusern gesammelt. Als die Hilfsorganisationen mit dem Bau beginnen wollten, stellte sich heraus, dass alle Kinder zwischenzeitlich Anschluss an Familien im sozialen Umfeld gefunden hatten.

Nachdem am Ende der Antike unter dem Einfluss des Christentums Kindesmord und -aussetzung kriminalisiert worden waren, gründeten verschiedene Städte Anstalten zur Pflege von Findelkindern und Waisen. Das älteste belegte Findelhaus wurde 787 in Mailand gegründet. Im Mittelalter lagen die Pflege- und Erziehungsanstalten in der Hand der Kirche. Im 16. Jahrhundert nahm sich dann die bürgerliche Gemeinde mehr und mehr dieser Aufgaben an. Im 18. und 19. Jahrhundert waren die Findelhäuser insbesondere in den romanischen Ländern weit verbreitet und stark belegt. In Deutschland gab es nur wenige, die nur kurze Zeit bestanden. Hier bemühte man sich, die Eltern des aufgefundenen Kindes herauszufinden, um es eventuell von dessen Verwandten aufziehen zu lassen oder in Einzelpflege zu geben. Erwies sich dies als unmöglich, so kam das Kind in ein Kloster oder ein Waisenhaus.[106]

EXKURS: Der Gründungsmythos des Findelhauses St. Spirito in Rom durch Papst Innozenz III. (1198-1216)[107]
Eines Tages sei Innozenz am Tiber spazieren gegangen und sah dort einen Fischer seine Netze aus den Fluten ziehen, doch statt eines Fischsegens enthielten die Netze drei Kinderleichen. Erschüttert durch den Anblick und bekümmert vom Überhandnehmen des Kindesmordes habe er nachgedacht. In der Nacht sei ihm der Herr selber erschienen und habe ihn ermahnt, ein Hospital für Kranke und Kinder zu bauen.

Findelkinder stammten nicht nur aus armen Familien, sondern oft auch aus bürgerlichen Kreisen. Beispielsweise hat Jean-Jacques Rousseau, der große Pädagoge, seine fünf Kinder aus einer ungesetzlichen Verbindung gleich nach der Geburt ins Findelhaus gebracht.[108] In Neapel galten die Findelkinder, die durch ein Loch und eine Drehscheibe Zugang zum Findelhaus gefunden hatten, als Muttergotteskinder, einer besonderen Kaste von Kindern. Die „Adelung" als Muttergotteskind tilgte den Makel ihrer Herkunft. Selbst größere Kinder von acht Jahren wurden durch das Loch geschoben, nachdem man ihren Körper mit Öl schlüpfrig gemacht hatte. Den Gläubigen wurde erzählt, die Mutter Gottes habe aus besonderer Gunst das Loch erweitert. Freilich kam es dabei auch zu Verrenkungen und Knochenbrüchen. Die Anonymität ermöglichte manchen Missbrauch. Arme Leute gaben ihre Kinder ab, nahmen sie aber als Pflegeeltern bald wieder zu sich. Witwen entledigten sich vor einer neuen Heirat der unbequemen Nachkommenschaft. Miterben konnten unauffällig aus dem Wege geräumt werden.

1772 wurden in Paris 18713 Kinder getauft. 41 % waren Findelkinder. Napoleon eröffnete 1801 in ganz Frankreich in kurzer Zeit 271 Findelhäuser. 1811 wurde die anonyme Annahme durch eine Drehlade durch Gesetz verbindlich und 1869 wieder abgeschafft. Auch im französisch besetzten Mainz wurde 1811 ein Findelhaus errichtet. In den drei folgenden Jahren wurden 516 Neugeborene und Säuglinge ausgesetzt. In den zwölf Jahren zuvor waren es 30 und in den neun folgenden Jahren sieben Kinder gewesen. Die Sterblichkeit war häufig mehr als doppelt so hoch wie bei den zu Hause gepflegten Säuglingen.[109] Ursachen waren mangelnde Hygiene, epidemisch auftretende Infektionskrankheiten, eine unzureichende Ernährung und die unpersönliche Massenpflege (→Bindung).

E. von Loder berichtete 1812 ausführlich über die Findel- und Waisenhäuser Italiens. In Mailand befanden sich Gebäranstalt und Findelhaus im gleichen Gebäude mit *wenigen, nur mittelmäßig und nirgends hohen Sälen, vielen engen Zimmerchen, schmalen Gängen, dunklen Winkeln und nirgends einem freien Hofraum, nirgends ein Luftzug und kein Abfluss der Unreinigkeiten. Daher kommt es, dass auch keine Trennung der Gebärenden, der Wöchnerinnen, der kranken und gesunden Findlinge möglich ist, sondern die Zimmer für jede Art von Bewohnern bunt durcheinanderliegen. Die Einrichtung des Findelhauses ist ebenso schlecht und verfehlt wie die der Gebäranstalt.*[109]

In England prangerte der Schriftsteller Charles Dickens (1812-1870) die Zustände zu Beginn des 19. Jahrhunderts mit seinem Roman *Oliver Twist* an: Die Pflegerin *war eine weise und erfahrene Frau; sie wusste, was gut für die Kinder war, und sie hatte ein sehr genaues Gefühl für das, was für sie selbst gut war. So eignete sie sich den größten Teil des wöchentlich ausgesetzten Geldes für den eigenen Gebrauch an und beschränkte die heranwachsende Kirchspieljugend auf ein sogar noch geringeres Kostgeld, als es ursprünglich vorgesehen war. (...) Gerade in dem Augenblick, wo ein Kind es fertig brachte, bei einer möglichst geringen Menge einer möglichst kraftlosen Nahrung zu bestehen, geschah es boshafter Weise (...), dass es durch Mangel und Kälte erkrankte oder aus Nachlässigkeit ins Feuer fiel oder zufällig halb erstickte. Dann aber wurde das armselig kleine Wesen gewöhnlich in eine andere Welt berufen und dort zu seinen Vätern versammelt, die es in dieser niemals kenngelernt hatte.*[110]

Über die unmenschlichen Zustände in den Waisenhäusern Deutschlands schreibt der Arzt und Psychologe Hugo Münsterberg (1863-1916): *Die Kinder sind vielfach in dumpfen Räumen eingesperrt, schlecht genährt, mit Arbeit überbürdet, bei jeder Gelegenheit grausam gezüchtigt, viele mit Krätze und anderen Krankheiten behaftet und verkrüppelt. Die Sterblichkeit ist durchweg sehr hoch.*[111]

Herausragend für die Zeit waren die Erfolge in der Prager Findelanstalt von Ritter von Rittershai und Alois Epstein (1849-1918). Epstein bestand auf strengen Richtlinien der Asepsis; kranke Säugling wurden nur von einer Amme gestillt und die gesunden Säuglinge rasch in Außenpflege gegeben. Arthur Schloßmann (1867-1932), dem berühmten Sozialpädiater, gelang es nach seinem Amtsantritt in Düsseldorf 1907, die Säuglingssterblichkeit innerhalb weniger Jahre auf weniger als ein Viertel zu reduzieren.

Kritische Stimmen zur institutionellen Säuglingspflege

Louis-René Villermé (1782-1863) schlug zu Beginn des 19. Jahrhunderts vor, folgende Inschrift an Findelhäuser anzubringen: *Hier kann man auf öffentliche Kosten Kinder umbringen lassen.*

J. Fr. Osiander schrieb 1787: *Ich kann mich durchaus nicht überzeugen, dass Findelhäuser, nach der bisherigen Einrichtung, dem Staate nützlich werden. Ich glaube vielmehr, dass sie so ungerecht wie schädlich sind.*[112]

Der berühmte Arzt Adolf Kussmaul (1822-1902) besuchte 1847 das Wiener Findelhaus und nannte es geradezu eine „Mördergrube". Auch der Schweizer Dichter Jeremias Gotthelf prangerte 1840 die Sitte in der Schweiz an, elternlose Kinder in Form einer öffentlichen Versteigerung dem zuzuschlagen, der von der Gemeinde das niedrigste Kostgeld fordert.[113] Der deutsche Verein für Armenpflege und Wohltätigkeit beschloss 1888 folgenden Leitsatz: *Die Familienpflege ist die natürlichste und zweckentsprechendste. Sie verdient aus sittlichen wie praktischen Rücksichten den Vorzug vor Unterbringung in Anstalten. Die letztere ist nur für besondere Zwecke beizubehalten.*

Der Kinderarzt Heinrich Finkelstein (1865-1942) beschreibt das Geschick der hilflosen Säuglinge aus den untersten Schichten der Berliner Bevölkerung kurz vor dem Jahrhundertwechsel so: *Kurz nach der Geburt der Mutter entzogen, die es zumeist nicht bei sich behalten kann, viel seltener nicht behalten will, gelangt es in die Hände ungeschickter Fremder oder wird der Kommunalpflege überwiesen. In der mangelhaften Pflege erkrankt schon im ersten Quartal ein großer Bruchteil tödlich, der kleinere, glücklicher oder zäher, entgeht der grausamen Auslese. Die verminderte Schar stellt dem Krankenhaus auch eine entsprechend verminderte Quote. (...) Gehemmt in der Entwicklung, von Krankheit und Siechtum umlagert, schleppt sich dieser Rest mühsam in die höheren Altersgruppen, bis er in der – man gestatte das Wort Kondition eines viermonatigen Kindes durch das Ziel am Ende des ersten Jahres geht.*

Bevor die Adoptionsvermittlung eine Aufgabe der neu entstandenen Jugendämter wurde, wurde sie von privaten Händlern durchgeführt. Folgende Anzeige wurde 1910 aufgegeben: *Bildhübscher Knabe hoher diskreter Herkunft, drei Jahre alt, an Kindesstatt zu vergeben. Erziehungsbeitrag 2500 Mark. Adoptionszentrale.*

Zu Beginn des 20. Jahrhunderts gelang es der Kinderheilkunde, die Sterberate von Säuglingen in institutioneller Pflege drastisch zu senken. Die Ernährung wurde zunächst durch das Engagement von Ammen, dann den Einsatz immer hochwertigerer Ersatzprodukte von Muttermilch verbessert. Die Einhaltung von Hygienevorschriften und der Einsatz von Antibiotika haben die Gefahr tödlicher Infektionen sehr verringert. Noch 1966 urteilte der Bundesfinanzhof: *Säuglingsheime sind in der Hauptsache keine Erziehungsstätten; der Hauptzweck der Heimaufnahme eines Kindes unter einem Jahr ist die Sorge um dessen körperliches Wohlergehen durch Ernährung und Behüten.*[114]

Auch heute bleibt noch viel zu tun, um die erst in den letzten Jahrzehnten gewonnenen Erkenntnisse über die seelischen Ursachen des →Hospitalismus umzusetzen. Die institutionelle Säuglingspflege bleibt eine Pflege zweiter Wahl. Jeder Einzelfall ist streng zu prüfen.

Die Opfer ärztlicher Vorstellungen
Eine unkritische Einstellung gegenüber neuen Behandlungsformen sowie eine fragwürdige Indikation, das Fehlen einer Kontrollgruppe bei der Einführung der neuen Therapie, ein unkritischer breiter Einsatz und fehlende Nachuntersuchungen haben in den 1940er bis 1980er Jahren dazu geführt, dass ernste Nebenwirkungen einer neuen Behandlungsmethode erst sehr spät entdeckt wurden, nachdem manchmal Zehntausende von Neugeborenen irreversibel geschädigt worden waren.[115]

Aber auch historisch richteten Ärzte einigen Schaden an, in dem sie es gerade wohlmeinten: Mitte des 19. Jahrhunderts erkannte man, dass Kinder deren beide Eltern geisteskrank waren, häufig an psychischen Störungen erkrankten. Der Psychiater Karl Friedrich Werner Nasse (1822-1888) empfahl deshalb bei diesen Kindern vorbeugend frühzeitig zusätzlich zu den natürlichen Fontanellen weitere Knochenlücken operativ zu schaffen.[116]

Eine „Hilfsmaßnahme": Das Lösen des Zungenbändchens
Das Zungenbändchen, das unterhalb der Zunge zum Zungengrund zieht, hat seit jeher eine merkwürdige Anziehungskraft auf Ärzte, Hebammen und Laien ausgeübt. Viele Mythen ranken sich darum. Johann Friedrich Zückerts (1737-1778) schrieb 1764: *Es ist sehr falsch, wenn die Hebammen vorgeben, dass allen Kindern das Zungenband müsse gelöst werden. Viele hundert Kinder bringen eine freie Zunge mit auf die Welt und bedürfen dieses Lösens gar nicht. Inzwischen geschieht es doch bisweilen, dass das Zungenband so dick ist, dass dem Kind die Bewegung der Zunge und folglich der Sprache, dadurch sehr schwer wird. (…) Es ist daher wenigstens bei einem jeden Kind nötig, dass die Hebamme mit dem Finger sachte unter dessen Zunge fahre, um zu erforschen, (…) ob vielleicht das Zungenband zu dick und zu kurz angewachsen sei. (…) Ist das Band wirklich zu dick, oder zu stark angewachsen, so muss es durchschnitten und gehörig gelöst werden. Allein eine derartige Operation ist manchmal beschwerlich und mit Gefahr verknüpft. Man muss sie deswegen (…) von einem geschickten Wundarzt unternehmen lassen. Noch weniger muss man leiden, dass die Hebammen mit ihren Nägeln das Zungenband abkneipen.*[117]

Friedrich Jahn nimmt 1804 wie folgt Stellung: *Derjenige Fehler des Zungenbandes, wovon im gemeinen Leben so oft die Rede ist, besteht in einer allzu großen Kürze desselben, wodurch die Kinder verhindert werden, zu saugen.*

(...) Zungenbänder, welche gelöst werden müssen, ziehen die Spitze der Zunge nach unten und verhindern, dass die Zunge hinreichend aufgehoben und an den Gaumen gedrückt werden kann. (...) Die Heilung dieses Fehlers besteht in einem leichten Einschnitt ins Zungenbändchen, der nur manches Mal mit einer beträchtlichen Blutung verbunden ist.[118]

Im *Lehrbuch der Kinderkrankheiten* von Alfred Vogel von 1873 heißt es: *Das Trennen des Zungenbändchens wird viele hundert Mal ausgeübt, bis es einmal dringend indiziert ist. Da die Operation, von sicherer Hand ausgeführt, durchaus unschädlich ist, so braucht man es bei der Indikation nicht zu strenge zu nehmen, wenn den Angehörigen hiermit eine besondere Beruhigung verschafft werden kann.*[119]

Paul Niemeyer kommentiert 1877: *Wie weit der Spuk (...) im ganzen Deutschland verbreitet ist, vermag ich nicht zu beurteilen. Hier oben im Norden aber dürfte es wohl einem Drittel aller Neugeborenen passieren, dass sie dem Arzte vorgestellt werden als mit dem Gebrechen des angewachsenen Zungenbändchens behaftet: „Seit einigen Tagen schon quäle man sich ab mit Anlegen, Milch sei im Überfluss vorhanden, die Warzen von bester Beschaffenheit, also könne es nur an der Unfähigkeit, die Zunge zu rühren liegen", eine Erklärung, die den Leuten regelmäßig von den Hebammen aufgebunden wird. Da soll nun der Doktor ohne Weiteres eine Schere aus seinem Besteck nehmen und dem kleinen Wesen eine Wunde beibringen, ein Eingriff, der, so unerheblich er als Operation, mir doch noch immer erheblich genug dünkt, als dass ich mich entschließen könnte, ihn ohne festen Grund, lediglich, zur Beruhigung der Angehörigen vorzunehmen, abgesehen davon, dass meine Kunst nicht geschaffen ist, um sich zu solchen Scheinoperationen herzugeben. Nicht entging mir's freilich, dass die von mir abschlägig Beschiedenen sich ohne Weiteres nach einem anderen Helfer, den sie für gutwilliger hielten, umsahen und dass sie vollends für den meines Erachtens richtigen Bescheid nur ein ungläubiges Lächeln hatten. „Das liegt nicht am Zungenbändchen", pflegte ich neulich zu sagen, „sondern an der Nabelbinde und am Wickel. Das Saugen ist ein Akt, der volle Freiheit des Atemholens voraussetzt, also durch jene Bandagen beeinträchtigt wird". Der Leser (...) lässt sich hoffentlich herbei, wenigstens einen praktischen Versuch mit dieser unblutigen Lösung anzustellen, bevor er seinen Liebling einem blutigen Eingriffe aussetzt.*[120]

Adalbert Czerny (1863-1941) konstatiert 1923 eindeutig: *Dass ein zu kurzes oder zu langes Zungenbändchen niemals ein Saughindernis darstellt, ist leider auch heute noch nicht überflüssig zu erwähnen; gibt es doch Ärzte, die sich auf Wunsch der Mutter bereit finden, das Zungenbändchen zu lösen und damit die falsche Annahme, dass ein zu kurzes Zungenbändchen das Stillen oder die Sprachentwicklung hindern könne, unterstützen.*[121]

Auch heute scheinen die Ärzte nicht weiter gekommen zu sein als zu Czernys Zeiten. Nach wie vor werden Gefälligkeits- oder Scheinoperationen bei Neugeborenen mit dem Segen angesehener Kollegen durchgeführt. So schreibt die Leiterin einer Abteilung für plastische Chirurgie im vierbändigen Werk *Pädiatrie in Praxis und Klinik* im Jahr 1990: *Ein zu kurzes, zu weit vorn ansetzendes Zungenbändchen, das die Mobilität der Zungenspitze einschränkt, sollte durchtrennt werden, auch wenn es kein Trink- oder Sprachhindernis darstellt.*[122] Gleichzeitig meint im selben Band ein pädiatrischer Röntgenologe: *Das kurze, „angewachsene" Zungenbändchen ist bei Neugeborenen und jungen Säuglingen als weitgehend physiologisch zu betrachten, weil dadurch weder die Nahrungsaufnahme, noch die Sprachentwicklung beeinträchtigt wird. Nur sehr breite und flächige über eine lange Zeit persistierende Verwachsungen können beim Scheuern an den Kanten der Schneidezähne zu Schleimhautverletzungen oder Geschwüren führen und bedürfen dann ausnahmsweise einer Schnittoperation. Sie sollte nicht vor dem 8.-10. Monat erfolgen.*[123]

Es ist unglaublich, aber es scheint wahr zu sein, dass Säuglinge immer noch Opfer ärztlichen Aktionismus werden! Frei nach dem Motto: „Ut aliquit fiat" – damit überhaupt etwas geschieht.

Besonderheiten der Geschlechtsentwicklung.
Von Intersexuellen und Zwittern

> *Dass Erwachsene über die Behandlung von Kindern entscheiden, ist ein Dilemma der Pädiatrie, aus dem es kein Entkommen gibt.*
> **Olaf Hiort, Lübeck, Kinderarzt**
> *(... die Entscheidung kann allerdings selten auch vertagt werden, wie im folgenden Fall:)*

Echte Zwitter oder Hermaphroditen besitzen sowohl weibliche als auch männliche Geschlechtsorgane. Nach der antiken Mythologie war Hermaphroditesder Sohn von Hermes und Aphrodite. Dem 15-Jährigen, pubertierenden Jüngling begegnete an einer Quelle die Nymphe Salmacis, die sich unsterblich in ihn verliebte und die Götter um Verschmelzung mit ihm bat, *sodass sie weder Knabe noch Frau genannt werden konnten und wie keines oder beides schienen.*[124]

Im 17. Jahrhundert wurde auf der Basis neuer anthropologischer und anatomischer Befunde das heutige biologisch-soziale Zwei-Geschlechtermodell ausformuliert. Es trat an die Stelle des theologisch-metaphysisch begründeten

Ein-Geschlechtsmodells der Antike. Adam ist der erste Mensch. Eva ist ein Teil von Adam, da sie aus seiner Rippe stammt.[125]

Friedrich Jahn schreibt 1804: *Die Verirrung des Bildungstriebes an den Zeugungsteilen kann so beträchtlich werden, dass Zweifel eintreten können, zu welchen der beiden Geschlechter das Kind zuzurechnen sei. Man heißt dergleichen Kinder alsdann Zwitter. Die Geschichte dieser Zwitter ist so weit in Ordnung gebracht, dass man eine wahre, unumstößlich richtige Verbindung dererlei Geschlechtsteile in einem Subjekt als unstatthaft verwirft* (durch Definition), *und nur ein entweder bloß männliches, oder bloß weibliches missgebildetes Zeugungsglied stattfinden lässt. Dann ist bald die männliche Rute höchst klein (...), bald die weibliche Rute ungewöhnlich groß. Manches Mal ist doch die Missbildung so sonderbar und täuschend, dass es selbst geübten Ärzten schwer wird, darüber zu entscheiden und im Urteil einig zu sein. (...) Die Zwitterform der Zeugungsteile ist in den meisten Fällen durch die Kunst* des Arztes *nicht zu verbessern.*[126]

Jahn formulierte sein Unbehagen am Zwang zur Eindeutigkeit des Zwei-Geschlechtermodells sehr deutlich. Im bürgerlichen Recht wurde dieser Vorbehalt noch bis 1900 berücksichtigt. Bis dahin war es „Personen zweifelhaften Geschlechts" erlaubt im 18. Lebensjahr selbst zu entscheiden, *zu welchem Geschlechte sie sich halten wollten.* Das Personenstandsgesetz duldet seither keine Mehrdeutigkeit mehr.[127]

Überraschenderweise werden die verschiedenen Formen des intersexuellen Genitales in den allermeisten Lehr- und Handbüchern der Kinderheilkunde bis in die 1950er Jahre nicht erwähnt. Auch im Gesetz zur Verhütung erbkranken Nachwuchses von 1933 und in den Richtlinien für Schwangerschaftsunterbrechung und Unfruchtbarmachung von 1936 der nationalsozialistischen Reichsärztekammer werden die Genital-Missbildungen nicht besprochen.

Im *Goldenen Frauenbuch*, einem weitverbreiteten „ärztlichen Nachschlagebuch für die Frau" von Anna Fischer-Dückelmann von 1908 ist allerdings u. a. zu lesen: *Zwitter sind unglückliche Geschöpfe, die sich mit ihren Gefühlen in der heutigen Welt nicht zurechtzufinden vermögen, wenn nicht ein höherer Bildungsgrad sie einigermaßen entschädigt und sie über das gewöhnliche Niveau erhebt. Kinder, die man als Zwitter erkennt, müssen ganz anders erzogen werden als natürliche Kinder, und Erwachsene muss man schonen und hüten. Man sorge für nützliche Arbeit für sie, und dann sind sie bald geborgen. Schlecht erzogene mit übermäßigen Geschlechtstrieb gehören in eine Anstalt. Niemals versäume man jedoch, Kinder einem tüchtigen Chirurgen vorzustellen, weil sich manche Missbildung auf operativem Wege beseitigen lässt und es dadurch manchmal gelingen kann, einen normalen Menschen zu schaffen.*[128]

In den 1950er Jahren gelang ein Durchbruch in der Diagnostik der bis dahin nur vermuteten Heterogenität der Patienten mit Intersexualität. Viele Patienten besaßen entweder ein Geschlechtschromosom zu wenig oder eines beziehungsweise mehrere zu viel. Heute kennt man eine Vielzahl von Defekten in der Anzahl und Struktur der Chromosomen, der Bildung, des Um- und Abbaus sowie der Rezeptoren der Geschlechtshormone. Etwa jedes tausendste Kind ist davon betroffen. Etwa die Hälfte weist ein intersexuelles Genitale auf.

In den 1950er und 1960er Jahren wurde von vielen Soziologen, Psychologen und Vorkämpferinnen des Feminismus die These vertreten, dass man nicht zum Mann oder zur Frau geboren, sondern dazu erzogen wird. Kinderärzte und Kinderchirurgen leiteten hieraus ab, dass es keinen Unterschied bedeute, ob man aus einem Säugling mit unklarem äußeren Genitalbefund operativ ein Mädchen oder einen Jungen mache. Bisher hatte man gefragt, ist das Kind eher ein Junge oder ein Mädchen. Nun überlegte man, welches das „optimale Geschlecht" für ein Kind sei. Wird es später eher als Junge oder als Mädchen glücklich? Da es für die Chirurgen leichter war, „ein Loch zu graben als einen Mast aufzurichten", wurden etwa 90 % der operierten Säuglinge und Kleinkinder mit äußerlich unklarer Geschlechtszugehörigkeit zu Mädchen mit einer neuen Scheide (Neovagina) und einer verkleinerten beziehungsweise teilweise entfernten Klitoris ausgestattet. Den Eltern wurde ein absolutes Schweigegebot gegenüber dem Kind auferlegt, um den Erfolg der gewählten Geschlechtserziehung nicht zu gefährden. Das Problem der Zwitter schien durch chirurgische Anpassung gelöst zu sein.

Der berühmte Schweizer Kinderarzt Andreas Prader beschreibt die Situation des Kinderarztes dieser Periode 1990 mit den Worten: *Für die Geschlechtszuordnung in der Neugeborenenperiode gilt folgende Regel: Alle genetischen XX-Individuen werden als Mädchen deklariert, während von den XY-Individuen nur diejenigen als Knaben deklariert werden, bei denen der Penis groß genug ist, um später die an der Unterseite des Schaftes des Penis austretende Harnröhrenöffnung operieren zu können und einen normal aussehenden, wenn auch kleinen Penis zu erhalten. (…) Aufgrund dieses primären Entscheids muss später je nach Situation das Genitale chirurgisch entsprechend korrigiert und je nach Umständen im Pubertätsalter eine Hormonersatztherapie gegeben werden. (…) Im Allgemeinen ist eine Änderung der Geschlechtszuordnung (…) bis Ende des zweiten Jahres noch mit Erfolg möglich, d. h. das Kind wird sich ohne psychische Störungen mit dem neuen Geschlecht identifizieren können. Eine solche Entscheidung ist aber schwerwiegend und sollte heute nicht mehr zur Debatte stehen, wenn von Anfang an richtig entschieden wird. (…) Ein wichtiges Problem ist der optimale Zeitpunkt der chirurgischen Genitalkorrektur. Um eine mög-*

lichst normale Geschlechtserziehung zu gewährleisten, sollten die Eltern nicht dauernd durch den Anblick des intersexuellen Genitales verunsichert werden. Die chirurgischen Maßnahmen zur totalen oder partiellen Normalisierung des äußeren Genitalaspektes sind deshalb möglichst früh, d. h. in der Regel in den ersten Lebensmonaten durchzuführen. (…) Aus den angeführten psychologischen Gründen ist wichtig von Anfang an mit den Eltern den spontanen Verlauf von Wachstum und Pubertät und die Therapiemöglichkeiten zu besprechen. (…) Die Eltern haben oft Angst vor einer abnormen psychosexuellen Entwicklung (Homosexualität) und müssen informiert werden, dass dies nicht häufiger ist als in der übrigen Bevölkerung.[129]

EXKURS: „Der Junge, der als Mädchen aufwuchs"[130]

Für den New Yorker Journalisten John Colapinto war die Geschichte des Zwillings Bruce Reimer der Fall seines Lebens. Nach minutiösen Recherchen schrieb er 1997 über das Schicksal des Jungen ein faszinierendes Buch. Es ist die Geschichte eines verzweifelten Kindes, das sich gegen die Macht der Sozialisation wehrte.

1966 sollte bei dem eineiigen Zwillingsbabypaar Bruce und Brian die Vorhaut beschnitten werden. Durch technisches und/oder ärztliches Versagen wurde der Penis von Bruce vollkommen verbrannt, eine seltene Komplikation der Beschneidung. Zehn Monate später sahen die Eltern in einer Fernseh-Talkshow den bekannten Sexualforscher John Money. Er sprach über die operative Geschlechtsumwandlung von Transsexuellen, Menschen mit einem biologisch eindeutigen Körper, aber der Überzeugung, eine gegengeschlechtliche Identität zu besitzen. In der Diskussion erwähnte er, dass das Geschlecht, mit dem ein Baby geboren wurde, keine Rolle spiele. Man könne das Geschlecht eines Babys umwandeln. Die Eltern wandten sich an ihn, und so wurde Bruce 1967 operiert. Money entfernte Hoden und Samenleiter und formte aus der verbliebenen Hodenhaut eine Art äußere Vagina. Bruce erwachte als das Mädchen Brenda. Die Eltern erhielten die strikte Anweisung, Brenda niemals die Wahrheit zu sagen, um ihr Zweifel an ihrer Geschlechtsidentität zu ersparen. Von 1972 an publizierte Money breit über den Fall. In seinen Schriften ist Brenda ein zufriedenes Mädchen, schüchtern, zurückhaltend und häufig lächelnd. Der Zwillingsbruder Brian sei in seinem Auftreten eher dominant männlich. Für Money war Bruce/Brenda der Beweis, dass Weiblichkeit und Männlichkeit soziale Konstrukte seien. Die Wirklichkeit sah jedoch anders aus. Brenda verbrachte eine unglückliche, unangepasste Jugend. Sie blieb in der Schule weit hinter ihrem Bruder zurück und wurde weder von anderen Kindern als Mädchen anerkannt, noch fühlte sie sich als Mädchen. Als sie 1980 von ihrem Vater die Wahrheit erfuhr, nahm sie 1981 den Vornamen David an und unterzog sich einer Kette von Operationen. Stück für Stück bemühte sich David, seine körperliche Männlichkeit zurückzuholen. 1990 heiratete David eine Frau.

Ein Kollege Moneys, der seine Thesen wiederholt angegriffen hatte, bereitete 1980 in Zusammenarbeit mit der BBC den Fall für die Öffentlichkeit auf, fand jedoch keinen Widerhall. Als er die Geschichte 1997 erneut veröffentlicht wurde, schlug sie hohe Wellen. Der Zeitgeist hatte sich verändert.

Intersexualität heute
Zwischen 1980 und 1997 hatte sich das Umfeld in der Tat wesentlich verändert. Die Lesben- und Schwulenbewegung trat erstmals offensiv in der Öffentlichkeit auf. 1979 fanden die ersten „Christopher-Street-Day"-Paraden in Deutschland statt – zur Erinnerung an den polizeilichen Knüppeleinsatz gegen Homosexuelle in der New Yorker Christopher Street 1969. Die zunehmende öffentliche Anerkennung der Homosexualität als eigenständige, nicht mehr als krankhaft betrachtete Geschlechtsidentität stellte das Zwei-Geschlechtermodell ernsthaft in Frage. 1993 löste der Vorschlag eines Fünf-Geschlechtermodells im Wissenschaftsmagazin *The Sciences* eine große öffentliche Debatte aus: männlich, weiblich, Hermaphrodit, genetisch weiblicher Mann (weiblicher Pseudohermaphrodit) und genetisch männliche Frau (männlicher Pseudohermaphrodit). Damals trat auch der neugegründete Interessenverband der Intersexuellen (Intersex Society of North America, ISNA) erstmals öffentlich in Erscheinung. Die Aktivisten dieser Bewegung konfrontierten die Kinderärzte und Kinderchirurgen mit ihrem erlittenen Leid. Bei fast allen künstlichen Scheidenoperationen waren Folgeoperationen und äußerst schmerzhafte wiederholte Scheidendehnungen („Bougierungen") nötig. Die nunmehr Erwachsenen schilderten ihre Kindheitserlebnisse als sexuelle Folter, und viele lehnten jeden Gedanken an einen Geschlechtsverkehr als Horrorvorstellung ab. Andere beklagten sich über den Verlust der Orgasmusfähigkeit infolge der operativen Entfernung oder Verkleinerung der Klitoris.

Was macht eine Scheidenoperation beim Säugling für einen Sinn, wenn die Kinder die Operationsfolgen als entsetzliche Form professioneller sexueller Misshandlung erleben und als Erwachsene keinerlei Gewinn, ja das Gegenteil von Lebensqualität empfinden?

Der menschliche Embryo ist in den ersten sechs Wochen bisexuell. Beim männlichen Embryo fördert dann die einsetzende Produktion des männlichen Sexualhormons Testosteron die Ausbildung der männlichen Geschlechtsorgane aus dem Wolffschen Gang, und das Anti-Müller-Hormon blockt die Weiterentwicklung der weiblichen Geschlechtsorgane aus dem Müllerschen Gang. Die Biopsychologie wies in Tierexperimenten nach, dass Testosteron in einem frühen Entwicklungsstadium nicht nur die Entwicklung der Geschlechtsorgane steuert, sondern auch die Struktur des Gehirns und das Sexualverhalten der erwachsenen Tiere beeinflusst.[131] Es spricht einiges dafür, dass das Gehirn des Neugeborenen bei der Geburt männlich oder weiblich geprägt ist. Mädchen und Jungen zeigen bereits in sehr frühem Alter unterschiedliche Verhaltensweisen und Vorlieben. Dabei ist das individuelle Spektrum geschlechtstypischen Verhaltens sehr breit. Interessanterweise unterscheidet sich das geschlechtstypische Verhalten zweier Formen der Intersexualität deutlich. Beide Gruppen zeigten eine weibliche Geschlechtsidentität. Mädchen mit AGS (adrenogenitalem Syndrom) produzieren in den Nebennieren aufgrund eines angeborenen Defektes der Cortisolsynthese größere Mengen des männlichen Sexualhormons Testosteron. Äußerlich ist ihr Genital vermännlicht mit einer vergrößerten Klitoris. Im Gruppendurchschnitt zeigten sie ein verstärktes Interesse an typischem Jungenspielzeug, bevorzugten Jungen als Spielkameraden, zeigten gehäuft aggressives Verhalten und hatten wenig Interesse am Spiel mit Puppen sowie einem femininen Erscheinungsbild. Mädchen mit einem männlichen XY-Kerngeschlecht, hohen Serumspiegeln von Testosteron, jedoch ohne Zellrezeptoren für Testosteron sind körperlich besonders hübsche Mädchen. Sie wiesen das „mädchenhafteste" Verhalten aller untersuchten Gruppen von Intersexuellen auf, ja sie übertrafen in dieser Hinblick auch Mädchen aus der Kontrollgruppe.[132] Es macht daher wenig Sinn, ein männlich geprägtes Neugeborenes als Mädchen und umgekehrt ein weiblich geprägtes Neugeborenes als Jungen erziehen zu wollen.

Der Wandel des Zeitgeistes äußerte sich auch in einer Neubewertung der Folgen extremer psychischer Belastungen und Stresserfahrungen. In den 1980er Jahren entwickelte sich die Psychotraumatologie zu einem eigenständigen medizinischen Fachgebiet (→ Psychotraumatologie). Rasch wurde klar, dass es Äquivalente einer „posttraumatischen Belastungsstörung" auch bei Säuglingen und Kleinkindern gibt. Operative Eingriffe ohne Schmerztherapie bei Säuglingen, wie sie bis Mitte der 1980er Jahre allgemein üblich waren, können sehr wohl langfristige psychische Folgen nach sich ziehen. Schon bei Säuglingen existiert so etwas wie ein Körpergedächtnis. Die Vorstellung, dass alles Leid als Säugling und Kleinkind, an das man sich als Kind und Erwachsener nicht mehr erinnern kann, folgenlos bliebe, stellte sich als großer Irrtum heraus. Das ärztlich verordnete Redetabu der Eltern über die medizinischen Eingriffe im Sexualbereich belastete die Kinder zusätzlich. Sie spürten sehr wohl, dass da etwas los ist, dass sie anders sind. Diese Erfahrungen führten zu schweren Selbstzweifeln, Identitätsproblemen und Störungen des Selbstwertgefühls. Erwachsene Intersexuelle sind überdurchschnittlich depressiv, neigen zu selbstverletzendem Verhalten, und die Selbstmordrate ist doppelt so hoch wie bei der Normalbevölkerung.[133]

So wechselte die ärztliche Behandlungsstrategie für intersexuelle Kinder zu Beginn des 21. Jahrhunderts radikal. Die Arbeitsgruppe Ethik im Netzwerk Intersexualität verabschiedete 2008 eine Reihe von Grundsätzen und Empfehlungen.[134] Dabei werden drei Prinzipien voneinander abgegrenzt:
- Die Berücksichtigung des Wohles des Kindes und zukünftigen Erwachsenen
- Das Recht von Kindern und Jugendlichen auf Partizipation und Selbstbestimmung bei Entscheidungen
- Die Achtung der Familie und der Eltern-Kind-Beziehung

Folgende Empfehlungen wurden ausgesprochen:
- *Besonderheiten der Geschlechtsentwicklung sind nicht per se korrekturbedürftig und stellen bei einem Neugeborenen keinen chirurgischen, jedoch in der Regel einen psychosozialen Notstand dar.*
- *Das therapeutische Team muss die Eltern von Anfang an umfassend in die Entscheidungsfindung und Therapieplanung einbeziehen. (...) Rechtlich steht letztlich den Eltern die Entscheidung zu.*
- *Die Wahrung des Kindeswohls erfolgt nicht automatisch durch die Festlegung auf ein äußerlich und ggf. biologisch eindeutiges Geschlecht. Die Entwicklung von Selbstvertrauen und Selbstbewusstsein beim Kind im Hinblick auf seine persönliche und sexuelle Identität ist ein hochrangiges therapeutisches Ziel. Dieses wird jedoch in erster Linie durch Unterstützung und Akzeptanz des Kindes und allenfalls in zweiter Linie durch Herstellung einer bestimmten körperlichen Ausstattung erreicht. (...) Die psychische und soziale Unterstützung des Kindes und seiner Eltern hat einen höheren Wert als die Herstellung einer biologischen Normalität. (...) Die Option auf einen eventuell notwendigen späteren Wechsel der Geschlechtsidentität (...), eine mögliche Verunsicherung und Traumatisierung durch operative Maßnahmen (...) und eine mögliche Einschränkung der sexuellen Erlebnis- und Fortpflanzungsfähigkeit des zukünftigen Erwachsenen (...), müssen gegen die Vorteile einer (...) eindeutigen Geschlechtsidentität für das Kind abgewogen werden.*

- *Eine therapeutische Haltung der Offenheit und Akzeptanz ist gefordert (...). Sie hat nachhaltigen Einfluss auf die Entwicklung einer guten Eltern-Kind-Beziehung (...). Eltern sollten auch über das Angebot von Selbsthilfegruppen und Betroffenenvertretern informiert werden (...).*
- *Alle Maßnahmen müssen sich unter Einbeziehung der kindlichen und familiären Gesamtsituation auf eine möglichst umfassende Diagnostik und bestmögliche Prognose stützen. Dazu ist es unerlässlich, dass sich Spezialisten aus unterschiedlichen Disziplinen gemeinsam beraten (...).*
- *Eine altersgerechte und umfassende Aufklärung über seine Kondition sowie seine Partizipation an Therapieentscheidungen ist unerlässlicher Teil der Behandlung. (...) Ein Vetorecht kann dem Kind bereits im Kleinkindalter zustehen. (...)*
- *Dem Recht des zukünftigen Erwachsenen auf Kenntnis seiner Behandlung in Kindertagen ist durch eine lückenlose Dokumentation zu entsprechen (...).*

Es steht zu hoffen, dass diese neuen Prinzipien möglichst rasch im klinischen Alltag Berücksichtigung finden. Publikationen jüngeren Datums zeigen, dass der Bewusstseinswandel nicht überall in gleicher Weise vorankommt.

Körperliche Züchtigung als Therapie?
Noch im Jahr 1873 wussten weise Pädagogen und „Kinderärzte" über die besonderen Empfindlichkeiten von Kindern im Umgang mit Dritten Bescheid und richteten sich danach: Damals schrieb der Arzt Alfred Vogel über den Umgang mit widerspenstigen kleinen Patienten: *N i e m a l s   u n d   u n t e r   k e i n e r   B e d i n g u n g versuche man durch barsches Anfahren, Festhalten, oder gar durch einen leichten Schlag widerspenstige Kinder zur Fügsamkeit zu bringen. Abgesehen davon, dass man hierdurch nur größere Furcht und ein noch heftigeres Zetergeschrei bewirkt, zieht man sich hierdurch die Abneigung und selbst den Hass der meistens bornierten Älteren – denn fast nur bei diesen findet man solche unbändigen Kobolde – zu. Behält man hingegen in solchen Fällen seinen Gleichmut und ruhige Stimme, so überkommt die Eltern wegen der ganz vernachlässigten und verfehlten Erziehung des Kindes ein tiefes Schamgefühl. Sie züchtigen es hierauf oft so gewaltig, dass man vom ärztlichen Standpunkt aus dazwischen treten muss, worauf man dann gewöhnlich gewonnenes Spiel und einen ergebenen Patienten hat.*

Um 1900 war die körperliche Züchtigung von Patienten in der ärztlichen Behandlung jedoch kein Tabuthema mehr. Eduard Heinrich Henoch (1820-1910), der erste Leiter der Kinderklinik der Charité in Berlin, schrieb 1903 über die Behandlung der Stuhlinkontinenz und des Einnässens: *Durch ein paar energische Schläge auf die Pobacken unmittelbar nach der Injektion wurde die Kur wesentlich unterstützt. Dass hier nur der psychische Eindruck, d. h. die Furcht vor dem Einstechen der Spritze und der darauffolgenden* Anwendung *von Schlägen wirkte, wird wohl niemand bestreiten.* Ich glaube also, dass auch manche Fälle von schneller Heilung von nächtlichem Einnässen *durch irgendwelche schmerzhaften Eingriffe zu erklären sind. Mir wenigstens gelang es, einen Fall von mehrjährigem täglichem und nächtlichem Einnässen durch dieselbe Methode schon nach wenigen Tagen zu beseitigen, ob dauerhaft, kann ich nicht verbürgen.* Im Anhang berichtet er von einem 12-jährigen Knaben, *der seit Jahren fast allnächtlich einen Finger einführte und dann* Stuhl *ins Bett entleerte. In der Klinik bekam er Chloral, ohne Erfolg, wurde aber schon durch Androhung, ihn mit Elektrizität und Glüheisen zu traktieren, vollständig geheilt.*[135]

Möglicherweise besteht ein Zusammenhang zwischen dem Siegeszug der zunehmend invasiver vorgehenden Diagnostik und Therapie in der Medizin seit Beginn der zweiten Hälfte des 19. Jahrhunderts und der Bereitschaft, mit Gewalt verbundene Behandlungsformen in das Therapiekonzept einzubeziehen. Der Ruf nach einer möglichst nichtinvasiven durchaus auch arbeits- und kostenintensiveren Medizin dürfte eine Errungenschaft der zweiten Hälfte des 20. Jahrhunderts sein.

Gründe für die unterlassene Schmerzbehandlung bei Säuglingen und Kindern
Wissenschaftliche Irrtümer
- Früh- und Neugeborene könnten wegen ihres unreifen Nervensystems angeblich keine Schmerzen verspüren. „Was wie Schmerz aussieht, ist nur eine Reflexreaktion auf Rückenmarksebene."
- Säuglinge hätten kein Schmerzgedächtnis und könnten sich deshalb auch nicht an Schmerzen erinnern.
- Eltern und Ärzte glaubten, das Ausmaß der Schmerzen eines Eingriffs und damit dessen Zumutbarkeit abschätzen zu können.
- Bei Frühgeborenen und Säuglingen sei die Gefahr von Nebenwirkungen der Schmerzmittel besonders groß, da diese u. a. anders abgebaut würden.
- Säuglinge und Kinder seien besonders gefährdet, medikamentensüchtig zu werden.

Persönliche und gesellschaftliche Einstellungen zu Schmerzerlebnissen
- Schmerzen und Leiden gehören zum Menschen und sind deshalb zu ertragen. „Das Kind muss da durch."
- Schmerz und Leiden formen den Charakter. Schmerzmittel sind nur etwas für schwache Charaktere.

- In einigen Familien werden Schmerzen sehr leicht bagatellisiert. „A bisserl Schmerz is guat fürs Gmüat."
- Der Aufwand für die Schmerzbehandlung ist durch das Ergebnis nicht zu rechtfertigen.
- Ärzte und Schwestern gestehen sich nur sehr ungern ein, wie sehr sie Kindern immer wieder Schmerzen zufügen.

Schwierigkeiten der Fremdwahrnehmung und -beurteilung von Schmerzen bei Kindern
- Kinder können oder wollen häufig nicht zwischen verschiedenen Ursachen ihres Unwohlseins trennen.
- Der Schmerz wird oft als Angst fehlgedeutet.
- Erst seit etwa 20 Jahren gibt es alterstypische Schemata zur Erfassung der Schmerzbelastung bei Kindern.
- Ohne Beachtung in Forschung und Lehre und ohne Instrumente zur Erfassung der Schmerzbelastung konnte die Schmerzbehandlung von Kindern nur unzureichend sein.

Die Vernachlässigung der Schmerzbehandlung

Die Einführung der Narkose und der Schmerzbehandlung vor über 150 Jahren bildeten die Grundlage für den atemberaubenden Aufstieg der Chirurgie in der zweiten Hälfte des 19. Jahrhunderts.

Rückblickend stellt man allerdings überrascht fest, dass Säuglinge und Kinder bis in die 1980er Jahre nur sehr begrenzt, wenn überhaupt, von diesen Errungenschaften profitierten. In der Tat wurden vor dieser Zeit die meisten Säuglinge und Kinder ohne Schmerzbehandlung operiert. Dies ist einer der großen Skandale in der Geschichte der Medizin.

Zwei Zeitzeugen berichten von den nach unserem heutigen Verständnis unhaltbaren Zuständen in den 1960er Jahren. Die Chirurgen L. Swafford und D. Allen fassten 1968 ihre Erfahrungen im Umgang mit Kindern auf einer chirurgischen Station wie folgt zusammen: *Kinder brauchen selten eine Schmerzbehandlung. Sie tolerieren Belastungen gut. Das Kind sagt, es fühle sich nicht gut oder ihm sei unwohl oder es verlangt nach seinen Eltern, aber gewöhnlich wird es sein Unwohlsein nicht auf Schmerzen zurückführen.*[136]

Der Kinderpsychiater René Spitz schrieb im Jahr 1966: *Man hat mir (...) berichtet, dass es Chirurgen in angesehenen Krankenhäusern gibt, die die Gewohnheit haben,* den entzündeten Warzenfortsatz des Schläfenbeins am Kopf von Säuglingen *ohne jede Betäubung auszuräumen. Wir können vermuten, obwohl wir keine Beweise dafür haben, dass eine solche gedanken-*

lose Brutalität Folgen hat, die über ihre unmittelbare Wirkung hinausgehen. (...) Die psychische Organisation des Kleinkindes scheint Schmerzen besser zu ertragen als die des Erwachsenen. Aber ich bin überzeugt, dass solche Traumata unerwartete psychische Narben hinterlassen können, die später im Leben spürbar werden. Ich würde deshalb den Chirurgen und Kinderärzten ganz bescheiden vorschlagen, sie möchten doch wenigstens versuchen, eine physiologisch unschädliche Betäubungsmethode zu entwickeln, die mit Selbstverständlichkeit bei allen chirurgischen Eingriffen an Säuglingen angewendet werden sollte.[137]

JM Eland war einer der ersten Ärzte, der 1974 die Verwendung von Schmerzmitteln auf einer chirurgischen Kinderstation dokumentierte und analysierte. Von 25 Kindern erhielten während des stationären Aufenthaltes nur zwölf insgesamt 24 Gaben von Schmerz- und Beruhigungsmitteln. Unter den 13 Kindern, die nie ein Schmerzmittel erhielten, waren ein Kind mit einer Fußamputation nach einem Unfall, ein Kind mit der Entfernung einer halben Niere, ein Kind mit der Ausschälung eines Tumors im Halsbereich und eines mit dem Verschluss eines Defektes in der Vorhofscheidewand des Herzens. Erwachsene Patienten mit vergleichbaren operativen Eingriffen hatten 372 Gaben von Beruhigungsmitteln und 299 Gaben von Schmerzmitteln erhalten.[138]

EXKURS: Aus eigener Erfahrung: Der Kinderarzt als Täter und Opfer

Während meiner Ausbildung zum Kinderarzt war ich 1975 auch auf der Frühgeborenen-Intensivstation. Ein etwa 1000 Gramm schweres Frühgeborenes, das seit mehreren Stunden maschinell beatmet wurde, verfiel plötzlich. Die Röntgenaufnahme des Brustkorbs zeigte Luft im linken Brustraum und einen zusammengeschrumpften linken Lungenlappen (Spontanpneumothorax). Um das Kind zu retten, musste die Luft durch eine Drainage schnellstens aus dem Brustraum abgesaugt werden. Unwissend bat ich den Oberarzt um die Dosierungsrichtlinie für eine lokale Betäubung. Er antwortete: *Die gibt es nicht. Niemand macht bei Frühgeborenen eine lokale oder zentrale Schmerzbehandlung. Erstens ist ihr Gehirn zu unreif, um Schmerzen zu empfinden, zweitens vergessen sie den Eingriff rasch und drittens hat sich bisher niemand Gedanken über die Höhe der Dosis gemacht.* Auf meinen Einwand, dass die Frühgeborenen doch unter dem Eingriff erbärmlich schrien und wie wir ein schmerzverzerrtes Gesicht zeigten, antwortete er: „Nun machen Sie mal schon, sonst stirbt das Kind noch unter Ihren Augen!" So nahm ich denn das kleine Frühchen in die linke Hand und drückte den großen spitzen Trokar mit dem Drainageschlauch, nachdem ich die Haut eingeritzt hatte, dem Frühgeborenen zwischen die Rippen hindurch. Ich habe mich selten so ohnmächtig und elend gefühlt, wie nach diesem operativen Eingriff, der allerdings das Leben des Frühgeborenen rettete.

Zur Geschichte der Beschreibung der Schmerzempfindlichkeit im Säuglingsalter

René Descartes lehnte die damals weitverbreitete Ansicht, dass Schmerzen eine Strafe für begangene Sünden seien, ab. Er hielt den Schmerz für einen rein körperlichen Vorgang und verglich die Schmerzwahrnehmung mit dem Glockenläuten in der Kirche. Wenn jemand unten am Seil zieht, bimmelt es oben in der Kirche.

Ganz so einfach mechanisch wird das Schmerzgeschehen heute nicht mehr betrachtet. Viel kommt auf den Kontext an, in dem wir Schmerzen erleben.

Adolf Kussmaul (1822-1902) stellte als erster 1859 systematisch Untersuchungen „zum Seelenleben" bei 20 Neugeborenen an. Zwei Beobachtungen galten ihm als Beleg für das Schmerzgefühl des Neugeborenen: *Neugeborene stoßen ein heftiges Geschrei aus, wenn man ihnen das allzu kurze Zungenbändchen durchschneidet. Impflinge aus den ersten drei Monaten des Lebens weinen viel seltener als ältere Kinder, wenn man die kleinen Stiche und Schnitte in den Oberarm macht. Ist es geringere Empfindlichkeit oder geringere Aufmerksamkeit und Mangel an Furcht, weshalb die jüngeren Impflinge ruhiger bleiben?*[139]

William Thierry Preyer (1841-1897), einer der Väter der wissenschaftlichen Kinderpsychologie, schrieb 1882: *Dass reife Neugeborene gegen schmerzhafte Eingriffe weniger empfindlich sind als Erwachsene, ist bekannt. Es wäre aber irrig, daraus auf eine Berührungs- oder Schmerzunempfindlichkeit zu schließen.* Er bezieht sich dabei auf Untersuchungen an 60 Neugeborenen. Diese seien *am ersten Tage für Nadelstiche fast unempfindlich* und *in der ersten Woche noch unterempfindlich* gewesen. Frühgeborene wurden während der ersten Tage mit feinen Nadeln in die *Nase, Oberlippe und Hand so derb gestochen, dass aus der Stichöffnung ein kleiner Blutstropfen quoll, und doch gaben sie kein Zeichen des Unbehagens von sich, ja oft war nicht einmal ein leichtes Zucken zu bemerken.*[140]

Silvio Canestrini zeichnete 1913 als Erster während eines Reizes die Atemkurve und die Druck- und Pulskurve der Fontanelle bei Neugeborenen auf. So konnte er durch eine Änderung des Puls- und Atemrhythmus belegen, dass Neugeborene einen Ton wahrnehmen können, obwohl sie äußerlich keinerlei erkennbare Reaktion zeigten. Zwei von zehn Kindern zeigten keine Reaktion auf

Nadelstiche. Er meinte hieraus „eine auffallend geringe Reaktion auf Schmerzreize" ablesen zu können.[141]

Emil Feer (1864-1955) korrigierte die These von der Schmerzunempfindlichkeit der Neugeborenen 1924 durch folgende Beobachtung: *Die Schmerzempfindung erlischt mit dem Bewusstsein. Schon Neugeborene reagieren auf leichte Nadelstiche mit Unruhe oder Schreien oder Zurückziehen des betreffenden Gliedes. Die ausbleibende Reaktion auf schmerzende Injektionen liefert oft den Beweis für eine Bewusstseinsstörung.*[142]

Fritz Stirnimann meinte 1940: *In durchaus seriösen Büchern (...) wird die Schmerzempfindung bis zur sechsten Woche für ausgeschlossen gehalten. Dass dies nicht der Fall ist, beobachtete ich bei Injektionen, bei denen ich mit der Sicherheit eines Experimentes den Schwestern voraussagen konnte, dass Neugeborene bei der zweiten Injektion am folgenden Tage schon bei der Desinfektion weinen. (...) Die Frage ist, ob die Schmerzempfindung zum Bewusstsein kommt. Ein Bewusstsein wird von den meisten Untersuchern bestritten. (...) Meine Beobachtungen sprechen aber zugunsten eines, wenn auch primitiven Bewusstseins, deshalb konnte ich mich nicht entschließen, grundlos einem Neugeborenen Schmerz zuzufügen. Wo ich aus ärztlicher Indikation aber dies musste, habe ich (...) nie Abwehr oder Schreien vermisst.*[143]

Albrecht Peiper (1889-1968) zitiert 1949 die vorgenannten Autoren und fährt dann fort: *Tatsächlich gibt es keinen gesunden reifen oder unreifen Neugeborenen, der nicht durch Nadelstiche leicht zu einer Reaktion zu bringen wäre (...) Die Reizbarkeit hängt wie stets von der Stimmung und dem Allgemeinzustand des Kindes ab: Ermüdung, Ablenkung, Hunger oder Sättigung und Schreien.*[144]

Der lange Weg zu einer angemessenen Schmerzbehandlung und die Einhaltung ethischer Standards in der Forschung bei Säuglingen und Kindern

Erst in den 1970er Jahren und zu Beginn der 1980er Jahre machten verschiedene Autoren auf den bedauernswerten Zustand einer fehlenden Schmerzbehandlung bei Kindern aufmerksam, unter anderem in der Kinderchirurgie, auf Kinder Krebsstationen und Frühgeborenen-Intensivstationen.[145] Einige verglichen die Schmerzbehandlung bei Kindern mit derjenigen von Erwachsenen mit einer ähnlichen Diagnose. Der Vergleich offenbarte auf besonders eindrückliche Weise die fehlende oder völlig unzureichende Schmerzbehandlung bei Kindern. 1981 gelang der Nachweis, dass eine nach physiologischen Gesichtspunkten durchgeführte Betäubung und Schmerzbehandlung auch bei Frühgeborenen mit großer Sicherheit möglich ist.[146] Schließlich war es 1987 die Arbeitsgruppe um den Kinderarzt KJ Anand, die die Fachwelt und die Öffentlichkeit aus ihrer bis dahin gezeigten Indifferenz aufschreckte. In mehreren Veröffentlichungen zeigten sie, dass bei Kindern, die ohne Schmerzbehandlung operiert worden waren, die Spiegel der Stresshormone (Katecholamine, Glukocorticoide, Glukagon, Wachstumshormon) im Blut stark anstiegen, während die Insulinausschüttung zurückging. Dies führte zu einer wesentlichen Verschlechterung der kindlichen Stoffwechsellage mit langanhaltend hohen Zucker-, Milchsäure- und Ketonkörperspiegeln im Blut. Ferner wiesen Kinder, die eine ausreichende Schmerzbehandlung erhalten hatten, einen wesentlich unkomplizierteren postoperativen Verlauf auf.[147] Bis dahin beruhte der Appell, Kindern eine ausreichende Schmerzbehandlung zukommen zu lassen, hauptsächlich auf ethischen und moralischen Argumenten. Nun lagen nicht mehr zu leugnende, „harte" biochemische und klinische Befunde vor.

Endlich kamen dann 1987 und 1988 die ersten Lehrbücher zur Schmerzbehandlung bei Kindern auf den Markt.[148] Im selben Jahr fand das erste internationale Symposium zur Schmerzbehandlung bei Kindern statt. Erstmals interessierte sich auch eine breitere Öffentlichkeit für dieses Problem. Und nun ging es mit großen Schritten weiter: 1990 formulierte eine Expertengruppe der Weltgesundheitsorganisation erstmals Richtlinien zur Schmerzbehandlung von Kindern mit Tumorerkrankungen. Der wissenschaftliche Beirat der Bundesärztekammer empfahl 1991 „zur Schmerzvermeidung bei allen Früh- und Neugeborenen (…) adäquate anästhesiologische Maßnahmen vorzunehmen".

1995 wurde „Fentanyl Oralet" auf dem amerikanischen Markt eingeführt. Es war das erste hochwirksame Schmerzmittel, das speziell für Kinder entwickelt und bei Kindern erprobt wurde.[149]

Heute wissen wir: Starke Schmerzen in den ersten Lebenstagen erhöhen die Empfindlichkeit von Säuglingen gegenüber Schmerzen langfristig. Säuglinge, die nach der Geburt ohne Schmerzmedikation beschnitten worden waren, schrien bei einer Routineimpfung im Alter von vier bis sechs Monaten mit durchschnittlich 53 Sekunden deutlich länger als nicht beschnittene Säuglinge mit nur 19 Sekunden. Zudem erreichten die beschnittenen Säuglinge auf den Skalen für schmerzbedingten Ausdruck und schmerzbedingtes Verhalten signifikant höhere Werte.[150]

Die Schmerzreaktion von Neugeborenen auf eine Blutentnahme kann durch einzelne oder eine Kombination mehrerer Maßnahmen deutlich abgemildert werden.[151] Die erste Kinderschmerzambulanz in Deutschland wurde 2003 in Datteln eröffnet. Der 17. Oktober 2005 wurde von der „International Association for the Study of Pain" zum „Weltschmerztag" ausgerufen. Das Motto des zweiten Weltschmerztages lautete: „Gegen Schmerzen bei Kindern". 2006 wurde im Schmerzzentrum an der Anästhesiologischen Klinik in Erlangen ein

Akutschmerzdienst eingerichtet, der eine kindgerechte postoperative Therapie in der Klinik und zu Hause anbietet.

In den vergangenen 25 Jahren wurden die meisten der früher aufgeführten Begründungen, eine Schmerzbehandlung bei Säuglingen und Kindern zu unterlassen, widerlegt oder als Mangel an Einfühlungsvermögen entlarvt. Ein besonders eindrückliches Beispiel für die Ablehnung einer Schmerzbehandlung aus religiöser Überzeugung war die Entscheidung von Mutter Theresa, in ihrer Klinik keine Schmerzmittel einzusetzen.[152]

Wer einem kranken Kind eine Schmerzbehandlung vorenthält, in der Hoffnung, seine Charakterbildung zu fördern, verkennt dessen reale Lage und muss sich mangelndes Einfühlungsvermögen vorwerfen lassen. All die aufgeführten Begründungen haben sicherlich ihren Teil zur Unterlassung einer Schmerzbehandlung beigetragen. Dennoch besteht der Eindruck, dass sie den Kern des Problems nicht berühren (→ Zusammenschau).

Tabelle: Skala zur semiquantitativen Erfassung des Unbehagens und Schmerzes eines Säuglings oder Kleinkindes bis zum Ende des vierten Lebensjahres

Beobachtung	Bewertung	Punkte
Weinen	gar nicht	1
	stöhnen, jammern, wimmern	2
	schreien	3
Gesichtsausdruck	entspannt lächelnd	1
	Mund verzerrt	2
	Mund und Augen grimassieren	3
Rumpfhaltung	neutral	1
	unstet	2
	aufbäumen, krümmen	3
Beinhaltung	neutral	1
	strampelnd, tretend	2
	an den Körper gezogen	3
Motorische Unruhe	nicht vorhanden	1
	mäßig	2
	ruhelos	3
Punktesumme		

Nach dem aktuellen Wissensstand reagiert der Fetus ab der 18. bis 20. Schwangerschaftswoche auf Schmerzreize mit Änderungen im Herz-Kreislaufsystem und der Ausschüttung von Hormonen. In der 26. Schwangerschaftswoche wird die Schmerzleitung zum Großhirn funktionstüchtig. Neugeborene verfügen noch nicht über vom Großhirn ausgehende, das

Schmerzempfinden blockierende Nervenleitungsbahnen. Schmerzreize stimulieren deshalb unverhältnismäßig große Partien des Großhirns und halten die Stimulation ungewöhnlich lange aufrecht. Bei Früh- und Neugeborenen wirken Schmerzreize deshalb besonders ungünstig. Wiederholte Schmerzreize senken die Schmerzschwelle und können zu einer Schmerzüberempfindlichkeit führen. Eine ausreichende Schmerzbehandlung verringert die Stressbelastung, stabilisiert den Stoffwechsel und verbessert das postoperative Ergebnis. Die früher häufig unzureichende oder fehlende Schmerzbehandlung bei sehr kleinen Frühgeborenen dürfte ein wesentlicher Faktor für deren überdurchschnittlich häufige körperliche, psychische und soziale Probleme im späteren Leben sein.

Leider behindern verschiedene strukturelle Probleme den Aufbau einer effektiven Schmerztherapie auch heute noch.

Der Arzneimittelmarkt für Kleinkinder ist gering. Pharmafirmen scheuen deshalb die Kosten für die Entwicklung und Erprobung neuer Medikamente für diese Klientel. Wenn dann, wie bei der Schmerzbekämpfung bei Neugeborenen, Säuglingen und Kleinkindern geschehen, die Ärzte nur sehr zögerlich die neuen Medikamente verwenden, entsteht ein echtes strukturelles Hindernis.

Heute wird bei einer Impfung empfohlen, eine Stunde vor dem Impfzeitpunkt eine schmerzlindernde Salbe auf die Impfstelle aufzutragen. Kurz vor der Impfung erhält der Säugling dann etwa einen Milliliter einer hochkonzentrierten Zuckerlösung und einen Schnuller angeboten. Als alter Kinderarzt war ich in Versuchung zu sagen: „Was für ein Aufwand für so einen kleinen harmlosen Piekser!" Sind denn die Nadeln heute nicht unvergleichlich schärfer geschliffen und viel dünner als früher? Aus meiner persönlichen ärztlichen Erfahrung, als Spezialist für Nierenkrankheiten, der den Eltern von dialysepflichtigen Kindern wiederholt den eigenen Arm zum Üben des Anlegens der großkalibrigen Dialysenadeln zur Verfügung gestellt hatte, und als Patient, der ich mir gelegentlich selbst Blut abnehme, fiel es mir schwer, nachzuvollziehen, dass ein für mich persönlich so „winziger" Eingriff, solche Folgen haben sollte. Nun, die jüngeren Kollegen haben recht! Allerdings kann ich zum Teil nachvollziehen, weshalb die Einführung weniger schmerzhafter Untersuchungstechniken so schleppend und langsam vor sich geht.

EXKURS: „Missglückte" Impfung durch eine Bezugsperson
Eine befreundete Kinderärztin entschloss sich, ihre 14 Monate alte Enkeltochter ausnahmsweise selbst zu impfen, da der Kinderarzt für längere Zeit nicht erreichbar war. Die Enkeltochter hatte die bishe-

rigen Impfungen durch den Kinderarzt klaglos über sich ergehen lassen. Umso erstaunter war die Großmutter, dass ihre Enkeltochter ihr diesen „kleinen Eingriff" tagelang übelnahm. Sie verhielt sich ungewöhnlich distanziert und misstrauisch, und in ihrem Blick lag ein Ausdruck, als wollte sie sagen: „Aber Oma ..."

Kinder unter fünf Jahren leben in einer magisch mythischen Welt. Die Erwachsenen sind allmächtig. Jede Form ärztlichen Eingreifens wird deshalb als Verletzung, als Strafe erlebt, die das Kind bestenfalls hinnimmt, niemals aber verstehen kann. Kinderärzte müssen, um erfolgreich zu arbeiten, lernen, ihre Empathie dem kleinen Patienten gegenüber in bestimmten Situationen dissoziativ abzuspalten. Sie leben deshalb immer in der Gefahr, den „kleinen Piekser" klein zu reden – und es verlangt viel berufliche Selbstdisziplin, locker zu bleiben, wenn das Kleinkind durch eine überraschende Bewegung im letzten Moment die Venenpunktion missglücken lässt. Dann gilt es sich zu beherrschen und nicht etwa zu drohen: „Wenn du nicht ruhig hältst, muss ich dich noch einmal stechen."

Die Debatte, die vor 25 Jahren von den Kinderärzten geführt wurde, hat jetzt die Tiermedizin erreicht. Nach der EU-Ökoverordnung dürfen Bioferkel ab 1. Januar 2009 nicht mehr ohne Betäubung kastriert werden.[153] Manchmal wird man den Eindruck nicht los, dass es der Tierschutz in Deutschland leichter hat als der Kinderschutz.

Lokale Ethikkommissionen überwachen heute, dass wissenschaftliche Untersuchungen die Standards der Deklaration von Helsinki einhalten. Gesundheit und Würde der Probanden und Patienten dürfen nicht gefährdet werden. Zwei Beispiele aus der Zeit vor der Deklaration von Helsinki zeigen, wie kostbar diese moderne Form humaner Grenzsetzung der Bio-Wissenschaften gegen wissenschaftlichen Ehrgeiz und staatliche Willkür ist:

Zu Beginn der 1920er Jahre setzte der Verhaltensforscher John B. Watson einen Stallhasen neben den neun Monate alten Säugling Albert. Dieser hatte noch nie zuvor einen Stallhasen gesehen. Dennoch wandte er sich ihm neugierig und ohne Scheu zu. Dieselbe Reaktion erfolgte auf den Kontakt mit einem Hund, einer Taube, einem Frosch, einem Fisch oder einer Schlange. Als Watson jedoch hinter seinem Rücken einen Eisenstab hart mit einem Hammer zum Klingen brachte, änderte Albert sein Verhalten blitzartig. Er wimmerte kurz, holte tief Luft und schrie dann und weinte. Auf einen weiteren Gongschlag schrie er noch lauter, drehte sich zur Seite und krabbelte, so schnell er konnte, fort.

Bei einer weiteren Begegnung mit dem Hasen war Albert vorsichtig, aber er überwand sich und wandte sich dem Tier erneut zu. Nach einem weiteren Gongschlag wandte er sich sofort ab. Nach wenigen Wiederholungen löste schon der

Anblick des Hasen eine panikartige Abwehr aus („Konditionierte Angst"). Mit der Zeit breitete sich die Angst immer mehr aus. Zunächst waren es nur Tiere mit einem Fell, wie Hunde, Katzen oder Meerschweinchen, dann galt sie auch einer Nikolausmaske und Pelzartikeln. Schließlich entwickelte er eine Allergie gegen Tierhaare sowie Zustände von Atemnot. Vorbehalte seiner Leser vorausahnend, schrieb Watson 1928 über diese Experimentalreihe: *Sie mögen denken, dass derartige Experimente grausam sind. Aber sie sind nicht grausam, wenn sie uns helfen, die Entstehung der Ängste von Millionen von Menschen um uns herum zu verstehen und uns zu praktischen Verhaltensanweisungen verhelfen, die uns erlauben, unsere Kinder annähernd angstfrei aufwachsen zu lassen. Dieser Erkenntnisgewinn ist all die Kosten wert, wenn er dazu verhilft eine Methode zu finden, die uns von Ängsten befreit.*[154] Für Watson heiligte der Zweck die Mittel. Er zerstörte ohne Not die Zukunftschancen von Albert. Er hat nicht einmal den Versuch unternommen, Albert zu dekonditionieren! Zu Recht empören wir uns heute deshalb über das inhumane Verhalten des Forschers gegenüber dem arglosen Kind.

Zwischen 1945 und 1947 wurde radioaktives Eisen mehr als 800 schwangeren Frauen an der Vanderbilt-Universität in den USA ohne ihr Wissen verabreicht. Ziel der Studie war die Untersuchung des Zusammenspiels des Eisenstoffwechsels von Mutter und Fetus. Jahrzehnte später wurden beide Institutionen angeklagt, die Gefahren von Nebenwirkungen einer radioaktiven Belastung – die damals durchaus schon bekannt waren – billigend in Kauf genommen und die Mütter über das Ziel und die möglichen Gefahren nicht informiert zu haben.[155] 1994 wurden weitere 30 staatliche Strahlenversuche an Menschen in den USA bekannt. Sie waren im Zeitraum von 1945 bis 1975 ohne Information und Einverständnis der Patienten erfolgt.[156]

Heute sind wir enorm sensibel, was medizinische Folgen von Strahlen betrifft – mit den Folgen alltäglicher Verwahrlosung und den entsprechenden Schädigungen von Kindern tun wir uns sehr viel schwerer. Weil es nicht so spektakuläre Schlagzeilen gibt?[157]

Die Mutter-Kind-Einheit in der Kinderklinik – Eine wenig genutzte Chance der Stressvermeidung
Eine Erkrankung, die Trennung von den Bezugspersonen (→ Bindung) und der Wechsel in eine fremde Umwelt stellen für den Säugling große Belastungen dar. Kommen mehrere Belastungsfaktoren zusammen, so besteht ein hohes Risiko für eine traumatische Belastungsstörung. Jede Klinikaufnahme stellt eine derartige Belastungssituation dar. Sie kann durch die Mitaufnahme der Mutter oder regelmäßige Besuche der Eltern gemildert werden.

Bei der Einrichtung der ersten Säuglingsstationen und Neugeborenenzimmer nach 1900 standen die hygienischen Probleme ganz im Vordergrund. Kein Unbefugter sollte mit den Neugeborenen und Säuglingen, die durch ein Boxensystem mit Schleusen, Kittelwechsel und Händedesinfektion streng geschützt wurden, Kontakt haben. Die Eltern konnten ihr Baby so nur vom Balkon oder durch eine besondere Glasscheibe, das sogenannte „Vaterfenster", vom Gang aus sehen.[158] *Die Türen sollen versperrbar sein, um Besucher abzuhalten, aber selbstverständlich verglast, damit man die Kinder zeigen kann. (…) In der Säuglingsabteilung sollte wenigstens noch ein Nebenraum sein, der als Mütter- oder Stillzimmer, unter Umständen auch zur Unterbringung von Mutter und Kind dienen kann.*[159]

Dieser Zustand änderte sich in Westdeutschland erst in den 1970er Jahren, als das „Rooming-in" (Mutter und Kind sind in einem Zimmer) auf den Entbindungsstationen eingeführt und die bis dahin auf wenige Stunden und auf zwei bis drei Tage in der Woche begrenzte Besuchszeit zugunsten einer freien Besucherregelung aufgegeben wurde. Aber auch heute noch gibt es Frühgeborenen-Intensivstationen, die den Eltern streng limitierte Zeiten für die Känguru-Pflege vorgeben.

Die Isolation kleiner Patienten hat immer gravierende Folgen – und manchmal sind diese unumkehrbar, obwohl sie nur am Rande mit der durchgeführten Behandlung zu tun haben, wie das folgende Beispiel einer „Kontaktsperre" bei einem sechsjährigen Patienten zeigt:

Der Biopsychologe Onur Güntürkün, Professor an der Ruhruniversität Bochum, erkrankte mit vier Jahren schwer an Kinderlähmung. Ein Onkel, der Architekt in Deutschland war, hörte von einer Spezialbehandlung in Deutschland. So kam Onur mit sechs Jahren 1964 nach Deutschland. Im Krankenhaus durfte er seine Eltern nicht sehen. Selbst eine türkische Putzfrau musste die Station verlassen. Der Chefarzt hatte eine Kontaktsperre verhängt, damit den Jungen nichts von der Therapie ablenke. Als seine Eltern ihn nach acht Monaten abholten, sprach er kein türkisch mehr – dafür aber perfekt deutsch.

Nach einer Erhebung der Bundesarbeitsgemeinschaft Kind und Krankenhaus von 1993 können in 87 % der deutschen Kinderkliniken Eltern mit ihrem kranken Kind zusammen aufgenommen werden. Tatsächlich praktizieren dies nur 28 % der Kinderkliniken und dies nur bei weniger als 5 % der kleinen Patienten. Die für die Abmilderung eines kindlichen Traumas so bedeutungsvolle Mitaufnahme von Eltern ist auch heute immer noch eher die Ausnahme als die Regel.

Ein schwieriger Fall: Die Mutter-Kind-Einheit im Strafvollzug
Laut Grundgesetz, Artikel sechs, haben Eltern das Recht auf Pflege ihrer Kinder, auch wenn sie in Untersuchungshaft genommen werden. Strafvollzug ist jedoch

Ländersache. So kommt es, dass die Zahl der Mutter-Kind-Plätze für Untersuchungshäftlinge von Land zu Land sehr unterschiedlich ist. Nur in Berlin steht eine ausreichende Zahl von gemeinsamen Unterbringungsmöglichkeiten von Mutter und Kind zur Verfügung, nachdem der Verfassungsgerichtshof in Berlin in zahlreichen Fällen eine gemeinsame Unterbringung von Mutter und Kind angeordnet hatte. In den anderen Bundesländern kommt es immer wieder vor, dass Säuglinge von ihren stillenden, in die Untersuchungshaft genommenen Müttern getrennt und in eine Pflegefamilie gegeben werden, da keine Mutter-Kind-Plätze vorhanden oder die wenigen Plätze schon belegt sind. Auf diesen Missstand hat die Wochenzeitung *Die Zeit* schon 2007 hingewiesen, geändert hat sich wenig.[160]

Babys als Opfer sozio-ökonomischer Krisen
Ökonomische Krisen treffen immer die Schwächsten in einer Gesellschaft am stärksten. Zu diesen zählen stets die Säuglinge und Kleinkinder.

Die menschliche Geschichte ist jahrtausendelang eine Geschichte der Armut gewesen. Erst mit der Entwicklung der bürgerlichen Gesellschaft und den radikalen Veränderungen der Produktionsbedingungen im 19. Jahrhundert keimte die Hoffnung, dass in Zukunft nicht nur eine schmale Oberschicht, sondern vielmehr die Mehrzahl der Menschen ein anständiges Leben haben könnte. Nach dem Zweiten Weltkrieg kam es in den Industriestaaten zu einem beispiellosen breiten Anstieg des Lebensstandards. In Deutschland vollzog sich so in den 1960er Jahren der Übergang von der Mangel- zur Überflussgesellschaft. Unterstützt durch eine immer differenziertere Sozialgesetzgebung schien Armut zunehmend nur noch ein Problem einer schrumpfenden Minderheit zu sein.

Seit dem Beginn der 1980er Jahre nimmt die Armut in Deutschland jedoch wieder stetig zu. Bezogen 1980 nur 1,3 % der Gesamtbevölkerung Sozialhilfe, so waren dies 2002 schon 3,3 %, wie das Deutsche Kinderhilfswerk vorrechnete. Die Quote der unter 18-Jährigen war mit 6,7 % doppelt so hoch und die der unter Dreijährigen mit 10,4 % am höchsten – die Jüngsten traf es also am härtesten. Sieben Jahre später lebten 2,5 Millionen Kinder an der Armutsgrenze und zwei Millionen Minderjährige waren auf die Unterstützung durch Hartz IV angewiesen. Hauptursache der zunehmenden Armut war der Anstieg der Massenarbeitslosigkeit. Aber auch ein durch die Steuergesetzgebung stark gefördertes zunehmendes Auseinanderklaffen der verfügbaren Einkommen von Arm und Reich trug dazu bei. So sanken seit 1993 die realen Nettoverdienste der Arbeitnehmer in Deutschland nach Abzug von Inflation, Lohnsteuer und Sozialbeiträgen. Das höchste Armutsrisiko tragen Alleinerziehende, Haushalte mit mehreren Kindern und Haushalte von Migranten.

Kinderarmut beeinträchtigt die Entfaltungs- und Entwicklungsbedingungen von Kindern in mehrfacher Hinsicht. Gefährdungen und Beeinträchtigungen ergeben sich besonders dann, wenn zum geringen Einkommen der Familie weitere Belastungen hinzukommen, wie ein negatives Wohnumfeld, Krankheit, Langzeitarbeitslosigkeit, Überschuldung und soziale Isolation. In derartigen Belastungssituationen rauchen und trinken arme Mütter in der Schwangerschaft überdurchschnittlich viel. Ein hohes Stressniveau erhöht das Frühgeburtsrisiko. Überforderte Eltern neigen zu einem gewaltbetonten oder vernachlässigenden Erziehungsstil. Die Erlebnis- und Erfahrungsräume sowie die Zugänge zu Bildungs- und Freizeiteinrichtungen aller Art sind für arme Kinder sehr häufig eingeschränkt. Sie verfügen über nur wenige soziale Kontakte und ein nur schwach ausgebildetes Selbstvertrauen. Sie ernähren sich oft ungünstig, was sich wiederum negativ auf ihre Gesundheit auswirkt.

Kinderarmut ist ein Armutszeugnis für eine wohlhabende Gesellschaft. Auch heute noch ist, wie vor 50 Jahren, die Vorstellung in der staatlichen Kinder- und Jugendhilfe weit verbreitet, dass die Eltern allein für die Entwicklungsschäden ihrer Kinder verantwortlich seien. Die „Unterschichtseltern" gelten bei dieser Einstellung als Versager und man begegnet ihrem persönlichen Elend statt mit einem breiten Fächer konkreter Hilfsangebote mit staatlicher Überwachung und der Drohung des Sorgerechtsentzuges und der Unterbringung der Kinder in Heimen. Nach Meinung vieler Sachverständiger sind jedoch beide, die Familie und der Staat gefordert. Schafft es die Familie nicht allein, so ist der Staat verpflichtet, die Grundbedingungen zur Förderung des Kindeswohls zu schaffen.

Ist es nicht eine Schande, wenn nach den Ergebnissen der PISA-Studie 2000 in keinem anderen Land als Deutschland der Bildungserfolg so stark vom Sozialstatus der Eltern abhängt? 1982 stammten noch 23 % der Studierenden aus einem Elternhaus mit niedrigem Sozialstatus. 2006 waren es nur noch 13 %! „Was ist hier gerecht?", fragte *Die Zeit* im Jahr 2008 angesichts dieser Zahlen empört.[161]

In der Geschichte wurden die unterschiedlichsten Argumente dafür angeboten, unsere unmittelbare Empathie mit einem armen Nachbarn zu unterdrücken, staatliche Sozialprogramme abzubauen und dabei auch noch ein gutes Gewissen zu bewahren. Hier eine Liste der beliebtesten Vorwände – mal theologisch, mal pragmatisch-ökonomisch gefärbt:[162]

- Nach der Bibel ist die irdische Existenz nur zweitrangig. Wer arm und zudem sanftmütig ist, wird in der nächsten Welt wunderbar belohnt werden. Diese Einstellung erlaubt den Reichen, ihren Wohlstand zu genießen und gleichzeitig die Armen ob ihres zukünftigen Reichtums zu beneiden.

- Jeremy Bentham formulierte 1789 das Prinzip der Nützlichkeit. Eine ungleiche Besitzverteilung kann hingenommen werden, wenn die Tätigkeit eines Reichen auch für eine große Anzahl von Menschen von großem Nutzen ist.
- David Ricardo und Thomas Robert Malthus lehrten nach 1830, dass die Armen an ihrer Armut selbst schuld seien. Die Armut sei eine Konsequenz ihrer übermäßigen Fruchtbarkeit. Infolge ihrer unbeherrschten Lust vermehrten sie sich so stark, dass ihnen eines Tages das Geld zum Leben nicht mehr ausreiche.
- Herbert Spencer, der Vater des Sozialdarwinismus, hielt die Eliminierung der Schwachen und Unglückseligen für eine notwendige Voraussetzung für die Höherentwicklung der Menschheit.
- Die US-Präsidenten Calvin Coolidge und Herbert Hoover waren der Überzeugung, dass jede staatliche Unterstützung der Armen der Effizienz des Wirtschaftssystems abträglich sei.
- Roosevelt in den USA und Lloyd George in Großbritannien setzten sich in den 1930er Jahren sehr für die Belange der am wenigsten Begünstigten ein. Für die Alten schuf man die allgemeine Sozialversicherung, für die Arbeitslosen die Arbeitslosenversicherung, für die Arbeitsunfähigen und Behinderten direkte Beihilfen und für die Kranken die Krankenhilfsprogramme „Medicare" und „Medicaid". Eine Zeit lang herrschte das Gefühl vor, dass man sich deshalb keine Gedanken mehr über die Armen machen müsse, weil der Staat tatsächlich etwas für sie tue.
- Heute wird viel über die angeblich inkompetente und nicht ausreichende staatliche Sozialbürokratie geredet. All dies Gerede dient letztlich nur dem Zweck, keine Verantwortung für die Armen übernehmen zu müssen.
- Häufig wird auch das Argument vorgebracht, dass jede Form öffentlicher Unterstützung für die Armen den Betroffenen schade. Sie zerstöre ihre Arbeitsmoral und ihre Ehen. Denn die Unterstützung ermögliche es den Frauen, ihre Kinder auch ohne Ehemann aufzuziehen.
- Transferleistungen von den Tüchtigen und Erfolgreichen zu den Faulen und Schwächlingen würden die Tüchtigen demotivieren und die Faulen in ihrer Faulheit bestärken.
- Staatliche Sozialprogramme würden unsere Freiheit, uns selbst um die Armen zu kümmern, einschränken. Hier wird die Freiheit hoch gehalten, einen möglichst hohen Anteil des eigenen Geldes nach persönlichen Prioritäten auszugeben.
- Schließlich gibt es die einfache Verdrängung. „Denk doch an etwas Angenehmeres, denke positiv!"

Diese Liste von Argumenten, sich die Sorgen der Armen vom Leibe zu halten, gibt im Wesentlichen die Denkmuster in den USA wieder. Im Zeitalter des Neoliberalismus wurden sie als Argumente gegen die staatlichen Sozialprogramme ins Feld geführt und sollten unser Mitgefühl unterdrücken. Viele Argumente wurden auch in Deutschland vorgetragen und haben das Feld für das Aufkommen der „neuen" Armut sehr begünstigt. Kein Argument der Liste nimmt dabei Rücksicht auf das Schicksal der Kinder aus armen Familien und ihre durch Armut eingeschränkten Entfaltungs- und Entwicklungsmöglichkeiten.

Letztlich ist es unser Mitgefühl, verbunden mit einer effektiven staatlichen Sozialpolitik, was uns erlaubt, ein umfassend zivilisiertes Leben zu führen. Nur wenn wir für die Zufriedenheit möglichst aller Bürger – und insbesondere der Kinder sorgen – werden wir befriedete politische und soziale Verhältnisse bewahren und ausweiten können.

Psychotraumatologie

> *Wie viele Morde muss man eigentlich miterleben können, ohne psychisch überlastet zu sein und noch als gesund zu gelten?*

Die Psychotraumatologie ist ein junges Fachgebiet der Medizin mit einer langen, teilweise sehr beschämenden Vorgeschichte. Ihr Durchbruch in Fachwelt und Öffentlichkeit gelang erst in den 1980er Jahren mit der Ausarbeitung der Diagnose der „posttraumatischen Belastungsstörung". Ohne einen Blick in die Geschichte der Psychiatrie ist nicht zu verstehen, weshalb Wissenschaft und Öffentlichkeit bis in die 1980er Jahre hinein davon überzeugt waren, dass psychische Belastungen im vorsprachlichen Alter ohne Folgen für die psychische Entwicklung eines Kindes blieben.

Mitte des 19. Jahrhunderts gab es mehrere schwere Eisenbahnunfälle. Unter den vielen Verunglückten häuften sich Fälle ausgeprägter psychischer Beeinträchtigung bei eher leichten körperlichen Verletzungen. Die Ärzte interpretierten die psychischen Veränderungen zunächst als Folge einer Irritation des Rückenmarkes und nannten das Phänomen „Eisenbahn-Wirbelsäule", englisch „railway spine". Einige Ärzte dachten auch an kleinere Verletzungen des Gehirns. Da jedoch auch bei sorgfältigster Suche nie ein neuroanatomischer Befund nachgewiesen werden konnte, hielt man eine vorläufig nicht nachweisbare Störung der molekularen Struktur des Gehirns für denkbar. Andere Ärzte erklärten die Symptomatik als Spätfolge einer vorübergehenden Minderversorgung des Gehirns während eines Herz-Kreislaufschocks, der durch die schrecklichen Erlebnisse ausgelöst worden war. Beide Theorien gingen von einer körperlichen Schädigung durch das Unfallgeschehen als Ursache der psychischen Veränderungen aus. In der Praxis hatte dies zur Folge, dass den Patienten eine Entschädigung oder Rente zugesprochen werden musste. Aber: Jede Rentenzahlung lockt Simulanten an. Auf dem 10. Internationalen Ärztekongress 1890 in Berlin wurde deshalb heftig über die Anzahl der Simulanten unter den Rentenempfängern und die Schwierigkeiten ihrer Entlarvung diskutiert.

Die „Kriegsneurose" – Eine psychische Erkrankung von Psychopathen?
Zwischen 1890 und 1916 kamen neue Vorstellungen über die „Eisenbahn-Wirbelsäule" auf. Ohne pathologisch-anatomischen Befund nahmen die Zweifel der Ärzte an der organischen Ursache dieser neurotischen Erkrankung zu. Die anhaltende Diskussion über die Motive der Patienten stellte diese zunehmend unter den Generalverdacht für ihre Symptomatik mitverantwortlich zu sein. 1895 führte der Mediziner Adolf von Strümpell den Begriff der „Begehrens-Vorstellungen" ein und gab damit den entscheidenden Anstoß, die Ursache der Erkrankung beim Patienten selbst zu suchen. Oskar Felix Kohnstamm prägte das Schlagwort vom „Defekt des Gesundheitsgewissens" als Grundlage der Hysterie. Karl Bonhoeffer ging 1911 noch einen Schritt weiter. Hysterikern fehle nicht nur der Wunsch, gesund zu werden, sondern sie besäßen in den meisten Fällen einen „Willen zur Krankheit". Ein großer Schreck oder eine große physische oder psychische Erschütterung rufe bei gesunden Menschen lediglich *einen* kurzzeitigen *vasomotorischen neurotischen Komplex* hervor. *Alle anderen psychogenen Zustandsbilder* hätten *den Boden angeborener psychopathischer Konstitution zur Voraussetzung.* Und weiter: *Die entstandene Neurose* sei *der eigentliche Beweis, dass* der Patient *hysterisch veranlagt* sei.

Die Argumentation näherte sich damit einem Zirkelschluss: Wer infolge traumatischer Einflüsse psychisch oder psychosomatisch erkrankt, offenbart seine psychische Minderwertigkeit, denn nur Psychopathen können psychische Belastungen nicht verkraften. Die traumatische Belastung wird zur Nebensache, zum Auslöser. Anstelle der unbewiesenen organischen Ursache tritt nach und nach das nicht weniger aus der Luft gegriffene Postulat von der „minderwertigen" Konstitution.

Auf der Kriegstagung des „Deutschen Vereins für Psychiatrie" und der „Gesellschaft Deutscher Nervenärzte" im September 1916 in München siegte dann die These von einer psychogenen Ursache auf dem Boden einer psychopathischen Veranlagung. Karl Bonhoeffer (1868-1948) berichtete, dass kriegsgefangene Serben und Franzosen trotz schwerer Erschöpfung und Mangelernährung nur äußerst selten psychisch erkrankten. Für Kriegsgefangene brächte die

„Flucht in die Krankheit" keine Vorteile. Er betrachte deshalb die sogenannte traumatische Neurose bei deutschen Soldaten als eine „Abwehrreaktion gegen die militärische Verwendung". Max Nonne (1861-1959) berichtete, dass viele Patienten mit einer sogenannten „Granatexplosions-Neurose" auf rein suggestivem Wege, durch Hypnose, geheilt werden könnten. Dies beweise die psychische Herkunft. Schließlich stellte Fritz Kaufmann (1875-1941) seine unmenschliche Überrumpelungstherapie zur Entlarvung „simulierender" Kriegsneurotiker und der Behandlung ihrer „neurotischen Symptome" vor.

Die Behandlung von Kriegsneurotikern mit Gewalt-Suggestionsmethoden
In der Folgezeit wurde den „genetisch minderwertigen, willensschwachen Drückebergern", die sich „pflichtvergessen, unkameradschaftlich und feige" verhielten, der Status von Kranken aberkannt und die – bis dahin eher vereinzelt und unsystematisch angewendeten Gewalt-Suggestionsmethoden – zum therapeutischen Allgemeingut. Während zu Beginn des Ersten Weltkrieges schonendere Behandlungsverfahren wie die Verbalsuggestion und die Hypnose verwendet wurden, standen nach der Münchner Tagung die „aktiven" Therapieformen ganz im Vordergrund.

Bei der „Kaufmann-Kur" handelte es sich um eine Suggestivbehandlung unter Androhung und Verwendung länger dauernder, schmerzhafter elektrischer Ströme. Beim Gewalt- oder Zwangsexerzieren nach Ferdinand Kehrer (1883-1966) wurde in einer ganz auf militärischen Drill ausgerichteten, angstgeladenen Kasernenhofatmosphäre zunächst versucht, den Patienten suggestiv in Panik zu versetzen, um anschließend verschiedene Exerzier- und Freiübungen in raschem Wechsel auszuführen. „Im Notfall" wurde „wie vom Reiter der Sporn, so hier der schmerzhafte galvanische Strom zur Anwendung gebracht".[163] Bei Soldaten, die ihre Stimme verloren hatten, erzeugte der Psychiater Otto Muck einen künstlichen schweren Erstickungsanfall, indem er eine Metallkugel in den Kehlkopf einführte. Bei der Entfernung stießen die Patienten in ihrer Todesangst einen Schrei aus. Forderte man sie in diesem Zustand auf zu sprechen, so erschien die Stimme sofort. Zur Vorbeugung eines Rückfalls ließ man die Patienten ständig Gedichte aufsagen oder zählen. Wurde ihre Stimme leiser, erfolgte sofort ein sehr schmerzhafter elektrischer Reiz. *Zugleich wurden die Patienten „darauf hingewiesen, dass sie laut gesprochen hätten" und jedes „Leisesprechen jetzt nur eine üble Angewohnheit oder böser Wille wäre, der bestraft werden würde.* R. Hirschfeld entwickelte ein Verfahren gegen schweres psychogenes Erbrechen. Er veranlasste die Patienten zu sehr reichlichem Essen, um sie dann, wenn sie sich erbrachen, mit allen militärischen Disziplinarmaßnahmen zu zwingen, das Erbrochene wieder hinunterzuschlucken. R. Weichbrodt erfand das Dauerbad. Er erklärte den Patienten: *Ihre Störungen deuten auf einen krankhaften Willen hin. Sie müssen sich daher Mühe geben, wieder die Herrschaft über sich zu bekommen, was Ihnen bis zum nächsten Tag gelingen kann. Sollten Sie es aber nicht fertigbringen, so werden Sie im Dauerbad, das durch seine gleichbleibende Wärme sehr heilend wirkt, bestimmt gesund.* Bei den meisten verschwanden die Symptome nach 24 Stunden, bei manchen dauerte es erheblich länger. Im Einzelfall wurden diese Methoden ergänzt durch absolute Isolierung bei strenger Bettruhe mit Beschäftigungsverbot in verdunkelten Zimmern.

All diese, aus heutiger Sicht unmenschlichen Methoden basierten auf pseudowissenschaftlichen Erkenntnissen. Kaufmann zum Beispiel führte seine Überrumpelungsbehandlung auf vier Elemente zurück: die suggestive Vorbereitung, die Anwendung kräftiger, länger dauernder Wechselströme unter Zuhilfenahme von reichlicher Wortsuggestion, eine einseitige Kommunikation in Befehlsform und die unbeirrbar konsequente Erzwingung der Heilung in einer Sitzung. Dem streng geschulten Personal war jede Mitleidsbekundung verboten. Der Militärpsychiater und spätere Leiter der Universitätsklinik für Neurologie und Psychiatrie in Tübingen, Ernst Kretschmer (1888-1964), schildert den Ablauf einer derartigen Behandlungssitzung: *Im Halbdunkel, umgeben von allerlei phantastischem Gerät, liegt ein alter Hysteriker in meinem Heilzimmer auf dem Behandlungstisch. Vorgestern Abend war er angekommen, ein früherer Offiziersbursche mit guten Manieren und einem offenen anständigen Gesicht. Das heißt, er schleppte sich auf zwei Stöcken hängend, zitternd mit steifen, überkreuzten Beinen in unbeschreiblich grotesken Gangfiguren. Er wollte sich gerne heilen lassen, er bat darum, und es war ihm ernst damit. Wie dieser Mann nun auf dem Behandlungstisch liegt und ich nehme die (...) Elektrode zur Hand – eben hatte er noch gelassen und freundlich mit mir gesprochen –, da geschieht etwas Unbegreifliches; er verwandelt sich unter meinen Augen unter dem Einfluss starker Wechselströme in einen anderen – plötzlich, so wie wenn man an einer sacht laufenden Maschine den Hebel drückt, und es fällt unversehens ein brausendes Räderwerk ein. Ein steifer Blick, ein verzerrtes Gesicht, die Muskeln wie Stricke angespannt, fortstrebend, dagegen strebend und zusammengekrümmt über etwas Unsichtbarem, was man ihm entreißen will. Man spricht ihm freundlich und beruhigend zu – es ist, als ob man gegen ein zischendes Mühlrad redet. Und mit dem blinden Sträuben und Drängen läuft gleich ein zweiter Gang an: ein Zittern, Keuchen und Zucken – die Zähne klappern, die Haare sträuben sich, der Schweiß tritt auf das blass gewordene Gesicht. Was noch durch diesen Tumult hindurch dringt, das sind kurze scharfe Zurufe, festes Anfassen, rascher kräftiger Schmerz. Und unter diesen Reizen tritt, wieder mit einem plötzlichen Ruck, eine zweite Verwandlung ein. Man hat fast so ein* körperliches Gefühl davon, so als ob ein ausgedrehtes Gelenk einschnappte. Auf einmal ist der Wille glatt und gerade, und die Muskeln folgen beruhigt, willig seinem Antrieb.[163]

Diese Medizin ohne Menschlichkeit galt bezeichnenderweise nur für gemeine Soldaten und Unteroffiziere. Den Offizieren wurden goldene Brücken gebaut. Wenn einer von ihnen psychisch dekompensierte, waren nicht seine „psychopathische Struktur", sondern „seelische Überanstrengung, übermäßige Verantwortung für das Wohl der anvertrauten Mannschaft oder Überspannung des Willens" dafür verantwortlich. Die Psychiater verordneten anstelle einer Gewalt-Suggestionsbehandlung in solchen Fällen Erholungsurlaub und Badekuren. Im Zweiten Weltkrieg, in dem derselbe Ton herrschte wie am Ende des Ersten Weltkrieges, wurden neben den Offizieren auch die Piloten der Luftwaffe von der Gewalt-Suggestionsbehandlung ausgenommen.

Die Problematik der Militärpsychiatrie kam 1920 im Untersuchungsverfahren gegen den Psychiater und späteren Nobelpreisträger Wagner von Jauregg (1857-1940) zur Sprache. *Der unlösbare Konflikt zwischen den Anforderungen der Humanität (...) und denen des Volkskrieges musste auch die Tätigkeit des Arztes verwirren. (...) Die Stärke der elektrischen Ströme sowie die Härte der sonstigen Behandlung wurden bis zur Unerträglichkeit gesteigert, um den Kriegsneurotikern den Gewinn, den sie aus ihrem Kranksein zogen, zu entziehen. Es ist unwidersprochen geblieben, dass es damals zu Todesfällen während der Behandlung und zu Selbstmorden in Spitälern kam (...). Aber ebenso richtig ist, dass wir ein Volksheer hatten, dass der Mann zum Kriegsdienst gezwungen war. (...) Man musste daher darauf gefasst sein, dass die Leute flüchten wollten und den Ärzten so etwas wie die Rolle von Maschinengewehren hinter der Front zufallen würde, die Rolle, die Flüchtenden zurückzutreiben. Das lag bestimmt in der Absicht der Kriegsverwaltung. Für den ärztlichen Stand war es eigentlich eine Aufgabe, die sich mit seinem primären Auftrag Anwalt des Kranken zu sein, nicht (...) verträgt.*[164]

Die zutiefst beschämende Verrohung der Militärpsychiatrie während des Ersten Weltkrieges dürfte uralter Vorurteile der Bevölkerung in Deutschland gegenüber psychisch Erkrankten und den Umgang zwischen Psychiater und Patient in Klinik und Praxis verfestigt haben. Fremde, fachspezifische Hilfe anzunehmen, dürfte im Allgemeinen eine zu bewältigende persönliche Herausforderung gewesen sein – aber wer wollte, in dem herrschenden Milieu, das Behinderte und psychisch Kranken diskriminierte, eingestehen, dass er „minderwertig" – also ein Psychopath – sei? Das blieb bis in die 1970er Jahre ein hohes Risiko.

EXKURS: Das Modeverfahren „Lobotomie"
1936 behauptete der Psychiater Egas Moniz (1874-1955), dass seelische Krankheiten mit der Durchtrennung von Nervenbahnen zwischen dem Zwischenhirnkern Thalamus und dem Stirnlappen geheilt werden könnten. Er erhielt 1949 für diese „Innovation" den Nobelpreis für Medizin. In den USA wurden in den 1940er und bis in die Mitte der 1950er Jahre hinein Tausende psychiatrischer Patienten nach dieser Methode, der Lobotomie, operiert. Die berühmteste Patientin war Rosemary Kennedy, die Schwester John F. Kennedys. Die Operation im Jahr 1941 endete in einer Katastrophe. Die 23-jährige Rosemary fiel auf den Intellekt eines Kleinkindes zurück und musste zeitlebens in einer Anstalt leben. In den 1950er Jahren wurden zunehmend Berichte über die Nutzlosigkeit der Operation und ihren offenbar verstümmelnden Charakter bekannt. Die Lobotomie wird seither nur noch sehr selten unter anderer Indikation durchgeführt. Aus heutiger Sicht ist die Lobotomie eine Parabel des Missbrauchs der Wissenschaft, der Hybris mehrerer Ärzte und vor allem der Kritiklosigkeit der Fachkollegen und der Öffentlichkeit. Nachfahren von lobotomierten Patienten setzen sich heute dafür ein, dass Moniz der Nobelpreis posthum wieder aberkannt wird.[165] Der Schock der Familie Kennedy über das Schicksal der Tochter und Schwester dürfte eine wichtiges Motiv gewesen sein, die gesellschaftliche Stellung der Behinderten in den USA in den 1960er Jahren wesentlich zu verbessern.

In den 1950er Jahren gehörten sehr eingreifende und schmerzhafte Anwendungen wie Elektro- und Insulinschocks zum Alltag vieler psychiatrischer Kliniken. In dieser Zeit wurde die Gruppe der Psychopharmaka entdeckt. Einige, wie die Neuroleptika, wurden längere Zeit sehr großzügig „zur Ruhigstellung" der Patienten eingesetzt. Der Roman von Ken Kesy, *Einer flog über das Kuckucksnest*, der 1975 von Miloš Forman verfilmt und zum Klassiker wurde, schilderte das Leben auf einer geschlossenen psychiatrischen Station Anfang der 1960er Jahre in pointierter Form aus der Sicht der Antipsychiatrie. Diese Bewegung aus den 1960er Jahren wollte die Psychiatrie von Grund auf reformieren und humanisieren.

Militärpsychiatrie heute
Die Militärpsychiatrie der Bundeswehr knüpfte an die Militärpsychiatrie im Ersten und Zweiten Weltkrieg an. Ende der 1960er Jahre nahm die Zahl der

Kriegsdienstverweigerer rapide zu. Als Zivildienstleistende wurden sie zunehmend positiv gesehen. Aber erst ab Mitte der 1980er Jahre änderte sich der Ton der Militärpsychiatrie in der Bundeswehr. Die ärztliche Friedensbewegung hatte harte Kritik geübt. Neue Waffentechniken verlangten andere Methoden der Menschenführung. In der Psychiatrie vollzog sich ein Generationswechsel. Immer weniger Ärzte waren bereit, mit den alten Methoden zu arbeiten. Aller Wandel kann jedoch nichts an dem grundsätzlichen Widerspruch zwischen den politisch-militärischen Interessen einerseits und der Verpflichtung des Arztes andererseits, Anwalt des Kranken zu sein, ändern.

Seit 1999 sind Angehörige der Bundeswehr in militärischen Einsätzen im Ausland tätig. Von den etwa 7000 Soldaten im Auslandseinsatz begaben sich, nach einem Bericht der *taz*, im Jahr 2006 etwa 80 Soldaten, (2007: 130 und 2008: 250 Soldaten) im Anschluss an einen Auslandeinsatz in Behandlung wegen einer posttraumatischen Belastungsstörung. Nach Auskunft von Peter Zimmermann, der die Abteilung für Psychiatrie im Bundeswehrkrankenhaus in Berlin leitet, sei es ein großes Problem für einen Soldaten zuzugeben, dass er ein psychisches Problem habe.[166] Dieses Eingeständnis passe schwer zu dem in hierarchischen Systemen gepflegten Bild vom Mann. Zudem fürchte der Soldat einen Karriereknick. Die Symptomatik der posttraumatischen Belastungsstörung bricht meist binnen sechs Monaten nach dem Auslandseinsatz aus. Bei entsprechender Behandlung sei die Prognose günstig. Die meisten Erkrankten könnten nach der Behandlung weiter ihren Dienst bei der Bundeswehr auch im Auslandseinsatz verrichten.

Psychotraumatologie des Säuglings und Kleinkindes[167]
Anna Freud war eine der Ersten, die die Reaktion der Kinder auf Kriegsereignisse systematisch untersuchte. Sie stellte fest, dass die kindliche Verarbeitung des belastenden Ereignisses vor allem von der Reaktion der Bezugsperson abhing. Blieb die Bezugsperson ruhig, handelte überlegt und tröstete das Kind, so beruhigte sich das Kind rasch wieder. Reagierte sie jedoch mit Angst, Hilflosigkeit oder gar Panik, so war die Gefahr groß, dass das Kind von ihrer Stimmung angesteckt und unter Umständen traumatisiert wurde. Je jünger das Kind war, desto bedeutsamer war das Verhalten der Bezugsperson. Die Befunde von Anna Freud fanden nur wenig Beachtung.

Die Thesen, dass schreckliche Erlebnisse in der vorsprachlichen Zeit keine bleibenden Eindrücke in der sich entwickelnden Psyche hinterlassen würden und dass es ein Zeichen von seelischer Gesundheit sei, als Erwachsener alles ertragen zu können, wurden erst durch die schweren psychischen Probleme von Überlebenden des Holocaust in den 1960er Jahren und von Vietnamveteranen in den 1970er Jahren in Frage gestellt. Zehn Jahre später wurde dann die „posttraumatische Belastungsstörung" bei Erwachsenen als eigenständige Erkrankung anerkannt. Ursache für eine posttraumatische Belastungsstörung ist entweder ein kurz einwirkendes, den Betroffenen fassungslos machendes und ihn schwer belastendes Ereignis oder eine schwere chronische Belastung. Viele der Symptome können als psycho-biologisch sinnvolle Bewältigungsversuche betrachtet werden. Das Wiedererleben, ausgelöst durch einen Schlüsselreiz oder wiederkehrende Träume, stellt eine Chance zur Bearbeitung der Probleme dar. Vermeidung und Abspaltung sollen die Psyche vor ähnlich überlastenden Erlebnissen schützen. Übererregung und Überwachsamkeit soll auf neue Belastungen und Gefahren vorbereiten.

Erst seit Mitte der 1990er Jahre wird systematisch über Symptome, Diagnostik und Therapie der Traumatisierung von Säuglingen und Kleinkindern geforscht. Bald stellte sich heraus, dass die für Erwachsene entwickelten Diagnoseinstrumente und -kriterien für Säuglinge und Kleinkinder ungeeignet waren. So kann sich der Arzt z. B. nur auf Beobachtungen stützen, da ein Gespräch nicht möglich ist.

Michael S. Scheeringa und seine amerikanischen Kollegen teilten 1995 die Symptome in folgende Symptomgruppen ein.[168]

- Wiedererleben des traumatischen Ereignisses im posttraumatischen Spiel; die Wiederinszenierung im Spiel; stressvolle Erinnerungen und Alpträume, die im Spiel thematisiert werden
- Vermeidungsstrategien: verminderte Reaktionsbereitschaft, Einschränkung der Spielfähigkeit, sozialer Rückzug und das Aufgeben bereits erreichter Entwicklungsschritte
- Übererregung, wie z. B. der Angst vor dem Zubettgehen, nächtliches Aufwachen und nächtliches Außersichsein („Pavor nocturnus")
- Neue Ängste und eine besondere Aggressivität entstehen, was sich z. B. in großer Trennungsangst, Dunkelangst, Angst vor Gegenständen und Situationen, die mit dem Trauma verbunden waren, und Wutausbrüchen äußern kann.

Jede Entwicklungsphase hat ein charakteristisches Symptommuster und je jünger ein Kind ist, desto unspezifischer sind die Symptome. Im ersten Lebenshalbjahr überwiegen die Übererregung und das Vermeidungsverhalten. Die Säuglinge sind übertrieben aufgeweckt, schreckhaft und besonders störanfällig, neigen zu Regulationsstörungen und meiden ein Reizklima. Im zweiten Lebenshalbjahr kommen aggressive Reaktionen, gesteigerte Fremdenangst, Schlafstörungen und ein Zurückfallen auf eine schon bewältigte Entwicklungsstufe vor. Vom zwölften bis 18. Monat klammern sich die Kinder übermäßig an ihre Bezugsperson, spielen immer wieder dasselbe mit dem Trauma verbundene Spiel, sind von Alpträumen geplagt und geben erste sprachliche Hinweise auf das Traumageschehen.

Frühe Traumatisierungen schreiben sich vor allem im emotionalen Gedächtnis ein. Körper und Gefühle erinnern sich. Wenn dann etwa Kriegskinder den Geruch von Brennholz riechen, eine Sirene oder das Geräusch von Panzerketten auf dem Asphalt hören oder einen Kriegsfilm betrachten, kann dies bei ihnen sehr starke Gefühle auslösen.

Bei wiederholter Traumatisierung verhält sich ein Kind meist still und passiv in der Hoffnung, so „eher zu überleben".

Eine Traumabehandlung besteht in der Regel aus drei Phasen: der Stabilisierung, der Traumabearbeitung und der Integration. Die Traumabearbeitung sollte neben dem Kind auch die Familie und das soziale Umfeld in die Therapie einbeziehen. Bei Kleinkindern ist die Spieltherapie die Behandlungsform der Wahl.

Menschen geben Erlebtes unbewusst wie einen Staffelstab an ihre Kinder weiter. So können traumatische Ereignisse oder schwere Missetaten die Angehörigen bis ins dritte und vierte Glied verfolgen, wie es in der Bibel heißt.

Kriegskinder

Heute bezeichnet man die Generation der Geburtsjahrgänge von 1928 bis 1948 als „Kriegskinder". Es geht dabei nicht so sehr um die geistige Prägung, das erlernte Wissen und Können, dieser Jahrgänge, sondern um die affektiven und beschädigenden zeitgeschichtlichen Erfahrungen einer Kindheit und Jugendzeit während und unmittelbar nach dem Zweiten Weltkrieg. Etwa 40 % der Kinder dieser Jahrgänge, die vorwiegend in ländlichen Regionen und Kleinstädten insbesondere in Süddeutschland lebten, blieben von Kriegsereignissen im engeren Sinne weitgehend verschont. Etwa 30 % waren mit einzelnen, wenige Monate bis wenige Jahre dauernden Kriegsereignissen konfrontiert. Weitere 30 % erlebten und erlitten schwere anhaltende Traumatisierungen durch Trennungen und Verlust wichtiger Bezugspersonen, Gewalterfahrungen sowie Verlust von Sicherheit, Geborgenheit und Heimat.[169] Konkret standen hinter diesen Traumata häufiger Bombenalarm, Ausbombung, Stadtzerstörung, Evakuierung mit Familienangehörigen oder die „Kinderlandverschickung" mit Trennung von der Familie. Dazu gehörten auch Flucht und Vertreibung, Hunger, Verarmung und sozialer Abstieg, Tod von Familienangehörigen und Miterleben und Durchleben von Gewalterfahrungen.

2005 wurden in einer repräsentativen Studie in Deutschland 2426 Personen im Alter von 14 bis 93 Jahren nach potentiell traumatischen Ereignissen in ihrem Leben und nach Symptomen einer posttraumatischen Belastungsstörung befragt. Etwa zwei Drittel der über 60-Jährigen hatte mindestens ein kriegsbedingtes Trauma erlebt. Die Symptome einer posttraumatischen Belastungsstörung waren bei den über 60-Jährigen etwa drei Mal so häufig wie bei den 14- bis 29-Jährigen.[170]

Eine vergleichbare Studie aus der Schweiz ergab keinen Anstieg der Häufigkeit der posttraumatischen Belastungsstörungen mit dem Alter. Dieser Befund stützt die Annahme, dass das häufige Auftreten von Symptomen der posttraumatischen Belastungsstörung bei Alten in Deutschland auf ihre Kriegserlebnisse als Kleinkinder, Kinder und Jugendliche zurückzuführen ist.

Aus der Nachkriegszeit gibt es nur eine umfangreichere wissenschaftliche Studie zur Situation „deutscher Nachkriegskinder" aus dem Jahr 1952. Die Studie untersuchte Schulabgänger, also Jugendliche der Geburtsjahrgänge 1938/39 und Schulanfänger der Geburtsjahrgänge 1944/45.[171] Eine Teilgruppe von Flüchtlingskindern wurde gesondert ausgewertet. Die Kinder wurden als körperlich und psychisch gesund befunden. Sie waren in der Schule fleißig und machten einen insgesamt unauffälligen Eindruck. Die Flüchtlingskinder unterschieden sich nicht von den einheimischen Kindern. Die Befunde bestätigten die Ansicht der Öffentlichkeit und der Fachwelt, dass sich Kinder wenig erinnern, ein hohes Maß an Elastizität und damit an Anpassung besäßen und sich offenbar nach Überwindung der allgemeinen Notzeit in der Regel gut weiterentwickelten. Psychoanalytiker führten die bei Kindern zu beobachtende Zunahme „schizoider und depressiver Neurosestrukturen" nicht auf Kriegserlebnisse, sondern auf eine „Zerrüttung und Zerstörung der Familien" zurück. Jugendpsychiater machten die „Wandlungen des sozialen Raumes in der Nachkriegszeit" für die Symptome einzelner Kinder und Jugendlicher verantwortlich.

Säuglinge und Kleinkinder wurden als besonders unempfindlich Kriegsereignissen gegenüber betrachtet: Waren sie nicht durch die Geborgenheit bei ihren Müttern besonders geschützt? „Haben die denn das alles überhaupt mitbekommen?" „Das hat denen doch nichts gemacht!" Oder: „Alle haben doch Derartiges erlebt." – Das waren die Klischees. Noch 1999 vertrat der Historiker Koselleck diesen Standpunkt: *Die Nachgeborenen der Kriegsgeneration sind bekanntlich die 68er, und es ist völlig klar: Sie sind geboren in den Jahren 1940 und folgende, das ist die Generation, die keine Erfahrung hatte von dem, was im Dritten Reich, im Krieg los war, weil sie Babys, großwachsende schreiende Kleinkinder und dergleichen waren.*[172]

Erst in der zweiten Hälfte der 1990er Jahren wurde erkannt, dass Säuglinge und Kleinkinder von Kriegsereignissen ganz besonders intensiv betroffen sein können. Bei vielen sehr kleinen Kriegskindern stand kaum eine einfühlsame

Bezugsperson in genügend guter Weise zur Verfügung. Während ein vier- oder fünfjähriges Kind schon mit einer affektiven Starre und einem mentalen Rückschritt reagieren sowie seine beobachtenden Ich-Funktionen aufrechterhalten kann, droht dem jüngeren Kind ohne stabile Beziehung zu Bezugspersonen eine Überwältigung durch die Affekte selbst, die sich mehr und mehr somatisch ausdrücken und in einen Alarmzustand des ganzen Organismus, in panisches Weinen, gefolgt von Erschöpfung und Schlaf münden.

Langfristig sind die Kriegskinder gefährdet, eine posttraumatischen Belastungsstörung zu entwickeln mit Angst- und Panikzuständen, depressiven Syndromen, Beziehungs- und Bindungsstörungen und eine verunsicherte psychosoziale Identität. Extreme Sparsamkeit, mangelnde Fürsorge für sich selbst und zu viele absichernde Lebensstrategien können die Folge sein.

Neurophysiologie des traumatischen Erlebens
Was geschieht, wenn ein Mensch zufällig eine Schlange vor sich auf dem Weg beobachtet?[173] Hat er eine Schlangenphobie, so stößt er vielleicht einen entsetzten Schrei aus, wendet sich panikartig ab und läuft zurück. Das Bild der Schlange wurde vom Augenhintergrund zunächst an einen Kern des Thalamus (Corpus geniculatum laterale) im Zwischenhirn geleitet. Von hier wird einerseits ein detailliertes Bild an die Sehrinde im hinteren Gehirnpol übermittelt und dort nach verschiedenen Kriterien auf verschiedenen Ebenen bearbeitet, bis die Person das Bild bewusst wahrnehmen kann. Vom Thalamus wird jedoch auch andererseits eine grobe Kopie des Bildes an den Mandelkern weitergeleitet. Erkennt der Mandelkern das Muster „gefürchtete Schlange", so sorgt er unmittelbar für einen schnelleren Puls, einen höheren Blutdruck und eine verstärkte Muskelspannung als Vorbereitung des Körpers auf Flucht oder Abwehr. Die Reaktion über den Mandelkern erfolgt quasi automatisch und ist viel rascher als die viel differenziertere und aufwendigere Reaktion über das Bewusstsein. Es ist eine überlebenswichtige Notfallreaktion, die in einer unüberlegten Spontanhandlung endet. Der Mandelkern trägt dazu bei, dass unangenehme Erlebnisse rasch im Handlungsgedächtnis – implizit gelernt und in Zukunft gemieden werden. Werden bei einer Ratte beide Mandelkerne operativ zerstört, so kann die Ratte noch Fakten, wie sich in einem Labyrinth zurechtzufinden, durch explizites Lernen über den Hippokampus lernen, nicht jedoch, sich vor etwas zu fürchten.

Erlebnisse, die eine Person fassungslos machen, wie ein Unfallgeschehen oder eine schwere körperliche Misshandlung, hinterlassen im Mandelkern eine fest verwurzelte, implizite Erinnerungsspur. Wie das Beispiel des neun Monate alten Säuglings Albert zeigte, der in einem klassischen Konditionierungsexperiment Angst vor einem Kaninchen entwickelte, kann implizites Lernen im Mandelkern schon sehr früh im Säuglingsalter erfolgen.

Angst verändert auch den Stil des Lernens und Denkens. Angst erleichtert das Ausführen einfacher Routinen. Aber sie engt auch das Denken ein. Unter Angst verrennt man sich leicht, fährt sich rasch fest oder ist in einer gedanklichen Schleife wie gefangen.

Frühkindliche Prägung: eine lebenslang wirksame Anpassungsreaktion
Die Prägung steht natürlich immer in Wechselwirkung mit der Vererbung. Beide zusammen prägen den Menschen in unterschiedlicher und individueller Weise. Bis 1900 standen sich zwei Erklärungsmodelle für das Phänomen der Vererbung konkurrierend und sich ergänzend gegenüber. Lamarck sprach von der Vererbung erworbener Eigenschaften (→ Lamarckismus) und Darwin von der Variation individueller Anlagen und der Selektion derselben im Überlebenskampf und der Fortpflanzungskonkurrenz (→ Darwinismus). Nach 1900 entstand das Konzept von der Summe der Erbanlagen im Genotyp und dem Erscheinungsbild des geschlechtsreifen Lebewesens, dem Phänotyp. Rasch setzte sich die Ansicht durch, dass der Phänotyp weitgehend vom Genotyp abhänge. Umweltfaktoren wurde nur ein geringer Einfluss auf den Phänotyp zugeschrieben. Dieser „genomische Determinismus" wurde erst in den 1960er Jahren durch die Entdeckung der Giftigkeit vieler Stoffe auf die Organentwicklung des Embryos in Frage gestellt. Schließlich wurde in den 1980er Jahren entdeckt, dass die Umwelt den Stoffwechsel und das Wachstumspotential des Feten bleibend zu prägen vermag. Jeder Organismus verfügt demnach über eine gewisse Elastizität, um sich verschiedenen Umweltmilieus frühzeitig und bleibend anzupassen. Die frühzeitige Anpassung kann im Alter eine wichtige Rolle bei der Entwicklung verschiedener Erkrankungen spielen.

Heute geht man davon aus, dass die frühkindliche Prägung auf epigenetischen Mechanismen (→ Epigenese) wie der Methylierung von bestimmten DNA-Abschnitten oder Änderungen in der Struktur der den DNA-Faden aufwickelnden Eiweiße (Histone) beruht.

Insgesamt wissen wir heute noch sehr wenig über die für die verschiedenen Lebensräume und Lebensstile jeweils optimalen Lebensbedingungen in der frühen Kindheit, um ein gesundes Leben in allen Lebensabschnitten zu ermöglichen.

Von der Neuro-Biochemie traumatischer Stresserfahrungen
Jede körperliche oder psychische Belastung, heute auch Stress genannt, führt zu einer Mobilisierung zusätzlicher Körperkräfte. Sie wird durch die Ausschüttung

verschiedener Körperhormone vermittelt. Im Mittelpunkt steht die Nebenniere mit der Ausschüttung von Glukokorticoiden. Sind die Glukokorticoid-Rezeptoren im Hypothalamus des Zwischenhirns unter Stress durch hohe Blutspiegel von Glukokortikoiden weitgehend besetzt, so wird von dem Hormon Corticotropin-releasing-Factor des Hypothalamus weniger ausgeschüttet und als Folge hiervon auch von der Hypophyse weniger ACTH ausgeschüttet. Niedrige ACTH-Blutspiegel bremsen ihrerseits die Neubildung und Ausschüttung von Glukocorticoiden. So schließt sich der negative Rückkoppelungsmechanismus zum Stressabbau von Hypothalamus, Hypophyse und Nebenniere.

Die 24-Stunden-Ausscheidung der Glukokorticoid-Abbauprodukte im Urin zeigt auffallend große individuelle Unterschiede von frühester Kindheit an. Man spricht von „Hoch-, Mittel- und Niedrigausscheidern". Eine starke Stressreaktion mit hohen Blut-Glukokorticoid-Spiegeln mag für den Augenblick günstig sein, auf die Dauer schädigen die hohen Blutspiegel der Stresshormone jedoch die Gesundheit.

Versuche mit Ratten zeigen, dass die Art der Betreuung der jungen Ratten zwischen dem ersten und sechsten Lebenstag, die Höhe des individuellen Ausscheidungsniveaus der Glukokorticoid-Abbauprodukte bestimmt. Ratten, die viel von ihrer Mutter geleckt und gut betreut worden waren, zeigten niedrige Glukokorticoid-Spiegel im Blut und niedrige Urinausscheidungsraten. Ratten, die wenig geleckt und problematisch betreut worden waren, zeigten hohe Glukokorticoid-Spiegel im Blut und hohe Urinausscheidungsraten. 2004 wurde der biochemische Mechanismus, der für die Programmierung unterschiedlicher Stressniveaus in den ersten Lebenstagen verantwortlich ist, aufgeklärt.[174] In vereinfachter Form lautet er wie folgt: Ratten mit einer guten frühen Pflege weisen eine hohe Glukokorticoid-Rezeptorendichte auf der Zelloberfläche des Hypothalamus auf. Ratten mit einer schlechten frühen Pflege eine niedrige Glukokorticoid-Rezeptorendichte. Die Zahl der Glukokorticoid-Rezeptoren bestimmt nun das Ausmaß der Dämpfung des Systems. Viele Rezeptoren führen zu niedrigen oder gedämpften Blut-Glukokorticoid-Spiegeln. Wenige Rezeptoren zu starken Schwankungen auf einem insgesamt hohen Niveau.

Die Produktion der Glukokorticoid-Rezeptoren im Zellkern des Hypothalamus wird von dem Glukokorticoid-Rezeptor-Promotor moduliert. Bei Ratten mit einer schlechten Pflege innerhalb der ersten sechs Lebenstage wird dieser Promoter an einer bestimmten Stelle durch eine Methylgruppe (CH_3) dauerhaft blockiert. Diese Blockade ist das biochemische Korrelat der epigenetischen Prägung durch die Art der Pflege. Die Hypothalamuszelle produziert nun weniger Glukokorticoid-Rezeptoren, und unter Stress weist die Ratte hohe Glukokorticoid-Blutspiegel auf.

2009 hat dieselbe Arbeitsgruppe von analogen Befunden beim Menschen berichtet.[175] Sie untersuchte die Gehirne von zwölf Selbstmördern mit einer guten Kindheit, zwölf Selbstmördern, die in ihrer frühen Jugend schwer misshandelt worden waren, und zwölf Kontrollpersonen. Bei den zwölf Selbstmördern mit einer schweren Kindheit fand sich ein signifikant höherer Methylierungsgrad an der besagten Stelle des Glukokortikoid-Promotors als bei den zwölf Selbstmördern mit einer guten Kindheit. Diese Befunde beim Menschen belegen erstmals eine direkte nur schwer reversible biochemische Veränderung des Gehirns durch eine problematische frühe Mutter-Kind-Beziehung.[176]

Psychohistorie

Der Begriff psychohistorisch wurde erstmals 1968 von dem Psychoanalytiker und „Ich-Psychologen" Erik H. Erikson zur Begründung seines Identitätsbegriffes verwendet. Mit dem Kompositum „psychohistorisch" sollte betont werden, dass die Identität nicht nur auf einer individuellen Geschichte beruht, sondern auch vom „Zeitgeist", einer Vermengung von Individuellem und Kollektiven, geprägt wird.

Als international etablierte geisteswissenschaftliche Disziplin untersucht die Psychohistorie die unbewussten Wurzeln und Hintergründe von geschichtlichen Entwicklungen, gesellschaftlichen Institutionen, kulturellen Normvorstellungen und politischen Entscheidungen. Geschichtliches Handeln, politische Programme oder wirtschaftliche Interessen erscheinen dem oberflächlichen Betrachter meist als rational zweckmäßig. Die Psychohistorie stellt diese Fassade rationaler Zweckmäßigkeit in besonderem Maße in Frage. Hinter irrationalen Verhaltensweisen und Einstellungen von Erwachsenen stehen häufig Kindheitsschicksale. Ein Forschungsschwerpunkt der Psychohistorie befasst sich deshalb mit der Kindheitsgeschichte verschiedener Generationen in der Hoffnung, die Auswirkungen historischer Veränderungen der Kindererziehung auf die politischen, wirtschaftlichen und kulturellen Entwicklungen deutlich machen zu können.

Die Bemühungen zielen darauf ab, neue Chancen eines tiefenpsychologisch reflektierten Mitwirkens an der gesellschaftlichen Meinungs- und Willensbildung zu eröffnen. Damit verbindet sich die Hoffnung, der mächtigen Sogwirkung von Feindbildern und gewaltsamen Scheinlösungen zu widerstehen und den Werten der Solidarität und Kooperation mehr Geltung zu verschaffen. Schließlich soll die Beschäftigung mit psychohistorischen Themen unsere Fähigkeiten, kreative Lösungen für unsere Probleme und Konflikte zu finden, fördern.

Lloyd deMause, geboren 1931, der wichtigste Vertreter der Psychohistorie, hat 1974 in seinem Buch *Hört ihr die Kinder weinen?* historische Texte über die

Einstellung und das Verhalten von Eltern ihren Kindern gegenüber zusammengetragen.[177] Auf der Basis dieses Quellenmaterials meinte er sechs Perioden der Kindererziehung in der westlichen Welt seit der Antike herausarbeiten zu können.

Die sechs Formen stellen eine kontinuierliche Abfolge zunehmend engerer Beziehungen zwischen Eltern und Kindern dar, die dadurch zustande kommt, dass jede neue Elterngeneration ihre Ängste allmählich überwindet und die Fähigkeit entwickelt, die Bedürfnisse ihrer Kinder zu erkennen und zu befriedigen.

- Kindesmord (<300 n Chr.): In der Antike befreiten sich manche Eltern von ihren Ängsten hinsichtlich der Fürsorge für ihre Kinder, indem sie sie töteten.
- Weggabe (300-1300): Nachdem die Eltern erkannt hatten, dass Kinder eine Seele haben, hatten sie nur noch die Möglichkeit, die Kinder wegzugeben. Starke Projektionen richteten sich auf das Kind; das Kind war „voll des Bösen" und musste deshalb geschlagen werden.
- Ambivalenz (1300-1700): Das Kind, das nun in das emotionale Leben der Eltern eintreten durfte, war noch immer ein Abladeplatz für gefährliche Projektionen. Die Aufgabe der Eltern bestand nun darin, das Kind in die rechte Form zu bringen.
- Eindringen (Intrusion) (1700-1800): Das Kind wurde nun sehr viel weniger als Bedrohung wahrgenommen, so dass echte Empathie möglich wurde. Die Eltern fühlten sich dem Kind nahe und waren deshalb bemüht, in seinen Geist einzudringen, um sein inneres Wesen, seinen Zorn, seine Bedürfnisse, ja selbst seinen Willen unter Kontrolle zu bringen.
- Sozialisation (1800-1950): In dem Maße, in dem sich die Projektionen der Eltern auf das Kind weiter verminderten, bestand Erziehung immer weniger in der Unterwerfung des kindlichen Willens, sondern vielmehr darin, es auszubilden, es auf den rechten Weg zu bringen, es anzupassen und es zu sozialisieren.
- Unterstützung (>1950): In einer unterstützenden Beziehung gehen die Eltern davon aus, dass das Kind selbst weiß, was es in jedem Stadium seines Lebens braucht. Beide Eltern sind bemüht, die Bedürfnisse des Kindes zu erfassen und sie zu erfüllen. Diese Beziehungsform kommt ohne Disziplinierung und die Formung von „Gewohnheiten" aus. Diese Form der Beziehung erfordert viel Zeit, Energie und Diskussionsbereitschaft von den Eltern, insbesondere während der ersten sechs Lebensjahre. In diesem Rahmen entwickeln sich Kinder, die freundlich und aufrichtig sind, einen starken Willen haben und sich durch keine Autorität einschüchtern lassen.

Ausgehend von seinen Beobachtungen vom historischen Wandel der Beziehungen zwischen Eltern und Kindern formulierte deMause eine *psychogenetische Theorie der Geschichte: Zentrale Antriebskraft des historischen Wandels sei weder in der Technologie noch in der Ökonomie zu finden, sondern in den „psychogenen" Veränderungen der Persönlichkeits- und Charakterstruktur, die sich aufgrund der Generationenfolge der Interaktionen von Eltern und Kindern ergeben.*[178]

Lloyd deMauses Konzept der sechs Formen der Eltern-Kind-Beziehung und seine psychogenetische Theorie der Geschichte sind geniale Entwürfe. Allerdings dürfte die Vorstellung von einer linearen Entwicklung der Geschichte viel zu einfach und die Ausschließlichkeit, mit der der Wandel in der Geschichte auf psychogene Veränderungen zurückgeführt wird, überzogen sein. Mit deMause teile ich die Hoffnung, dass eine Humanisierung der Eltern-Kind-Beziehung zu einer Humanisierung der Gesellschaft führen dürfte.

Gewalt und Lebensqualität

> *Frieden ist nicht alles,*
> *aber ohne Frieden ist alles nichts.*
> **Willy Brandt (1913-1992), sozialdemokratischer Politiker**

In den vergangenen Jahrzehnten hat sich innerhalb der Humanwissenschaften ein Konsens über die Ursachen gewaltsamen Handelns gebildet. Neben den unvermeidlichen Frustrationen des Alltags sind es vor allem die emotionalen Erlebnisse überwältigender Beschämung und Erniedrigung, die zur Gewaltbereitschaft führen.[179] Die Beschämung kann sich in verschiedenen Gefühlen äußern: dem Gefühl, inkompetent, minderwertig, schwach, hässlich, wertlos, dumm, überflüssig, unerwünscht, ungeliebt, unwürdig, verletzt zu sein; dem Gefühl, zurückgesetzt, übergangen, abgewiesen, missachtet, bestraft, geschmäht, entehrt, erniedrigt, geschändet, gedemütigt zu werden; oder dem Gefühl, sein Gesicht, seine Ehre, seine Würde oder seine Selbstachtung verloren zu haben. Werden die Gefühle der Frustration nicht innerhalb einer Beziehung durch ein Mindestmaß an Frustrationstoleranz und die Beschämung und Erniedrigung nicht durch Schuldgefühle, Gewissensbisse und eine basale Konfliktfähigkeit sowie die persönliche Einsicht in übergeordnete Notwendigkeiten gehemmt, so steigern sie sich besonders bei Männern zu Empörung und Wut und entladen sich in Gewalthandlungen.

Zusammenfassung: Gewaltvorbeugung – Eine Aufgabe von heute und für die Zukunft

Gewaltvorbeugung erfordert Verhaltensänderungen im persönlichen und öffentlichen Umfeld.

- Die Erziehung muss endlich auf beschämende und erniedrigende Praktiken verzichten. Stattdessen wäre anzustreben, Kindern im Rahmen stabiler Beziehungen Akzeptanz, Wohlwollen, Vertrauen und Liebe entgegenzubringen, die Möglichkeiten des jeweiligen Entwicklungsstandes zu erkennen und zu berücksichtigen, Raum für Erfahrungen der Selbstwirksamkeit zu lassen, Geduld bei der Bewältigung der tausend Frustrationen des Alltags zu zeigen, die körperliche Integrität und Würde zu achten und Frustrationstoleranz und Konfliktfähigkeit vorzuleben. Kinder erwerben ihre Sozialkompetenz am leichtesten in einem fehlerfreundlichen Milieu eines Beziehungsnetzes, in dem mit Irrtümern, Missverständnissen, Fehlern und unterschiedlichen Interessen menschlich umgegangen wird.
- Das Erleben persönlicher Destrukturierung ist eine wichtige Quelle von Gewalt. Um nicht von der Aufgabe der Selbststrukturierung überfordert zu sein, sind Kinder auf flexible Strukturen, glaubwürdige Rahmenbedingungen, Alltagsroutinen, Rituale und authentische Vorbilder angewiesen.
- Gewalttätiges und kriminelles Handeln im Kleinen sowie Aufstände, Terrorismus und Kriege im Großen fallen um so weniger ins Gewicht, je geringer die soziale und ökonomische Kluft zwischen Arm und Reich innerhalb und zwischen den Staaten ist. Friedfertige Gesellschaften bieten allen ähnliche Chancen auf Bildung, Arbeit und Teilhabe am öffentlichen Leben. Solidarität und Entfaltungsmöglichkeiten des Einzelnen sind balanciert.[180]
- Seit 3000 Jahren, seit den Zeiten von Hammurabi, Moses, Drakon und Solon, bemühen sich die Völker, sich durch ein Justiz- und Strafsystem der vorhandenen Kriminalität und Gewalt zu erwehren. Bestrafung verhindert jedoch kein gewaltsames Handeln, weder in der Erziehung noch im öffentlichen Raum. Im Gegenteil: Je härter Kinder bestraft werden, desto gewaltbereiter werden sie als Kinder und Erwachsene. Je länger man Kriminelle und Gewalttäter einsperrt und je härter die Bedingungen in den Gefängnissen sind, desto gewaltbereiter sind sie nach ihrer Entlassung. Ist es nicht Zeit umzudenken? Liebe und Fürsorge statt Strafe in der Erziehung und Resozialisierung statt Ausschluss aus der Gesellschaft im Justizwesen. Letztlich ist die Frage des Umgangs mit individueller und kollektiver Gewalt eine Schlüsselfrage für die Lebensqualität zukünftiger Generationen. Wie schrieb doch der Philosoph Karl Popper: *Wir müssen für Frieden sorgen und nicht für die Sicherheit, einzig aus dem Grund, weil nur der Frieden Sicherheit sicher machen kann.*[181]

3. Zahlen, Daten, Fakten – Ein historischer Überblick

Die Welt, in der Säuglinge während der vergangenen Jahre aufwuchsen, hat sich nicht nur im Großen, sondern auch im Kleinen, der direkten Umwelt des Säuglings, fundamental verändert. Einige dieser fundamentalen Veränderungen sollen im Folgenden in knapper Form dargestellt werden. Der Überblick soll diese große Zeitperiode strukturieren und differenzieren.

Die Bevölkerung
Die Demographie beschreibt die Struktur einer Bevölkerung. Um 1860 glich die Bevölkerungsstruktur Deutschlands der eines nichtentwickelten Landes der Dritten Welt heute. Es gab viele Kinder bei einer sehr hohen Fruchtbarkeit, eine hohe Säuglings- und Kindersterblichkeit sowie wenige alte Menschen infolge der niedrigen Lebenserwartung.

Um 1871 lebten in Deutschen Reich 41 Millionen Menschen. 2005 lebten doppelt so viele in Deutschland, so das Statistische Jahrbuch aus dem Jahr 2007.

Tabelle: Bevölkerungsentwicklung in Deutschland 1871-2005[1]

Jahr	1871	1900	1939	1950	1965	1980	2005
Bevölkerung Millionen	41	56	69	69	76	78	82

Die Geburten in Deutschland

Kinder kriegen die Leute immer.
Konrad Adenauer (1876-1967), Politiker

Die jährliche Zahl der Geburten ging seit 1900 in zwei Schritten deutlich zurück: während und im Gefolge des Ersten Weltkriegs und in den 1960er Jahren der Zeit des sogenannten „Pillenknicks".

Tabelle: Anzahl der Geburten pro Jahrgang 1900-2006

Jahrgang	1900	1910	1920	1930	1940	1950	1964	1975	2000	2006
Lebendgeborene in Tausend	1996	1925	1599	1144	1402	1117	1360	782	767	673

Tabelle: Die Geburtenrate: Anzahl der Lebendgeborenen pro 1000 Einwohner

Geburtsjahr	1876-80	1911	1950	1970	1990	2004
Anzahl Lebendgeborener pro 1000 Einwohner	39,2	28,6	16,3	13,5	11,4	8,5

Die Anzahl der Lebendgeborenen pro 1000 Einwohner heute erscheint unverhältnismäßig gering. 1850 war der Anteil der älteren und alten Menschen bei einer nur etwa halb so hohen Lebenserwartung viel niedriger als heute. Die Geburtenrate heute gibt somit sowohl die Zunahme der Älteren und Alten als auch eine niedrige Zahl der Geburten wieder. Das Lebensgefühl einer Gesellschaft, in der jeder Zweite ein Kind oder Jugendlicher ist, unterscheidet sich allerdings grundlegend von dem einer Gesellschaft, in der nur jeder sechste Bewohner Kind oder Jugendlicher ist. Kinder und Jugendliche stellen heute nur noch eine Minderheit dar. Das bedeutet: Wir leben in einer kinderfremden Welt.

Als bestes Maß zur Charakterisierung der sogenannten „Gesamtfruchtbarkeit" einer Bevölkerung gilt die durchschnittliche Zahl der Geburten pro Frau.[2]

- Bezieht man die Zahl der Geburten innerhalb eines Kalenderjahres auf die durchschnittliche Jahrgangsstärke aller gebärfähigen Frauen im Alter von 15 bis 45 Jahren, die sogenannte „periodenbezogene Geburtenrate", so erhält man aktuelle, von gesellschaftspolitischen Ereignissen abhängige Daten. So lassen sich im 20. Jahrhundert zum Beispiel die Geburtsausfälle währende des Ersten Weltkrieges, der Weltwirtschaftskrise und des Zwei-

ten Weltkrieges und nach der Wiedervereinigung in den Neuen Bundesländern eindrucksvoll darstellen.
- Sehr viel weniger abhängig von aktuellen Ereignissen ist die „jahrgangsbezogene Geburtenrate", also die durchschnittliche Anzahl der Kinder pro Frau eines Geburtsjahrganges der Frauen. Dieser Wert kann jedoch erst berechnet werden, wenn die letzten Frauen eines Geburtsjahrganges ihr 45. Lebensjahr vollendet haben. Die Frauen des Geburtsjahrganges 1855 brachten in den 80er Jahren des 19. Jahrhunderts durchschnittlich 5,2 Kinder zur Welt.

Tabelle: Anzahl der Kinder pro Frau eines Geburtsjahrganges der Frauen

Geburtsjahrgang der Frauen	1856	1874	1881	1904	1926-41	1965
Lebendgeborene pro Frau dieses Geburtsjahrganges	5,2	4,0	3,0	2,0	2,0-2,2	1,5
Geburtsperiode der Kinder	um 1886	um 1904	um 1911	um 1934	um 1955-66	um 1995

Trotz einer intensiven politischen Förderung der kinderreichen Familie während des Dritten Reiches änderte sich der seit der Jahrhundertwende sich abzeichnende Trend zur Zwei-Kinder-Familie nicht. In den während der 1920er Jahre geschlossenen Ehen kamen durchschnittlich 2,3 Kinder zur Welt. In den 1930er Jahren waren es 2,2 und in den 1940er Jahren 1,8. Dennoch nahm die Zahl der Neugeborenen nach 1933 zu, da mehr Ehen geschlossen wurden.[3]

Die höchsten Geburtsraten des 20. Jahrhunderts wiesen die Frauen der Geburtsjahrgänge 1926 bis 1941 auf. Sie waren die Träger des „Nachkriegsbabybooms" von 1955 bis 1966. In Deutschland sind die jahrgangsbezogenen Geburtenraten seit den 1960er Jahren stetig gesunken bis auf den Wert von 1,5 des letzten ausgewerteten Geburtsjahrgang der Frauen von 1965. Um den Bestand der Bevölkerung eines entwickelten Staates zu erhalten, muss der Wert bei 2,1 Lebendgeborenen pro Frau liegen.

Wie hat sich das generative Verhalten der Frauen seit dem sogenannten „Pillenknick" Ende der 1960er Jahre verändert? Immer mehr Frauen sind kinderlos geblieben.

Tabelle: Prozentualer Anteil der Frauen ohne Kinder an der Gesamtzahl der Frauen eines Geburtsjahrganges

Geburtsjahrgang der Frauen	1940	1950	1960	1965
Kinderlose Frauen *in* %	10,6	15,8	26,0	32,1

Die Frauen bekamen ihr erstes Kind immer später. Bei der zunehmend geringeren Zahl von Frauen mit Kindern ist das Verhältnis der Frauen mit einem, zwei, drei oder vier und mehr Kindern weitgehend unverändert geblieben.

Wie bei allen langfristigen historischen Trends sind auch die Ursachen für das geänderte Verhalten der Eltern in Deutschland vielgestaltig und letztlich mit Hilfe von Statistiken nicht restlos zu klären. Zunächst handelt es sich um einen weltweiten Trend, das „demographisch-ökonomische Paradoxon". Weltweit besteht ein negativer Zusammenhang zwischen der Geburtenzahl pro Frau und dem Pro-Kopf-Einkommen, beziehungsweise der Lebenserwartung oder dem Alphabetisierungsgrad. Die kapitalistische Wirtschaftsordnung ist, wie Karl Marx 1848 im *Kommunistischen Manifest* feststellte, durch *die fortwährende Umwälzung der Produktion, die ununterbrochene Erschütterung aller gesellschaftlichen Zustände und eine ewige Unsicherheit und Bewegung ausgezeichnet*. Sie ist damit vom Grundsatz her familienfeindlich, denn die Bindung an einen Partner ist eine langfristige und die Entscheidung für ein Kind eine irreversible Entscheidung. Je entwickelter eine Gesellschaft ist, desto höher ist der materielle und zeitliche Aufwand für den Lebensunterhalt und die Bildung der Kinder. Diese sogenannten „Opportunitätskosten" schrecken viele ab. Je höher das Bildungs- und Berufsausbildungsniveau der Frauen ist, desto höher sind ihre Ansprüche an den Partner und desto schwieriger wird die Vereinbarkeit von beruflicher Karriere und Familie.

Allerdings weist der allgemeine Trend zu einer geringeren Kinderzahl große Unterschiede zwischen verschiedenen Ländern auf und gibt damit Raum für sozialpolitische Maßnahmen. In Europa weisen die ehemals faschistisch-autoritär regierten Staaten Italien, Spanien und Deutschland besonders niedrige Geburtenraten auf, während die Länder mit einer längeren demokratischen Tradition – Frankreich, Großbritannien und die nordischen Länder – mit ihrer Geburtenrate nur knapp unterhalb der Bestandserhaltungsrate liegen. Im Jahr 2000 lag die durchschnittliche Kinderzahl je Frau z. B. in Frankreich (Deutschland) bei 1,89 (1,4), der Anteil kinderloser Frauen bei 14 % (27 %) und der Anteil von Müttern mit drei und mehr Kindern bei 36 % (14 %). Möglicherweise ist die allgemeine Zukunftsunsicherheit ein wesentliches Element. Noch eine Zahl, die möglicherweise nicht nur etwas über die gesellschaftliche Einstellung, sondern auch über das Gefühl von Sicherheit sagt: Deutsche Frauen, die mehrmals in der Woche zur Kirche gehen, haben mehr Kinder als Frauen, die nie zur Kirche gehen (1,91 vs. 1,33 Kinder pro Frau).[4]

Säuglingssterblichkeit

Der Herr hat's gegeben, der Herr hat's genommen.

In der ersten Hälfte des 19. Jahrhunderts starben von 1000 lebendgeborenen Neugeborenen 170 im ersten Lebensjahr. In der zweiten Hälfte stieg der Anteil der Verstorbenen bis auf 230. Der leichte Abfall der Säuglingssterblichkeit von 1870 bis 1900 geht auf einen Rückgang der Geburtenzahlen zurück. Erst ab 1903 kam es durch kontinuierliche Verbesserung der Ernährung, Säuglingsfürsorge und medizinischen Versorgung zu einem bis heute anhaltenden, lediglich durch den Zweiten Weltkrieg unterbrochenen Rückgang der Säuglingssterblichkeit. 1950 starben noch 55 von 1000 Neugeborenen. Heute sind es nur noch vier.

Abb. 33: Säuglingssterblichkeit in Deutschland

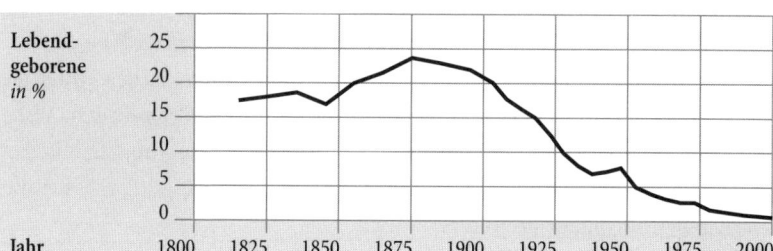

Vor über 100 Jahren gab es allerdings große Unterschiede von Gruppe zu Gruppe. Bei gestillten Babys betrug die Säuglingssterblichkeit 6 %, bei nichtgestillten 46 %. Bei Privilegierten lag sie bei 9 % und bei Arbeitern bei 31 %. In jüdischen Familien starben 18 % und in katholischen Familien 28 %. Beim ersten, meist erwünschten Kind lag sie bei 14 %, beim 10. Kind bei 35 %. Auch regional gab es große Unterschiede. In Schaumburg Lippe betrug sie 12 % und in Württemberg 32 %. Von den unehelichen, unerwünschten, nichtgestillten Kindern überlebte in einigen Landkreisen nur eines von vier Neugeborenen. Innerhalb Europas gehörte Deutschland zu den Staaten mit einer besonders hohen Säuglingssterblichkeit.

Die Ursachen der hohen Säuglingssterblichkeit waren den Zeitgenossen wohl bekannt. Drei Ärzte beurteilten die Lage folgendermaßen: Paul Niemeyer schrieb 1877: *Die Kinder sterben weniger, als dass sie umgebracht werden* durch inadäquate Pflege und schädliche Säftchen und Arzneien.[5] Der französische Arzt Bertillion meinte: *Man hat nicht den Mut,* unerwünschte *Kinder zu töten* wie im Altertum, *man lässt sie langsam Hungers sterben.* Und Philipp Biedert, der Pionier der Muttermilchersatznahrung stellte um 1900 resigniert fest: *Alle riesigen Fortschritte von Wissenschaft und Technik haben nicht vermocht, die Säuglingssterblichkeit in den hervorragenden Kulturländern herabzusetzen.*[6]

Der Arzt August Friedrich Hecker empörte sich schon 1805 über die scheinbar unvermeidlich hohe Säuglingssterblichkeit und hielt diese Einstellung für ein verhängnisvolles Vorurteil *Die große Sterblichkeit der Kinder findet zum Teil in einem ebenso empörenden als allgemein verbreiteten und tief eingewurzelten Vorurteil einige Entschuldigung. (…) Die Natur der Kinder sei schwach, in einem hohen Grade sterblich, und einem Heer von Krankheiten unvermeidlich unterworfen.*[7] In einer Stellungnahme der Académie de Médicine werden 1870 einzelne Ursachen ganz konkret benannt: *Armut, ungerechtfertigtes Aufgeben des Selbststillens, Unwissenheit und Vorurteile bezüglich der Ernährung und Erziehung der Kinder, vorzeitiges Füttern, Mangel an ärztlicher Hilfe im Beginn der Krankheiten, Vernachlässigung, namentlich Verspätung der Impfung, die große Zahl unehelicher Kinder, Erkältungen der Kinder auf dem Transport in die Departements, mangelnde Aufsicht der Ammen und ihrer Pfleglinge.*[8]

Aus heutiger Sicht fehlten im 19. Jahrhundert die ökonomischen Mittel, um das Existenzminimum aller Familien zu garantieren – und der politische Wille, die Bildung der Frauen zu verbessern. So wurde die hohe Säuglingssterblichkeit sozial toleriert und die offensichtliche Tatsache der Begünstigung und Beihilfe zur Kindstötung ignoriert und verdrängt.

Als nach 1870 auch in Deutschland die Geburtenzahlen sanken, fürchtete die Administration in Preußen einen Rückgang der Zahl der Soldaten. Die Bekämpfung der Säuglingssterblichkeit war damit nicht mehr nur ein humanitäres Anliegen, sondern sie wurde erstmals auch als ureigene Aufgabe des Staates verstanden.

Die erste Periode des Rückgangs der Säuglingssterblichkeit dürfte darauf zurückgehen, dass die Mütter im Gefolge breiter Aufklärungskampagnen weniger grobe Pflege- und Ernährungsfehler machten. In den Jahren von 1900 bis 1910 wurden zahlreiche Fürsorgestellen, Kinderkrippen, Säuglingsheime und Krankenhäuser, Milchküchen sowie Wöchnerinnenasyle und Entbindungsstationen neu gegründet. Die allgemeine Verbesserung der Lebensbedingungen der Bevölkerung und die Verbreitung hygienischer Kenntnisse in der Bevölkerung dürften diese Entwicklung unterstützt haben.

Die zweite Periode beginnt nach dem Ersten Weltkrieg. Die Kinderärzte hatten zwischenzeitlich gelernt, Verdauungskrankheiten und Ernährungsstörungen adäquat zu behandeln – oder sie von vornherein durch geeignete Vorsorge zu vermeiden. Die dritte Periode begann in den 1930er Jahren und dauerte bis zum Ende der 1960er Jahre. Immer mehr Frauen entbanden nun in den Kliniken – was zu einer besseren Überwachung der Kinder in den ersten Lebenstagen und damit zu einer verminderten Frühsterblichkeit führte. Die Behandlung mit Antibiotika senkte zudem die Sterblichkeit durch Infektionskrankheiten. Die vierte Periode beginnt in den 1970er Jahren und dauert bis heute an. Heute haben vor allem die Frühgeborenen bessere Überlebenschancen: Der Aufbau der Intensivbehandlung in der „Neonatologie" führte zu einem dramatischen Rückgang der Frühgeborenensterblichkeit. In Deutschland verstarben 2007 von 684 862 Neugeborenen 2656 im ersten Lebensjahr.[9]

Tabelle: Ursachen der Säuglingssterblichkeit im Jahr 2007

Ursachen	Säuglinge	
Infektionskrankheiten	22	0,8 %
Neubildungen (Tumore)	31	1,2 %
Stoffwechselstörungen	22	0,8 %
Störungen im Zeitraum um die Geburt (Perinatalperiode)	1387	52,2 %
Angeborene Fehlbildungen	686	25,8 %
Plötzlicher Kindstod	228	8,6 %
Folgen äußerer Ursachen wie Verletzungen, Vergiftungen	63	2,4 %
Sonstige Ursachen	217	8,2 %
Alle gestorbenen Säuglinge	2656	100,0 %

Störungen unter der Geburt, angeborene Fehlbildungen und der plötzliche Kindstod stellen heute die größten Bedrohungen für das Überleben der Säuglinge dar.

Müttersterblichkeit

Ähnlich wie bei den Naturvölkern heute starb in Europa vor 1850 jede sechste bis achte Mutter unter der Geburt oder im Wochenbett. Bei durchschnittlich etwa sechs Geburten pro Frau betrug damit die Müttersterblichkeit circa 2400 pro 100 000 Entbindungen. 1950 starben in Deutschland noch 200 Mütter bei 100 000 Entbindungen; heute sind es nur noch sieben Mütter.

Lebenserwartung

1687-1691 betrug die durchschnittliche Lebenserwartung eines Säuglings in Breslau etwa 29 Jahre. 1751-1755 lag sie in Berlin bei etwa 35 Jahren. Als der Dichter Wilhelm von Humboldt (1767-1835) seinen 50. Geburtstag beging, wurde er vom Festredner als „werter Greis" begrüßt. Männliche bzw. weibliche

Neugeborene der Jahrgänge 1901-1910 hatten eine durchschnittliche Lebenserwartung von 45 bzw. 48 Jahren. Heute wird die Lebenserwartung von Neugeborenen der Jahrgänge 2002-2004 auf 76 Jahre für Jungen und 82 Jahre für Mädchen geschätzt. Innerhalb eines Jahrhunderts hat sich die Lebenserwartung somit nahezu verdoppelt. Zwischen 1980 und 2002 verbesserte sich die durchschnittliche Lebenserwartung der Männer um 5,75 Jahre. Fortschritte in der Pflege der Neugeborenen trugen 0,33 Jahre bei.[10]

Geburtenüberschuss und Geburtendefizit

Die Differenz zwischen der Anzahl der Geburten und der Anzahl der Todesfälle ergibt den sogenannten Geburtenüberschuss oder, wenn die Zahl der Todesfälle höher liegt, entsprechend das Geburtendefizit.

Tabelle: Geburtenüberschuss bzw. Geburtendefizit 1871-2004

Jahr	1871-80	1910	1950	1972	1990	2004
Geburtenüberschuss pro 1000 Einwohner	11,9	13,6	5,4	0,9	- 1,1	- 1,4

Seit 1973 sterben in Deutschland mehr Menschen als Kinder geboren werden.

Bevölkerungsüberschuss und Bevölkerungsdefizit

Die Berechnung des Geburtenüberschusses beziehungsweise -defizits berücksichtigt keine Bevölkerungsgewinne durch Zuzug und Bevölkerungsverluste durch Fortzug. Im 19. Jahrhundert war Deutschland ein klassisches Auswanderungsland. Millionen Deutscher verließen die Heimat insbesondere nach der großen Hungersnot 1846-1848. Seit 1960 ist Deutschland ein Einwanderungsland.

Personen im Haushalt

Tabelle: Anzahl der Personen in einem Haushalt um 1900 und 2004

Personen pro Haushalt	1	2	3	4	5 und mehr
1900 *in* %	7,1	14,7	17,0	16,8	44,4
2004 *in* %	37,2	34,1	13,8	10,8	4,1

1900 lebten nur 7 % in einem Single-Haushalt. 2004 waren es 37 %.

Hausgeburt, Klinikgeburt

Um 1900 war die Hausgeburt die Regel. Nur wenige überwiegend schlecht ausgebildete, alleinstehende, von Ausgrenzung und Verelendung bedrohte werdende Mütter aus der Schicht der Mägde, Dienstboten und Arbeiterinnen und Frauen mit bekanntem schweren Geburtshindernissen suchten eine Entbindungsanstalt auf. Heute entbinden über 98 % der Schwangeren in einer Geburtsklinik.[11] So positiv sich die Klinikentbindung auch auf die Überlebenschancen von Neugeborenen auswirkte: Die Verlagerung der Entbindung aus der häuslichen Umwelt in den Medizinbetrieb der Klinik veränderte die Vorstellung der Allgemeinheit vom Wesen der Geburt nachhaltig, sie schwächte die Position der Gebärenden dem Geburtshelfer gegenüber und erschwerte die Entwicklung einer intimen Mutter-Kind-Beziehung (→ Ungeborene).

Tabelle: Anteil der Klinikentbindungen an der Gesamtzahl aller Entbindungen

Jahr	1911-13	1926	1937	1960	1970	1980
Klinikentbindungen in % aller Entbindungen	3,4	9	29	66	95	99

Soziale Einrichtungen

Bis weit in die zweite Hälfte des 19. Jahrhunderts waren Alte, Kranke, Witwen und Waisen auf die Unterstützung durch die Familie, Nachbarn, die Zunft, die Kirchengemeinde oder die Gemeinde angewiesen. Dieses karitative System war jedoch an viele Vorbedingungen für die Bedürftigen geknüpft und die Hilfe oft zu gering, um ein menschenwürdiges Leben führen zu können. So blieben etwa das „fahrende Volk", etwa ein Drittel der Bevölkerung, und uneheliche Mütter ohne jede Unterstützung. Im Verlauf der zweiten Hälfte des 19. Jahrhunderts übernahm der Staat zunehmend die Verantwortung für die Lösung vieler sozialer Probleme.

Im modernen Sozialstaat kümmert sich der Staat um die Überwindung sozialer Schäden und die Befriedung sozialer Gegensätze in der Bevölkerung. Der Sozialstaat gründet sich dabei auf eine dreifache Sozialpflichtigkeit: die Pflicht der Mitbürger zur Sozialverträglichkeit und zum sozialen Beistand untereinander; die Pflicht des Staates zur sozialen Fürsorge und Vorsorge – und die Pflicht der Einzelnen gegenüber dem Staat zu Sozialabgaben und zur Unterlassung sozialwidriger Handlungen.

Die Anfänge der Sozialpolitik liegen in England. 1802 wurde das Gesetz zur „Bewahrung der Moral und der Gesundheit der Lehrlinge in der Baumwollindustrie" erlassen. Es war eine Maßnahme zur Einschränkung der Kinder- und

Frauenarbeit in der Baumwollindustrie. In Deutschland begann die Sozialpolitik 1818 mit dem Bericht über die traurige Lage der rheinischen Fabrikkinder an die preußische Regierung. Aber erst 1839 verbot der preußische Staat die regelmäßige Arbeit von Kindern unter neun Jahren etwa in Hüttenwerken.

Reichskanzler Otto von Bismarck (1815-1898) wollte mit seiner Sozialpolitik die Arbeiterbewegung schwächen. Das von ihm geschaffene Sozialversicherungssystem beruht auf dem Gedanken der organisierten Selbsthilfe in Form einer kollektiven Zwangsversicherung. 1883 wurde das Krankenversicherungsgesetz, 1884 das Unfallversicherungsgesetz und 1889 das Invaliditäts- und Altersversicherungsgesetz erlassen. Die Gesetze waren zunächst nur auf einige als besonders schutzbedürftig angesehene Arbeitnehmergruppen beschränkt, wurden jedoch mit der Zeit auf fast alle Arbeitnehmer und einige Gruppen von Selbständigen ausgedehnt.

Sozialpädiatrie

Ursprünglich waren soziale und klinische Pädiatrie untrennbar miteinander verbunden. In der „Morgenröte der Kinderheilkunde"[12], in der zweiten Hälfte des 18. Jahrhunderts, beschrieben verschiedene Ärzte nicht nur den Verlauf und die Behandlung verschiedener Krankheiten des Kindes, sondern gaben auch gleichzeitig Ratschläge zur Pflege, zur Ernährung, zur Gestaltung der Wohnung und zur Erziehung gesunder Kinder. Welche Bedeutung den

Tabelle: Gewichtung verschiedener Themen der Säuglingspflege bei Zückerts 1764

Allgemeine Säuglingspflege	9 %
Versorgung Neugeborener	6 %
Wickeln, Unfallverhütung	13 %
Ernährung	29 %
Ammenwesen	20 %
Luft, Bewegung, Ruhe	7 %
Wachen, Schlaf	9 %
Leidenschaften	7 %

einzelnen Themen der Säuglingspflege beigemessen wurde, zeigt das Beispiel des Arztes Johann Friedrich Zückerts (1737-1778). Heute versteht man unter dem Begriff Sozialpädiatrie all die ärztlichen Aufgaben, die sich aus den Beziehungen zwischen dem Kind beziehungsweise seiner Familie und der Gesellschaft ergeben.

Der Arzt Johann Peter Frank (1745-1821) forderte 1779 in seiner Schrift *System einer vollständigen medizinischen Polizei* eine umfassende öffentliche Gesundheitspflege. Er ging darin erstmalig systematisch auf Fragen der pränatalen Fürsorge ein, der Probleme der unehelichen Kinder, der Überwachung der Findelhäuser, der Pflege der Ziehkinder, der Erziehung und Bildung schwachsinniger Kinder, er gab Ratschläge zur Praxis der Schulhygiene und tadelte die schwere Kinderarbeit der Landkinder. Schließlich wies er mit eindrücklichen

Worten auf die gesellschaftliche Bedeutung des Universitätsunterrichtes in Kinderheilkunde für angehende Ärzte hin: *Es bleibt immer ein Fehler auf Universitäten, dass man junge Ärzte approbiert, ehe sie noch Gelegenheit gehabt haben, Erfahrungen über Kinderkrankheiten zu sammeln.*

Christoph Wilhelm Hufeland (1763-1836) hat 1799 in einer knapp formulierten Schrift *Guter Rat an Mütter, denen die Gesundheit ihrer Kinder am Herzen liegt* eine einfache und naturgemäße Lebensweise der Kinder, insbesondere den frühzeitigen und reichlichen Kontakt mit Wasser und frischer Luft empfohlen. Hufeland übertrug die Reformidee der Aufklärung, die natürliche Lebensweise, auch auf das Säuglingsalter. 1829 erweitert er die Schrift durch einen Anhang über die Vorsorge für die Kinder vor der Geburt: *Hat Gott das Werde ausgesprochen,* hat der neue Mensch *die nämliche Rücksicht und Vorsorge verdient, als späterhin.*[13]

Viele Religionen kennen sozialhygienische Vorschriften. Die jüdische Religion nennt besonders viele. Es dürfte deshalb kein Zufall sein, wenn die Säuglingssterblichkeit in jüdischen Familien im 19. Jahrhundert in Deutschland besonders niedrig war. Nur ein Beispiel: In München betrug die Säuglingssterblichkeit in den Jahren 1867-1875 bei jüdischen Familien 17 %, bei protestantischen 31 % und bei katholischen 40 %.

Einer der ersten Vorkämpfer der Sozialhygiene war der englische Landarzt Edward Jenner (1749-1823). Er hatte beobachtet, dass Melker und Melkerinnen, die sich am Euter mit Kuhpocken infiziert hatten, nur leicht erkrankten und immun gegen Menschenpocken waren. Zum Beweis seiner Theorie impfte er einen achtjährigen Jungen zunächst mit Kuhpockenlymphe und acht Wochen später mit Menschenpockenlymphe, ohne dass der Junge erkrankte. Die Royal Society in London weigerte sich, die Mitteilung über sein Experiment zu veröffentlichen. So ließ Jenner sie 1798 auf eigene Kosten drucken. Die Erfolge der Pockenschutzimpfung veranlassten viele Staaten, die Bevölkerung durch Impfgesetze zu schützen. Bayern spielte 1807 den Vorreiter in Deutschland. 1874 wurde die Pflichtimpfung gegen Pocken eingeführt und 1982 nach dem weltweiten Sieg über die Pocken wieder aufgehoben.

Das 19. Jahrhundert brachte zahlreiche Meilensteine auf dem Gebiet der Sozialhygiene mit Auswirkungen für die Sozialpädiatrie. 1835 wurde in Preußen die Meldepflicht für Cholera, Ruhr, Typhus und Pocken eingeführt. Die Daten bildeten die Grundlage für die Medizinalstatistik und die Planung hygienischer Maßnahmen. Von Pettenkofer (1818-1901) propagierte die Schwemmkanalisation als Instrument der Seuchenbekämpfung. Pasteur (1822-1895) entwickelte die Cholera- und Tollwutimpfung. Von Behring (1854-1917) gelang es durch den Einsatz von „antitoxischem Blutserum" Kinder, die an Diphterie erkrankt waren, zu heilen und durch eine aktive Impfung die Bevölkerung vor einer Erkrankung mit Diphterie- und Tetanus zu schützen.

1880 empfahl der Leipziger Geburtshelfer Carl Siegmund Franz Credé zur Vorbeugung einer Infektion mit dem Augentripper (Gonorrhoe), Neugeborenen unter der Geburt einen Tropfen einer Silbernitratlösung in den Bindehautsack des Auges einzuträufeln. Mit der „Credéschen Prophylaxe" versiegte eine der wichtigsten Quellen früher Blindheit im Kindesalter.

Um 1900 erkannte man, dass Kuhmilch von Tuberkulose erkrankten Tieren eine der Hauptquellen für die Ausbreitung der Tuberkulose war. Daraufhin wurden große Anstrengungen unternommen, um die Bevölkerung mit einer bakteriologisch einwandfreien frischen Kuhmilch zu versorgen. Die Viehbestände wurden regelmäßig auf Tuberkulose untersucht. Die Molkereiinfrastruktur wurde grundlegend modernisiert und überall in Deutschland Milchspezialgeschäfte eröffnet, die Frischmilch offen anboten. Mit der Verbreitung des Kühlschrankes in den 1950er Jahren und der Abgabe von pasteurisierter Milch in Tetrapack-Einmalpackungen verloren die Milchläden ihre Sonderstellung und wurden reihenweise in den 1960er Jahren geschlossen.

Die ersten drei Jahrzehnte des 20. Jahrhunderts waren die große Zeit der Sozialpädiatrie. Es gelang, die Säuglingssterblichkeit erheblich zu reduzieren und viele Kinderkrankheiten erfolgreich zu behandeln.

Ein großer Segen war die Einführung der allgemeinen Rachitisprophylaxe mit Vitamin D 1939 in Deutschland durch Georg Bessau (1884-1944). Im 19. Jahrhundert hatte es überall in Europa eigene Heilanstalten für chronisch an Rachitis leidende Kinder gegeben. Oft waren die Kinder über viele Jahre in diesen Anstalten. Noch in den 1920er Jahren beobachtete Stefan Engel bei 18 % der Kinder aus Dortmund eine mittlere oder schwere Rachitis.

Einen nicht wieder gutzumachenden Vertrauensverlust in der Bevölkerung erlitt die Sozialpädiatrie im Dritten Reich. Viele, auch namhafte Kinderärzte, unterstützten die Rassenlehre, und allzu viele beteiligten sich an der Diskriminierung von erbkranken, behinderten und rassisch unerwünschten Kindern. Zu wenige wandten sich gegen die Zwangssterilisation und massenhafte Tötung „lebensunwerten Lebens" (→ Strukturelle Gewalt). Auch heute noch gibt es kein Land in Europa, in dem die Empfehlungen wissenschaftlicher Gremien der Kinderheilkunde bei der Bevölkerung auf so viel Skepsis und Ablehnung stoßen wie in Deutschland.

In den 1950er Jahren startete eine zweite Welle aktiver Schutzimpfungen. Am Anfang stand die Vorbeugung gegen Kinderlähmung. Es folgten Schutzimpfungen gegen Masern, Mumps, Röteln, Keuchhusten, Hämophilus influenzae, Hepatitis B, Windpocken und Meningokokken. Seit dem Jahr 2000 sind

Schutzimpfungen gegen Pneumokokken, verschiedene Rotaviren-Stämme und das humane Papilloma Virus hinzugekommen.

Seit den 1960er Jahren gibt es ein Screening-Programm für Stoffwechsel- und endokrine Erkrankungen bei Neugeborenen. Seit 2005 wird dabei nach 14 Erkrankungen gefahndet, die früh diagnostiziert werden können, klinisch bedeutsam sind und für die es eine wirksame Behandlung gibt. Beispiele sind die angeborene Schilddrüsenunterfunktion, die Erhöhung der Aminosäure Phenylalanin im Blut und eine Störung im Steroidhormonstoffwechsel (Adrenogenitales Syndrom). Unter 1428 Neugeborenen weist ein Kind eine dieser Erkrankungen auf.[14]

In den 1970er Jahren wurden die ersten sozialpädiatrischen Zentren zur Diagnostik und interdisziplinären Versorgung einfach und mehrfach behinderter Kinder gegründet. Heute verfügt Deutschland über ein hochspezialisiertes Netzwerk sehr unterschiedlicher Institutionen zur gezielten Förderung der verschiedenen Behinderungen.

In den 1980er Jahren nahm die Öffentlichkeit erstmals Kenntnis von dem erschreckend alltäglichen, bis dahin streng tabuierten und verdrängten Problem der Kindesmisshandlung. Seither wurde ein flächendeckendes Netz von privaten und öffentlichen Institutionen zur Prophylaxe und Therapie der Kindesmisshandlung aufgebaut.

Seit etwa 20 Jahren suchen immer mehr Eltern mit Kindern mit Verhaltensstörungen nach einer professionellen Hilfe. Zwischenzeitlich existiert ein breites Angebot von z. B. Erziehungsberatungsstellen, freiberuflich tätigen Kinder- und Jugendlichen-Psychotherapeuten sowie Kinder- und Jugendlichen Psychiatern. Seit Anfang der 1990er Jahre gibt es auch spezielle Ambulanzen für Schreibabys sowie Säuglinge mit Fütter- und Schlafstörungen.

Die Sozialpädiatrie steckt heute allerdings in einer Krise: Zwar wird die Mehrheit der Säuglinge nach dem vorliegenden Impfschema geimpft, aber die Zahl der Nichtgeimpften ist so hoch, dass es immer wieder zu regionalen Epidemien kommt. Die WHO ist bestrebt, die Masern nach dem Vorbild der Pocken weltweit auszurotten. Deutschland zählt zu den letzten industrialisierten Ländern, in denen es noch Masernepidemien gibt. Dies ist nicht zu beschönigen, es ist eine sozialpädiatrische Kapitulation! Dabei ist der Öffentlichkeit nicht klar, dass die Maserninfektion keine „harmlose Kinderkrankheit" ist. Bei der letzten Masernepidemie in Nordrhein-Westfalen im Jahr 2006 erkrankten etwa 1800 Kinder. 263 Kinder mussten stationär behandelt werden. 41 Kinder hatten eine Lungenentzündung, 39 eine Mittelohrentzündung und sieben eine Hirnhaut- beziehungsweise Hirnentzündung. Zwei Kinder mit Hirnentzündung starben. Eines der Kinder konnte wegen eines angeborenen Immundefektes nicht geimpft werden.[15] Wären alle sonstigen Kinder geimpft worden, hätte dieses Kind einen passiven Impfschutz durch Herdenimmunität gehabt. Impfen hilft nicht nur den Geimpften, sondern manchmal auch Kindern, die nicht geimpft werden können.

Die Sozialpädiatrie erreicht, zugespitzt formuliert, diejenigen, die ihre Hilfe nicht benötigen, und diejenigen nicht, die ihre Hilfsangebote am Dringendsten benötigten. Hier unterliegt die Gesellschaft einem Selbstbetrug. Alle Verantwortung wird den Eltern zugeschoben. Die Öffentlichkeit versteckt ihren Mangel an Verantwortung für Kinder aus sozial schwachem Milieu hinter der heiligen Kuh der „individuellen Verantwortung der Eltern".

Die Erhöhung des Lebensstandards und das breite Angebot an Lebensmitteln hoher Qualität haben dazu geführt, dass Deutschland heute im Gegensatz zum Beginn des 20. Jahrhunderts praktisch frei von Nährstoffmangelerkrankungen ist, mit einer Ausnahme, dem Jodmangel. Seit 1984 bemüht sich der „Arbeitskreis Jodmangel", durch Öffentlichkeitsarbeit und Vorschläge zu Änderungen der gesetzlichen Rahmenbedingungen über die breite Verwendung von Jodsalz, die Jodversorgung in Deutschland zu verbessern. Dies ist teilweise, – aber leider nur teilweise – gelungen, da sich einige internationale Lebensmittelhersteller weigern, einen Beitrag zur Lösung der Jodmangelversorgung in Deutschland zu leisten. Seit Jahren bemüht sich die Kinderheilkunde erfolglos, einen Hersteller für die Produktion eines jodierten Getreideproduktes zu finden, damit auch die Säuglinge, deren Mütter die Beikost selbst zubereiten, eine ausreichende Jodzufuhr aufweisen.

Der deutsche Staat leistet erhebliche Transferleistungen zur Unterstützung der Familien. Dennoch steigt seit Jahren der Anteil der armen Kinder in der Bevölkerung. Das Geld kommt nur bei den Bedürftigsten nicht an! Etwa ein Fünftel der Schulabgänger verfügt über keine für den Arbeitsmarkt ausreichende Schulbildung. Meist handelt es sich um Kinder aus Familien mit Migrationshintergrund.

Eltern benötigen wenige, klar formulierte Instruktionen. Stattdessen ertrinken sie in einer Flut von Empfehlungen zahlreicher Expertengruppen. Derzeit veröffentlicht jede Expertenkommission in völliger Unabhängigkeit und ohne Rücksicht auf die Arbeit anderer Expertengruppen ihre Statements und Empfehlungen. Kürzlich stellte die Amerikanische Gesellschaft für Kinderheilkunde, die in ihren Richtlinien enthaltenen Empfehlungen an die Eltern zusammen.[16] Sie zählte 162 Empfehlungen. Sieben stammten aus den Jahren vor 1993, 155 aus den Jahren 1993-2002. 67% befassten sich mit der Unfallverhütung, 12% mit einem adäquaten Medienkonsum, 5% mit der Verhütung einer Drogensucht, 4% mit der Vorbeugung von Gesundheitsproblemen durch Umweltschäden, 4% mit der Vorbeugung von Entwicklungsstörungen, 3% mit der Schwangerschaftsverhütung von Teenagern, 2% mit der Vermeidung von

Mangel- oder Fehlernährung und 3 % mit sonstigen Problemen. Keine der Empfehlungen enthielt empirische Daten zur Wirksamkeit dieser Form der Instruktion der Eltern.

In den letzten Jahren publizierten die Deutschen Kinder- und Jugendzahnärzte und die Kinder- und Jugendärzte einander widersprechende Empfehlungen zur Verwendung von Fluorid zur Kariesprophylaxe im Kindesalter. Trotz mehrerer Anläufe gelang es den beiden Expertengruppen nicht, sich zu einigen. Außenstehenden ist dieses Verhalten nicht zu vermitteln. Eltern muss es „absurd" vorkommen.

Leider kapituliert die Sozialpädiatrie heute häufig allzu früh vor der Bearbeitung zentraler Gesundheitsprobleme der Zeit, wie etwa des Alkoholkonsums während der Schwangerschaft, des Rauchens der Eltern im Beisein der Kinder und der modebedingten, zu geringen Gewichtszunahme vieler Schwangerer während der Schwangerschaft.

Zur Geschichte der Säuglingsfürsorge
Die karitative Fürsorge für bedürftige und elternlose Säuglinge hat eine lange Tradition. Schon im Mittelalter gab es Findel- und Waisenhäuser, in denen ausgesetzte und verwaiste Säuglinge und Kinder, die nicht bei Verwandten unterkamen, aufgenommen und aufgezogen wurden (→ Findelhäuser).

Zu Beginn der Industrialisierung waren viele Arbeiterfrauen gezwungen, außerhäuslich einem Erwerb nachzugehen. Die Kinder wurden häufig längere Zeit sich selbst überlassen. Die moderne Institution der Kinderkrippe half diesen Müttern bei der Unterbringung und Verpflegung von Säuglingen und Kleinkindern bis zu drei Jahren. Die erste Krippe wurde 1779 von dem elsässischen Pfarrer Oberlin als „Aufbewahrungsanstalt" eröffnet. Der eigentliche Aufschwung des Krippenwesens begann mit der Eröffnung der ersten Kinderkrippe in Paris 1844. Meist wurden nur arme, eheliche Kinder oder Kinder von „reuigen gefallenen" Müttern aufgenommen, denn die Kinderkrippe sollte *die Sittlichkeit des Volkes heben* und *nicht die Sünde befördern*.[17] Die Erkrankungshäufigkeit und Sterblichkeit der Säuglinge und Kleinkinder war hoch, wenn auch niedriger als in den Findelhäusern.

In Deutschland breiteten sich die Kinderkrippen, die häufig auch als „Stillstuben" bezeichnet wurden, nur sehr langsam aus. Möglicherweise geht diese Zurückhaltung auf den Wiesbadener Kinderarzt Pfeiffer zurück, der auf die „Übersterblichkeit" der Krippenkinder hinwies, die in Wiesbaden noch höher lag als die der Tagespflegekinder. Er hielt eine Individualisierung der Pflege für unumgänglich und forderte für jeden künstlich ernährten Säugling eine Pflegerin. Probleme des modernen Kinderkrippenwesens werden im Abschnitt → Bindung besprochen.

Allgemeine Säuglingsfürsorge

Die allgemeine Säuglingsfürsorge ist eine Einrichtung des Sozialstaates des 20. Jahrhunderts. Als Vater der allgemeinen Säuglingsfürsorge gilt der französische Frauenarzt Pierre-Constant Budin (1846-1907). 1892 richtete er für die Mütter, die in seiner Klinik entbunden hatten, eine Sprechstunde ein, in der er diese in regelmäßigen Abständen über Fragen der Säuglingspflege und -ernährung beriet und im Notfall mit „guter Kuhmilch" aushalf. Unabhängig von Budin gründete der französische Kinderarzt Variot 1893 eine Abgabestelle für sterilisierte Milch. Rasch wurden weitere Beratungsstellen und Milchabgabezentren gegründet.

Die Säuglingsfürsorge war der erste Schwerpunkt der Sozialpädiatrie. War die Säuglingsfürsorge bis dahin nur eine besondere Form der Armenpflege gewesen, „ein mitleidvolles Zudecken sozialer und moralischer Schäden", wie es im *Handbuch der Kinderheilkunde* von 1966 heißt, so entwickelten sich die ärztlich geleiteten Fürsorgeeinrichtungen für alle Säuglinge zu Zentren allgemeiner Gesundheitsfürsorge.[18]

Auch in Deutschland gab es einen Pionier der Säuglingsfürsorge. In Leipzig gründete der Kinderarzt Max Taube 1883 eine „Zentrale der städtischen Kinderfürsorge". Eine Aufgabe der Zentrale bestand in der Belehrung und Unterweisung der Mütter und Pflegemütter in der Ernährung und Pflege der Säuglinge. Systematisch nahm sich der Staat in Deutschland erst nach 1900 des Schicksals der Säuglinge an. So wurden zwischen 1900 und 1910 zahlreiche Säuglingsfürsorgestellen eingerichtet Die ärztliche Beratung in den Säuglingsfürsorgestellen war kostenlos. Die Säuglingsfürsorgestellen halfen so, eine der großen Lücken in der ärztlichen Versorgung der Bevölkerung zu schließen. Der Kinderarzt Tugendreich schätzte 1910, dass 80 % aller Säuglinge in Berlin auf Grund der Armut der Eltern ärztlich ungenügend betreut wurden.

Tabelle: Die Neugründung von Institutionen der Säuglingspflege in Deutschland 1850-1910[19]

Neugründungen	vor 1850	1851-1900	1901-1910
Fürsorgestellen		4	251
Kinderkrippen	2	76	70
Säuglingsheime, Krankenhäuser	3	16	82
Milchküchen		4	58
Wöchnerinnenasyle, Entbindungsanstalten	6	32	18

1911 wurde im Kaiserin-Auguste-Victoria-Haus ein Organisationsamt eingerichtet für die Beantwortung der zahlreichen Anfragen über die Einrichtung und den Aufbau von Säuglingsfürsorgestellen sowie die Ausarbeitung praktischer Vorschläge für den Säuglings- und Mutterschutz. Zu Lehrzwecken wurde ein didaktisch hervorragend gestalteter *Atlas der Hygiene des Säuglings und Kleinkindes* hergestellt und ein Museum für Säuglingskunde eröffnet.

Nach dem Gesetz zur Vereinheitlichung des Gesundheitswesens von 1934 wurde die Säuglings- und Kleinkinderfürsorge zu einer Pflichtaufgabe der Gesundheitsämter. Das Standesamt meldete die Geburten dem Gesundheitsamt. Dieses beauftragt die Familienfürsorgerin, die Mütter zu Hause aufzusuchen und zum Besuch in die Beratungsstelle einzuladen. Im Zentrum der Beratung stand die Vorbeugung gegen ernährungsbedingte Mangelerkrankungen und Infektionskrankheiten.

Deutschland war nach dem Zweiten Weltkrieg ein Land der Witwen und Waisen. Tausende elternloser Kinder lebten in Heimen. Der Wunsch elternloser Paare aus den USA und Skandinavien nach einem Adoptivkind aus Deutschland fand deshalb bei den Jugendämtern und in der Öffentlichkeit eine positive Resonanz. 1951 wurde mit dem Adoptionsvermittlungsgesetz die Adoption erleichtert: Das Mindestalter der Adoptiveltern wurde von 50 auf 35 Jahre herabgesetzt. Auch Paare mit eigenen Kindern durften nun Kinder adoptieren. Innerhalb von Deutschland hatten die Jugendämter und anerkannte Fachverbände für einen ordnungsmäßigen Ablauf einer Adoption zu sorgen. Erstmals stand in einem Gesetz das Kindeswohl im Zentrum.

Am 1. Juli 1971 wurde das von der gesetzlichen Krankenversicherung getragene Krankheits-Früherkennungsprogramm für Säuglinge und Kinder eingeführt. Seither erhalten alle Eltern bei der Geburt ihres Kindes ein Vorsorgeheft mit der Aufforderung, ihr Kind in regelmäßigen Abständen beim Kinderarzt vorzustellen. Dieser fahndet nach „Risikokindern" und nach drohenden oder bereits eingetretenen Behinderungen oder Benachteiligungen und führt die dem Lebensalter nach anstehenden Impfungen durch. Seit dieser Zeit haben sich die Chancen der Säuglinge für prophylaktische Maßnahmen, Früherkennung und Frührehabilitation erheblich verbessert.

2002 trat Deutschland dem internationalen Haager Adoptionsübereinkommen bei. Es betont die Rechte des Kindes und soll den Handel mit ihnen unterbinden. Derzeit werden jährlich in Deutschland etwa tausend Kinder adoptiert. Nur etwa jeder zehnte Adoptionswunsch wird erfüllt. Durch Selbstbeschaffungsadoption kommen etwa 500 Kinder zusätzlich nach Deutschland.

Persönlich habe ich den Eindruck, dass in Elternschulen während der Schwangerschaft und der Sprechstunden beim Kinderarzt zu viel Gewicht auf technische Fragen der Pflege und der Krankheitsvorsorge gelegt wird. Hinweise auf Störungen der Mutter-Kind-Beziehung und ihrer Vorbeugung sowie auf die anstehenden Entwicklungsaufgaben des Säuglings dürften deshalb zu kurz kommen. Setzt sich der derzeitige Trend fort, dass immer mehr Kernaufgaben der Sozialpädiatrie von Experten anderer Fachgebiete kompetent bearbeitet werden, wie etwa die Säuglingsernährung von Ernährungswissenschaftlern und Probleme der Regulationsstörungen im Säuglingsalter von speziell ausgebildeten Psychologen, so dürfte die Zeit nicht mehr ferne sein, in der die niedergelassenen Kinderärzte nur noch impfen, die Vorsorgeuntersuchungen durchführen und kranke Babys behandeln und sich die Eltern mit allen anderen Fragen an andere Spezialisten wenden. Aus der Sozialpädiatrie wäre dann die Sozialpädologie geworden.

Ein wichtiges Thema der Säuglingsfürsorge ist der Schutz der Säuglinge und Kleinkinder vor Unfällen im Haushalt, auf Spielplätzen und im öffentlichen Verkehr (→ Säugling, verunglückt).

Kinderkliniken ohne Säuglinge
Die meisten Kinderkrankenhäuser im deutschsprachigen Raum im 19. Jahrhundert entstanden aus karitativen Stiftungen. Sie waren in Privathäusern untergebracht, sehr ärmlich ausgestattet und wurden zum Teil zu Unterrichtszwecken vom Staat subventioniert. Säuglinge wurden nicht aufgenommen. Es bestanden keine klaren Vorstellungen über die medizinischen und baulichen Voraussetzungen, um eine Gruppe von Säuglingen vor der Ausbreitung tödlicher Epidemien zu schützen, und es fehlte an geeignetem Pflegepersonal. Charakteristisch für diese Situation war ein Anschlag am Eingang des Kaiser-Franz-Josef-Kinderspitals in Prag 1885, von dem Adalbert Czerny berichtet: *Säuglinge dürfen nur ausnahmsweise mit besonderer Erlaubnis des Direktors aufgenommen werden.*[20]

Laurenz Sonderegger der Begründer des St. Gallener Kantonsspital, beschreibt 1873 die Lebensumstände von Säuglingen: *Wenn man bedenkt, was alles auf so ein junges Leben hereinstürmt, sobald es sich auf die Welt herausgewagt hat: ein Abführsäftchen in den zarten Leib, Brei, Luller, Zucker, Tee aller Art, Schaukeln bis zur gelinden Betäubung, Mohntee zum Schlafen und Dummwerden, (...). abscheuliche dumpfe Luft mit oder ohne Kölnisch Wasser, (...) so muss man sich wahrlich wundern, dass noch so viele Kinder davonkommen, als wirklich der Fall ist.*

EXKURS: Erfahrungen eines Famulus in der Ambulanz einer Kinderklinik um 1885
Adalbert Czerny (1863-1941) schildert in seinen Lebenserinnerungen, *Pädiatrie meiner Zeit*, seine Eindrücke von der Ambulanz des Kaiser-

Josef-Kinderspitals in Prag.[21] *Die Klinik hatte nur einen Assistenten, der bereits mehrere Jahre diese Stellung bekleidete und nebenbei schon Privatpraxis ausübte. Er war sehr zufrieden, an mir einen fleißigen Famulus gefunden zu haben, und überließ mir mehr, als sich nach meiner Meinung verantworten ließ. Insbesondere musste ich die Poliklinik fast allein erledigen. Diese nahm täglich etwa ein bis eineinhalb Stunden in Anspruch und spielte sich in zwei kleinen Räumen, einem Warte- und einem Ordinationsraum, ab. In der genannten Zeit mussten etwa hundert oder mehr Patienten beraten werden. Bei der Therapie fand ich Unterstützung in einem Heft, in dem die in der Klinik üblichen Rezepte verzeichnet waren. Die Untersuchung beschränkte sich oft nur auf die Anamnese oder eine flüchtige Untersuchung. Dabei glaubte ich mich in meinen Kenntnissen aus der Inneren Medizin zurechtzufinden. Peinlich waren nur die Kinder, die wegen Krämpfen oder anderweitiger unklarer zerebraler Symptome gebracht wurden. Ihnen gegenüber fühlte ich mich hilflos. Während der Sprechstunde saß im Ordinationsraum auf einem Sofa Professor Neureutter (...) und las tschechische Zeitungen. Er fand es niemals notwendig, mich zu kritisieren oder zu korrigieren. Ich selbst wandte mich an ihn um Rat nur bei den erwähnten zerebralen Fällen. Zu einer Untersuchung sah er sich nicht veranlasst. Er sagte: Schreiben Sie als Diagnose in das Krankenjournal „Vitium cerebri", das Übrige ist Sache des pathologischen Anatoms.*

Die desolate Situation der Säuglinge in den Kinderkliniken vor 1900 wird durch den Rat von Eduard Heinrich Henoch (1820-1910) an seinem Nachfolger Otto Heubner (1843-1926) an der Kinderklinik der Charité in Berlin 1894, die Säuglingsabteilung wegen deren Misserfolgen ganz eingehen zu lassen, besonders deutlich.[22]

1897 wurden im Kaiser- und Kaiserin-Friedrich-Kinderkrankenhaus in Berlin 381 Säuglinge auf die Innere Station aufgenommen. Bei 66 % wurde eine Magen-Darm-Erkrankung festgestellt; bei 23 % eine Bronchitis beziehungsweise Lungenentzündung; bei 6 % eine Lues und bei 5 % eine Atrophie (Auszehrung). 43 % der Säuglinge starben. Adolf Aron Baginsky (1843-1918) führt die für die damalige Zeit relativ geringe Sterblichkeit auf die Zubereitung der Flaschenmilch in der klinikeigenen Milchküche, die strenge Asepsis in der Pflege und die relativ gute Ausbildung der Schwestern zurück.[23]

Stefan Engel, der berühmte Sozialpädiater, berichtet in seinen Lebenserinnerungen, dass Otto Heubner (1834-1926), der erste Ordinarius für Kinderheilkunde in Berlin und führende Kinderarzt um die Jahrhundertwende in

Deutschland, sich als typischer Vertreter der Kinderheilkunde des 19. Jahrhunderts nicht mit Säuglingen beschäftigte. Säuglinge sollten nicht in Anstalten aufgezogen oder behandelt werden, da ihre Sterblichkeit dort fast 100 % betrage.

Kinderarzt und Offizier

> *Die Aufgabe des Arztes ist es, manchmal zu heilen, häufig zu lindern und immer zu trösten.*
> **Dieter Niethammer, Kinderarzt**

Mitte des 19. Jahrhunderts wurden in Preußen Militärkrankenanstalten zu Universitätskliniken ausgebaut. Der Ordinarius war ärztlicher und militärischer Vorgesetzter. Die Krankenpflege wurde wie das Militär streng hierarchisch und autoritär organisiert. Dieser „Geburtsfehler" der Krankenversorgung in Deutschland stellt auch heute noch eine schwere Bürde für den Umgangsstil unter Ärzten und die Beziehung von Arzt und Patient dar. Ein Sanitätsarzt versorgt akute Notfälle bei jungen abgehärteten Männern. Seine Mitmenschlichkeit steht isoliert da in einem System, das Unmenschlichkeit trainiert. Der Kinderarzt begegnet hilflosen, ängstlichen Kindern. Seine Tätigkeit erfordert neben Wissen und Können viel Geduld, Einfühlungsvermögen und Mitgefühl, Fähigkeiten, an denen es in einer hierarchisch autoritären Organisation mangelt. Im Kaiserreich waren alle „Kinderärzte" Männer im Offiziersrang. Wie stark militärisches Denken ihren Alltag bestimmte, zeigt das folgende Beispiel, von dem Stefan Engel (1878-1968) in seinen Lebenserinnerungen berichtet.

EXKURS: Duell in der Öffentlichkeit zwischen zwei Kinderärzten wegen eines Streites auf der Kinderstation[24]

1908 entwickelten sich Misshelligkeiten zwischen mir und einem jungen Assistenten (...). In einer stürmischen Auseinandersetzung (...) beleidigte er mich gröblichst. Nun kam das Militär dazwischen. Ich war verpflichtet, den Vorfall dem militärischen Ehrenrat zu melden. Er trat zusammen und entschied, dass sich der Vorfall nicht friedlich beilegen lasse. Das hieß, dass ich den Mann zu fordern hatte. (...) Mir als dem Beleidigten stand die Wahl der Waffen zu. Ich wählte Säbel. Das sehr nach Mittelalter riechende Duell wurde in Bonn ausgetragen, vor einer großen Zuschauerschar, der mein Kontrahent, ein großer blonder Rheinländer, offenbar versprochen hatte, dass er schnell mit dem kleinen Gegner fertigwerden würde. (...) Der Kampf endete unentschieden, wir trennten uns als unversöhnliche Feinde. Obwohl das Duell unter der Ägide des Ehrenrates stattgefunden hatte, mit einem Stabsarzt als Beobachter, kam es zu (...) einer Anklage vor dem Kriegsgericht. Beide Duellanten wurden zu drei Monaten Festungshaft verurteilt. Im Herbst 1908 trat ich meine Strafe in Magdeburg an, einer der zwei Offiziersgefangenenanstalten in Deutschland (...) mit einem Hauptmann als einzigem Insassen. Nach der Haft verließ ich die Festung in Zivil. (...) Dies wurde amtlich gemeldet und brachte mir drei Tage Stubenarrest im Krankenhaus ein. Als es später um die Beförderung zum Stabsarzt ging, (...) hielt der vorsitzende Offizier das Duell für „eine großartige Empfehlung".

Aufbruch der Kinderheilkunde in Deutschland

Adalbert Czerny (1863-1941) erhielt bei seiner Berufung nach Breslau das Angebot, bei der Planung einer neuen Poliklinik mitzuwirken.[25] Er sah einen großen zentralen Wartesaal vor, um den sechs schalldicht abgeschlossene Ordinationszimmer angeordnet waren. So konnte sich jeder Arzt mit jedem Kind so lange beschäftigen, wie es notwendig war. Statt die Ambulanz nur etwa eine Stunde täglich zu öffnen, war sie den ganzen Tag offen. Statt in einem Journal nur den Namen, das Alter, den Stand der Eltern, die Diagnose, die Therapie und einzelne Bemerkungen festzuhalten, wurde nun eine Krankengeschichte angelegt, die bei weiteren Besuchen fortgeführt wurde. Statt nur den unerfahrensten Assistenten mit der Arbeit in der Poliklinik zu beauftragen, überwachten nun die älteren Kollegen die Arbeit der Jüngeren und es gab regelmäßige abendliche Besprechungen, die gelegentlich dazu führten, dass die Eltern schriftlich zu einem Kontrolltermin einbestellt wurden. Diese Strukturreform hat entscheidend dazu beigetragen, die ambulante klinische Tätigkeit vom Niveau einer alibiträchtigen karitativen Arbeit für die arme Bevölkerung auf das Niveau einer effektiven klinischen Betreuung für die ganze Bevölkerung zu heben.

Gegen Ende des 19. Jahrhunderts gelang es einer jungen Generation naturwissenschaftlich ausgebildeter deutscher Internisten mit dem Spezialgebiet Kinderheilkunde durch ihre Erfolge auf den Gebieten der Anatomie, der Biochemie, der Bakteriologie, der Physiologie und insbesondere der Ernährung eine Sonderstellung in der Welt zu erlangen. Ihr wichtigstes Ziel war die Senkung der hohen Säuglingssterblichkeit durch eine Verbesserung der Ernährung, des gesunden und eine adäquate Behandlung des kranken Säuglings. Das Standardwerk *Zur Ernährung des Kindes* schrieben Adalbert Czerny und Arthur Keller 1906. Das zweibändige Werk war viele Jahrzehnte die „Bibel" der Säuglingsernährung weltweit.

1897 wurde das erste deutsche „Säuglingsheim" für kranke Säuglinge in Dresden unter Leitung von Arthur Schloßmann (1867-1932) errichtet. Gleichzeitig öffnete hier die erste deutsche Pflegeschule für Säuglings- und Kinderkrankheiten ihre Pforten.

Im Winter 1901/1902 besaßen von 20 deutschen Universitäten nur acht eine Kinderklinik. An sechs Universitäten gab es zwar Vorlesungen zur Kinderheilkunde, aber keine Kinderklinik oder Kinderpoliklinik. In vier Universitäten gab es weder eine Kinderklinik, noch wurden Vorlesungen über Kinderheilkunde angeboten. Erst als 1918 das Fach Kinderheilkunde in Deutschland Prüfungsfach im medizinischen Staatsexamen wurde, errichteten alle Universitäten Kinderkliniken, besetzten sie mit Fachkräften und ernannten diese zu ordentlichen Professoren. „Herzstück" der neuen Kinderkliniken war die Milchküche, in der unter der Aufsicht einer bewährten Kinderkrankenschwester die verschiedenen Muttermilchersatzmilchen und Beikostspeisen zubereitet wurden. Häufig war der Milchküche auch eine Frauenmilchsammelstelle angeschlossen.

1917 wurde die erste staatliche Prüfungsordnung für Säuglingspflegerinnen erlassen.

In den 1960er Jahren wurden an vielen Universitätskinderkliniken Fachabteilungen eingerichtet. 1970 wurde die erste selbständige Abteilung für Neonatologie in Westdeutschland an der Universitätskinderklinik Heidelberg geschaffen. 1987 anerkannte die Kommission für fachliche Zusammenarbeit 21 Teil- oder Spezialgebiete in der Kinderheilkunde und veröffentlichte Leitsätze zur Bewahrung der fachlichen Einheit der Kinderheilkunde.

In den 1960er und 1970er Jahren vollzog sich ein tiefgreifender Wandel in der Beziehung von Kinderarzt, Eltern und Kind.

- In den 1920er Jahren gab es einige Kinderkliniken mit Mutter-Kind-Zimmern. Im Dritten Reich wurden diese Räume jedoch anderweitig genutzt. Erst in den 1960er Jahren wurde von Seiten der Eltern die Forderung nach Mutter-Kind-Zimmern neu erhoben. Heute verfügen die meisten Kinderkliniken über Eltern-Kind-Zimmer zur stationären Pflege von Kleinkindern mit ihren Eltern.
- Bis zum Beginn der 1970er Jahre hatten die meisten Kinderkliniken streng reglementierte Besuchszeiten. Seither können die Eltern ihre Kinder jederzeit besuchen und werden in ganz anderer Weise in die Behandlung des Kindes mit einbezogen.
- Früher wurden die Eltern bei kleinen Interventionen gebeten, vor der Türe zu warten. Heute bleiben sie in der Regel bei ihrem Kind.
- Vor den 1970er Jahren gingen die Ärzte bei einem Eingriff von einer generellen Zustimmung der Eltern bei der Aufnahme aus. Heute ist es selbstver-

ständlich, dass vor jedem Eingriff eine schriftliche Einwilligungserklärung der Eltern eingeholt wird.
- In den 1970er Jahren wurden die ersten Eltern-Selbsthilfegruppen gegründet. Heute gibt es für die meisten Erkrankungen im Kindesalter spezifische Eltern-Selbsthilfegruppen. Die Ärzteschaft hat damals ihr Informationsmonopol verloren, denn die Eltern nutzten die Selbsthilfegruppen zu einem sehr lebhaften und sehr fruchtbaren Informationsaustausch. Das Internet hat diese Möglichkeit heute auf eine ganz neue Weise erweitert.

Wandel des Spektrums der Säuglings- und Kinderkrankheiten
Im ersten „modernen" Lehrbuch der Kinderkrankheiten von 1774 beschrieb Nils Rosen von Rosenstein (1706-1773) insgesamt 25 Krankheiten im Kindesalter. 1794 wurden in einem Lehrbuch erstmals mehr als 30 Krankheiten beim Neugeborenen, beim Säugling und Kleinkind bis zum dritten Lebensjahr aufgeführt. Adolf Henke (1775-1843) führte in seinem Lehrbuch 1818 insgesamt 21 *Krankheiten, Bildungsfehler, und Gebrechen der Kinder unmittelbar nach der Geburt* auf. In einem weiteren Kapitel beschrieb er zehn *allgemeine und örtliche dem frühen Kindesalter eigentümliche Krankheiten*. Dabei unterschied er fünf Arten *krampfhafter Krankheitsformen*, sechs Formen *von gestörter Funktion des Speisekanals* sowie sieben Formen chronischer Hautausschläge. Schließlich behandelte er in einem dritten Kapitel sechs Formen *hitziger Ausschlags-Krankheiten* – die klassischen Infektionskrankheiten.

Während der letzten 200 Jahre wurden immer neue Ursachen für die Entstehung einer immer größeren Anzahl von Krankheiten entdeckt. Häufig wurde die Bedeutung der zuletzt entdeckten Arten der Krankheitsentstehung sehr überschätzt. Um 1800 erschienen Krankheiten im Rahmen der Tradition der antiken Säftelehre als fehlerhafte Mischung der Körpersäfte. In der ersten Hälfte des 19. Jahrhunderts wurden Krankheiten dann als Folge und Ausdruck eines Ungleichgewichts und einer Disharmonie der Seelenkräfte gesehen. In der zweiten Hälfte des 19. Jahrhunderts klassifizierte man die Erkrankungen primär nach der Art des pathologischen bzw. bakteriologischen Befundes. Unterschiede im Krankheitsverlauf gestatteten erstmals, verschiedene Formen von Geisteskrankheiten zu unterscheiden. In der ersten Hälfte des 20. Jahrhunderts waren die meisten Ärzte überzeugt, dass das genetische Erbe einen dominanten Einfluss bei der Entstehung der meisten Erkrankungen ausübe. Völlig unbeeinflusst hiervon, ja im Gegensatz hierzu, wies man in der Psychologie und der Pädagogik auf die Bedeutung der individuellen Geschichte hin und hielt den „neuen" Menschen für nahezu unbegrenzt formbar. In den 1970er Jahren erkannte man die Bedeutung verschiedener bio-psycho-sozialer Risikofaktoren bei der Entstehung komplexer

Erkrankungen. Neuerdings wächst das Verständnis für die Entwicklung systemisch bedingter Störungen. Alle diese Vorstellungen haben die Kinderheilkunde entscheidend mitgeprägt. So unterscheiden wir heute Tausende von Krankheiten im Säuglings- und Kindesalter. Da im 19. Jahrhundert die überwiegende Zahl der kranken und verstorbenen Säuglinge nie einen Arzt zu Gesicht bekam, sind Angaben über Krankheitshäufigkeiten und Todesursachen mit großer Zurückhaltung zu beurteilen. Nach Otto Heubner (1843-1926) verstarben in Berlin 1906 und 1907 von tausend lebenden Neugeborenen im ersten Lebensjahr 123 an einer Infektionskrankheit, insbesondere an einer infektiösen Magen/Darm-Erkrankung beziehungsweise einer Lungenentzündung. Bemerkenswert hoch war auch die Zahl der Säuglinge, die an Lues und Tuberkulose verstarben. Die zweitwichtigste Todesursache war die „Lebensschwäche". Diese wurde vor allen den Frühgeborenen zugeschrieben. Statt Lebensschwäche sprechen wir heute von Unreife und vorzeitiger funktioneller Belastung. Bei einem Anteil der Frühgeborenen von etwa 10 % der Neugeborenen starb also jedes zweite Frühgeborene an „Lebensschwäche". An dritter Stelle standen, modern ausgedrückt, die Langzeitfolgen einer Mangel- oder Fehlernährung.

Bis in die 1960er Jahre belegten die Patienten mit Infektionskrankheiten die größte Zahl der Betten in den Kinderkliniken. Danach erfolgte ein radikaler Strukturwandel. Dank der Erweiterung des allgemeinen Impfprogramms gab es immer weniger Kinder mit einem schweren Verlauf einer Kinderkrankheit. Moderne, orale Antibiotika gestatteten es, viele Infektionskrankheiten ambulant zu behandeln. Noch Anfang der 1970er Jahre wurde jedes Kind mit einer Harnwegsinfektion drei Wochen lang stationär behandelt. Unter der Devise „ein Kind gehört nicht ins Krankenhaus" bemühten wir Ärzte uns, durch einen im Voraus ausgearbeiteten, diagnostischen Plan, den Aufenthalt des Kindes in der Klinik so kurz wie möglich zu gestalten.

Tabelle: Von 1000 lebenden Neugeborenen in Berlin starben 1906 und 1907 im ersten Lebensjahr an[25]

I	Lebensschwäche	48
II	Infekionskrankheiten	123
	Masern	4
	Diphterie	1
	Keuchhusten	5
	Lues	4
	Tuberkulose	4
	Magen/Darmerkr.	74
	Hirnhautentzündung	3
	Sepsis	1
	Bronchitis	6
	Lungenentzündung	21
III	Mangel-/Fehlernährung	25
	Rachitis	2
	Krämpfe	17
	Abzehrung	6
IV	Missbildungen	1
	Angeb. Herzfehler	1

Wir lehrten die Eltern mit einfachen Tests, zum Beispiel auf Eiweiß im Urin, den Verlauf der Erkrankung zu Hause zu dokumentieren und sich erst, wenn gewisse Kriterien erfüllt waren, wieder zu melden.

Die 1960er und 1970er Jahre brachten entscheidende Verbesserungen in der Behandlung mehrerer Erkrankungen. Mit Hilfe differenzierter Herzkatheter-Untersuchungen und der Herzchirurgie konnten viele Herzfehler früh korrigiert oder die Hämodynamik der Fehler entscheidend verbessert werden. Mit neuen Zytostatika und neuen Therapieschemata, dem Ergebnis multizentrischer Studien, gelang es erstmals, Kinder mit akuter lymphatischer Leukämie zu heilen! Kinder mit chronischer Niereninsuffizienz bekamen durch die Einführung der Hämodialyse und der Nierentransplantation eine ganz neue Lebensperspektive. Die Neonatologie wurde durch die Einführung der mechanischen Beatmung und der parenteralen Ernährung der Frühgeborenen revolutioniert. Ich erinnere mich gut, wie wir durch die Einführung dieser Techniken in Heidelberg während eines Jahres etwa 50 Frühgeborene zusätzlich am Leben erhalten konnten.

Heute bestehen die Kinderkliniken in der Regel aus mehreren Spezialabteilungen. Die Neonatologie mit Intensivstation sowie einer Früh- und Neugeborenen Station beansprucht in der Regel die meisten Betten. Gewöhnlich gibt es eine Abteilung für Pulmonologie, Immunologie und Allergologie, Hämatologie und Onkologie und Neurologie. Große Kliniken führen darüber hinaus Abteilungen oder Spezialambulanzen für Nephrologie, Stoffwechselerkrankungen inklusive Diabetes mellitus und Endokrinologie. Hinzu kommen meist eine Röntgenabteilung inklusive Ultraschalluntersuchungen, eine Milchküche und ein Labor. An Stelle der akut kranken Patienten überwiegen heute die chronisch kranken Patienten.

Schwer lasten auf dem Alltag in der Klinik die Hypotheken hierarchischer Traditionen und die Dominanz der Männer in den Führungsebenen. Dieser Zustand wird konserviert durch Verwaltungen, für die es am einfachsten scheint, nur mit einem für alles verantwortlichen Leiter zusammenzuarbeiten. Verschärft wird die Situation durch einen über allem stehenden Sparzwang, der die letzten Freiräume für selbstverantwortliches Tun beseitigt. Wie soll eine Zusammenarbeit mit den Eltern auf Augenhöhe funktionieren, wenn es eine derartige Arbeitsbeziehung im Klinikalltag sonst nicht gibt?

Kurze Geschichte der Säuglingsernährung

Stillen und Stillhindernisse

Es ist uraltes ärztliches Wissen, dass Neugeborene und junge Säuglinge, sobald sie abgestillt werden, sehr gefährdet sind. Noch um 1900 war die Sterblichkeit von Flaschenkindern sieben Mal höher als die von gestillten Kindern. Weltweit gilt: Stillen ist die günstigste Form der Säuglingsernährung in den ersten sechs Lebensmonaten. Trotz dieser von allen Ärzten seit jeher vertretenen Ansicht schwankte der Anteil der Frauen, die ihr eigenes Kind stillten, sehr in Abhängigkeit von der Standeszugehörigkeit, Zeitperiode und Region. Besonders niedrig war die Stillbereitschaft der Frauen im 18. Jahrhundert in Paris und um 1900 in Süddeutschland. Eine geringe Stillbereitschaft ging regelmäßig einher mit einer erhöhten Säuglingssterblichkeit.

Nach Adolf Henke (1775-1843) durften Mütter nicht stillen, wenn sie an einer ansteckenden Krankheit litten wie z. B. Lues oder eine hitzige Krankheit – einer akuten Infektionserkrankung wie Typhus – , eine Anlage zur Tuberkulose, einen Anfall von Gicht, eine Rachitis oder eine Epilepsie aufwiesen, eine allgemeine Körperschwäche und ein sensibles Nervensystem zeigten, in höherem Alter waren oder an der Brust erkrankt waren. *Endlich wird das Selbststillen (…) unratsam bei Müttern aus den höheren Ständen, wenn die Verhältnisse ihres Standes und der Lebensart, die Beobachtung der nötigen Diät und des erforderlichen Verhaltens unmöglich machen.*

Heute unterscheidet man Stillhindernisse von Seiten des Kindes und von Seiten der Mutter. Eine echte Saugschwäche wie bei sehr kleinen Frühgeborenen oder eine schwere Erkrankung der Luftwege oder des Herzens können das Trinken an der Brust unmöglich machen. Ein absolutes Stillverbot besteht bei einigen seltenen angeborenen Stoffwechselerkrankungen. Bei Tumorerkrankungen der Mutter, bei schweren Infektionen (Lues, Tuberkulose, HIV) und Multipler Sklerose kann das Kind nicht gestillt werden.

Stillen nach Bedarf oder Stillen nach Schema[26]

Um 1900 überprüfte eine Generation junger „Internisten" mit dem Spezialgebiet Kinderheilkunde die traditionellen Vorstellungen der Säuglingsernährung anhand der neuen wissenschaftlichen Befunde auf den Gebieten der pathologischen Anatomie, der Bakteriologie, der Physiologie und der klinischen Chemie. Viele ihrer Gedanken wirkten revolutionär, ihre Erfolge waren beispiellos. Viele der bis dahin allgemein geübten Praktiken wurden als für das Kind schädlich erkannt, wie das regelmäßige Auswaschen des Mundes. Sie beobachteten, dass unter günstigen Umständen nahezu alle Mütter in der Lage waren zu stillen.

Sie lehnten es ab, das schlechte Gedeihen eines Säuglings allein der scheinbar „schlechten Qualität" der Milch der Mutter anzulasten, abzustillen und das Kind bei einer Amme trinken zu lassen. Sie unterschieden erstmals systematisch zwischen der Ernährung kranker und gesunder Säuglinge. Selbstverständlich wurden auch die traditionellen Stillempfehlungen kritisch betrachtet.

Alois Epstein (1849-1918), der Lehrer von Adalbert Czerny, hatte gezeigt, dass reife Säuglinge in der Klinik gut gediehen, wenn sie fünf Mal täglich von Ammen gestillt wurden. Czerny erklärte diesen Erfolg durch eine vollständige Entleerung des Magens zwischen den Mahlzeiten. Ohne diese sah er die Säuglinge von Ernährungsstörungen bedroht. Er empfahl das Neugeborene erst 24 Stunden nach der Geburt anzulegen, da die bis dahin getrunkene Milchmenge vernachlässigbar gering sei. Er hielt darüber hinaus eine nächtliche Stillpause von acht Stunden für das Kind zumutbar und jederzeit durchführbar, um die Kräfte der Mutter zu schonen. So ergaben sich fünf Stillmahlzeiten täglich, um sechs, zehn, 14, 18 und 22 Uhr. Czerny hielt die exakte Einhaltung der Stillzeiten für eine herausragende pädagogische Aufgabe. *Bei der Durchführung der Nahrungspausen handelt es sich also nicht bloß um eine für die Ernährung wichtige Maßregel, sondern tatsächlich um die erste Erziehung zur Beherrschung der Triebe.* Schließlich empfahl er, das Körpergewicht einmal täglich zu kontrollieren.

Klinische Studien konnten die behaupteten Vorteile des Stillens nach Schema nicht belegen. Im Gegenteil, die Ergebnisse waren unerwartet schlecht. Dennoch schlossen sich alle Kinderärzte Deutschlands dem Vorschlag Czernys innerhalb weniger Jahre an. Stillen nach Schema wurde zur Lehrmeinung, eine Art Markenzeichen der modernen deutschen Pädiatrie.[27] Im Ausland waren die streng reglementierenden Stillempfehlungen als „deutsche These" bekannt.

Die scheinbare Attraktivität des Stillens nach Schema für die Mütter lag in der angeblich größeren Unabhängigkeit und Schonung ihrer Kräfte durch einen klar strukturierten Tagesablauf mit wenigen Stillmahlzeiten und einer Ruhepause nachts. Die Praxis sah jedoch anders aus. Welche Mutter schläft nachts schon ruhig, wenn ihr Kind vor Hunger schreit? So wurde das Stillen nach Schema im Privathaushalt und auf dem Lande lange Zeit nicht akzeptiert. Auch in der Klinik gab es Widerspruch gegen die neuen Stillregeln. RT Jaschke übernahm 1908 die Leitung einer Entbindungsklinik in Wien. Bis dahin war das Anlegen mehr oder weniger dem Gutdünken der Mütter überlassen. (...) *Es kostete schwere Mühe, Wärterinnen und Mütter von dem Falschen dieses Vorgehens zu überzeugen. Tag für Tag mussten wir einfach so und so viele Kinder von der ungehorsamen [!] Mutter trennen, wenn wir unserer Vorschrift allmählich Achtung und Eingang verschaffen wollten.*[28]

Wie die rasche Übernahme der neuen Stillempfehlungen durch die Ärzteschaft um 1910 zeigt, leuchtete diesen das Stillen nach Schema so unmittelbar ein, dass eine eingehende Prüfung überflüssig erschien.

Das Stillen nach Schema passte zum Welt- und Wissenschaftsverständnis der damaligen Kinderärzte. In der pysikalisch-chemischen Welt schien das Zusammenspiel nach einfachen linear kausalen Regeln abzulaufen. In diesem Weltbild gab es stets nur eine richtige Lösung, und die einfachste schien auch die beste zu sein. So lag es nahe, auch den Stillvorgang zu normieren und zu schematisieren sowie den Aufwand zu minimieren und zu optimieren. Die Mutter-Kind-Beziehung wurde dabei auf die Ernährung reduziert. Alles, was diesen zweckrationalen Diskurs überstieg, erschien sentimental, emotional, ja schlicht überflüssig. Was sich in der Klinik als akzeptabler Kompromiss zwischen den Eigeninteressen der Ammen und den Energie- und Nährstoffbedürfnissen des Säuglings herausgestellt und als Standardregime bei Säuglingen schlecht ausgebildeter, unselbständiger Mütter in existentieller Not bewährt hatte, wurde nun ohne irgend einen zwingenden Grund auch den Müttern zu Hause als optimale Form des Stillens empfohlen. Czerny und seine Kollegen konnten mit außerhalb der Ernährung liegenden Seiten des Stillens, wie den Aspekten des Trostes, der Einstimmung, der Spiegelung im Mienenspiel von Mutter und Säugling nichts anfangen. Für sie war dies, wie hundert Jahre später Bundeskanzler Schröder formulierte, nur „Gedöns". Das Stillen nach Schema schien die Ernährung des Säuglings auf die einfachste Weise zu lösen. Die Normalität wurde als ein Einheitliches angesehen. Abweichungen gehörten in den Bereich des Pathologischen. Individualität wurde negiert. Niemand zeigte ein Interesse an Varianten. Wenn dann in der Praxis alles nicht so einfach zu laufen schien, so lag dies entweder daran, dass das Kind bisher falsch erzogen worden war, oder an der Inkonsequenz und Unfähigkeit der Mutter. Alle Kinderärzte waren damals männliche Ärzte des gehobenen Bürgertums. Vermutlich hatte keiner je einen Säugling selbst gepflegt. Hierzu gab es im Privatbereich Kindermädchen und in der Klinik Säuglingsschwestern.

Das Stillen nach Schema war auch Ausdruck des damals vorherrschenden Bildes vom Säugling und der Rolle der Frau. Um 1900 herrschte allgemein die Ansicht vor, dass das Neugeborene ein passives, großhirnloses Wesen sei, dessen chaotische Impulse durch Erwachsene konsequent gesteuert werden müssten. Auch die Frauen hatten damals psychologisch und gesellschaftlich einen schweren Stand. Männliche Frauenärzte sprachen vom physiologischen Schwachsinn des Weibes und diskutierten, ob Frauen überhaupt ein sexuelles Lustempfinden verspüren könnten. Die Versorgung durch die Ehe („eheliche Rechte") musste durch die Duldung „ehelicher Pflichten" bezahlt werden. Ein zeitgenössisches

Nachschlagewerk für junge Frauen hatte als Leitspruch gewählt „Lerne leiden, ohne zu klagen".[29] Frauen waren von einer akademischen Ausbildung weitgehend ausgeschlossen. Sie konnten ohne die Zustimmung des Ehemannes nicht über ihr Vermögen verfügen. Sie hatten kein Wahlrecht. In diesem Umfeld hätte es viel Mut bedurft, die Erfahrung älterer Mütter als Argument in einer Diskussion zu verwenden.

Das Stillen nach Schema entsprach dem damals herrschenden ärztlichen Selbstverständnis. Die Kinderheilkunde war damals noch keine eigenständige medizinische Disziplin. Die „Kinderärzte" standen unter dem permanenten Erfolgszwang, die inhaltliche Eigenständigkeit der Pädiatrie unter Beweis stellen zu müssen. Im Rahmen ihrer beschränkten therapeutischen Möglichkeiten nahmen die Ernährungsbehandlung kranker Kinder und die Ernährungsberatung gesunder Kinder einen großen Raum ein. Es war den männlichen Kinderärzten angesichts ihres ganz auf Autorität ausgerichteten Selbstverständnisses und der hierarchischen Machtstrukturen in der Klinik wohl nicht möglich, in einem so zentralen Bereich der Kinderheilkunde über ihren Schatten zu springen und den Schwestern und Müttern Raum für autonome Entscheidungsbefugnisse einzuräumen. So erscheint die strenge Vorschrift, dass allein der Arzt entscheidet, ob ein Säugling fünf oder sechs Mahlzeiten pro Tag erhalten soll, aus heutiger Perspektive extrem kleinkariert, ja lächerlich.

In einer Klinik sind feste Fütterungszeiten viel leichter zu organisieren und zu kontrollieren, als eine Fütterung nach dem Bedarf des Kindes. Insofern berücksichtigte das Stillen nach Schema die Sachzwänge institutioneller Abläufe. Zudem entsprach es den Anforderungen eines auf die Übermittlung von Fakten spezialisierten Ausbildungssystems.

Die Folgen der streng reglementierenden Stillempfehlungen für das Gedeihen, die psychische Entwicklung sowie die Mutter-Kind-Beziehung in Deutschland sind nur schwer zu beurteilen, da die Stillempfehlungen Teil eines ganzen Bündels von pflegerischen und sozialpolitischen Maßnahmen waren, die insgesamt die Säuglingssterblichkeit sehr erfolgreich senkten. Allerdings wird in der psychiatrischen Fachliteratur zwischen 1925 und 1960 mehrfach das Krankheitsbild der „Maternitätsneurose" beschrieben. Besonders besorgte und verantwortungsbewusste Mütter, Ärztinnen, Arztfrauen und Kinderkrankenschwestern fühlten sich plötzlich völlig unfähig, ihr Kind zu stillen und zu versorgen. Sie sind wahrscheinlich an dem Konflikt zwischen ihrem rigiden Über-Ich, das sich an den rationalen Regeln der streng reglementierenden Stillempfehlungen orientierte, und den nonverbalen Signalen ihres Kindes gescheitert. In vielen Ländern der Dritten Welt wurde über einen Rückgang der Stillrate nach der Einführung der europäischen Form der Geburtshilfe mit strenger Trennung von Mutter und Kind und der streng reglementierten Stillzeiten berichtet. Der Rückgang ging mit einer erhöhten Säuglingssterblichkeit einher, da nichtgestillte Säuglinge unter ungünstigen hygienischen, wirtschaftlichen und gesellschaftlichen Bedingungen eine mehrfach höhere Mortalität aufweisen als gestillte Säuglinge.

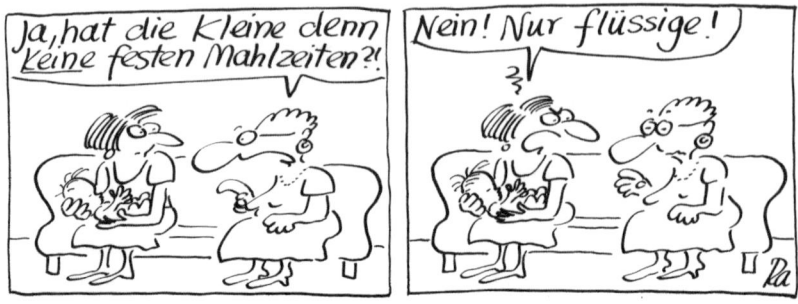

Abb. 34: Renate Alf 1991: Bedeutungswandel des Begriffs „feste Mahlzeiten"

Die Revision der Stillempfehlungen in den Jahren 1960 bis 1980 vollzog sich in der Medizin schrittweise in aller Stille und war im Wesentlichen eine Antwort auf Anstöße von außen, der Stillbewegung, der Frauenbewegung, der Säuglingsforschung und der antiautoritären Bewegung der 1960er Jahre. Die angeblichen Vorteile eines Stillens nach Schema wurden nach und nach als Irrtümer entlarvt, und immer mehr Ärzte gingen zu den alten vor 1900 geltenden Empfehlungen eines Stillens nach Bedarf zurück. Der Begriff „feste Mahlzeiten" wird nicht mehr als Synonym für stets gleiche Fütterungszeiten verstanden.

Unsere Umgangssprache kennt bisher nur die Begriffe Stillen nach Schema und Stillen nach Bedarf. Beide Sprachbilder nehmen die Mutter-Kind-Beziehung nur unter der Perspektive von Subjekt und Objekt oder Herrschendem und Beherrschtem wahr. Die Bezeichnung individueller Mutter-Kind-Stillrhythmus wäre ein Vorschlag, dem Aspekt der Autonomie und Wechselwirkung dieser einzigartigen und einmaligen Zweierbeziehung auch sprachlich Ausdruck zu verleihen.

Stillen durch eine Amme
Noch zu Beginn des 20. Jahrhunderts wurden viele Kinder der oberen Klassen durch Ammen gestillt, wenn die Mutter nicht bereit war zu stillen oder nicht stillen konnte. Das „Ammenwesen" nahm einen erheblichen Teil des Textes in den Lehrbüchern der Kinderheilkunde des 18. und 19. Jahrhunderts ein. Während der ersten Jahrzehnte des 20. Jahrhunderts wurde das Stillen durch Ammen auf-

gegeben. Der allgemeine Lebensstandard verbesserte sich. Alleinstehende Frauen hatten es nicht mehr so schwer, einen Arbeitsplatz zu finden. Die Säuglingsfürsorge nahm sich besonders der unehelichen Kinder alleinstehender Mütter an. In beschränktem Umfang wurden Krippenplätze für diese Säuglinge geschaffen. Die Überlebenschancen von Säuglingen, die mit Muttermilchersatznahrungen ernährt wurden, näherte sich zunehmend der der gestillten Säuglinge.

Muttermilchsammelstellen
Muttermilchbanken dienen dazu, gespendete Frauenmilch zu sammeln und zu untersuchen. In den 1960er und 1970er Jahren wurden viele Milchbanken angesichts des hohen Personalbedarfs aus ökonomischen Gründen geschlossen. In den 1980er Jahren führte die Sorge vor einer HIV-Infektion durch nicht pasteurisierte Frauenmilch zur Aufgabe weiterer Frauenmilchbanken. Die Entdeckung verschiedener Vorzüge von Spenderinnenmilch im Vergleich zu Frühgeborenen-Milchnahrungen führte zu einer Renaissance des Einsatzes von Muttermilch und Spenderinnenmilch in der Ernährung kleiner Frühgeborener. Frühgeborene zeigen z. B. bei einer Ernährung mit Muttermilch oder Spenderinnenmilch sehr viel seltener eine mit Nekrosen einhergehende Darmentzündung. In Deutschland gibt es derzeit zehn Frauenmilchbanken. Sie stammen alle aus der Zeit vor 1989, als in der DDR, wie in Skandinavien heute, alle sehr kleinen Frühgeborenen ausschließlich mit Muttermilch beziehungsweise Spenderinnenmilch ernährt wurden. Dass es derzeit keine Frauenmilchbank in den alten Bundesländern gibt, ist charakteristisch für die hier herrschende Dominanz ökonomischen Denkens in den Verwaltungen und der Leitungsebene der Kinderkliniken, die Schwäche der Neonatologen bei der Durchsetzung medizinisch begründeter Ansprüche der Frühgeborenen und den mangelnden Sinn für Solidarität zwischen den Eltern.

Muttermilchersatznahrung
Die Geschichte der Muttermilchersatzprodukte ist eine große Erfolgsgeschichte. Pioniere waren u. a. Louis Pasteur (1822-1895), der Entdecker der Hitzesterilisation, und Justus von Liebig (1803-1873), der auf der Basis einer chemischen Analyse der Muttermilch ein Rezept für eine Muttermilchersatznahrung aus Mehl, Malz, Kuhmilch und Pottasche veröffentlichte. Dieses Rezept war die Basis für Henri Nestlé's Kindermehl aus gemahlenem zwiebackähnlichem Weizenbrot, Milchkonzentrat und Kaliumbicarbonat.

Die Geschichte der Zusammensetzung der Muttermilchersatznahrungen ist die Geschichte ihrer Angleichung an die Muttermilch. Vier Beispiele sind: Carl von Voit (1831-1908) und Max Rubner (1854-1932) ermittelten experimentell den

Energiegehalt von Protein, Fett und Kohlenhydraten. Damit konnte der Energiehalt von Muttermilchersatzprodukten an den der Muttermilch angepasst werden. Otto Heubner (1843-1926) und Adalbert Czerny (1863-1941) beobachteten, dass die Kombination von Reismehl und Laktose besser vertragen wurde als Laktose allein. Dies ist der Ursprung des 1. und 2. Kohlenhydrats in alten Rezepten. Mitte der 1960er Jahre stellte der Austausch des Milchfettkörpers durch Pflanzenfette den entscheidenden Schritt vom reinen Molkereiprodukt zum High-Tech-Produkt der adaptierten Milchnahrung dar. Die 1980er Jahre waren die Zeit der Veränderung des Proteinkörpers der Muttermilchersatznahrung. Es ist die Geburtsstunde der Proteinhydrolysate.

Aber nicht nur die Zusammensetzung, sondern auch die Lagerung und die Anwendung der Muttermilchersatzprodukte wurden verbessert. Vier Beispiele: der Gummisauger stammt aus dem Jahr 1845; die schonende Hitzekonservierung von Kuhmilch (Pasteurisierung) wurde 1890 eingeführt; die Kontrolle der Rindertuberkulose gelang in den 1930er Jahren, und erst in den 1950er Jahren erwarb nahezu jeder Haushalt einen Kühlschrank.

Beikost

Beikost ist die Nahrung, die ein Säugling neben der Muttermilch beziehungsweise der Muttermilchersatznahrung erhält. Heute spricht man oft auch von Gläschenkost, da viele Beikostmahlzeiten in Gläschen angeboten werden. 1918 wurde die Beikost, wie heute, erst im zweiten Lebenshalbjahr eingeführt. Es wurden verschiedene Gemüsesorten, Fleischbrühe und Zwieback angeboten. Gleichzeitig wurde vor einer einseitigen Ernährung mit zu großen Mengen Milch gewarnt. Eier und Fleisch sollten erst im zweiten Lebensjahr gegeben werden.

Adalbert Czerny plädierte in den 1920er Jahren für die frühe Einführung der Beikost schon ab dem dritten Monat.[30] Neugeborene besitzen einen Wassergehalt von 75 % des Körpergewichtes, sechs Monate alte Säuglinge von 70 % und Erwachsene von 58 %. Gleichzeitig reift der Immunhaushalt. Czerny stellte deshalb die Hypothese auf, dass ein hoher Wassergehalt die Infektionsanfälligkeit erhöht. Säuglinge, die Wasser entweder rasch assimilierten oder schon bei kleinen Störungen rasch verloren, waren stets auch besonders infektionsanfällig. Diese sogenannten „hydrolabilen" Säuglinge schienen seine Hypothese zu belegen. Czerny empfahl deshalb, eine knapp bemessene Wasserzufuhr von maximal 800 ml/d, um die chemische Reifung des Körpers zu beschleunigen. Dieses Ziel war nur durch eine Beschränkung der Milchzufuhr und den frühzeitigen Einsatz von wasserarmer Beikost zur Deckung des Energiebedarfs möglich. Heute betrachten wir die altersabhängigen Veränderungen des Wassergehaltes und der Immunität als zwei getrennte Vorgänge.

Die Beikost wurde im Verlauf des 20. Jahrhunderts vielfach verändert. Drei Beispiele sind:
- Der Zeitpunkt der Einführung verschiedener Lebensmittel. Fleisch wird heute schon im siebten Monat angeboten, da das Eisen im Fleisch in einer besonders gut verfügbaren Form vorliegt.
- Die Zutaten sollen nährstoffreich sein. Vollkornprodukte ersetzen deshalb die früher so beliebten Zwiebacke und Biskuits.
- Zutaten sollten keine für den Säugling gefährlichen Konzentrationen von Nähr- oder Fremdstoffen enthalten. Leber wurde deshalb wegen eines möglicherweise hohen Gehaltes an Vitamin A in den 1980er Jahren von der Zutatenliste gestrichen.

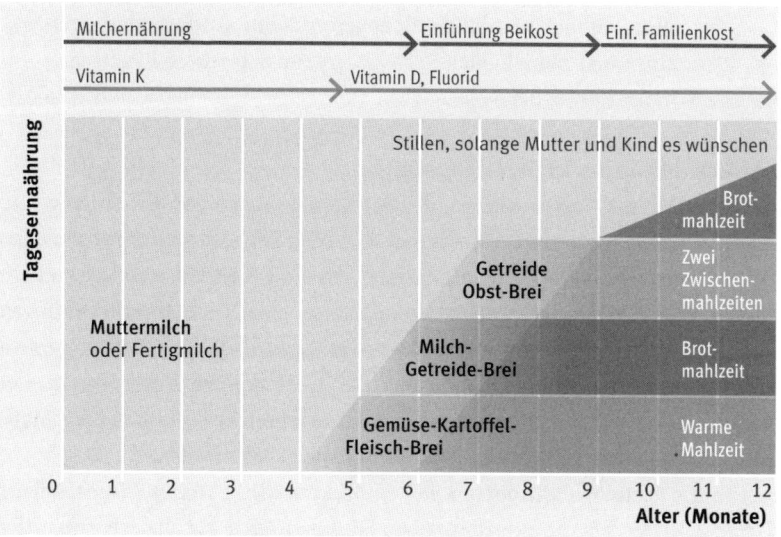

Abb. 35: Aktueller Ernährungsplan für das erste Lebensjahr aus dem Forschungsinstitut für Kinderernährung Dortmund

Jede Änderung des Schemas der Säuglingsernährung, sei sie auch noch so gut begründet, birgt Risiken.

EXKURS: Eine Änderung der nationalen Ernährungsempfehlungen in Schweden löste eine Epidemie aktiver Zoeliakie aus (pathologische Überempfindlichkeitsreaktion gegen das Getreideeiweiß Gluten).[31]

Vor etwa 20 Jahren erlebte Schweden eine Epidemie aktiver Zoeliakie bei Säuglingen und Kleinkindern. Was war geschehen? Die nationalen Ernährungsempfehlungen für die Beikosternährung im ersten Lebensjahr waren in zwei Punkten geändert worden. Erstens, glutenhaltige Beikost sollte nicht mehr im vierten, sondern erst im sechsten Monat eingeführt werden. Da die Mehrzahl der Säuglinge im sechsten Monat nicht mehr gestillt wurde, kamen nun viele Säuglinge zu einem Zeitpunkt erstmals mit großen Mengen Gluten in Kontakt, in dem sie ohne Schutz durch Muttermilch waren. Zweitens war gleichzeitig auch die Zusammensetzung des Getreide-Milch-Breis verändert worden. Um weniger Milchprotein zuzuführen, war der Anteil des Getreidepulvers verdoppelt worden.

Wie sich retrospektiv ergab, hatten die Säuglinge in Schweden, erstmals Gluten zu einem besonders ungünstigen Zeitpunkt und zweitens zusätzlich in größeren Mengen erhalten. Beide Änderungen zusammen lösten die Epidemie aus. Niemand hatte diese Reaktion im Voraus für möglich gehalten.

Die Ernährung des kranken Säuglings

Der Wandel des Verständnisses des Zusammenhangs von Ernährung und Krankheit veränderte auch die Art der ärztlichen Behandlung. Die Pathologen der ersten Hälfte des 19. Jahrhunderts waren die ersten, die wissenschaftlich fundierte Vorstellungen von den Veränderungen bei Durchfallserkrankungen entwickelten. Sie interpretierten die Darmveränderungen als Entzündung, also als Gastroenter*itis*. Diese Erkenntnisse hatten jedoch keinen Einfluss auf die Behandlung. Weiterhin wurden nach der antiken Säftelehre „purgierende" Maßnahmen wie Einläufe, Aderlässe und Abführmittel empfohlen.

Louis Pasteur und Robert Koch entdeckten die bakterielle Infektion als Ursache vieler Entzündungsprozesse. Dies galt auch für viele Formen der Durchfallserkrankung. Erste hygienische Maßnahmen wie das Stillen kranker Säuglinge durch Ammen in der Klinik oder die Gabe von frisch gemolkener Tiermilch senkten die Sterblichkeit.

1906 fassten Adalbert Czerny und Arthur Keller mit dem Oberbegriff Ernährungsstörung alle ernährungsabhängigen Krankheitszustände des kindlichen Organismus zusammen.[32]

Die Ernährungsstörungen ex alimentatione befassten sich mit den Wirkungen einer schädlichen Zusammensetzung der Nahrung oder einer zu kleinen beziehungsweise zu großen Nahrungsmenge auf die Vorgänge im Darm und den Gesamtorganismus. Sie unterstellten, dass ein derartiges inadäquates Nahrungsangebot die Toleranz des Körpers – was das auch immer im Einzelnen bedeuten mochte – überschreiten würde. Der Nahrungsaufbau nach einer

Durchfallserkrankung sollte deshalb sehr vorsichtig in kleinen Schritten erfolgen und durch eine Teepause eingeleitet werden. Zentrales Kriterium für eine Steigerung des Nahrungsangebots war die Beschaffenheit des Stuhls, die täglich auf der Stuhlvisite beurteilt wurde. Da 1906 Vitamine und Spurenelemente unbekannt waren und der Wasser- und Mineralstoffstoffwechsel nur ansatzweise verstanden wurde, behandelte man die Säuglinge mit einer Vielzahl von empirisch ermittelten Nahrungsgemischen.

Die Ernährungsstörungen ex infectione befassten sich mit den Auswirkungen einer Infektion auf Ernährung und Ernährungsstatus. Man lehrte, dass Bakterien schädliche Zersetzungsprodukte im Darm bilden würden, die wegen ihrer toxischen Wirkung auf den Gesamtorganismus besonders zu fürchten seien.

Schließlich werden unter der Ernährungsstörung ex constitutione Patientengruppen mit genetischen Besonderheiten zusammengefasst.

Der Begriff der Ernährungsstörung war für etwa 50 Jahre ein Leitbegriff. Heute reden wir von Mangel- und Fehlernährung, Allergie, Stoffwechsel- und Regulationsstörungen. Statt einer Vielzahl spezieller Kostformen z. B. für Magen-, Leber- und Gallepatienten kennt die moderne Diätetik heute nur noch die Vollkost, die Energie-, Eiweiß-, und Elektrolyt-definierten und gastroenterologischen Diäten, die parenterale Ernährung und die Sonderdiäten.

4. Zusammenschau

> *Um die Kinder allein ging es niemals.*
> **Wolfgang Tietze, Kleinkindpädagoge**[1]
>
> *Das Verhalten des Säuglings ist so vielschichtig zu verstehen, da kulturelle Vorstellungen von der menschlichen Natur die Interpretation dessen, was der Beobachter zu sehen glaubt, ganz unmerklich zu beeinflussen vermag. Ein schönes Beispiel ist die unterschiedliche Beschreibung des ersten Lebensjahres durch Freud, Erikson und Piaget. Jeder dieser bedeutenden Theoretiker beleuchtete einen speziellen Aspekt des Säuglings, indem er von Annahmen ausging, die ihre Wurzeln im erweiterten kulturellen Kontext ihres Lebensraums hatten.*
> **Jerome Kagan, Entwicklungspsychologe**[2]
>
> *Die Vergangenheit ist dafür da, dass wir sie kennenlernen; die Gegenwart, dass wir sie bewältigen; und die Zukunft, dass wir von ihr lernen.*
> **Bingu wa Mutharika, Präsident von Malawi**[3]

Die im ersten Kapitel detailliert dargestellten Bilder vom Säugling sind nicht zufällig entstanden oder in Vergessenheit geraten. Ihr Erscheinen ist Ausdruck des jeweils herrschenden Zeitgeistes. Wenn man diese Einzelbilder zusammen betrachtet, so ergeben sie zeittypische Muster der Vorstellungen vom Säugling. Um die Darstellung dieser zeitgebundenen Muster geht es mir in diesem Kapitel.

Der jeweils besondere Blick der Zeitgenossen auf den Säugling kann helfen, ein vertieftes Verständnis der speziellen Sichtweise vergangener Zeitperioden zu gewinnen – und damit auch im Gegensatz dazu ein vertieftes Verständnis der Gegenwart.

4.1 Die Morgenröte der Kinderheilkunde und Pädagogik (1700-1860)

Noch in der Mitte des 19. Jahrhunderts war Deutschland ein Agrarstaat. Die Menschen auf dem Lande lebten im Rhythmus der Jahreszeiten. Es war so, wie es schon immer war. Hungersnöte, Seuchen, Kriege und Unfälle bedrohten das alltägliche Leben. Die Obrigkeit regierte von Gottes Gnaden. Das persönliche Schicksal lag in Gottes Hand.

Der Bauernhof erforderte die volle Arbeitsleistung von Mann und Frau. Sitten und Bräuche regelten ihre Beziehung. Die Dorfgemeinschaft wachte über ihre Einhaltung. Kinder waren wichtige Arbeitskräfte. Wirtschaftlich gut ging es einem Hof erst dann, wenn die Eltern durch eine stattliche Zahl von Kindern mittleren Alters unterstützt wurden. Unwissenheit, schädliche Bräuche, Überforderung auf der einen und Vernachlässigung auf der anderen Seite, immer wieder grassierende Seuchen und alltägliche Unfälle führten jedoch zu einer hohen Säuglingssterblichkeit. Etwa jeder sechste Säugling starb im ersten Lebensjahr. Die gesundheitliche Situation der Säuglinge auf dem Lande dürfte um 1850 nicht viel anders ausgesehen haben als um 1700 – vielleicht mit Ausnahme des Schutzes vor Pocken infolge der Pockenschutzimpfung.

In den Städten bildete sich im 17. und 18. Jahrhundert nach dem König und dem Adel, dem ersten Stand, sowie der Geistlichkeit, dem zweiten Stand, das Bürgertum als dritter Stand aus der Schicht der Handwerker, Kaufleute, Verwalter, Lehrer, Juristen, Ärzte und Apotheker. Ihr neues Selbstbewusstsein verdankten sie der Gedankenwelt der Aufklärung. Die Aufklärung griff Vorstellungen wie den Humanismus auf und entwickelte die besondere Art naturwissenschaftlichen Denkens. Philosophisch plädierte die Aufklärung für eine strenge Trennung von Natur und Geist, eine nun nicht mehr wegzudenkende Dichotomie, für die vor allem René Descartes stand (1596-1650). Nachdem im 17. Jahrhundert die grundlegenden physikalischen Gesetze der Mechanik beschrieben worden waren, entdeckte der Schotte James Hutton (1726-1797), der Vater der Geologie, dass das Gesicht der Erde nicht durch die Sintflut, sondern durch Erosion und Vulkanismus in unvorstellbar langen Zeiträumen geprägt worden war. Diese Erweiterung des Zeithorizontes schuf die Basis für alle Vorstellungen einer globalen Entwicklung.

Nach Immanuel Kant (1724-1804) ist die Aufklärung „der Ausgang des Menschen aus seiner selbstverschuldeten Unmündigkeit", was den Mut voraussetzt, „sich seines Verstandes ohne Leitung anderer zu bedienen". Vernunft, Mut zur Kritik, geistige Freiheit und religiöse Toleranz sollten Traditionen, religiöse Dogmatik, kirchliche und staatliche Autorität, moralische und ständische Vorurteile überwinden. Es galt, die menschlichen Verhältnisse in vernunftgemäßer Weise von Grund auf neu zu ordnen und zu gestalten. Nach Kant hängen die empirische Anschauung und rationales Denken von vorgeprägten Kategorien wie Raum, Zeit und den Gesetzen der Logik ab. Die Welt kann deshalb nur erkannt werden, „wie sie uns erscheint" und nicht „wie sie an sich ist". Glauben und Wissen gehören getrennten Welten an. Das Sittengesetz fordert die Annahme der Existenz Gottes, der Freiheit und der Unsterblichkeit. Ethische Gebote sind nur dann sittlich, wenn sie frei von eigennützigen Motiven als allgemein verpflichtende Gesetze von Menschen selbst gesetzt und im Sinne der sittlichen Autonomie freiwillig erfüllt werden (kategorische Imperative). Kants Nachfolger begründeten den deutschen Idealismus. Georg Wilhelm Friedrich Hegel (1770-1831) betrachtete die Geschichte als dialektischen Prozess der Selbstentfaltung des „absoluten Geistes" zu sich selbst. Im absoluten Geist werden Denken und Sein letztlich eins. Die höchste Vollendung erfährt die Realität im „objektiven Geist" des preußischen Reformstaates, der alle als Staatsbürger anerkennt und somit Freiheit, Gerechtigkeit und Kultur ermöglicht.

Um 1800 entwickelte sich im Umfeld des deutschen Idealismus ein spezifisch deutsches Erziehungsideal. Die Protagonisten des bürgerlichen Bildungsideals bestanden nicht darauf, das Volk zum politischen Handeln zu bewegen, sondern hofften, dass der einzelne Bürger und die Fürsten durch kulturelle Veredelung reif würden für den künftigen Vernunftstaat. Es war der Traum einer politisch vordemokratischen Gesellschaft, über ästhetische Bildung frei zu werden, „die Menschen klassisch zu bilden und nicht zu äußeren Zwecken zu erziehen".

Die Romantiker sahen einen anderen Weg, Natur und Geist miteinander zu versöhnen. Sie glaubten an die souveräne Freiheit des Ichs und dessen Möglichkeit der Einswerdung mit dem Universum im unmittelbaren Erlebnis der Natur, der Musik, der Kunst, in Phantasie, Vision und Traum. Novalis (1772-1801) beschrieb 1798 das Anliegen der Romantiker wie folgt: *Gebe dem Gemeinen einen hohen Sinn, dem Gewöhnlichen ein geheimnisvolles Ansehen, dem Bekannten die Würde des Unbekannten und dem Endlichen den Schein des Unendlichen.* Sie entwickelten einen ungemein feinen Sinn für das Individuelle und ein außerordentliches Einfühlungsvermögen in ferne und fremde Individualitäten.

Politisch wirksam wurde die Aufklärung in der Etablierung einer konstitutionellen Monarchie in England 1688, im aufgeklärten Absolutismus Friedrichs des Großen, der Unabhängigkeitserklärung 1776 und der Verfassung der Vereinigten Staaten von Amerika anno 1788 sowie der französischen Revolution von 1789 mit ihrer Forderung nach universell gültiger Freiheit, Gleichheit und Brüderlichkeit. Napoleon verbreitete die Ideen der französischen Revolution in Europa. Sein machtpolitisches Scheitern mündete auf dem Wiener Kongress (1815) in eine Phase der politischen Restauration (1815-1848).

Im 17. Jahrhundert förderte der französische Staat im Rahmen des Merkantilismus Handel und Gewerbe und hob damit den Wohlstand des Bürgertums. In England führte eine spezifische Mischung aus naturwissenschaftlichem Interesse, unternehmerischem Wagemut und einer pragmatischen Einstellung den Bedürfnissen des Marktes gegenüber zu einer schleichend beginnenden, dann sich zunehmend beschleunigenden Industrialisierung. Es begann mit einer handgetriebenen Spinnmaschine 1764, um den Bedarf der Baumwollweber an Garn zu decken. Um die Leistungsfähigkeit verbesserter Spinnmaschinen zu nutzen, wurden sie mit einer „Kraftmaschine" gekoppelt. Pferdekraft wurde zuerst durch Wasserkraft und dann durch die Dampfmaschine ersetzt. Voraussetzung für eine effektive Nutzung der industriellen Produktion von Baumwollstoffen war eine leistungsfähige Infrastruktur. Wasserstraßen und Schienenwege dienten dem Transport des Brennstoffs Kohle aus nahegelegenen Kohlegruben, dem Transport des Rohstoffs Baumwolle und dem Versand der fertigen Garne und Stoffe über einen nahe gelegenen Hafen. Zunächst wurden die Loren auf den Schienenwegen von Pferden gezogen. 1829 wurde die erste zuverlässig einsetzbare Lokomotive von Stephenson in Betrieb genommen. Mit Manchester entstand um 1800 die erste industriell geprägte Großstadt.

In Deutschland beschränkte sich die Industrialisierung zunächst auf nur wenige Gegenden. Mit der Industrialisierung einer Region kam es regelmäßig zu einem existentiellen Verdrängungswettbewerb eines Teiles des dort ansässigen traditionell tätigen Gewerbes. Im heutigen Geschichtsbewusstsein sind die Hungeraufstände der Weber in Schlesien in den 1840er Jahren in Erinnerung geblieben, wohl wegen des gleichnamigen Dramas von Gerhart Hauptmann.

Im 18. und in der ersten Hälfte des 19. Jahrhunderts wurde die Basis für die naturwissenschaftliche Medizin gelegt. Die Kenntnis der Naturgesetze und der anatomischen Strukturen gestattete zwischen Fabelwesen und anderen Phantasiegestalten und real möglichen Wesen zu unterscheiden sowie aus der Vielzahl ähnlicher Individuen die Gemeinsamkeiten eines abstrakten Idealtyps zu definieren. An die Stelle von „häufig" und „selten" tritt die Vorstellung von „normal" und „pathologisch". Die Zusammenschau eines besonderen klinischen Befundes bei einer Gruppe von Patienten einerseits und dem weiteren klinischen Verlauf andererseits ermöglicht es, den wahrscheinlichen weiteren Verlauf vorherzusagen und aufgrund dieser Prognose eine frühzeitige Behandlung einzuleiten. Der Vergleich der pathologischen Befunde verstorbener Säuglinge mit dem klinischen Verlauf erlaubte, die erste auf einer pathologischen Systematik aufbauende Krankheitslehre zu formulieren. Diese theoretischen Fortschritte hatten jedoch bis 1850 nur marginalen Einfluss auf die Gesundheit der Bevölkerung und die Behandlung von Krankheiten.

Im 18. Jahrhundert entstand die Vorstellung von den getrennten Lebenssphären von Mann und Frau. Die Familie, über Jahrhunderte eine Zweckgemeinschaft, wandelte sich in einen Hort der Geborgenheit. Die Männer des gehobenen Bürgertums arbeiteten als Juristen und Beamte, Freiberufler und Professoren außer Haus und hatten keinen Anteil mehr an der Hauswirtschaft. Sie setzten alles daran, sich durch ihre Lebensführung sowohl von den „frivolen" Ausschweifungen des Adels als auch von der „Stumpfheit" der Bauern und Handwerker abzusetzen. Sie waren stolz darauf, dass sich ihre Frauen nicht mehr mit körperlicher Arbeit plagen mussten, sondern ausschließlich ihren „natürlichen" Pflichten nachkommen konnten. Die ideale Gefährtin kümmerte sich aufopfernd um Heim und Kinder und umsorgte den Gatten, sobald dieser nach Hause kam. Unter diesen Bürgerfrauen fiel die Überhöhung der → Mutterliebe und der damit verbundene Weiblichkeitsentwurf auf fruchtbaren Boden, versprach er doch eine unangefochtene innerhäusliche Machtposition und die Entlastung von den harten Pflichten des Broterwerbs. Jean-Jacques Rousseau (1712-1778) formulierte: „Die Männer zu erziehen, wenn sie jung sind, sie zu umsorgen wenn sie groß sind, sie zu beraten, sie zu trösten, das sind die Pflichten der Frauen zu allen Zeiten." Im Gegensatz zu den Männern 150 Jahre später scheuten sich die Männer im 18. Jahrhundert nicht, Gefühle zu zeigen, etwa zu weinen und den Kindern ein zärtlicher Vater zu sein.

Die Aufklärung führte zu einer größeren Wertschätzung der gewollt kleineren Zahl der Kinder. Die größere Intimität verlangte von den Kindern einerseits ein höheres Maß an Wohlverhalten, Gehorsam und Disziplin. Andererseits führte die Entstehung der Idee der Mütterlichkeit auch zu einer milderen und verständnisvollen Kindererziehung, die dem Kind mehr Vertrauen entgegenbrachte und mehr Autonomie zugestand.[4] In der Kindererziehung verdrängten eine positive Grundstimmung und eine reflektierte Fürsorge Indifferenz, Unbekümmertheit und die Angst um das eigene Leben[5]. Der Dichter Jean Paul (1763-1825) charakterisierte *Deutschland – [als] Land der Pädagogopädien und der Kinderliebe.*[6]

Als Bürger des 21. Jahrhunderts fällt dem Autor bei der Lektüre der Orginalschriften der Philanthropen („Menschenfreunde") Joachim Heinrich Campe (1746-1818) und Johann Friedrich Zückerts (1737-1778) sowie des Arztes und Volkserziehers Christoph Wilhelm Hufeland (1762-1836) besonders die profunde Menschenkenntnis, das detaillierte Beobachtungsvermögen, das tiefgehende Einfühlungsvermögen, die alles durchdringende Mitmenschlichkeit und die praxisorientierte Sprache auf. Die ins Schriftstellerische gehenden, manchmal etwas altmodisch sperrigen Texte heben sich angenehm von den naturwissenschaftlich trockenen, emotionslos kühlen Texten späterer Autoren ab und machen die Lektüre zu einem besonderen Lesevergnügen. Hat man umgekehrt das Inhaltsverzeichnis des mit bitterer Ironie geschriebenen *Krebsbüchleins oder Anweisung zu einer unvernünftigen Erziehung der Kinder* von Christian Gotthilf Salzmann (1744-1811) mit seinen 36 detailliert ausgeführten grundlegenden Erziehungsfehlern und Übergriffen Kindern gegenüber studiert, so glaubt man für den Moment, dass es wohl nichts Neues unter der Sonne gibt; alles Unverständnis, alle Erziehungsfehler und Grausamkeiten gegen Kinder scheinen schon immer da gewesen zu sein.

Bis zum 18. Jahrhundert verkörperte das ungebärdige, „unerzogene" Kind alle menschlichen Laster. Man begegnete ihm teilweise mit Gleichgültigkeit, teilweise mit Skepsis. Das aufgeklärte Bürgertum glaubte nicht mehr an die → Erbsünde als Hintergrund kindlichen Verhaltens. Es entwickelte eine liebevolle Sicht auf das Kind. Dieses sollte lebhaft, fröhlich und offen sein, gesund und aufgeweckt. Liebe und Lob ersetzten bei der Erziehung zunehmend den Stock. Eltern und Kinder verbrachten gemeinsame Spiel-, Erzähl- und Lesestunden. Die frühe Kindheit erschien als undurchsichtiger, chaotischer Zustand, in dem das Kind von seinen Leidenschaften regiert wird und von einer sinnlichen Attraktion zur nächsten schweift. Dieser Zustand wurde nicht moralisch verurteilt, dennoch war es die wichtigste Aufgabe der Erzieher, das Kind aus diesem ungeordneten Zustand herauszuführen, zur Einsicht in die Notwendigkeit der Selbstdisziplin und des Wissenserwerbs.

Der englische Philosoph John Locke (1632-1704) postulierte, dass alle Ideen von Erfahrungen ausgingen. Der Geist eines Neugeborenen sei wie ein → unbeschriebenes Blatt. Die ersten Ideen seien einfache Ideen der Sinnesempfindungen. Der Geist des Säuglings verhalte sich dabei weitgehend → passiv. Später kämen die Ideen der Reflexion, des Denkens und Glaubens hinzu. Hierbei forme der Geist auf → aktive Weise komplexe Ideen, indem er einfache Ideen kombiniere oder von ihnen abstrahiere. Locke machte sich deshalb Gedanken über eine vernunftgemäße Pflege und Erziehung des Kindes von Geburt an und empfahl u.a., dass Säuglinge von der eigenen Mutter gestillt, frühzeitig an eine „naturgemäße und einfache" Nahrung gewöhnt und nicht mit Bändern straff gewickelt werden sollten (→ Wickelkind). Anhänger seiner Ideen schufen eine umwälzende und folgenreiche „philantropische" Erziehungsreform. Sie forderten natürliche, kindgerechte, ungezwungene, spielerische, fröhliche und milde

Lehr- und Lernmethoden, die den Bedürfnissen der Kinder auf eine wahrhaft menschenfreundliche, eben philantropische Weise, gerecht werden sollten. Kinder verkörperten das heraufziehende Neue, d. h. die Zukunft eines zur Vernunft gelangenden Menschengeschlechts.

Jean-Jacques Rousseau (1712-1778) stellte mit seiner Lehre vom Naturzustand des kulturell noch nicht entfremdeten Menschen die aufgeklärte Vernunfterziehung in Frage. Jedes Lebensalter habe seine ihm eigene Vollkommenheit. Das Kind sei von Natur aus gut und ein freies Wesen; es werde erst durch seine Umgebung verdorben: „Alles ist gut wenn es aus den Händen des Schöpfers hervorgeht. Alles entartet unter den Händen des Menschen." Die erste Erziehung heißt Nicht-Erziehung. Rousseau kontrolliert genau die Umgebung. Von allen menschlichen Eigenschaften entwickle sich die Vernunft am spätesten. Dem Kind fehle zwar das abstrakte Denkvermögen, wie auch die Einbildungskraft, dafür besäßen Kinder jedoch einen ausgeprägten Freiheitssinn, eine Abneigung gegen Autoritäten, eine vom sinnlichen Eindruck dominierte Naturauffassung und eine handwerklich technische Begabung.[7]

Nach Johann Gottfried Herder (1774-1803) herrscht in den frühen Stadien der menschlichen Entwicklung eine undifferenzierte und verworrene Einheit aller Seelenkräfte. Der junge Mensch sei nicht nüchtern, sondern phantastisch-animistisch, und nicht kalt, sondern stark fühlend und heftig innerlich bewegt. Der Mensch sei ein → „Mängelwesen", da er ohne seine kulturellen Kompensationen nicht überlebensfähig sei.

Im Gegensatz zu Herder, der alle Wesenszüge der Kindheit rein anthropologisch zu erklären suchte, sahen die Romantiker im Inneren des Kindes den ungetrübten Widerschein des Göttlichen. Dieser göttliche Kern, der sich durch die Geburt von der All-Seele getrennt habe, wurde einmal als geistiger Enthusiasmus, das andere Mal als Liebe, als unendliches Fühlen und Sehnen oder als poetische Genialität begriffen. Damit erfuhr die Kindheit in der Romantik eine starke Aufwertung.

In der Aufklärung und Romantik zweifelte niemand an der Unsterblichkeit und Einzigartigkeit der → Seele des Säuglings. Im öffentlichen Bewusstsein garantierte diese Sicht seine Würde und bot einen gewissen Schutz vor Akten gewaltsamer Fürsorglichkeit. In der Beschreibung des Säuglings z. B. von Campe dominieren Zuschreibungen der Einfühlung, des Mitgefühls, der Wertschätzung wie zart, weich, empfindlich, schwächlich, unschuldig, aber auch geschickt oder selbsthandelnd. Die Wertschätzung galt jedoch nicht allen Säuglingen. Aufgrund rigider bürgerlicher Moralvorstellungen wurden z. B. uneheliche Kinder diskriminiert, und man verweigerte ihnen und ihren Müttern jede Form der Unterstützung (→ Neonatizid).

Auch der Pionier frühkindlicher Bildung und Erziehung Friedrich Fröbel (1782-1852) war ein typischer Vertreter dieser Zeit. Er entwarf ein Erziehungssystem, das gewaltlos und spielerisch an das Lernen heranführen sollte. Er begriff Kinder als vollwertige, neugierige Wesen, die vor allem eins können: selbständig lernen. Er schuf ein modernes Konzept des Kindergartens und entwickelte Spielmaterialien für Klein- und Kindergartenkinder mit pädagogischem Anspruch.

Auch in der Psychiatrie gab es faszinierende Ansätze der Mitmenschlichkeit in der Behandlung psychiatrischer Patienten, die leider nach 1850 in Vergessenheit gerieten. In den 1790er Jahren wurden die Irren in den Verwahranstalten von Paris von ihren Ketten befreit. Aus seinen Erfahrungen im Umgang mit diesen Patienten entwickelte Philippe Pinel (1745-1826) den Gedanken, Gruppen von Patienten, die gemeinhin als hoffnungslose Fälle galten, in die Gesellschaft zurückzuführen und schlug vor, diese Gruppe in abgetrennten Abteilungen unterzubringen und einer psychologischen („moralischen") Behandlung zu unterziehen. Sie zeichnete sich durch einen geregelten Tagesablauf, eine menschenfreundliche Anstaltsatmosphäre und eine enge Beziehung von Arzt und Patient aus. Es war der Beginn der Psychotherapie, der methodischen Ausnutzung des Arzt-Patienten-Verhältnisses. In den Heimen *wurde eine Milde und Konzilianz eingenommen, die zwar nicht immer die Heilung förderte, aber wenigstens das Schicksal der Leidenden milderte. Den Wunsch* der Patienten *nach Achtung hält man im Heim für eine stärkere Kraft* als die Angst vor Bestrafung. Die *wichtigste Komponente der moralischen Behandlung ist konstante unermüdliche Freundlichkeit, denn selbst unter den Irren gibt es nur wenige, die (…) nicht mit liebevoller Fürsorglichkeit gewonnen werden können.*[8]

Nur wenige Änderungen in der Praxis der Säuglingspflege sind dokumentiert: In West- und Zentraleuropa wurden Säuglinge nicht mehr mit Bändern gewickelt; adlige Mütter stillten ihre Babys selbst; einige Länder führten die Pockenschutzimpfung ein; im gehobenen Bürgertum etablierte sich ein Trend zu einer individuellen gewaltarmen Pflege und einer „naturgemäßen" Lebensweise der Säuglinge. In der Behandlung kranker Säuglinge dominierte unverändert die traditionelle Medizin der antiken Säftelehre.

Überblick über den Zeitraum von 1700-1860

Die Zeit von 1700 bis 1860 kann als „Morgenröte" der Pädiatrie und Pädagogik bezeichnet werden. Im gehobenen Bürgertum wandelt sich die Familie von einer Zweckgemeinschaft zu einem Hort der Geborgenheit. Männer und Frauen leben in getrennten Lebenssphären. Die Frau fokussiert ihr Leben auf die Küche und die Kinder. Liebe und Lob ersetzten bei der Erziehung zunehmend den Stock.

Einerseits wurden in dieser Zeit sehr unterschiedliche Vorstellungen vom Säugling wieder aufgegriffen oder neu entwickelt. Locke griff die Vorstellung von der „tabula rasa" im Bild des unbeschriebenen weißen Blattes wieder auf, um die enorme Aufnahme- und Lernfähigkeit des Säuglings zu betonen. Rousseau wies auf die natürliche Entwicklung des Kindes mit seinen Selbstentfaltungskräften in einer natürlichen Umgebung fern von den verderblichen Einflüssen der Gesellschaft hin. Herder betonte, dass der Säugling und das Kind Mängelwesen seien, die ohne kulturelle Unterstützung nicht überleben könnten. Die Romantiker hatten die Überzeugung, dass der Säugling und das Kind noch einen unmittelbaren Zugang zur Transzendenz hätten. Der Säugling wird zu einem engelsgleichen, reinen Wesen mit einer religiösen Dimension überhöht.

Andererseits hatten die Vorstellungen trotz ihrer Verschiedenheit viel Gemeinsames. Alle erlebten den Säugling als Subjekt, als Träger einer lebendigen von Gott gegebenen Seele. Alle sahen den Säugling als Hoffnungsträger an für eine bessere, „vernünftigere", menschlichere Zukunft. Die Kindheit wurde als eigenständige Lebensphase anerkannt, und die Ärzte und Pädagogen gaben sich große Mühe, kindgerechte menschliche Lern-, Erziehungs- und Ausbildungsbedingungen zu schaffen.

Insgesamt waren die neuen Vorstellungen auf eine schmale Schicht des gebildeten Bürgertums beschränkt. Im ärztlichen Bereich fehlten zu viele Voraussetzungen, um die Gesundheit und das Überleben der Säuglinge entscheidend zu ändern. Viele der hoffnungsvollen, vielversprechenden Ansätze in der Pädagogik gingen in der Folgezeit wieder verloren.

4.2 Die Disziplinierung des Säuglings (1860-1932)

> *Da es sich kaum denken lässt, dass Eltern so unvernünftig sein sollten, ihren Kindern in diesem zarten Alter* von unter zwei Jahren *Zwang zur Manierlichkeit* wie u. a. stilles steifes Betragen oder frühzeitiges Lernen *anzutun, so habe ich diese Quelle sittlichen Verderbens hier übergehen zu dürfen geglaubt.*
> **Joachim Heinrich Campe (1746-1818), Pädagoge**[9]

> *Auch das Kleinkind hat Pflichten zu erfüllen, wenn es sich dessen auch noch nicht bewusst ist. Schon der Säugling darf nicht nur tun und lassen was er will. Auch er muss sich den Forderungen, wie z. B. denen nach Einhaltung der Fütterungszeiten und der Nachtruhe fügen.*
> **Hildegard Hetzer (1899-1991), Psychologin**[10]

> *Tyrannei und Lügen haben unsere Kindheit verkrüppelt.*
> **Anton Tschechow (1860-1904), russischer Schriftsteller**

> *Glauben Sie nicht, dass die menschliche Anteilnahme erlöschen müsse, wo die wissenschaftliche Forschung beginnt. ... Die großen Gedanken kommen aus dem Herzen.*
> **Wilhelm Griesinger (1817-1868), führender Psychiater des 19. Jahrhunderts**[11]

Die ökonomischen, politischen und kulturellen Veränderungen der 1840er und 1850er Jahre, stellten einen tiefen Einschnitt in der Geistesgeschichte Deutschlands dar. Die Machtergreifung der Nationalsozialisten 1933 war ein weiteres derartiges Ereignis.

Wirtschaft

In der vorkapitalistischen Welt war das Privatleben wirtschaftlichen Zielen und Strategien untergeordnet. Der Kapitalismus trennte die Gefühle vom wirtschaftlichen Kalkül ab. Er verbannte die Männer in den Konkurrenzkampf des Marktes und die Frauen in das Schattenreich des Haushalts. In der kapitalistischen Gesellschaft sind ökonomische Motive der Hauptmotor der Gesellschaft. Zugleich wird die Suche nach emotionaler Verwirklichung und Erfüllung zum Mittelpunkt des privaten Lebens.

Von 1860 bis 1933 wandelte sich Deutschland von einem Agrarstaat in eine Industriegesellschaft. Millionen von Menschen vom Lande und aus untergehenden Bereichen des Handwerks fanden Arbeit in der Industrie und dem sich entwickelnden Dienstleistungssektor. Die Umstellung von einem weitgehend selbstbestimmten, sich nach den Gegebenheiten der Natur richtenden Leben auf eigenes Risiko auf dem Lande oder der selbstbestimmten Tätigkeit des Handwerkers zum rigiden Arbeitsrhythmus und der vergleichsweise stupiden Arbeit eines Fabrikarbeiters verlief nicht immer komplikationslos. In den 1880er und 1890er Jahren sahen viele – häufig die geschicktesten Arbeiter – nicht ein, wieso sie stur von Montag Morgen bis Samstag Abend bei jedem Wetter in der Fabrik sein sollten. Viele dieser „Blaumacher" erschienen häufig erst Mitte der Woche an ihrem Arbeitsplatz oder nahmen willkürlich frei, wenn zu Hause Not am Mann war. Sowohl Arbeitgeber als auch Gewerkschaften kämpften entschieden gegen die Blaumacher. So stellte um 1900 die Fremd- und Selbstdisziplinierung eine der großen Herausforderungen der sich entwickelnden Industriegesellschaft dar.

Die allgemeinen Lebensbedingungen verbesserten sich, und es wurden die Grundlagen des Sozialstaats geschaffen. 1883 wurde die Krankenversicherung der Arbeiter, 1884 die Unfallversicherung, 1889 die Invaliditäts- und Altersversorgung für Angestellte, Handwerker und Landwirte, 1911 die Hinterbliebenenrente und 1927 die Arbeitslosenversicherung ins Leben gerufen.

Im Ständestaat des 18. Jahrhunderts konnte der unverschuldet in Not geratene Bürger noch mit der Nachbarschaftshilfe seiner Mitbürger rechnen, denn jeder wusste, dass er der nächste sein konnte. Mit der Aufteilung des Gemeinschaftsbesitzes (Allmende) auf dem Land, der Einführung der Gewerbefreiheit und der industriellen Produktion in der Stadt ging diese Form der Solidarität verloren. Louis Philippe (1773-1850), Herzog von Orleans, der 1789-1792 auf Seiten der französischen Revolution kämpfte und 1830 vom Großbürgertum zum König von Frankreich gewählt wurde, gab die Parole aus: „Bereichern Sie sich, meine Herren." Ohne Nachbarschaftshilfe, einer durch den aufkommenden Materialismus erschütterten Glaubenszuversicht und ohne jede öffentliche Sozialhilfe bedeutete ein kleiner Besitz eine bescheidene Form der Unabhängigkeit und des Schutzes vor Hunger und den kleinen Härten des alltäglichen Lebens. Die Besitzbürger fürchteten den sozialen Abstieg, die Aussicht, nur noch von der Hand in den Mund leben zu müssen, und den Verlust ihrer Selbstachtung. Dies wollten sie ihren Kindern ersparen und sie vor dem unmoralischen Lebenswandels der Industriearbeiter schützen. Der beste Weg, diese Ziele zu erreichen, schien ihnen, die Kinder früh an Gehorsam, Disziplin und Ordnung zu gewöhnen und sie im Sinne der bürgerlichen Tugenden Ordentlichkeit, Fleiß, Sparsamkeit, Reinlichkeit und Pünktlichkeit zu erziehen. Das Großbürgertum, die „Bourgeoisie", hatte zudem Angst vor der neu gewonnenen Freiheit, das eigene Leben authentisch zu gestalten, und setzte einen wesentlichen Teil seiner Resourcen ein, den Adel zu kopieren und sich durch ein aufwendiges Gesellschaftsleben von den weniger begüterten Bürgern abzusetzen.

In einer Mangelgesellschaft erfordern die Eigenproduktion sowie jahreszeitliche und ökonomisch bedingte Engpässe eine vorausschauende Bevorratungsstrategie, die nur durch die arbeitsteilige Zusammenarbeit mehrerer Mitglieder eines Haushaltes zu erreichen ist. So lebten im Haushalt häufig noch Großeltern, unverheiratete Erbtanten und -onkel, Waisenkinder aus der Verwandtschaft und Dienstpersonal.

Politik

Preußen war ein Vielvölkerstaat, in dem jeder, wie es Friedrich der Große (1740-1786) ausdrückte, „nach seiner Fasson selig werden konnte". Im Gegensatz hierzu war das Deutsche Reich von 1871 ein Nationalstaat mit einem großen Anteil von Minderheiten, die als Bürger zweiter Klasse systematisch benachteiligt wurden. Dies betraf vor allem Bürger polnischer Herkunft.

Das Bürgertum am Ende des 18. Jahrhunderts forderte Freiheit, Gleichheit und Brüderlichkeit für jedermann. In der ersten Hälfte des 19. Jahrhunderts wurden diese Forderungen durch den Ruf nach demokratischen politischen Strukturen und der nationalen Einigung Deutschlands ergänzt. Nachdem 1848 der Versuch scheiterte, einen deutschen Nationalstaat auf demokratischer Basis aufzubauen, vereinte Bismarck 1871 die deutschen Fürstentümer und Königreiche zu einem autoritären Obrigkeitsstaat, in dem die Fürsten, der adlige Großgrundbesitz, das industrielle Großbürgertum, das Beamtentum und das Militär jeweils zentrale Rollen spielten.

Die Besitzbürger wurden nach der gescheiterten Revolution von 1848 zunehmend konservativ. Sie fühlten sich und ihren Besitz durch die Forderungen der Arbeiterklasse bedroht und grenzten sich und ihre Familien von ihnen ab. „Man spielt nicht mit den Schmuddelkindern." Mit Blick auf die Entwicklung in den übrigen Staaten Europas wird die Restaurierung autoritärer Strukturen in Deutschland in der zweiten Hälfte des 19. Jahrhundert heute auch als „deutscher Sonderweg" bezeichnet. Seit den 1880er Jahren trat Deutschland als imperialer Staat auf, erwarb Kolonien und forderte Großbritannien durch eine maßlos überdimensionierte Kriegsflotte heraus. Tragisch war, dass der liberal eingestellte Kaiser Friedrich III. 1888 nach nur wenigen Monaten Amtszeit einem Krebsleiden erlag. Sein Sohn Kaiser Wilhelm II. war von Geburt an am linken Arm gelähmt. Er litt zeitlebens an den Folgen einer schwer traumatisierenden medizinischen Behandlung als Kleinkind und am Zeitgeist, der ihn anhielt, diesen körperlichen Mangel zu verbergen. Sein Ehrgeiz, sein autoritäres Gehabe, seine Sprunghaftigkeit und seine Größenideen könnten hier eine ihre Wurzeln gehabt haben. So hatten seine Administration und er wesentlichen Anteil am Ausbruch des Ersten Weltkrieges 1914, der „Urkatastrophe" des 20. Jahrhunderts. Bedauerlicherweise scheiterte die Weimarer Republik (1918-1933) an ökonomischen Problemen und der autoritären Einstellung ihrer Bürger.

Weltanschauung

Immanuel Kant (1724-1804) zeigte auf, dass alle Metaphysik unbeweisbar ist. Die Existenz Gottes kann weder bewiesen, noch widerlegt werden. Ludwig Feuerbach (1804-1872) formulierte: „Nicht Gott schuf den Menschen, sondern der Mensch schuf Gott nach seinem Bilde." Schließlich befand Friedrich Nietzsche (1844-1900): „Gott ist tot." Mit zunehmender Fragwürdigkeit religiösen Denkens und dem Erstarken des Materialismus verlor auch die Vorstellung der menschlichen Seele als Teil einer universellen Transzendenz an Bedeutung. Damit wurde die Vorstellung eines Säuglings ohne Seele möglich. Mit dem Verlust der Seele war der Säugling jedoch sehr gefährdet, seine Würde und seine elementaren Menschenrechte zu verlieren. Er war im Falle einer gewaltsamen Fürsorglichkeit dieser schutzlos ausgeliefert.

Naturwissenschaften

Ihr seid eine Rasse wissenschaftlicher Krimineller. (...)
Ich bin nur froh, hier wegzukommen, bevor man mein
Gehirn nimmt und es in ein Glas steckt.
Aussage des Eskimowaisen Minik vor der Presse 1909

(Anm.: Er war 1897 als Siebenjähriger mit seinen Eltern unter falschen Versprechungen von dem Polarforscher Robert Peary auf Wunsch des Anthropologen und Ethnologen Frans Boas zu wissenschaftlichen Untersuchungen aus Grönland in die USA gelockt worden.[12])

Der Zeitraum von 1860-1932 war die hohe Zeit der Naturwissenschaften. Ihre Denkweise lenkte und hemmte den Blick der Forscher. Naturwissenschaftliches Denken reduziert alles Lebendige, also auch den Säugling, zu einem Objekt. Nichtobjektivierbare Faktoren wie Gefühle, Identität, Selbstwerterleben und komplexe Zusammenhänge wie die Mutter-Kind-Interaktion wurden negiert. Nicht mehr ein abstrahiertes Abbild der Natur wurde gesucht, sondern ihr möglichst getreues Abbild, wie es die Fotografie zu leisten schien. Darüber hinaus wurde die Natur vorwiegend funktional im Hinblick auf ihren Nutzen für den Menschen betrachtet, hemmungslos geplündert und ausgebeutet. Im Übrigen war die Natur etwas, „über das wir uns in dieser Welt erheben sollten".[13]

Durch die Ausbreitung naturwissenschaftlichen Denkens waren die Geisteswissenschaften zu einer Abgrenzung gezwungen: Die Naturwissenschaften suchen mit Hilfe von Hypothesen und Experimenten nach Gesetzen, die möglichst allgemein gelten. Die Geisteswissenschaften suchen mit interpretierenden (hermeneutischen) Verfahren nach individuellem Sinn.

1859 erschien Charles Darwins Buch *Über den Ursprung der Arten durch natürliche Selektion*. An Stelle des von Gott gemachten und geleiteten Universums trat der unberechenbare Zufall als kreative Kraft (philosophisch: die Kontingenz, d.h. etwas, was weder notwendig, noch unmöglich ist). Die bis dahin allgemein gültige Vorstellung von der Konstanz der Lebensumwelt wurde durch den Gedanken einer stammesgeschichtlichen Entwicklung des Lebens und des Menschen tief erschüttert. Auch in vielen anderen Wissensgebieten setzte sich der Entwicklungsgedanke durch. Die Entwicklung wurde dabei meist als Fortschritt beschrieben. Frühe Entwicklungsstufen wie z. B. der Säugling wurden im Rahmen des Fortschrittsgedankens als unreif, als noch nicht vollwertig, abgewertet.

Medizin

In der ersten Hälfte des 19. Jahrhunderts standen sich romantisch und somatisch denkende Ärzte gegenüber. Die „Psychiker" sahen die Ursache für das Leiden in ungezügelten Leidenschaften und einem unsittlichen und unmoralischen Leben. Die „Somatiker" setzten hauptsächlich auf organische und erbliche Krankheitshypothesen. Durch die Fortschritte der naturwissenschaftlichen Medizin gewannen die Somatiker immer mehr Anhänger. Hierdurch wurden theologische und metaphysische Hypothesen zunehmend zurückgedrängt.

Die empfindsame schmerzempfindliche Haut ist die Basis und Verkörperung der Idee von Grenze. Bis in die frühe Neuzeit waren Medizin und Chirurgie weitgehend getrennte Bereiche der Heilkunst gewesen. Die Medizin verstand Krankheit als ein Ungleichgewicht der Säfte und die Behandlung als Auftrag zur Wiederherstellung des humoralen Gleichgewichts. Die Diagnostik stützte sich auf das, was aus dem Leib nach außen floss wie Urin und Eiter und auf das, was sich an der Haut ablesen ließ. Die Chirurgie setzte einfache Vorstellungen über das Innere des Körpers voraus. Erst von 1750 bis 1850 entwickelten sich die pathologische Anatomie und die Physiologie zur gemeinsamen Basis von Medizin und Chirurgie. Anästhesie und Antisepsis machten es möglich, die Haut problemlos zu durchdringen. So verlor die Haut ihre Bedeutung als Grenze zwischen dem Wahrnehmbaren und dem Verborgenen. Diagnostik und Therapie legten ihre Hemmung vor einem invasiven Vorgehen ab. Die Medizin brutalisierte sich, indem die Integrität des Körpers, seine ganzheitliche Betrachtung und Würde immer mehr aus dem Blickfeld rückten zugunsten mechanistischer Vorstellungen einer Organmedizin.

Durch das moderne wissenschaftliche Körperbild entstand eine Trennung zwischen der sinnengeleiteten Empfindung und der Körpervorstellung.[14] Die erlebte Somatik ist etwas ganz anderes als unsere anatomischen oder physiologischen Vorstellungen. Der Bruch zwischen unserem Wahrnehmungswissen und unserer Körpervorstellung war ein Schritt der Entkörperung des Menschen. Der Säugling reagiert somato-psychisch. Eine Gesellschaft, die nur den somatischen Anteil bei vielen Erkrankungen wahrnimmt und den psychischen verleugnet und verdrängt, tut sich schwer im Umgang mit Säuglingen.

Bis zu Beginn des Ersten Weltkrieges gab es praktisch nur männliche Ärzte, da in Preußen Mädchen erst ab 1908 Zugang zur Hochschule hatten. Klaus Düsing erhoffte sich 1895 eine segensreiche Wirkung weiblicher Ärzte *auf den Zynismus und die Brutalität, die in die Medizin eingedrungen sind. Das Zotenreißen während des Unterrichts, die zynische Behandlung und Herabwürdigung von Patientinnen in den Krankenhäusern, die geradezu entsittlichend auf die ärmere Bevölkerung einwirkt.*

Durch die allgemeine quantifizierende Biologisierung wurde die Kinderheilkunde mehr und mehr zu einer Aspektwissenschaft des Biosystems Kind. Freilich war sich die Kinderheilkunde dieser Tatsache bis in die zweite Hälfte des 20. Jahrhunderts nicht bewusst, da sie glaubte mit dem methodischen Ansatz der Naturwissenschaften den Schlüssel zu den Grundproblemen der Kindheit in Händen zu halten.

Familie

Im 19. Jahrhundert setzten sich in Deutschland die Liebesheirat als allgemeine Norm und die romantische Liebe als Ideal der Partnerschaft durch. In der Realität gaben jedoch wie bisher meist materielle Interessen bei der Heirat den Ausschlag. Bot die Ehe für die Frau doch oft die einzige Lebens- und Versorgungsperspektive und garantierte die Mitgift dem jungen Handwerker oder Geschäftsmann die Kreditwürdigkeit. Rechtlich und psychologisch hatte die Ehe für die Frau weitreichende Konsequenzen. Sie sollte *es verstehen, ihre Lieblinge naturgemäß in ihrer geistigen Entwicklung zu fördern, sich den Eigentümlichkeiten des Gatten mit psychologischem Scharfsinn anzuschmiegen und das Gesinde an unsichtbaren Fäden zu lenken.*[15] Die Frau trat ihr Vermögen und viele Rechte ab. Sie hörte auf, das Leben eines Individuums zu führen. Ihr Leben war Teil des Lebens ihres Mannes geworden. Haus- und Familienarbeit, insbesondere die Erziehung der Kinder, galten als Arbeit aus Liebe, für die es keiner besonderen Entschädigung bedurfte. Die Zeit um die Wende zum 20. Jahrhundert („Belle Epoque") war die frauenfeindlichste und sexistischste Periode in der Geschichte Europas. Die Vorbereitung auf die Ehe erfolgte unter dem Motto „Lerne leiden, ohne zu klagen".[16] Die Frau als asexuelles Wesen, als „Halbkind" (Henrik Ibsen), als Wesen mit „protrahierter Jugendlichkeit" (Hugo Sellheim) oder mit „physiologischem Schwachsinn" (Paul Julius Möbius) waren gängige Klischees.

In dieser patriarchalen Gesellschaft erfuhren die verschiedenen mütterlichen Tätigkeiten eine sehr unterschiedliche Wertschätzung. Die Entfaltung ihrer „natürlichen Befähigung" zur Pflege des kleinen Kindes wurde stark überbetont, ja machte sie erst zur wahren Mutter. Die Gebärfähigkeit wurde hingegen – in Analogie zum Tierreich – als basale biologische Funktion häufig abgewertet. Dies ging einher mit einer geringen Wertschätzung für den kindlichen Körper und einem häufig geringen emotionalen Interesse für den Lebensbereich und das Leben der Neugeborenen und Säuglinge.[17]

Die Trennung der Geschlechtersphären im 18. Jahrhundert führte – nachdem Preußen 1814 im Rahmen der nationalen Erhebung gegen Napoleon die allgemeine Wehrpflicht für junge Männer eingeführt hatte – zu einer grundlegenden Veränderung des männlichen Gefühlshaushaltes. Während der empfindsame Gatte des 18. Jahrhunderts sich seiner Tränen nicht schämte und den Kindern ein zärtlicher Vater war, galt als Ziel der Knabenerziehung fortan der Krieger. Härte, Mut, körperliche Fitness, Ausdauer, Vaterlandstreue, Befehlsgehorsam, Kameradschaftlichkeit und Schläue waren die neu angestrebten Tugenden. Emotionen, Ängstlichkeit und Mitleid galten als Zeichen von Schwäche und wurden verachtet. Kampf und Drill spielten in der Jungenerziehung eine zunehmend größere Rolle. Sprachlosigkeit im Bereich persönlichen Erlebens und Fühlens breitete sich aus. Der fürsorgende Hausvater früherer Zeiten wurde zunehmend auf eine reine Ernährerfunktion reduziert. Er beobachtete mit Sorge die „gefühlsselige Art" der Beziehung von Mutter und Sohn und fürchtete, sie könnte ihn damit „fürs Leben verderben".

Da die Industrie und das Militär ausgeschlafene und leistungsbereite Arbeiter und Soldaten benötigten, wurde der seit dem Ende des Mittelalters bestehende Trend zur Abschaffung rauschhafter kollektiver Feste verstärkt, so dass heute nur noch Relikte wie das Oktoberfest oder der Kölner Karneval übrig sind.

Erziehung
In der Zeit der Aufklärung wurden dem Glauben an die Omnipotenz der Vernunft Grenzen durch die Anerkennung des Wirkens Gottes gesetzt. Mitte des 19. Jahrhunderts steckte der Glaube an Gott in einer tiefen Krise, und die Hybris des Glaubens an die Allmacht der Vernunft wurde durch die Errungenschaften der naturwissenschaftlich-technischen Welt noch gefördert. Vernunft und Macht gingen ein verhängnisvolles Bündnis ein. In der Weise wie es gelang die Natur zu bändigen und zu beherrschen, glaubte man, auch die kindliche Natur bändigen und beherrschen zu können. Der Glaube an die Wirksamkeit von Gewalt in der Erziehung fand immer mehr Anhänger unter den Vätern. Erziehung durch Vorbild, Vertrauen und Liebe traten immer mehr in den Hintergrund. Die Anwendung von Gewalt ist jedoch mit dem Risiko behaftet, in einer endlosen Spirale von zunehmender Gewalt und zunächst offenem und dann verstecktem Widerstand zu enden.

Das Kinderbilderbuch vom *Struwwelpeter* von Heinrich Hoffmann, ein Weltbestseller, der in über 40 Sprachen übersetzt und 2009 in der 546. Auflage aufgelegt wurde, ist charakteristisch für den Erziehungsstil der 1840er und 1850er Jahre. Heinrich Hoffmann war ein angesehener Arzt in Frankfurt am Main, überzeugter Liberaler und Mitglied des ersten allgemeinen demokratisch gewählten Parlamentes in der Paulskirche. Die erste Fassung von 1844 war ein Weihnachtsgeschenk für seinen drei Jahre alten Sohn Karl. Es verfolgte pädagogische Ziele wie die Unfallverhütung (Hanns Guck-in-die-Luft; Paulinchen) mit Mitteln der schwarzen Pädagogik. Wer wie Konrad am Daumen lutscht, dem werden sie vom Schneider mit der großen Schere abgeschnitten. Wer wie Kaspar die ungeliebte [Gemüse]-Suppe nicht isst, der muss sterben. Kleine Kinder sind nicht in der Lage, die Ironie und Übertreibungen, die sich in Hoffmanns Bildern und Texten finden, zu verstehen, um innerlich distanziert einen produktiven Umgang mit dem Dargestellten aufzubauen. Was bleibt, ist eine schon als sadistisch zu bezeichnende Abschreckung, die zu massiven Strafängsten führt. Der Struwwelpeter gehört deshalb nicht in die Hände kleiner Kinder.[18]

Auch der zweite Kinderbuchklassiker des 19. Jahrhunderts *Max und Moritz* von Wilhelm Busch handelt von sieben wirklich „bösen" Bubenstreichen, die mit dem Tod der Sünder betraft werden. Es herrscht „Krieg" zwischen den

Generationen, der nur auf dem Hintergrund von Rache und Widerstand der Jugend für erlittenes Unrecht zu verstehen ist.

In der zweiten Hälfte des 19. Jahrhunderts wurden Märchen ungemein populär. Die Gebrüder Jakob (1785-1863) und Wilhelm Grimm (1786-1859) haben in ihrer Märchensammlung weltumspannende Themen aufgegriffen, poetisch umgestaltet und sie als urdeutsche Mythen „verkauft". Durch ihre schlichte, moralisierende, spannungsvolle, romatisch-poetische, identifikatorische Prosa kamen sie der Sehnsucht der Leser nach Zugehörigkeit in einer Epoche transzendentaler Heimatlosigkeit entgegen. Die Bilder der Märchen sind wie Träume, ungebundenes Denken und Fühlen. Sie sind in ihrer Wirkung subversiv, ja manchmal grausam brutal, aber auch voller Hoffnung, kreativ, indem sie Wege aus scheinbar auswegloser Lage aufzeigen und dem Unwahrscheinlichen eine reale Chance einräumen. Die Märchen waren nicht ausschließlich für Kinder, sondern auch für ein Erwachsenenpublikum gedacht, wenngleich Wilhelm „jeden für das Kindesalter nicht passenden Ausdruck (…) gelöscht hat".[19] Er hat so der Prüderie seiner Zeit Tribut gezollt. So fällt im Urtext vom Froschkönig der Frosch, nachdem die Prinzessin ihn an die Wand geworfen hat, als nackter Mann in das Bett, und die Königstochter legte sich zu ihm. Das Lieblingsmärchen eines Kindes sagt viel über seine Ängste, Hoffnungen und psychische Situation aus. Märchen können im Sinne der schwarzen Pädagogik auch als Schreckensfiguren und -szenarien missbraucht werden. Dieser Missbrauch war in der Kindererziehung in Deutschland bis in die 1960er Jahre weit verbreitet. In diesem Sinne hatte die Generation der 1968er mit ihrem Slogan: „Böses kommt aus Kindermärchen" recht. Grimms Märchen sind manchmal brutal und archaisch. Im Gegensatz zu *Struwwelpeter* und *Max und Moritz* nehmen sie jedoch ein gutes Ende und versichern so Kindern, dass auch die schlimmsten Ängste und Konflikte positiv bewältigt werden können.

Zwei Schulformen begründeten den deutschen Sonderweg in der Bildung im 19. Jahrhundert. Auf der einen Seite stand der Bildungsbürger. Er lernte auf dem humanistischen Gymnasium Griechisch, Latein, Mathematik und Deutsch. Physik, Geographie, Naturkunde, Geschichte (die Realien) und moderne Fremdsprachen standen nur selten auf dem Lehrplan. Auf der anderen Seite stand der Fachmann. Er hatte das neusprachliche Realgymnasium oder ein mathematisch-naturwissenschaftlich orientiertes Gymnasium besucht. Insgesamt besuchte um 1900 etwa 1 % des Jahrgangs ein Gymnasium. 1930 waren es 3 %.

Die Lehrer übermittelten fachspezifisches „Rezeptwissen" im Frontalunterricht. Sie leisteten Wertarbeit am Schülermaterial wie die Facharbeiter am Werkstoff. Sie neigten dazu, sich als Bildungsbürger mit viel angelesenem Wissen über die Welt zu erheben, deren Veränderung ihnen in einer bürgerlichen

Revolution nie gelang, und überspielten die politische Resignation durch überhöhte Ideale. Im wirklichen Leben wurden sie dabei leicht misanthropisch. „Mit der heutigen Generation von Schülern ist nichts mehr los." So herrschte in vielen deutschen Schulen ein Unterton von Verachtung und Beschämung: „Ihr seid der Rotz an meinem Ärmel." Die Herabsetzung der Schüler und die frühe Selektion innerhalb eines vielschichtig gegliederten Schulsystems sind die stärksten Spuren des deutschen Sonderweges in der Bildung. Das Wissen wurde eingetrichtert, der Schlagstock lag dabei stets bereit. Die tägliche Routine enthielt viele Unterwerfungsrituale. Bis dahin war die schwarze Pädagogik mit ihrer Unterdrückung des Lebendigen, Kreativen und Emotionalen im Kind und ihrer Verachtung für das schwache Kind nur in einigen christlichen Gemeinschaften unter dem Motto einer frühzeitigen Bekämpfung der Auswirkungen der Erbsünde üblich. So gehörte von nun an das ganze Arsenal von Drohungen, Demütigungen, Beschämungen, unerbittlicher Bestrafung bei vermeintlichem und echtem Ungehorsam, Ausschluss aus der Gemeinschaft und Angstmachen zum Alltag der meisten Kinder.

Ein „Züchtigungsrecht" bestand bis 1918 auch für die Herrschaft gegenüber dem Gesinde und den Eingeborenen in den Kolonien.[20] In der Armee, „der Schule der Nation", wurden die jungen Männer „geschliffen", um sie zu „richtigen Männern" zu machen. Bis 1902 besaß auch der Ehemann ein „Züchtigungsrecht" gegenüber der Ehefrau.

Nach 1900 revoltiert die deutsche bürgerliche Jugend gegen den autoritären Erziehungsstil in Familie und Gymnasium des Wilhelminischen Deutschlands. Die Wandervogelbewegung und die „Bündische Jugend" nach dem Ersten Weltkrieg streben nach einem authentischen und naturverbundenen Lebensstil. In ihrem Manifest auf dem zentralen Treffen der Jugendbewegung auf dem Hohen Meißner 1913 formulieren sie: „Die Freideutsche Jugend will nach eigener Bestimmung, vor eigener Verantwortung, in innerer Wahrhaftigkeit ihr Leben gestalten." 1906 gründet Gustav Wyneken die „Freie Schulgemeinde Wickersdorf", ein Meilenstein der deutschen Reformpädagogik.

Säugling

Noch 1843 schrieb Ludwig Griesselich: *Auch der kleine Mensch hat allerhand Eigentümlichkeiten. Eine zärtliche Mutter findet sie bald heraus und richtet sich danach.*[21] Ritter von Manstein äußerte sich 1857 in gleicher Weise. *Das Kind braucht während seiner ersten Entfaltung nicht der Härte eines hochstämmigen Vollbartes, sondern der Weichheit eines verständigen Mutterherzens.*[22]

Der Gedanke, den Säugling zu disziplinieren, scheint erstmals um 1850 ernsthaft diskutiert worden zu sein. Der Arzt und Orthopäde Daniel Gottlob

Moritz Schreber (1808-1861) schrieb 1858: *Im Alter von 5-6 Monaten dämmert im Kinde das Verständnis, was es tun darf und was nicht. Wir stehen jetzt an der Schwelle derjenigen Periode, wo der direkte moralisch erzieherische Einfluss beginnen (...) muss. (...) Für die geistige Erziehung dieser Altersstufe* [gilt] *das Gesetz der Gewöhnung: Unterdrücke im Kinde Alles, halte von ihm fern Alles, was es sich nicht aneignen soll; leite es aber beharrlich hin auf Alles, was es sich angewöhnen soll. (...) Ist das Schreien und Weinen (...) der Ausdruck einer Laune, das erste Auftauchen des Eigensinns, darf man sich jetzt nicht mehr wie anfangs ausschließlich abwartend verhalten, sondern muss in etwas positiverer Weise entgegentreten: durch schnelle Ablenkung der Aufmerksamkeit, ernste Worte, drohende Gebärden, Klopfen ans Bett oder wenn dies alles nichts hilft – durch natürlich entsprechend milde (...) wiederholte körperlich fühlbare Ermahnungen –. (...) Eine solche Prozedur ist nur ein- oder höchstens zweimal nötig und – man ist Herr des Kindes für immer. (...) So nur erleichtert man dem Kinde die heilsame und unentbehrliche Gewöhnung an Unterordnung und Regelung seines Willens.*[23] Im Alter von einem halben Jahr steht nun die Frage der Macht, der Unterordnung, der Austreibung des Eigensinns als wichtiges Anliegen der Erziehung im Raum. Dies soll dem Kind durch „milde körperliche Ermahnungen" beigebracht werden.

In den 1860er Jahren plädierte der Freiburger Domdekan von Johann Baptist Hirscher (1788-1865) in seinem Buch *Die Sorge für sittlich verwahrloste Kinder* für besondere Heime. Hier könnte den „bösartigen, widerspenstigen, feindseligen, rohen und verlogenen Kindern" die notwendige „ernste, zwingende, Tag und Nacht gehandhabte, unerbittliche Zucht und Ordnung" durch harte Arbeit, einfache Kost und religiöse Unterweisung beigebracht werden. Die Zöglinge würden am Ende jene „Demutshaltung" zeigen, die sie befähige „harte Arbeit, kärgliche Verpflegung, grobe Behandlung, geringschätzige Reden etc." in ihrem künftigen Leben „um Gottes Willen zu ertragen".[24] Viele der Ordensschwestern in den Heimen hatten keine pädagogische Ausbildung. Von ihren Vorgesetzten wurde ihnen deutlich gemacht, dass sie in ihrer erzieherischen Tätigkeit keine Muttergefühle zulassen dürften, das hieß im Klartext, sie sollten Kinder nicht auf den Arm oder auf den Schoß nehmen und nicht mit ihnen schmusen.[24] Hirscher war einer der Väter der menschenverachtenden Straf- und Besserungspädagogik, die in Hunderten von katholischen und evangelischen Kinderheimen von der Mitte des 19. Jahrhunderts bis in die 1960er Jahre hinein praktiziert wurde.

Das naturwissenschaftliche Körperverständnis, die Aufteilung der Medizin in immer neue Organ-Subdisziplinen, der militärische Umgangston in den Kliniken und die Zunahme invasiver Behandlungsmethoden veränderten das

Verhältnis von Arzt und Patient. Es wurde sachlicher, kühler, unpersönlicher, distanzierter bis zur Anonymität. Der Patient wurde zum Fall. Die Persönlichkeit des Kindes, seine körperliche Integrität und seine Würde wurden zunehmend weniger beachtet. So wurden auch Kinder Opfer ärztlicher Vorstellungen, ärztlichen Handelns und wissenschaftlichen Ehrgeizes (→ strukturelle Gewalt).

Vierzig Jahre nach Schreber schrieb Friedrich Eduard Bilz (1842-1922): *Die geistige Erziehung der Kinder* geht *nicht erst in den Jahren an, wo das Kind bereits verständig wird, (wie so viele Mütter glauben), sondern die geistige Erziehung des Kindes beginnt gleich nach der Geburt. Ein liebendes Elternauge sollte nicht nur die körperliche, sondern auch die geistige Nahrung streng überwachen, um gleich beim Beginn die vielen Untugenden und Ungezogenheiten abzuwenden.*[25] Adalbert Czerny (1863-1941) vertrat eine ähnliche Meinung: *Die erste wichtige Erziehungsmaßregel ist die Gewöhnung an die Zeitordnung. Zu dieser gibt die Ernährung die geeignete Veranlassung. Bei jedem Kind ist die Anpassung an strikte Nahrungspausen nach Wunsch zu erreichen ... Bei der Durchführung der Nahrungspausen handelt es sich also nicht bloß um eine für die Ernährung wichtige Maßregel, sondern tatsächlich um die erste Erziehung zur Beherrschung der Triebe.*[26] Statt eines bis dahin allgemein geübten Stillens nach dem Bedarf des Säuglings, wird dieser nun einem strengen zeitlichen Regime unterworfen. Die Disziplinierung des Säuglings begann am ersten Lebenstag!

Die von Adalbert Czerny vorgebrachten wissenschaftlichen Argumente für fünf Stillmahlzeiten zu festgelegten Zeiten bzw. ein strenges Fütterungsschema von fünf Milchmahlzeiten pro Tag waren – schon für die Zeitgenossen ersichtlich – nicht zwingend.[27] Säuglinge in Kinderheimen, die fünf Mal am Tag von Ammen gestillt wurden, gediehen dort in aller Regel zufriedenstellend. Die Vorstellung, dass der Magen vor jeder Mahlzeit eine Zeit lang leer sein sollte, da nur dann die Magensäure antiseptisch wirken könne, erscheint auf den ersten Blick überzeugend. Bei gestillten Säuglingen dauerte die Magenentleerung allerdings nur 1,5 Stunden und bei künstlich ernährten drei Stunden. Dennoch wurde für beide Formen der Ernährung dasselbe Ernährungsschema empfohlen. Die Begründung, dass ein derartiges Vorgehen den Übergang vom Stillen zur Kuhmilchernährung erleichtern würde, erscheint allerdings sehr weit hergeholt. Klinische Untersuchungen mit dem neuen streng reglementierenden Stillschema erbrachten enttäuschende Ergebnisse. Diese wurden jedoch nicht dem neuen Fütterungsschema, sondern dem destruktiven Verhalten der Mütter zugeschrieben. Um 1910 entbanden nur etwa 3 % der Frauen, die kein Zuhause hatten, in der Klinik. Dies war in der Tat eine negative Auslese schwieriger und gescheiterter Existenzen. Dennoch verbreitete sich das streng reglementierende Fütterungsschema ohne Widerspruch innerhalb weniger Jahre in Deutschland, Österreich und der Schweiz.

Wie konnte es zu einem solch tiefgreifenden irrtümlichen Eingriff in die Autonomie des Kindes und der Mutter-Kind-Beziehung kommen? Einerseits hatten sich die Vorstellungen vom Säugling und seiner Beziehung zur Mutter seit 1850 fundamental verändert. Andererseits entsprach das neue Ernährungsschema dem Geist der Zeit.

Die naturwissenschaftliche Betrachtung hatte das Bild vom Säugling in der Öffentlichkeit radikal verändert. Nach dem ontogenetischen Grundgesetz von Ernst Heinrich Haeckel (1834-1919) durchläuft jedes Individuum im Verlauf der Embryonal- und Fetalentwicklung wichtige Stadien der Stammesentwicklung (→ tierisches Wesen). Viele Zeitgenossen nahmen dies wörtlich: „Der Mensch kommt als Tier zur Welt" und sollte deshalb wie ein Tier dressiert werden. Die Neuroanatomie schien diesen Befund zu bestätigen, indem sie aufzeigte, dass das Großhirn des Säuglings noch nicht funktionstüchtig sei. Der Pathologe Rudolf Virchow (1821-1902) bezeichnete deshalb das Neugeborene als ein „Rückenmark-Wesen" und der Neuroanatom Paul Flechsig (1847-1929) als ein „Hirnstamm- oder großhirnloses Wesen". Der Kinderpsychologe William Thierry Preyer (1841-1897) sprach von der „Tiernatur" des Säuglings, die es durch die „Entfaltung des verantwortlichen Ichs zu überwinden" gelte.

Die jungen Natur- und Humanwissenschaften betrachteten den Säugling als ein durch Anlage und Umwelteinflüsse determiniertes passives Wesen (→ aktiver und passiver Säugling). Da das Neugeborene in seinem Spontanverhalten über den 24-Stunden-Tag keinen Rhythmus aufzeigte, wurde sein Verhalten als chaotisch bezeichnet und dies als hinreichende Begründung betrachtet, ihn frühzeitig an „eine Ordnung" zu gewöhnen (→ chaotischer Säugling). Erst zu Beginn der 1960er Jahre stellte die Chronobiologie klar, dass sich das Neugeborene und der junge Säugling nach Rhythmen verhalten, die mehr als 24 Stunden dauern. Die Unselbständigkeit und Unreife des Säuglings wurden nur als Mangel empfunden (→ Mängelwesen) und nicht wie heute auch als eine besondere Chance begriffen, sich im Verlauf der Entwicklung an die verschiedensten ökologischen Nischen und Kulturen anpassen zu können. Um 1900 konzentrierte sich die Forschung ganz auf die Aufklärung der Biologie des Säuglings. Die Psyche trat ganz in den Hintergrund. Einige Ärzte sprachen von einer Phase der „Unbeseeltheit" des Neugeborenen, andere davon, dass „die Seele des Neugeborenen in Wahrheit noch gar nicht geboren sei", schließlich sprach Sigmund Freud scheinbar neutral vom „psychischen Apparat". Der Zweifel an der Beseeltheit des Neugeborenen war ein wichtiger Baustein für die damals beginnende und mit der Zeit sich steigernde „unselige" Behandlung der Neugeborenen und Säuglinge (→ Seele). In der Neurophysiologie, der Verhaltenspsychologie und der Soziologie wurde der alte Gedanke vom völligen psychischen

Neubeginn jedes Menschen mit der Geburt aufgegriffen (→ unbeschriebenes Blatt). In der wissenschaftlichen Psychologie galten Psyche und Bewusstsein als identisch. Dem Neugeborenen wurden deshalb Schmerzempfindung und Erinnerungsvermögen abgesprochen. Die ersten Psychoanalytiker sahen im Neugeborenen und Säugling ein von Trieben beherrschtes Wesen (→ triebhaftes Wesen), das dringend der Außensteuerung bedürfe. Die Vorstellungen vom „normalen" Körperbau und der „normalen" seelischen Entwicklung orientierten sich im Wesentlichen an einem abstrakten Mittelwert (→ normaler Säugling). Außer den mehr oder weniger zufälligen Extremwerten war kein Maß für die Streuung von Merkmalen oder Eigenschaften in einer Alterskohorte bekannt. Jede Abweichung von der idealisierten Mittelwert-Norm stand sofort unter dem Verdacht des Pathologischen. Kurzum, der Säugling wurde in seinem „dummen ersten Vierteljahr" als ein noch weitgehend tierisches, passives, chaotisches, von Triebregungen beherrschtes, unbeseeltes Mängelwesen betrachtet, das nicht nur auf äußere Hilfe, sondern auch auf die Vorgabe klarer Strukturen angewiesen sei und das diszipliniert werden musste.

Die Kinderärzte sahen die Mütter als wichtige Produzentinnen von Muttermilch und als Sachwalterinnen einer hygienischen Körperpflege an. Der Stillvorgang wurde ausschließlich unter dem Aspekt der Ernährung betrachtet. Allgemein war die Skepsis gegenüber dem Pflegeverhalten der Mütter groß, dieser „kritiklos übernommenen Polypragmasie der alten Zeiten", diesen „umständlichen Anordnungen für die Lebensweise" und diesem „zeitraubenden häufigen Anlegen".[28] Die Mütterschelte war weit verbreitet. *Tag für Tag mussten wir (...) Kinder von den ungehorsamen Müttern trennen, wenn wir unserer Vorschrift allmählich Achtung und Eingang verschaffen wollten.*[29] Die psychische Entwicklung des Säuglings schien keine besondere Aufmerksamkeit zu erfordern. *Ein Säugling entwickelt sich dann am besten, wenn er nur körperlich gut versorgt und im Übrigen sich selbst überlassen wird. Alle Maßnahmen, um schon im ersten Jahr die Aufmerksamkeit eines Kindes anzuregen und dadurch seine Intelligenzentwicklung zu fördern, wirken nur nachteilig.*[30] (→ *Bindung*) Dieser Äußerung liegt ein für die Kinderheilkunde nicht zu unterschätzendes tragisches Missverständnis von Adalbert Czerny zu Grunde. Er hielt die stillen anspruchslosen Säuglinge seines Säuglingsheimes für artige, wohlerzogene gesunde Säuglinge. Er erkannte nicht, dass es sich in Wirklichkeit um psychisch schwer kranke depressive Säuglinge handelte.

Nicht alle Ärzte um 1910 teilten dieses Bild vom Säugling und hielten so wenig von der Mutter-Kind-Beziehung. Von Maria Montessori (1870-1952), der ersten Ärztin Italiens, stammt der wunderbare Satz: „Die Hand eines Geburtshelfers ist nicht nur dazu da, ein Kind nicht fallen zu lassen." Sie vertrat eine freie Erziehung der Säuglinge und Kleinkinder, damit sie sich mit äußerer Unterstützung „von innen her" entwickeln können: „Hilf mir, damit ich mir selbst helfen kann."³¹ Sie wandte sich gegen das bestehende Züchtigungsrecht und andere subtile Zwangsmaßnahmen. Leider war Frau Montessori gesellschaftlich eine Außenseiterin, da sie Frau und Mutter eines unehelichen Kindes ihres ehemaligen Klinikchefs war.

In Deutschland war von Meinhard von Pfaundler (1872-1947) auf der richtigen Spur. Er erkannte die Bedeutung der Einzigartigkeit der Mutter-Kind-Beziehung für die Gesundheit und psychische Entwicklung des Säuglings und Kleinkindes. In einer sehr sorgfältig geplanten Arbeit dokumentierte er dies zweifelsfrei.³² Damals wurde eine Ernährungsstörung auf drei Ursachen zurückgeführt: die Nahrungszusammensetzung, eine Infektion und die Konstitution des Kindes. Leider ging von Pfaundler nicht so weit, eine vierte, die Mutter-Kind-Beziehung, hinzuzufügen. So blieb er mit diesem Teil seiner wissenschaftlichen Tätigkeit, dem Zeitgeist entsprechend, ein unberücksichtigter Außenseiter.

Auf einen besonderen, dem naturwissenschaftlichen Denken fremden Aspekt des Kindseins wies Carl Gustav Jung (1875-1961) hin. Er betonte die enormen Selbstgestaltungs- und Selbstheilungskräfte, über die jedes Kind verfüge und die eine normale psychische Entwicklung erst möglich machten. In Gestalt des → Kind-Archetypus und des → göttlichen Kindes wirkten sie in jedem Alter und machten den psychologischen Sinn des Satzes aus „So ihr nicht werdet wie die Kinder …".

Die Formulierung der streng reglementierenden Ernährungsempfehlungen stellt eine geniale Kombination verschiedener Zeittrends dar. Dies könnte ihre rasche Akzeptanz in Kollegenkreisen und ihre Attraktivität für die Zeitgenossen erklären. Adalbert Czerny reduzierte die Komplexität der Mutter-Kind-Interaktion beim Stillen auf die Ebene der Ernährung und quantifizierte, normierte, schematisierte, minimierte und idealisierte diesen Teilaspekt. Er griff geschickt den Zeittrend zur Disziplinierung immer weiterer Lebensbereiche auf und dehnte ihn auf die Erziehung des Säuglings aus. Er nahm Rücksicht auf die hierarchische Struktur der Klinik, das autoritäre Selbstbewusstsein der ausschließlich männlichen Ärzte und die Sachzwänge institutioneller Abläufe. Schließlich zollte die Geringschätzung der Mutter-Kind-Beziehung und ihrer Autonomie der Frauenfeindlichkeit der Zeit ihren Tribut. Auch umging er geschickt Tabuthemen der Zeit, wie die Lusterlebnisse von Mutter und Kind während des Stillens. Es ist anzunehmen, dass keiner der Kinderärzte der damaligen Zeit über persönliche Erfahrungen in der Pflege und im direkten Kontakt mit Säuglingen verfügte. Dies war die Aufgabe der Säuglings- und Kinderschwestern in der Klinik und von Säuglingspflegerinnen im Privathaushalt. Die weltferne Theorielastigkeit vieler Empfehlungen fiel in diesen Kreisen nicht weiter auf.

Der Säugling, der die Sprache nicht beherrscht, nicht rational denken kann und zudem auf eine affektbetonte Beziehung angewiesen ist, verlor in einer nur auf die Bedürfnisse der Männer zugeschnittenen Gesellschaft die ihm hundert Jahre zuvor entgegengebrachte Achtung, einen großen Teil seiner Würde und einen wesentlichen Teil seiner früher anerkannten Autonomie.

In der Weimarer Republik gab es viele hoffnungsvolle Ansätze zur Korrektur dieses Bildes des Säuglings aus der Kaiserzeit. Verschiedene Autoren waren sich einig, dass ein spätes Anlegen nach 24 Stunden das Ingangkommen des Stillens erschwert. Da psychischer Druck eine Hauptursache von Stillschwierigkeiten war, wurde das Stillen im Laufe der 1920er Jahre zunehmend weniger aggressiv propagiert. Auch die frühe Trennung von Mutter und Kind sowie das starre vierstündliche Ernährungsregime wurden kritisiert. Bei einer frühen Trennung mangele es den jungen Menschen an Mutterliebe, worauf sie „verkümmern" würden.[33] Man sollte dem Säugling in Bezug auf Zeiten und Anzahl der Stilltermine „ein gewisses Selbstbestimmungsrecht zubilligen" bzw. sich „den individuellen Verhältnissen anpassen".[34] Der Säugling benötige für sein Gedeihen neben einer richtigen Ernährung und richtiger Pflege Frieden. Konflikte würden ihn zum „friedensgestörten Kind" machen. Wenn eine Mutter ihre Zuflucht zu Drill und Dressur nehme, dann zeige sie damit ihr mangelndes Einfühlungsvermögen in die persönliche Eigenart ihres Kindes, einer entscheidenden Vorbedingung jeder edlen Erziehung. Der Drill sei unnatürlich und gehöre nicht in die Säuglingsstube. Ein wirklicher Erzieher komme immer ohne ihn zum Ziel.[35] Diese Ansätze wurden während des Dritten Reichs allerdings nicht weiter verfolgt bzw. rigoros verleugnet.

Überblick über den Zeitraum von 1860-1932

Der Zeitraum von 1860 bis 1932 war eine Zeit großer Umbrüche. Für die Säuglinge und Kleinkinder hatte diese Periode ein Janusgesicht. Einerseits gelang der historische Durchbruch bei der Senkung der Säuglingssterblichkeit durch die erfolgreiche Bekämpfung der Infektionskrankheiten und eine Verbesserung der Ernährung, andererseits wurden die Natur des Säuglings und seine Abhängigkeit von der Feinfühligkeit seiner Bezugspersonen in mehreren Punkten in so schwerwiegender Weise verkannt, dass aus heutiger Sicht manche Empfehlung der Experten aus diesem Zeitraum als schwere Belastung für die normale psychische Entwicklung der Säuglinge beurteilt werden muss.

Deutschland verwandelte sich von einem Agrarstaat zu einer aufstrebenden Industrienation. Nachdem die Gründung eines demokratischen liberalen

Nationalstaats 1848 scheiterte, wurde die nationale Einigung durch die Fürsten und Könige auf der Grundlage militärischer Siege 1871 vollendet. Es entstand ein restaurativer, hierarchisch-autoritärer, imperialistischer Obrigkeits- und Militärstaat, der wesentlich zum Ausbruch des Ersten Weltkrieges, der „Urkatastrophe des 20. Jahrhunderts" beitrug. Naturwissenschaftliches Denken beeinflusste alle wissenschaftlichen Disziplinen und technische Erfindungen veränderten das Alltagsleben grundlegend.

Die Lebenswelten bürgerlicher Männer und Frauen lagen so weit auseinander wie nie zuvor und wie nie danach. Die patriarchale Gesellschaft forderte vom Mann eine rationale kämpferische „emotionslose" Haltung und schränkte den Wirkungsbereich der Frauen auf die Kirche, die Küche und die Erziehung der Kinder ein. Die Frau trat mit der Ehe ihr Vermögen und viele Rechte ab und hörte auf, das Leben eines Individuums zu führen. Ihr Leben war zu einem Teil seines Lebens geworden. Die „Belle Epoque" an der Wende zum 20. Jahrhundert war die frauenfeindlichste und sexistischste Periode in der Geschichte Europas.

Ein Grundthema der Zeit war die Fremd- und Selbstdisziplinierung in der industriellen Produktion, beim Militär, in den Kolonien, in der Schule, in Heimen und in der Familie. Dabei wurde häufig körperliche und seelische Gewalt angewendet. Ihrer Effektivität schien evident. In der so entfesselten Dynamik von Gewalt und Gegengewalt wurde das ganze Arsenal der Methoden der schwarzen Pädagogik eingesetzt.

Auch das Arzt-Patienten-Verhältnis litt unter einer zunehmenden Entpersönlichung durch die Fokussierung auf den organische Befund und einer schleichenden Brutalisierung in der Behandlung. So wurden auch Kinder Opfer ärztlicher Vorstellungen, ärztlichen Handelns und wissenschaftlichen Ehrgeizes (→ Gewalt). In diesem Umfeld kam die aus heutiger Sicht absurde Vorstellung auf, Neugeborene schon vom ersten Tag an zu disziplinieren.

Die Kinderärzte glaubten, mit dem methodischen Ansatz der Naturwissenschaften den Schlüssel zu den Grundproblemen der Kindheit in Händen zu halten. Einerseits erzielten sie hierdurch viele unbestreitbare Verbesserungen in der Diagnostik, Behandlung und Prävention vieler Kinderkrankheiten. Andererseits vernachlässigten sie die Individualität des Kindes, seine Würde und sein Interesse an selbstwirksamem Handeln und verkannten die zentrale Bedeutung der Mutter-Kind-Beziehung für die psychische Entwicklung. Fehlinterpretierte neuroanatomischer Befunde, falsche Maßstäbe und die einseitige Fixierung auf messbare, direkt nachweisbare organische Befunde führten zu einem aus heutiger Sicht zutiefst beschämenden Zerrbild vom Säugling als einem tierischen, passiven, chaotischen, von Triebregungen beherrschten, unbeseelten Mängelwesen, das es vom ersten Lebenstag an zu disziplinieren galt.

4.3 Rigide gefühlskalte Fürsorglichkeit und die Vernichtung lebensunwerten Lebens (1933-1945)

Das Bild vom Säugling im Dritten Reich ist in seiner Einseitigkeit, Einheitlichkeit, seinen vielen negativen Zuschreibungen und seiner gefühlsarmen Distanziertheit einzigartig. Es korrespondiert mit einer auf Distanz gehenden Kaltherzigkeit und Neigung zu vergewohltätigender Fürsorglichkeit in der Pflege auf Seiten der Eltern.

Der Nationalsozialismus
Der Nationalsozialismus hat keine wirklich neuen Inhalte geschaffen, sondern bereits Vorhandenes aufgegriffen, neu gewichtet und für seine Ziele funktionalisiert. Im Mittelpunkt der nationalsozialistischen Weltanschauung standen der Erb- und Rassegedanke und die Vorstellung, dass nach dem „allgemeinen unerbittlichen Gesetz des Lebens" alles Leben ein „Kampf ums Dasein" sei. *Wer leben will, der kämpfe also, und wer nicht kämpfen will, der verdient das Leben nicht.*[36] Auf dieser Grundlage sollte der nationalvölkische Staat als von Grund auf gewandelte, perfekte Gesellschaft zu neuer Weltgeltung gelangen.[37] Die Zuordnung zu einer bestimmten Rasse folgte dabei nicht nur rassebiologischen, sondern primär politischen Kriterien. So wurden z. B. die verbündeten Japaner zu „Ariern" erklärt. Auch das Kriterium „Artfremdheit" war ein politischer Begriff. Biologisch macht der Begriff keinen Sinn. Während des Zweiten Weltkrieges ging die Staatsführung dazu über, Minderheiten zu vernichten und sogenanntes „lebensunwertes Leben" gezielt zu töten. So konnten die Rassenzugehörigkeit und der Gesundheitszustand eines Säuglings über Leben und Tod entscheiden. Neugeborene von Zwangsarbeiterinnen ließ man gezielt verhungern. Neugeborene mit schweren Missbildungen wurden in Kinderfachabteilungen getötet.

Pädagogik und Medizin im Nationalsozialismus
Die NS-Pädagogik zielte in erster Linie auf die „Erziehung des Charakters". Dem bürgerlichen Bildungsideal reiner Wissensvermittlung stellte die NS-Pädagogik das Konzept des Erlebnisses „deutschgemeinschaftlichen Lebens" im Klassenzimmer und der Hitler-Jugend gegenüber. *Unsere Weltanschauung ist eine Sache des Herzens. Für uns ist das Gefühl mehr als der Verstand.*[38] Neben dem Antirationa-

lismus und dem Antiintellektualismus war der Kampf gegen die „Ichsucht", das „liberalistische Eigenwollen" bzw. die „selbstherrliche Persönlichkeit" kennzeichnend für die NS-Pädagogik. Der Mensch hätte zu lernen, Unrecht und Unfreiheit schweigend zu erdulden und sein eigenes Ich-Bewusstsein einem Wir-Gefühl der „Deutschheit" zu opfern. Das Wohlergehen des Einzelnen musste hinter dem Glück und Schicksal des Volkes zurückstehen. Zwei Gebote galten für die Erziehung jedes Deutschen: „Deutschland über alles" und „Ich bin nichts, mein Volk ist alles". Statt eines selbstbewussten Individuums sollte ein „typisches Gemeinschaftsglied" erzogen werden, das sich in der Gruppe der Kameraden wohl fühlte. Das Gefühl der Zugehörigkeit ließ dabei die freiwillige Unterordnung unter Vorgesetzte erträglicher erscheinen. Der „Führer" als autoritärer Vorgesetzter sollte „glaubhaft" als Kamerad, Vertrauter und Beschützer erscheinen. Das Leben in der Gruppe schien die Wünsche nach Nähe, Liebe und Geborgenheit zu erfüllen, die in der Beziehung von Mutter und Säugling zu kurz gekommen waren.

Die elterliche Erziehungsarbeit galt als ein Glied in der nationalsozialistischen Gesamterziehung des deutschen Volkes. Eltern mit ein oder zwei Kindern wurden verdächtigt, sich zu intensiv mit ihrem Nachwuchs zu beschäftigen und ihn zu sehr zu lieben. Ihre Kinder würden hierdurch ein „übertriebenes Selbstbewusstsein" entwickeln und so als potentielle „Lebenskrüppel" die Zukunft des Volkes untergraben. Erst in Familien mit vier oder fünf Kindern könne sich ein natürlicher Gemeinschaftsgeist und eine wahrhaft soziale Gesinnung entwickeln. Nur eine große Geschwisterzahl vermöge den Einzelnen zu *Verzichtsbereitschaft, Kameradschaft und zur Ganzheitseinstellung zu führen. Nicht in den Häusern mit dem einzigen Sohn wohnt der Opfergeist, der die sittliche Voraussetzung deutschen Wehrwillens ist, sondern in den Häusern, in deren Kinderschar jedes für das andere sein Opfer bringt.*[39]

Der nationalsozialistische Staat beanspruchte totale Macht auf allen Gebieten. So hatten sich Pädagogik und Medizin der staatlichen Herrschaftslogik unterzuordnen. Durch die Gleichschaltung aller pädagogischen Institutionen unter die Oberhoheit von Partei und Staat entstand ein Erziehungsmonopol. Dieses wurde dazu genutzt, überall dieselben pädagogischen Prinzipien zu lehren. Abweichende Ansichten wurden geleugnet oder unterdrückt. Auch die wissenschaftlichen Zeitschriften verloren ihre Unabhängigkeit und publizierten keine Beiträge, die die herrschenden Vorstellungen kontrovers diskutierten. Die Einheitlichkeit der Vorstellungen und Argumentationen ließ diese glaubwürdiger erscheinen und erhöhte ihre Akzeptanz bei der Bevölkerung.

Auch im Gesundheitswesen verlangte die Partei eine bedingungslose Unterwerfung aller ärztlichen und nichtärztlichen Berufsverbände sowie eine Wandlung der ärztlichen Berufsauffassung im Sinne der nationalsozialistischen

Weltanschauung. Aus dem Arzt des Individuums müsse ein Arzt der deutschen Nation werden. Fortan galt nicht mehr das Individuum als primäres Objekt der Medizin, sondern das Volk, die Ganzheit der Nation. Der nationalsozialistische Arzt sollte das Volksganze als einen in sich abgeschlossenen Organismus begreifen, den es ähnlich zu diagnostizieren und zu behandeln gälte wie den individuellen Körper. Die Analogie zwischen dem individuellen Organismus und dem „Volkskörper" war der Kernpunkt der NS-Medizin. Da der kranke, fürsorgebedürftige und ratsuchende Einzelne dem Wohl der Gesamtheit untergeordnet wurde, bildeten Heilen und Vernichten in der NS-Medizin paradoxerweise eine verflochtene Einheit. Eingriffe in die körperliche Unversehrtheit und die soziale Existenz eines Individuums sollten nicht danach beurteilt werden, was sie für den Einzelnen bedeuteten, sondern danach, was sie dem deutschen Volk nützten, um dessen gesundes Weiterbestehen zu ermöglichen.

Das Bild der Frau im Nationalsozialismus
Das Frauenbild im Nationalsozialismus war zweischneidig reaktionär. Auf der einen Seite wurde die Frau zur Reproduktionsmaschine erniedrigt und auf der anderen Seite in einem Mütterkult erhöht und heroisiert. Die Reichsfrauenführerin Gertrud Scholtz-Klink formulierte: *Die tiefste Berufung, die uns zu teil werden kann, ist die zum Muttertum* und Hitler erklärte, *wenn früher die liberalen intellektualistischen Frauenbewegungen (...) vom Geist ausgingen, dann enthält unser Programm nur einen Punkt: das Kind.*[40] „Jedes deutsche Mädel sollte dem Führer ein Kind schenken." Der Verkauf von Verhütungsmitteln wurde untersagt. Sexualberatungsstellen wurden verwüstet, zerstört und geschlossen und Bücher zu diesem Thema öffentlich verbrannt. Die Geschlechter wurden strikt getrennt. Sexualität wurde tabuisiert. Es galt die Devise: *Ablenkung statt Aufklärung.*[41] 1933 wurde der Muttertag zum nationalen Feiertag erklärt, und für Mütter mit vier Kindern wurde das „Ehrenkreuz der Deutschen Mutter" geschaffen. *Meine Mutter ist die Frau, vor der ich die größte Hochachtung habe. Sie ist so weit entfernt vom Intellekt, und so nah am Leben.*[42] Gleichzeitig galt es, die Frau *von der Frauenemanzipation zu emanzipieren.*[43] Nach den Statuten der NSDAP konnte „eine Frau nie in die Führung der Partei und in den leitenden Ausschuss aufgenommen werden". Die Frauen behielten zwar das Wahlrecht, wurden jedoch sonst rigoros aus allen Bereichen des öffentlichen Lebens verdrängt. 1933 wurde für die Universitäten eine Frauenquote von 10 % eingeführt. Tapferkeit, Vernunft, Kaltblütigkeit und Besonnenheit galten als die wahren Tugenden einer deutschen Mutter. Einfühlungsvermögen und Mitleid galten als Schwäche. *Muttertum ist nichts Sentimentales, nichts Weichliches, Muttertum ist was Stahlhartes. Die nationalsozialistische Frau ist mütterlich und wehrhaft.*[44]

Die Kinder sollten „Mutter" sagen und nicht solche sentimentalen, weichlichen, „affigen" und „undeutschen" Worte wie „Mama" oder „Mutti" benutzen. Die Säuglingspflege oder -erziehung war keine Sache der Väter.

Säuglingspflege und -erziehung im Dritten Reich
Durch die Gleichschaltung aller Institutionen des Gesundheitswesens im Dritten Reich und die systematische Unterdrückung jeder abweichenden Ansicht wurde ein hoher Konformitätsdruck erzeugt, der es den Müttern nahezu unmöglich machte, sich nicht streng nach dem vorgegebenen Pflegeschema der Partei (NSDAP) zu richten. Die folgenden Zitate sind dem 1934 erschienen Standardwerk *Die deutsche Mutter und ihr erstes Kind* von Johanna Haarer (1900-1988) entnommen. Es ist bemerkenswert, dass die Partei und die NS-Ärzteschaft trotz der vielen kritischen Stimmen und berechtigten Einwände in den 1920er Jahren ausgerechnet die streng reglementierenden → Stillempfehlungen von Adalbert Czerny aus dem ersten Jahrzehnt des 20. Jahrhunderts zur Pflege- und Erziehungsnorm erhoben. Das Neugeborene durfte erst nach 24 Stunden erstmals an die Brust angelegt werden. Alle gesunden Neugeborenen und Säuglinge erhielten fünf (Still)-Mahlzeiten täglich zu genau festgelegten Zeiten. Von Geburt an war eine achtstündige Nahrungspause nachts einzuhalten. Vor jeder noch so kleinen Abweichung von diesem Schema wurde intensiv gewarnt. Die Mütter wurden ultimativ aufgefordert, ihr Kind selbst zu stillen. „Deutsche Mutter, Du musst Dein Kind stillen!" Dabei war längst bekannt, dass eine derartige Holzhammermethode über einen zu hohen Erwartungsdruck bei vielen Müttern Versagensängste auslöst und so das Ingangkommen des Stillens erschwert. Sogar gegen die Einrichtung von Frauenmilchsammelstellen wurde Stimmung gemacht, da diese eine Entwürdigung des Stillgedankens darstellten würden und im Sinne einer „Antistillpropaganda" wirken könnten.

Ein weiteres Charakteristikum der Säuglingspflege des Dritten Reiches war die physische Trennung von Mutter und Kind, wo immer dies möglich schien. Das Neugeborene durfte der Mutter auf der Wochenstation nur zum Stillen gereicht werden. Hierdurch bliebe der Mutter viel Beunruhigung erspart. „Sie horcht nur zu gern ängstlich auf jede Lebensäußerung des kleinen Wesens und sorgt sich unnötig darum." Auch zu Hause habe das Baby allein zu bleiben. Was in dieser Hinsicht an einem *Übermaß an Liebe* gesündigt werde, sei *schwer zu beschreiben. Das Baby sollte gefüttert, gebadet und trockengelegt, im Übrigen aber vollkommen in Ruhe gelassen werden.*[45] Die Mutter wurde vor einer zu intensiven Beschäftigung mit dem Kind gewarnt. Auch das Schreien des Babys sei kein Grund von diesem Grundsatz abzuweichen (→ Schreibaby).

Versagt auch der Schnuller, dann liebe Mutter werde hart! Fange nur ja nicht an, das Kind aus dem Bett herauszunehmen, es zu tragen, zu wiegen, zu fahren oder es auf dem Schoß zu halten, es gar zu stillen, sonst entwickelt es sich ganz rasch zu einem „unerbittlichen Haustyrann" (→ tyrannischer Säugling). *Das Kind wird nach Möglichkeit an einen stillen Ort abgeschoben, wo es allein bleibt, und erst zur nächsten Mahlzeit wieder vorgenommen. Häufig kommt es nur auf einige wenige Kraftproben zwischen Mutter und Kind an und das Problem ist gelöst.*[45] Auch nachts galt der Grundsatz: „Schreien lassen." Später wurde der tägliche Gebrauch des Laufgitters empfohlen, denn „das Ställchen" habe den Vorzug, dass das Baby lerne „sich alleine zu beschäftigen und für sich zu bleiben".

Nach der nationalsozialistischen Weltanschauung war das Verhältnis von Mutter und Baby eine Kampfbeziehung. Der Aufbau einer entspannten Mutter-Kind-Beziehung auf der Basis von Vertrauen und Zuversicht lag außerhalb des damals Vorstellbaren. Misstrauen und die emotionale Distanz zwischen Mutter und Baby waren die bestimmenden Beziehungsprinzipien. Der Geburtsschmerz wurde als natürlicher Bestandteil der Geburt dargestellt. Die Kreißende hatte die Schmerzen tapfer und opferbereit zu ertragen. Sie wurde deshalb mystifizierend mit dem Soldaten auf dem Schlachtfeld verglichen. Eine schmerzlindernde Behandlung wurde im Gegensatz zu den 1920er Jahren nicht in Betracht gezogen. Auch das Stillen galt als Kampf gegen das Kind an der Mutterbrust. Es sei natürlich, dass das Stillen „auf die Nerven gehe". Es müsse aber „des Kindes wegen ertragen" werden. Stillschwierigkeiten wären die Folge eines „unzweckmäßigen Verhaltens des Kindes". „Unarten beim Trinken" erforderten deshalb sofortiges Einschreiten, „sonst gäbe es einen endlosen Kuhhandel mit den kleinen Plagegeistern". „Mutterliebe und Zärtlichkeit" seien beim Stillen „fehl am Platze". Bei Nahrungsverweigerung des Kindes „quäle man sich mit einer Mahlzeit nicht zu lange", sondern „warte unerbittlich bis zur nächsten Mahlzeit". Die verschmähte Mahlzeit würde dann „unter dem Zwang des Hungers" schließlich verspeist werden. Der Sauberkeit wurde eine große Bedeutung zugeschrieben. Schon nach wenigen Monaten sollte der Säugling an regelmäßige Urin- und Stuhlentleerungen gewöhnt werden (→ Schmutzfink). „Wehrt sich" das Kind gegen das Kämmen „und heult es gar, dann wandert es zurück ins Bett. Denn ungekämmte Kinder kann man doch nicht herumlaufen lassen. Es muss also im Bett bleiben, bis es sich kämmen lässt." Das eigentliche Ziel dieser Pflegepraxis war nicht die Hygiene. Es ging vielmehr darum, den Kampf gegen den Willen des kleinen Kindes erfolgreich auszufechten, es „zum Gehorsam aufs Wort" zu erziehen. Kontakte mit Dritten seien nach Möglichkeit zu unterbinden, denn *sobald mehrere Menschen sich mit dem Kind beschäftigen, ist die Regelmäßigkeit seines Tagesablaufs und die Einhaltung der nötigen Pflegegrundsätze nur zu leicht gefährdet.*[46] Besonders ältere Frauen, die selbst mit „ganz anderen Ansichten aufgewachsen" seien, würden den jungen Müttern durch ihre „schrankenlose Nachgiebigkeit" die Pflege des Säuglings auf „ganz sinnlose Weise" erschweren. Auch die älteren Geschwister hätten sich nie ohne Anlass mit dem Jüngsten abzugeben. Um die Interaktion auf ein absolutes Minimum zu beschränken, wird vorgeschlagen, das Kind von der Tafelrunde der Großen abzusondern. „Es sieht sehr niedlich aus, wenn man das Kind an seinem kleinen Kindertischchen essen lässt."

Im Dritten Reich schlug sich die misstrauisch-feindselige Haltung dem Säugling gegenüber in einer großen Zahl von negativen Zuschreibungen nieder. Im Standardwerk von Johanna Haarer lauten diese „Projektionen" folgendermaßen: Babies sind *beim Essen gefräßig, gierig oder faul. (...) Sie sind unersättlich, da sie nie genug bekommen können von verwöhnender Beachtung oder lästigem Herumgeschlepptwerden. (...) Sie schreien aus Veranlagung zornig, lang anhaltend, zum Zeitvertreib oder um etwas zu erzwingen. (...) Sie wollen sich nicht fügen, wollen nicht wie die Großen wollen, widersetzen sich und tyrannisieren. (...) Sie sind unordentlich, unruhig und unstet. Sie sind von Natur aus unrein, unsauber, schmuddelig, und schmieren herum mit allem, was sich bietet. (...) Ihr Spielen ist blindes, planloses Tändeln, Herumhantieren oder Herumwirbeln der Dinge. (...) Sie verhalten sich unvernünftig, wirr, sinnlos und seien zerstörerisch. (...) Schlau und berechnend nutzen sie jedes Entgegenkommen der Erwachsenen aus. Sie sind profitlich, rücksichts- und hemmungslos, betteln und erpressen die Erwachsenen. (...) Schnell fallen sie in das gefürchtete Bummeln und Trödeln. Mit allen Mitteln versuchen sie die Aufmerksamkeit der Mutter zu erreichen, bzw. zu erzwingen.*[47]

Über die Folgen einer durchschnittlich rigiden und emotionsarmen Säuglingspflege und -erziehung im Dritten Reich unter häuslichen Bedingungen ist nur wenig bekannt. Hingegen existieren viele Untersuchungen über die verschiedenen Stadien des Deprivationssyndroms als Folge einer psychischen Vernachlässigung in Findel- und Säuglingsheimen (→ Findelhäuser) sowie Einzelfalldarstellungen schwerer psychischer Vernachlässigung in der Familie. Anhand ihrer eigenen und fremder Biographien vermutet Sigrid Chamberlain, dass die Angst vor dem Verlassenwerden, die Neigung zu Panikattacken und zwanghaften Ritualen, die Schwierigkeiten beim Umgang und Zeigen von Gefühlen, die Scheu vor einer engen Beziehung und ein großes, nie gestilltes Bedürfnis nach Anerkennung mit dieser Form der Säuglings- und Kleinkinderziehung in Zusammenhang steht.[47] Seit zehn Jahren interessiert sich die Öffentlichkeit für die Langzeitfolgen traumatischer Erlebnisse von Kindern während des Zweiten Weltkrieges. Sogenannte → „Kriegskinder" aus Deutschland zeigen heute im Alter etwa drei Mal so häufig Symptome einer posttraumatischen Belastungsstörung als ihre Altersgenossen aus der Schweiz. Meines Wissens gibt es keine Untersuchung zu der Frage, ob nicht auch die rigide, emotionsarme Säuglingspflege und -erziehung der Kriegskinder zu diesem Ergebnis beigetragen hat.

Adalbert Czerny sah um 1908 die Ruhe und scheinbare Bedürfnislosigkeit seiner Säuglinge aus dem Findelhaus als Ausdruck einer gelungenen Erziehung an. Er empfahl deshalb, dass sich Säuglinge dann am besten entwickeln würden, wenn sie nur körperlich gut versorgt und sonst in Ruhe gelassen würden. Dieser von Kollegen nicht korrigierte Irrtum, der das Verhalten schwer psychisch deprivierter Säuglinge als erstrebenswert ausgab, wurde 1933 aufgegriffen. Sigrid Chamberlain und Gregor Dill vertreten die Hypothese, dass diese Entscheidung nicht zufällig gewesen sei.[48] Die rigide emotionsarme Erziehung durch distanziert kaltherzige Mütter ließ die Bedürfnisse der Säuglinge nach Nähe, Zärtlichkeit und Geborgenheit in der Familie ungestillt. Die Sehnsucht der so aufgewachsenen bindungs- und kontaktarmen Jugendlichen nach diesen Gefühlsqualitäten sollte durch Sentimentalität, Pathos, Fanatismus und Hysterie im Rahmen der Erfahrung von Kameradschaft und von Gemeinschaftserlebnissen innerhalb der Parteiformationen kompensiert werden. In einer durch Zwang zusammengesetzten Gruppe mit freiwilliger Unterwerfung unter angehimmelte Vorgesetzte dominieren Pseudogefühle. Unter Kameraden verhindert die stets bestehende Distanz Gefühlserfahrungen authentischer Nähe, Vertrautheit und Geborgenheit wie in einer selbstgewählten Freundschaft, Partnerschaft oder einer intimen familiären Gemeinschaft. Die verordnete Verarmung des emotionalen Klimas für Säuglinge und Kleinkinder in der Familie und das Angebot von Surrogaten in den Massenorganisationen könnte so ein geschickter Schachzug zur Stabilisierung politischer Macht gewesen sein.

Überblick über den Zeitraum von 1933-1945

Auf dem Hintergrund des Antirationalismus, Antiintellektualismus und Antiindividualismus der nationalsozialistischen Weltanschauung erhob das Dritte Reich die rigidesten Pflege- und Ernährungsrichtlinien der Kaiserzeit zu ihren Standardpflegerichtlinien. Die Aufmerksamkeit der Mutter sollte sich ausschließlich auf die sachgemäße Befolgung technischer Pflegeregeln beschränken. Regelmäßigkeit und Ruhe galten als oberste Prinzipien. Physische Trennung, Misstrauen und emotionale Distanz begünstigten eine indifferente, kaltherzige, ja feindselige Haltung der Mutter. Elementare menschliche Gefühle wie körperlicher Nähe, Zärtlichkeit, Vertrauen und Geborgenheit wurden systematisch vernachlässigt. In der Praxis war es eine Kampfbeziehung mit dem Ziel, das Kind zum Gehorsam aufs Wort zu erziehen. Das Fehlen enger zwischenmenschlicher Beziehungen innerhalb der Familie sollte später durch die Erfahrung von Kameradschaft und die Gemeinschaftserlebnisse innerhalb der Parteiformationen kompensiert werden.

4.4 Kontinuität disziplinierender Säuglingspflege (1945-1965)

Nach der Kapitulation des Deutschen Reiches 1945 etablierte sich in der BRD ein liberaler Verfassungsstaat nach den politischen Vorgaben der Westalliierten und in der sowjetischen Besatzungszone die DDR, eine pseudodemokratische sozialistische Diktatur nach dem Vorbild der UdSSR. Die Wirtschaft im Westen wurde nach dem Modell der sozialen Marktwirtschaft mit großzügiger Kapitalhilfe aus den USA wiederaufgebaut. Im „Arbeiter und Bauern"-Staat des Ostens erfolgte der Aufbau ohne fremde Hilfe nach dem Muster des Staatskapitalismus der UdSSR.

Die Entnazifizierungspolitik der Westalliierten beschränkte sich im Wesentlichen auf eine Säuberung der politischen Eliten. Die Träger und Mitarbeiter sozialer, gesundheitspolitischer und pädagogischer Institutionen wurden mit Ausnahme der nationalsozialistischen Erziehungsanstalten (Napola) meist als unpolitisch eingestuft und von Entnazifizierungsmaßnahmen ausgenommen. Eine grundlegende Auseinandersetzung mit dem nationalsozialistischen Erbe unterblieb auch angesichts der gigantischen Aufgabe des Wiederaufbaus und dem neu-alten Feindbild des Antibolschewismus-Antikommunismus in der sich entwickelnden Ost-West-Spaltung der Welt. In der sowjetischen Besatzungszone etablierte sich ein Antifaschismus, der einerseits viele gegensätzliche Positionen zum Nationalsozialismus herausarbeitete, andererseits aber auch viele Kontinuitäten pflegte.

Ehe und Familie

Nach dem Grundgesetz der BRD von 1949 sind Mann und Frau gleichberechtigt. Doch bis heute ist diese Forderung erst teilweise verwirklicht. Von 1945 bis Mitte der 1960er Jahre dominierten im Westen konservativ christliche Moralvorstellungen von Ehe und Familie. Die Erwerbsarbeit der Frau wurde als für die Familie schädlich und zerstörerisch angesehen. Eine *Mutter ist die emotionale Kläranlage der Familie (…) sie liefert den unsichtbaren Leim, der Haushalt und Familie am Laufen hält, indem sie als Service-Station für alle Bedürfnisse der Familie dient.*[49] Während des Krieges und in der Nachkriegszeit hatten sich viele Frauen auf den verschiedensten beruflichen Feldern und gesellschaftlichen Positionen eingearbeitet und bewährt. Nun wurden sie unter der Parole Frauen zurück in die Kirche, in die Küche und zu den Kindern von den heimkehrenden Männern aus den zwischenzeitlich bekleideten Positionen wieder verdrängt. Im Osten wurde die Gleichstellung der Frau im Beruf ein wichtiges Staatsziel. In den ersten zwei Jahrzehnten der DDR ging die berufliche Emanzipation der Frau jedoch bedauerlicherweise auch zu Lasten der Säuglinge und Kleinkinder (→ Kinderkrippe). Die DDR führte schon 1949 das Züchtigungsverbot an Schulen ein. Sie war der BRD damit 25 Jahre voraus. Das Erbe dieser unterschiedlichen Entwicklung in West- und Ostdeutschland ist noch heute zu spüren, wie die Diskussionen über das Betreuungsgeld und die Zahl der Krippenplätze zur Fremdbetreuung von Kindern zeigen. Als neues Bild ehelicher Solidarität galt die „Partnerschaftsehe". Angesichts der realen Ungleichheit zwischen Männern und Frauen am Arbeitsplatz und zu Hause blieb dies jedoch weitgehend eine Wunschvorstellung.

Säuglingspflege und -erziehung

Auch nach dem Ende des Nationalsozialismus galten dessen Vorstellungen zur Säuglingspflege und -erziehung weitgehend unverändert fort. Der Bestseller von Johanna Haarer aus dem Dritten Reich blieb mit kleinen Änderungen bis in die Mitte der 1960er Jahre das Standardbuch zur Säuglingspflege und -erziehung. Das Buch verkaufte sich nach 1945 genauso gut wie vorher. Frau Haarer änderte den Titel von *Die deutsche Mutter und ihr Kind* in *Die Mutter und ihr Kind* und modifizierte ihre Empfehlungen in einigen Details. Sie verzichtete z. B. auf die aggressive Stillpropaganda und beschränkte sich auf eine sachliche Auflistung der Vorzüge des Stillens. Sie relativierte das starre Ernährungsschema: „Das Stillen ist wichtiger als die Stillregeln." Sie wies auch darauf hin, dass eine physische und emotional Distanz zwischen Mutter und Kind schwerwiegende Folgen zeitigen könne. Sie forderte nun plötzlich die Mütter dazu auf, einen Mittelweg einzuschlagen zwischen den „oft zu strengen Lehren der Säuglingspflege" und dem, was das Baby „ganz offensichtlich braucht". „Fürchten Sie sich nicht davor, ihr Baby zu verwöhnen." Auch die Großmutter wurde wieder geschätzt, „die heißgeliebte Oma, die man eigentlich jedem Kind wünscht".

Kinderheilkunde und die Heimpädagogik

Die Kontinuität im Denken und Handeln vom Dritten Reich zur Nachkriegszeit betraf nicht nur die Säuglingspflege und -erziehung, sondern u. a. verschiedene Bereiche der Kinderheilkunde und die Heimpädagogik.

Auch in den kirchlichen und staatlichen Kinderheimen lebte der Geist des NS-Regimes fort mit seiner menschenverachtenden Straf- und Besserungspädagogik „asozialen" Kindern gegenüber.[50] Viele der Kinder waren nur deshalb eingewiesen worden, weil sie den rigiden Moralvorstellungen der Zeit widersprachen. In den etwa 3000 Heimen mussten zwischen 1945 und 1975 etwa 500 000 bis zu einer Million Kinder jahrelang Demütigungen und folterähnliche Bestrafungen hinnehmen und harte industrielle Arbeit ohne Bezahlung und ohne Rentenansprüche ableisten. Viele bekamen ungefragt Psychopharmaka. Andere wurden über Jahre sexuell missbraucht. 1969 machten rebellierende Studenten, Schüler und ehemalige Fürsorgezöglinge die Öffentlichkeit auf die unmenschlichen Bedingungen in den Kinderheimen aufmerksam und organisierten eine Massenflucht der Heimzöglinge. Nun endlich war die Bürokratie gezwungen zu handeln. 2004 gründeten ehemalige Heimzöglinge „die Bundes-Interessengemeinschaft der missbrauchten und misshandelten Heimkinder in Deutschland von 1945 bis 1985". Sie fordern die Einrichtung eines nationalen Entschädigungsfonds, an dessen Finanzierung sich neben dem Staat auch die kirchlichen Trägervereine wie die Caritas und das Diakonische Werk beteiligen sollten.

Die Debatte über die Probleme der Besatzungskinder im Deutschen Bundestag am 12. März 1952 zeigte, wie weit rassistisches Denken auch nach dem Zweiten Weltkrieg in Deutschland noch verbreitet war. Frau Rehling von der CDU sprach über *eine besondere Gruppe unter den Besatzungskindern, (...) die dreitausenddreiundneunzig Negermischlinge, die ein menschliches und rassisches Problem besonderer Art darstellen.* Sie zitierte hierzu aus einem Brief katholischer Missionare aus Nordafrika: *Das Los der Mischlingskinder bereitet uns Sorge, weil sie sowohl von den Europäern als von den Schwarzen verachtet werden. Die Zwiespältigkeit des Mischlingslebens unter Europäern und unter Negern lässt sich nicht leugnen. Der Mischling rebelliert gegen den Stachel der Verachtung. Ein Teil der Mischlinge, die sich dem europäischen Lebensstil genähert hat, ist moralisch herabgekommen, sozial geschwächt und nicht charakterfest.* Ilka Hügel-Marshall, eine Deutsche mit schwarzer Haut wurde 1954 im Alter von sieben Jahren, obwohl sie in der Familie gut integriert war, auf Drängen des Jugendamtes in ein Heim mit lernbehinderten Kindern nach Wuppertal gegeben und verbrachte dort unter der strengen Herrschaft von „Schwester Hildegard" traumatische Jahre.[51]

Auch in anderen Ländern wie der Schweiz und Australien wurden Kinder aus rassebiologischen oder eugenischen Gründen von staatlichen Stellen mit Zwang bis in die 1970er Jahre aus ihren Familien herausgerissen und in Heimen oder Gastfamilien aufgezogen.[52] In Australien wurden zwischen 1910 und 1976 etwa hunderttausend Mischlingskinder oder Kinder von Aborigines mit staatlicher Unterstützung verschleppt.[53]

Überblick über den Zeitraum von 1945-1965

In vielen kulturellen Bereichen gab es in Theorie und Praxis nach der bedingungslosen Kapitulation von 1945 eine erstaunliche Kontinuität nationalsozialistischen Denkens und Handelns, insbesondere im Justiz-, Gesundheits- und Bildungswesen. Die vom Nationalsozialismus geprägte Art der Säuglingspflege und -erziehung wurde nicht 1945, sondern erst in der Mitte der 1960er Jahre aufgegeben.

4.5 Der beziehungsbedürftige und -fähige Säugling (1966-2010)

In den fünf Jahrzehnten von 1960 bis 2010 vollzog sich ein tiefgreifender Wandel in der Betrachtung des Säuglings. Die Säuglingsforschung erweiterte unser Verständnis vom Säugling in ungeahnter Weise und Tiefe. Die Eltern-Kind-Beziehung ist heute eine ganz andere als in den 1950er Jahren. Schließlich passte sich die Gesetzgebung an die neuen Verhältnisse an.

Der Kulturumbruch zwischen 1960 und 1969 veränderte die Beziehung von Eltern und Kindern.
In den 1960er Jahren fand in den Industrieländern ein tiefgreifender Wandel in Wirtschaft und Kultur statt. In Westeuropa wurde die Mangelgesellschaft durch die Überflussgesellschaft abgelöst. Auf Demonstrationen flogen erstmals faule Eier und Tomaten. Lebensmittel waren zu einem beliebigen Konsumgut geworden, sie hatten ihren Nimbus als lebensspendende Kostbarkeit verloren. Die Industriegesellschaft wandelte sich zur Dienstleistungsgesellschaft. Während bis in die 1960er Jahre die Produktion auf Handarbeit sowie Werkzeuge und Maschinen, die diese ersetzten, beruhte, begannen nun Automaten die Produktion grundlegend zu verändern. Die datenverarbeitende Industrie begann ihren steilen Aufstieg und ermöglichte zunehmend dezentrale Formen der Wirtschaft und Politik bei gleichzeitig ungebremst zunehmender Kapitalkonzentration. Die Globalisierung stellte die nationalstaatliche Struktur der Industrie zunehmend in Frage. Nach dem Bau der Berliner Mauer 1961 versiegte der Flüchtlingsstrom aus der DDR. Die Industrie der BRD heuerte deshalb „Gastarbeiter" aus verschiedenen Ländern an.

Die militärische Konfrontation der USA und der UDSSR während der Kuba-Krise brachte die Welt an den Rand eines Atomkrieges. In Vietnam eskalierte der Krieg zwischen Nord- und Südvietnam durch die Intervention der USA. 1969 wird die CDU/SPD-Koalition durch eine Koalition aus SPD und FDP abgelöst. Unter dem Motto: „Mehr Demokratie wagen" versprach die neue Regierung der Bevölkerung mehr Mitbestimmung und Mitverantwortung.

Kulturell stehen die 1960er Jahre für eine weltweite Infragestellung der bis dahin dominierenden hierarchisch-autoritären Strukturen. Die Gesellschaft feierte Fortschritte von individueller Freiheit, Emanzipation und Selbstverwirklichung. Im Zentrum dieser „Befreiungsideologie" standen die Aufkündigung des patriarchal definierten Geschlechtervertrages und der Abbau tradierter hierarchischer Rollenvorstellungen im Umgang von Erwachsenen und Kindern. Der Befehlshaushalt wandelte sich zum Verhandlungshaushalt. Es wurde weniger prinzipiell und mehr situativ kontextgebunden argumentiert und gehandelt. Allerdings gelang es nicht, die Verstärkung des Leistungsdruckes in vielen Arbeitsbereichen abzuwehren. Als Antwort auf die zunehmende Macht globaler Systeme blühten soziale Gegenbewegungen auf. Während die kapitalistische Welt durch eine Welle von Emanzipationsbewegungen erschüttert und erneuert wurde, scheiterten parallele Entwicklungen wie der „Prager Frühling" in den sozialistischen Gesellschaften des Ostens vorläufig, bis „Glasnost" und „Perestroika" in den 1980er Jahren auch dort einen ähnlichen Individualisierungsschub auslösten. Vorbild war nicht mehr der angepasste außengesteuerte Bürger mit den Sekundärtugenden Gehorsam, Fleiß, Sauberkeit und Ordnung, sondern der selbstbewusste, selbständig denkende und handelnde Bürger.

Die BRD erlebte ein Jahrzehnt erfolgreicher Bildungspolitik. Treibende Kräfte waren „neue" gesellschaftskritische pädagogische Vorstellungen und eine gesteigerte Nachfrage nach höherqualifizierten Mitarbeitern durch Industrie und Dienstleister. Selbstentfaltung und Selbstbestimmung fanden als pädagogische Konzepte breite Zustimmung. Spielen, Mitarbeit im Haushalt und Jobben wurden als wichtige Erfahrungen im Prozess der Sozialisation und des informellen Lernens betrachtet. Mädchen und die Jugend vom Lande erhielten vergleichbare Bildungschancen wie die Jungen aus der Stadt.

Der moralische Protest der 1968er Studentenrevolte entzündete sich an der Diskrepanz zwischen dem liberalen Geist der Verfassung der BRD und der politischen Realität. Diese war stark geprägt von einem primitiven Antikommunismus in Fortsetzung des Antibolschewismus des Dritten Reiches sowie einer ungebrochenen personellen und geistigen Kontinuität aus den Zeiten des Dritten Reiches in vielen Bereichen der Wirtschaft und des öffentlichen Lebens wie der Justiz, der Staatsbürokratie und Teilen des Gesundheitswesens. Der Protest eskalierte durch die unverhältnismäßig repressive Antwort der staatlichen Organe und der Hetzkampagnen eines Teiles der Presse.[54] Die 68er Bewegung suchte nach Alternativen zur bürgerlichen Kleinfamilie, die sie als autoritäre und patriarchale Institution ablehnte. Wohngemeinschaften und Kommunen entstanden mit dem Anspruch, die geschlechtsspezifische Rollen- und Arbeitsteilung zwischen Männern und Frauen aufzuheben, die Kindererziehung antiautoritär zu gestalten sowie privates und öffentliches Leben neu auszutarieren.

Die Emanzipationsbewegung der Frauen erhielt durch die Enttabuisierung der Sexualität („sexuelle Revolution") und die Einführung der Antibabypille viele Impulse. Die „Pille" befreite die Frauen von der Last ungewollter Schwangerschaften. Nach der Aufhebung der „Polizeiverordnung zur Bekämpfung der Schwangerschaftsverhütung", die noch aus dem Dritten Reich stammte, waren Produkte zur Schwangerschaftsverhütung wieder allgemein zugänglich. Die Vaterrolle wurde radikal in Frage gestellt. Neben den Problemen von Vaterlosigkeit, Vaterverlust und Vaterabwesenheit wurde auch der Mangel eines vorgelebten Vorbilds und von positiven inneren Bildern vom Vater thematisiert.

Die antiautoritäre Erziehung läutete das Ende der Ära der Disziplinierung, der schwarzen Pädagogik und der stillschweigenden öffentlichen Duldung der Gewalt gegen Kinder und Jugendliche ein. Nach über 120 Jahren erhielten die Säuglinge und Kleinkinder ihre Würde und den Respekt vor ihrer körperlichen Unversehrtheit zurück. Statt einer raschen bedingungslosen Anpassung der Kinder an die vorhandenen gesellschaftlichen Strukturen förderte man nun das schrittweise Hineinwachsen unter Berücksichtigung der Persönlichkeit und der Wahrung der Würde und des Rechts auf Widerspruch. Jugendliche flohen in großer Zahl aus den Jugendheimen, nachdem ihnen Studenten Fluchtmöglichkeiten in den Universitätsstädten angeboten hatten. Nun wurde auch die Öffentlichkeit über die bis dahin nur Insidern bekannten unmenschlichen Gewalt- und Misshandlungsexzesse in den Kinder- und Jugendheimen informiert. Viele Heime wurden geschlossen. Andere entwickelten neue pädagogische Konzepte.

Engagierte antiautoritär eingestellte Eltern gründeten die ersten „Kinderläden". Sie wollten all das vermeiden, was sie in ihrer Jugend an Unverständnis, Drohungen, Angst machenden Bildern, Demütigungen sowie an körperlicher und seelischer Gewalt erfahren hatten. Die Äußerungen der Säuglinge und der Kleinkinder sowie die Wünsche der Kindergarten- und Schulkinder wurden als Signale des Kindes nicht nur sehr ernst genommen, sondern, wenn es irgendwie ging, auch erfüllt. Statt dem „Satt und Sauber" der bisherigen Erziehung, hieß es nun: „Komm, lass uns darüber reden." Die Angst vor falschen Vorgaben hinderte viele Eltern, den Kindern authentische Regeln des sozialen Miteinanders zu vermitteln und deren Einhaltung einzufordern. Im Extremfall stellte das unbegrenzte Gewährenlassen und Eingehen auf jeden Wunsch eine Sonderform der Vernachlässigung dar. Einzelne Kinder entwickelten sich so zu ähnlich gefühlskalten und nur auf sich bezogenen Kindern wie die autoritär erzogenen. Statt angepassten nach Rache und Vergeltung dürstenden Duckmäusern bildeten sie Züge von gefühllosen Egoisten und Tyrannen (→ tyrannischer Säugling) aus.

1961 führte die Einnahme des Schlafmittels Contergan® in der Frühschwangerschaft zu schweren Missbildungen insbesondere der Arme und Beine beim Fötus. Die medizinische Katastrophe wurde zur Geburtsstunde des Faches Entwicklungstoxikologie. Durch die Erweiterung des Impfprogrammes und den gezielten Einsatz von Antibiotika ging die Zahl der stationär behandelten Kinder mit Infektionskrankheiten stark zurück, und die Liegezeiten der Patienten in den Kinderkliniken verkürzten sich. Für die behinderten Kinder wurde ein flächendeckendes Netz von sozialpädiatrischen Zentren aufgebaut. Der Weltärztebund formulierte 1964 ethische Grundsätze für die Forschung am Menschen in der Deklaration von Helsinki. Diese wurden seither sechs Mal, zuletzt 2008 in Seoul, fortgeschrieben.

Seit 1966 bestand die Möglichkeit, chromosomale Störungen beim Fötus ab der 15. Schwangerschaftswoche durch die Entnahme von frei im Fruchtwasser schwimmenden fetalen Zellen (Amniozentese) zu diagnostizieren. Erstmals wurden auch alle Neugeborenen auf einige angeborene, erfolgreich zu behandelnde Stoffwechselerkrankungen untersucht.

Die Waschmaschine und die Gläschenkost erleichterten die Säuglingspflege. Durch den Austausch des Kuhfettes gegen pflanzliche Fette in den neuen „adaptierten" Säuglingsmilchnahrungen wurde aus einem normalen Molkereiprodukt ein diätetisches High-Tech-Nahrungsmittel. Das Verhalten junger Säuglinge war bis dahin chaotisch erschienen, da sie sich nicht am 24-Stunden- Tag- und Nachtrhythmus orientieren. Nun wurde erkannt, dass ihr Eigenrhythmus 25 oder 26 Stunden dauert (→ chaotischer Säugling). Man unterstützte den Aufbau und die Stabilisierung von Selbstregulationssystemen. Säuglinge wurden nun nach Bedarf und nicht mehr nach dem streng reglementierenden → Stillschema ernährt. Der Wechsel löste eine heftige, emotional geführte Debatte zwischen jungen und älteren Kinderärzten aus. Die → Säuglingsforschung entdeckte, dass Säuglinge entgegen der offiziellen Lehrmeinung vom „dummen ersten Vierteljahr" sehr wohl in der Lage sind, während dieser Zeit zu lernen.

Verbesserungen auf vielen Gebieten (1970-1989)

1973 löste die erste Ölkrise eine weltweite Wirtschaftskrise aus und der „Club of Rome" machte die Welt auf die Endlichkeit vieler Rohstofflagerstätten aufmerksam. Die Zeit von 1970 bis 1989 war für die BRD eine Periode steigender Realeinkommen und zunehmenden Wohlstandes für die Mehrheit der Bevölkerung. Allerdings stieg auch die Zahl der von Armut Betroffenen. Bezogen 1980 nur 1,3 % der Gesamtbevölkerung Sozialhilfe, so waren dies 2002 schon 3,3 %.[55, 56] Besonders betroffen waren die Kinder. Der zunehmende ökonomische Druck der Globalisierung führte zu einer zunehmenden Verarmung größerer Teile der Lohnabhängigen. Die Abkehr vom Ernährer-Hausfrau-Familienmodell ist auch darauf und nicht nur auf emanzipatorische Fortschritte zurückzuführen. Die Katastrophe im sowjetischen Kernkraftwerk Tschernobyl 1986 erinnerte die

Bevölkerung eindrücklich und schmerzhaft an die hohen ökologischen, ökonomischen und sozialen Risiken der Industriegesellschaft.

1980 wurde die „Antipartei" der Grünen gegründet. Sie stützte sich auf zahlreiche lokale und überregionale Initiativen für Ökologie, Frauenrechte und Frieden. Der ökologische Protest entzündete sich vor allem an Themen wie dem „Waldsterben", der Belastung der Muttermilch mit persistenten organischen Chlorverbindungen und der radioaktiven Belastung von Lebensmitteln nach Tschernobyl. In vielen Städten wurden „Mütterzentren" eröffnet. Die Friedensbewegung wandte sich vor allem gegen die Stationierung amerikanischer atomarer Mittelstreckenraketen in Deutschland. Der Regierungswechsel von der SPD/FDP-Koalition zu einer CDU/FDP-Koalition 1982 wurde als „geistig-moralische Wende" angekündigt. Mehrere Reformen der 1970er Jahre wurden in Frage gestellt. Seit 1984 bereichert und belastet das private Fernsehen das kulturelle Leben Deutschlands. Werbespots in den Kindersendungen der Privatsender brachten den Kommerz in die Kinderzimmer. Der Fall der Berliner Mauer 1989 eröffnete die Chance zur Wiedervereinigung Deutschlands in Freiheit.

Die kulturelle Neuorientierung in den 1960er Jahren im Sinne der Partizipation, Pluralität und des Abbaus hierarchischer und autoritärer Strukturen hatte langfristige Auswirkungen auf die innere Struktur von Ehe und Familie.[57] Bis dahin verließen Mädchen das elterliche Haus erst, wenn sie heirateten. Liebe und Ehe wurden nicht losgelöst voneinander betrachtet. Seither sprechen Mädchen im Teenager-Alter selten von der Ehe, sondern eher von einer Beziehung. Die Zahl der Eheschließungen ging zurück. Die Zahl der Scheidungen, der Single-Haushalte und Alleinerziehenden nahm zu. Die Gesellschaft wurde bunter durch Wohngemeinschaften, Partnerschaften ohne Trauschein und weitere Formen alternativen Zusammenlebens. Neben die Lebenspartnerschaft trat die Lebensabschnittspartnerschaft. Während in den 1950er Jahren geheiratet wurde, um Kinder zu haben, setzte sich in den 1970er Jahren ein partnerorientiertes Familienverständnis durch. Während noch in den 1960er Jahren Kinderlosigkeit als unnatürlich, als Krankheit, Unglück und persönliches Versagen betrachtet wurde, wurde nun auch die gewollte Kinderlosigkeit in der Öffentlichkeit als Lebensentwurf akzeptiert. Nach wie vor hatten die jungen Menschen das Bedürfnis, sich in Familien zu organisieren. Dies galt sowohl für heterosexuelle und homosexuelle Partnerschaften als auch für „Patchwork-Familien". Ledige Mutterschaft war relativ selten von Dauer. Nichteheliche Geburten waren eher die Folge einer verschobenen Heirat als eine Absage an die Ehe. Die Knappheit gemeinsamer Zeiten in der Familie und die Schwierigkeiten, diese zu koordinieren, erzwangen ein Nachdenken über die Verteilung der Zeit für Erwerbsarbeit und für Beziehungen. Verschärft wurde die Debatte durch die nun offen ausgesprochenen Wünsche nach „Zeitwohlstand" und Zeit für individuelle Selbstbestimmung.

1973 wurde das Familien-, Sozial- und Strafrecht reformiert. Dabei wurde u. a. der Kuppeleiparagraph gestrichen und die Homosexualität zwischen Erwachsenen für straffrei erklärt. 1975 wurde die Volljährigkeit von 21 auf 18 Jahre reduziert.[58] Seit 1976 können die Ehegatten zwischen dem Geburtsnamen der Frau oder dem des Mannes als gemeinsamen Ehenamen wählen. Besonders kritisiert wurde die strukturelle Inhumanität der „totalen Institutionen" wie der Gefängnisse und der psychiatrischen Kliniken. Die Zahl und das öffentliche Ansehen der Zivildienstleistenden, im Volk auch Kriegsdienstverweigerer genannt, nahmen rasch zu. 1977 prägte Frau Rutschky den Begriff der „Schwarzen Pädagogik". In den Schulen wurde die Anwendung von körperlicher Gewalt untersagt. Als letztes Bundesland vollzog Bayern diesen Schritt 1979. 1980 wurde die „elterliche Gewalt" in „elterliche Sorge" umformuliert. Die Familienpolitik der neuen CDU/FDP-Regierung tendierte in die 1950er Jahre zurück. „Mütterlichkeit" wurde zum Programm der Konservativen. *Zu einer menschlichen Gesellschaft gehören Werte, die ihre Heimat in der Familienkultur haben, wie Liebe, Natürlichkeit, Treue, Hüten, Verzicht, Vorsorge für kommende Generationen. Mütterlichkeit ist das Symbol für diese Werte.*[59] Die Mutter sollte zu Hause bleiben. Aus der Spezies „Frau" wurde die Gattung „Mutti", „bieder, belastbar und besorgt". In Memmingen ermittelte die Staatsanwaltschaft 1986 gegen mehrere hundert Frauen wegen eines Schwangerschaftsabbruchs und weit über hundert Frauen wurden zu Geldstrafen verurteilt. Es sei den Frauen zuzumuten, „die Schwangerschaft auszutragen und das Kind zur Adoption freizugeben". Eine Änderung des Pflegerechts berücksichtigte Ergebnisse der Bindungsforschung. Ein Kind, das seit längerer Zeit in einer Pflegefamilie lebt, kann dort verbleiben, wenn das Kindeswohl durch die Wegnahme gefährdet würde.[60]

In der DDR wurden 1972 die Regelungen des Abtreibungsparagraphen 218 durch die Fristenlösung ersetzt. Durch ein breites Angebot von Dienstleistungen zur Unterbringung und Versorgung der Kinder gelang es der DDR, die Geburtenzahl pro Frau im gebärfähigen Alter auf einem deutlich höheren Niveau als in der BRD zu halten. Das durchschnittliche Alter der Mütter beim ersten Kind lag unter 25 Jahren. In der BRD scheiterten die Frauenbewegung und der Bundestag mit ihrer Forderung nach einer Abschaffung des § 218 am Einspruch des Bundesverfassungsgerichtes. 1976 wurde der § 218 schließlich durch eine Liste straffreier Indikationen erweitert, die allerdings an eine obligate Beratung vor der Abtreibung gebunden wurden. Im selben Jahr wurde das erste Frauenhaus als Schutzraum für misshandelte Frauen und ihre Kinder eröffnet. Im Scheidungsrecht gilt seit 1977 das Zerrüttungsprinzip anstelle des Schuldprinzips. Die Hausgattenehe löste die Hausfrauenehe ab. Der Ehemann wurde aufgefordert, auch einen Beitrag zur Hausarbeit zu leisten.

1975 wurde ein Jahrzehnt expansiver Bildungs- und Gesundheitspolitik jäh beendet. Es hatte an den Universitäten die Abschaffung der „Ordinarien-Selbstherrlichkeit" gebracht. Studenten und der Mittelbau hatten sich Mitbestimmungsrechte erstritten. Die Frauenforschung war als eigenständiges wissenschaftliches Spezialgebiet anerkannt worden. Dank der elektronischen Datenverarbeitung konnten in der Medizin auch komplexe Fragestellungen bearbeitet werden. Viele Faktoren tragen zur Entstehung einer Zivilisationskrankheit bei. Für jede wurde nun ein spezifisches Risikofaktoren-Modell entwickelt. Die Kategorie der Normvariante erweiterte die bis dahin gültigen Vorstellungen von Normalität.

Aids und die Entdeckung der gesundheitsschädlichen Wirkung des Passivrauchens, insbesondere auch für Kinder, stellten die Gesundheitspolitik vor ganz neue Aufgaben. In der Soziologie wurde die Forderung nach einer „konzeptionellen Autonomie" der Kindheit erhoben. Kinder wurden erstmals auch als Akteure wahrgenommen. Es entwickelte sich die neue Fachrichtung der → Kindheitssoziologie. Die Vorstellung, dass alles als Säugling und Kleinkind erfahrene Leid, an das man sich als Kind und Erwachsener nicht mehr erinnern kann, folgenlos bliebe, stellte sich als großer Irrtum heraus. Das neue Fachgebiet der → Psychotraumatologie wies darauf hin, dass schwere akute oder chronische psychische Belastungen in jedem Lebensalter zu einer → „posttraumatischen Belastungsstörung" führen können. Die psychologischen Folgen einer gescheiterten Traumaverarbeitung können psychische Ertaubung, Gefühlsanästhesie, Abstumpfung, eingefrorene Trauer, Apathie und Bindungsverlust sein.[61]

Für viele chronisch kranke Kinder eröffneten sich neue Wege der Behandlung. → Frühgeborene konnten nun parenteral ernährt und maschinell beatmet werden. Verschiedene angeborene Herzfehler ließen sich operativ korrigieren. Kinder mit chronischer Niereninsuffizienz erhielten die Chance, mit Hilfe der Dialyse oder einer Transplantation zu überleben. Die Chemotherapie bei Tumorpatienten errang spektakuläre Heilungsergebnisse bei der Behandlung von Kindern mit akuter lymphatischer Leukämie. Die Computertomographie revolutionierte die bildgebende Diagnostik. Betroffen stellten die Kinderärzte fest, dass sie jahrzehntelang das Problem des → sexuellen Missbrauchs von Kindern übersehen und die Häufigkeit von → Kindesmisshandlungen völlig unterschätzt hatten. 1972 wurde das → Schüttelsyndrom erstmals beschrieben und 1977 das → Münchhausen-Stellvertreter-Syndrom, eine bizarre, besonders schwere Form der Kindesmisshandlung. Schließlich wurde die Öffentlichkeit in den 1980er Jahren auf den Partnermissbrauch aufmerksam. Frühgeborene, Säuglinge und Kinder hatten bis in die 1980er Jahre bei operativen Eingriffen keine → Schmerzbehandlung, bzw. eine völlig unzureichende erhalten. Nun zeigten Untersuchungen, dass die Stoffwechselsituation bei Babys und Kindern mit einer adäquaten Schmerztherapie vorteilhafter war und die Operation rascher und komplikationsärmer verheilte. Damit wurde endlich einer der größten Skandale der Geschichte der Kinderheilkunde korrigiert.

Die Ultraschalluntersuchung des Föten revolutionierte die Schwangerschaftsvorsorge. Die Väter erhielten Zutritt zum Kreißsaal. Auf den Entbindungsstationen wurden Mutter und Kind nicht mehr getrennt („rooming-in") und die Besuchszeit freigegeben. Bis 1970 galt die Behandlung mit dem Samen eines Fremden als standesunwürdig. In den 1970er Jahren war es vielen Paaren peinlich, ihren Kinderwunsch zu offenbaren. Sie wünschten deshalb eine anonyme Samenspende. 1978 wurde das erste außerhalb des Mutterleibes gezeugte Baby („Retortenbaby") geboren. Dies gab vielen unfreiwillig kinderlos gebliebenen Ehepaaren Hoffnung und war der Start für eine neue Sparte der Geburtshilfe, die Medizin der künstlichen Befruchtung. 1979 wurden das Mutterschaftsgeld und eine gesetzliche Arbeitsplatzgarantie während der Schwangerschaft und dem Mutterschaftsurlaub eingeführt. Seit 1983 ist es möglich, mit Hilfe einer Chorionzottenbiopsie, bei der eine kleine Gewebsprobe von der embryonalen Hülle des Fötus entnommen wird, schon in der achten Schwangerschaftswoche eine genetische Störung des Fötus zu diagnostizieren. 1989 verbot das Bundesverfassungsgericht die anonyme Samenspende, da jedes Kind das Recht habe zu erfahren, wer seine Eltern sind. Das Urteil beschleunigte den Aufbau von Samenbanken und die Formulierung von Richtlinien und Standards.

Mit der Markteinführung der Wegwerfwindel 1973 wurde die Säuglingspflege deutlich erleichtert. Seit 1971 bezahlen die Kassen die Kinder-Vorsorgeuntersuchungen. Die Eltern wurden erstmals systematisch über die verschiedenen Möglichkeiten der Unfallprävention informiert. Die Kinderkliniken schafften die Besuchszeiten ab bis auf die Frühgeborenen-Intensiv-Stationen, auf denen es teilweise auch heute noch Besuchszeiten gibt. Der Arzt verlor den Status eines „Herrgotts in Weiß". Statt einer generellen Vollmacht bei der Klinikaufnahme wurden die Eltern nun über jede eingreifende ärztliche Maßnahme informiert und um ihre Einwilligung gebeten. Zahlreiche Eltern-Selbsthilfegruppen wurden gegründet. Ihre Aktivität versetzte viele Eltern chronisch kranker Kinder in die Lage, ihre subtilen lebenspraktischen Kenntnisse über das Krankheitsbild ihres Kindes in die Behandlung einzubringen und so den Ärzten als Partner zu begegnen.

Seit den 1980er Jahren enthält normale Säuglingsflaschennahrung einen garantierten Mindestgehalt an verschiedenen Spurenelementen wie z.B. Jod. Seit 1983 werden Säuglingsflaschennahrungen mit kurzen aufgespaltenen Eiweißbruchstücken, sogenannten „Proteinhydrolysaten", zur Behandlung von Säuglingen mit einer allergischen Erkrankung und zur Vorbeugung derselben bei Säuglingen mit einem an einer Allergie erkrankten Vater und/oder Mutter angeboten.

Ausbildungskandidaten in Analytischer Kinder -und Jugendlichen-Psychotherapie werden seither verpflichtet, einen Säuglings ein Jahr lang regelmäßig zu beobachten, ihre Eindrücke und Überlegungen zu protokollieren und diese im Rahmen einer Supervision zu reflektieren („Baby watching"). In der Krankengymnastik wurden die Mütter als Ko-Therapeuten an der Behandlung beteiligt.

Die Säuglingsforschung entdeckte, dass die „Ammensprache" Teil einer umfassenden angeborenen → intuitiven elterlichen Kompetenz ist, die im Sinne der Ko-Evolution die eingeschränkten Fähigkeiten des Neugeborenen und jungen Säuglings komplementär kompensiert.

Genutzte und vergebene Möglichkeiten (1990-2009)
1990 kam es zur Vereinigung der BRD und der DDR in Frieden und Freiheit. Die Bevölkerung der ehemaligen DDR übernahm das Gesellschaftssystem der BRD. Grundlegende Diskussionen über die Grundlagen eines zukünftigen gemeinsamen Deutschlands unterblieben. Durch die Vereinigung wurden innere Reformprojekte der BRD auf Jahre blockiert. 1991 zerfiel das sowjetische Machtimperiums und beendete den Ost-West-Konflikt. Über eine Milliarde Arbeitskräfte aus China und den Ostblockstaaten fanden Anschluss an den Weltmarkt und lösten eine neue Phase wirtschaftlicher Globalisierung aus. Niedrige Transportkosten und das Internet ermöglichten eine beispiellose internationale wirtschaftliche Verflechtung. Am 11.9.2001 zerstörten islamistische Fundamentalisten mit einer Terrorattacke zentrale Institutionen der amerikanischen Wirtschaft und des Militärs. Sie erinnerten die modernen offenen Gesellschaften auf schmerzhafte Weise an ihre hochgradige Verwundbarkeit und ihre fundamentale Abhängigkeit von einer geordneten weltweiten kooperativen Zusammenarbeit. Eine breite Allianz von Staaten führt seither asymmetrische Kriege gegen die Terroristen und ihre Stützpunkte in verschiedenen Ländern.

Die Überschätzung des wirtschaftlichen Potentials der Kommunikationsindustrie führte 2001 zu einer weltweiten Finanzkrise. 2008 stürzten überhöhte Erwartungen auf dem US-Immobilienmarkt die USA und die Welt in die schwerste Finanz- und Wirtschaftskrise seit 1927. 2002 führten 15 Länder der Europäischen Union eine gemeinsame Währung, den Euro, ein. Das starke Wirtschaftswachstum in China, Indien und weiteren Ländern der Dritten Welt löste eine verstärkte Nachfrage nach Rohstoffen und einen starken Anstieg der Energie- und Rohstoffpreise aus. Nach Jahrzehnten des Überflusses werden wir uns einer neuen Knappheit bewusst; einer Knappheit der Energie, des Wassers, der Böden, die durch den Klimawandel verstärkt wird. Deutschland verlor 2009 seinen Platz als führende Exportnation an China. Einfache Arbeitsplätze gingen in Deutschland infolge der weltweiten wirtschaftlichen Verflechtung zunehmend verloren. Die Arbeitslosigkeit blieb auf einem hohen Niveau trotz eines starken Wachstums des Niedriglohnsektors. Klimaerwärmung, Artensterben und die Überfischung der Weltmeere zeigten die Grenzen einer ungehemmten Industrialisierung und Konsumwirtschaft auf. Einstweilen überwiegen die nationalen Interessen den Willen, zu einvernehmlichen internationalen Lösungen z. B. der besonders drängenden globalen ökologischen Probleme zu kommen.

Die Kosten der Modernisierung der Infrastruktur der neuen Bundesländer und die Kosten zur Beseitigung der wirtschaftlichen Altlasten der DDR wurden nicht durch Steuern oder eine Vermögensabgabe wie 1948, sondern hauptsächlich durch Schulden und eine Belastung der westdeutschen Sozialsysteme beglichen. Die Sozialsysteme konnten hierdurch nur schwer weiter ausgebaut werden. Seit Mitte der 1990er Jahre stagniert der Reallohnzuwachs der Arbeitnehmer. Die Gewinne aus Rationalisierung und Export kamen ganz überwiegend der Kapitalseite zugute. Dieser Trend wurde politisch durch einseitige Steuerentlastungen hoher Einkommen unterstützt. Der Abstand zwischen Arm und Reich wurde größer. Die strukturelle Arbeitslosigkeit entwickelte sich zu einem zentralen politischen Thema. 1998 übernahmen die SPD und die Grünen die Regierungsverantwortung. Beschränkten sich die Aufgaben der Bundeswehr bis dahin auf Landesverteidigung, so strebte sie nun die Fähigkeit an, international militärisch intervenieren zu können. Von 2005 bis 2009 regierten CDU und SPD in einer großen Koalition. Seither regiert eine Koalition aus CDU und FDP. Alle Regierungen forderten von den Unterschichten der Bevölkerung wesentlich mehr, als sie ihnen durch Förderung zukommen ließen. Dieses Missverhältnis und die unverhüllte und zum Teil rücksichtslose Durchsetzung von Eigeninteressen der Oberschichten belasten den sozialpolitischen gesellschaftlichen Konsens in Deutschland. Ein größer werdender Teil der Jugend hat das Vertrauen in die eigene Zukunft und die Zukunftsfähigkeit der Gesellschaft verloren. Das deutsche Wirtschafts- und Sozialsystem macht es besonders Alleinerziehenden schwer, der Armutsfalle zu entkommen.

Kulturell waren die 1990er Jahre eine Zeit zunehmender Vielfalt. PC, Internet und Handy eroberten nicht nur die Arbeitswelt und den öffentlichen Raum, sondern auch den Privatbereich. Der ungehinderte Zugang zu großen internationalen Bibliotheken und die modernen Suchprogramme im Internet führten zu einer fantastischen Demokratisierung des Zugangs zu zeitgenössischem Wissen. Die Veränderungen in Wirtschaft und Forschung, in der Öffentlichkeit und im Privaten beschleunigten sich. Die zunehmende Komplexität in allen Lebensbereichen erforderte immer umfassendere und längerfristige Planungshorizonte, wie sie sich in dem Begriff der „Nachhaltigkeit" widerspiegeln. Gleichzeitig führte die Forderung nach erhöhter Flexibilität des Einzelnen zu einer größeren privaten Zukunftsunsicherheit und immer kürzeren privaten Planungshorizonten. Paare mit Kinderwunsch haben es in diesem Umfeld schwer.

Langsam nimmt die Öffentlichkeit zur Kenntnis, dass die Schule der Zukunft nicht die Schule der Industriegesellschaft mit ihrem dreigliedrigen Schulsystem und Frontalunterricht sein kann. Durch individuelles Lernen und durch Umstrukturierung und Ausdehnung der Lernzeiten in Ganztagsschulen sollen auch die Schulkinder erreicht werden, denen Voraussetzungen für das Lernen im bisherigen Gruppenunterricht fehlen oder die sich durch gängige Disziplinarmaßnahmen nicht mehr zur Mitarbeit zwingen lassen.

1993 begründete das Bundesverfassungsgericht die Ablehnung der Fristenregelung für eine Abtreibung mit der staatlichen Pflicht, das werdende Leben zu schützen. Der Gesetzgeber kam dieser Forderung 1995 nach. Seither gilt die Abtreibung einerseits als nicht rechtmäßig, wird andererseits aber innerhalb der ersten zwölf Wochen der Schwangerschaft nicht strafrechtlich verfolgt. Gleichzeitig wurde den Eltern ein Rechtsanspruch auf einen Platz in einem Kindergarten für ihr Kind zugestanden. Seit 1996 dürfen Lesben und Schwule Kinder in Pflege nehmen. Das Kindschaftsrecht von 1998 beseitigte rechtliche Unterschiede zwischen ehelichen und unehelichen Kindern, verheirateten und unverheirateten Eltern und zwischen Müttern und Vätern.

Nach drei Jahrzehnten des Verdrängens und Verleugnens der Folgeprobleme des Geburtenrückgangs in Deutschland wurde dieses Problem erstmals im Jahr 2000 öffentlich zur Kenntnis genommen. Allerdings endete die Debatte rasch in Selbstmitleid nach dem Motto: „Wer bezahlt unsere Renten?" Die Chance zu grundlegenden Strukturreformen in der Wirtschafts- und Familienpolitik wurde nicht genutzt.

Nach einer Überarbeitung des Bürgerlichen Gesetzbuches aus dem Jahr 2000 *sind Kinder gewaltfrei zu erziehen. Körperliche entwürdigende Maßnahmen sind unzulässig.*[62] Die Europäische Union verabschiedete 2000 eine Richtlinie zur Durchführung von experimentellen medizinischen Studien bei Kindern. Ehemalige → „Kriegskinder" der Geburtsjahrgänge 1928 bis 1948 berichteten erstmals öffentlich über ihre Erlebnisse in ihrer Kindheit und Jugendzeit während und unmittelbar nach dem Zweiten Weltkrieg und die für sie hieraus resultierenden emotionalen und seelischen Beschädigungen.

2007 wurde das Unterhaltsrecht neu geregelt. Kinder aus erster Ehe erhalten ebenso viel Unterhalt wie Kinder aus einer neuen Beziehung. Ist nicht genügend Geld vorhanden, haben Kinder Vorrang vor anderen Unterhaltsberechtigten. Seit 2007 gibt es → Elterngeld als Einkommensersatz. Im Jahr 2010 erklärte das Bundesverfassungsgericht die Berechnung der Hartz-IV-Regelsätze für Kinder für verfassungswidrig. In Zukunft darf die Berechnung nicht mehr pauschal erfolgen. Sie muss sich am altersspezifischen Bedarf orientieren, transparent sein, die Inflation berücksichtigen und eine Einzelfallregelung für Notfälle enthalten.

Der PC eroberte die Kinderzimmer. Das Kinderfernsehen lockte immer jüngere Kinder vor den Fernseher; die Sendung „Teletubbies" des Kinderkanals, die 1999 erstmals ausgestrahlt wurde, richtet sich beispielsweise schon an Zweijährige. Das lange Sitzen vor dem Fernseher und dem PC dürfte nicht nur die motorischen Fähigkeiten der Kinder beeinträchtigen. Das emotional künstlich aufgeheizte Reizüberflutungsklima, das Lernen aus zweiter Hand und die Verringerung der Zahl der direkten persönlichen Kontakte durch Videospiele, Fernsehen und Internet dürften nicht ohne Folgen für Konzentrationsfähigkeit, Frustrationstoleranz, das Ertragen von Langeweile, die Kreativität und subjektive Lebenszufriedenheit etc. der Kinder geblieben sein.

Die Einführung der Magnet-Resonanz-Tomographie war eine überaus wertvolle Erweiterung der bildgebenden Diagnostik. Kinderärzte freuten sich besonders über die fehlende Strahlenbelastung. Erstmals gelang es, die Aktivität einzelner Hirnrindenareale während der Bearbeitung verschiedener Aufgaben durch neue bildgebende Verfahren (Positronen-Emissions-Tomographie, funktionelle Magnet-Resonanz-Tomographie) selektiv darzustellen.

In der Medizin häufen sich die Hinweise für eine enge Verknüpfung von Körper und Psyche. Bisher galt die Placebo-kontrollierte Doppelblindstudie als das optimale Untersuchungsdesign in der Pharmaforschung. Heute weist die Placeboforschung allerdings darauf hin, dass sich bei diesem Versuchsdesign die Wirkung des Medikamentes und die des Placeboeffekts überlagern. Säuglinge und Kleinkinder sind durch authentisch vorgetragenes suggestives Verhalten besonders stark zu beeinflussen. Die verheerende Wirkung von Vertrauensbrüchen, ambivalenten Einstellungen, inkonsistentem, indifferentem und abweisendem Verhalten Säuglingen und Kleinkindern gegenüber werden so verständlicher. Das Impfprogramm für Babys in den ersten Lebensmonaten wurde schrittweise auf Kombinationsimpfstoffe gegen nunmehr insgesamt acht Krankheitserreger erweitert. Seit 1994 schützt das → Säuglingsnahrungs-

Werbegesetz das Stillen. Es soll nicht durch die Werbung für Muttermilchersatzprodukte zurückgedrängt werden.

Epidemiologische Studien untermauerten die Hypothese, dass angeborene Spaltbildungen im Bereich der Wirbelsäule und des Rückenmarkes (Spina bifida) Folge eines Mangels an Folsäure sind. Feldstudien mit einer erhöhten Folsäure-Zufuhr bestätigten die Hypothese. Seither wird in Deutschland empfohlen, vor und zu Beginn der Schwangerschaft Folsäure-Tabletten einzunehmen. Andere Länder ziehen eine Folsäure-Prophylaxe der ganzen Bevölkerung z. B. durch mit Folsäure angereichertes Mehl vor.

Für behinderte Kinder wurde ein neues Handlungsmodell, das „Empowerment", entwickelt. Arzt und Eltern suchen gemeinsam nach Möglichkeiten, die Selbstkompetenz des Behinderten zu stärken. Autonomie und Selbstbestimmung sollen durch die Ausschöpfung ungenutzter Gestaltungsräume und Ressourcen verbessert werden.

1990 wurde in einer Studie aus Nordrhein-Westfalen ein Zusammenhang zwischen der Bauchlage des Säuglings im Schlaf und einer erhöhten Säuglingssterblichkeit beobachtet. Bald wurden weitere Risikofaktoren des → plötzlichen Kindstodes entdeckt. Eine Aufklärungskampagne und die Empfehlung von Vorsorgemaßnahmen führten zu einem raschen Rückgang der Zahl der aus diesem Grund verstorbenen Säuglinge.

Anfang der 1990er Jahre kam es zu einem heftigen Streit unter den Kinderärzten über die Art der optimalen Betreuung sehr kleiner → Frühgeborener. Die Befürworter einer hoch technisierten Intensivpflege setzten auf deren Versprechen „maximaler" Sicherheit. Die Befürworter einer „sanften Pflege" versprachen sich bei individuell angepasster Pflege weniger Nebenwirkungen der Intensivbehandlung. Mittlerweile ist die sanfte Pflege zum Pflegestandard geworden. Die bisherige Art der Behandlung von Babys und Kindern mit einem → intersexuellen Genitale wurde grundsätzlich infrage gestellt. Gegenüber den Selbsthilfegruppen räumten die betroffenen medizinischen Fachgesellschaften Fehler im Umgang mit diesen Patienten in der Vergangenheit ein.

Mehrere Erkenntnisse haben die Säuglingsforschung in den letzten Jahren sehr bereichert. In der Einzelfallanalyse und der verstehenden Erklärung können natur- und geisteswissenschaftliche, d. h. messende und sinnverstehende Methoden, kombiniert werden. So kann die Frage nach dem „Warum?" in der modernen Entwicklungsbiologie wieder gestellt werden.[63] Das Verhaltensrepertoire von Vater, Mutter und Kind ist anders und reicher, wenn alle drei beisammen sind, als wenn nur das Verhalten bei paarweisem Zusammensein beobachtet und addiert wird (→ Triade). Der Säugling nimmt nicht nur unsere Aktionen, sondern auch unsere Intentionen wahr. Besonders sensibel reagiert der junge

Säugling gegenüber nichtauthentischen mehrdeutigen Handlungen. Der ältere Säugling hat eine angeborene Begabung, sich → empathisch in andere einzufühlen und gemeinsam zu fühlen, zu denken und zu handeln. Das implizite Wissen, das auch als nonverbales, nichtsymbolisches, unbewusstes Wissen bezeichnet wird, hat viel mit der sozialen und emotionalen Welt und dem Gelingen von Handlungen zu tun. Die Bezeichnung präverbales Wissen führt auf eine falsche Spur, denn implizites Wissen hat nichts mit der Sprache zu tun. Die → Sprache stellt eine spezifisch menschliche, teils biologische, teils kulturelle Anpassung an ein immer differenzierteres gemeinschaftliches Handeln bei unseren frühen Vorfahren dar. Schon ein Jahr alte Kinder machen sich nicht nur bemerkbar und fordern ihr Gegenüber nicht nur zu einer erwünschten Handlung auf wie junge und alte Menschenaffen, sondern haben darüber hinaus ein genuines Interesse daran, Informationen auszutauschen und Gefühle zu teilen und finden Spaß an gemeinsamen spielerischen Handlungen. Zunächst machen sie sich ausschließlich mit Zeigegesten, Gebärden und einer pantomimischen Gestik bemerkbar. Nach und nach kombinieren sie die Gebärden und Gesten mit Sprachlauten und ersetzen schließlich die Gebärden und Gesten durch Worte. Der nonverbale Teil der Kommunikation ist so reich und besitzt so viele Möglichkeiten, dass er sich einer Klassifikation weitgehend entzieht. Wer wäre schon in der Lage, die tausend verschiedenen Formen des Küssens zu beschreiben?

Eine gelungene → Bindungsbeziehung des Säuglings zu seinen Bezugspersonen dürfte eine wichtige Rahmenbedingung und ein Marker für die Entwicklung einer adäquaten Welt- und Selbsterfahrung sein (→ Mentalisierung). Umgekehrt dürfte eine schwierige Bindungsbeziehung am Ende des ersten Lebensjahres einen schwerwiegenden Risikofaktor darstellen für die Entwicklung eines gestörten Erlebens und Verständnisses von sich und der Welt sowie eines eingeschränkten Reflexionsvermögens. Die evolutionäre Aufgabe der frühen Bindungsbeziehungen bestünde also darin, den Säugling und das Kleinkind mit einer Umwelt zu versorgen, in der sich das Verstehen fremder und eigener mentaler Zustände voll entfalten kann.

1991 wurde in München die erste „Schreiambulanz" für Säuglinge und Kleinkinder eröffnet. Zwischenzeitlich gibt es über 200 Schreiambulanzen in Deutschland. In diesen Ambulanzen suchen Familien mit Säuglingen mit exzessivem Schreien (→ Schreibabys) und/oder Schlafstörungen (→ Ritzenteufel) sowie Fütter- und Gedeihstörungen und Familien mit Kleinkindern mit körperlicher Unruhe und Spielunlust oder mit Klammern, Trotzen und Toben Rat und Hilfe. Die Erfahrungen auf diesem bisher unbearbeiteten Gebiet der Kinderheilkunde führten in München zur Formulierung des Konzeptes der → „Regulationsstörungen der frühen Kindheit". Die Störung wird als misslungene gegenseitige Anpassung von Säugling und Eltern betrachtet. In diesem dynamischen Geschehen wirken Schwierigkeiten der Verhaltensregulation des Säuglings, die Hilflosigkeit überforderter Eltern und der Teufelskreis, der sich aus der Wiederholung scheinbar unlösbarer Probleme in bestimmten Pflege- oder Spielsituationen ergibt, in verhängnisvoller Weise zusammen. Die Behandlung geht von den spezifischen Problemen und dem individuellen Hintergrund der Familie aus. Meist genügen wenige Sitzungen, um der Familie aus der Krise herauszuhelfen, da sich die Problematik im ersten Lebensjahr hauptsächlich auf der Ebene der zwischenmenschlichen Beziehung abspielt und sich noch nicht strukturell in der Psyche verfestigt hat wie bei älteren Kindern. Die Behandlung ist wertneutral, da weder das Kind noch die Eltern als Verursacher stigmatisiert werden. Sie lässt die Zukunft offen, da der Säugling nicht vorschnell durch eine psychiatrische Diagnose als krank abgestempelt wird. Sie hebt das eigentliche Problem, die Vergegnung, d.h. das partielle Missverständnis im Zusammenleben von Baby und Bezugsperson hervor. Der Begriff Regulationsstörung ist eine revolutionäre Innovation in der Kinderheilkunde. Die Diagnose bezeichnet das System Familie als gestört und nicht ein einzelnes ihrer Mitglieder. Die Erweiterung des therapeutischen Blickfeldes und die Ausrichtung auf die Mutter-Vater-Kind-Beziehung stellt eine Revolution im kinderärztlichen Denken dar.

Die klassischen Theorien der Psychoanalyse (→ triebhafter Säugling) von den oralen, analen, symbiotischen, paranoid-schizoiden, depressiven oder ödipalen Entwicklungsphasen werden heute als Momente im Erleben der Säuglinge und ganz allgemein als anthropologische Universalien betrachtet. Die Erlebnisse werden erst dann zu einem klinisch und entwicklungspsychologisch relevanten Problem, wenn sie durch die inadäquate Reaktion der Eltern eine besondere Bedeutung erlangen.[64] Die revidierte Theorie der Psychoanalyse versucht, die dramatischen Aspekte der Kindheit, deren Entdeckung ein Verdienst der klassischen Psychoanalyse war, in einen normalen Kontext zu integrieren. Im Rahmen einer entwicklungsfördernden Beziehung kann das Kind lernen, mit dem „Dämonischen" situationsgerecht umzugehen und unspektakuläre bzw. symptomarme Formen des Umgangs mit ihm zu entwickeln.

Insgesamt war die Zeit von 1990 bis 2009 eine Phase genutzter und vergebener Möglichkeiten. Auf der einen Seite wurde das Verständnis, die Diagnostik und Behandlung von Problemen im Säuglingsalter wesentlich bereichert. Auf der anderen Seite wurde die Chance, aus den Erfahrungen der unterschiedlichen Gesundheitssysteme der BRD und der DDR bei der Wiedervereinigung im Sinne des Kindeswohles gegenseitig zu lernen, nicht einmal im Ansatz genutzt. Die zunehmende Kinderarmut, die Verschlechterung der ökonomisch-sozialen Lage von alleinerziehenden Eltern, die systematische Vernachlässigung der Probleme von Familien von Immigranten und die völlige Untätigkeit angesichts der niedrigen Geburtenrate haben zu einem Klima der Kinderfremdheit, ja Kinderfeindlichkeit beigetragen.

Überblick über den Zeitraum von 1965-2010
Europa erlebte eine historisch einzigartige Periode des Friedens, des Wohlstands und der Zusammenarbeit. Der Kalte Krieg zwischen Ost und West wurde beendet und die Teilung Europas aufgehoben. Deutschland wurde in Frieden und Freiheit wieder vereinigt. Die Länder Europas strebten wirtschaftlich, politisch und institutionell eine immer enger werdende Zusammenarbeit an. Die Wirtschaft florierte. Der Mangel an Konsumgütern wurde durch einen Überfluss abgelöst. Die Gesellschaft wandelte sich von der Industrie- über die Dienstleistungs- zur Wissens- und Informationsgesellschaft. Der Ausbau der Sozialsysteme brachte nahezu allen Bürgern einen einzigartigen Gewinn an Wohlstand und Lebensqualität. Allerdings steht Europa seit etwa 1995 vor ganz neuen zusätzlichen Herausforderungen. Die Globalisierung der Wirtschaft, die Energie- und Rohstoffverknappung, die ökologischen Folgen der Industrialisierung und die Überalterung der Bevölkerung stellen die bisherigen Grundlagen wirtschaftlichen Wachstums, des Wohlstandes sowie die bestehenden Sozialsysteme in Frage.

Der Wandel der Bevölkerungsstruktur war dramatisch. 1965 glich der Altersaufbau der deutschen Bevölkerung noch einer Alterspyramide und die Zusammensetzung der Bevölkerung war kulturell vergleichsweise homogen. Heute prägen Senioren und Migranten das Bild in der Öffentlichkeit. 1965 wurde das Bild der Familie noch vom Mann als Alleinernährer und der Frau als Hausfrau und Mutter mehrerer Kinder dominiert. Heute sind in der Regel beide Partner berufstätig und über die Hälfte der Kinder sind Einzelkinder. Neben der klassischen Familie gibt es eine bemerkenswerte Vielfalt familienähnlicher Formen des Zusammenlebens und eine große Zahl von Alleinerziehenden. Es gibt kein Bildungsgefälle zwischen Mann und Frau mehr. Allerdings lasten die Familienarbeit und das soziale Engagement zum großen Teil immer noch auf den Schultern der Frauen. Zwar findet man heute in allen Positionen der Wirtschaft, Politik, Wissenschaft und Verwaltung auch Frauen, aber ihr prozentualer Anteil in Spitzenpositionen ist doch sehr gering und das Lohnniveau deutlich niedriger. Mit dem Bildungsniveau entwickelte sich auch ein neues Selbstbewusstsein der Frauen. Die Frauenbewegung, die Schwangerschaftsverhütung durch die Pille, die sexuelle Revolution, das partnerorientierte Familienverständnis, die Entkriminalisierung der Abtreibung, die Brandmarkung von Gewalt gegen Frauen, insbesondere auch der Vergewaltigung in der Ehe, und die Neubewertung von → Intimität, → Empathie und → Intuition waren wichtige Einzelschritte auf diesem Weg.

Waren Kinder im Jahr 1965 eine Selbstverständlichkeit, stellen die wenigen Wunschkinder heute eine Minderheit in einer kinderfremden Um- und Mitwelt dar. In der Kinderheilkunde trat der Gedanke der Prävention wieder stärker in den Vordergrund. Die Vorsorgeuntersuchungen wurden normiert und institutionalisiert. Die Säuglingssterblichkeit reduzierte sich fast auf ein Zehntel. Für viele chronisch kranke Kinder eröffneten sich neue Wege der Behandlung.

Betroffen stellten die Kinderärzte fest, dass sie jahrzehntelang das Problem des → sexuellen Missbrauchs von Kindern übersehen und die Häufigkeit von → Kindesmisshandlungen völlig unterschätzt hatten. Gewalt wird in der Erziehung zunehmend seltener angewandt. Seit den 1980er Jahren weist die → Psychotraumatologie auf die langfristigen Folgen einer akuten und chronisch latenten Traumatisierung hin.

Die Säuglingspflege wurde durch die Waschmaschine, die Einmalwindel und die Gläschenkost sehr erleichtert.

Die Schwangerschafts- und Geburtsbetreuung sieht heute ganz anders aus als 1965. Das Spektrum der Erkrankungen im Frühgeborenen- und Säuglingsalter hat sich sehr verändert. Dank der künstlichen Beatmung, spezieller Ernährungsregime und einer sanfteren Pflege haben heute auch sehr kleine Frühgeborene gute Chancen, gesund aufzuwachsen. Dank eines breiten Impfprogramms sind ernsthafte Infektionskrankheiten im Säuglingsalter selten geworden. Verschiedene früher unheilbare Erkrankungen sind heute heil- oder behandelbar. Systematische Früherkennungs- und Frühförderungsprogramme sorgen für eine frühzeitige Diagnostik und Behandlung angeborener oder erworbener Erkrankungen.

Die Säuglingsforschung entdeckte den Säugling wieder als spontanes, kreatives und eigenaktives Subjekt. Das wissenschaftliche Interesse verlagerte sich schwerpunktmäßig von Fragen der Morphologie, Entwicklungsphysiologie und kognitiven Entwicklungspsychologie zu Fragen der Gehirnentwicklung, der Entwicklung des Selbsts und der Eltern-Kind-Beziehung. Die Wiederentdeckung des Säuglings als handelndes Subjekt und als schrittweise kompetenter werdender Partner im nonverbalen Dialog mit den Eltern hat viele manipulativ geprägten Pflegeroutinen zugunsten einer auf die Möglichkeiten und Bedürfnisse des Einzelkindes ausgerichteten Pflege zurückgedrängt.

Die Eröffnung der ersten „Schreiambulanz" für Säuglinge und Kleinkinder in München 1991 zeigte neue Wege der Diagnostik und Behandlung von Säuglingen und Kleinkindern mit → „Regulationsstörungen der frühen Kindheit" auf.

4.6 Ausblick

> *„Wie nun? Wenn jemand die ersten drei Jahre hindurch mit Anwendung aller Mittel versuchen sollte, soweit er es vermag, zu bewirken, dass das von uns Aufzuziehende an Schmerzen und Befürchtungen und allem Leid so wenig wie möglich erfahre, glauben wir nicht, dass er dann die Seele des Aufzuziehenden wohlgemuter und heiterer machen werde?"*
> **Platon (427-347 v. Chr.)[65], griechischer Philosoph**

> *Lebensstile verändern sich, verlassen die Nische des Alternativen, erfassen Meinungsführer und wandeln sich zu neuen Routinen im täglichen Alltag. Medien, Werbung und Mund-zu-Mund Propaganda transportieren den Bewusstseinswandel.*
> **Fritz Vorholz[66], Wirtschaftsredakteur**

Dieses Buch vertritt die Hypothese, dass Kinder, die unter günstigen kindgerechten Umständen aufwachsen, eine größere Chance haben, als Erwachsene ein erfülltes, selbstbestimmtes Leben zu führen, souverän mit ihren Gefühlen umzugehen, rücksichtsvoll und verantwortungsbewusst Beziehungen zu den Menschen ihrer Umgebung zu pflegen und Solidarität mit anderen und Fremden zu üben. Günstige kindgerechte Umstände im Säuglings- und Kleinkindalter könnten so dazu beitragen, die Gesellschaft der Zukunft humaner, friedfertiger, kreativer und sozialer werden zu lassen.

Die Kulturgeschichte des Säuglings der letzten 300 Jahre zeigt, dass im Deutschen Kaiserreich nach 1870 und während des Dritten Reiches viele zuvor allgemein akzeptierte und praktizierte säuglingsfreundliche Haltungen aufgegeben und durch für den Säugling wesentlich ungünstigere Haltungen ersetzt worden sind. Die Gefahr, dass wichtige Elemente der erst in den letzten Jahrzehnten erstrittenen Erfolge der Verbesserungen der Lebensbedingungen der Säuglinge wieder verloren gehen, ist deshalb durchaus berechtigt. Auf diese Gefahr hinzuweisen und die Leser aufzurufen, das

Ihrige zu tun, dass dies nicht geschieht, ist wohl die wichtigste Botschaft dieses Buches.

Betrachtet man die aktuelle Situation Deutschlands im Jahr 2010 unter diesem Gesichtspunkt, so gibt es gesellschaftliche Vorstellungen und Trends, die Anlass zu einer pessimistischen und solche, die Anlass zu einer optimistischen Beurteilung geben können. Im Folgenden soll auf einige Beispiele hingewiesen werden.

Krieg/Frieden
Bedürfnisse des Säuglings: Säuglinge sind in besonderem Maße auf eine funktionierende gesellschaftliche Mikro- und Makrostruktur angewiesen. Sie dürften die ersten Opfer einer schweren anhaltenden Krise sein.

Pessimistische Beurteilung: Seit 1999 führt Deutschland Krieg in fremden Ländern. Derzeit kämpfen deutsche Soldaten in Afghanistan. Das Militär setzt auf hierarchische Strukturen. Diese sind beziehungsfeindlich. Durch den Krieg wird in der Öffentlichkeit wieder ein Männlichkeitsbild des Helden bzw. des pflichtbewussten Kämpfers propagiert. Er verdrängt Emotionen, verleugnet Schwächen und pflegt Feindbilder.

2006 stürzten zahlreiche Starkstrommasten im Münsterland infolge eines Eisregens um. Dies brachte viele Landwirte in existentielle Not. Dieses Beispiel zeigt, wie stark die Industriestaaten heute von einer funktionierenden Infrastruktur abhängen. Es bedarf nicht viel Phantasie, sich das Chaos „echter Krisenzeiten" vorzustellen.

Optimistische Beurteilung: Die Erfahrungen von zwei Weltkriegen und 54 Jahren Frieden von 1945 bis 1999 haben in Deutschland eine Zivilkultur geschaffen, die dem Zivildienstleistenden dasselbe Ansehen verschafft hat wie den Soldaten der Landesverteidigung. Gewaltlosigkeit, Verständnisbereitschaft, Kompromissfähigkeit und Frustrationstoleranz wird allgemein geschätzt. Ohne die Vorarbeit der Friedensgruppen in der DDR wäre die friedliche Revolution 1989 nicht möglich gewesen.

Weltweit steigt das Bewusstsein gegenseitiger Abhängigkeit und wächst die Bereitschaft, der UNO das Gewaltmonopol einzuräumen und im Konfliktfall den Internationalen Gerichtshof einzuschalten und dessen Urteil anzuerkennen.

Wirtschaft
Bedürfnisse des Säuglings: Säuglinge leben in einer völlig anderen, scheinbar ziellosen Welt des Hier und Jetzt. Je stärker die Welt der Wirtschaft mit ihrem Effizienzdenken alle Lebensbereiche durchdringt, desto schwerer haben es Eltern, Zugang zu der so anderen Welt des Säuglings zu finden.

Pessimistische Beurteilung: Seit dem Untergang des Sozialismus östlicher Prägung 1989 dominiert eine neoliberale Wirtschaftspolitik. 2008/2009 lösten ihre Folgen eine weltweite Finanz- und Wirtschaftskrise aus. So wie der Sozialismus auch an der Unfähigkeit der Menschen mit Mangelzuständen umzugehen scheiterte, so könnte der Kapitalismus an der Versuchung der Menschen, sich auf die Zukunft hin zu verschulden, also mehr zu konsumieren als zu besitzen, scheitern. Durch den Neoliberalismus werden kurzfristiges Denken, Egoismus, Habgier und unsolidarisches Verhalten begünstigt. Für das Zusammenleben mit Kindern sind diese Eigenschaften fatal. Da die berufliche Karriere meist ein sehr hohes Maß an persönlichem Engagement und Flexibilität erfordert, verzichten viele Ehepaare und Frauen in Leitungspositionen auf Kinder.

Derzeit nimmt der Unterschied zwischen Arm und Reich in vielen Ländern zu. Bei sehr großen Einkommensunterschieden nimmt jedoch die Lebensqualität der Gesellschaft insgesamt regelmäßig ab.[67] So sind nicht nur die Kinder der Armen, sondern auch die der Reichen (!) betroffen.

Optimistische Beurteilung: Die Weltfinanzkrise 2008 drohte viele Menschen zu entwurzeln und ihren Umgangs miteinander zu brutalisieren. In dieser Situation rafften sich die wichtigsten Wirtschaftsnationen zu einer beispiellosen international abgestimmten Finanz- und Wirtschaftshilfe auf.

Einige Unternehmen haben den ökonomischen Wert zufriedener motivierter Mitarbeiter erkannt. Sie bemühen sich, die Bedürfnisse junger Eltern zu berücksichtigen, z. B. durch Teilzeitarbeit, flexible Arbeitszeiten, Heimarbeitsplätze, Lebensarbeitszeitkonten etc.

Gesellschaft

Bedürfnisse des Säuglings: Um ein Kind großzuziehen, braucht es ein ganzes Dorf, sagt ein indonesisches Sprichwort. Säuglinge können zu einer begrenzten Zahl konstanter Bezugspersonen eine jeweils sehr persönliche Beziehung aufbauen. Zusätzlich zu den Eltern können weitere Bezugspersonen die Mutter entlasten, die junge Familie unterstützen und eine Bereicherung und Erweiterung der Beziehungserfahrungen und damit eine Stimulation der psychischen Entwicklung des Säuglings darstellen. In der Geschichte der Menschheit lebten Säuglinge mit Ausnahme der Neuzeit stets in Gruppen mit mehreren Erwachsenen und älteren Kindern zusammen. Es ist zu hoffen, dass die über 250 Jahre währende Zeit der Idealisierung und „Mütterschelte", aber nicht die der adäquaten Wertschätzung der Mutter zu Ende geht. Es ist höchste Zeit, die Mütter durch die Väter und weitere Bezugspersonen zu unterstützen und aus ihrer isolierten Lage in der Kleinfamilie zu befreien.

Pessimistische Beurteilung: Unsere Gesellschaft hat mit vielen Traditionen gebrochen, die Auschwitz möglich gemacht haben. Geblieben sind die lebensfeindlichen rationalistischen Strukturen der Moderne, eine Bürokratie, in der Gesetze losgelöst vom Kontext nur nach dem Buchstaben befolgt werden, ein Militärapparat, in dem Befehlsverweigerung keine reale Möglichkeit darstellt, und eine Wissenschaft, die die ethischen Folgen ihres Tuns unterschätzt oder nicht reflektiert.

In Deutschland galt bis vor Kurzem die Abstammung, d. h. das Blutrecht, als Kriterium für die Staatsbürgerschaft. Viele Kinder, die hier zur Welt kommen und aufwachsen, wurden dadurch ausgegrenzt. Andere Staaten wie Frankreich oder die USA geben jedem im Land geborenen Neugeborenen direkt oder nach einer Wartezeit die Staatsbürgerschaft.

Wir leben in einer Zeit zunehmender Beschleunigung und fühlen uns ständig gehetzt. Wir erwarten ein immer höheres Maß an Flexibilität von einander. Wir erledigen mehr Dinge gleichzeitig und in kürzerer Zeit. Trotz dieses beschleunigten Lebenstempos glauben wir immer noch, wir könnten souverän über unsere Zeit verfügen. Entschleunigungsstrategien scheitern jedoch in der Regel, meist nicht aus persönlichen, sondern aus strukturellen Gründen. Denn wenn jemand wirklich langsamer läuft, verliert er leicht den Anschluss. Die Pflege eines Säuglings lässt sich nicht beschleunigen. So kollidiert der Lebensrhythmus eines Säuglings mit dem ihm eigenen individuellen Entwicklungstempo zunehmend mit den Erfordernissen der Welt der Erwachsenen.[68]

Eine rasch schrumpfende, immer älter werdende Bevölkerung führt zu gravierenden Anpassungsproblemen in der Infrastruktur und Kultur. Heute sind Kinder eine Minderheit. Im Alltag treten sie nur selten in Erscheinung. Im Jahr 1970 kamen auf hundert Erwachsene noch 38 Kinder und Jugendliche unter 18 Jahren; 2005 waren es nur noch 21. Wen wundert es, wenn bei dieser Lage die Bedürfnisse der Kinder häufig hintan gestellt oder schlicht vergessen werden. Deutschland ist heute ein kinderfremdes Land. Als man 2008 Eltern nach ihrem Befinden fragte, war die Mehrzahl dankbar, dass sich überhaupt jemand für ihren Alltag interessierte.[69] Viele Kinder wachsen ohne Geschwister oder mit unzureichenden Kontakten zu anderen Kindern auf. 2005 waren 51 % der Neugeborenen Erstgeborene, 37 % hatten ein, 9 % zwei und 3 % drei und mehr Geschwister. Viele Kinder haben so keine Chance, im vorpubertären Alter den intuitiven gefühlsgeleiteten Umgang mit Säuglingen und Kleinkindern zu erleben und zu erlernen. Als Erwachsene ist ihr Verhältnis zu diesen Kindern deshalb häufig distanziert.

Gesellschaftsmodelle werden in Europa sehr unterschiedlich beurteilt. In Lettland und Litauen sind 90 % der Bevölkerung überzeugt, dass eine Frau zum Glücklichsein ein Kind brauche. In Holland sehen dies nur 8 % genauso. In

Griechenland, Italien, Malta und Polen meinen 70 % der Befragten, dass ein Vorschulkind unter dem Arbeitsverhältnis seiner Mutter leide. In Dänemark sind dies nur 18 %.[70] International konkurrieren antimodernistische, fundamentalistische, traditionell moderne, avanciert-moderne und postmoderne Kindheitsmodelle. Welchen Modellen gehört die Zukunft?

Junge Eltern schildern Dritten gegenüber meist nur die Höhepunkte ihres neuen Elterndaseins. Die Schattenseiten werden nicht angesprochen. Sie sind immer noch ein gesellschaftliches Tabuthema. Viele Eltern heute gestehen sich die schwere Last und den unvermeidbaren Frust des Alltags mit einem Säugling nicht ein. So überfordern sie sich leicht und beginnen unbegründet an sich zu zweifeln. Schließlich verlieren sie, insbesondere die Väter, den Mut, ein zweites Kind aufzuziehen.

Optimistische Beurteilung: 1872 wurde der Yellowstone Nationalpark als erster Naturschutzpark der Welt gegründet. Zu Beginn des 20. Jahrhunderts prägte Albert Schweitzer die Formel von der „Ehrfurcht vor dem Leben". Heute sind der Schutz der Umwelt und der Natur zentrale politische Themen. Die Liebe zu den eigenen Kindern verbindet alle Menschen über Klassen, Nationen und Kontinente hinweg. Die Hoffnung scheint deshalb nicht unbegründet, dass die Würde des Kindes im Bewusstsein der Bevölkerung zunehmend respektiert und beachtet wird und Entscheidungen in Politik und Wirtschaft auch die Zukunft unserer Kinder mitberücksichtigen.

Die meisten Neugeborenen sind heute Wunschkinder. Viele Eltern sind voll guten Willens, ihren Kindern gute Eltern zu sein und eine kindgerechte Umwelt zu schaffen. Erfreulicherweise unterscheiden sich die Kinderwünsche junger deutscher nicht von denen gleichaltriger französischer Erwachsener. In Deutschland fühlen sich allerdings viele Eltern mit ihren Problemen mit dem ersten Kind allein gelassen und verzichten auf ein zweites Kind. Frankreich hat durch eine aktive Familienpolitik vor 60 Jahren die Wende von einer schrumpfenden zu einer annähernd konstanten Bevölkerung geschafft. Warum sollte dies nicht auch in Deutschland möglich sein?

Um die Interessen der Kinder in einer alternden Gesellschaft besser zu vertreten, fordern verschiedene Verbände meiner Ansicht nach völlig zu Recht ein Stellvertreter-Wahlrecht der Eltern für jedes minderjährige Kind.

Angesichts der schrumpfenden Zahl der Verwandten knüpfen viele junge Eltern heute ein großes persönliches Netzwerk gleichgesinnter Eltern und Freunde zur gegenseitigen Unterstützung. Senioren sind heute auch in einem höheren Alter in einem relativ guten Gesundheitszustand. Wie wäre es, wenn diese „fitten" Großeltern sich verstärkt in der Betreuung und Erziehung ihrer Enkel engagieren würden?

Umweltpolitik

Bedürfnisse des Säuglings: Kinder sind von Natur aus Optimisten. Jeder Tag stellt einen neuen Anfang dar. Sie arrangieren sich mit dem, was da ist. Sie kennen ja nichts anderes. Ihre Anpassungsfähigkeit hat allerdings dort ihre Grenzen, wo ihre Grundbedürfnisse missachtet werden, wie die zahllosen Beispiele der Folgen der Vernachlässigung und der sozialen Deprivation bei Säuglingen zeigen. Konsum, wie ihn die Überflussgesellschaft betreibt, gehört allerdings nicht zu den Grundbedürfnissen der Kinder und schon gar nicht der Säuglinge.

Pessimistische Beurteilung: Die große Mehrheit der Bevölkerung lebt noch immer nach dem Motto: „Der Herr wird es richten." Längst ist jedoch offensichtlich, dass unsere Wohlstandsgesellschaft auf dem Raubbau an der Natur und der Umwelt beruht und diese irreversibel verändert und schädigt. Die Schätze dieser Welt gehören nicht nur den Bewohnern der Ersten Welt. In Zukunft werden wir mit der übrigen Weltbevölkerung teilen müssen. An den Traum unserer Eltern und Großeltern, dass es die Kinder einmal besser haben werden, glauben heute nur noch wenige Optimisten. Die pessimistische Zukunftssicht lähmt die Gesellschaft und lässt sie Neues und Fremdes ablehnen. Pessimisten zeugen weniger Kinder.

Optimistische Beurteilung: Weltweit haben Umweltprobleme eine hohe politische Priorität. Allerdings ziehen es viele Politiker aus Angst vor einem Machtverlust vor, lieber nichts zu tun, als der eigenen Klientel unumgängliche, schmerzhafte Maßnahmen zuzumuten. Jede Gruppe bemüht sich, die Lasten einer anderen aufzubürden. Bei diesem Schwarzer-Peter-Spiel trifft es die Schwächsten als Erste. Noch stehen wir am Beginn eines unumgänglichen Anpassungsprozesses. Gelingen dürfte dieser, wenn sich alle in sozialer Weise beteiligen und die Umbruchzeit nicht als Chance betrachten, sich schamlos zu bereichern, wie es die derzeitige wirtschaftliche und administrative Elite in Deutschland vielfach tut.

Moral

Bedürfnisse des Säuglings: Jeder Säugling besitzt ein einzigartiges Entwicklungspotential. Die Begabungsstrukturen können allerdings sehr unterschiedlich sein. Ohne Anerkennung und Förderung kann sich allerdings auch ein begabtes Kind nur schwer entwickeln.

Pessimistische Beurteilung: Die moralische Ausgrenzung und Benachteiligung von Kindern sozialer Randgruppen hat in Deutschland eine lange Tradition. Um 1800 waren es die Kinder des fahrenden Volkes und die unehelich Geborenen. Um 1900 traf es die Kinder des Proletariats, „die Schmuddelkinder", sowie die Kinder von Juden und ethnischen Minderheiten. Um 1940 wurden alle Kinder von Nichtariern sowie behinderte und sogenannte erbkranke Kinder diskriminiert. Heute sind es die Kinder aus Migrantenfamilien, von Sozialhilfeempfängern, Illegalen und teilweise auch von Alleinerziehenden. Jede Ausgrenzung stellt eine Vergeudung von Entwicklungspotential eines Teils der Bevölkerung dar und ist eine Quelle des inneren Unfriedens in einer Gesellschaft.

Optimistische Beurteilung: Deutschland hat in seiner Geschichte nicht nur die verschiedensten Bevölkerungsgruppen ausgeschlossen, sondern auch integriert. Ein gelungenes Beispiel ist die gesetzliche und soziale Gleichstellung unehelicher mit ehelichen Kindern in den letzten 50 Jahren.

Familie

Bedürfnisse des Säuglings: Besonders junge Säuglinge sind auf Verständnis, empathische Liebe, viel Geduld und flexible Strukturen angewiesen. Väter können diesen Umgangsstil genau so erlernen und ausüben wie Mütter. Ein konfrontatives, wenig einfühlsames Verhalten verschlechtert die akute Situation regelmäßig.

Säuglinge benötigen einige konstante Bezugspersonen außer der Mutter, die sie mitversorgen, Schutz und Hilfe bieten, sich auf einen emotionalen Dialog einlassen, sie mit Geduld bei ihren Erkundungen der realen Welt begleiten und in die Spielregeln der sozialen Welt einführen. Jede Familie ist darüber hinaus auf die aktive oder wenigstens wohlwollende Unterstützung durch ein lebendiges kinderfreundliches soziales Umfeld angewiesen. Dies zu fördern und zu unterstützen sollte nicht nur in Reden, sondern auch in der Realität zur Selbstverständlichkeit von Staat und Gesellschaft gehören.

Pessimistische Beurteilung: Teile des Familienrechtes und der Finanztransferleistungen stammen noch aus der Zeit, als der Vater der Alleinernährer der Familie und die Mutter für Haushalt und Familie zuständig war. Damals waren Frauen gezwungen, sich entweder für den Beruf oder die Mutterschaft zu entscheiden. Arbeitende Mütter wurden als „Rabenmütter" abgestempelt. Die soziale Realität ist heute eine andere. So blockiert das bestehende System der familien- und ehebezogenen Leistungen die Mittel, die dringend für eine Verbesserung der Lage der Kinder in armen Familien und eine qualitativ hochstehende institutionelle Betreuung und Erziehung der Klein- und Kindergartenkinder benötigt werden. Darüber hinaus gingen in jüngerer Zeit viele Reformen des Sozialsystems zulasten von Familien und Minderjährigen. Für jede neue Unterstützung wurde eine alte gestrichen. *Wir geben heute weniger als 80 % der Gelder aus, die Familien vor 20 Jahren zur Verfügung standen.*[71]

Die Gesellschaft setzt voraus, dass jede Familie ihre Kinder ganz allein großzuziehen vermag. Heute, in Zeiten hoher Arbeitslosigkeit und eines expandierenden Niedriglohnsektors, ist dies für viele Familien eine große Herausforderung. Zudem leben Familien heute vielfach isolierter als früher. Damals halfen Nachbarn und Verwandte in der Regel mit. Heute ist dies die Ausnahme. So leben heute fast zwei Millionen Kinder unter 15 Jahren in Familien ohne eigenes Einkommen. In großen Städten wächst fast jedes dritte Kind so auf. Darüber hinaus leben viele Familien am Rande der Armutsgrenze stets in Sorge, sozial abzusinken. Kinder werden so eher als Belastung, denn als Bereicherung empfunden.

Die moderne Kultur ist gesättigt mit „Geschäftsmänner- und Playboy-Zombies", die alle die „männlichen Spielregeln" beherrschen, aber kein Verhältnis mehr zu ihren Gefühlen und ihrem Bewusstsein von sich als Menschen haben. Gewöhnlich laufen sie vor ihrer Verantwortung für ihre Familie und ihren Aufgaben als Väter davon.[72]

Optimistische Beurteilung: „Familie ist dort, wo Kinder leben." Diese moderne Formulierung stellt keinen Abschied vom Gedanken der Familie dar, sondern akzeptiert und schützt eine Vielzahl neuer Wege des Zusammenseins. Wurden in den 1950er Jahren noch fast alle Kinder in eine Familie mit Vater und Mutter geboren, so lebt heute fast jedes dritte Kind nicht mehr in einer klassischen Familie. 15 % der Kinder leben ohne Vater, 2 % ohne Mutter, 6 % mit unverheirateten Eltern und 9 % in Patchwork-Familien. Neue Herausforderungen wie die Gleichberechtigung der Partner, das berufliches Fortkommen beider und die Fürsorge für kranke Eltern lassen junge Ehepaare nach neuen Wegen und einem neuen Rollenverständnis suchen. Die neuen Wege sollen ein Umfeld schaffen, in dem Kinder als Bereicherung und nicht als Problem empfunden werden. Geld allein dürfte hierzu allerdings nicht ausreichen. Nachwuchs kann man nicht kaufen. Junge Ehepaare brauchen auch Zeit, Arbeitsplätze, Möglichkeiten der Kinderbetreuung und Optimismus. Die Hoffnung des konservativen Lagers, durch Geld die traditionelle Form der Familie und das klassische Ideal der Liebe von Mann und Frau zu stabilisieren, hat sich in der Praxis als untauglich erwiesen.

Vor nur wenigen Jahrzehnten begegneten sich Mann und Frau sowie Eltern und Kinder auf der Basis klarer Rollenbilder, d. h. in einem in seiner Form zwar wechselnden, in seiner Grundtendenz jedoch beständigen komplementären Macht- und Ohnmachtsverhältnis. Erst in den letzten Jahren bahnt sich hier eine Wende an. Eine größer werdende Zahl von „neuen" Vätern steht zu ihrer „femininen" Seite und lässt Gefühle, Passivität, Verspieltheit, Empfindsamkeit, Verletzbarkeit und Bedürfnisse von Abhängigkeit zu und stellt sich den Anforderungen ständiger Verantwortungsbereitschaft.[73] Es besteht die Hoffnung. dass die neuen Formen der Partnerschaft und das neue Elternselbstverständnis auch die modernen Institutionen verändern. Denn eine soziale Welt, in der emotionale Erfüllung an die Stelle der Maximierung ökonomischen Wachstums treten würde, wäre von unserer heutigen sehr verschieden.

Ein Vergleich der Familienpolitik verschiedener europäischer Staaten zeigt: Dort wo Frauen keine Angst haben müssen, durch eine Schwangerschaft ihren Arbeitsplatz zu verlieren und in Abhängigkeit von ihrem Mann zu geraten, dort wo sie nicht fürchten müssen, in ein unerwünschtes Lebensmodell zurückzufallen oder aus einer verunglückten Partnerschaft keinen Ausweg zu finden, dort wo Väter ermuntert werden, mehr als ein Feierabend- und Wochenendpapi zu sein, dort zeigen sich junge Ehepaare zufriedener, und es werden mehr Kinder geboren.

Das seit wenigen Jahren gezahlte Elterngeld für junge Mütter und Väter ist eine Hoffnung für die Zukunft. Belohnt wird die Frau, die vor der Familiengründung berufstätig war und gut verdient hat. Zunehmend machen auch die Väter von der Möglichkeit einer Baby-Auszeit Gebrauch. Es könnte sein, dass Väter, die sich auf diese Babypflegemonate einlassen, ein neues Selbstverständnis als Vater finden.

In den letzten 20 Jahren wurden zahlreiche private Initiativen gegründet, die in Not geratene Familien unterstützen, wie z. B. die Tafel oder die Initiative „wellcome". Diese Initiativen sind einerseits sehr begrüßenswert und förderungswürdig, andererseits stellen sie dem Sozialstaat aber ein Armutszeugnis aus. Denn ein Sozialstaat, der seinen Verpflichtungen nicht mehr nachkommt, fällt in für längst überwunden geglaubte Zeiten, in der Regel völlig ungenügende karitative Familienhilfen zurück.

Erziehung

Bedürfnisse des Säuglings: Jüngere Säuglinge benötigen eine gute Pflege und einen liebevollen Umgang, der Rücksicht auf ihre Bedürfnisse und Individualität nimmt, Schutz vor Unfällen bietet und sie emotional anspricht. Ältere Säuglinge orientieren sich zunehmend am Vorbild ihrer Eltern und älteren Geschwister. Ihre Neugier und ihr Erkundungsdrang brauchen einen geschützten Raum und ein geduldiges und flexibles Hinweisen auf Grenzen. So kann sich eine Liebesgewissheit entwickeln, die Basis für Vertrauen, Lebensfreude und eine sichere Bindung an die primären Bezugspersonen ist. Eltern brauchen hierzu keine Engel zu sein. Es genügt, wenn es ihnen gelingt, ihre manchmal durchaus auch ambivalenten Gefühle soweit zu balancieren, dass sich ihre intuitive elterliche Kompetenz entfalten kann und sie nicht in die Falle einer Projektion tappen, die ihr Kind mit feindlichen Eigenschaften versieht. Die Hilfe und das Verständnis des Partners und eine familienfreundliche Umgebung erleichtern den jungen Eltern diese Aufgabe sehr.

Pessimistische Beurteilung: Erziehungsmaßnahmen der schwarzen Pädagogik spuken nach wie vor in den Köpfen der meisten Eltern in Deutschland. Die Androhung und das Austeilen von Schlägen sowie Akte seelischer Gewalt wie Liebesentzug oder Demütigungen gehören immer noch zum Alltag der meisten deutschen Kinder. Etwa ein Drittel der Eltern soll mit der Erziehungsaufgabe überfordert sein, schätzt der Erziehungswissenschaftler Klaus Hurrelmann.[74] In 10 000 Fällen veranlassten Jugendämter im Jahr 2003 eine Trennung von Kindern und Eltern.[74] In Zukunft ist eine Renaissance vieler Erziehungspraktiken der schwarzen Pädagogik bei einer weiteren Erhöhung des ökonomischen Drucks auf viele junge Familien und einem Anstieg der Zahl der Familien, die in Armut oder in Angst vor einem sozialen Abstieg leben, nicht auszuschließen.

Die Pisa-Studie von 2000 ergab, dass die soziale Trennung durch die Schule bei uns sogar größer ist als in den USA. Da Leistung und Sozialschicht zusammenhängen und wir gleichzeitig früh die Kinder nach Leistung auf verschiedene Schulformen verteilen, trennen wir früh nach sozialen Schichten. Dadurch schaffen wir lokal und auf bestimmte Schultypen konzentriert ein kritisches Schulmilieu. So verfehlen 20 % eines Jahrgangs das Mindest-Bildungsziel. Unserem Schulsystem gelingt es nicht, die Lebensperspektive eines großen Teils unserer Jugendlichen zu sichern. Dies ist das Skandalon unseres Bildungssystems.[75]

Optimistische Beurteilung: In universitären Kreisen der Pädagogik gilt die schwarze Pädagogik mit all ihren Spielarten heute als ein schrecklicher Irrtum des 19. und der ersten zwei Drittel des 20. Jahrhunderts. Die harten Disziplinierungsmaßnahmen in der frühen Erziehung zu striktem Gehorsam und bedingungsloser Unterordnung haben gerade das erzeugt, was sie angeblich bekämpfte: Hass, Rache, Unaufrichtigkeit, Destruktivität, Hinterlistigkeit und Feigheit.

Seit dem Jahr 2000 haben Kinder nach dem Bürgerlichen Gesetzbuch einen Anspruch darauf, „gewaltfrei" erzogen zu werden.[76] Immerhin wurden im Jahr 2003 28 % der Jungen und Mädchen sanktionsfrei bzw. körperstrafenfrei erzogen.[75] Langzeitbeobachtungen zeigen eine erfreuliche Zunahme gewaltfreier Erziehung.

Bildungspolitik
Bedürfnisse des Säuglings: Säuglinge benötigen einen „sozialen Uterus". In einer sie derart annehmenden und anregenden Umgebung holen sie sich, was sie benötigen und verarbeiten können. Niemand konnte zeigen, dass unter diesen Umständen bei gesunden Säuglingen sogenannte Baby-Bildungsprogramme langfristig einen Vorteil bringen.

Pessimistische Beurteilung: Neuere Untersuchungen bei Säuglingen, Kleinkindern und Kindergartenkindern zeigen, wie wichtig die vorschulische Bildung für den Spracherwerb, den späteren Bildungserfolg und die soziale Integration im Jugend- und Erwachsenenalter sind. Kinderaufbewahranstalten sollten deshalb eigentlich der Vergangenheit angehören. Seit 1999 gibt es die Garantie für einen Halbtagskindergartenplatz. Anstatt mehr Erzieher und Erzieherinnen auszubilden und sie entsprechend ihrer verantwortungsvollen Aufgabe besser zu bezahlen (in der Schweiz werden Kindergärtner und Kindergärtnerinnen wie Lehrer und Lehrerinnen bezahlt), erhöhen die Gemeinden einfach die Zahl der Kinder pro Betreuerin. Die Qualität der außerhäuslichen Betreuung bleibt damit auf dem Niveau einer Kinderaufbewahranstalt. Eine Vermehrung der Plätze in strukturell bedingten reinen Kinderaufbewahranstalten hilft den Eltern aber nicht, ihr Problem zu lösen.

Die Kenntnisse und praktischen Fähigkeiten werdender Eltern in der Säuglingspflege klaffen immer mehr auseinander. Am einen Ende gibt es vorzüglich vorbereitete Elternpaare. Am anderen Ende gibt es eine zunehmende Zahl von Eltern, die nicht über die elementarsten Kenntnisse und praktischen Fähigkeiten, einen Haushalt zu führen, zu kochen und einen Tagesablauf zu strukturieren, verfügen.

Optimistische Beurteilung: Einige Frauen fühlen sich sehr wohl in ihrem Vollzeitjob als Mutter einer Kinderschar. Sie verdienen die uneingeschränkte öffentliche Anerkennung für diese schwere, die ganze Persönlichkeit fordernde Arbeit. Erfreulicherweise nimmt die Wertschätzung für diese Art „unbezahlter sozialer Arbeit" zu.

Die Mehrzahl der Mütter ist jedoch heute auf das Einkommen aus Erwerbstätigkeit angewiesen und möchte sich auch außerhäuslich im Arbeitsleben und in der Gesellschaft betätigen. Sie fürchten oder empfinden schmerzlich, dass ihre sonstigen Interessen in ihrem Alltag mit Säuglingen und Kleinkindern zu kurz kommen. Sie fordern deshalb endlich immer nachdrücklicher Unterstützung von ihrem Partner bei der Betreuung der gemeinsam geplanten Wunschkinder. Sie lösen sich gedanklich aus der Mutter-Kind-Symbiose-Falle und anerkennen, dass Säuglinge durchaus in der Lage sind, zu einer kleinen Gruppe konstanter Bezugspersonen eine Beziehung aufzubauen und dass diese für sie und ihre Babys von großem Vorteil sein können. Auch im öffentlichen Bewusstsein wird das Anliegen dieser Mütter zunehmend als berechtigt anerkannt und unterstützt. Ein Beispiel für diesen Hoffnung gebenden Trend ist die Stiftung zur Förderung junger Forscherinnen von Christiane Nüsslein-Volhard, der ersten deutschen Nobelpreisträgerin im Bereich der Naturwissenschaften. Jede Stipendiatin erhält monatlich 400 Euro, damit sie eine Haushaltshilfe einstellen oder einen Babysitter beschäftigen kann.[77]

Zwar zeigt die Mehrzahl der Väter immer noch eine „Verhaltensstarre bei einer verbalen Aufgeschlossenheit" den Problemen der jungen Familie gegenüber, aber die Zahl und das soziale Ansehen der „neuen Väter" wachsen unverkennbar.

Klinische Kinderheilkunde

Bedürfnisse des Säuglings: Kranke Säuglinge sind in besonderem Maße auf die Anwesenheit, die emotionale Unterstützung und den Trost ihrer primären Bezugspersonen und ein empathisches, nicht unter Zeitdruck stehendes und die körperliche Integrität so weit als irgend möglich achtendes Verhalten des Klinikpersonals angewiesen. Vorbeugende schmerzlindernde Maßnahmen sollten heute überall selbstverständlich sein.

Pessimistische Beurteilung: Jeder Arzt wird seit der Mitte des 19. Jahrhunderts zu einem Spezialisten des Biosystems Mensch ausgebildet. Die klinische Kinderheilkunde hat bis vor wenigen Jahrzehnten geglaubt, allein auf dieser Basis kranke Kinder behandeln und heilen zu können. Diese Hypothek lastet auch heute noch schwer auf dem klinischen Alltag der Kinderkliniken. Ein Umdenken wird durch immer neue Runden von Stellenstreichungen und Mittelkürzungen in den Kinderkliniken sehr erschwert. Dem Arzt auf der Kinderstation bleibt immer weniger Zeit, sich auf die kleinen Patienten einzulassen und die Eltern verständnisvoll zu unterstützen. Alle Kontakte werden auf „das Unumgängliche" reduziert. Die für die Kinderheilkunde so wichtige Empathie und Mitmenschlichkeit hat es so aus strukturellen Gründen immer schwerer sich zu behaupten.

So trifft die Aussage von Eduard Seidler von 1986 auch heute noch zu: *Was dem vergleichsweise naiven Pragmatismus eines Hufelands (1762-1836) und seiner sehr kinderfreundlichen Zeit noch möglich war, ist heute vorläufig unmöglich geworden: das Gespür zumindest für die Erfahrungsweise und die Wege, Grundsätzliches am Kinde zu erkennen. Das Kind ist im Gespinst der Einzelaussagen vorläufig unerkennbarer geworden, als es je war. Eine integrierte ärztliche Kinderforschung ist ein Desideratum an die Zukunft. Sie wäre das historisch zeitgemäße Modell einer medizinischen Anthropologie des Kindes ...*[78]

Optimistische Beurteilung: In den 1960er Jahren wurde die Bedeutung des seelischen Wohlbefindens für den Heilungserfolg der kleinen Patienten wiederentdeckt. Hierzu haben Erkenntnisse der Psychosomatik und Säuglingsforschung sowie die allgemeine Abkehr von einer disziplinierenden Erziehungspraxis viel beigetragen. Das sterile Grau aller klinischen Einrichtungen wich in den Kinderkliniken hellen freundlichen Farben. Die Besuchszeiten für Angehörige wurden schrittweise aufgehoben. Die meisten Kinderkliniken bieten heute die Möglichkeit einer Mitaufnahme eines Elternteiles an. Die Ärzte handeln nicht mehr nur aus eigener Vollmacht, sondern holen für jede anstehende Intervention die Zustimmung der Eltern in einem aufklärenden Gespräch ein. Immer mehr Behandlungen werden ambulant durchgeführt. Der Aufenthalt in der Klinik wurde auf die absolut unumgängliche Dauer reduziert. Die meisten Kinderkliniken beschäftigen heute klinische Psychologen zur Beratung der Familien chronisch kranker Kinder. So beeindruckend diese Liste der Maßnahmen aussehen mag: Es bleibt doch noch viel zu tun, um den klinischen Alltag kindgerecht zu gestalten. Ein schönes Beispiel hierfür sind die Erfolge der sanfteren Pflege von Frühgeborenen in den letzten 15 Jahren.

Sozialpädiatrie
Bedürfnisse des Säuglings: Ich bin überzeugt, dass es für jeden Säugling einen Weg gibt, unter Berücksichtigung seiner Individualität und seines Entwicklungsalters seine zukünftige Entwicklung nicht durch Vernachlässigung, Unkenntnis, überzogene Ängstlichkeit oder Erwartungen mit einem hohen Entwicklungsrisiko zu belasten. Eltern sind Menschen. Sie müssen, ja sie sollen, erst gar nicht versuchen, perfekt zu sein. Der Alltag ist voll kleiner Missverständnisse und kleiner gegenseitiger Zumutungen und Enttäuschungen. Diese sind ein wichtiger Entwicklungsstimulus, solange die körperlichen und emotionalen Grundbedürfnisse abgedeckt sind. Auch Krisen, Unglücke und akute Krankheiten sind Teil des normalen Lebens. Droht eine Krisensituation sich chronisch aufzuschaukeln und die Eltern geraten in Versuchung, Gewalt anzuwenden, so sollten sie im Interesse des Kindes das Angebot fremder fachlicher Hilfe durch den Kinderarzt oder durch besonders ausgebildete Fachkräfte z. B. in „Schreiambulanzen" annehmen.
Pessimistische Beurteilung: Die klinische Pädiatrie besitzt heute ein Monopol für die Ausbildung zum Facharzt für Kinderheilkunde. Der Ausbildungskatalog ist zwischenzeitlich so umfangreich, dass sogenannte „Randthemen", die für die Tätigkeit in der Klinik keine Rolle spielen, leicht zu kurz kommen. Um 1910 standen die Säuglingsernährung, die Säuglingspflege und die Säuglingshygiene im Zentrum des kinderärztlichen Interesses. Heute erkranken deshalb nur noch wenige Säuglinge. Entsprechend gering ist das ärztliche Interesse an diesen Themen in der Klinik. So kommt es, dass mancher junge Kinderarzt, wenn er sich niederlässt, auf diesen für die Vorsorgemedizin so wichtigen Gebieten Kenntnislücken aufweist. Dasselbe gilt für das relativ neue

Wissen über die psychische Entwicklung des Säuglings und das Verständnis für die Psychodynamik in Familien mit Babys, die exzessiv viel schreien oder trotzen, die Nahrung verweigern und schlecht ein- oder durchschlafen. Die Sozialpädiatrischen Zentren sind voll ausgelastet mit der Diagnostik und Behandlung von behinderten Kindern. Der öffentliche Gesundheitsdienst wurde so ausgedünnt, dass er kaum noch Aufgaben einer breiten öffentlichen Aufklärung wahrnehmen kann. So existiert heute eine Lücke in der persönlichen Vermittlung wichtiger Themen für die körperliche und seelische Gesundheit von Kindern.

Optimistische Beurteilung: Die Säuglingsforschung hat in den letzten Jahrzehnten wichtige Erkenntnisse über individuelle Besonderheiten und Varianten einer unauffälligen körperlichen und psychischen Entwicklung sowie die Ursachen und die Behandlung von „Regulationsstörungen" im Säuglingsalter hervorgebracht. Es ist zu hoffen, dass dieses Wissen mehr und mehr in der Praxis Anwendung findet.

Wir gehen heute davon aus, dass der Mensch bis ins hohe Alter Neues erlenen kann, unter anderem deshalb, weil er lebenslang neue Neurone zu bilden vermag. Die Prägung während sensibler Phasen in der Kindheit ist somit zwar sehr schwer zu verändern, aber nicht unveränderbar. Dies lässt auf neue Ansätze zur Resozialisierung hoffen.

Zusammenfassung
Ob die Lebensbedingungen für Säuglinge in Deutschland in Zukunft günstiger oder ungünstiger sein werden, ist offen. Deutschland verfügt über ausreichende Kenntnisse und Mittel, um die Lage der Säuglinge entscheidend zu verbessern. Nach den Äußerungen der Politiker aller Parteien besitzt dieses Anliegen eine hohe Priorität. In Wirklichkeit werden die Interessen der Kinder in Konkurrenz zu den Interessen anderer Bevölkerungsgruppen jedoch regelmäßig zurückgestellt.

Im Vergleich zu vielen europäischen Nachbarländern ist die Thematik der Lebensbedürfnisse der Säuglinge mit zahlreichen hoch emotional besetzten, aus der speziellen deutschen Geschichte herrührenden ideologischen Vorurteilen belastet. Sie stellen eine hohe Hürde für eine auf die realen Bedürfnisse des Kindes fokussierte Sozialpolitik dar.

Zwei Probleme scheinen mir besonders vordringlich zu sein: Eine neue Einstellung insbesondere der Männer zur Welt der Gefühle und eine Entlastung der Mütter von Säuglingen und Kleinkindern in Kleinfamilien durch weitere konstante Bezugspersonen.

Anhang

Abbildungsnachweise

Abb. 1: Medienarchiv Wikimedia Commons; The Royal Collection © 2011, Her Majesty Queen Elizabeth II, RL 19102r
Abb. 2: Joannis Baptistæ Bianchi, De Naturali In Humano Corpore, 1741 © bpk / SBB-L 370, SPK
Abb. 3: Samuelis Thomae Soemmerring, Icones embryonum humanorum, 1799 / UB Tübingen Jb VI 5.2
Abb. 4: Das große Zille-Album, 14. Aufl., Berlin 1925
Abb. 5: Wilhelm Busch, Die schönsten Bildergeschichten in Farbe, Buch und Zeit Verlagsgesellschaft mbH Köln, 1974
Abb. 6: Kinderärztliche Praxis 77, 2006(4)206 © Verlag Kirchheim + Co GmbH
Abb. 7: Foto: Bruno Barral / cc-by-sa 3.0
Abb. 8: Diagramm vom Autor nach Richard Michaelis, in: Heidi Keller (Hrsg.), Handbuch der Kleinkindforschung, Bern 2003.
Abb.9: © bpk / Kupferstichkabinett, SMB / Jörg P. Anders
Abb.10: Eugen Knapp, ABC der Säuglingspflege, Stuttgart/Leipzig 1935, Foto: Otto Bayer
Abb. 11a: Foto: Claire Mori, Perreux, Frankreich / IBFAN
Abb. 11b: Foto © Uwe Seifert
Abb. 12: Wilhelm Busch, Die schönsten Bildergeschichten in Farbe, Buch und Zeit Verlagsgesellschaft mbH Köln, 1974
Abb. 13: Neues Wilhelm Busch Album, Berlin 1912
Abb. 14: Jugend: Münchner illustrierte Wochenschrift für Kunst und Leben, München u. Leipzig, 1905, H. 26, S. 493 © UB Heidelberg
Abb. 15: Neues Wilhelm Busch Album, Berlin 1912
Abb. 16: © Detlef Kersten
Abb. 17: Eugen Knapp, ABC der Säuglingspflege, Stuttgart/Leipzig 1935, Foto: Otto Bayer
Abb.18: Karl Wirth, Mutter und Kind, Berlin 1934, Foto: Franz Stoedtner
Abb. 19: Langstein/Rott, Atlas der Hygiene des Säuglings und Kleinkindes, Nachdruck der 1. Auflage (Berlin 1918), Lübeck 1989, mit Genehmigung des Verlags Max Schmidt-Römhild KG, Lübeck

Abb. 20: Langstein/Rott, Atlas der Hygiene des Säuglings und Kleinkindes, Nachdruck der 1. Aufl. (Berlin 1918), Lübeck 1989, mit Genehmigung des Verlags Max Schmidt-Römhild KG, Lübeck
Abb. 21: Konrad Lorenz, „Die angeborenen Formen möglicher Erfahrung", in: Zeitschrift für Tierpsychologie 1943, H. 5, S. 235-409, Abb. 9 © John Wiley and Sons
Abb. 22: Archiv des Autors
Abb. 23: Hospital Ward with Babies in Incubation, Aufnahme um 1884 © Bettmann/CORBIS, DEC565-28
Abb. 24: Staatliche Kunstsammlungen Dresden, Gemäldegalerie Alte Meister
Abb. 25: Cornelius Völker, Puttiklatsch, 1997/98 © VG Bild-Kunst, Bonn 2011
Abb. 26: Ausschnitt aus: Die Heimkehr des hl. Stephanus und die Verbrennung des Wechselbalges (Tafel eines Vitenretabels mit der Stephanus-Legende), Fotograf © U. Edelmann – Städel Museum – ARTOTHEK
Abb. 27: Paidol, Anzeige von 1939, mit Genehmigung der MORGA AG; Kleinkindkost, Verpackung um 1973, mit Genehmigung der Nestlé Deutschland AG; Alete, Verpackung um 1971, mit Genehmigung der Nestlé Deutschland AG; Milumil, Verpackung von 2011, mit Genehmigung der Milupa GmbH
Abb. 28: Foto: GettyImages/AFP/Emmanuel Dunand
Abb. 29: Plakat, um 1926 © Deutsches Hygiene-Museum, Dresden
Abb. 30: Sebastian Kneipp, Meine Wasserkur, 73. Aufl., Kempten 1903
Abb. 31: Kupferstich, 1751 © Trustees of the British Museum
Abb. 32: Max Ernst, La vierge corrigeant l'enfant Jésus devant trois témoins: André Breton, Paul Éluard et le peintre Max Ernst, 1926
© VG Bild-Kunst, Bonn 2011; Verwalter: Museum Ludwig Köln, ML 10056; Foto © Rheinisches Bildarchiv Köln, rba_c003490

Nachweise Lyrik

Abb. 33: Säuglingssterblichkeit in Deutschland,
Grafik, Archiv des Autors
Abb. 34: Renate Alfs kleine Familienberatung,
Lappan Verlag 2007 © Renate Alf
Abb. 35: Forschungsinstitut für Kinderernährung
Dortmund
Abb. S. 668: TMA99 / photocase.com
Abb. Buch-Cover: © dragon30/photocase
Abb. Umschlagklappe: Archiv des Autors

Lied: „Kinder", aus:
Bettina Wegner, 1979: Wenn meine Lieder nicht mehr stimmen. Rowohlt Reinbek, S. 49

Gedicht: „Kinder II", aus:
Lily Brett: Auschwitz Poems. Aus dem Amerikanischen von Silvia Morawetz
© Deuticke im Paul Zsolnay Verlag
Wien 2001

Anmerkungen

1. Vorstellungen über das Wesen von Babys

1.1 Körperliche Entwicklung

Das Ungeborene
1 Duden 1991, S. 107, 68
2 Duden 2002a, S. 19
3 Enke, S. 212
4 Filippini, S. 102
5 Rublack, S. 247
6 Duden 2002a, S. 39
7 Enke, S. 221
8 Filippini, S. 116
9 Usborne, S. 320
10 Usborne, S. 293ff
11 Manzke, S. 150
12 Hildebrandt
13 Labouvie
14 Anonymus 2008
15 Sander

Von „physiologische Frühgeburten"
und „Traglingen"
1 Portmann, S. 59
2 Prechtl
3 Hassenstein, S. 66

Der reale Säugling
1 Stern 1998
2 Seidler E, S. 693
3 Bednar, S. 244
4 Niemeyer, S. 358
5 Köhler O, S. 130
6 Arnold, S. 144
7 Solé, S. 164
8 Bednar, S. 254
9 Zückerts, § 123
10 Poets
11 Kleemann
12 Vennemann
13 Paditz
14 Hauck

Der „normale" Säugling –
Eine moderne Fiktion
1 Duden 2002b, S. 211
2 Duden 1987, S. 164
3 von Rosenstein
4 Billard
5 Czerny 1923, S. 368
6 Manz 1997
7 Czerny 1923, S. 447
8 Dekker, S. 6
9 Vogel A, S. 6
10 Feer, S. 2
11 Huxley, S. 20ff
12 Spock, Kapitel 64
13 Largo 1995
14 Michaelis, S. 827ff
15 Leising
16 Nissen, S. 365
17 Müller 1920, S. 521
18 Duden 1987
19 Manz 2001

1.2 Psychische Entwicklung

Vom aktiven und passiven Säugling
1 Campe, S. 86, 90
2 Campe, S. 96, 99, 100, 174
3 nach Dekker, S. 95
4 Dekker, S. 94
5 nach Nissen, S. 416
6 Remplein, S. 151ff, 181ff
7 Czerny 1939, S. 116
8 Czerny 1922, Vorwort zur 5. Aufl.
9 Czerny 1922, S. 7
10 Czerny 1922, S. 26
11 Czerny 1922, S. 20
12 Czerny 1922, S. 29 u.a.
13 Czerny 1922, S. 30, 31
14 Nissen, S. 277, Cramer 1912, S. 13
15 Wegmann, S. 77
16 Solé, S. 255
17 Theweleit 1987, S. 525; nach Chamberlain, S. 52
18 Haarer, S. 168, 163, 272

19 Haarer, S. 171, 119
20 Stern W, Geleitwort, S. X, XI, XII
21 Stern W, S. 395, 396
22 Bühler, S. 186, 189
23 Piaget, S. 73
24 Koester, S. 34ff
25 Domin, S. 56
26 Stern D 1992, S. 35, 18, 36, 61ff
27 Stern D 1992, S. 10
28 Papoušek M 2004
29 Papoušek M 2004, S. 85, 86
30 Papoušek M 2004, S. 89, 131, 214
31 Campe, S. 100

Das „triebhafte" Wesen
1 Ermann
2 Freud S. 1926a, S. 325
3 Freud S. 1926a, S. 327
4 Freud S 1926a, S. 322
5 Dornes 2004, S. 32
6 Freud S 1926a, S. 344, 347
7 Maaz 2007b, S. 77, Laplanche
8 Petri, S. 36
9 Freud S in Masson, S. 284ff
10 Masson, S. 114
11 Masson, S.132
12 Masson, S. 169
13 Ermann
14 Masson, S.135
15 Dornes 1992, S. 32
16 Freud A 1971, S. 66, 68
17 Freud A 1966, S. 40
18 Spitz, S. 24, 25
19 Hassenstein 1987, S. 319
20 Mertens
21 Peterfreund
22 Köhler, 2006
23 Mertens, S. 29

Bindungsverhalten des Säuglings
1 Hetzer, S. 18
2 Ahnert DIE ZEIT 20. 9. 2007
3 Griesselich, S. 127
4 von Mantstein, S. 252, 253
5 Hellbrügge 1966, S. 353
6 Czerny 1923
7 Czerny 1922, S. 6
8 Czerny 1922, S. 10
9 Czerny 1992
10 Czerny 1939, S. 16
11 Czerny 1922, S. 6
12 Czerny 1922, S. 4
13 Pfaundler 1915, S. 730

14 Arnold, S. 73, 79, 125
15 Schleef, S. 109
16 Schleef, S. 111
17 Watson, S. 73, 83
18 nach Duken, S. 4
19 nach Bettelheim, S. 298
20 Spitz, S. 282, 284
21 Spitz, S. 290
22 nach Bowlby, S. 212, 330
23 Bowlby, S. 32
24 Bowlby, S. 202
25 Blaffer-Hrdy 2002, S. 457; Blum
26 Bowlby, S. 159
27 Gervai, S. 188
28 Brisch 2003, S. 44ff
29 Rutter
30 Johnson, S. 142, 156
31 Rutter, S. 96
32 Rutter, S. 101
33 Niebsch, S. 18
34 Schmidt-Kolmer 1979, S. 12
35 Dunovsky
36 Niebsch, S. 17
37 Israel, S. 13
38 Niebsch, S. 149
39 Niebsch, S. 98
40 Niebsch, S. 23
41 Schmidt-Kolmer 1979, S. 17, 19
42 Schmidt-Kolmer 1979, S. 85
43 Israel, S. 182, 183
44 Niebsch, S. 95
45 Schmidt-Kolmer 1979, S. 164
46 Schmidt-Kolmer 1979, S. 28, 29
47 Niebsch, S. 16, 17
48 Schmidt-Kolmer 1980 in Niebsch, S. 158
49 Israel, S. 12, 13, 14
50 Schmidt-Kolmer in Niebsch, S. 156
51 Schmidt-Kolmer 1968 nach Israel, S. 19
52 Israel, S. 20, 24
53 Schmidt-Kolmer 1979, S. 168
54 Israel, S. 286
55 Matejcek
56 Tietze DIE ZEIT 2.2.2006
57 DIE ZEIT 19.2.2009, S. 27
58 Straßburg HM
59 Friedman 2009
60 Papoušek 2006a
61 Schönbohm-Wilke
62 Stern DN 1992, S. 263
63 Fonagy 2008, S. 169, 208
64 Suomi, Gervai

Mutterliebe – Elternliebe
1 Niestroj 1985b
2 nach Badinter, S. 64
3 Niestroj 1895a
4 nach Cunnigham, S. 81
5 Shorter, S. 505
6 Shorter, S. 519
7 Shorter, S. 513
8 Badinter, S. 12, 329
9 Badinter, S. 48
10 Badinter, S. 65
11 Cunningham, S. 144
12 nach Niestroj 1985a, S. 29
13 Campe, S. 110
14 Campe, S. 132
15 nach Hardach-Pinke, S. 554
16 Schumacher
17 Vogel CG, S. 2
18 Franke, S.1
19 nach Hardach-Pinke, S. 556
20 Gebhardt
21 Hetzer, S. 18, 13
22 Tschernig nach Chamberlain, S. 47
23 Mayer 1938 nach Dill, S. 3
24 Benjamin, S. 50-52
25 Kimchi
26 Blaffer-Hrdy 2002, S. 119, 120
27 Blaffer-Hrdy 2002, S. 111
28 Blaffer-Hrdy 2002, S. 73
29 Blaffer-Hrdy 2010, S. 382
30 Blaffer-Hrdy 2010, S. 132ff
31 Blaffer-Hrdy 2010, S. 238, 294
32 Blaffer-Hrdy 2010, S. 79, 184
33 Blaffer-Hrdy 2010, S. 143
34 Niestroj 1985a, S. 46
35 Hufeland, S. 63
36 Salge, S. 1
37 Flattich, S. 53
38 Steinhardt
39 Scheer
40 Frascarolo
41 Petri, S. 34
42 Grossmann 2002
43 Mitscherlich, S. 456ff
44 Petri
45 Ehnis
46 Badinter, S. 333
47 Gigerenzer
48 Häusler
49 Schroedter

1.3 Verhaltensschwierigkeiten

„Schreihals"
1 Hetzer, S. 15
2 Wilhelm Busch: Kuno Klecksel
3 Blaffer-Hrdy 2002, S. 517
4 Peiper 1992, S. 130
5 Cleverley, S. 28
6 Rutschky, S. 158
7 Nissen, S. 53
8 Campe, S. 150-154
9 Hufeland, S. 31
10 Niemeyer, S. 70
11 Key, S. 83
12 Gerhardt, S. 26
13 Haarer, S. 172
14 Spock § 193 - § 203
15 Spitz, S. 226-230
16 Peiper, S. 452
17 Griesselich, S. 131
18 Trumpp, S.113
19 Spock § 250, 251
20 Franco
21 Zückerts, S. 121ff
22 Hecker, S. 190
23 Schreber, S. 48
24 Müller, S. 42
25 Papoušek 2004, S. 111ff

Von kleinen „Ritzenteufeln" –
   Und von der Wichtigkeit des Schlafes
1 Zückerts, S. 118ff
2 Girtanner, S. 117
3 Hecker, S. 191
4 Hufeland, S. 38
5 Schreber, S. 48
6 Preyer, S. 103, 120
7 Vogel A, S. 33
8 Vogel CG, S. 64
9 Flusser, S. 155
10 Gebhardt
11 Haarer, S. 120, 174
12 Chamberlain, S. 34
13 Papoušek 2009
14 Jenni 2005, 2006
15 Jenni 2005, S. 206
16 Worthman
17 Jenni 2005, S. 208

„Schmutzfink, Schmierfink" – Reinlichkeit
1 Renz-Polster, S. 213
2 Zückerts § 111-113
3 Girtanner, S. 69

4 Hecker, S. 186
5 Scharlau, S. 56
6 von Mantstein, S. 267
7 Niemeyer, S. 190
8 Spree, S. 640
9 Göppert, S. 58
10 Köhler, S.112
11 Watson, S. 111ff
12 Chamberlain, S. 49ff
13 Haarer
14 Hamburger, S. 18
15 Spock, Kapitel 280-296
16 AAP 1999a

Der tyrannische Säugling
1 Salzmann, S.101
2 Goscinny
3 Campe, S. 152
4 Sandler
5 Klein, S. 140
6 Haarer, S. 173
7 Jahn, S. 227
8 Hufeland, S. 32
9 Spencer, S. 126
10 Czerny, S. 19ff
11 Trumpp, S. 108
12 Spock, S. 43
13 Baader 2008b, S. 24
14 Baader 2008b, S. 11
15 Manz 1970
16 Winterhoff, S. 94
17 Papoušek 2004
18 Prekop, S.53

1.4 Spezielle Zuschreibungen

Unbeschriebenes Blatt
1 Campe, S. 81, 82
2 Cleverley, S. 16, 19
3 Cramer, S. 2
4 Wickert, S. 65, 116
5 Schott-Tölle, S, 469
6 Watson 1928b, S. 10
7 Watson 1928b, S. 8, 120
8 Watson 1928b, S. 42, 93
9 Watson 1928b, S. 43
10 Watson 1928b, S. 81
11 Wuketits, S. 23
12 Stephen Jay Gould in de Waal 2006, S. 233
13 Ladygina-Kohts
14 Harris, S. 14
15 Cole

Das „Wickelkind"
1 Plinius der Ältere 7. Buch, Prooemium; Peiper, S. 82
2 Peiper, S. 663
3 Peiper, S. 133
4 Manstein, S. 82
5 Lipton
6 van Sleuwen
7 van Gestel

„Böser Säugling" / „kindliche Unschuld"
1 Cleverly, S. 29
2 Fourier nach Compayré, S. 399
3 Wilber, S. 209
4 Moser 1978, S. 93/94
5 Ariès, S. 178
6 Ariès, S. 175, 176
7 Ariès, S. 192
8 Ariès, S. 198
9 Campe, S. 87
10 Spitz, S. 143

„Chaotisches Wesen"
1 Fildes
2 Fleisch, S. 109ff
3 Czerny 1922, S. 26
4 Grisebach 1992, S. 137
5 Meyer, S. 98
6 Halberg
7 Manz 1999

Die Puppe
1 DeMause 1989, S. 54
2 Brockmann
3 www.btio.com/realcare/realcarebaby.html

1.5 Zerrbilder

Mängelwesen
1 Langstein 1918, Tafel 11
2 nach Prekop, S. 66

„Tierisches Wesen"
1 Key, S. 92
2 Altes Testament: Genesis 9, S. 2f
3 Schiller, S. 17
4 Neffe
5 Darwin 1877
6 Comparé, S. 37
7 Nissen, S. 219
8 Preyer, S. 377
9 Preyer, S. 82

10 Cramer, S. 5
11 Compayré, S. 35, 36
12 Remplein, S. 174
13 Catel 1966, S. 126, 88, 99
14 Portman, S. 59
15 Elias
16 Gigerenzer, S. 242
17 Freud S, S. 25
18 Bischof-Köhler, S. 13
19 Papoušek 1994, S. 33
20 Blaffer-Hrdy 2002, S. 539ff
21 Blaffer-Hrdy 2010, S. 120
22 Tomasello

„Minderwertige" Säuglinge
1 nach Flammer, S. 24
2 Scharlau, S. 120, 121
3 Nissen, S. 387
4 Göppert, S. 64
5 Blaffer-Hrdy 2002, S. 520
6 Heubner, Band I, S. 88
7 Czerny 1923
8 Brown
9 Ylppö 1919
10 Heimbach
11 Deutsche Ges. für Gynäkologie und Geburtshilfe
12 Daston, S. 22
13 Daston, S. 174
14 Daston, S. 15, 189, 202, 209
15 Queißer-Luft
16 Der Spiegel, 15.09.2005
17 Dolk
18 Loosen
19 Ibrahim, S. 513, Cramer, S. 24ff
20 Catel, S. 341, Ibrahim, S. 511, Lust, S. 240
21 Asperger
22 Czerny 1939, S. 57
23 Adler, S. 9, 8
24 Adler, S. 73

1.6 Religion und Säugling

Haben Babys eine Seele?
  Eine historische Auseinandersetzung
1 DIE ZEIT, 3.4.2008, S. 39
2 Duden 2002a, S. 31ff
3 Wien, S. 36
4 Campe, S. 178
5 Kussmaul, S. 28, 30

6 Nissen, S. 137, 138, 139, 143
7 Welsch
8 Jung 1940, S. 112, 124
9 Kussmaul, S. 36
10 Nissen, S. 338
11 Nissen, S. 345, 348
12 Arnold
13 Preyer, S. 18, 28
14 Preyer
15 Remplein, S. 212)
16 Freud S, S. 344
17 Zit. nach Chamberlain 1998, S. 39

Putto
1 Ariés, S. 104

Der „Wechselbalg"
1 Nissen, S. 31

Das „göttliche" Kind
1 Jung 1957
2 Mertens
3 Jung 1940

1.7 Der Säugling in Wirtschaft und Politik

Das Geschäft mit den Babys
1 Heeg, FAZ 18.3.2003, S. 40
2 Woltersdorf, taz 26.10.2006, S. 13; Hucklenbroich, FAZ 20.10.2009
3 Deutsch. Ärztebl. 2006:103; C2642-3
4 Stein, DIE ZEIT 5.6.2009, S. 74
5 Reichstein, taz 15./16.10.2005
6 Njanji, Westf. Rundschau 18.11.2008
7 Kortmann, taz 12.9.2006

1.8 Besondere Themen zur Gesundheit

Der Wunschtraum von der Abhärtung
1 Zückerts
2 Girtanner, S. 1
3 Stirnimann 1940, S. 87
4 Spitz, S. 56
5 Hirschel
6 von Rosenstein, S. 556
7 Girtanner, S. 66
8 Griesselich, S. 133
9 Kneipp, S. 24
10 Hufeland, S. 18
11 Scharlau, S. 85

12 Trumpp 1911, S. 101
13 Keller W, S. 36
14 Bachmann
15 Salzmann, S. 212
16 von Hauner, S. 113
17 Göppert, S. 27
18 Bamberger, S. 9
19 Catel, S. 322
20 Bamberger, S. 10
21 Kneipp, S. 17
22 Kneipp, S. 21
23 Jani, S. 583

Das Kind im Unglück –
Der verunglückte Säugling
1 Meier, S.171
2 Pfaundler 1923, 1924a, 1924b
3 Zückerts § 127
4 Vogel A, S. 193, 437
5 Lust, S. 105, 156, 130, 341, 384, 485
6 Gädecke
7 Deutsches Ärztebl.
8 Gesundheitsberichterstattung des Bundes, 15.6.2009, www.gbe-bund.de

Der „vergiftete Säugling"
1 Kahn
2 Jacobson
3 Manz 1995
4 Giddens, S. 118
5 Dornes 2004, S. 215, 122

2. Gewalt gegen Ungeborene und Säuglinge

1 Cierpka, S. 18
2 Schneider P
3 Deutsches Hygiene-Museum Dresden
4 Bühring
5 Lemoine
6 Löser, S. 96
7 Gütt, S. 127
8 Shorter, S 148
9 Löser, S. 97
10 Peiper, S. 472ff
11 Meier, S. 49
12 Little; Larsson; O'Connor
13 Voigt
14 Perry
15 Aktionsgruppe Babynahrung
16 Schneider C 2007, S. 15
17 Hanssen

18 Olbing, S. 19
19 Meier, S. 68
20 Peiper, S. 30
21 Meier, S. 70
22 Cunningham, S. 143
23 Harbort
24 Rublack, S. 121
25 Lempp, S. 68
26 Peiper, S. 312
27 Salzmann, S. V, VI
28 Flattich, S. 29
29 Preisendörfer
30 Nolde, S. 124
31 Schreber, S. 59
32 Key, S. 77
33 Key, S. 86
34 Göppert-Langstein, S. 57, 60, 375
35 Czerny 1922, S. 42
36 Ibrahim, S. 515
37 Nissen, S. 389
38 Compyré, S. 11
39 Hamburger, S. 50, 52
40 Cleverley, S. 33
41 Bode, S. 161
42 Baumann
43 Friedman 1996
44 Caffey 1946
45 Caffey 1972
46 Matschke
47 ZEIT Magazin, 25.2.2010, S. 22
48 Schneider 2007
49 Bussmann
50 Matschke
51 Radbill, S. 55
52 Haarhoff, taz 2009
53 Pfersdorf
54 Kohlenberg
55 von Dohnanyi
56 Pitcher
57 Southall
58 Frank
59 Johnson 2000
60 taz 17. 6. 2009
61 Leitner 2004, Gardner 1985
62 Spitz, S. 134
63 DeMause 1989, S. 12
64 Lutherbibel 1. Moses 22, 1-18
65 Terzani, S. 583
66 Radbill, S. 48
67 Dallibor
68 Harbort
69 Schmollack

70 Burleigh
71 Weiss
72 Berger
73 Bock, S. 82, 85
74 Bock, S. 62, 80, 85
75 Burleigh, S. 153, 171, 183
76 Koop, S.189
77 Koop, S. 212, 98, 117, 130
   160, 149, 234
78 Koop, S. 117, 130
79 Koop, S. 15
80 Merten
81 deutsche presse agentur, taz 6.8.09
82 Langman
83 Montague
84 Lightfood-Klein, S. 151
85 Laqueur, S. 15
86 Lutherbibel, I. Moses 38, 11
87 Laqueur, S. 64
88 Czerny 1922, S. 85 ff
89 Müller 1920, S. 520
90 Reichert
91 Lightfood-Klein, S. 160
92 Putzke
93 Lightfood-Klein, S. 156
94 American Academy of Pediatrics, 1999b
95 Lightfood-Klein, S.153
96 Freeman
97 Jenkins
98 Peiper, S.148
99 Mattioli
100 Kodalle
101 deutsche presse agentur,
   taz 13.6.2008, S. 9
102 Hügel-Marshall
103 Das Parlament, 19. 3. 1952
104 Manzke, S. 149; Wikipedia,
105 taz 4.4.08
106 Meier, S. 72, 70, 68
107 Peiper, S. 189
108 Peiper, S. 199, 207, 221
109 Peiper, S. 187
110 Peiper S. 217
111 Eriksson, S. 10
112 Girtanner, S. 81
113 Peiper S. 254
114 Nissen, S. 280; V24/62U
115 Obladen
116 Nissen, S. 260
117 Zückerts, S. 22
118 Jahn, S. 68
119 Vogel 1873, S. 72

120 Niemeyer, S. 141
121 Czerny 1923, Band I, S. 32
122 Coerdt, S. 515
123 Lassrich, S. 35
124 Fröhling, S. 13
125 Drinck, S. 176ff
126 Jahn, S. 71
127 Fröhling, S.19
128 Fischer-Dückelmann, Band II, S. 831
129 Prader
130 Colapinto
131 Pinel
132 Jürgensen
133 nach Bruhn, taz 6.11.2007, S.5
134 Arbeitsgruppe Ethik
135 Henoch, S. 650-651
136 Swafford
137 Spitz, S. 134
138 Schechter, S. 782
139 Kussmaul, S. 29
140 Preyer, S. 61, 145
141 Canestrini, S. 99
142 Feer, S. 9
143 Stirnimann, S. 54
144 Peiper, 19, 24
145 Schechter
146 Robinson
147 Anand
148 Ross
149 Malviya
150 Taddio
151 McIntosh, Gray, Abad
152 Schechter, S. 788
153 Holdinghausen
154 Watson, S. 54
155 Proctor
156 McCally
157 Herrmann 2005a
158 Gleiss, S. 946
159 Fleischhacker, S. 858
160 Otte, DIE ZEIT 30. 8. 2007, S. 15
161 Die ZEIT 24.1.2008, S. 22
162 Galbraith
163 Riedesser 2004, S. 55, 57
164 Riedesser 2004, S. 64
165 Gerste
166 Jakob
167 Riedesser 2006
168 Scheeringa
169 Radebold 2006, S. 17
170 Maercker
171 Coeper

172 Koselleck
173 Spitzer 2003a
174 Weaver
175 McGowan
176 Sapolsky
177 DeMause 1989, S. 82
178 DeMause 1989, S. 14
179 Gilligan
180 Wilkinson
181 Popper nach Trojanow

3. Zahlen, Daten, Fakten – Ein historischer Überblick

1 Statistisches Jahrbuch 2007
2 Birg, S. 26, 50
3 Dill, S. 2
4 Vaas
5 Niemeyer, S. 87, 227
6 Biedert
7 Hecker, S. 62
8 Blat
9 www.gbe-bund.de
10 Weiland
11 Statist. Bundesamt 1995
12 von Bokay
13 Hufeland, S. 58
14 Harms
15 Schröter 2007
16 Belamarich
17 Peiper, S. 299
18 Hellbrügge
19 Langstein 1918
20 Czerny 1939, S. 8
21 Czerny 1939, S. 4
22 Wolff, S. 866
23 Baginsky
24 Engel, S. 59
25 Czerny 1939, S. 12ff
26 Heubner 1912
27 Manz 1997
28 Jaschke 1927
29 Franke, S. 1
30 Czerny 1928, S. 44
31 Gluten
32 Czerny 1928, S. 9ff, 103ff, 354ff

4. Zusammenschau

1 DIE ZEIT 2.2.2006, S. 79
2 Cleverley, S. 146
3 Dominic Johnson, taz 2.2.2010, S. 2
4 Giddens, S. 121
5 Hardach Pinke, S. 503
6 Niestroj 1985b, S. 7
7 Cleverley, S. 34
8 Shorter, S. 28, 72, 74
9 Campe, S. 116
10 Hetzer, S. 7
11 nach Nissen, S. 329
12 Wenderoth
13 Katharine Hepburn im Film „African Queen" nach de Waal 2006, S. 9
14 Duden, taz 28.11.2005, S. 15
15 Mantstein, S. IX
16 Francke, S. 1
17 Hardach-Pinke, S. 579
18 Gempp-Friedrich
19 Greiner, DIE ZEIT 10.12.2009, S. 47
20 Kuczynski, S. 240
21 Griesselich, S. 127
22 von Mautstein, S. 238
23 Schreber, S. 60
24 Wensierski, S. 58, 196
25 Bilz, S. 411
26 Czerny 1922, S. 26
27 Manz 1997
28 Finkelstein, S. 17ff
29 Jaschke, S. 216ff, 331ff
30 Czerny 1922, S. 20
31 Montessori 1986, S. 30
32 Eriksson
33 Sellheim nach Dill, S. 31
34 Finkelstein nach Dill, S. 25
35 Flusser
36 Chamberlain, S. 97
37 Müller-Hohagen, S. 296
38 von Schirach nach Dill, S. 40
39 Mayer nach Dill, S. 3
40 Sigmund, S. 17
41 Kreiss, S. 23
42 Goebbels nach Sigmund, S. 17
43 Rosenberg nach Sigmund, S. 12
44 Tschernig in Chamberlain, S. 47
45 Haarer
46 Haarer, S. 260
47 Chamberlain, S. 95, 173ff
48 Dill, S. 59-61
49 nach Kreiss, S. 26

50 Wensierski
51 Hügel-Marshall
52 Leimgruber
53 Romeo
54 Buske, S. 360
55 Klocke 2001
56 Deutsches Kinderhilfswerk
57 Giddens, S. 64, 68
58 Hardach-Pinke, S. 575
59 Kreiss, S. 32, 33
60 BGB §1632 Abs. 4
61 Petri, S. 180
62 BGB §1631
63 Dornes 2004, S. 16
64 Dornes 2004, S. 32, 34
65 nach Grossmann 2009, S.12
66 DIE ZEIT 3.12.2009, S. 23
67 Wilkinson
68 Schnabel
69 Stern 2009, Nr. 50, S.51
70 Reichstein
71 Winkler in Stern 2009, Nr. 50, S. 54
72 Giddens, S. 164
73 Giddens, S. 168
74 nach Spiegel Special 2007, Nr. 4, S. 50
75 Baumert 2010, taz 30.6.
76 BGB §1631, Absatz 2, Satz 1
77 Petersen 2010, taz 4./5.12, S. 20, 21
78 Seidler, S. 709

Personenregister

Adenauer, Konrad *191, 510*
Adler, Alfred *340, 358*
Adorno, Theodor W. *99*
Ahnert, Lieselotte *136*
Ainsworth, Mary *151, 166, 173*
Allen, D. *478*
Anand, K.J. *481*
Andersen, Hans Christian *377*
Aquin, Thomas von *17*
Ariès, Philippe *35, 292*
Aristoteles *16, 221, 277, 285, 343, 402*
Auguste Viktoria, Kaiserin *331*
Augustinus, Kirchenvater *335*
Badinter, Elisabeth *177, 216*
Baer, Karl Ernst von *23*
Baginsky, Adolf Aron *527*
Bamberger, Philipp *374, 376*
Baudelocque, Jean Louis *68*
Bäumer, Gertrud *186*
Beard, George *339*
Bechterew, Wladimir *103*
Behring, Emil von *250, 519*
Benjamin, Jessica *195*
Bentham, Jeremy *490*
Bernard, Claude *75*
Bertillion *513*
Bessau, Georg *520*
Betke, Klaus *369*
Bettelheim, Bruno *143*
Bianchi, Giovanni Battista *18*
Biedert, Philipp *225, 240, 513*
Billard, Charles-Michel *67*
Bilz, Friedrich Eduard *566*
Bismarck, Otto von *518*
Blaffer-Hrdy, Sarah *198, 201*
Blumenbach, Johann Friedrich *21*
Bode, Sabine *416*
Bonhoeffer, Karl *492*
Borchert, Jürgen *364*
Bousada, María del Carmen *38*
Bowlby, John *146*
Brandt, Willy *506*
Brett, Lily *449*
Breuer, Joseph *125*

Budin, Pierre-Constant *331, 524*
Bühler, Charlotte *103*
Bunge, Gustav von *93*
Burligham, Dorothy *146*
Busch, Wilhelm *51, 220, 224, 228, 562*
Caffey, John *422, 426*
Campe, Joachim Heinrich *71, 91, 182, 222, 238, 263, 277, 293, 327, 345, 550, 555*
Canestrini, Silvio *480*
Carson, Rachel *384*
Catel, Werner *316, 375*
Chamberlain, Sigrid *578, 579*
Champion, Henri *178*
Charcot, Jean-Martin *125*
Chess, Stella *84*
Chomsky, Noam *284*
Cierpka, Manfred *391*
Colapinto, John *472*
Colerus, Johann *221*
Compayré, Gabriel *77, 291, 316, 415*
Coolidge, Calvin *490*
Couney, Martin Arthur *331*
Cramer, August *99, 279, 315*
Credé, Carl Siegmund Franz *520*
Cromwell, Oliver *403*
Czerny, Adalbert *52, 69, 97, 138, 172, 238, 240, 266, 299, 316, 330, 331, 340, 414, 454, 468, 526, 529, 535, 540, 542, 566, 568*
Darwin, Charles *23, 95, 199, 282, 311, 312, 347, 349, 400, 439, 502, 559*
Dekker, Hermann *72, 94*
deMause, Lloyd *305, 435*
Descartes, René *170, 312, 313, 317, 344, 480, 547*
Dickens, Charles *424, 465*
Diehl, Karoline *448*
Dill, Gregor *579*
Dohnanyi, Johannes von *430*
Doll, Richard *403*
Domin, Hilde *108*
Drescher, Alexander *429*
Dubois, Paul *67*
Duken *142*
Dulac, Frau *198*
Dunovsky, Jiří *162*

Durkheim, Émile 279
Dürrenmatt, Friedrich 42
Eibl-Eibesfeldt, Irenäus 212
Ekman, Paul 283
Eland, J.M. 479
Elias, Norbert 35, 317
Emminghaus, Hermann 84
Engel, Stefan 54, 140, 350, 527
Epstein, Alois 465, 535
Erikson, Erik H. 504
Eriksson, Zaida 141
Ermann, Michael 121
Ewald, J. L. 77
Farlane, Mac 106
Feer, Emil 74, 225, 240, 481
Feuerbach, Ludwig 558
Finkelstein, Heinrich 69, 330, 466
Fischer-Dückelmann, Anna 470
Fivaz-Depeursinge, Elisabeth 211
Flattich, Johann Friedrich 209, 411
Flechsig, Paul 314, 567
Fleisch, C. B. 237, 301
Flusser, Emil 240
Fonagy, Peter 168, 173
Fourier, Charles 290
Fraiberg, Selma 245
Franke, Eva 186
Frank, Johann Peter 221, 518
Franklin, Benjamin 297
Freeman, RG 458
Freud, Anna 129, 146, 173, 263
Freud, Sigmund 83, 101, 120, 121, 148, 172, 211, 228, 318, 352, 358, 370, 455, 567
Friedrich der Große 411
Friedrich II., Staufer-Kaiser 138
Fröbel, Friedrich 553
Galen 17
Galton, Francis 440
Galtung, Johan 392
Gebhardt, Miriam 187, 240
George, Lloyd 490
Gerhardt, Carl Adolf Christian Jacob 225
Gesell, Arnold 103
Girtanner, Christoph 237, 250, 369, 372
Gobineau, Josef Arthur Graf von 439
Goebbels, Joseph 441
Göppert, Friedrich 252, 328, 374
Gotthelf, Jeremias 466
Gould, Stephen Jay 282
Griesinger, Wilhelm 399, 555
Griesselich, Ludwig 137, 228, 373, 564
Grimm, Jakob und Wilhelm 563

Grisebach, Agnes Marie 299
Grün, Arno 311
Güntürkün, Onur 487
Haarer, Johanna 100, 190, 226, 240, 254, 255, 264, 576, 582
Haeckel, Ernst Heinrich 23, 313, 314, 350, 567
Hahn, Johann Sigmund 372
Hamburger, Franz 255, 415
Hardach-Pinke, Irene 185
Harlow, Harry 150
Harvey, William 20
Hassenstein, Bernhard 47, 134
Hauner, August Napoleon von 374
Hauptmann, Gerhart 309, 410, 549
Hebbel, Friedrich 352
Hecker, August Friedrich 230, 237, 251, 514
Hegel, Georg Wilhelm Friedrich 346, 348, 548
Heinrich IV. 305
Heinroth, Christian August 346
Heißmeyer, August 442
Henke, Adolf 531, 534
Henoch, Eduard Heinrich 476, 527
Herder, Johann Gottfried 278, 309, 347, 552
Hermaphrodites 469
Héroard, Jean 292
Hetzer, Hildegard 103, 136, 143, 190, 219, 555
Heubner, Otto 330, 374, 527, 540
Heyfelder, Oskar 345
Himmler, Heinrich 448
Hiort, Olaf 469
Hippokrates 17, 402
Hirschel, Bernhard 372
Hirscher, Johann Baptist 565
Hirschfeld, R. 493
His, Anton Wilhelm 314, 317
Hitler, Adolf 441
Hoffmann, Heinrich 562
Hölderlin, Friedrich 410
Hoover, Herbert 490
Hufeland, Christoph Wilhelm 53, 207, 222, 237, 265, 288, 373, 519, 550
Hügel-Marshall, Ilka 583
Hume, David 345
Hurrelmann, Klaus 612
Hutton, James 547
Huxley, Aldous 15, 78
Ibrahim, Jussuf 414
Ibsen, Henrik 313, 561
Isaak 435
Jacobi, Abraham 402
Jahn, Friedrich 265, 467, 470
Jaschke, Rudolf Theodor Edler von 240, 535

Jauregg, Wagner von 495
Jenner, Edward 519
Johnson, A.W.W. 454
Jorch, Gerhard 57
Jung, Carl Gustav 348, 358, 569
Jurmain, Rich 308
Kafka, Franz 210
Kagan, Jerome 545
Kaiser Friedrich III. 558
Kaiser Joseph II. 402
Kaiser Wilhelm II. 558
Kali, Göttin 436
Kant, Immanuel 21, 93, 221, 309, 345, 454, 547, 558
Kaufmann, Fritz 493
Keene und Hewer 315
Kehrer, Ferdinand 493
Keller, Arthur 138, 240, 529, 542
Keller, Walter 73, 373
Kempe, C. Henry 422, 426
Kennedy, Rosemary 496
Kessler, Katja 307
Kesy, Ken 496
Key, Ellen 223, 413
Klein, Melanie 130, 264
Kneipp, Sebastian 251, 373, 376
Koch, Robert 250, 542
Köhler, Lotte 135
Konstantin, Kaiser 437
Korczak, Janusz 317
Krafft-Ebing, Richard von 401
Kretschmer, Ernst 494
Kreyssig 445
Kussmaul, Adolf 348, 466, 480
Lacans, Jacques 211
Ladygina-Kohts, Nadie 282
Laennec, René Théophile 31, 67
Lafontaine, Jean de 312
Lamarck, Jean 400, 502
Lamarck, Jean-Baptiste de 94
Lange, Helene 186
Langstein, Leopold 252, 328, 374, 402
Laplace, Pierre Simon Marquis de 346
Largo, Remo 258
Legrand, Madeleine 68
Leibniz, Gottfried Wilhelm 91
Lejeune, Jérôme 338
Lemoine, Paul 398
Lempp, Reinhart 410
Lenoir 177
Liebig, Justus von 539
Linné, Carl von 66, 439

List, Friedrich 361
Locke, John 91, 250, 278, 285, 287, 344, 551
Loder, E. von 465
Lorenz, Konrad 149, 305, 322
Lübbers, Dietrich W. 63
Lust, Franz 73
Luther, Martin 180
Lyssenko, Trofim Dessinowitsch 94
Mahler, Margaret 101, 108, 133
Makarenko, Anton Semjonowitsch 160
Malthus, Thomas Robert 490
Mantstein, Manthner L. W. Ritter von 251, 287, 564
Manzke, Hermann 26
Marle, Compte de 305
Marten, John 453
Martius, Heinrich 31
Matejcek, Zdenek 153
McAlister Gregg, Sir Norman 338
McCormack, Mary Ellen 424
Mendel, Gregor 439
Mertens, Wolfgang 134, 135
Meyer, Ludwig Ferdinand 234, 300
Michelet, Schüler 346
Mitscherlich, Alexander 212
Möbius, Paul Julius 313, 561
Money, John 472
Moniz, Egas 496
Montague, M. F. A. 451
Montessori, Maria 79, 115, 161, 317, 568
Morel, Bénédict-Augustin 339, 399, 400
Moses 407
Muck, Otto 493
Müller, Adolf 229
Müller, Erich 230, 455
Müller, Franz Herrmann 403
Münsterberg, Hugo 465
Mutharika, Bingu wa 545
Nasse, Karl Friedrich Werner 345, 467
Neumann, Heinrich Wilhelm 349
Niebsch, Gerda 155
Niemeyer, Paul 53, 222, 251, 468, 513
Niethammer, Dieter 528
Nietzsche, Friedrich 558
Nissen, Gerhardt 113
Nonne, Max 493
Nouvel, Shiloh 366
Novalis 548
Nüsslein-Volhard, Christiane 613
Ödipus 407
Osiander, J. Fr. 466
Papoušek, Hanuš 106, 115
Papoušek, Mechthild 115, 117, 232, 284

Papst Innozenz III. *464*
Papst Pius IX. *460*
Pasteur, Louis *23, 250, 539, 542*
Pawlow, Iwan *105*
Pechstein, Johannes *162*
Peiper, Albrecht *481*
Pfaundler, Meinhard von *139, 140, 569*
Pfeiffer, Kinderarzt *523*
Philippe, Louis *556*
Piaget, Jean *103, 284*
Pinel, Philippe *553*
Pirquet, Clemens von *133*
Platon *343, 424, 603*
Plinius, der Ältere *286*
Popper, Karl *507*
Portmann, Adolf *45*
Prader, Andreas *471*
Prechtl, Heinz *46*
Preyer, William Thierry *239, 315, 351, 480, 567*
Prießnitz, Vinzenz *372*
Radbruch, Gustav *394*
Raffael *354*
Rascher, Siegmund *448*
Reimer, Bruce *472*
Remplein, Heinz *96, 316, 351*
Ricardo, David *490*
Richter, Ludwig *184*
Rittershai, Ritter von *465*
Roosevelt *490*
Rosenstein, Nils Rosen von *66, 372, 531*
Röskau, Benedikt *337*
Roth, Claudia *63*
Rotterdam, Erasmus von *175, 206*
Rousseau, Jean-Jacques *71, 92, 278, 287, 327, 410, 464, 550, 552*
Rubner, Max *539*
Salzmann, Christian Gotthilf *262, 374, 411, 551*
Sampallo Barragan, Maria Eugenia *462*
Schaller, Christian *460*
Scharlau, Gustav Wilhelm *251, 327, 373*
Scheeringa, Michael S. *498*
Schiller, Friedrich *93, 312*
Schleich, Carl Ludwig *296*
Schloßmann, Arthur *465, 530*
Schmidhammer, Arpad *225*
Schmidt-Kolmer, Eva *155, 159*
Schneider, Peter *392*
Scholtz-Klink, Gertrud *575*
Scholz, Ludwig *328, 415*
Schopenhauer, Arthur *186*
Schreber, Daniel Gottlob Moritz *230, 239, 412, 564*

Schüle, Heinrich *349*
Schumacher, Tony *185*
Schweitzer, Albert *319, 326, 607*
Seidler, Eduard *614*
Sellheim, Hugo *313, 561*
Semmelweis, Ignaz *250*
Shorter, Edward *176*
Sichtermann, Barbara *254*
Silesius, Angelus *354*
Simmel, Georg *279*
Soemmerring, Samuel Thomas *20, 21*
Solé, Alphons *54, 99*
Sonderegger, Laurenz *526*
Spencer, Herbert *265, 414, 440, 490*
Spiewak, Martin *163*
Spitzer, Manfred *106*
Spitz, René *131, 146, 173, 227, 293, 370, 435, 478*
Spock, Benjamin *79, 226, 229, 256, 458*
Spranger, Walter *54, 99*
Stern-Anders, Günther *5, 102*
Stern, Daniel *50, 106, 108, 112*
Stern, William und Clara *101*
Stirnimann, Fritz *370, 481*
Stöcker, Helene *187*
Stolte, Karl *442*
Stone, Lawrence *176*
Sugiyama, Yukimaru *409*
Sullivan, Gefängnisarzt *398*
Swafford, L. *478*
Tanner, James M. *73*
Tarantino, Quentin *284*
Tardieu, Ambroise *127, 426*
Target, Mary *168*
Taube, Max *524*
Terzani, Terziano *436*
Theweleit, Klaus *255*
Thomas, Alexander *84*
Tietze, Wolfgang *545*
Tinbergen, Nikolaas *149*
Tomasello *284*
Tomasello, Michael *322*
Trube-Becker, Elisabeth *427*
Trumpp, Josef *229, 266, 373, 375*
Tschechow, Anton *555*
Tugendreich, Gustav *138*
Variot *524*
Venter, Craig *95*
Villermé, Louis-René *465*
Vinci, Leonardo da *16, 64*
Virchow, Rudolf *77, 314, 567*
Vives, Juan Luis *410*
Vogel, Alfred *5, 73, 239, 468, 476*

Vogel, A. S. *81*
Vogel, Carl Gustav *185, 239, 252*
Voijta, Vaclav *306*
Voit, Carl von *539*
Völker, Cornelius *356*
Vollmer, Antje *428*
Vorholz, Fritz *603*
Wakefield, Jerome *84*
Watson, John B. *78, 96, 143, 172, 253, 279, 351, 485*
Weber, Max *207*
Wegner, Bettina *421*
Weichbrodt, R. *493*
Wesley, John *290*
Wesley, Susanna *221*
Wessel, Morris *227*
Wilber, Ken *291*
Winnicott, Donald *132, 244, 308*
Winterhoff, Michael *271*
Wiskott, Alfred *73, 373*
Wolff, Caspar Friedrich *21*
Wundt, Wilhelm *96, 318, 350*
Wyneken, Gustav *564*
Ylppö, Arvo *331*
Zerwer, Antonie *49, 99*
Zille, Heinrich *49*
Zückerts, Johann Friedrich *230, 236, 250, 369, 380, 467, 518, 550*

Literatur

Abad F, Diaz NM, Domenech E, Robayana M, Rico J, 1996, Oral sweet solution reduces pain-related behavior in preterm infants. Acta Paediatr 85:854-858

Abramson H, 1944, Accidental suffocation in infants. J Pediatr 25:404-413

Adler A, 1976 (1930), Kindererziehung. Fischer Frankfurt

Ahnert L, 2009, Bindungsentwicklung im Spannungsfeld von Familie und öffentlicher Betreuung, In: Brisch H, Hellbrügge T (Hrsg.), Wege zu sicheren Bindungen in Familie und Gesellschaft. Klett-Cotta Stuttgart pp. 79-93

Aigner JC, 2004, Der frühe dyadische Vater. Anal Kinder Jugendl Psychoth 35:187-220

Aktion Grundgesetz, 1997, Die Gesellschaft der Behinderer. rororo aktuell Rowohlt Reinbek

Aktionsbündnis Patientensicherheit, 2008, Aus Fehlern lernen. Deutsches Ärzteblatt 105:C435

Aktionsgruppe Babynahrung, 2004, Die Macht der Werbung. Fakten und Meinungen I

Ament W, 1906a, Die Seele des Kindes. Kosmos Stuttgart

Ament W, 1906b, Fortschritte der Kinderseelenkunde 1895-1903. Engelmann Leipzig 2. Aufl.

American Academy of Pediatrics, 1999a, Physiological and clinical considerations regarding toilet training: An updated review. Pediatrics 103:Suppl. 2, 1346-1368

American Academy of Pediatrics. Task force on circumcision, 1999b, Circumcision policy statement. Pediatrics 103:686-693

American Academy of Pediatrics. Task force on circumcision, 2000, Circumcision debate. Pediatrics 105:641

Ammon von A, 1871, Die ersten Mutterpflichten und die erste Kindespflege. Hirzel Leipzig 15. Aufl. pp. 1-297

Amt für Volkswohlfahrt, >1933, Ratgeber für Mutter und Kind. Schadensverhütung Verlagsgesellschaft Berlin

Anand KJS, Sippell WG, Aynsley-Green A, 1987, A randomized trial of fentanyl anaesthesia in preterm babies undergoing surgery: effects on the stress response. Lancet i:234-238

Anonymus, 1917, Anleitung zur Ernährung und Pflege des Kindes im ersten Lebensjahr. Röder Leipzig pp. 5-36

Anonymus, 2008, Kritik an hoher Kaiserschnittrate. Deutsches Ärzteblatt 105:C1486.

Arbeitsgruppe Ethik im Netzwerk Intersexualität, 2008, Ethische Grundsätze und Empfehlungen bei DSD. Monatsschr Kinderheilkd 156:241-245

Ariès P, 1990, Geschichte der Kindheit. dtv wissenschaft München 9. Aufl.

Arno H, Schlaf J, 1889, Papa Hamlet, ein Tod. Reclam Stuttgart, Ausgabe 1963

Arnold J, 2008, ... Leuchtet's lange noch zurück. Erinnerungen und Betrachtungen des Mediziners Stefan Engel (1878-1968). Kirchheim Mainz

Aschoff J, 1965, Circadian rhytms in man. Science 148:1427-1432

Asperger H, 1969, Konstitutionell bedingte psychische Störungen. In: Opitz H, Schmid F (Hrsg.), Handbuch der Kinderheilkunde. Springer Berlin Band VIII/I

Ausst.-Katalog Städel Museum, 2007, Die Entdeckung der Kindheit. Das englische Kinderporträt und seine europäische Nachfolge. Städel Museum Frankfurt/Main

Baader MS, Jacobi J, Andresen S, 2000, Ellen Keys reformpädagogische Vision. Beltz Weinheim

Baader SM, 2008a, Vorwort: Erziehung und Bildung: übersehene Dimensionen in der 68er-Retrospektive. In: Baader MS (Hrsg.) Seid realistisch, verlangt das Unmögliche. Beltz Weinheim pp. 7-13

Baader SM, 2008b, Von der sozialistischen Erziehung bis zum buddhistischen OM. Kinderläden zwischen Gegen- und Elitekulturen. In: Baader MS (Hrsg.), Seid realistisch, verlangt das Unmögliche. Beltz Weinheim pp. 16-35

Bachmann KD, Ewerbeck H, Kleihauer E, Rossi E, Stadler G, 1990, Pädiatrie in Praxis und Klinik. Fischer Stuttgart, Thieme Stuttgart, Band I-IV, 2. Aufl.

Badinter E, 1992, Die Mutterliebe. Piper München 5. Aufl. 29-34 Tsd

Baginsky A, 1906, Säuglingskrankenpflege und Säuglingskrankheiten. Enke Stuttgart pp. 1-101

Bamberger Ph, 1952, Lehrbuch der Kinderheilkunde. Hirzel Stuttgart

Barker DJP, 1992, Fetal and infant origins of adult disease. British Medical Journal

Baumann LJ, Friedman SB, 1998, Corporal punishment. Pediatric Clinics of North America 45:403-414

Bednar A, 1857, Kinder-Diätetik oder naturgemäße Pflege des Kindes in den ersten Lebensjahren. Braunmüller Wien

Belamarich PF, Gandica R, Stein REK, Racine AD, 2006, Drowning in a sea od advice: Pediatricians and American Academy of Pediatrics policy statements. Pediatrics 118:e964-e978

Benedum J, Rupp JP, Wolf H, 1987, Festschrift zum 100. Geburtstag von Arvo Ylppö. Schmidt-Römhild Lübeck

Benjamin J, 1991, Die Fesseln der Liebe. Stroemfeld Roter Stern Basel 8.-11. Tsd

Benz U, 1991, Frühe Kindheit im Nationalsozialismus. Psychosozial 14:30-42

Berger M, 1995, Karl Stolte und die Geschichte der Insulintherapie. Monatschr Kinderheilkd 143(Suppl. 1):S33-S38

Bergmann KE, Bergmann RL, 2003, Health promotion and disease prevention in the family. Walter de Gruyter Berlin

Bettelheim B, 1972, The children of the dream. Avan Books New York 5. Aufl.

Biedert P, 1900, Die Kinderernährung im Säuglingsalter und die Pflege von Mutter und Kind. Enke Stuttgart 4. Aufl. pp. 1-237

Billard CM, 1833, Traité des maladies des enfants, nouveau-nés et a la mamelle. Dumont Bruxelles 3. Aufl.

Bilz FE, 1900, Das neue Naturheilverfahren. Lehr- und Nachschlagebuch der naturgemäßen Heilweise und Gesundheitspflege. Bilz Leipzig

Birg H, 2002, Die demographische Zeitenwende. Beck München 2. Aufl.

Bischof-Köhler D, 1988, Spiegelbild und Empathie. Huber Bern, Nachdruck 1993

Blaffer-Hrdy SB, 2002, Mutter Natur. Berliner Taschenbuch Verlag Berlin

Blaffer-Hrdy SB, 2010, Mütter und Andere. Berlin Verlag Berlin

Blat, 1870, Die Diskussion über die Mortalität der Säuglinge in der Académie de médicine. Jahrbuch für Kinderheilkunde 3:355

Blum D, 2010, Die Entdeckung der Mutterliebe. Beltz Weinheim

Bock G, 2004, Nazi sterilization and reproductive policies. In: United States Holocaust Memorial Museum (ed.) Deadly Medicine. University of North Carolina Press Chapel Hill pp. 61-87

Bode S, 2007, Die vergessene Generation. Die Kriegskinder brechen ihr Schweigen. Piper München 9. Aufl.

Bohleber W, 2006, Kriegskindheiten und ihre lebenslangen seelischen Folgen. In: Radebold H, Heuft G, Fooken I (Hrsg.), Kindheiten im II. Weltkrieg. Juventa Weinheim pp. 51-59

Böhler J, 2006, Am Leben blieb niemand. DIE ZEIT 8. Juni, p. 90

Bowlby J, 1975, Bindung. Kindler München

Brandt U, 1964, Flüchtlingskinder. Ambrosius Barth München

Bräutigam HH, 1994, Sanfter Weg für Frühgeborene. DIE ZEIT Nr. 10

Brazelton TB, Cramer BG, 1991, Die frühe Bindung. Klett-Cotta Stuttgart

Brisch KH, 2003, Bindungsstörungen. Klett-Cotta Stuttgart 5. Aufl.

Brockhaus, 1956, Der große Brockhaus – Säugling. Brockhaus Wiesbaden Band 10

Brockmann K, 2009, Erwachsen auf Probe und das Unbehagen in unserer Fernsehkultur. Kinderärztliche Praxis 80:245

Brown GR, 1996, Die große Babyshow. Kultur & Technik Heft 2:40-47

Bruer JT, 2000, Der Mythos der ersten drei Jahre. Beltz Weinheim

Bruhns A, Wensierski P, 2006, Gottes heimliche Kinder. dtv 34274 München

Bruns L, Cramer A, Ziehen Th, 1912, Handbuch der Nervenkrankheiten im Kindesalter. Karger Berlin

Bühler Ch, 1962, Psychologie im Leben unserer Zeit. Droemer Knaur München

Bühler-Niederberger D, 2005a, Generationale Ordnung und moralische Unternehmen. In: Hengst H, Zeiher H (Hrsg.), Kindheit soziologisch. VS Verlag für Sozialwissenschaften Wiesbaden pp. 111-134

Bühler-Niederberger D, 2005b, Kindheit und die Ordnung der Verhältnisse. Juventa Weinheim

Bühring P, 2008, Fetales Alkoholsyndrom – Zu hundert Prozent vermeidbar. Deutsches Ärzteblatt 105:C1878

Bürgin D, 1997, Drei- und Vielsamkeit als ursprüngliche Beziehungsform. Anal Kinder Jugendl Psychoth Heft 93, 38:31-55

Bundesarbeitsgemeinschaft Kind und Krankenhaus, 1995, Mitaufnahme von Eltern ist eher die Ausnahme. Deutsches Ärzteblatt 92: B1881

Bundesärztekammer, wissenschaftlicher Beirat, 1991, Pränatale und perinatale Schmerzempfindung. Deutsches Ärzteblatt 88:B2714-B2720

Burleigh M, 2004, Nazi Euthanasia programs. In: United States Holocaust Memorial Museum (ed.) Deadly Medicine. University of North Carolina Press Chapel Hill pp. 127-153

Buske S, 2004, Fräulein Mutter und ihr Bastard. Eine Geschichte der Unehelichkeit in Deutschland 1900-1970. Wallstein Göttingen

Bussmann KD, 2002, Schlussbericht. Studie zur Auswirkung des Gesetzes zur Ächtung der Gewalt in der Erziehung und der begleitenden

Kampagne. Mehr Respekt vor Kindern. Martin-Luther-Universität Halle-Wittenberg
Caffey J, 1946, Multiple fractures in the long bones of infants suffering from subdural hematoma. Amer J Roentgen 56:163-173
Caffey J, 1972, On the theory and practice of shaking infants. Amer J Dis Child 124:161-169
Campe JH, 1785, Über die früheste Bildung junger Kinderseelen. Ullstein Berlin, Nachdruck 1985
Canestrini S, 1913, Über das Seelenleben des Neugeborenen. Springer Berlin pp. 1-101
Carus FA, 1808, Von der Charakteristik der Seelenart der Alter. Physiologie II
Catel W, 1942, Die Pflege des gesunden und kranken Kindes. Thieme Leipzig
Catel W, 1966, Leidminderung richtig verstanden. Glock und Lutz Nürnberg
Chamberlain S, 1996, Aus der Kinderstube des Herrenmenschen. Psychosozial 19:95-114
Chamberlain S, 1998, Adolf Hitler, die deutsche Mutter und ihr erstes Kind. Psychosozial Gießen 2. Aufl.
Chess S, Thomas A, 1984, Origin and evolution of behavior disorders. Brunner/Mazel New York
Chomsky N, 1973, Sprache und Geist. Suhrkamp Frankfurt
Cierpka M, 2005, Möglichkeiten der Gewaltprävention. Vandenhoeck & Ruprecht Göttingen
Cleverley J, Phillips DC, 1986, Visions of childhood. Teachers College, Columbia University New York
Coerdt I, 1990, Ohrmissbildungen, kleinchirurgische Pathologie des Gesichtes und des Mundes. In: Bachmann KD, Ewerbeck H, Kleihauer E, Rossi E, Stalder G (Hrsg.), Pädiatrie in Praxis und Klinik. Fischer Stuttgart, Thieme Stuttgart Band III, 2. Aufl. pp. 514-515
Coerper C, Hagen W, Thomae H, 1954, Deutsche Nachkriegskinder. Thieme Stuttgart
Colapinto J, 2002, Der Junge, der als Mädchen aufwuchs. Walter Düsseldorf
Cole J, 1999, Über das Gesicht. Kunstmann München
Compayré G, 1900, Die Entwicklung der Kinderseele. Bonde Altenburg
Cramer A, 1912, Funktionelle Neurosen im Kindesalter. In: Bruns L, Cramer A, Ziehen Th (Hrsg.), Handbuch der Nervenkrankheiten im Kindesalter. Karger Berlin pp. 1-90
Cunningham H, 2006, Die Geschichte des Kindes in der Neuzeit. Artemis & Winkler Düsseldorf
Czermack H, 1992, Die erste Kindheit. Österreichischer Bundesverlag Wien 5. Aufl. pp. 1-160
Czerny A, 1922, Der Arzt als Erzieher des Kindes. Deuticke Leipzig
Czerny A, 1939, Die Pädiatrie meiner Zeit. Springer Berlin
Czerny A, 1992, Der Arzt als Erzieher des Kindes. der kinderarzt 23:700-706, 896-906, 1088-1097, 1213-1224, 1349-1355, 1543-1550
Czerny A, Keller A, 1923, Des Kindes Ernährung, Ernährungsstörungen und Ernährungstherapie. Deuticke Leipzig Band I Teil 1, Teil 2
Czerny A, Keller A, 1928, Des Kindes Ernährung, Ernährungsstörungen und Ernährungstherapie. Deuticke Leipzig Band II
Dallibor K, 2008, Anonyme Geburt. Pädiatrix 3:4-7.
Darwin C, 1872, The expression of the emotions in man and animals. Reprint by Ekman P, Oxford University Press Oxford 1998
Darwin C, 1877, A biographical sketch on an infant. Mind 2:285-295, Reprint in Kessen W (ed.) (1965) The child. John Wiley New York pp. 118-129
Daston L, Park K, 2002, Wunder und die Ordnung der Natur. Eichborn Berlin
De Wolff MS, van Ijzendoorn MH, 1997, Sensitivity and attachment: A metaanalysis on parental antecedents of infant attachment. Child Development 68:571-591
Dekker H, 1908, Naturgeschichte des Kindes. Kosmos Stuttgart 11. Aufl.
DeMause L, 1989, Hört ihr die Kinder weinen. Eine psychogenetische Geschichte der Kindheit. Suhrkamp Frankfurt 6. Aufl.
DeMause L, 2005, Das emotionale Leben der Nationen. Drava Klagenfurt
Deutsche Forschungsgemeinschaft, 1984, Rückstände und Verunreinigungen in Frauenmilch, Mitteilungen XII. Chemie Weinheim
Deutsche Forschungsgesellschaft. Senatskommission zur Prüfung von Rückständen in Lebensmitteln, 1984, Rückstände und Verunreinigungen in Frauenmilch. Ernährungsumschau 31:185-188
Deutsche Gesellschaft für Gynäkologie und Geburtshilfe, Deutsche Gesellschaft für Kinderheilkunde und Jugendmedizin, Deutsche Gesellschaft für Perinatale Medizin, Gesellschaft für Neonatologie und Pädiatrische Intensivmedizin, 2008, Leitlinie zur Frühgeburt an der Grenze der Lebensfähigkeit des Kindes. Monatsschr Kinderheilkd 156:798-802
Deutscher Bundestag, 1952, Was wird aus den 94 000 Besatzungskindern? Das Parlament 2 Nummer 12 vom 19. März p. 2
Deutsches Ärzteblatt, 2009, Zahl der Woche. Deutsches Ärzteblatt 106:C1060
Deutsches Hygiene-Museum, 1996, Unter anderen Umständen – Zur Geschichte der Abtreibung. edition ebersbach Dortmund
Deutsches Kinderhilfswerk, 2005, Steigende Kinderarmut fordert zum Handeln heraus. Kinder- und Jugendarzt 36:17

deWaal F, 2003, Eine schöne Verwandtschaft. Nymphenburger München
deWaal F, 2006, Der Affe in uns. Hanser München
deWaal F, Lanting F, 1997, Bonobos – Die zärtlichen Menschenaffen. Birkhäuser Basel
Diätverband, 2000, Verordnung über diätetische Lebensmittel. Bundesverband der Hersteller von Lebensmitteln für besondere Ernährungszwecke e.V. Bad Homburg
Diepold B, 1996, Diese Wut hört niemals auf. Anal Kinder Jugendl Psychoth 27:73-86
Dill G, 1999, Nationalsozialistische Säuglingspflege. Enke Stuttgart pp. 1-101
Dinges M, 2007, Männlichkeit und Gesundheit im historischen Wandel ca. 1800 – ca. 2000. Steiner Stuttgart
Dobson J, 1978, Dare to discipline. Tyndale House Card Stream 7th printing
Dolk H, Loane M, Garne E, De Walle H, Queisser-Luft A, De Vigan C, Addor MC, Gener B, Haeusler M, Jordan H, Tucker D, Stoll C, Feijoo M, Lillis D, Bianchi F, 2005, Trends and geographic inequalities in the prevalence of Down syndrome in Europe. Rev Epidemiol Sante Publique 53:2S87-S95
Domin H, 2006, Der Baum blüht trotzdem. Fischer Frankfurt 6. Aufl.
Donner S, 2008, Morphiumrausch im Gehirn. Bild der Wissenschaften Heft 2:25-29
Döring GK, 1966, Die perinatale Betreuung des Kindes durch den Geburtshelfer. In: Hellbrügge Th, Schmid F (Hrsg.), Handbuch der Kinderheilkunde. Springer Berlin Band III pp. 327-342
Dornes M, 1992, Der kompetente Säugling. Fischer Frankfurt
Dornes M, 2003, Die frühe Kindheit. Fischer Frankfurt 7. Aufl.
Dornes M, 2004, Die emotionale Welt des Kindes. Fischer Frankfurt
Drinck B, 2005, Vatertheorien. Budrich Opladen
Duby G, 1985, Ritter, Frau und Priester. Die Ehe im feudalen Frankreich. Suhrkamp Frankfurt
Duby G, Perrot M, 1997, Geschichte der Frauen. Fischer Frankfurt Band 4
Duden B, 1987, Geschichte unter der Haut. Klett-Cotta Stuttgart
Duden B, 1991, Der Frauenleib als öffentlicher Ort. Luchterhand Zürich
Duden B, 2002a, Zwischen wahrem Wissen und Prophetie. Konzeptionen des Ungeborenen. In: Duden B, Schlumbohm J, Veit P (Hrsg.), Geschichte des Ungeborenen. Vandenhoeck & Ruprecht Göttingen pp. 11-48
Duden B, 2002b, Die Gene im Kopf – der Fötus im Bauch. Offizin Hannover
Düsing C, 1895, Die Verjudung der Ärzte und das dadurch veranlasste Eindringen des Zynismus in die Medizin. Ein Beitrag zur Frauenärztinnen-Frage. Basch Münster
Dukcn J, 1933, Grundfragen zur erziehlichen Behandlung des kranken Kindes im Krankenhaus. Fischer Jena
Dunovsky J, 1990, Morbidität von Kindern in der Tschechoslowakei. der kinderarzt 21:1180-1187
Ehnis P, 2009, Väter und Erziehungszeiten. Ulrike Helmer Sulzbach/Taunus
Ehrenreich B, 2007, Dancing in the streets. A history of collective joy. Holtzbrinck Stuttgart pp. 1-336
Ekman P, 2003, Emotions revealed. Times Books New York
Eland JM, 1974, Children's comunication of pain. University of Iowa Iowa City, Thesis
Eland JM, Anderson JE, 1977, The experience of pain in children. In: Jacox A (ed.), Pain. Little Brown Boston
Elias N, 1997, Über den Prozess der Zivilisation., suhrkamp taschenbuch Frankfurt 20. Aufl. Band I, Band II
Eliot L, 2002, Was geht da drinnen vor? Berlin Verlag Berlin 2. Aufl.
Ellsäßer G, 2006, Epidemiologische Analyse von Unfällen bei Kindern unter 15 Jahren in Deutschland – Ausgangspunkt für die Unfallprävention. Gesundheitswesen 68:421-428.
Elschenbroich D, 2005, Weltwunder. Kinder als Naturforscher. Kunstmann München
Elster HM, 1939, Natur und Glück der Liebe und Ehe. In: Elster HM, Rott F., Liebe und Ehe. Rudolph, Dresden pp. 17-349
Engel M, 2006, Quieken aus Freude oder Schmerz? Kastrieren von Ferkeln ohne Narkose ist Tierquälerei. WDR 5 Leonardo Köln, 12. Oktober
Engel S, Baum M, 1915, Grundriss der Säuglingskunde nebst einem Grundriss der Säuglingsfürsorge. Wiesbaden Bergmann 2. Aufl.
Engel S, Katzenstein G, 1922, Versuch einer Morbiditätsstatistik der Rachitis. Arch Kinderheilk 70:198
Enke U, 2002, Von der Schönheit der Embryonen. In: Duden B, Schlumbohm J, Veit P (Hrsg.), Geschichte des Ungeborenen. Vandenhoeck & Ruprecht Göttingen
Eriksson Z, 1925, Über Anstaltsschäden der Kinder – „Hospitalismus" in Kinderheimen. Acta Paediatr 4:Suppl:1-135
Ermann M, 2006, Wer war Sigmund Freud? In: Ermann M (Hrsg.), Was Freud noch nicht wusste. Brandes & Apsel Frankfurt pp. 9-17
Ernährungskommission der Deutschen Gesellschaft für Kinderheilkunde, 1994, Rückstände von Pflanzenschutzmitteln, Schädlingsbekämpfungs- und Vorratsschutzmitteln in „Gläschenkost". Sozialpädiatrie 16:495

Ewald JL, 1801, Die Kunst, ein gutes Mädchen, eine gute Gattin, Mutter und Hausfrau zu werden. Wilmans Bremen

Ewerbeck H, 1962, Der Säugling. Springer Berlin

Ewers HH, 2007, Kinder der Natur, Kinder Gottes. In: Städel Museum (Hrsg.), Die Entdeckung der Kindheit. Das englische Kinderporträt und seine europäische Nachfolge. Städel Museum Frankfurt pp. 47-58

Fausto-Sterling A, 2000, The five sexes, revisited. THE SCIENCES 7/8:19-23

Feddersen J, 2006, Freuds neurobiologischer Fuß. taz mag 1./2. Juli p. I-II

Feer E, 1924, Diagnostik der Kinderkrankheiten. Springer Berlin

Fildes VA, 1986, Breasts, bottles and babies. Edinburgh University Press Edinburgh

Filippini NM, 2002, Die erste Geburt. In: Duden B, Schlumbohm J, Veit P (Hrsg.), Geschichte des Ungeborenen. Vandenhoeck & Ruprecht Göttingen pp. 99-127

Finkelstein, 1921, Lehrbuch der Säuglingskrankheiten. Springer Berlin, 2. Aufl.

Fischer-Dückelmann A, 1908, Die Frau als Hausärztin. Süddeutsches Verlags Institut Stuttgart Band II

Fischer-Homberger E, 1975, Die traumatische Neurose. Vom somatischen zum sozialen Leiden. Huber Bern

Flammer A, 2003, Entwicklungstheorien. Huber Bern 3. Aufl.

Flattich Johann Friedrich, 1922, in: Ledderhose KF (Hrsg.) Johann Friedrich Flattich (1713-1797) – mit einem Anhang Hausregeln. Quell-Verlag Stuttgart 9. Aufl.

Flechsig P, 1876, Die Leitungsbahnen im Gehirn und Rückenmark des Menschen aufgrund entwicklungsgeschichtlicher Untersuchungen. Veit Leipzig

Fleisch CB, 1803, Handbuch über die Krankheiten der Kinder und über die medizinisch-physische Erziehung derselben bis zu den Jahren der Mannbarkeit. Jacobaer Leipzig Band I pp. 109-192

Fleischhacker G, 1966, Einrichtung, Ausstattung und Organisation einer pädiatrischen Fachabteilung in einem Allgemeinkrankenhaus. In: Opitz H, Schmid F (Hrsg.), Handbuch für Kinderheilkunde. Springer Berlin Band III pp. 857-865

Flusser E, 1928, Der schreiende Säugling. Medizinische Klinik Beiheft 6

Fonagy P, Gergely G, Jurist EL, Target M, 2008, Affektregulierung, Mentalisierung und die Entwicklung des Selbst. Klett-Cotta Stuttgart 3. Aufl.

Fonagy P, Target M, 2003, Frühe Bindung und psychische Entwicklung. Psychosozial Gießen

Fraiberg S, Adelson E, Shapiro V, 2004, Gespenster im Kinderzimmer. Anal Kinder Jugendl Psychoth 34:465-504

Francke E, 1898, Für unsere jungen Frauen. Graveur Neisse pp. 1-154

Franco P, Scaillet S, Wermenbol V, Valente F, Grosswasser J, Kahn A, 2000, The influence of a pacifier on infant's arousals from sleep. J Pediatr 136:775-779

Frank R, Kopecky-Wenzel, 2002, Vernachlässigung von Kindern. Monatsschr Kinderheilkd 150:1339-1343

Frascarolo F, Fivas-Depeursinge E, Corboz-Warnery A, 2002, Triadische Allianzen zwischen Vätern, Müttern und ihren Kindern. In: Steinhardt K, Datler W, Gstach J (Hrsg.), Die Bedeutung des Vaters in der frühen Kindheit. Psychosozial Gießen pp. 100-121

Freeman RG, 1914, Circumcision in the masturbation of female infants. Am J Dis Child 8:144-146

Freud A, 1971, Wege und Irrwege in der Kinderentwicklung. Huber/Klett Stuttgart pp. 60-92

Freud A, 1966, Einführung in die Technik der Kinderanalyse. Reinhardt München

Freud S, 1926a, Vorlesungen zur Einführung in die Psychoanalyse. Internationaler Psychoanalytischer Verlag Leipzig 3. Aufl. XX., XXI. Vorlesung.

Freud S, 1926b, Hemmung, Symptom und Angst. Ges. W. Band 14

Freud WE, 1991, Einleitende Gedanken. Arbeitskreis DGPT/VAKJP 4:83-90

Frevert U, 1995, Mann und Weib, und Weib und Mann. Beck München

Friedlander BZ aktiv, 1970, Receptive language development in infancy. Merrill-Palmer Quarterly 16:7-51.

Friedlander H, 2004, From euthanasia to the final solution. In: United States Holocaust Memorial Museum (ed.), Deadly Medicine. University of North Carolina Press Chapel Hill. pp. 155-183

Friedman SB, Schonberg SK, 1996, The short- and longterm consequences of corporal punishment. Pediatrics 98, Suppl:803-860

Friedman SL, Boyle E, 2009, Kind-Mutter-Bindung in der NICHD-Studie „Early Child Care and Youth Development": Methoden, Erkenntnisse und zukünftige Ausrichtung. In: Brisch H, Hellbrügge T (Hrsg.), Wege zu sicheren Bindungen in Familie und Gesellschaft. Klett-Cotta Stuttgart pp. 94-151

Fröhling U, 2003, Leben zwischen den Geschlechtern. Ch. Links Berlin

Frömel S, 2004, Wenn früh zu früh ist. DIE ZEIT 15. Januar p. 49

Fromm E, 1956, Die Kunst des Liebens. Ullstein Berlin 51. Aufl. 1997

Fthenakis WE, 1999, Engagierte Vaterschaft. Leske und Budrich Opladen

Fuchs T, 2006, Das Gedächtnis unseres Körpers. Psychologie heute: Juni: 25-27

Gädeke R, 1966, Der Unfall im Kindesalter. In: Opitz H, Schmid F (Hrsg.), Handbuch der Kinderheilkunde. Band III, pp. 1136-1149

Galbraith JK, 2005, Wie wir die Armen aus unserem Gewissen verbannen. Le Monde diplomatique Oktober pp. 18-19

Gardner RA, 1985, Recent trends in divorce and custody litigation. Academy Forum 29 (2):3-7

Gebhardt M, 2009, Die Angst vor dem kindlichen Tyrannen. Deutsche Verlags-Anstalt München

Gehde E, Emrich HM, 1998, Kontext und Bedeutung: Psychobiologie der Subjektivität im Hinblick auf psychoanalytische Theoriebildung. Psyche 52:963-1003

Gempp-Friedrich T, 2009, Heinrich Hoffmann – ein Sommer lang Geburtstag feiern. Kinder- und Jugendarzt 40:477-479

Gerhardt C, 1881, Lehrbuch der Kinderkrankheiten. Laupp Tübingen

Gerste RD, 2008, Die Lobotomie, wie ein Relikt aus finsterer Zeit. Deutsches Ärzteblatt 105:C809-C810

Gervai J, 2008, Einflüsse von Genetik und Umwelt auf die Entwicklung von Bindungsverhaltensweisen. In: Brisch KH, Hellbrügge T (Hrsg.), Der Säugling – Bindung, Neurobiologie und Gene. Klett-Cotta Stuttgart pp. 185-206

Gesundheitsbericht, 2009, Säuglingssterbetabelle ab 1998, www.gbe-bund.de, ad-hoc Tabelle

Giddens A, 1993, Wandel der Intimität. Fischer Taschenbuch Frankfurt

Gigerenzer G, 2007, Bauchentscheidungen. Bertelsmann München 2. Aufl.

Gilligan J, 2000, Violence in public health and preventive medicine. Lancet 355:1802-1804.

Girtanner DC, 1794, Krankheiten der Kinder und über die physische Erziehung derselben. Rottmann Berlin

Gleiss J, 1966, Einrichtung, Ausstattung und Organisation einer Frühgeborenenstation. In: Opitz H, Schmid F (Hrsg.), Handbuch für Kinderheilkunde. Springer Berlin Band III pp. 941-963

Gluckmann PD, Hanson MA, 2009, Developmental plasticity and the developmental origins of health and disease. In: Newnham JP, Ross MG (eds.) Early Life origins of human health and disease. Basel Karger pp. 1-10

Goddemeier C, 2007, Zu den Wurzeln „entarteter Kunst". Deutsches Ärzteblatt 104:C2326-C2327

Goebbels J, 1938, Rede zum Parteitag. Nach Burleigh M, Wippermann W., The racial state: Germany 1933-1945. Cambridge University Press Cambridge 1991 p. 69

Goettle G, 2005, Letzte Zuckungen. taz 27. Dezember p. 13

Goettle G, 2006, Kindesmisshandlung. taz 24. April pp. 15-16

Goettle G, 2006, Der lange Marsch der Seuchen. taz 29. Mai pp. 15-16

Gopnik A, Kuhl P, Meltzoff A, 2003, Forschergeist in Windeln. Piper München

Göppert F Langstein L, 1920, Prophylaxe und Therapie der Kinderkrankheiten. Springer Berlin

Goscinny R, Uderzo A, 1973, Asterix in Spanien. Delta Stuttgart Band XIV, Nachdruck 1984

Grandt J, 2006, Ludwig Feuerbach und die Welt des Glaubens. Westfälisches Dampfboot Münster

Gray L, Miller LW, Philipp BL, Blass EM, 2002, Breastfeeding is analgetic in healthy newborns. Pediatrics 109:590-593

Greenspan SI, 1997, The growth of mind. Addison-Wesley Reading

Greiner U, 2009, Wie Wilhelm Grimm das Märchen erfand. DIE ZEIT 10. Dezember p. 47

Griesselich L, 1843, Gesundheitslehre. Gutsch & Rupp Karlsruhe

Grimm W, Grimm J, 1987, Die Bremer Stadtmusikanten. In: Strich C, Hauptmann T (Hrsg.), Das große Märchenbuch. Silva Zürich pp. 490-494

Grisebach MA, 1995, Eine Frau Jahrgang 13. Roman einer unfreiwilligen Emanzipation. Quell Stuttgart

Grober U, 2008, Der ewige Wald, DIE ZEIT 24. Juli p. 78

Grossmann K, Grossmann KE, Femmer-Bombik E, Kindler H, Scheuer-Englisch H, Winter M, Zimmermann P., 2002, Väter und ihre Kinder. In: Steinhardt K, Datler W, Gstach J (Hrsg.), Die Bedeutung des Vaters in der frühen Kindheit. Psychosozial Gießen pp. 43-72

Grossmann KE, Grossmann K, 2009, Fünfzig Jahre Bindungstheorie: Der lange Weg der Bindungsforschung zu neuem Wissen über klinische und praktische Anwendungen. In: Brisch KH, Hellbrügge T (Hrsg.), Wege zu sicheren Bindungen in Familie und Gesellschaft. Klett-Cotta Stuttgart pp. 12-51

Gross-Selbeck G, Karch D, Boltshauser E, Göhlich-Ratmann G, Pietz J, Schlack H-G, 2007, Wie wirksam ist die Physiotherapie auf neurophysiologischer Grundlage nach Bobath und Vojta bei Kindern mit cerebraler Bewegungsstörung. Kinderärztliche Praxis 78:41-45

Gütt A, Rüdin E, Ruttke F, 1934, Gesetz zur Verhütung erbkranken Nachwuchses. Lehmann München

Haarer J, 1942, Die deutsche Mutter und ihr erstes Kind. Lehmann München

Hahn S, 2006, Zur Ware gemacht und wie Ware transportiert. Vor 200 Jahren wurde der trans-

atlantische Sklavenhandel verboten. Le Monde diplomatique Mai:18-19
Halberg F, Schwartzkopf O, Cornélissen G, 2002, Chronomik ergänzt Genomik. Neuroendocrinologic Letters 24:Suppl 1, 27-59
Hamburger F, 1952, Über den Umgang mit Kindern. Stifterbibliothek Braumüller Wien pp. 6-140
Hanssen D, Lou HC, Olsen J, 2000, Serious life events and congenital malformations. A national study with complete follow up. Lancet 356:875-880
Harbort S, 2008, Wenn Frauen morden. Frankfurt Eichborn
Hardach-Pinke I, 1986, Zwischen Angst und Liebe. Die Mutter-Kind-Beziehung seit dem 18. Jahrhundert. In: Martin J, Nitschke A (Hrsg.), Zur Sozialgeschichte der Kindheit. Alber Freiburg pp. 525-590
Harms E, Olgemöller B, 2011, Neugeborenenscreening auf Stoffwechselerkrankungen und Endokrinopathien. Deutsches Ärzteblatt 108:11-21
Harris PL, 1992, Das Kind und die Gefühle. Huber Bern
Hartenstein G, 1850, Lehrbuch zur Psychologie. Leopold Voss Leipzig pp. 1-187
Haschke F, van't Hof MA, Euro-Growth Study Group, 2000, Euro-Growth References for breast-fed boys and girls. Journal of Pediatric Gastroenterology and Nutrition 31: Suppl 1, S60-S71
Hassenstein B, 1987, Verhaltensbiologie des Kindes. Piper München 4. Aufl.
Hassenstein B, Hassenstein H, 1978, Was Kindern zusteht. Piper München 2. Aufl. pp. 1-188
Hauck FR, Omojokun OO, Siadaty MS, 2005, Do pacifier reduce the risk of sudden infant death syndrome? A metaanalysis. Pediatrics 116:716-723
Hauptmeier A, Mark O, 2006, Mr. Sens Formel für eine gerechte Welt. Geo Oktober:104-106
Häusler HG, 2008, Wie Glasverpackungen unser Gehirn beeinflussen. Glasklar September:1
Hecker AF, 1805, Die Kunst, unsere Kinder zu gesunden Staatsbürgern zu erziehen und ihre gewöhnlichen Krankheiten zu heilen. Henningssche Buchhandlung Erfurt
Hegel GWF, 1845, Die Philosophie des Geistes. Berlin Band VII, Abt. 2 p. 93
Heimbach A, 2006, Frühchen pflegen! Chrismon Juli:54
Heinrich J, Koletzko B, 2008, Kindergesundheit und Kinderbetreuung bei unter 3-Jährigen. Monatsschr Kinderheilkd 156:562-568
Helfer RE, Kempe CH, 1978, Das geschlagene Kind. Suhrkamp Frankfurt
Hellbrügge T, 1966, Zur Problematik der Säuglings- und Kleinkinderfürsorge in Anstalten, Hospitalismus und Deprivation. In: Opitz H,

Schmid F (Hrsg.), Handbuch der Kinderheilkunde. Springer Berlin Band III pp. 384-404
Hellbrügge T, Lange JE, Rutenfranz J, Stehr K, 1964, Cicadian periodicity of physiological functions in different stages of infancy and childhood, Annals of The New York Academy of Sciences 117: 361-373
Hellbrügge Th, Pechstein J, 1966, Säuglingsfürsorge und Säuglingsschutz. In: Opitz H, Schmid F (Hrsg.), Handbuch der Kinderheilkunde. Springer Berlin Band III pp. 351-367
Hellbrügge T, von Wimpffen H, 1973, Die ersten 365 Tage im Leben eines Kindes. Knaur München pp. 1-185
Hengst H, 2005, Kindheitsforschung, sozialer Wandel, Zeitgenossenschaft. In: Hengst H, Zeiher H (Hrsg.), Kindheit soziologisch. VS Verlag für Sozialwissenschaften Wiesbaden pp. 245-265
Hengst H, Zeiher H, 2005, Von Kinderwissenschaften zu generationalen Analysen. Einleitung. In: Hengst H, Zeiher H (Hrsg.), Kindheit soziologisch. VS Verlag für Sozialwissenschaften Wiesbaden pp. 9-23
Henke A, 1818, Handbuch zur Erkenntnis und Heilung der Kinderkrankheiten. Friedrich Wilmans Frankfurt 2. Aufl.
Henner G, 1998, Quellen zur Geschichte der Gesundheitspädagogik. Ergon Würzburg
Henoch EH, 1903, Vorlesungen über Kinderkrankheiten. Hirschwald Berlin 11. Aufl.
Hentschel R, Reiter-Theil S, 2008, Behandlung Frühgeborener an der Grenze der Lebensfähigkeit: Deutschsprachige Leitlinien im Vergleich. Deutsches Ärzteblatt 105:47-52
Herrmann B, 2005a, Vernachlässigung und emotionale Misshandlung von Kindern und Jugendlichen. Kinder- und Jugendarzt 36:393-402
Herrmann B, 2005b, ZNS-Verletzungen bei Kindsmisshandlungen – das Shaken Baby Syndrom. Kinder- und Jugendarzt 36:256-265
Herschkorn-Barnu P, 2002, Wie der Fötus einen klinischen Status erhielt. In: Duden B, Schlumbohm J, Veit P (Hrsg.), Geschichte des Ungeborenen. Vandenhoeck & Ruprecht Göttingen pp. 167-203
Heßling J, 1996, Die Haltung zu Kindern in der deutschen Kinderheilkunde von 1877 bis 1980. Murken-Altrogge Herzogenrath
Hetzer H, 1947, Seelische Hygiene, lebenstüchtige Kinder. Verlag Kleine Kinder Lindau
Heubner O, 1903, Lehrbuch für Kinderheilkunde. Barth Leipzig Band I
Heubner O, 1906, Lehrbuch für Kinderheilkunde. Barth Leipzig Band II
Heyfelder O, 1857/1858, Die Kindheit des Menschen. Deutsche Zeitschrift für die Staatsarzneikunde Band X Heft 2; Band XI Heft 1

Hildebrandt T, Sussebach H, 2009, Singen oder Schreien – Hauptsache, laut. DIE ZEIT 30. Dezember

Hipp C, Steinhausen-Kibler H, 1998, Entwicklung von Babynahrung. In: Lebensmittel im Wandel. Rundgespräche der Kommission für Ökologie. Dr. Friedrich Pfeil München Band 15 pp. 49-59

Hirschel B, 1840, Hydriatica oder Begründung der Wasserheilkunde auf wissenschaftlichen Principien, Geschichte und Literatur. Wigand Leipzig

Hirschmüller B, 1992, Säuglingsbeobachtung – notwendiger Bestandteil der psychoanalytischen Ausbildung. Analyt Kinder Jugendl Psychoth 75:29-58

Hitler A, 1943, Mein Kampf. Zentralverlag der NSDAP München 785.-789. Tsd p. 446

Höfer R, 1993, Die Hiobsbotschaft C. G. Jungs – Folgen eines sexuellen Missbrauchs. zu Klampen Lüneburg

Holdinghausen H, 2009, Biobranche hat ein Herz für Ferkel. taz 29. Dezember p. 9

Holinski-Feder, 2008, Mentale Retardierung. Monatsschr für Kinderheilkd 156:337-347

Holloway J, Thompson EP, 2007, Blauer Montag. Über Zeit und Arbeitsdisziplin. Edition Nautilus. Hamburg

Hopf H, 1996, … eine wilde Bestie, der die Schonung der eigenen Art fremd ist. Anal Kinder Jugendl Psychoth 27:51-71

Hoppe JD, 2005, Wir sind auf dem Wege der Zuteilungsmedizin. Deutsches Ärzteblatt 102:C1707-1710

Horeis H, 2004, Onur Güntürkin. Bild der Wissenschaften September:24-29

Hügel-Marshall I, 1998, Daheim unterwegs. Orlanda Frauenverlag Berlin

Hufeland CW, 1829, Guter Rat an Mütter. Deutsche Hoffmann La Roche AG Grenzach, Nachdruck 4. Aufl.

Hugger P, 1998, Kind sein in der Schweiz. Offizin Zürich

Hume D, 1790, Über die menschliche Natur. Hemmerde und Schwetschke Halle Band I, aus dem Englischen von LH Jakob

Huxley A, 2007, Schöne neue Welt. Fischer Frankfurt 64. Aufl.

Ibrahim J, 1920, Die Krankheiten des Nervensystems. In: Feer E. (Hrsg.), Lehrbuch der Kinderheilkunde. Fischer Jena 6. Aufl. pp. 422-529

Illouz E, 2005, Berechnung und Hingabe. DIE ZEIT 2. Juni p. 62

Israel A, Kerz-Rühling I, 2008, Krippenkinder in der DDR. Brandes & Apsel Frankfurt

Jacobson JL, Jacobson SW, 1996, Intellectual impairment in children exposed to polychlorinated biphenyls in utero. N Engl J Med 335:783-789

Jahn F, 1804, Neues System der Kinderkrankheiten. Arnstadt und Rudolstadt

Jakob C, Zimmermann P, 2009, Soldaten fürchten den Karriereknick. taz 23. Juni

Jani L, 1990, Orthopädie. In: Bachmann KD, Ewerbeck H, Kleihauer E, Rossi E, Stadler G (Hrsg.), Pädiatrie in Praxis und Klinik. Fischer Stuttgart, Thieme Stuttgart, Band III, 2. Aufl. pp. 556-585

Janvier A, Leblanc I, Barrington KJ, 2008, The best-interest standard is not applied for neonatal resuscitation decisions. Pediatrics 121:963-969

Jaschke von RT, 1927, Physiologie, Pflege und Ernährung des Neugeborenen einschließlich der Ernährungsstörungen der Brustkinder in der Neugeborenenzeit. Bergmann München 2. Aufl. pp. 216-239, 331-349

Jaschke von RT, Pankow O, 1923, Lehrbuch der Geburtshilfe. Springer Berlin

Jenkins JS, 1998, The voice of the castrato. Lancet 351:1877-1880

Jenni Og, LeBourgeois K, 2006, Understanding sleep-wake behavior and sleep disorders in children: the value of a model. Current Opinion in Psychiatry 19:282-287

Jenni OG, O'Connor BB, 2005, Children's sleep: An interplay between culture and biology. Pediatrics 115:204-216

Joch P, Reichelt J, Luscher F, Eckert H, 2007, Baby body. Justus von Liebig Darmstadt

Johnson CF, 2000, Death from child abuse and neglect. Lancet 356:14.

Johnson D, 2010, Afrikas Aufsteiger. taz 2. Februar p. 2

Johnson DE, 2006, Zusammenhänge zwischen dem Wachstum von psychisch belasteten Kindern und kognitiver sowie emotionaler Entwicklung. In: Brisch KH, Hellbrügge T (Hrsg.), Kinder ohne Bindung. Klett-Cotta Stuttgart pp. 138-160

Johnson L, Bowen FW, Abbasi S, Herrmann N, Weston M, Sacks L, Porat R, Stahl G, Peckham G, Delivoria-Papadopoulos M, Quinn G, Schaffer D., 1985, Relationship of prolonged pharmacologic serum levels od vitamin E to incidence of sepsis and necrotizing enterocolitis in infants with birth weight 1500 grams or less. Pediatrics 75:619-638

Jorch G, Findeisen M, Brinkmann B, Trowitzsch E, Weihrauch B, 1991, Bauchlage und plötzlicher Säuglingstod. Deutsches Ärzteblatt 88:2343-2346

Jürgensen M, Hiort O, Thyen U, 2008, Kinder und Jugendliche mit Störungen der Geschlechtsentwicklung. Monatsschr Kinderheilkd 156:226-233

Jung CG, 1957, Bewusstes und Unbewusstes. Fischer Frankfurt

Jung CG, Kerényi K, 1940, Das göttliche Kind. Pantheon Akademische Verlagsanstalt Amsterdam

Juul J in Uchatius W, 2009, Eine Frage des Respekts. DIE ZEIT, 30. April p. 43

Kaes T, 1907, Die Großhirnrinde des Menschen in ihren Maßen und ihrem Fasergehalt. Fischer Jena

Kagan J, 2001, Die Natur des Kindes. Beltz Weinheim

Kahl R, 2004, Würdige Pädagogen. taz 24. September p. 12

Kahn B, Straub CP, Robbins PJ, Wellmann HN, Seltzer RA, Telles NC, 1969, Intake, retention and excretion of strontium 90. Pediatrics 43:706-731

Kant I, 1800, Anthropologie. 2. Aufl.

Kaufmann E, 2004, Tuttlingen-Schuhstadt. Tuttlinger Heimatblätter neue Folge 67:83-154

Keene LM, Hewer EE, 1931, Some observations on myelination in the human central nervous system. J Anat (London) 66:1-13

Keller W, Wiskott A, 1961, Lehrbuch der Kinderheilkunde. Thieme Stuttgart

Keller, H, 2003, Handbuch der Kleinkindforschung. Huber Bern 3. Aufl.

Keller, H, 2005, Kulturelle Entwicklungspfade. Kinderärztliche Praxis, Sonderheft 31-41

Kersting M, Dulon M, 2002, Fakten zum Stillen in Deutschland. Monatsschr Kinderheilkd 150:1196-1201

Kevles Jd, 2004, International eugenics. In: United States Holocaust Memorial Museum (ed.), Deadly Medicine. University of North Carolina Press Chapel Hill. pp. 41-59

Key E, 1902, Das Jahrhundert des Kindes. Beltz Weinheim Nachdruck 1992

Kimchi T, Xu J, Dulac C, 2007, A functional circuit underlying male sexual behaviour in the female brain. Nature 448:1009-1014

Kittler FA, 1991, Dichter, Mutter, Kind. Fink München

Klaube A, Marcovich M, 1993, Sanfte Frühchenpflege aus alternativer Sicht. Kind-Ernährung-Umwelt 2: August/September p. 12-17

Klee E, 2001, Deutsche Medizin im Dritten Reich – Karrieren vor und nach 1945. Fischer Frankfurt

Kleemann WJ, Böhm U, 2006, Die Bauchlage und der plötzliche Kindstod. Kinder- und Jugendmedizin 6:114-118

Klein M, 1971, Die Pschoanalyse des Kindes. Reinhardt München 2. Aufl.

Kleine Enzyklopädie, 1963, Die Frau. VEB Verlag Enzyklopädie Leipzig 4. Aufl.

Klocke A, 2001, Armut bei Kindern und Jugendlichen und die Auswirkungen auf die Gesundheit. Robert Koch Institut, Heft 3

Knapp E, 1935, ABC der Säuglingspflege. Hippokrates/Marquart Stuttgart 671000-694000 Tsd

Kneipp S, 1903, Meine Wasser-Kur, durch mehr als 40 Jahre erprobt und geschrieben zur Heilung der Krankheiten und Erhaltung der Gesundheit. Kösel Kempten

Kodalle KM, 2010, Gnade oder Recht? DIE ZEIT 25. Februar p. 49

Koester LS, Koester O, 2005, Seeing babies in a new light. Lawrence erlbaum associates Mahwah New Jersey

Kohlenberg K, 2010, Das bedaure ich. DIE ZEIT 15. April p. 8

Köhler L, 1991, Ergebnisse und Auswirkungen der Säuglingsbeobachtung auf Theorie und Praxis der Psychotherapie. Arbeitskreis DGPT/VAKJP 4:1-25

Köhler L, 2006, Psychoanalyse und menschliche Entwicklung. In: Ermann M (Hrsg.), Was Freud noch nicht wusste. Brandes & Apsel Frankfurt pp. 20-39

Köhler O, 1958, Der Säugling. Hirzel Leipzig 14. Aufl. pp. 1-179

Koop V, 2007, Dem Führer ein Kind schenken. Bühlau Weimar

Kopp E, 2008, Lothar Kreyssig. Chrismon Mai:40

Korczak J, 1985, Von Kindern und anderen Vorbildern. Mohn Gütersloh pp. 7-138

Kortmann C, 2006, Die große Baby-Baby-Balla-Balla-Revue. taz 12. September

Koselleck R, 1999, Die Diskontinuität der Erinnerung. DZ Phil 2:213-222

Kotlarek F, 1973, Das unterschätzte Neugeborene. Der funktionelle Reifegrad der Hirnrinde des Neugeborenen. Nervenarzt 44:471-475

Krause R, 2003, Überblick über die Emotionspsychologie. In: Herpertz-Dahlmann B, Resch F, Schulte-Markwort M, Warnke A (Hrsg.), Entwicklungspsychiatrie. Schattauer Stuttgart.

Kreiss M-L, 2005, Mythos Mutter – eine Erzählung, deren Mittelpunkt ein göttliches Wesen ist. In: Frauenmuseum (Hrsg.), Mythos Mutter. Frauenmuseum Bonn pp. 15-46

Kuczynski J, ohne Jahresangabe, Geschichte des Alltags des deutschen Volkes. Papy Rossa Köln, Sonderausgabe Panorama Wiesbaden Band 3

Kulawik T, 1999, Wohlfahrtsstaat und Mutterrecht. Campus Frankfurt

Kussmaul A, 1859, Untersuchungen über das Seelenleben des neugeborenen Menschen. Winter Leipzig pp. 1-40

Labouvie E, 1999, Beistand in Kindsnöten. Campus Frankfurt

Ladygina-Kohts NN, 2001, Infant chimpanzee an human child. A classic 1935 comparative study of ape emotions and intelligence. In: de Waal FBM (Hrsg.), Oxford University Press New York

Lange J, Brückner M, 1902, Grundriss der Krankheiten des Kindesalters. Naumann Leipzig 2. Aufl.

Langman CB, Alon U, Ingelfinger J, Englund M, Saland JM, Somers MJG, Stapelton FB, Sibu NO, Cochat P, Wong W, Eke FU, Satlin L, Salusky I, 2009, A position statement on kidney disease from powdered infant formula-based melamine exposure in Chinese infants. Pediatr Nephrol 24:1263-1266

Langstein L, Meyer LF, 1914, Säuglingsernährung und Säuglingsstoffwechsel. Bergmann, Wiesbaden 2. und 3. Aufl.

Langstein L, Rott F, 1918, Atlas der Hygiene des Säuglings und Kleinkindes. Springer Berlin

Laplanche J, 1988, Die allgemeine Verführungstheorie und andere Aufsätze. edition discord Tübingen

Laqueur TW, 2008, Die einsame Lust. Osburg Berlin

Largo RH, 1995, Babyjahre. Piper München

Largo RH, Jenni OG, 2005, Was verstehen wir unter einer kindgerechten Sauberkeitserziehung? Kinderärztliche Praxis, Sonderheft: Frühe Gesundheitsförderung und Prävention. Kirchheim Mainz pp. 6-10

Larsson G, Bohlin, A-B, Tunell R, 1985, Prospective study of children exposed to valuable amounts of alcohol in utero. Arch Dis Childh 60:316-321

Lassrich MA, 1990, Mundhöhle. In: KD Bachmann, H Ewerbeck, E Kleihauer, E Rossi, G Stalder (Hrsg.), Pädiatrie in Praxis und Klinik. Fischer Stuttgart, Thieme Stuttgart Band III 2. Aufl. pp. 34-42

Laubereau B, Küfer M, Lüders A, Ehrensperger-Reeh P, Wildner M, Nennstiel-Ratzel U, 2006, Prävention des plötzlichen Säuglingstodes: Potential noch nicht ausgeschöpft. Kinderärztliche Praxis 77:204-211

Lazar RA, 1991, 10 Jahre Babybeobachtung – ein Rückblick. Babybeobachtung nach der Methode von Frau Dr. Esther Bick. Arbeitskreis DGPT/VAKJP 4:47-82

Lazarre J, 1991, Der Mutterschaftswahn. Piper München

Leimgruber W, Meier T, Sablonier R, 1998, Das Hilfswerk für die Kinder der Landstraße. Historische Studie auf Grund der Akten der Stiftung Pro Juventute. Schweizerisches Bundesarchiv Bern

Leising MD, 2007, Der ist doch total gestört! Psychologie heute Juli:53-59

Leitner W, Künneth A, 2004, Elterliches Entfremdungssyndrom (Parental alienation syndrome). Kinder- und Jugendmedizin 4:8-11

Lemoine P, Harousseau H, Borteyru JP, Menuet JC, 1968, Les enfants des parents alcooliques. Questions médicale 25:477-482

Lempp RGE, 1968, Kinder für Anfänger. Diogenes Zürich p. 68

Leroy A, 1803, Médicine maternelle ou l'art d'élever et de conserver les enfants. Mequignon Paris

LeShan L, 1959, Psychological states as factors in the development of neoplastic diseases: A critical review. J Nat Cancer Inst 22:1-18

Lieberman AF, Padron E, van Horn P, Harris WW, 2005, Angels in the nursery: the intergenerational transmission of benevolent parental influences. Infant Mental Health Journal 26:504-520

Liedloff J, 1983, Auf der Suche nach dem verlorenen Glück. Beck München pp. 53-74 Tsd

Lightfood-Klein H, 2003, Der Beschneidungsskandal. Orlanda Berlin

Lipton EL, Steinschneider A, Richmond JB, 1965, Swaddling, a child care practice: historical, cultural, and experimental observations. Pediatrics 35 Suppl:521-567

Little RE, Young A, Streissguth AP, Uhl CN, 1984, Preventing fetal alcohol effects: effectiveness of a demonstration project. Ciba Found Sym 105:254-274

Lodemore M, Petersen SA, Wailoo MP, 1991, Development of night time temperature rhythms over the first six months of life. Arch Dis Childh 66:521-524

Loosen W, 2006, Sterbehilfe bei Früh- und Neugeborenen? Päd Heft 12:34-35

Löser H, 1995, Alkoholembryopathie und Alkoholeffekte. Fischer Stuttgart

Lust F, 1927, Diagnostik und Therapie der Kinderkrankheiten. Urban & Schwarzenberg Berlin

Luyken R, 1998, Im Land der toten Töchter. DIE ZEIT 10. Dezember pp. 17-21

Maaz HJ, 2007a, Die Liebesfalle. Beck München

Maaz HJ, 2007b, Wenn wir wieder fühlen können. Herder Freiburg

Macfarlane J, 1975, Olfaction in the development of social preferences in the human neonate. Parent-infant interaction. Elsevier Amsterdam

Maercker A, Forstmeier S, Wagner B, Glaesmer H, Brähler E, 2008, Posttraumatische Belastungsstörungen in Deutschland. Nervenarzt 79:577-586

Mai H, 1984, Kinderarzt in zwei Erdteilen. Kunz Kelkheim pp. 1-28

Maiello S, 2007, Säuglingsbeobachtung als Lernerfahrung in der psychoanalytischen Ausbildung. Der Beobachter in der Position des Dritten und die Begegnung mit dem inneren Kind. Anal Kinder Jugendl Psychoth Heft 135, 38:335-349

Malviya S, Voepel-Lewis T, Huntington J, Siewert M, Green W, 1997, Effects of anesthetic technique on side effects associated with fentanyl Oralet premedication. J Clin Anesth 9:374-378

Mantstein von LWM, 1857, Kinder-Diätetik. Carl Gerold's Sohn Wien

Manz F, 1970, Autoritäre und nichtautoritäre Denk- und Verhaltensweisen. Wirklichkeit und Wahrheit Heft 1:4-15

Manz F, 1995, Rückstände von Pflanzenschutzmitteln in Säuglingsnahrung. Monatsschr Kinderheilkd 143:1110-1117

Manz F, 2001, History of nutrition and acid-base physiology. Eur J Nutr 40:189-199

Manz F, 2005, Von der Mangel- zur Fehlernährung. Kinder als Käufer und Konsumenten. In: Lummel P, Deak A (Hrsg.), Einkaufen. Verein der Freunde der Domäne Dahlem Berlin

Manz F, Manz I, 2004, Sinneswelt von Fötus und Säugling. Focus Mul 21:38-45

Manz F, Manz I, Lennert T, 1997, Zur Geschichte der ärztlichen Stillempfehlungen in Deutschland. Monatsschr Kinderheilkd 145:572-587

Manz F, van't Hof MA, Haschke F, 1999, The mother-infant relationship: who controls breastfeeding frequency? Lancet 353:1152

Manzke H, 1998, Entscheidet die Geburt über das Schicksal? Risikokinder einst und jetzt. Hanseatisches Verlagskontor Lübeck

Masson JM, 1986, Was hat man dir, du armes Kind, getan? Rowohlt Taschenbuch Reinbek

Matejcek Z, 2006, Ehemalige Heimkinder in Adoption und Familienpflege. In: Brisch H, Hellbrügge T (Hrsg.), Kinder ohne Bindung. Klett-Cotta Stuttgart pp. 169-182

Matschke J, 2007, Der Fall Mary Ellen und die medizinische Entdeckung der Kindesmisshandlung. Kinder- und Jugendarzt 38:688-690

Matschke J, Herrmann B, Sperhake J, Körber F, Bajanowski T, Glatzel M, 2009, Das Schütteltrauma-Syndrom. Deutsches Ärzteblatt International 106:211-217

Mattioli A, 2000, Nichts als Hunde. DIE ZEIT 2. März

Mayer A, 1938, Deutsche Mutter und deutscher Aufstieg. München/Berlin

McCally M, Cassel C, Kimball D, 1994, Staatliche Strahlenversuche an Menschen in den USA 1945-75. Medizin & Globales Überleben 1:4-21

McGowan PO, Sasaki A, D'Alessio AC, Dymov S, Labonté B, Szyf M, Turecki G, Meaney MJ, 2009, Epigenetic regulation of the glucocorticoid receptor in human brain associates with childhood abuse. Nat Neurosci 12 (3):241-243

McIntosh N, van Veen L, Brameyer H, 1994, Alleviation of the pain of heel prick in preterm infants. Arch Dis Childh 70:F177-F181

Meadow R, 1977, Munchhausen syndrome by proxy – the hinterland of child abuse. Lancet 2:343-345

Meier F, 2006, Mit Kind und Kegel. Thorbecke Ostfildern

Merkel R, 2001, Früheuthanasie. Nomos, Baden Baden

Merten M, 2009, Die stillen Opfer von Agent Orange. Deutsches Ärzteblatt 106:C332-C333.

Mertens W, 2006, Wo es war, soll Emotion werden. In: Ermann M (Hrsg.), Was Freud noch nicht wusste. Brandes & Apsel Frankfurt pp. 19-37

Meyer LF, Nassau E, 1953, Physiologie und Pathologie der Säuglingsernährung. Karger Basel 2. Aufl.

Meyer M, 1991, To be kinder to your „Kinder". Newsweek December 16:53

Michaelis R, 2003, Motorische Entwicklung. In: Keller H (Hrsg.), Handbuch der Kleinkindforschung. Huber Bern 3. Aufl. pp. 815-859

Michelet, 1840, Anthropologie und Psychologie. Berlin p. 151

Mitscherlich A, 1963, Auf dem Weg zur vaterlosen Gesellschaft. Piper München

Molitor G, Naumann-Lenzen M, 1992, Ist die frühkindliche Spaltung ubiquitär? Beitr Anal Kinder Jugendlichen Psychoth 75:1-28

Montague MFA, 1946, Ritual mutilation among primitive people. Ciba Symposium 8:421-436

Montessori M, 1913, Selbsttätige Erziehung im frühen Kindesalter. Julius Hoffmann Stuttgart

Montessori M, 1923, Das Kind in der Familie. Schöler Wien

Montessori M, 1986, Kinder sind anders. Klett-Cotta Stuttgart

Moser T, 1978, Gottesvergiftung. Suhrkamp Frankfurt

Moser T, 1983, Grammatik der Gefühle. Suhrkamp Frankfurt

Müller E, 1920, Die Therapie des praktischen Arztes. Springer Berlin

Müller E, 1934, Briefe an eine Mutter. Enke Stuttgart 6. Aufl.

Müller-Hill B, 2004, Reflections of a German scientist. In: United States Holocaust Memorial Museum (ed.), Deadly Medicine. University of North Carolina Press Chapel Hill pp. 185-199

Müller-Hohagen J, 2005, Verleugnet, verdrängt, verschwiegen. Kösel München

Nasse F, 1824, Von der Beseelung des Kindes. Zeitschrift für die Anthropologie Heft 1, p. 1

National Research Council, 1993, Pesticides in the diets of infants and children. National Academic Press Washington

Neffe J, 2008, Danke, Darwin. DIE ZEIT 31. Dezember pp. 29-30

Negt O, 2006, Der pflegliche Umgang miteinander geht verloren. Westfälisches Ärzteblatt Juli:13-14

Nestlé AG, 1939, Gesunde Kinder, Glückliche Mütter. Nestlé Berlin

Niebsch G, Grosch C, Boßdorf U, Graehn-Baumann G, 2008, Gesundheit, Entwicklung und

Erziehung in der frühen Kindheit. Peter Lang Frankfurt 2. Aufl.
Niemeyer P, 1877, Ärztlicher Ratgeber für Mütter. Engelhorn Stuttgart
Niestroj BHE, 1985a, Die Mutter-Kind-Beziehung im Kontinuum von Neuzeit und Moderne. In: Campe JH, Über die früheste Bildung junger Kinderseelen. Ullstein Berlin pp. 7-52
Niestroj BHE, 1985b, Moderne Individualität und gesellschaftliche Isolierung von Mutter und Kind. Feministische Studien 4:34-45
Niethammer D, 2008, Annahme und Dank. In: Blum HE, Dichgans J, Kaminsky W (Hrsg.), Der Körper – eine lebende Festung. Thieme Stuttgart pp. 27-30
Nissen G, 2005, Kulturgeschichte seelischer Störungen bei Kindern und Jugendlichen. Klett-Cotta Stuttgart
Noeker M, 2005, Münchhausen-by-proxy-Syndrom: Diagnose und Procedere. Kinder- und Jugendarzt 36:332-339
Nolde AF, 1807, Medizinisch-anthropologische Bemerkungen über Rostock und seine Bewohner. Henningsche Buchhandlung Erfurt
Nordyke K, Olsson C, Hernell O, Ivarsson A, 2010, Epidemiological research drives a paradigm shift in complementary feeding – the celiac disease story and lessons learnt. Nestlé Nutr Workshop Ser Pediatr Program 66:65-79
Nuber U, 2007, Die Muster unseres Lebens. Psychologie heute: Juli:21-28
Nützenadel W, 2006, Pädiatrische Gastroenterologie in der Geschichte der Kinderheilkunde. In: Gesellschaft für Pädiatrische Gastroenterologie und Ernährung e.V. (Hrsg.), Satzung und Mitgliederliste
Obladen M, 1988, Iatrogene Katastrophen in der Neonatologie. Monatsschr Kinderheilkd 136:2-7
O'Connor MJ, Whaley SE, 2007, Brief intervention for alcohol use by pregnant women. Am J Public Health 97:252-258
Oehme J, 1988, Das Kind im 18. Jahrhundert. Hanseatisches Verlagskontor Lübeck
Oesterlen F, 1851, Handbuch der Hygiene. Laupp Tübingen
Ogden TH, 2000, Frühe Formen des Erlebens. Springer Wien 2. Aufl.
Olbing H, Bachmann KD, Gross R, 1989, Kindsmisshandlung. Deutscher Ärzte-Verlag Köln
Otte N, 2007, Sechs Monate ohne Mama. DIE ZEIT 30. August p. 15
Paditz E, Arbeitsgruppe SID-Prävention, 2003, Konsenspapier SID-Prävention in Deutschland. Monatsschr Kinderheilkd 151:315-317
Paky F, 2006, Dürfen Babys (nicht mehr) im Elternbett schlafen? päd 12:316-321

Papoušek H, Papoušek M, 1990, Die Kunst der Mutterliebe. In: Foundation Scientific Europe (Hrsg.), Wissenschaft und Technik in Europa. Spektrum der Wissenschaften Heidelberg pp. 382-387
Papoušek M, 1994, Vom ersten Schrei zum ersten Wort. Huber Bern
Papoušek M, 1997, Entwicklungsdynamik und Prävention früher Störungen der Eltern-Kind-Beziehungen. Anal Kinder Jugendl Psychoth Heft 93, 38:5-30
Papoušek M, 2006a, Bindungssicherheit und Intersubjektivität. In: Brisch KH, Hellbrügge T (Hrsg.), Kinder ohne Bindung. Klett-Cotta Stuttgart pp. 61-90
Papoušek M, Rothenburg S, Cierpka M, von Hofacker N, 2006b, Regulationsstörungen der frühen Kindheit. Stiftung Kindergesundheit München, CD-basierte Fortbildung
Papoušek M, Schieche M, Wurmser H, 2004, Regulationsstörungen der frühen Kindheit. Huber Bern
Papoušek M, Scholtes K, Rothenburg S, von Hofacker N, Cierpka M, 2009, Ein- und Durchschlafstörungen in den ersten beiden Lebensjahren. Monatsschr Kinderheilk 157:483-492
Papoušek M, von Gontard A, 2003, Spiel und Kreativität in der frühen Kindheit. Pfeiffer bei Klett Cotta Stuttgart
Parens H, 1996, Zur Epigenese der Aggression in der frühen Kindheit. Anal Kinder Jugendl Psychoth 27:17-49
Pechstein J, 1990, Auflösung der Kinderkrippen in der DDR als Relikte der SED-Diktatur. Sozialpädiatrie 12:261-266
Peiper A, 1949, Die Eigenart der kindlichen Hirntätigkeit. Thieme Leipzig pp. 476-486
Peiper A, 1992, Chronik der Kinderheilkunde. Thieme Leipzig 5. Aufl.
Perry CL, 1999, The tabacco industry and underage youth smoking. Arch Pediatr Adolesc Med 153:935-941
Peterfreund E, 1978, Some critical comments on psychoanalytic conceptualization of infancy. International Journal of Psychoanalysis 59:427-441
Petri H, 2006, Das Drama der Vaterentbehrung. Herder Freiburg 3. Aufl.
Pfaundler von M, 1915, Physiologie des Neugeborenen. In: Döderlein A (Hrsg.), Handbuch der Geburtshilfe. Bergmann Wiesbaden
Pfaundler von M, 1923, Biologisches und allgemein Pathologisches über die frühen Entwicklungsstufen. In: Pfaundler von M, Schlossmann A (Hrsg.), Handbuch der Kinderheilkunde. Vogel Leipzig Band I pp. 12-44
Pfaundler von M, Schlossmann A, 1923, Handbuch der Kinderheilkunde. Vogel Leipzig Band I, 3. Aufl.

Pfaundler von M, Schlossmann A, 1924a, Handbuch der Kinderheilkunde. Vogel, Leipzig, Band III, 3. Aufl

Pfaundler von M, Schlossmann A, 1924b, Handbuch der Kinderheilkunde. Vogel, Leipzig, Band IV, 3. Aufl

Pfersdorf S, 2002, Das geht weg wie ein blauer Fleck. Brigitte 11:150-155

Piaget J, 1991, Meine Theorie der geistigen Entwicklung. Fischer Frankfurt 9-10 Tsd

Pickler E, 1988, Lasst mit Zeit. Richard Pflaum München

Pinel JPJ, 1997, Biopsychologie. Spektrum Akademischer Verlag Heidelberg

Pitcher GJ, Bowley DMG, 2002, Infant rape in South Africa. Lancet 359:274-275

Poets CF, Urschitz MS, von Bodman A, 2003, Pathophysiologische Erklärungsmodelle zum plötzlichen Säuglingstod. Monatsschr Kinderheilkd 151:504-509

Pohlandt F, 1994/95, Die sanfte Pflege von Frühgeborenen. pädiat prax 48:731

Portmann A, 1956, Zoologie und das neue Bild vom Menschen. Rowohlt Hamburg

Posner EW, 1844, Medicina pastoralis et ruralis. Flemming Glogau

Pototzky C, 1919, Das nervöse Kind. August Scherl Berlin

Prader A, 1990, Intersexualität. In: Bachmann KD, Ewerbeck H, Kleihauer E, Rossi E, Stalder G (Hrsg.), Pädiatrie in Praxis und Klinik. Fischer Stuttgart, Thieme Stuttgart Band III, 2. Aufl. 414-422

Prat R, 2007, Infant observation – eine Ausbildung in den Grundregeln analytischen Zuhörens. Anal Kinder Jugendl Psychoth Heft 135, 38:325-334

Prechtl HFR, 1984, Continuity of neural functions from prenatal to postnatal life. Spastics International Medical Publications London

Preisendörfer B, 2010, Erzieherische Gewalt. Le Monde diplomatique April:2

Prekop J, 1989, Der kleine Tyrann. Kösel München

Preyer WT, 1882, Die Seele des Kindes. Deutscher Verlag der Wissenschaften Berlin, Nachdruck1989

Proctor R, Löffler S, 1998, Das war Weltklasseforschung. taz mag 21./22. Februar p. 9

Putzke H, Stehr M, Dietz H-G, 2008, Strafbarkeit der Zirkumzision von Jungen. Monatsschr Kinderheilkd 156:783-788

Queißer-Luft A, Spranger J, 2006, Fehlbildungen bei Neugeborenen. Deutsches Ärzteblatt 103:C2060-2066

Qvortrup J, 2005, Kinder und Kindheit in der Sozialstruktur. In: Hengst H, Zeiher H (Hrsg.), Kindheit soziologisch. VS Verlag für Sozialwissenschaften Wiesbaden pp. 27-48

Radbill SX, 1978, Misshandlung und Kindestötung in der Geschichte. In: Helfer RE, Kempe CH (Hrsg.), Das geschlagene Kind. Suhrkamp Frankfurt pp. 37-65

Radebold H, 2000, Abwesende Väter. Vandenhoeck & Ruprecht Göttingen

Radebold H, 2004, Kriegsbeschädigte Kindheiten 1928-29 bis 1945-48. In: Radebold H (Hrsg.), Kindheiten im II. Weltkrieg und ihre Folgen. Psychosozial Gießen pp. 17-29

Radebold H, 2006, Kriegskindheiten in Deutschland damals und heute. In: Radebold H, Heuft G, Fooken I (Hrsg.), Kindheiten im II. Weltkrieg. Juventa Weinheim pp. 15-25

Rammer G, 2009, Zurück in die Fünfzigerjahre. taz 29. Juli p. 12

Reiche B, 1998, Väter-Dasein. Kovac Hamburg pp. 1-209

Reiche P, 1998, Über die männliche Art der Kinderbetreuung und ihre Hürden. Paps 3-4:9-10

Reichert M, 2006, Ein Schnitt fürs Leben. taz mag 9./10. September:1

Reichsärztekammer, 1936, Richtlinien für Schwangerschaftsunterbrechung und Unfruchtbarmachung aus gesundheitlichen Gründen. Lehmann München

Reichstein R, 2005, Den Europäer gibt es nicht. taz 15./16. Oktober

Remplein H, 1964, Die seelische Entwicklung des Menschen im Kindes- und Jugendalter. Reinhardt München 12. Aufl.

Richter-Kuhlmann EA, 2005, Pränataldiagnostik: fast kulthafter Charakter. Deutsches Ärzteblatt 102:C1365

Riedesser P, 2003, Gebremst in der Erforschung von Traumatisierung. Deutsches Ärzteblatt 100:C1453-C1454

Riedesser P, 2006, Belastende Kriegserfahrungen in der Kleinkindzeit. In: Radebold H, Heuft G, Fooken I (Hrsg.), Kindheiten im Zweiten Weltkrieg. Juventa Weinheim pp. 37-50.

Riedesser P, Verderber A, 2004, Maschinengewehre hinter der Front. Mabuse Frankfurt

Rietschel H, 1978, Über die Kindererziehung. der kinderarzt 9:363-368, 521-525

Robinson S, Gregory GA, 1981, Fentanyl-air-oxygen anesthesia for ligation of patent ductus arteriosus in preterm infants. Anesth Analg 60:331-334

Romberg T, 2008, Zu jung zum Leben. DIE ZEIT 28. August p. 10

Rosa R, 2007, Verlorener Sohn und Vater Staat. Le Monde diplomatique Juli:16-17

Ross DM, Ross SA, 1988, Childhood pain: Current issues, research and management. Urban & Schwarzenberg Baltimore

Rötger A, 2005, Geben will gelernt sein. Bild der Wissenschaften September:30-33

Rott F, 1939, Gesunde Eltern, gesunde Kinder, frohe Familien. In: Elster HM, Rott F. (Hrsg.), Liebe und Ehe. Rudolph Dresden pp. 353-480

Rotthaus W, 2006, Erziehung gestern, Erziehung heute- Erziehung von gestern für heute? päd 12:211-216

Rublack U, 1998, Magd, Metz oder Mörderin. Frauen vor frühneuzeitlichen Gerichten. Fischer Taschenbuch Frankfurt

Rutschky K, 1984, Schwarze Pädagogik. Ullstein Frankfurt 16-18 Tsd

Rutter M, 2006, Die psychischen Auswirkungen früher Heimerziehung. In: Brisch KH, Hellbrügge T (Hrsg.), Kinder ohne Bindung. Klett-Cotta Stuttgart 91-137

Sagi-Schwartz A, Aviezer O, 2005, Correlates to attachment to multiple caregivers in Kibbutz children fom birth to emerging adulthood. In: Grossmann KE, Grossmann K (Hrsg.), Attachment from infancy to adulthood. The major longitudinal studies. Duilford Press New York 165-197

Salge B, 1912, Therapeutisches Taschenbuch. Berlin 6. Aufl.

Salzberger-Wittenberg I, 2007, Was ist psychoanalytisch am Tavistock-Modell der Babybeobachtung? Hat sie das psychoanalytische Wissen bereichert. Anal Kinder Jugendl Psychoth Heft 135, 38:305-323

Salzmann CG, 1792, Krebsbüchlein oder Anleitung zu einer unvernünftigen Erziehung der Kinder. Keyser Erfurt

Sander L, 2010, Gefangen zwischen den Grenzen. taz 13. März p. 13

Sandler J, 1990, Bull. Anna Freud Centre 13:183-218

Scarr S, McCartney K, 1983, How people make their own environment: a theory of genotyp and environment effects. Child development 54:424-435

Scharlau GW, 1853, Die körperliche Pflege und Erziehung vom ersten Lebensjahr an. Nagel Stettin

Schechter NL, 1989, The undertreatment of pain in children: An Overview. Ped Clin North Amer 36:781-794

Scheer PJ, Wilken M, 2002, Zwei sind einer zu wenig: Die Rolle des Vaters für den Säugling. In: Steinhardt K, Datler W, Gstach J (Hrsg.), Die Bedeutung des Vaters in der frühen Kindheit. Psychosozial Gießen pp. 182-198

Scheeringa M, Zeanah C, Drell M, Larrieu J, 1995, Two approaches to the diagnosis of posttraumatic stress disorder in infancy and early childhood. J Am Acad Child Adolesc Psychiatry 34:191-200

Schiller F, 1838, Über den Zusammenhang der tierischen Natur des Menschen mit seiner geistigen. In: Schillers sämtliche Werke. Cotta Stuttgart Band X

Schleef G, 1976, Die Biographie des Meinhard von Pfaundler. Ludwig Maximilian Universität München, Dissertation

Schmidt-Häuer C, 2008, Die zweite Entdeckung Amerikas. DIE ZEIT 17. Dezember pp. 17-19

Schmidt-Kolmer E, 1986, Frühe Kindheit. Volk und Wissen Berlin

Schmidt-Kolmer E, Tonkowa-Jampolskaja R, Atanassowa A, 1979, Die soziale Adaptation der Kinder bei der Aufnahme in Einrichtungen der Vorschulerziehung. Volk und Gesundheit Berlin

Schmollack S, 2010, Anonym ins Leben geschickt. taz 7. April p. 7

Schnabel U, 2010, Muße braucht Zeit. DIE ZEIT 30. Dezember p. 35

Schneider C, Stillke C, Leineweber B, 1996, Das Erbe der Napola. Hamburger Edition Hamburg

Schneider C, Stillke C, Leineweber B, 2007, Unsichtbare Ausgrenzung – … aus der Sicht von UNICEF: In: Thiele J, Wallach S (Hrsg.) Verborgene Kindheiten, soziale und emotionale Probleme in der Kinderliteratur. BIS-Verlag Oldenburg

Schneider P, 2009, Als die Weltrevolution nach Berlin kam. DIE ZEIT 18. Juni p. 19

Schneider W, 1978, Arzt der Kinder. Greifenverlag Rudolstadt 3. Aufl.

Schoen EJ, Wiswell TE, Moses S, 2000, New Policy on Circumcision- Cause of concern. Pediatrics 105:620-623

Schon L, 2002, Sehnsucht nach dem Vater. In: Steinhardt K, Datler W, Gstach J (Hrsg.), Die Bedeutung des Vaters in der frühen Kindheit. Psychosozial Gießen pp. 15-28

Schönbohm-Wilke W, 2009, Kobold und Elfenkind. DIE ZEIT 12. Februar p. 33

Schönpflug W, 2004, Geschichte und Systematik der Psychologie. Beltz Weinheim 2. Aufl.

Schopenhauer A, 1851, Parerga und Paralipomena II. Teil. In: Sämtliche Werke in fünf Bänden Band V. Leipzig p. 668ff

Schreber DGM, 1858, Kallipädie oder Erziehung zur Schönheit durch naturgetreue und gleichmäßige Förderung normaler Körperbildung, lebenstüchtiger Gesundheit und geistiger Veredelung und insbesondere durch mögliche Benutzung spezieller Erziehungsmittel. Fleischer, Leipzig

Schroedter T, Vetter C, 2010, Polyamory. Schmetterling Stuttgart

Schröter M, 1991, Held oder Mörder? Peter Hammer Wuppertal

Schröter M, Wiechmann O, Santibanez S, Mankertz A, van Treeck U, 2007, Erfahrungen mit dem Masernausbruch NRW 2006. Westfälisches Ärzteblatt Juli:23-25

Schulte-Herbrüggen OW, 1991, Auswirkungen und Ergebnisse empirischer Säuglingsbeobachtung auf das Studium der Psychoanalyse. Arbeitskreis DGPT/VAKJP 4:27-46

Schumacher T, 1908, Vom Schulmädchen bis zur Großmutter. Plaudereien. Stuttgart und Leipzig p. 107f

Sears W, 1991, Schlafen und Wachen. La Leche Liga Schweiz Zürich

Seidler E, 1986, Das kranke Kind. Historische Modelle einer medizinischen Anthropologie des Kindesalters. In: Martin J, Nitschke A (Hrsg.), Zur Sozialgeschichte der Kindheit. Alber Freiburg, S 685-709

Seidler GH, Eckart WU, 2005, Verletzte Seelen. Psychosozial Gießen

Seiffge-Krenke I, 2003, Entwicklung in der frühesten Kindheit aus psychoanalytischer Sicht. In: Keller H (Hrsg.), Handbuch der Kleinkindforschung. Huber Bern 3. Aufl. pp. 183-221

Sellheim H, 1911, Das Geheimnis vom Ewig-Weiblichen. Enke Stuttgart

Sherrod LR, 1981, Issues in cognitive-perceptual development: The special case of social stimuli. In: Lamb ME, Sherrod LR (eds.), Infant social cognition. Erlbaum Hillsdale NJ

Shorter E, 1986, Die große Umwälzung in den Mutter-Kind-Beziehungen vom 18. bis zum 20. Jahrhundert. In: Martin J, Nitschke A (Hrsg.), Zur Sozialgeschichte der Kindheit. Alber Freiburg pp. 503-524

Shorter E, 2003, Geschichte der Psychiatrie. Rowohlts Enzyklopädie Reinbek

Sichtermann B, 1993, Leben mit einem Neugeborenen. Ein Buch über das erste halbe Jahr. Fischer Frankfurt

Sigmund AM, 2000, Die Frauen der Nazis. Heyne München 7. Aufl.

Skogsdahl Y, Eriksson M, Scholin J, 1997, Analgesia in newborns given oral glucose. Acta Paediatr 86:217-220

Slevin M, Farrington N, Duffy G, Daly L, Murphy JFA, 2000, Altering the Neonatal Infant Care Unit and measuring infants responses. Acta Paediatr 89:577-581

Sloan NL, Camacho LWL, Rojas EP, Stern C, 1994, Kangaroo mother method: randomised controlled trial to an alternative methodof care for stabilised low-birthweight infants. Lancet 344:782-785

Solé A, Spranger W, 1933, Lehrbuch für Säuglings- und Kinderschwestern. Lehmann München

Sommerauer C, Roser T, 2005, Spiritual Care. Monatsschr Kinderheilkunde 153:545-551

Sotscheck R, 2004, Befleckte Geburten. taz 8. Januar p. 14

Southall D, Plunkett MC, Banks MW, Falkov AP, Samuels MP, 1997, Covert video surveillance for life-threatening child abuse. Pediatrics 100:735-760

Spelke ES, 2003, Core knowledge. In: Kanwisher N, Duncan J (eds.), Attention and performance 20: Functional neuroimaging of visual cognition. Oxford University Press Oxford

Spencer H, 1927, Die Erziehung. Kröner Leipzig

Spitz R, 1967, Vom Säugling zum Kleinkind. Klett Stuttgart

Spitzer M, 2003a, Lernen. Spektrum Akademischer Verlag Heidelberg

Spitzer M, 2003b, Nervensachen. Schattauer Stuttgart, Nachdruck 2004

Spock B, 1965, Säuglings- und Kinderpflege. Ullstein Frankfurt

Sprandel R, 1986, Die Diskriminierung der unehelichen Kinder im Mittelalter. In: Martin J, Nitschke A (Hrsg.), Zur Sozialgeschichte der Kindheit. Alber Freiburg pp. 487-502

Spree R, 1986, Sozialisationsnormen in ärztlichen Ratgebern zur Säuglings- und Kleinkindpflege von der Aufklärungs- zur naturwissenschaftlichen Pädiatrie. In: Martin J, Nitschke A (Hrsg.), Zur Sozialgeschichte der Kindheit, Alber Freiburg pp. 609-659

Statistisches Bundesamt, 1995, Verschiedene Mitteilungen über Geburten im Krankenhaus seit dem Jahr 1900. Statistisches Bundesamt Wiesbaden

Stehr M, Schuster T, Dietz H-G, 2001, Phimose. Mehr Zurückhaltung bei einschneidenden Maßnahmen. Pädiatr Hautnah 9:320-323

Steinhardt K, Datler W, Gstach J, 2002, Der lange Weg des Vaters in die Kleinkindforschung. In: Steinhardt K, Datler W, Gstach J (Hrsg.), Die Bedeutung des Vaters in der frühen Kindheit. Psychosozial Gießen pp. 7-14

Stern DN, 1992, Die Lebenserfahrung des Säuglings. Klett-Cotta Stuttgart

Stern DN, 1993, Tagebuch eines Babys. Piper München 4. Aufl.

Stern DN, 1998a, Geburt einer Mutter. Piper München

Stern DN, 1998b, Die Mutterschaftskonstellation. Klett-Cotta Stuttgart

Stern W, 1971, Psychologie der frühen Kindheit. Wissenschaftliche Buchgemeinschaft Darmstadt 10. Aufl.

Stern-Anders G, 1971, Geleitwort. In: Stern W (Hrsg.), Psychologie der frühen Kindheit. Wissenschaftliche Buchgesellschaft Darmstadt

Stierlin H, 1975, Adolf Hitler. Familienperspektiven. Suhrkamp Frankfurt

Stiftung Deutsches Hygiene-Museum und Deut-

sche Behindertenhilfe – Aktion Mensch e.V., 2000, Der imperfekte Mensch. Hatje Cantz Ostfildern-Ruit
Stirnimann F, 1925, Das Kind, seine Pflege und Ernährung. Hans von Matt Stans
Stirnimann F, 1933, Das erste Erleben des Kindes. Huber Frauenfeld
Stirnimann F, 1940, Psychologie des neugeborenen Kindes. Kindler München, Nachd. pp. 11-133
Stolte K, 1931, Freie Diät beim Diabetes. Medizinische Klinik 27:831-832
Stone L, 1977, The family, sex and marriage in England 1500-1800. London
Straßburg H-M, Zeitler P, 2007, Stellungnahme der DGSPJ zur ganztägigen Fremdbetreuung von Säuglingen und Kleinkindern. Kinderärztliche Praxis 78:178-180
Sturma J, 2006, Deprivationsstudien in der ehemaligen Tschechoslowakei und ihre Folgen für die Familienpolitik. In: Brisch H, Hellbrügge T (Hrsg.), Kinder ohne Bindung. Klett-Cotta Stuttgart pp. 161-168
Suomi SJ, 2006, Die wechselseitige Beeinflussung zwischen genetischen und Umweltfaktoren formt individuelle Differenzen der Verhaltensentwicklung bei Primaten. In: Brisch KH, Hellbrügge T (Hrsg.), Kinder ohne Bindung. Klett-Cotta Stuttgart pp. 29-43
Swafford L, Allen D, 1968, Pain relief in pediatric patients. Med Clin North Am 52:131-136
Taddio A, Goldbach M, Ipp M, Stevens B, Koren G, 1994, Effect of neonatal circumcision on pain response during vaccination in boys. Lancet 344:291-292
Taddio A, Katz J, Ilersich AL, Koren G, 1997, Effect of neonatal circumcision on pain response during subsequent routine vaccination. Lancet 349:599-603
Tanner JM, Whitehouse RH, Takaishi M, 1965, Standards from birth to maturity for height, weight, height velocity and weight velocity; British children. Arch Dis Childh 41:613-635
Terzani T, 2007, Noch eine Runde auf dem Karussell. Knaur Taschenbücher München
Thadden Elisabeth von, 2008, Biologie im Blut. DIE ZEIT 31. Dezember p. 34
Ther P, 2005, Soll und Haben. Warum das deutsche Kaiserreich kein Nationalstaat war. Le Monde diplomatique Mai:16-17
Theweleit K, 1987, Männerphantasien. Stroemfeld, Roter Stern Basel 2 Bände
Thomalla C, 1931, Gesundheitspass, Schadensverhütung Verlagsgesellschaft Berlin
Thomalla C, Heller R, >1933, Gesund sein – gesund bleiben. Peters Berlin
Thyen U, Hagedorn-Greiwe M, Queisser-Luft A, 2002, Das Kind mit Behinderung in Familie und Gesellschaft. Monatsschr Kinderheilkunde 150:1112-1125
Tomasello M, 2009, Die Ursprünge der menschlichen Kommunikation. Suhrkamp Frankfurt
Touraine A, 2006, Explosion möglich. DIE ZEIT 23. März p. 52
Trojanow I, Zeh J, 2009, Sicherheit total. DIE ZEIT 6. August p. 35
Trumpp J, 1911, Säuglingspflege. Moritz Stuttgart
Trumpp J, 1919, Kleinkinderpflege. Moritz Stuttgart
Tugendreich G, 1909/1910, Die Mutter- und Säuglingsfürsorge. Kurzgefasstes Handbuch. Enke Stuttgart
Ude-Koeller S, Wiesemann C, 2005, Ethik und Informed Consent; Empfehlungen für die Behandlung intersexueller Kinder und Jugendlicher. Kinderärztliche Praxis 76:305-310
Usborne C, 2002, Gestocktes Blut oder verfallen? In: Duden B, Schlumbohm J, Veit P (Hrsg.), Geschichte des Ungeborenen. Vandenhoeck & Ruprecht Göttingen
Vaas R, 2010, Der Nutzen des Himmels. Bild der Wissenschaften Heft 1:60-61
van Gestel JPJ, L'Hoir MP, Jansen NJG, Plötz FB, 2002, Risks of ancient practices in modern times. Pediatrics 110:e78
Van Howe RS, 1998, Neonatal circumcision. Arch Pediatr Adolesc Med 152:931
van Ijzendoorn MH, Kroonenberg PM, 1988, Cross-cultural patterns of attachment: A meta-analysis of the strange situation. Child development 59:147-156
van Sleuwen BE, Engelberts AC, Boere-Boonekamp MM, Kuis W, Schulpen TWJ, L'Hoir MP, 2007, Swaddling, a systematic review. Pediatrics 120:e1097-e1106
Vennemann M, Fischer D, Findeisen M, 2003, Kindstodinzidenz im internationalen Vergleich. Monatsschr Kinderheilkd 151:510-513
Vogel A, 1873, Lehrbuch der Kinderkrankheiten. Enke Erlangen 6. Aufl.
Vogel CG, 1890, Mutterpflichten und Mutterfreuden. Willmar Schwabe Leipzig pp. 1-160
Voigt M, Hesse V, Wermke K, Friese K, 2001, Rauchen in der Schwangerschaft. Kinderärztliche Praxis S26-S29
von Bokay J, 1922, Die Geschichte der Kinderheilkunde. Springer Berlin
von Braun C, 1997, Der nervöse Volkskörper. taz-mag 15/16. November p. 10-11
von Dohnanyi J, 2010, Die Kälte der Eltern. DIE ZEIT 15. April p. 8
Von Hauner, 1868, Grundzüger der physischen Erziehung der Kinder. Fritsch München
von Hofacker N, Papoušek M, Jacubeit T, Malinowski M, 1999, Rätsel der Säuglingskoliken. Monatsschr Kinderheilkd 147:244-253
von Jaschke RT, Pankow O, 1923, Lehrbuch der Geburtshilfe. Springer Berlin 2.+3. Aufl.

von Loewenich V, 2003, Ethische Probleme bei Frühgeborenen. Monatsschr Kinderheilkd 151:1263-1269

von Mantstein LWM, 1857, Kinder Diätetik. Gerold's Sohn Wien

von Rosenstein NR, 1774, Anweisung zur Kenntnis und Kur der Kinderkrankheiten. Dietrich Göttingen und Gotha 3. Aufl.

Wakefield JC, 2006, Personality disorder as harmful dysfunction: DSM's cultural deviance criterion reconsidered. J of Personality Disorders Vol. 20

Waldenfels B, 2006, Grundmotive einer Phänomenologie des Fremden. Suhrkamp, Frankfurt

Watillon A, 2004, Die Dynamik psychoanalytischer Therapien der frühen Eltern-Kind-Beziehung. Anal Kinder Jugendl Psychoth 34:505-526

Watson JB, 1928a, Psychological care of infant and child. Norton New York

Watson JB, 1928b, Psychische Erziehung im frühen Kindesalter. Felix Meiner Leipzig

Weaver ICG, Cervoni M, Champagne FA, Alessio ACD, Sharma S, Seckl JR, Dymov S, Szyf M, Meaney MJ, 2004, Epigenetic programming by maternal behavior. Nature Neuroscience 7:847-854

Wegmann H, 1992, Antonie Zerwer. Hentrich Berlin

Weiland SK, Rapp K, Klenk J, Keil U, 2006, Zunahme der Lebenserwartung. Deutsches Ärzteblatt 103:C874-C879

Weiss SF, 2004, German Eugenics 1890-1933. In: United States Holocaust Memorial Museum (ed.), Deadly Medicine. University of North Carolina Press Chapel Hill pp. 15-39

Welsch W, 2007, Das neue Bild vom Menschen-Perspektiven aus verschiedenen Disziplinen. Auditorium Netzwerk Müllheim/Baden

Wenderoth A, 2001, Miniks Sehnsucht. GEO Juli:142-155

Wensierski P, 2006, Schläge im Namen des Herrn. Deutsche Verlags-Anstalt München 3. Aufl.

WHO, 1957, Les accidents chez les enfants. L' étude des faits, base de l'action préventive. WHO Ser Rapp Tech Nr. 118

Wickert U, 2007, Gauner muss man Gauner nennen. Piper München

Wien I, 2007, Transparenz der Unschuld. In: Städel Museum (Hrsg.), Die Entdeckung der Kindheit. Das englische Kinderporträt und seine europäische Nachfolge. Städel Museum Frankfurt pp. 35-46

Wilber K, 2006, Eros, Kosmos, Logos eine Jahrtausendvision. Fischer Frankfurt 4. Aufl.

Wilkinson R, Pickett K, 2009, Gleichheit ist Glück. Warum gerechte Gesellschaften für alle besser sind. Tolkemitt Berlin

Winnicott DW, 1984, Reifungsprozesse und fördernde Umwelt. Fischer Frankfurt

Winterhoff M, 2008, Warum unsere Kinder Tyrannen werden. Oder: Die Abschaffung der Kindheit. Gütersloher Verlagshaus Gütersloh

Wintersberger H, 2005, Generationale Arbeits- und Resourcenverteilung. Die Evolution der Kindheit aus ökonomischer Perspektive. In: Hengst H, Zeiher H (Hrsg.), Kindheit soziologisch. VS Verlag für Sozialwissenschaften Wiesbaden pp. 181-200

Wissenschaftlicher Beirat der Ärztekammer, 1973, Zirkumzision bei männlichen Neugeborenen. Deutsches Ärzteblatt 70:17

Wolff J, 1966, Bau und Einrichtung eines Kinderkrankenhauses. In: Opitz H, Schmid F (Hrsg.), Handbuch der Kinderheilkunde. Band III Springer Berlin pp. 865-897

Worthman CM, Melby MK., 2002, Toward a comparative developmental ecology of human sleep. In: Carscadon MA (ed.), Adolescent sleep patterns: Biological, social and psychological influences. Cambridge University Press Cambridge pp. 69-117

Worthman CM, Cunnings CA 2010, Introduction. In: Worthmann CM, Plotoky PM, Schechter DS, Cunnings CA (eds.), Formative experiences. Cambridge University Press Cambridge pp. 1-8

Wößmann L, 2008, Bildet Euch. DIE ZEIT 23. Dezember

Wuketits FM, 1984, Evolutionäre Erkenntnistheorie. In: Lorenz K, Wuketits FM, (Hrsg.), Die Evolution des Denkens. Piper München 2. Aufl. pp. 11-28

Wurm H, 1982, Über die Schwankungen der durchschnittlichen Körperhöhe im Verlauf der deutschen Geschichte und die Einflüsse des Eiweißanteils der Kost. HOMO 33:21-42

Ylppö A, 1919, Pathologisch-anatomische Studien bei Frühgeborenen. Zeitschrift für Kinderheilkunde 20:212-431

Ylppö A, 1987, Mein Leben unter Kleinen und Großen. Hanseatisches Verlagskontor Lübeck

Zeiher H, 2005, Der Machtgewinn der Arbeitswelt über die Zeit der Kinder. In: Hengst H, Zeiher H (Hrsg.), Kindheit soziologisch. VS Verlag für Sozialwissenschaften Wiesbaden pp. 201-226

Zerwer A, 1912, Säuglingspflegefibel. Springer Berlin pp. 5-72

Ziehen T, 1912, Über die allgemeinen Beziehungen zwischen Gehirn- und Seelenleben. Leipzig 3. Aufl. p. 37

Zuckerman B, Zuckerman P, 2005, The pediatrician as ghostbuster: angels voices and kisses. Infant Mental Health Journal 26:529-532

Zückerts JF, 1764, Unterricht für rechtschaffene Eltern zur diätetischen Pflege ihrer Säuglinge. Mylius Berlin

Index

A

Abgrenzung des Fremden 328
Abhalten, frühes 251
Abhärtung 251, 369, 372
Ablehnung in versteckter Form 433
Aborigines 460
Absolutheitsansprüche 196
Abstammungslehre 312
Abtreibung 24, 25, 393, 595
Abwehrmechanismen der Psyche 129
Abwesenheit der Mutter während der Nacht 145
Adaptationsprobleme 159
Adoption 396, 397
Adoptionsvermittlung 466
Adoptionsvermittlungsgesetz 525
Adoptiveltern 446, 462
Affektabstimmung 112
Affektkrämpfe 414
Affektregulation 168, 169
Affektspiegelung 168, 169
Affenbaby 321
Afrika 458
Agent Orange 450
Aids 456, 591
Aktion T4 443
aktive Geburtshilfe 31
aktiver und passiver Säugling 91, 567
Aktivität 103, 114, 243
Aktivitätsniveau 115
Alimente 205
Alkoholembryopathie 397, 403
Alkoholgenuss bei Säuglingen 402
Alkoholikerinnen 403
alkoholische Pflanzenextrakte 402
Alkoholismus, chronischer 401
Allergie 404, 486
Allgemeine Säuglingsfürsorge 524
Allmachtsansprüche 196
Alltag, chaotischer 300
alltägliche Katastrophen 51
Als-ob-Spiele 170
alternative Kinderläden 269
Altersfürsorge 191
Ambivalenz 505
Ambulanzen für Schreibabys 521
Amerikanische Akademie der Kinderärzte 418
Amme 174, 176, 177, 538
Ammensprache 111, 117, 169, 188, 284
Amniozentese 39, 588
Anatom 16
angeborene Fähigkeit 283
angeborenes Sozialverhalten 198
angeborenes Verhaltensrepertoire 117
Angst 370, 478, 486, 502
Anordnungen durch Ärzte 114
Anpassungsdruck 270
Anpassungskrise 234
Anthropologie 440
antiautoritäre Bewegung 268
antiautoritäre Erziehung 192, 256, 269, 587
Antipsychiatrie 496
Arbeit 297
Arier 439, 573
Armut in Deutschland 488
Artfremdheit 441, 573
Ärzte, männliche 560
asoziales Wesen 279
Assimilierung 460
Atomteststoppvertrag 383
atopische Erkrankungen 43, 340
auffällige Fellfärbungen 203
Aufklärung 6, 91, 121, 207, 293, 296, 297, 313, 318, 344, 357, 410, 547
Auflösung der Großfamilie 270
aufrechter Gang 321
Auftauchen des Selbst 109
Ausgrenzung 83, 328
Ausscheidungen 123
Außenseiter 8
Aussetzung von Neugeborenen 407
Australien 460, 583
Australopithecinen 198, 200
authentisches Gegenüber 272
Autismus 101, 133, 167, 283
Automat 315, 316
autoritärer Charakter 99
Autorität 413

B

Baby, akut krank *53*
Babyklappe *437*
Babymassage *320*
Babyshows *365*
Babyspeck *203*
baby watching *108*
bedingungslose Mutterliebe *178, 180*
Beduinen *76*
Befreiungsideologie *586*
Befundkategorien *67*
Begleitumstände *380*
Behaviorismus *96, 280*
behindertes Kind *39, 338, 415*
Belastungsstörung, posttraumatische *486, 491, 497, 498, 500*
Belohnungslernen *106*
Berufstätigkeit *186*
Beschämung, überwältigende *506*
Beschneidung *451, 457, 472*
Beseelung *25, 344*
Besitzbürgertum *400*
Besucherregelung *487, 530*
Betreuung, klinische *529*
Bettler *451*
Bevölkerungsdefizit *516*
Bevölkerungspolitik *25*
Bevölkerungsstruktur *509*
Bevölkerungsüberschuss *516*
Bewusstsein *96, 102, 350, 501*
Beziehung, Mutter-Kind *569*
Beziehungsbedürfnisse *72*
Beziehungsfähigkeit *325*
Bezugsperson *174, 204, 497*
Bildung *563*
Bildungspolitik *586, 612*
Bildungs- und Erziehungsstätten *156*
Bindung *132, 136, 149, 151, 159, 568*
Bindungsbereitschaft *167*
Bindungsbeziehung *598*
Bindungssicherheit *165*
Bindungsstörung *153*
Bindungstheorie *173, 212*
Biofeedbacktraining *169*
biogenetisches Grundgesetz *23*
biologische Interessengegensätze von Mann und Frau *199*
biologische Interessengegensätze von Mutter und Kind *203*
biologisch verankerte Verhaltensbereitschaften *199*
Bionik *319*
Biopsychologie *196*
biosphärische Bestie *291*
Biosystem Kind *560*
Bisexualität *197, 474*
Blickkontakt *202*
Blindheit, professionelle *427*
Blutentnahme *482*
Blutreinheit *441*
Blutungen *422*
Bonobo *201, 284, 409*
Borderline-Störung *132*
Boxensystem *330*
BRD *163, 189*
Brutkasten *330*
Bundes-Interessengemeinschaft der missbrauchten und misshandelten Heimkinder *583*
„Bündische Jugend" *564*
bürgerliche Form der Familie *155*
bürgerliche Gesellschaft *180, 550*
bürgerlicher Müttermythos *189*

C

Chaos *296, 303*
chaotisches Wesen *76*
China *394*
Christentum *452*
Christoph *207*
Chronobiologie *76, 567*
circadian *76*
Contergan *42, 337, 338, 383*

D

DDR *57, 189*
DDR-Kinderkrippen *154*
Defizitmodell *155*
Deformationen *336*
Degeneration *83, 328, 339, 400*
degenerative Stigmata *339*
Denkvermögen *345*
Depression einer Mutter *165*
Deprivation *432*
Deprivationstypen *153*
Desinteresse *210*
desorganisiertes/desorientiertes Verhalten *152*
destruktives Handeln *294*
Deuten in der Kinderanalyse *130*
„deutscher Sonderweg" *558*
„deutsche These" *535*
Dionne-Fünflinge *461*

Dispositionen *197*
Disziplinierung *186, 238, 260, 420, 566*
Dominanz *413*
Dopamin *201*
Doppelmoral *186*
Doppelnatur des Menschen *343*
Drei-Monats-Koliken *231*
Dressur *412, 414, 570*
Drill *570*
Drittes Reich *353*
Druckkesselmodell der Triebstruktur *135*
Dualismus *196, 344, 347*
Duell *528*
dummes erstes Vierteljahr *189, 309, 316*
Dünnbier *402*
Durchfall *402*
Durchschlafen *243*
Durchschlafstörungen *244*
dyadische Beziehung *196, 279*
Dysplasien *336*

E

Ebenbild Gottes *18*
Efe *203*
Ehe und Familie *581, 589*
Eigenaktivität *95*
eigene Interessen *305*
Eigensinn *101, 265, 267, 413*
Eigenwille *189, 265*
Eile *296*
Einfühlung *79, 320*
Ein-Geschlechtsmodell *470*
Einmalwindeln *256*
Einrichtungen, soziale *517*
Einschlafstörungen *244*
Eipo *220*
Eisenbahn-Wirbelsäule *491*
Eisen, radioaktives *486*
Eizelle *23*
Eizellenspende *38*
Ekel *123, 254*
„elterliche" Kompetenz *117*
Eltern *332, 430*
Elterngeldgesetz *213*
Eltern, giftige *388*
Eltern-Kind-Beziehung *170, 174, 234, 295, 476, 585*
Elternliebe *173, 197*
Eltern-Säugling-Beziehung *266*
Eltern-Selbsthilfegruppen *531*
Elternzeit *213*

Emanzipation *585, 586*
Embryo *21, 42, 474*
Embryologie *197*
Embryonalentwicklung *336*
Embryonenschutzgesetz *37*
Emergenz *347*
emotionale Bedürfnisse der Familienmitglieder *174*
emotionale Distanz *187, 210*
Emotionalisierung der familiären Beziehungen *181*
Emotionen *99, 313, 317, 325*
Empathie *199, 282, 320, 327*
Empfehlungen *420, 522*
Endorphine *371*
Engelmacherinnen *223*
Engelskreis *117, 234*
Enhancement *114*
Entbindung, anonyme *437*
Entfremdungssyndrom, elterliches *433*
Entfremdung von Vater und Kindern *205*
Entkriminalisierung *394*
Enttabuisierung *36*
Entwicklung *81*
Entwicklung des Ich *129*
Entwicklung des Selbst *168*
Entwicklungsaufgaben *526*
Entwicklungsgedanke *559*
Entwicklungslinie *129*
Entwicklungspsychologie *108, 173, 351, 352*
Entwicklungsquotient *152*
Entwicklungstoxikologie *42*
Epigenese *20, 94, 502*
erbkrank *401*
erblich *281*
Erbpsychologie *440*
Erbsünde *17, 290, 551*
Erkenntnistheorie *104*
Erkrankungen des Gehirns *346*
erlösungsbedürftige Seelen *181*
Ernährer *210*
Ernährung *54, 98, 542*
Ernährungsberatung *537*
Ernährungsempfehlungen, streng reglementierend *569*
Ernährungskommission der Deutschen Gesellschaft für Kinderheilkunde *5*
Ernährungsstörungen *138, 141, 514, 542*
Erniedrigung *506*
erogene Zonen *122*
Eros, pädagogischer *429*
Erregbarkeit *242*

Ersatzmütter 150
Erster-Blick-Effekt 109
Erziehung 98, 175, 186, 196, 265, 268, 278, 422, 562, 611
Erziehung, gewaltfrei 425
Erziehungsberatungsstellen 521
Erziehungsgeld 163
Erziehungsgewalt 425
Erziehungsideal 548
Erziehungsjahre 163
Erziehungsmaßnamen 422
Erziehungsstile 423
Erziehungswissenschaft 107
Ethikkommissionen 485
Eugenik 197, 440, 443, 445
Eunuchen 459
Euthanasie 337, 441, 443, 445
Evolution 440
Evolutionäre Erkenntnistheorie 281
Expertenkommission 522
Exportland für Adoptivkinder 365
exsudative Diathese 340

F

Facialisparese 283
Fall, medizinischer 77
Familie 180, 189, 280, 489, 550, 560, 609
familienfeindlich 512
familienfreundliche Sozialpolitik 155
Familienpolitik 154
Familien- und Fremdbetreuung 164
Faschismus 268
Fehlbildungen 336
Fehlbildungsmuster 398
Fehlgeburten 404
Fehlverhalten 271
Feinfühligkeit 137, 146, 165, 166, 168, 212
Feministinnen 216
Fernsehsender RTL 307
Fettdepots 204
Findelhäuser 98, 138, 147, 176, 407, 463, 523, 578
Findelkinder 407, 464
Folgen des Hospitalismus 152
Folgsamkeit 275
Folsäure 338, 597
Fortschritt 440
fragiles X-Syndrom 401
Frankreich 438
Frau 183, 313, 560, 575
Frauenbewegung 186
Frauenhaus 423

Frauenmilchsammelstelle 530
Frauen ohne Kinder 511
Freiheit, individuelle 585
Freizeit 297
Fremdarbeiterinnen 444
Fremdbetreuung 154, 162, 165, 166
Fremde, das 320, 328
Fremdeln 132, 148
Fremde Situation 151, 212
Fremdwahrnehmung 478
frische Luft 374
Früherkennungsuntersuchungen 41
frühe Trennung und Fremdbetreuung 161
Frühgeburt 55, 69, 202, 204, 288, 328, 368, 404, 407, 481, 539, 591
Frühkindliche Prägung 502
Frühschwangerschaft 26
Frühsterblichkeit 515
Frustrationen des Alltags 506
Frustrationstoleranz 507
Fundamentalismus, religiöser 416
Fürsorge 41
Fürsorgeeinrichtungen für uneheliche Mütter 446
Füttern nach Bedarf 301

G

Galanterie 181
Gebärden 324
Geburt 370, 510
Geburtendefizit 516
Geburtenrate 164
Geburtenüberschuss 516
Geburten, uneheliche 446
Geburtsgewicht 404
Geburtshilfe 68, 438
Geburtstrauma, psychisches 371
Geburtszange 31
Gefahrenquellen 379
Gefühlsaustausch 283
Gegenreformation 180
gegenseitige Angepasstheit 84
Gehirn 201, 321
Gehorsam 266, 268, 273, 413, 414
Geister im Kinderzimmer 245
Geisteswissenschaften 559
geistige Behinderung 397
geistige Leistungen 166
Geist-Seele 17
Geld 123
Gemeinschaft mit der Mutter 142

Gemeinschaftsbetreuung *146*
generationale Ordnungen *107*
Genetik *95, 197*
Genotyp *440, 502*
Germanisierungs-Aktionen *447*
Geschichte der Pädiatrie *54*
Geschichte des Abtreibungsverbotes *395*
Geschlecht, optimales *471*
Geschlechtsbestimmung *394*
Geschlechtsumwandlung, operative *472*
Geschwisterfolge *205*
Geschwisterzahl *189*
Gesellschaft *279, 289, 561, 605*
Gesellschaft zur Verhinderung von Grausamkeiten an Kindern *424*
Gesetz zur freiwilligen Sterilisation *441*
Gesichtsausdruck *283*
Gesten *323*
Gesundheit *66, 254*
Gesundheitsämter *525*
geteilte Intentionalität *324*
Gewalt *7, 407, 422*
Gewalt, elterliche *423*
gewaltfreie Erziehung *419*
Gewalthandlungen *506*
Gewalt, strukturelle *444, 566*
Gewalt-Suggestionsmethode *493*
Gewaltvorbeugung *507*
Gewinnstreben, unverantwortliches *451*
Gin-Epidemie *398*
glückliche Familie *181*
Glukocorticoiden *503*
Gödenrother Revolte *32*
Gorilla *200*
Gott *23*
Gottesgnadentum *439*
Göttin Kali *194*
göttliches Kind *358, 569*
Grenzen der physischen Belastung *80*
Grenzwerte *386*
Großhirn *314*
Großmütter *203*
Grundbedürfnisse des Kindes *273*
Gruppen *327*
Grußreaktion *117*
Guatemala *365, 463*
Güte gegenseitiger Anpassung *244*

H

Haager Adoptionsübereinkommen *525*
Habituation *106*
Handgreifreflex *48*
Harnweginfekt *456*
Hartz IV *363*
Hausfrau *181*
Hausgeburt *33, 517*
Haushalt *381, 557*
Haustyrann *226*
Hebamme *24, 30, 32*
Heimkinder *152, 162, 428*
Heimpädagogik *582*
Herzfrequenz *301*
Heuschnupfen *378*
Hilfsbedürftigkeit *45, 327*
Himmeln *56*
hinreichend gute Mutter *133*
Hirnstammwesen *314*
hochgiftige Präparate *393*
Hoden *203*
Hoffnungsträger *72*
Holocaust *444, 497*
Homo erectus *198, 200*
Homo habilis *198*
Homo oeconomicus *217*
Homosexualität *473*
Hörrohr *31, 67*
Hospitalismus *132, 143, 146, 147, 159, 172, 467*
Hüftgelenksluxation *48*
Humangenetik *450*
Humanmedizin *197*
Hunger *122, 301*
Hutterer *202*
Hygiene *138, 186, 254, 299, 455, 514*
Hypothesengenerierung des Gehirns *106*
Hysterie *125*

I

Idealisierung der Mutterliebe *173*
Idealisierungen *217*
Impfpflicht *156*
Impfung *484, 520*
Individualität *77, 140, 160, 238*
Individuation *348*
individueller Mutter-Kind-Stillrhythmus *538*
Individuum *77, 450*
Industrialisierung *549*
infantile Phantasien *136*
infantile Sexualität *122, 127, 128, 134*
Infektionen der Atemwege *404*
Infektionskrankheiten *55, 532*
Instinkte, antisoziale *291*
Instinkttheorie *149*

Institut für Mutter und Kind *105*
institutioneller Missbrauch *429*
Insulinbehandlung *442, 443*
Intensivbehandlung *515*
Intensivstationen *332*
interdisziplinäre kommunikationszentrierte Eltern-Kind-Beratung und Psychotherapie *233*
Internationale Gesellschaft zur Verhütung von Kindesmisshandlung und -vernachlässigung *428*
Intersexualität *197, 469, 473*
Intimität *306*
Introzision *431*
Intrusion *505*
Intuition *217, 318, 325*
intuitive elterliche Kompetenz *167, 169, 199, 212, 234, 270, 284, 321, 593*
intuitive Sauberkeit *250*
Inzucht *441*
irrationales Verhalten *504*
Islam *452*
Isolation der Kleinfamilie *218, 270*

J

Jäger- und Sammlergesellschaften *202*
Jansemiten *312*
Jenseits von Gut und Böse *295*
Jugendliche *404*
Jugendlichen-Psychotherapeuten, analytische Kinder- und Jugend-Psychotherapeuten *107*
Jungenfürsorge, gemeinsame *201*
Justiz- und Strafsystem *507*

K

Kaiserschnitt *32, 34*
kaltes Wasser *372*
Kameradschaft *189*
Kampfbeziehung *187, 577*
Kanada *460, 461*
Känguru-Pflege *320, 332, 487*
Kapitalismus *556*
Karies *230*
Karikatur *262*
karitative Arbeit *529*
Kastraten *451, 459*
Kasuistiken *77*
Kaufmann-Kur *493*
Keimling *23*
Kern-Selbst *110*
Kibbuz *143, 172*

Kind-Archetypus *359, 569*
Kindchenschema *199*
Kind, chronisch krank *55*
Kinderanalyse *129*
Kinderarmut *489*
Kinderärzte *54, 97, 113, 156, 162, 193, 308, 458, 479*
Kinderarzt und Offizier *528*
Kinder der Schande *438*
Kindererziehung *550*
Kinderfernsehen *596*
kinderfremde Welt *510*
Kindergarten *268, 553*
Kinderhandel *365*
Kinderhäuser *144, 146*
Kinderheilkunde *52, 186, 381, 519, 582*
Kinder, jüdische *459*
Kinderklinik *526, 530, 533*
Kinderkrankenschwestern *54, 143, 144*
Kinderkrippe *156, 162, 190, 279, 280, 523, 582*
Kinderlähmung *487*
Kinderlosigkeit *589*
Kinderneuropsychiatrie *167*
Kinderpsychiater *162*
Kinderpsychoanalyse *101*
Kinder, rückdeutschungsfähige *447*
Kinderschmerzambulanz *482*
Kinderschutzzentren *428*
Kinderstation, chirurgische *479*
Kindesaussetzung *435*
Kindesmisshandlung *234, 307, 415, 422, 424, 426, 427, 430, 521, 591, 601*
Kindesmord *177, 505*
Kindesopfer *435*
Kindesraub *462*
Kindheit *53, 71*
Kindheitsgeschichte verschiedener Generationen *504*
Kindheitssoziologie *591*
kindliche Phantasie *127, 128*
kindliche Unschuld *289*
Kindsentführung *448*
Kindsmord *204, 408*
Kindstötung *56, 393*
Kind, verstümmeltes *451*
Kind, verwöhntes *265*
Kind zur Probe *39*
Kirchen *25*
klagloses Funktionieren *138*
Klaps *306, 414, 418, 419, 420*
Klassendifferenzen *439*
klassische Konditionierung *105*

kleine Erwachsene 70, 281
kleine Missverständnisse 52
Kleinfamilie 262
Kleinkindergeruch 255
Kleinkinderhaus 145
Kleinkind, unverdorbenes 313
Kleinteile 379
Klinikgeburt 33, 517
klinische Kinderheilkunde 614
Klitoris 458
Kluft zwischen Arm und Reich 507
Kognak 402
kognitive Entwicklung 103
Koliken 226
Kollateralschaden 450
Kommunikation 99, 201, 323, 324
Kommunikation auf der Körperebene 86
kommunikationszentriertes bio-psycho-soziales Konzept 118
kompetentes Wesen 104
Komplexität 70
Konfliktfähigkeit 391, 507
Konkurrentinnen 174
konservatives Frauenbild 163
Konstitutionsanomalie 340
Konstrukt 104, 177, 472
Kontakt mit der Mutter 204
Kontaktsperre 487
Kontingenz 168, 559
Kontrolle 135
kooperative Aufzucht 201, 204
Kopernikus 312
Körperbild, wissenschaftliches 560
Körperempfinden 25, 65
körperliche Bestrafung 407, 414, 418
körperliche Entwicklung 378
körperliche Integrität 507
körperliche Züchtigung 410, 412
Körpertemperaturrhythmus 301
Kosten 362
Ko-Therapeuten 114
Krallenaffen 201
Krankengeschichte 64, 529
Krankenstand 157
Krankheit 66, 542
Krankheits-Früherkennungsprogramm 525
Krankheitsursache 382
Krankheitsvorsorge 525
Kraulen 409
Kreativität 99
Kretinismus 400
Krieg/Frieden 604

Kriegsereignisse 497
Kriegsgericht 529
Kriegskinder 194, 499, 579, 595
Kriegsneurotiker 493
Krippenbetreuung 172
Krippenerzieherinnen 156
Krippenunfähigkeit 158
Krippenwesen 158
Krisen, ökonomische 488
Kuckuckskinder 36, 206
Kulturgeschichte seelischer Störungen bei Kindern 113
Kulturpessimisten 135
künstliche Beatmung 332
künstliche Befruchtung 36

L

Laboruntersuchungen 74
Lächelspiel 119
längere Kindheit 201
Laune 413
Leben 344
Lebendgeborene pro 1000 Einwohner 510
Lebensborn 446
Lebenserwartung 515
Lebensfähigkeit 334
Lebensschwäche 327, 329, 334
Lebensstil 144
Lebensumstände, außergewöhnliche 245
lebensunwertes Leben 337, 573
Lebenswert 313
Lehrmeister, Säugling als 59
Lehr- und Lernmethoden 278
Leibesfrucht 17, 21
Leiden 64, 477
Leihmutterschaft 38
Lernen 105, 175
Lesben- und Schwulenbewegung 473
Libido 122, 454
Liebesbedürftigkeit 271
Liebesheirat 186
Lifestyle-Medizin 74
Lindan 385
Lobotomie 496
lohnende Investition 204
Lues 55
Lungenkrebs 403
Lustgewinn 122

M

Macht 413, 562
Macht-Ohnmachtsverhältnis 262, 266, 412
Magnetresonanztomographie, funktionelle 16
Mahlzeiten zu geregelten Stillzeiten 297
Mainz 464
Mandelkern 501
Mangelernährung/Fehlernährung 43, 139
Mangelgesellschaft 557
Mängelwesen 72, 278, 289, 309, 552, 567
manisch-depressives Irresein, Epilepsie 445
Marmosetten 201
Masernepidemie 521
Massenmord 443
Massenpflege 142
Masturbation 453
Materialismus 313
Maternitätsneurose 537
Mätressen 181
Max und Moritz 562
Medikamentensucht 477
Medizin 559, 573
medizinischer Fortschritt 440
Medizin, kasuistische spekulative 64
Medizin, naturwissenschaftliche 549
Medizin ohne Menschlichkeit 495
Medusa 194
Melamin 387, 451
Menschenfreunde 71
Menschenwürde 353
menschliche Sprache 347
Mentalisierung 168, 170, 598
Mentalisierungstheorie 173
Metamorphose 21
Mikrokrippen 162
Mikroskop 16
Milchküche 530
Milchläden 520
Militärdiktatur, argentinische 462
Mimik 283
minderwertige Konstitution 327, 492
minderwertiger Säugling 326
Minderwertigkeit 83
Minderwertigkeitsgefühle 340
Missbildung 23, 405
Missbrauch 126, 430
missgebildetes Neugeborenes 335
Misshandlung 353, 388, 411
Mitgefühl 491
Mitgeschöpfe 317
Mitwisserschaft der Eltern 429
Moebius-Syndrom 283
Mondkind 17, 20
Mongolismus 338
Monster 263, 335
Moral 608
Moro-Reflex 47
Mortara-Affäre 459
Motivation 106
motorische und kognitive Entwicklung 103
Münchhausen-Stellvertreter-Syndrom 431
Mutation 95
Mutter 174, 185, 568
Muttergotteskinder 464
Mutter-Kind-Beziehung 119, 139, 146, 173, 187, 189, 194, 212, 525, 536, 568
Mutter-Kind-Bindung 151, 164
Mutter-Kind-Dyade 208
Mutter-Kind-Einheit im Strafvollzug 487
Mutter-Kind-Einheit in der Kinderklinik 486
Mutter-Kind-Gruppe 279
Mutter-Kind-Stillrhythmus 302
Mutter-Kind-Verhältnis 150
Mutter-Kind-Zimmer 530
Mütterlichkeit 590
Mütterlichkeitswahn 208
Mutterliebe 173, 177, 178, 186, 187, 191, 192, 196
Muttermilch 80
Muttermilchbanken 539
Muttermilchersatznahrung 80, 361, 387, 539
Mutterschaft 186, 308
Mutterschaftskonstellation 50
Mutterschaftsneurose 187
Mütterschelte 52, 114, 206, 568
Müttersterblichkeit 67, 515
Muttertum 575
Mütterzentren 589

N

Nabelschnurblut 362
Nachbarschaftshilfe 556
Nachgiebigkeit 267
Nachhaltigkeit 595
Nachtpause 301
Nachtruhe 98, 238
nackte Füße 376
Nährstoffmangelerkrankungen 383, 522
Nahrungsmittelvergiftungen 383
Napola 442
Narkose 478
Nationalsozialismus 187, 573
Nationalstaat 557
Naturheilkunde 250, 393

natürliche Lebensweise 519
natürliche Pflege 140, 172
Naturvölker 313
Naturwissenschaften 558
Neandertaler 198, 284
Neapel 464
Nebenwirkungen 477
„Negermischlinge" 461, 583
Neonatizid 552
Neonatologie 530
Nestflüchter 46
Nesthocker 45
Netzwerk Intersexualität 475
neuer Mensch 280
neue Väter 213
Neugeborene 72, 92, 204, 321, 407
Neurasthenie 84, 339
Neuroanatomen 279, 285
Neuro-Biochemie traumatischer Stresserfahrungen 502
neuropathischer Säugling 84
Neurophysiologen 279, 501
Neurotiker 124
Neurowissenschaften 170
NICHD-Studie 164
Nigeria 365
Non-Frustration Child 192, 268
nonverbale Kommunikation 325
nordische Rasse 440
normales Schreien 220
Normalität 69, 113
Normbereich 75
Normvariante 67, 82
Norwegen 447
Notfallreaktion 501
Nottaufe 344
Notwehrrecht 294
Nutztiere 317

O

Ödipuskomplex 123, 127, 131, 132, 134
offene Adoption 179
offene Systeme 303
Ohrfeige 417
ökologisch 319
Onanie 122, 453
Ontogenese 24
ontogenetisches Grundgesetz 314
Opfer 479
Opportunitätskosten 512
optimale Pflege 378

Optimismus 40
Orang-Utans 202
Ordnung 296
Oxytocin 171

P

Pädagogik 429, 573
Pädagogik, schwarze 417
Paradies 119
Paris 464
Partnermissbrauch 428
Partnerprägung 134
Partnerschaftlichkeit 271
Partnerschaftsehe 582
passives Wesen 95, 551
Passivrauchen 404, 591
Passung 117
Patienten 476
Patriarchen 210
Pawlow'sche Reflexe 186
Peniskarzinomen 456
Penisneid 125
perfekte Mutter 308
Perinatalzentren 332
Periodenblutung 24
Personenstandsgesetz 470
Persönlichkeit, autoritäre 268
Persönlichkeitsstörung 83
Perversionen 123
Pflege 525
Pflegeaufwand 270
Pflege der Frühgeborenen 329
Pflege des Säuglings 186, 192
Pflegeeinrichtungen 156
Pflegeeltern 446
Pflegekinder 190
Pflegeordnung 188
Pflegeschaden 141
Pflege- und Ernährungsfehler 514
Phänotyp 440, 502
Phase der Anpassung 141
Phase der depressiven Verstimmung 141
Phase der Löslösung 133
Phasenwechsel 303
Philanthropen 71, 185
Phylogenese 24
physiologische Frühgeburt 45, 317, 321
physiologischer Schwachsinn des Weibes 314
Plausibilität 318
Plötzlicher Kindstod 56, 230, 288, 404, 432, 597
Poliklinik 529

Politik 366, 557
polyadische Beziehungsstruktur 196, 211
Polyamorie 218
polychloriertes Biphenyl 384
positive Emotionalität 166
Präformationstheorie 18
Prag 105
Prager Findelanstalt 465
Prägung 43, 149
Präimplantationsdiagnostik 39, 450
pränatale Diagnostik 39, 450
Präriewühlmäuse 171
Prävention 377
preußische Gesindeordnung 412
Primatenforschung 199
Privatbereich 35, 181
Probleme, hygienische 487
Produktionsfehler 387
Projektion 271
Protestphase 141
Psyche 121, 343
Psychiatrie 553
Psychiker 346
psychische Abwehrmechanismen 109
psychische Entwicklung 378
psychischer Apparat 352, 567
psychischer Stress in der Frühschwangerschaft 405
Psychoanalyse 114, 120, 121, 196, 211, 599
psychodynamisch 114
Psychohistorie 504
Psychologie 95, 197
Psychopathologie 125
Psychopharmaka 496
Psychotherapie 553
Psychotraumatologie 154, 161, 474, 491, 497, 591
Pucken 233, 288
Puppe 304
Puritaner 290
Putto 354

Q
Qualität der Beziehung mit der Betreuerin 165

R
Rabenmutter 163, 178, 208
Rachitis 376, 520
Radioaktivität 383
Rapid Eye Movements 241
Rassenkunde 197, 439, 440, 445, 520

Rationalismus 313
Rauchen 403, 404
Recht des Kindes 36, 60
Rechtsanspruch auf einen Kindergartenplatz 163
Rechtsmedizin 427
reduktionistisches Denken 96
Reflexionsvermögen 168
Regulationsstörungen der frühen Kindheit 51, 85, 118, 233, 340, 598
Reifungsprozess 81
Reifungsvorgang 300
Reinheit der Rasse 439
Reinlichkeit 248, 250, 252
Reinlichkeitserziehung 254
Reizschutz 101
Religion, jüdische 452
REM-Perioden 241
repetitive Trinukleotid-Mutation 401
Reproduktionserfolg 199
Reproduktionsrate 202
Resignation 139
Resilienzen 153
Resozialisierung 507
restriktive Besuchsregelungen 140
Retortenbaby 37
Rhesusaffen 150
Rhythmus 75, 242, 300
Rhythmusanalysen 303
rigide Erziehungsmaßnahmen 158
Risiko 39, 40, 69
Risikobereich 74
„Risikokinder" 525
Ritzenteufel 76, 232, 236
Rolle der Frau 536
Romantik 71, 183, 278, 548, 552
romantische Liebe 195
Rooming-in 487
Röteln 338
Rückstandshöchstmengen 385
Rumänien 152
Russland 288

S
Sachlichkeit, unsachgemäße 444
Säftelehre 64
Salmacis 469
Salomo 174
Salutogenese 42
Samenspende 36
sanfte Pflege 597
Sauberkeit 99, 100

Sauberkeitserziehung 252, 255, 257, 260, 261
Sauberkeitstraining 251
Saugglocke 34
Säugling 238, 407, 564
Säugling, chaotischer 567, 588
Säuglinge, auffällige 339
Säugling, „normaler" 63, 568
Säugling, realer 49
Säuglingserziehung 576
Säuglingsforschung 105, 585, 588, 597, 601
Säuglingsfürsorge 523
Säuglingshaus 144
Säuglingsheim 147, 530
Säuglingsnahrungs-Werbegesetz 366, 596
Säuglingspflege 52, 54, 353, 518, 576, 582, 588
Säuglingspflege, sanfte 271
Säuglingsprodukte 361
Säuglingspuppen 308
Säuglingssterblichkeit 176, 207, 297, 447, 513, 529, 537, 547
Säugling, triebhafter 599
Säugling, tyrannischer 577
Säugling, verunglückter 379
Säugling zu disziplinieren 564
Schädlingsbekämpfung 384
Schadstofffreiheit 385
Scham 292
Scheidungsrecht 205
Schichtenmodell der Seele 351
Schimpanse 200, 201, 284, 409
Schizophrenie 445
Schlaf 236
Schlafalter 96
Schlafdauer 243
Schlafen in Rückenlage 57
Schlafstörungen 245
Schlafverhalten 1850-1960 237
Schlafverhalten nach 1960 241
Schlafverhalten vor 1850 236
Schlaf-Wachregulation 242, 301
Schlafzyklen 242
Schlag 416
Schlechtigkeit, eigene 291
Schmerz 414, 477
Schmerzbehandlung 457, 477, 478, 481, 592
Schmerzempfindung 480, 568
Schmerzgedächtnis 477
Schmerzmittel 479
Schmerzwahrnehmung 480
Schmutzfink 248, 577
Schnuller 228
Schreckgespenst 264

Schreiambulanz 84, 115, 232, 236, 245, 598
Schreibabys 221, 225, 231, 232, 242, 288, 576
Schreihals 118, 219
Schreitreflex 47
schriftliche Einwilligungserklärung der Eltern 531
Schuldbewusstsein 124
Schuldgefühle 268
Schuld- und Schamgefühle 136
schuldunfähige Opfer 407
Schüttelsyndrom 234, 422
Schutzfaktor 117, 166
Schutzimpfungen 520
Schwäche 188
Schwachsinnigkeit 445
Schwangerschaft 30, 321, 393
Schwangerschaftsvorsorge 592
Schweigegebot 471
Schweigekartell 428
Schweiz 461, 583
Screening-Programm bei Neugeborenen 521
Seele 65, 92, 121, 142, 277, 278, 293, 311, 336, 343, 345, 349, 552, 558, 567
Seele, animalisch-sensible 17
seelischer Apparat 148
Sekundärbezugspersonen 163
sekundäre Repräsentanzen 169
sekundärer Nesthocker 46
Sekundärtrieb 148, 150
Sekundärtugend 268, 586
Selbst 108, 348
Selbstanalyse 128
Selbständigkeitswunsch 131
Selbstbeherrschung 99
Selbstbewusstsein 420
selbstdefinierte Identität 216
Selbstempfinden 108
Selbsterfahrung 168
Selbstliebe 455
Selbst, narratives 388
Selbstorganisation 303
selbstreflexive Kompetenz 121
selbstreflexives Denken 199
Selbstregulation 104, 107, 115, 268
selbstregulatorische Kompetenzen 234
Selbst- und Fremdverständnis 170
Selbstverantwortung 180
Selbstverwirklichung 585
Selbstwert 341
Selbstwirksamkeit 95, 106, 115, 161, 507
Selektionsvorteil 95
Sensation 336

sensible Periode *134*
Sex *409*
Sexualdelikte an Kindern *127*
Sexualtrieb *136*
Sexualverhalten *121, 126, 202, 294, 320*
sexueller Missbrauch *428, 591, 601*
sexuelle Selektion *204*
sichere Bindung *165*
Sicher gebundene Kinder *151*
Sicherheit *40, 379*
Sicherheitssitze *379*
Simulanten *492*
sinnliche Empfindungen *92*
Söhne „dummeln" *402*
Somatiker *346*
Sonnenbäder *375*
Sozialdarwinismus *440*
soziale Adaptation *156*
soziale Beziehungen *137, 159*
soziale Markierung *112*
Sozialentwicklung *165*
soziale Rahmenbedingungen *378*
sozialer Wandel *107*
soziales Handeln *324*
Sozialhilfe *488*
Sozialhygiene *519*
Sozialisation *135, 505*
sozialistische Familie *160*
sozialistischer Mensch *288*
Sozialkompetenz *165*
Sozialpädiatrie *518, 521, 615*
Sozialpolitik *163, 491, 518*
Sozialstaat *440, 517, 556*
Sozialversicherung *364, 594*
Soziobiologie *196, 440*
Soziologie *95, 97, 197, 279*
Soziologie der Kindheit *107*
Spektrum der Säuglings- und Kinderkrankheiten *531*
Spiel *102, 130*
spinales Wesen *314*
Spontaneität *99, 102*
Spontanpneumothorax *479*
Sprache *113, 284, 323, 324*
Sprache der Empfindung *347*
Staat *489*
Stammbaum *441*
Stammesgeschichte *24*
Staunen *336*
Stellung der Frau in der Familie *174*
Sterberate von Säuglingen *466*
Sterblichkeitsziffern *147*

Sterilisation *337, 441*
Stillempfehlungen *297, 535*
Stillempfehlungen, streng reglementierend *299, 566*
Stillen *5, 366, 384, 534*
Stillen nach Bedarf *534, 538*
Stillen nach Schema *534*
Stillhindernisse *534*
Stillverhalten *302*
Stoffwechsellage *482*
Störungen der Mutter-Kind-Beziehung *113*
Störungen, seelische *346*
Strafe *480, 507*
Strafrecht für Mütter *408*
Straf- und Besserungspädagogik *565*
Strenge *267*
Stress *43*
Stressbelastung *162*
Stresshormone *482*
Streubomben *450*
Struktur des Selbst *170*
Studentenrevolte 1968 *586*
Studie zur Situation „Deutscher Nachkriegskinder" *500*
Stufe der sozialen Beziehungen *132*
Stunting *74*
subjektives Selbst *111*
Subsistenzwirtschaft *361*
Süd-Afrika *431*
Südkorea *394*
Sündenbockzuweisungen *433*
Symbiose *101, 133, 272*
Symbolisierung unbewusster psychischer Geschehnisse *130*
Sympathieträger *366*
systemische Diagnose *119*
systemisches Denken *84, 173*
System, karitatives *517*

T
Tabakrauch *403*
Tabuisierung *35*
tabula rasa *277, 285*
Tagesbetreuungsausbaugesetz *164*
Tagesmütter *156*
Tamarine *201*
Täter *479*
Temperament *116, 171, 245*
Teufel *357*
Teufelskreis *117, 233*
Theorie der Geschlechterergänzung *183*

Theorie, psychogenetische 506
theory of mind 168
Therapiekonzept 477
Tiere 318
Tiermedizin 485
Tiernatur der Psyche 311, 315, 318
Tierverhaltensforschung 149
Todesursache 422
Totgeburten 404
Tötung 408
Tötung „lebensunwerten Lebens" 520
Tötung von Jungen 409
tradiert hierarchische Rollenvorstellungen 586
Tragling 47
Transferleistungen 522
Traum 112
Traumabehandlung 499
traumatische Erinnerung 125
Trennungsangst 131, 165
Trennungstraumata 146, 193
Trennung von Bezugspersonen 138, 486
Triade 322
Triebe 123, 135
triebhaftes Wesen 120, 316, 568
Triebtheorie 148, 149
Trieb- und Instinktregungen 102
Triebzähmung 135
Triple-Test 29, 39
Trisomie 39
Trotzanfall 273
Trugschluss, naturalistischer 440
Tschechoslowakei 162
Tuberkulose 55
Türkei 306
typischer Säugling 238
tyrannischer Säugling 187, 222, 261, 273

U

Übergangsalter 112
Übergangsobjekt 244
Überhitzung 288
Überrumpelungstherapie 493
Uhr 237, 296
ultraprosoziales Wesen 198
Ultraschalluntersuchungen 15, 26
Umerziehungsanstalten 460
Umwelt 42, 197
Umweltpolitik 608
unbeschriebenes Blatt 91, 277, 280, 551, 568
Unbeseeltheit 350
unbewusste Phantasien 131

Unbewusstes 102, 121
Undifferenziertheit 132
uneheliche Kinder 186, 205, 206
Unfall 379
Unfallprävention 381
Ungeborene 15, 42
Ungeborene, Gewalt gegen 393
Unheilzeichen 336
UNICEF 404
Unschuld 293
Unsicher-ambivalent gebundene Kinder 152
Unsicher-vermeidend gebundene Kinder 152
Unterernährung 153
Unterordnung 413
Unterstützung 505
Urgeschichte des Menschen 150
Ursache für die Missbildungssymptome 207
Ursache-Wirkungs-Beziehungen 70, 76

V

Vaterbilder 212
Vaterentbehrung 213
Vaterliebe 209
vaterlose Gesellschaft 213
Vaterrolle 587
Vaterschaft 205
Verätzung 380
Verbesserung der Lebensbedingungen 514
Verbotsgehorsam 416
Verbot von Kinderarbeit 185
Verbrühungen 380
Verdrängung 102, 124
Vererbung 42, 94, 196, 197
Verführung 294
Verführungstheorie 125
Vergiftung 380, 382
Vergiftung der Seele 382, 388
Verhalten 198
Verhalten, geschlechtstypisches 474
Verhaltensauffälligkeiten 157
Verhaltensforschung 173, 200, 319, 351
Verhaltensprobleme 165
Verhaltenspsychologie 279
Verhaltensweisen, alterstypische 272, 281
Verhalten von Säuglingen 371
Verhältnis von Mutter und Säugling 137
verlängerte Lebenszeit 201
Verlauf, postoperativer 482
Verletzlichkeit 369
Verletzungen 380
Verletzungen der langen Röhrenknochen 422

Vernachlässigung *176, 408*
Vernachlässigung, seelische *432*
Vernichtung „unwerten", „artfremden" Lebens *439, 441*
Vernunft *296, 313, 562*
Verstand *296*
Verständnis angeborener Erkrankungen *115*
Verstockung *24*
Verstrahlung *450*
Verstümmelung *458*
Verweigern *413*
verwöhnter Säugling *262*
Vietnamveteranen *497*
Vitalisten *347*
Vitalität *303*
Vitalitätsaffekt *109*
Vitamin D *376, 378*
Völkerkunde *145*
Volkswirtschaft *361*
Vorbildfunktion *135*
vorbürgerliche Gesellschaft *179*
Vorsorgeuntersuchungen *41*
Vorstellung *349*
Vorstellung vom Körperinnern *66*
Vorwände zur Unterdrückung der Empathie gegenüber Armen *489*

W

Wachstum *73*
Wachstumsfugen *422*
Wachstumsschub *152*
Wachstumsverzögerung *157*
Wahrscheinlichkeit *318*
Waisenhäuser *428*
Wandervogelbewegung *144*
Wärmesystem *167*
Waschautomat *256*
Wasserheilkunde *372*
Wasser, verunreinigtes *402*
Wechselbalg *235, 356*
Weggabe *505*
weibliche Identität *183*
Weimarer Republik *394*
Weltanschauung *558*
Weltgesundheitsorganisation *83, 368, 380, 482*
Werbung *366*
Wesen, tierisches *567*
Whisky *402*
Wickelkind *233, 285, 551*
Wickeln *287*
Widerstand *444*

Wiege *48, 230*
Wille *266, 269, 345, 413*
Williams-Beuren-Syndrom *167*
Windelwechsel *256*
Wirkungsbeziehung *93*
Wirtschaft *556, 604*
Witwen und Waisen *525*
Wohlfühldistanz *305*
Wunschkinder *270*
Würde *77, 213, 305, 507*

X

Xenobiotica *383, 385*

Z

Zahl der Geburten pro Frau *510*
Zangengeburten *34*
Zauberei *289*
Zeigegesten *324*
Zeit *297*
Zeitgefühl *297*
Zeitgeist *545*
Zellulartheorie *25*
Zigarettenindustrie *404*
Zigeunerkinder *461*
Zivildienstleistende *497*
Zoeliakie *541*
Züchtigung, körperliche *476*
Züchtigungsrecht *425, 564*
Zukunftsunsicherheit *512*
Zuneigungssystem *167*
Zungenbändchen *467*
Zürcher Longitudinalstudien *257*
Zusammensetzung der Muttermilch *203*
Zuwendungsalter *97*
Zwangsabort *443*
Zwangssterilisation *520*
Zweigenerationenlösung *191*
Zwei-Geschlechtermodell *469, 473*
Zwitter *469*

Das Forschungsinstitut für Kinderernährung (FKE): Schnittstelle zwischen Forschung und Praxis

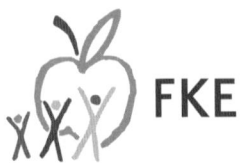

Gesunde Ernährung von Anfang an – das ist das übergeordnete Ziel des Forschungsinstituts für Kinderernährung in Dortmund an der Universität Bonn. Das FKE versteht sich als Schnittstelle zwischen Forschung und Anwendung im Bereich der Kinderernährung in Deutschland.

Das FKE untersucht die Zusammenhänge zwischen Ernährung, Wachstum und Stoffwechsel von Kindern und Jugendlichen mit dem Ziel, wesentliche Beiträge zur Förderung von Gesundheit und Entwicklung im Wachstumsalter durch eine verbesserte Ernährung zu leisten.

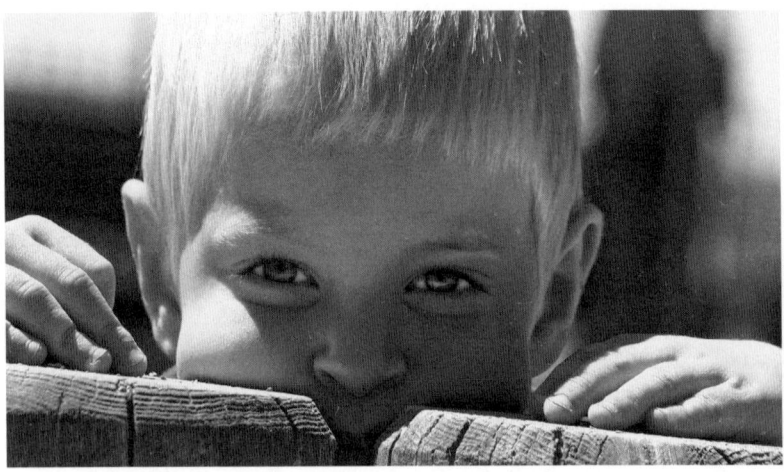

Basis der Forschung ist die 1985 begonnene *DONALD Studie* (Dortmund Nutritional and Anthropometric Longitudinally Designed Study). An dieser Langzeitstudie nehmen aktuell über 700 gesunde Kinder und Jugendliche aktiv teil. Jährlich werden etwa 35 Säuglinge im Alter von drei Monaten neu aufgenommen. In regelmäßigen Abständen werden detaillierte Untersuchungsdaten zum Ernährungsverhalten, zur Entwicklung, Stoffwechsel und Gesundheitszustand erhoben und die Forschungsergebnisse international in Fachzeitschriften publiziert. Inzwischen ist die DONALD Studie weit über Deutschland hinaus

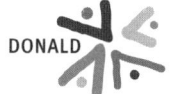 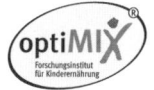

ein Kennzeichen für präventivmedizinisch orientierte Ernährungsforschung bei gesunden Kindern.

Parallel dazu werden die aktuellen Erkenntnisse der Wissenschaft zur Verbesserung der Ernährung der Kinder in Deutschland in praktische, lebensmittelbezogene Empfehlungen übersetzt, für Familien und Fachleute aufbereitet und über Medien verschiedener Art, Vorträge und Fortbildungen verbreitet. Zwei grundlegende Konzepte für eine gesunde Ernährung von Säuglingen bzw. Kindern und Jugendlichen haben sich seit vielen Jahren in der Beratung bewährt:
- Der *Ernährungsplan für das 1. Lebensjahr* für Säuglinge (s. Abb. 35, S. 541)
- Die *Optimierte Mischkost optiMIX®* für Kinder und Jugendliche. Die Optimierte Mischkost wurde 1993 am Forschungsinstitut für Kinderernährung in Dortmund entwickelt und seitdem laufend an neue wissenschaftliche Erkenntnisse angepasst.

Die Konzepte bieten einen Rahmen, in dem eine ausgewogene Ernährung im Alltag umgesetzt werden kann – sowohl in Familien als auch in Kinderkrippen, Kindertagesstätten und Schulen.

Nähere Informationen zu den Medien sowie zur Bestellung und den Versand von Broschüren, Rezeptsammlungen, Lehrmaterial und Büchern sind unter www.fke-shop.de einzusehen.

Forschungsinstitut für Kinderernährung
GmbH Dortmund
Heinstück 11, 44225 Dortmund
Telefon 0231 792210-0, Fax 0231 711581
www.fke-do.de, fke.gmbh@fke-do.de